国家卫生和计划生育委员会“十三五”规划教材
全国高等医药教材建设研究会“十三五”规划教材

全国高等学校药学类专业第八轮规划教材
供药学类专业用

药 物 分 析

第8版

U0292788

主　编　杭太俊

副主编　于治国　范国荣

编　者（以姓氏汉语拼音为序）

狄　斌　中国药科大学
段更利　复旦大学药学院
范国荣　第二军医大学
范　琦　重庆医科大学
杭太俊　中国药科大学
姜宏梁　华中科技大学同济药学院
钱广生　四川大学华西药学院
宋粉云　广东药科大学
宋　敏　中国药科大学
王　璇　北京大学药学院
吴　红　第四军医大学
吴　虹　安徽中医药大学
杨广德　西安交通大学药学院
于治国　沈阳药科大学
张兰桐　河北医科大学
张振中　郑州大学药学院

人民卫生出版社

图书在版编目（CIP）数据

药物分析/杭太俊主编. —8版. —北京：人民卫生出版社，2016

ISBN 978-7-117-22029-3

I.①药… Ⅱ.①杭… Ⅲ.①药物分析 – 医学院校 – 教材 Ⅳ.①R917

中国版本图书馆 CIP 数据核字（2016）第 032006 号

| 人卫社官网　www.pmph.com | 出版物查询，在线购书 |
| 人卫医学网　www.ipmph.com | 医学考试辅导，医学数据库服务，医学教育资源，大众健康资讯 |

药 物 分 析

第 8 版

主　　编：杭太俊

出版发行：人民卫生出版社（中继线 010-59780011）

地　　址：北京市朝阳区潘家园南里 19 号

邮　　编：100021

E - mail：pmph @ pmph.com

购书热线：010-59787592　010-59787584　010-65264830

印　　刷：人卫印务（北京）有限公司

经　　销：新华书店

开　　本：850×1168　1/16　　印张：35　　插页：1

字　　数：963 千字

版　　次：1980 年 6 月第 1 版　　2016 年 2 月第 8 版
　　　　　2022 年 11 月第 8 版第 13 次印刷（总第 73 次印刷）

标准书号：ISBN 978-7-117-22029-3/R · 22030

定　　价：68.00 元

全国高等学校药学类专业本科国家卫生和计划生育委员会规划教材是我国最权威的药学类专业教材,于 1979 年出版第 1 版,1987—2011 年进行了 6 次修订,并于 2011 年出版了第七轮规划教材。第七轮规划教材主干教材 31 种,全部为原卫生部"十二五"规划教材,其中 29 种为"十二五"普通高等教育本科国家级规划教材;配套教材 21 种,全部为原卫生部"十二五"规划教材。本次修订出版的第八轮规划教材中主干教材共 34 种,其中修订第七轮规划教材 31 种;新编教材 3 种,《药学信息检索与利用》《药学服务概论》《医药市场营销学》;配套教材 29 种,其中修订 24 种,新编 5 种。同时,为满足院校双语教学的需求,本轮新编双语教材 2 种,《药理学》《药剂学》。全国高等学校药学类专业第八轮规划教材及其配套教材均为国家卫生和计划生育委员会"十三五"规划教材、全国高等医药教材建设研究会"十三五"规划教材,具体品种详见出版说明所附书目。

该套教材曾为全国高等学校药学类专业唯一一套统编教材,后更名为规划教材,具有较高的权威性和较强的影响力,为我国高等教育培养大批的药学类专业人才发挥了重要作用。随着我国高等教育体制改革的不断深入发展,药学类专业办学规模不断扩大,办学形式、专业种类、教学方式亦呈多样化发展,我国高等药学教育进入了一个新的时期。同时,随着药学行业相关法规政策、标准等的出台,以及 2015 年版《中华人民共和国药典》的颁布等,高等药学教育面临着新的要求和任务。为跟上时代发展的步伐,适应新时期我国高等药学教育改革和发展的要求,培养合格的药学专门人才,进一步做好药学类专业本科教材的组织规划和质量保障工作,全国高等学校药学类专业第五届教材评审委员会围绕药学类专业第七轮教材使用情况、药学教育现状、新时期药学人才培养模式等多个主题,进行了广泛、深入的调研,并对调研结果进行了反复、细致的分析论证。根据药学类专业教材评审委员会的意见和调研、论证的结果,全国高等医药教材建设研究会、人民卫生出版社决定组织全国专家对第七轮教材进行修订,并根据教学需要组织编写了部分新教材。

药学类专业第八轮规划教材的修订编写,坚持紧紧围绕全国高等学校药学类专业本科教育和人才培养目标要求,突出药学类专业特色,对接国家执业药师资格考试,按照国家卫生和计划生育委员会等相关部门及行业用人要求,在继承和巩固前七轮教材建设工作成果的基础上,提出了"继承创新""医教协同""教考融合""理实结合""纸数同步"的编写原则,使得本轮教材更加契合当前药学类专业人才培养的目标和需求,更加适应现阶段高等学校本科药学类人才的培养模式,从而进一步提升了教材的整体质量和水平。

为满足广大师生对教学内容数字化的需求,积极探索传统媒体与新媒体融合发展的新型整体教学解决方案,本轮教材同步启动了网络增值服务和数字教材的编写工作。34 种主干教材都将在纸质教材内容的基础上,集合视频、音频、动画、图片、拓展文本等多媒介、多形态、多用途、多层次的数字素材,完成教材数字化的转型升级。

　　需要特别说明的是,随着教育教学改革的发展和专家队伍的发展变化,根据教材建设工作的需要,在修订编写本轮规划教材之初,全国高等医药教材建设研究会、人民卫生出版社对第四届教材评审委员会进行了改选换届,成立了第五届教材评审委员会。无论新老评审委员,都为本轮教材建设做出了重要贡献,在此向他们表示衷心的谢意!

　　众多学术水平一流和教学经验丰富的专家教授以高度负责的态度积极踊跃和严谨认真地参与了本套教材的编写工作,付出了诸多心血,从而使教材的质量得到不断完善和提高,在此我们对长期支持本套教材修订编写的专家和教师及同学们表示诚挚的感谢!

　　本轮教材出版后,各位教师、学生在使用过程中,如发现问题请反馈给我们(renweiyaoxue@163.com),以便及时更正和修订完善。

全国高等医药教材建设研究会

人民卫生出版社

2016 年 1 月

序号	教材名称	主编	单位
1	药学导论(第4版)	毕开顺	沈阳药科大学
2	高等数学(第6版)	顾作林	河北医科大学
	高等数学学习指导与习题集(第3版)	顾作林	河北医科大学
3	医药数理统计方法(第6版)	高祖新	中国药科大学
	医药数理统计方法学习指导与习题集(第2版)	高祖新	中国药科大学
4	物理学(第7版)	武 宏	山东大学物理学院
		章新友	江西中医药大学
	物理学学习指导与习题集(第3版)	武 宏	山东大学物理学院
	物理学实验指导★★★	王晨光	哈尔滨医科大学
		武 宏	山东大学物理学院
5	物理化学(第8版)	李三鸣	沈阳药科大学
	物理化学学习指导与习题集(第4版)	李三鸣	沈阳药科大学
	物理化学实验指导(第2版)(双语)	崔黎丽	第二军医大学
6	无机化学(第7版)	张天蓝	北京大学药学院
		姜凤超	华中科技大学同济药学院
	无机化学学习指导与习题集(第4版)	姜凤超	华中科技大学同济药学院
7	分析化学(第8版)	柴逸峰	第二军医大学
		邸 欣	沈阳药科大学
	分析化学学习指导与习题集(第4版)	柴逸峰	第二军医大学
	分析化学实验指导(第4版)	邸 欣	沈阳药科大学
8	有机化学(第8版)	陆 涛	中国药科大学
	有机化学学习指导与习题集(第4版)	陆 涛	中国药科大学
9	人体解剖生理学(第7版)	周 华	四川大学华西基础医学与法医学院
		崔慧先	河北医科大学
10	微生物学与免疫学(第8版)	沈关心	华中科技大学同济医学院
		徐 威	沈阳药科大学
	微生物学与免疫学学习指导与习题集★★★	苏 昕	沈阳药科大学
		尹丙姣	华中科技大学同济医学院
11	生物化学(第8版)	姚文兵	中国药科大学
	生物化学学习指导与习题集(第2版)	杨 红	广东药科大学

续表

序号	教材名称	主编	单位
12	药理学(第8版)	朱依谆	复旦大学药学院
		殷　明	上海交通大学药学院
	药理学(双语)★★	朱依谆	复旦大学药学院
		殷　明	上海交通大学药学院
	药理学学习指导与习题集(第3版)	程能能	复旦大学药学院
13	药物分析(第8版)	杭太俊	中国药科大学
	药物分析学习指导与习题集(第2版)	于治国	沈阳药科大学
	药物分析实验指导(第2版)	范国荣	第二军医大学
14	药用植物学(第7版)	黄宝康	第二军医大学
	药用植物学实践与学习指导(第2版)	黄宝康	第二军医大学
15	生药学(第7版)	蔡少青	北京大学药学院
		秦路平	第二军医大学
	生药学学习指导与习题集★★★	姬生国	广东药科大学
	生药学实验指导(第3版)	陈随清	河南中医药大学
16	药物毒理学(第4版)	楼宜嘉	浙江大学药学院
17	临床药物治疗学(第4版)	姜远英	第二军医大学
		文爱东	第四军医大学
18	药物化学(第8版)	尤启冬	中国药科大学
	药物化学学习指导与习题集(第3版)	孙铁民	沈阳药科大学
19	药剂学(第8版)	方　亮	沈阳药科大学
	药剂学(双语)★★	毛世瑞	沈阳药科大学
	药剂学学习指导与习题集(第3版)	王东凯	沈阳药科大学
	药剂学实验指导(第4版)	杨　丽	沈阳药科大学
20	天然药物化学(第7版)	裴月湖	沈阳药科大学
		娄红祥	山东大学药学院
	天然药物化学学习指导与习题集(第4版)	裴月湖	沈阳药科大学
	天然药物化学实验指导(第4版)	裴月湖	沈阳药科大学
21	中医药学概论(第8版)	王　建	成都中医药大学
22	药事管理学(第6版)	杨世民	西安交通大学药学院
	药事管理学学习指导与习题集(第3版)	杨世民	西安交通大学药学院
23	药学分子生物学(第5版)	张景海	沈阳药科大学
	药学分子生物学学习指导与习题集★★★	宋永波	沈阳药科大学
24	生物药剂学与药物动力学(第5版)	刘建平	中国药科大学
	生物药剂学与药物动力学学习指导与习题集(第3版)	张　娜	山东大学药学院

续表

序号	教材名称	主编	单位
25	药学英语(上册、下册)(第5版)	史志祥	中国药科大学
	药学英语学习指导(第3版)	史志祥	中国药科大学
26	药物设计学(第3版)	方　浩	山东大学药学院
	药物设计学学习指导与习题集(第2版)	杨晓虹	吉林大学药学院
27	制药工程原理与设备(第3版)	王志祥	中国药科大学
28	生物制药工艺学(第2版)	夏焕章	沈阳药科大学
29	生物技术制药(第3版)	王凤山	山东大学药学院
		邹全明	第三军医大学
	生物技术制药实验指导★★★	邹全明	第三军医大学
30	临床医学概论(第2版)	于　锋	中国药科大学
		闻德亮	中国医科大学
31	波谱解析(第2版)	孔令义	中国药科大学
32	药学信息检索与利用★	何　华	中国药科大学
33	药学服务概论★	丁选胜	中国药科大学
34	医药市场营销学★	陈玉文	沈阳药科大学

注:★为第八轮新编主干教材;★★为第八轮新编双语教材;★★★为第八轮新编配套教材。

全国高等学校药学类专业第五届教材评审委员会名单

顾　　问　吴晓明　中国药科大学

　　　　　周福成　国家食品药品监督管理总局执业药师资格认证中心

主 任 委 员　毕开顺　沈阳药科大学

副主任委员　姚文兵　中国药科大学

　　　　　　郭　姣　广东药科大学

　　　　　　张志荣　四川大学华西药学院

委　　员（以姓氏笔画为序）

王凤山　山东大学药学院　　　　　　陆　涛　中国药科大学

朱　珠　中国药学会医院药学专业委员会　周余来　吉林大学药学院

朱依谆　复旦大学药学院　　　　　　胡　琴　南京医科大学

刘俊义　北京大学药学院　　　　　　胡长平　中南大学药学院

孙建平　哈尔滨医科大学　　　　　　姜远英　第二军医大学

李　高　华中科技大学同济药学院　　夏焕章　沈阳药科大学

李晓波　上海交通大学药学院　　　　黄　民　中山大学药学院

杨　波　浙江大学药学院　　　　　　黄泽波　广东药科大学

杨世民　西安交通大学药学院　　　　曹德英　河北医科大学

张振中　郑州大学药学院　　　　　　彭代银　安徽中医药大学

张淑秋　山西医科大学　　　　　　　董　志　重庆医科大学

　　药物分析是研究与发展药品全面质量分析与控制的科学。通过药物分析课程的理论与实践教学，培养学生具备强烈的药品全面质量控制的观念，具备研究探索药品质量的基本知识和技能，使学生能够胜任药品研究、生产、供应和临床使用过程中的药物质量分析与研究工作。因此，药物分析课程的教学内容包括：药物质量分析控制的法典规范、基本方法与技术要求和常用代表性药物的分析规律三个方面。

　　随着我国医药事业的发展、《中国药典》2015 年版的修订与执行、药品注册审批和生产管理相关政策的不断完善，我国医药产业的源头创新获得了激励和保护，监督和管理水平有了显著的提高，药品质量和安全保障得到了不断改善。药品质量亦加强了从基础研究、生产环节、临床使用和监督管理等多方面的控制，并取得了长足的发展。为了适应医药科技的发展，满足药学专门人才培养的需要，药物分析的教学内容也应当适时进行调整和修订。

　　《药物分析》第 8 版教材的修订出版，进一步明确了药物分析的任务和作用（绪论）；加强了药品质量研究方法、内容和指导原则的系统介绍，明确了药物分析研究与药品质量标准、药典功能的异同与关联，以及它们在药物研究开发、生产和使用各环节所发挥的作用（第一章）；在药品的杂质检查方面，完善了各类杂质检测方法，增加了基因毒性杂质和金属催化剂杂质的介绍与检查内容（第三章）；明确了各种药物含量测定方法与验证的精密度和准确度限度要求（第四章）；为了适应药物的体内分析、评价和监测，更新了体内药物分析方法验证的要求（第五章）；各类药物的分析专论内容，则按照药理活性类别的不同，选择了质量分析控制具有代表性的临床常用药物进行了分别论述，结合我国和国外先进国家药典收载药物和指标水平的更新与变化，注重新旧及国内外药品标准在药品质量控制方法和技术手段上的比较（第六章～第二十一章）；以培养学生进行药品质量探索研究的意识，增强药品质量控制的专业能力。

　　《药物分析》第 8 版教材在既往 7 版的基础上，结合学科发展和医药生产技术水平的提高进行了修订。在内容安排上力求继续保持既往各版在药物分析知识方面所体现的系统性、先进性和实用性。深切缅怀本教材第 1 版至第 3 版主编安登魁先生，他在药物分析教材建设和学科发展方面所作出的开拓性和创新性贡献，为本教材编写和修订奠定了坚实的基础。诚挚感谢本教材第 4 版至第 6 版主编刘文英教授，是她的热情帮助、大力支持和系统的建设性的建议，促进了本版教材的高质量的修订出版。同时感谢本教材既往各版的各位编委，他们智慧的结晶是本次教材修订的源泉。

　　《药物分析》第 8 版教材主编和编委经过个人申请、单位推荐、全国高等医药教材建设研究会和人民卫生出版社遴选确定。于 2015 年 4 月 24 日在北京人民卫生出版社召开了主编和副主编人会议。于 2015 年 5 月 22—24 日,在南京中国药科大学召开了《药物分析》第 8 版教材编委会议,讨论确定了编写大纲,分配了编写任务,落实了编写进度;同时,举行了"第十二次全国药物分析教学研讨会",与会专家和教师在轻松愉快的氛围下交流了药物分析教学经验,展示了办学特色和学科发展成果,并对教材编写提出了建设性的建议。编写组于 2015 年 9 月 25 日于沈阳药科大学召开了定稿会,编委们均按期高质量地完成了编写任务,并对编写大纲和内容进行了合理的优化与调整;各位编者高超的理论和实践水平、严谨认真的态度是本版教材质量的保障。《药物分析》第 7 版教材的修订出版同时获得了"2015 年江苏省高等学校重点教材立项建设"的支持。

感谢中国药科大学各级领导和药物分析教研室全体老师、各编委所在单位领导和同事对本版教材编写和修订的关心和支持,感谢人民卫生出版社各位领导和编辑老师对本版教材编写修订和出版的关心与指导。

本版教材的修订出版力争达到满足药物分析和药学相关专业人才培养的需要。由于编者专业水平、能力和经验所限,教材中的错误或疏漏之处敬请使用本教材的师生批评指正 (E-mail:hangtj@cpu.edu.cn)!

编　者

2016 年 1 月

绪　论

学习要求

1. 掌握　药品的定义和特殊性、药物分析的性质和任务。
2. 熟悉　药品的质量管理规范。
3. 了解　药物分析的发展和学习要求。

药物(drug/medicine/pharmaceutical substance)是指用于预防、治疗、诊断人的疾病,有目的地调节人的生理机能并规定有适应证或者功能主治、用法和用量的物质。

药品(medicinal products)通常是指由药物经一定的处方和工艺制备而成的制剂产品,是可供临床使用的商品。药物通常比药品表达更广的内涵。

《中华人民共和国药品管理法》则规定了:**药品**,包括中药材、中药饮片、中成药、化学原料药及其制剂、抗生素、生化药品、放射性药品、血清、疫苗、血液制品和诊断药品等。**辅料**,是指生产药品和调配处方时所用的赋形剂和附加剂。

药物分析(pharmaceutical analysis)是利用分析测定手段,发展药物的分析方法,研究药物的质量规律,对药物进行全面检验与控制的科学。

一、药物分析的性质和任务

药品是用于治病救人、保护健康的特殊商品。药品的特殊性主要有如下三方面的表现。

1. 药品具有与人的生命相关性　不同的药品有不同的适应证或者功能主治、用法和用量。患者只有通过医生的检查诊断,并在医生的指导下合理用药,才能达到防治疾病、保护健康的目的。若没有对症下药,或用法用量不适当,均会影响人的健康,甚至危及生命。

2. 药品具有严格的质量要求性　由于药品直接关系到人的健康,甚至生命安全,确保药品的质量尤为重要。为保证药品质量,需针对药品的安全性、有效性和质量可控制性设置相适宜的各种检查项目和限度指标,并对检查和测定的方法等做出明确的规定,这种技术性规定称为药品标准。

《中华人民共和国药品管理法》规定"药品必须符合国家药品标准"。国家药品标准是保证药品质量的法定依据。国务院药品监督管理部门颁布的《中华人民共和国药典》和药品标准为国家药品标准,现行《中华人民共和国药典》2015年版收载国家药品标准。药品的质量标准(指标)对其外观性状、鉴别方法、检查项目和含量限度等作了明确的规定,并对影响其稳定性的贮藏条件作了明确的要求。能够判定真伪、控制纯度和确定品质限度,以保障其临床使用的安全和有效。

药品作为商品只有合格品与不合格品的区分,不合格品低于规定的质量标准要求,可能降低甚至失去药品的作用,不得使用。

3. 药品具有社会公共福利性　人类的疾病种类繁多,用于治疗疾病的药品的种类复杂、品种繁多。药品的研究开发成本很高、有些药品的需求量却有限,从而导致药品的成本较高。但是,由于药品是用于防治疾病、维护人类健康的商品,具有社会公共福利性质,所以,不得高定价。国家对基本医疗保险药品目录中的药品实行政府定价。政府和制药企业都担负着为人类健康服务的社会职责。

笔记

1

　　药品的质量控制和安全保障不应仅仅局限于对药品进行静态的药物分析检验和监督。药品生产企业是药品质量和安全的第一责任人。只有对药品的研制、生产、经营和使用各个环节进行全面的动态的药物分析研究、监测控制和质量保障,才能够实现药品使用的安全、有效和合理的目的。

　　药物分析是研究药物质量规律、发展药物质量控制的科学。所以,哪里有药物,哪里就有药物分析。

(一) 药物分析在药物研发中的应用

　　创新药物的研究和开发(research and development)是药学科学的重要任务。从先导化合物(lead compound)的发现开始到创新药物的临床验证和上市(图1)是一个复杂的高技术的系统工程,涉及药学、化学、生物学、临床医学和行政管理等多个领域。

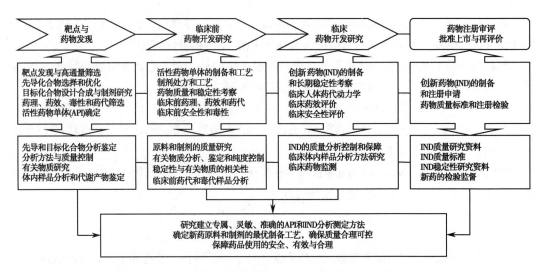

图1　创新药物研究的主要流程、任务和药物分析应用

　　药物分析既是创新药物研究的重要组成,又是这一高技术综合系统中各单元相互衔接、关联、紧密合作的重要纽带。药物分析通过对活性药物单体(active pharmaceutical ingredient,API)、原料药(drug substance)和创新药物(investigational new drug, IND)的结构分析鉴定,为新药的发现提供技术保障;对创新药物进行质量分析、有关物质研究、稳定性研究,确保开发的新药质量合理与可控;对创新药物进行体内样品分析研究与测定,揭示药物的吸收、分布、代谢和排泄特征和机制,保障药品使用的安全、有效和合理。所以,药物分析是创新药物研究的工具和眼睛。

(二) 药物分析在药品生产过程中的应用

　　药品的质量与其生产过程直接相关。所以,药物分析的任务不应是静态和消极被动地对药品生产的最终产品进行分析检验,而应该深入到药品生产的实际,对生产过程进行全程的质量分析控制和管理,从而及时发现和解决生产过程中的质量问题,促进生产,提高质量。生产药品所需的原料、辅料必须符合药用要求。药品生产的工艺路线必须确定,工艺条件必须稳定。例如,在化学原料药物的生产过程中,需要对起始原料、反应液、中间体、精制纯化和残留溶剂等进行跟踪监测;在中药的生产过程中,需要对原料药材、炮制加工过程、提取物等进行质量分析控制;在水难溶性药物固体制剂的生产过程中,则常常需要对原料药的晶形和粒度的大小进行控制、对制剂处方工艺条件和药物的溶出度进行跟踪考察。只有对药品生产的中间产品进行了必要的质量分析与控制,才能够保证生产的药品质量合格。药品生产企业必须对其生产的药品进行质量检验,不符合药品质量标准的产品不得出厂。

（三）药物分析在药品经营中的应用

药品均有特定的稳定性特征，受到温度、湿度和光照等环境因素的影响，往往会发生降解而引起质量变化。为了保障药品的品质和安全与有效性，药品在流通和经营过程中，必须注意严格按照药品规定的条件进行贮运和保存，定期对药品进行必要的分析检验以考察其质量的变化，并在规定的有效期限内销售和使用。

（四）药物分析在药品使用中的应用

药品的质量合格是其临床使用安全与有效的首要保障。患者的生理因素（性别、年龄等）、病理状态（疾病的类型和程度）、基因类型、吸收、代谢及分泌排泄功能等都影响到药物在体内的经时行为，从而影响药物的疗效和使用的安全。所以，开展临床治疗药物的分析监测，揭示药物进入体内后的动态行为，指导医生合理用药与个体化用药，是保障临床用药安全、有效和合理的重要措施。

（五）药物分析在药品监督管理中的应用

由于药品是用于治病救人保护健康的特殊商品，药品的质量和安全直接关系到人的健康，甚至生命安全。药品的质量控制和安全保障至关重要。各国政府都为加强药品监督管理，保证药品质量，保障人体用药安全，维护人民身体健康和用药的合法权益，设立有专门机构对药品的研制、生产、经营和使用进行质量与安全的指导、监督和管理工作，对药品的生产、经营和进口均实行行政许可制度。

国务院药品监督管理部门（国家食品药品监督管理总局，CFDA）主管全国药品监督管理工作。国务院有关部门在各自的职责范围内负责与药品有关的监督管理工作。省、自治区、直辖市人民政府药品监督管理部门负责本行政区域内的药品监督管理工作。药品监督管理部门设置或者确定的药品检验机构，承担依法实施药品审批和药品质量监督检查所需的药品检验工作。所以，药物分析是国家对药品实施监督和管理，维护药品生产和使用正常秩序，打击假冒伪劣的重要技术支撑和工具手段。

总之，药物分析是药学科学的重要分支学科，是药学研究的重要技术手段，发挥着"眼睛"的重要作用。药物分析的任务就是对药物进行全面的分析研究，确立药物的质量规律，建立合理有效的药物质量控制方法和标准，保证药品的质量稳定与可控，保障药品使用的安全、有效和合理。为人类社会不断增长的对于健康和生命安全的需求服务。

药物分析课程旨在培养学生强烈的药品质量观念，使其掌握药物分析研究的方法和技能，胜任药物分析工作。

二、药品质量与管理规范

依据科学的方法、稳定的技术路线、先进的生产设备条件和科学规范的生产管理，才能够稳定地生产出质量合格的药品。

但是，药品的质量保障与使用的安全、有效和合理，不仅需要对药品的生产依据质量标准进行分析检验与控制，而且要求药物的研究、开发、生产、经营、使用和监管等多方面、多学科的密切协作，对药物实行全程的质量跟踪与管理，及时解决药品生产过程中的质量问题，监测并及时解决药品使用过程中的药物不良反应／事件，才能够保障人体用药的安全、有效和合理。

（一）我国药品管理法规

为加强药品监督管理，保证药品质量，保障人体用药安全，维护人民身体健康和用药的合法权益，我国政府特制定了《中华人民共和国药品管理法》，简称《药品管理法》。它是专门规范药品研制、生产、经营、使用和监督管理的法律。

国务院药品监督管理部门（国家食品药品监督管理总局，CFDA）依据该法制定了相关的管

笔记

理规范(GLP、GCP、GMP、GSP 等)。这些法规文件对药物的研制、生产、经营、使用和监督管理起到了良好的推动作用。

1.《**药物非临床研究质量管理规范**》　非临床研究,系指为评价药物安全性,在实验室条件下,用实验系统进行的各种毒性试验,包括单次给药的毒性试验、反复给药的毒性试验、生殖毒性试验、遗传毒性试验、致癌试验、局部毒性试验、免疫原性试验、依赖性试验、毒代动力学试验及与评价药物安全性有关的其他试验。实验系统系指用于毒性试验的动物、植物、微生物和细胞等。

《药物非临床研究质量管理规范》(good laboratory practice,GLP)是为了提高药物非临床研究的质量,确保实验资料的真实性、完整性和可靠性,保障人民用药安全,根据《药品管理法》而制定的。适用于为申请药品注册而进行的非临床研究,药物非临床安全性评价研究机构必须遵循该规范。

GLP 是就药物非临床安全性评价研究机构的组织管理体系、人员、实验设施、仪器设备和实验材料、操作规程、研究工作的实施与管理而制定的法规性文件。涉及非临床安全性评价实验室工作的所有方面,对药物的非临床安全性评价试验研究从计划、实验、监督、记录到实验报告等一系列工作明确了管理要求。目的是严格控制药物安全性评价试验的各个环节,严格控制可能影响实验结果准确性的各种主客观因素,降低试验误差,确保实验结果的真实性、完整性和可靠性。

随着药学研究的不断发展,GLP 已经在药学研究的各个方面得到了应用。并在保健品、化妆品、兽药、农药等的实验研究中得到推广。

2.《**药物临床试验质量管理规范**》　临床试验(clinical trial),指任何在人体(患者或健康志愿者)进行的药物系统性研究,以证实或揭示试验药物的作用、不良反应和(或)试验药物的吸收、分布、代谢和排泄,目的是确定试验药物的疗效与安全性。

《药物临床试验质量管理规范》(good clinical practice,GCP)是为保证药物临床试验过程规范,结果科学可靠,保护受试者的权益并保障其安全,根据《药品管理法》、《药品管理法实施条例》,参照国际公认原则(《世界医学大会赫尔辛基宣言》、国际医学科学组织理事会《涉及人的生物医学研究国际伦理准则》)而制定。

GCP 是临床试验全过程的标准规定,包括方案设计、组织、实施、监查、稽查、记录、分析总结和报告。凡药品进行各期临床试验,包括人体生物利用度或生物等效性试验均须按此规范执行。所有以人为对象的研究必须符合《世界医学大会赫尔辛基宣言》,即公正、尊重人格、力求使受试者最大程度受益和尽可能避免伤害。

临床试验方案需经伦理委员会审议同意并签署批准意见后方可实施。试验方案的任何修改均应经伦理委员会批准。在临床试验过程中如发生严重不良事件,研究者应立即对受试者采取适当的治疗措施,同时报告药品监督管理部门、卫生行政部门、申办者和伦理委员会。

随着临床试验方法学的发展,临床试验的主要问题不是技术或方法,而是临床试验的质量问题。应进一步规范药物临床试验的研究行为,加强药物临床试验的质量管理和受试者的保护,提高药物临床试验伦理审查工作质量,确保药物临床试验的科学性和伦理的合理性。

3.《**药品生产质量管理规范**》　《药品生产质量管理规范》(good manufacturing practice,GMP)是为规范药品生产质量管理,根据《药品管理法》和《药品管理法实施条例》的规定而制定。

GMP 要求企业应建立药品质量管理体系。该体系包括影响药品质量的所有因素,是确保药品质量符合预定用途所需的有组织、有计划的全部活动总和。

GMP 作为质量管理体系的一部分,是药品生产管理和质量控制的基本要求,以确保持续稳

笔记

定地生产出适用于预定用途、符合注册批准或规定要求和质量标准的药品,并最大限度减少药品生产过程中污染、交叉污染以及混淆、差错的风险。

GMP 要求企业应建立并实施符合质量管理体系要求的质量目标,将药品注册中有关安全、有效和质量可控的所有要求,系统地贯彻到药品生产、控制及产品放行、发运的全过程中,确保所生产的药品适用于预定的用途,符合注册批准或规定要求和质量标准。

质量保证是质量管理体系的一部分。企业必须建立质量保证系统,应以完整的文件形式明确规定,并监控其有效性。企业应建立独立于其他部门的质量管理部门,履行质量保证和质量控制的职责。质量管理部门应参与所有与质量有关的活动和事务,负责审核所有与 GMP 有关的文件。确保原辅料、包装材料、中间产品、待包装产品和成品符合注册批准的要求和质量标准。

GMP 是现今世界各国普遍采用的药品生产管理方式,它对企业生产药品所需要的原材料、厂房、设备、卫生、人员培训和质量管理等均提出了明确要求。实施 GMP,实现对药品生产全过程的监督管理,是减少药品生产过程中污染和交叉污染的最重要保障,是确保所生产药品安全有效、质量稳定可控的重要措施。美欧等主要发达国家的制药企业目前已经更进一步地实施 cGMP 管理(current GMP,动态 GMP 管理),其核心目标是保证药品生产质量的稳定,而实现这一目标最重要的措施就是侧重与人员和管理相关的动态过程(或现场)控制。

4.《药品经营质量管理规范》　《药品经营质量管理规范》(good supply practice,GSP)是为加强药品经营质量管理,保证人民用药安全有效,依据《药品管理法》等有关法律、法规而制定。

GSP 要求药品经营企业应在药品的购进、储存和销售等环节实行质量管理,建立包括组织结构、职责制度、过程管理和设施设备等方面的质量体系,并使之有效运行。GSP 是药品经营质量管理的基本准则,适用于中华人民共和国境内经营药品的专营或兼营企业。

GSP 明确规定了药品经营和零售企业的管理职责,并对人员与培训、设施与设备、药品的购进、验收与检验、储运 / 储存、销售与服务等环节的质量管理提出了明确的要求。

《药品管理法》规定实行药品认证制度,包括 GLP、GCP、GMP、GSP 认证等,严格了药品研究、生产、经营的准入条件,提高了对质量的要求。使药品质量控制和保证要求从质量设计(quality by design)、过程控制(quality by process)和终端检验(quality by test)三方面来实施,保障人体用药安全。把从源头克服低水平重复的根本措施以法律的形式固定下来,对促进我国医药事业健康发展意义重大。

参考国外先进的药品研发和生产管理的经验和技术,结合我国药品研发和生产的实际,药品监督管理部门制定和推行 GMP、GSP,并对企业是否符合相应规范的要求进行认证,有力地促进了药品生产、经营企业提高质量意识,加强质量管理,把企业工作的重点转移到了加强药品的全面质量控制、加快技术进步和提高劳动者素质的正确轨道之上。GCP 和 GLP 的实施,促使了药物研究更加严谨、科学和规范。

(二)人用药品注册技术要求国际协调会

为了严格药品质量管理,保障人体用药安全,多数发达国家对药品的研发、生产、销售和进口等都施行严格的审批注册制度。但是,不同国家对药品的审批注册的要求有所不同,易导致药品研发和注册成本的不必要提高、生产资源的浪费,不利于创新药物研究成果的共享和人类医药事业的发展。

因此,由欧盟、美国和日本三方的药品注册管理当局和制药企业协会(管理机构)在 1990年发起了"人用药品注册技术要求国际协调会"(International Conference on Harmonisation of Technical Requirements for Registration of Pharmaceuticals for Human Use,ICH)。ICH 遵循一切为了保护公众健康的利益,以科学、有效和经济的方式开发优质、安全和有效新药的原则。ICH 的目的是通过协调一致,使三方在药品注册技术要求上取得共识;为药品研发、审批和上市制定统一的国际性技术指导原则；以便更好地利用资源、避免重复、减少浪费，加快新药在世界范围内的开发使用；以使新药及改进的产品尽快用于患者。

ICH 由指导委员会、专家工作组和秘书处组成。有六个成员单位，分别为：欧盟（EU）、欧盟制药工业联合会（EFPIA）、美国食品药品管理局（FDA）、美国药物研究和生产联合会（PRMA）、日本厚生省（MHW）、日本制药工业协会（JPMA）。国际制药工业协会联合会（IFPMA）作为制药工业的保护组织参与 ICH，并在其日内瓦总部为 ICH 提供秘书处。此外，世界卫生组织（WHO）、欧洲自由贸易区（EFTA）和加拿大卫生保健局（CHPB）应邀派观察员参加 ICH 指导委员会。我国 CFDA 及其他多个非成员国的药品监督管理机构也派观察员参加 ICH。

ICH 技术要求的制定经过专家工作组起草（草案）、指导委员会审核、药品注册管理当局协商修订、指导委员会确认和建议实施（最终文件）5 个阶段。ICH 经过多年的协调统一，已经在药品注册技术要求的许多方面达成了共识，并制定出了有关药品的质量、安全性、有效性和综合要求的四类技术要求，共四十多种。并在三方的药品注册审评中得到实施。WHO 建议各国在药品注册中采用 ICH 的技术要求。

ICH 有关药品质量的技术要求（Quality，以代码 Q 标识）现有 12 种指南（表 1），包括稳定性试验、分析方法验证、杂质研究、药典方法、生物技术产品质量和安全、质量标准、原料药 GMP、药品研发、质量风险管理和药品质量体系等。

表 1　ICH 有关药品的质量技术要求

技术要求代码和名称	类型	发布日期（月 / 年）
Q1A（R2）新药原料和制剂的稳定性试验（Stability Testing of New Drug Substances and Products）	最终文件	4/2003
Q1B 新药原料和制剂的光稳定性试验（Photostability Testing of New Drug Substances and Products）	最终文件	11/1996
Q1C 新剂型的稳定性试验（Stability Testing for New Dosage Forms）	最终文件	11/1996
Q1D 新药原料和制剂的稳定性试验的括号设计和矩阵设计（Bracketing and Matrixing Designs for Stability Testing of New Drug Substances and Products）	最终文件	2/2002
Q1E 稳定性数据评价（Evaluation of Stability Data）	最终文件	2/2003
Q2（R1）分析方法验证 - 报告和方法（Validation of Analytical Procedures：Text and Methodology，Q2A 和 Q2B 的合并）	最终文件	10/1994 11/1996
Q3A（R2）新药原料中的杂质（Impurities in New Drug Substances）	最终文件	10/2006
Q3B（R2）新制剂中的杂质（Impurities in New Drug Products）	最终文件	8/4/2006
Q3C（R5）残留溶剂杂质（Impurities：Residual Solvents）溶剂类型和限度表（Tables and List）	最终文件	2/2011
Q3D 元素杂质（Elemental Impurities）	最终文件	12/2014
Q4B 药典方法指南（Evaluation and Recommendation of Pharmacopoeial Texts for Use in the ICH Regions）	最终文件	11/2007
Q5A（R1）人源和动物源细胞生物技术产品的病毒安全性评价（Viral Safety Evaluation of Biotechnology Products Derived From Cell Lines of Human or Animal Origin）	最终文件	9/1999
Q5B 生物技术产品的质量——重组 DNA 蛋白制品中的细胞表达构建分析（Quality of Biotechnological Products：Analysis of the Expression Construct in Cells Used for Production of r-DNA Derived Protein Products）	最终文件	11/1995
Q5C 生物技术产品的质量——生物技术产品 / 生物制品的稳定性试验（Quality of Biotechnological Products：Stability Testing of Biotechnological/Biological Products）	最终文件	11/1995

续表

技术要求代码和名称	类型	发布日期（月／年）
Q5D 生物技术产品／生物制品的质量——生物制品生产用细胞基质的来源和鉴定（Quality of Biotechnological/Biological Products：Derivation and Characterization of Cell Substrates Used for Production of Biotechnological/Biological Products）	最终文件	7/1997
Q5E 生物技术产品／生物制品生产工艺变更后产品的可比性（Comparability of Biotechnological/Biological Products Subject to Changes in Their Manufacturing Process）	最终文件	11/2004
Q6A 质量标准——化学药物新药原料和制剂的检验方法与限度标准（Specifications：Test Procedures and Acceptance Criteria for New Drug Substances and New Drug Products：Chemical Substances）.	最终文件	10/1999
Q6B 质量标准——生物技术产品／生物制品的检验方法与限度标准（Specifications：Test Procedures and Acceptance Criteria for Biotechnological/Biological Products）	最终文件	3/1999
Q7 原料药的 GMP（Good Manufacturing Practice Guide for Active Pharmaceutical Ingredients，11/2005ICH 重新标识为 Q7）	最终文件	11/2000
Q8（R2）药品研发（Pharmaceutical Development）	最终文件	8/2009
Q9 质量风险管理（Quality Risk Management）	最终文件	11/2005
Q10 药品质量体系（Pharmaceutical Quality System）	最终文件	6/2008
Q11 原料药的研发和生产（Development and Manufacture of Drug Substances）	最终文件	5/2012
Q12 终身管理——基于技术和监督目标的药品终生管理（Technical and Regulatory Considerations for Pharmaceutical Product Lifecycle Management）	草案	5/2012

　　ICH 有关药品安全性的技术要求（safety，以代码 S 标识）现有 11 种指南，包括药物的致癌性试验、遗传毒性试验、毒代和药代动力学试验、长期毒性试验、生殖毒性试验、生物制品的临床前安全性试验、安全性药理试验、免疫毒性试验、抗癌药物的非临床试验、药物的光安全性试验和儿科药物的临床前安全性试验等。

　　ICH 有关药品有效性的技术要求（Efficacy，以代码 E 标识）现有 18 种指南，主要涉及临床试验的设计、实施、安全和报告等。包括临床安全性的评价、数据管理、安全警戒，临床试验研究的设计、剂量和药效、种族影响因素数据分析、特殊人群试验、注意事项、数据统计、报告要求和GCP，药物基因组学研究、生物标记物与采样方法等。

　　ICH 有关药品的综合技术要求（Multidisciplinary，以代码 M 标识）现有 8 种指南，包括仿制药品注册申请技术资料（电子）的通用格式要求（通用技术资料，Common Technical Document）、药物非临床安全性试验、药物词典的内容和格式要求、基因毒性杂质的分析与控制等。

　　目前，ICH 中以欧盟、美国和日本为首的国家集团中，制药工业产值和研发经费在全球占绝对优势，并集中了国际上最先进的药品研发和审评的技术与经验。因此，ICH 在药品注册管理和生产领域具有重要的影响。我国药品监督管理部门制定和推行的药品质量管理规范大多数是根据我国药品生产和监督管理的国情并参考 ICH 的技术要求而制定，促进了我国药物的创新研究发展和药品生产技术水平的不断提高。

　　ICH 有关药品的质量技术要求也是药物分析学科进行药物质量研究的重要技术参考。

三、药物分析的发展概略

　　药物分析是研究药物的质量规律与发展药物的分析与控制的科学。因此，药物分析学的发展史，既是一部药物分析技术和应用的发展史，也是一部药物质量控制方法和水平的发展提高

笔记

史,并随着医药技术的整体发展而进步。

人类在长期的生活过程中,发现并认识了许多具有调节机体功能和疾病治疗作用的天然药材,并通过长期的治疗试验和经验总结形成了治疗药物体系,如我国的《神农本草经》和《本草纲目》等。自古有"神农尝百草"之说,古代中医根据药材的外观特征、色味等感官反应和治疗效果等,对药材进行分类鉴别和质量控制,以保障用药的安全和有效。天然药材的原始质量控制因受限于所用方法和当时的技术水平,而未能进一步发展。

19世纪以后,随着化学科学的发展,人们已不满足于利用天然药材进行疾病的治疗,开始了天然活性产物的分离鉴定与应用,并逐步形成了现代的化学制药工业。如:从罂粟果采集鸦片,并进一步分离提取制得镇痛药吗啡;从金鸡纳树皮中分离出抗疟疾药奎宁;从柳树皮中提取出水杨酸,并进一步与醋酐反应合成出解热镇痛药阿司匹林,等等。药物质量的分析和控制体系也逐步形成、不断发展,并日臻成熟成为药物分析科学。

药物分析学发展初期主要是应用化学分析方法对药物进行定性和定量分析测定,在20世纪70年代以前,容量分析法在药物分析技术中一直占据主导地位。之后,随着色谱和光谱等仪器分析技术的发展和成熟,它们已经逐步成为药物质量分析和控制的主要技术手段,药物分析技术从此走上了仪器分析为主的发展道路。

从20世纪90年代开始,随着色谱-光谱等现代联用技术的发展和广泛应用,使药物分析技术进一步向自动化和智能化、高灵敏和高通量方向发展。使药物微量有关物质的分析鉴定和检查、药物体内过程的测定和代谢研究、药物复杂体系的全面分析和控制、假冒伪劣产品的检查和打击等,得以有效和顺利地实施,药物质量的分析和控制水平得到了全面的提高。

药品质量的优劣直接影响到药品的安全性和有效性。现代药物史上著名的"反应停"事件,以及近年来在我国发生的"齐二药(亮菌甲素注射液)""欣弗"和"甲氨蝶呤"等危害用药者健康与生命安危的药害事件,都与药品质量控制中出现的问题密切相关。

医药技术的发展,人们对于用药安全性和有效性要求的日益提高,将不断促进药物分析技术的发展和进步。

四、药物分析课程的学习

药物分析课程是在化学、生物学和药学基础上开设的药学专业课程。

药物分析课程的教学目标是培养学生具备强烈的药品质量全面控制的观念,使学生掌握药物分析研究的方法和技能,从而能够胜任药品研究、生产、供应、临床使用及监督管理过程中的分析检验工作,并具备创新研究和解决药品质量问题的思维和能力。

所以,药物分析课程的教学包括药品质量控制的法典和规范、药物分析的基本方法和技术、代表性药物的分析规律等三方面的内容。

通过药物分析课程的理论学习和实践锻炼,学生应掌握以下六个方面的专业知识和技能,以满足药品质量全面控制对药物分析专业人才的要求。

(1) 药品质量管理规范与药物分析的作用;
(2) 药物质量研究的内容和质量标准的制定;
(3) 药典的内容及其在药物分析中的应用;
(4) 药物的鉴别、检查和含量测定的共性规律与方法;
(5) 典型药物的结构特征、理化性质、质量规律和分析特点;
(6) 药物质量研究中的现代分析技术与进展。

在药物分析的学习过程中,要求学生既要重视药物分析专业知识的积累、重视药物分析基本操作技能的严谨和规范训练,又要勤于思考,加强创新能力、独立分析和解决药物分析实际问题能力的锻炼。从而具备良好的专业素养和实事求是的科学作风,能够胜任我国药物研究和生产从仿制为主到创制发展的历史性转变时期的各种药物分析工作。

(中国药科大学　杭太俊)

参考文献

1.《中华人民共和国药品管理法》(自 2001 年 12 月 1 日起施行,2015 年 4 月 24 日修订施行)http://www.cfda.gov.cn/WS01/CL0784/124980.html

2. 国家食品药品监督管理总局.法规文件.http://www.sfda.gov.cn/WS01/CL0053/

3. 国家药典委员会.中华人民共和国药典 2015 年版.北京:中国医药科技出版社,2015

4. 人用药品注册技术要求国际协调会.药物研究指南.http://www.ich.org/products/guidelines.html

5. 国家食品药品监督管理总局.药品审评中心.法规规章.http://www.cde.org.cn/policy.do?method=policy_index

6. 安登魁.现代药物分析选论.北京:中国医药科技出版社,2001

7. 杭太俊.药物分析.第 7 版.北京:人民卫生出版社,2011

8. Satinder Ahuja,Stephen Scypinski. Handbook of modern pharmaceutical analysis,2ed. Academic Press,San Diego,USA,2010

笔记

学习要求

1. 掌握　药品质量和稳定性研究的目的与内容、药品标准制定的方法和原则。
2. 熟悉　药物分析的术语、药品标准的类型、《中国药典》和主要国外药典的进展和内容。
3. 了解　药品检验的基本程序。

药品标准(俗称为药品质量标准)系根据药物自身的理化与生物学特性,按照批准的处方来源、生产工艺、贮藏运输条件等所制定的、用以检测药品质量是否达到用药要求并衡量其质量是否稳定均一的技术规定。

国家药品标准是药品生产、供应、使用、检验和药政管理部门共同遵循的法定依据。制定并执行统一的国家药品标准,首先为保障药品质量、维护人民健康服务;同时对我国医药科技发展、生产管理、经济和社会效益都将产生良好的影响与促进作用;搞好药品标准工作,还有利于促进药品国际技术交流和推动药品进出口贸易的发展。

现行《中华人民共和国药典》2015 年版收载国家药品标准。如下是该版药典中阿司匹林的药品标准。

阿 司 匹 林
Asipilin

Aspirin

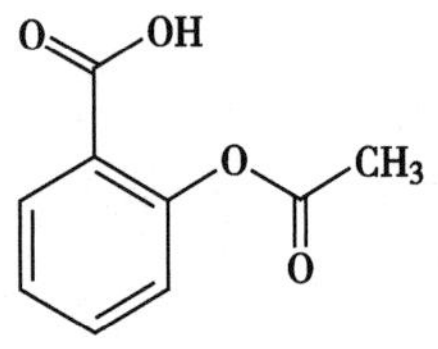

$$C_9H_8O_4 \quad 180.16$$

本品为 2-(乙酰氧基)苯甲酸。按干燥品计算,含 $C_9H_8O_4$ 不得少于 99.5%。

【性状】　本品为白色结晶或结晶性粉末;无臭或微带醋酸臭;遇湿气即缓缓水解。

本品在乙醇中易溶,在三氯甲烷或乙醚中溶解,在水或无水乙醚中微溶;在氢氧化钠溶液或碳酸钠溶液中溶解,但同时分解。

【鉴别】　(1) 取本品约 0.1g,加水 10ml,煮沸,放冷,加三氯化铁试液 1 滴,即显紫堇色。

(2) 取本品约 0.5g,加碳酸钠试液 10ml,煮沸 2 分钟后,放冷,加过量的稀硫酸,即析出白色沉淀,并发生醋酸的臭气。

(3) 本品的红外光吸收图谱应与对照的图谱(光谱集 5 图)一致。

【检查】　**溶液的澄清度**　取本品 0.50g,加温热至约 45℃的碳酸钠试液 10ml 溶解后,溶液应澄清。

游离水杨酸　临用新制。取本品约 0.1g,精密称定,置 10ml 量瓶中,加 1% 冰醋酸的甲醇溶液适量,振摇使溶解,并稀释至刻度,摇匀,作为供试品溶液;取水杨酸对照品约 10mg,精密称定,置 100ml 量瓶中,加 1% 冰醋酸的甲醇溶液适量使溶解并稀释至刻度,摇匀,精密量取 5ml,置 50ml 量瓶中,用 1% 冰醋酸的甲醇溶液稀释至刻度,摇匀,作为**对照品溶液**。照高效液相色谱法(通则 0512)试验。用十八烷基硅烷键合硅胶为填充剂;以乙腈 - 四氢呋喃 - 冰醋酸 - 水(20∶5∶5∶70)为流动相;检测波长为 303nm。理论板数按水杨酸峰计算不低于 5000,阿司匹林峰与水杨酸峰的分离度应符合要求。立即精密量取对照品溶液与供试品溶液各 10μl,分别注入液相色谱仪,记录色谱图。供试品溶液色谱图中如有与水杨酸峰保留时间一致的色谱峰,按外标法以峰面积计算,不得过 0.1%。

易炭化物 取本品 0.5g,依法检查(通则 0842),与对照液(取比色用氯化钴液 0.25ml、比色用重铬酸钾液 0.25ml、比色用硫酸铜液 0.40ml,加水使成 5ml)比较,不得更深。

有关物质 取本品约 0.1g,置 10ml 量瓶中,加 1% 冰醋酸的甲醇溶液适量,振摇使溶解并稀释至刻度,摇匀,作为供试品溶液;精密量取 1ml,置 200ml 量瓶中,用 1% 冰醋酸的甲醇溶液稀释至刻度,摇匀,作为对照溶液;精密量取对照溶液 1ml,置 10ml 量瓶中,用 1% 冰醋酸的甲醇溶液稀释至刻度,摇匀,作为灵敏度试验溶液。照高效液相色谱法(通则 0512)试验。用十八烷基硅烷键合硅胶为填充剂;以乙腈 - 四氢呋喃 - 冰醋酸 - 水(20∶5∶5∶70)为流动相 A,乙腈为流动相 B,按下表进行线性梯度洗脱;检测波长为 276nm。阿司匹林峰的保留时间约为 8 分钟,阿司匹林峰与水杨酸峰的分离度应符合要求。分别精密量取供试品溶液、对照溶液、灵敏度试验溶液与游离水杨酸检查项下的水杨酸对照品溶液各 10μl,注入液相色谱仪,记录色谱图。供试品溶液色谱图中如有杂质峰,除水杨酸峰外,其他各杂质峰面积的和不得大于对照溶液主峰面积(0.5%)。供试品溶液色谱图中小于灵敏度试验溶液主峰面积的色谱峰忽略不计。

时间(分钟)	流动相 A(%)	流动相 B(%)
0	100	0
60	20	80

干燥失重 取本品,置五氧化二磷为干燥剂的干燥器中,在 60℃减压干燥至恒重,减失重量不得过 0.5%(通则 0831)。

炽灼残渣 不得过 0.1%(通则 0841)。

重金属 取本品 1.0g,加乙醇 23ml 溶解后,加醋酸盐缓冲液(pH 3.5)2ml,依法检查(通则 0821 第一法),含重金属不得过百万分之十。

【含量测定】 取本品约 0.4g,精密称定,加中性乙醇(对酚酞指示液显中性)20ml 溶解后,加酚酞指示液 3 滴,用氢氧化钠滴定液(0.1mol/L)滴定。每 1ml 氢氧化钠滴定液(0.1mol/L)相当于 18.02mg 的 $C_9H_8O_4$。

【类别】 解热镇痛、非甾体抗炎药,抗血小板聚集药。

【贮藏】 密封,在干燥处保存。

【制剂】 (1)阿司匹林片 (2)阿司匹林肠溶片 (3)阿司匹林肠溶胶囊 (4)阿司匹林泡腾片 (5)阿司匹林栓

药品标准的内涵包括:真伪鉴别、纯度检查和品质要求三个方面,药品在这三方面的综合表现决定了药品的安全性、有效性和质量可控性。

供分析检验的药物样品称为供试品。药物质量研究一般需采用试制的多批样品进行,其工艺和质量应稳定。临床前的质量研究工作可采用有一定规模制备的样品(至少三批)进行。临床研究期间,应对中试或工业化生产规模的多批样品进行质量研究工作,进一步考察所拟定质量标准的可行性。工业化生产规模产品与临床前研究样品和临床研究用样品必须具有质量的一致性,必要时在保证药品安全有效的前提下,亦可根据工艺中试研究或工业化生产规模产品质量的变化情况,对质量标准中的项目或限度作适当的调整。

笔记

第一节　药品质量研究的目的

药品的质量首先取决于药物自身的疗效和毒副作用等生物学特性,即药物的有效性和安全性。药物的生物学特性反映的是药物的内在质量。如果药物的疗效差,达不到防病治病的目的,就没有开发和临床应用价值,故然就没有任何质量可言。即使药物的疗效很好,如果其毒副作用也很大,治疗窗狭窄,临床使用风险高,通常也不适宜用于临床。为了保障药品的安全和有效,要求药物在治疗剂量范围内,疗效肯定,不良反应(副作用)小,不发生严重的毒性反应。药物的疗效和毒副作用等生物学特性虽然是药理学研究的主要内容,有时也与药物的制剂特性和有关物质控制水平密切相关,所以,药物的有效性和安全性一直都是药物质量控制的核心内容。

药品的质量同时也取决于药物的纯度与含量等外在质量。药品生产企业的生产工艺、技术水平、设备条件和贮藏运输状态的差异,尤其是生产管理水平和人员素质,都将影响药品的外在质量。

药品质量的优劣直接影响药品的安全性和有效性,关系用药者的健康与生命安危。药品质量研究的目的就是制定药品标准,加强对药品质量的控制及监督管理,保证药品的质量稳定均一并达到用药要求,保障用药的安全、有效和合理。

药品标准只是控制产品质量的有效措施之一。药品的质量还要靠实施《药品生产质量管理规范》及工艺操作规程,进行生产过程的控制加以保证。只有将药品质量的终点控制(按照药品标准进行分析检验)和生产的过程控制结合起来,才能全面地控制产品的质量。

第二节　药品质量研究的主要内容

对药品进行全面的分析研究,才能够建立适宜的药品标准,以便对其实施有效的控制。

一、药品标准制定的基础

根据《中华人民共和国药品管理法》的规定,药品的生产须经药品监督管理部门批准许可后方能进行。药品必须按照一定标准或者规范,并按照批准的生产工艺进行生产,生产记录必须完整准确。生产药品所需的原料、辅料,必须符合药用要求。

为保证药品质量,保障药品使用的安全、有效和合理,需要对药物的结构、理化性质、杂质与纯度及其内在的稳定性特性进行系统的研究和分析,需要对影响药品质量的生产工艺过程、贮藏运输条件等进行全面的研究和考察,同时还需要充分了解药物的生物学特性(药理、毒理和药代动力学),从而制订出有关药品的质量、安全性和有效性的合理指标与限度。所以,药品标准制定的基础就是对药物的研制、开发和生产的全面分析研究的结果。

二、药品标准术语

药品标准也是对药品的质量(限度)、规格及检验方法所作的技术规定。一般包括药品的性状、鉴别、检查和含量测定等内容,用以检测药品质量是否达到用药要求,并衡量药品质量是否稳定均一。《中华人民共和国药典》简称《中国药典》,英文缩写 ChP,收载国家药品标准。现行《中国药典》2015 年版由一部、二部、三部、四部及其增补本组成。一部收载中药,二部收载化学药品,三部收载生物制品,四部收载通则和药用辅料。

国家药品标准由**凡例**与**正文**及其引用的**通则**共同构成。

凡例(General notices)是正确使用《中国药典》进行药品质量检定的基本原则,是对《中国药典》正文、通则及与质量检定有关的共性问题的统一规定。

笔记

这些原则和规定也就是药品质量研究中必须遵循的要求,常称它们为**药品标准术语**。主要术语如下(除非特别说明,均为化学药品质量研究相关术语):

(一) 正文

药典收载的**正文**(monographs)就是各品种药品标准的具体内容。药品标准的内容根据品种和剂型的不同,按顺序可分别列有:①品名(包括中文名、汉语拼音名与英文名);②有机药物的结构式;③分子式与分子量;④来源或有机药物的化学名称;⑤含量或效价规定;⑥处方;⑦制法;⑧性状;⑨鉴别;⑩检查;⑪含量或效价测定;⑫类别;⑬规格;⑭贮藏;⑮制剂;⑯杂质信息等。

(二) 通则

药典**通则**(general chapters)主要收载制剂通则、通用检测方法和指导原则。**制剂通则**系按照药物的剂型分类,针对剂型特点所规定的基本技术要求。**通用检测方法**系各正文品种进行相同检查项目的检测时所应采用的统一的设备、程序、方法及限度等。**指导原则**系为执行药典、考察药品质量、起草与复核药品标准等所制定的指导性规定。

(三) 药品名称

药品中文名称须按照《中国药品通用名称》(China Approved Drug Names,CADN)收载的名称及其命名原则命名。《中国药典》收载的药品中文名称均为法定名称;药品英文名称除另有规定外,均采用国际非专利药名(International Nonproprietary Names,INN)。

有机药物的化学名称须根据中国化学会编撰的《有机化学命名原则》命名,母体的选定须与国际纯粹与应用化学联合会(International Union of Pure and Applied Chemistry,IUPAC)的命名系统一致。

药品化学结构式须采用世界卫生组织(World Health Organization,WHO)推荐的"药品化学结构式书写指南"书写。

列入国家药品标准的药品名称为**药品通用名称**。已经作为药品通用名称的,该名称不得作为药品商标使用。

(四) 制法

制法主要记载药品的重要工艺要求和质量管理要求。所有药品的生产工艺应经验证,并经国家药品监督管理部门批准,生产过程均应符合《药品生产质量管理规范》的要求。

来源于动物组织提取的药品均应有明确的病毒灭活工艺要求以及质量管理要求。其所用动物种属要明确,所用脏器均应来自经检疫的健康动物,涉及牛源的应取无牛海绵状脑病地区的健康牛群;来源于人尿提取的药品,均应取自健康人群。

直接用于生产的菌种、毒种、来自人和动物的细胞、DNA 重组工程菌及工程细胞,来源途径应经国家药品监督管理部门批准并应符合国家有关的管理规范。

制剂生产中使用的原料药和辅料,均应符合现行版药典的规定;现行版药典未收载者,必须制定符合药用要求的标准,并需经国家药品监督管理部门批准。同一原料药用于不同制剂(特别是给药途径不同的制剂)时,须根据临床用药要求制订相应的质量控制项目。

医疗机构配制制剂,须经所在地省级卫生行政部门审核同意,由所在地省级药品监督管理部门批准,发给《医疗机构制剂许可证》。无《医疗机构制剂许可证》的,不得配制医院制剂。医院制剂凭医师处方在本医疗机构使用,不得在市场销售。

(五) 性状

性状(characters/description)是对药品的外观、臭、味、溶解度以及物理常数等的规定。性状通常反映药品特有的物理性质,在一定程度上反映药品的质量特性。

外观性状是对药品的色泽和外表感观的规定。当药物的晶型、细度或溶液的颜色等必须进行严格控制时,在其质量标准的检查项下应另作具体的规定。

溶解度是药物的一种物理性质。各品种项下选用的部分溶剂及其在该溶剂中的溶解性能,

笔记

可供精制或制备溶液时参考;对在特定溶剂中的溶解性能需作质量控制时,在该品种检查项下另作具体规定。

药物的近似溶解度以下列名词术语表示:

极易溶解	系指溶质 1g(ml)能在溶剂不到 1ml 中溶解;
易溶	系指溶质 1g(ml)能在溶剂 1~ 不到 10ml 中溶解;
溶解	系指溶质 1g(ml)能在溶剂 10~ 不到 30ml 中溶解;
略溶	系指溶质 1g(ml)能在溶剂 30~ 不到 100ml 中溶解;
微溶	系指溶质 1g(ml)能在溶剂 100~ 不到 1000ml 中溶解;
极微溶解	系指溶质 1g(ml)能在溶剂 1000~ 不到 10 000ml 中溶解;
几乎不溶或不溶	系指溶质 1g(ml)在溶剂 10 000ml 中不能完全溶解。

溶解度试验法:除另有规定外,称取研成细粉的供试品或量取液体供试品,于 25℃ ±2℃一定容量的溶剂中,每隔 5 分钟强力振摇 30 秒钟;观察 30 分钟内的溶解情况,如无目视可见的溶质颗粒或液滴时,即视为完全溶解。

物理常数包括相对密度、馏程、熔点、凝点、比旋度、折光率、黏度、吸收系数、碘值、皂化值和酸值等;其测定结果不仅对药品具有鉴别意义,也可反映药品的纯度,是评价药品质量的主要指标之一。

(六) 鉴别

鉴别(identification)是根据药品的某些物理、化学或生物学等特性所进行的试验,以判定药物的真伪。包括区分药物类别的一般鉴别试验和证实具体药物的专属鉴别试验两种类型。不完全代表对药品化学结构的确证。对于原料药,还应结合性状项下的外观和物理常数进行确认。

(七) 检查

检查(tests)是对药品的安全性、有效性、均一性和纯度四个方面的状态所进行的试验分析。包括反映药物安全性和有效性的试验方法与限度、反映药物制备工艺的均一性和纯度等要求的内容。

药品标准中规定的各种杂质检查项目,均系指该药品在按既定工艺进行生产和正常贮藏过程中可能含有或产生并需要控制的杂质(如残留溶剂、有关物质等);改变生产工艺时需另考虑增修订有关项目。

对于生产过程中引入的有机溶剂,应在后续的生产环节予以有效去除。除标准正文中已明确列有"残留溶剂"检查的品种必须对生产过程中引入的有机溶剂依法进行该项检查外,其他未在"残留溶剂"项下明确列出的有机溶剂与未在正文中列有此项检查的各品种,如生产过程中引入或产品中残留有机溶剂,均应按通则"残留溶剂测定法"检查并应符合相应溶剂的限度规定。

供直接分装成注射用无菌粉末的原料药,应按照注射剂项下相应的要求进行检查,并应符合规定。

各类制剂,除另有规定外,均应符合各制剂通则项下有关的各项规定。

(八) 含量测定

含量测定(assay)是指采用药品标准中规定的试验方法,对药品(原料及制剂)中有效成分(active pharmaceutical ingredient, API)的含量进行测定。一般可采用化学、仪器或生物测定方法。

(九) 类别

药物的**类别**系按药物的主要作用与主要用途或学科的归属划分,不排除在临床实践的基础上作其他类别药物使用。

笔记

(十) 制剂的规格

制剂(preparations)的规格,系指每一支、片或其他每一个单位制剂中含有主药的重量(或效价)或含量(%)或装量,即制剂的**标示量**(dose/labeled amount)。

注射液项下,如为"1ml∶10mg",系指 1ml 中含有主药 10mg;对于列有处方或标有浓度的制剂,也可同时规定装量规格。

(十一) 贮藏

药品的质量和有效期限直接受其贮存与保管的环境和条件的影响。**贮藏**(storage)项下的规定,系为避免污染和降解而对药品贮存与保管的基本要求。以下列名词术语表示:

遮光	系指用不透光的容器包装,例如棕色容器或黑纸包裹的无色透明、半透明容器;
避光	系指避免日光直射;
密闭	系指将容器密闭,以防止尘土及异物进入;
密封	系指将容器密封以防止风化、吸潮、挥发或异物进入;
熔封或严封	系指将容器熔封或用适宜的材料严封,以防止空气与水分的侵入并防止污染;
阴凉处	系指不超过 20℃;
凉暗处	系指避光并不超过 20℃;
冷处	系指 2~10℃;
常温(室温)	系指 10~30℃。

除另有规定外,贮藏项下未规定贮藏温度的一般系指常温。

(十二) 检验方法和限度

检验方法　药品均应按其标准规定的方法进行检验;并在检验时,首先对方法的适用性进行确认。如采用其他方法,应将该方法与规定的方法作比较试验,根据试验结果掌握使用,但在仲裁时仍以现行版药典规定的方法为准。

限度　标准中规定的各种纯度和限度数值以及制剂的重(装)量差异,系包括上限和下限两个数值本身及中间数值。规定的这些数值不论是百分数还是绝对数字,其最后一位数字都是有效位。试验结果在运算过程中,可比规定的有效数字多保留一位数,而后根据有效数字的修约规则进舍至规定有效位。计算所得的最后数值或测定读数值均可按修约规则进舍至规定的有效位,取此数值与标准中规定的限度数值比较,以判断是否符合规定的限度。

原料药的含量(%),除另有注明者外,均**按重量计**。如规定上限为 100% 以上时,系指用现行版药典规定的分析方法测定时可能达到的数值,它为药典规定的限度或允许偏差,并非真实含有量;若未规定上限时,系指不超过 101.0%。如青蒿素原料药的含量限度规定为"按干燥品计算,含 $C_{15}H_{22}O_5$ 应为 98.0%~102.0%"。

制剂的含量限度,系根据主药含量的多少、测定方法误差、生产过程不可避免偏差和贮存期间可能产生降解的可接受程度而制订的**主成分的含量范围**,通常用**标示量的百分含量(即百分标示量)**表示;生产中应按标示量 100% 投料。如已知某一成分在生产或贮存期间含量会降低,在保障质量和安全的前提下,生产时可适当增加投料量,以保证在有效期内含量能符合规定。例如,盐酸左氧氟沙星($C_{18}H_{20}FN_3O_4·HCl·H_2O$)片的含量限度规定为"本品含盐酸左氧氟沙星,按左 $C_{18}H_{20}FN_3O_4$ 计,应为标示量的 90.0%~110.0%。"。

(十三) 标准物质

标准物质(reference substances)系指供药品检验(鉴别、检查、含量或效价测定)中使用的,具有确定特性量值,用于校准设备、评价测量方法、给供试药品赋值或者鉴别用的物质。国家药品标准物质共有五类:标准品、对照品、对照药材、对照提取物、参考品;均应按其标签或使用说明书的规定使用和贮藏。

标准品系指用于生物检定或效价测定的标准物质,其特性量值按效价单位[国际单位 IU、单位 U,或重量单位(如 μg)]计,以国际标准物质进行标定。

对照品系指采用理化方法进行鉴别、检查或含量测定时所用的标准物质,其特性量值一般按纯度(%)计。

对照药材系指基源明确、药用部位准确的优质中药材经适当处理后,用于中药材(含饮片)、提取物、中成药等鉴别用的标准物质。

对照提取物系指经特定提取工艺制备的含有多种主要有效成分或指标性成分,用于中药材(含饮片)、提取物、中成药等鉴别或含量测定用的标准物质。

对照药材和对照提取物主要为中药检验中使用的标准物质。

参考品系指用于定性鉴定微生物(或其产物)或定量检测某些制品生物效价和生物活性的标准物质,其效价以特定活性单位表示;或指由生物试剂、生物材料或特异性抗血清制备的用于疾病诊断的参考物质。主要为生物制品检验中使用的标准物质。

标准物质由国家药品监督管理部门指定的单位制备、标定和供应(国家药品监督管理部门的药品检验机构负责标定国家药品标准物质),均应附有使用说明书,标明批号、特性量值、用途、使用方法、贮藏条件和装量等。标准物质的建立或变更批号,应与国际标准物质,或原批号标准品或对照品进行对比,并经过协作标定和技术审定。

工作标准物质(working references),既可参考国家标准物质标定,也可根据质量平衡法标定;仅适用于药物质量研究时自用。

(十四) 计量

计算**分子量**以及**换算因子**等使用的原子量均按最新国际原子量表推荐的原子量。试验用的计量仪器均应符合国家质量技术监督管理部门的规定。ChP2015 中采用的计量单位如下:

1. 法定计量单位名称和单位符号

长度	米(m)、分米(dm)、厘米(cm)、毫米(mm)、微米(μm)、纳米(nm);
体积	升(L)、毫升(ml)、微升(μl);
质(重)量	千克(kg)、克(g)、毫克(mg)、微克(μg)、纳克(ng);
物质的量	摩尔(mol)、毫摩尔(mmol);
压力	兆帕(MPa)、千帕(kPa)、帕(Pa);
动力黏度	帕秒(Pa·s)、毫帕秒(mPa·s);
运动黏度	平方米每秒(m^2/s)、平方毫米每秒(mm^2/s);
波数	厘米的倒数(cm^{-1});
密度	千克每立方米(kg/m^3)、克每立方厘米(g/cm^3);
放射性活度	吉贝可(GBq)、兆贝可(MBq)、千贝可(kBq)、贝可(Bq)。

2. 滴定液和试液的浓度 以 mol/L(摩尔/升)表示者,其浓度要求精密标定的滴定液用"XXX 滴定液(YYY mol/L)"表示;作其他用途不需精密标定其浓度时,用"YYY mol/L XXX 溶液"表示,以示区别。

3. 温度 温度通常以摄氏度(℃)表示,必要时也可采用绝对温度(K)表示。

有关的温度描述,一般用以下列名词术语表示:

笔记

水浴温度	除另有规定外,均指 98~100℃;
热水	系指 70~80℃;
微温或温水	系指 40~50℃;
室温(常温)	系指 10~30℃;
冷水	系指 2~10℃;
冰浴	系指约 0℃;
放冷	系指放冷至室温。

4. **常用比例符号** 符号"%"表示百分比,系指重量的比例;但溶液的百分比,除另有规定外,系指溶液 100ml 中含有溶质若干克;乙醇的百分比,系指在 20℃时容量的比例。此外,根据需要可采用下列符号:

%(g/g)	表示溶液 100g 中含有溶质若干克;
%(ml/ml)	表示溶液 100ml 中含有溶质若干毫升;
%(ml/g)	表示溶液 100g 中含有溶质若干毫升;
%(g/ml)	表示溶液 100ml 中含有溶质若干克。

缩写"ppm"和"ppb"分别表示百万分比和十亿分比,系指重量或体积的比例。

溶液后标示的"(1 → 10)"等符号,系指固体溶质 1.0g 或液体溶质 1.0ml 加溶剂使成 10ml 的溶液;未指明用何种溶剂时,均系指水溶液;两种或两种以上液体的混合物,名称间用半字线"-"隔开,其后括号内所示的":"符号,系指各液体混合时的体积(重量)比例。

5. **液体的滴** 系在 20℃时,以 1.0ml 水为 20 滴进行换算。

6. **药筛** 药品标准中所用药筛,选用国家标准的 R40/3 系列,分等如下:

筛号	筛孔内径(平均值)	目号
一号筛	2000μm ± 70μm	10 目
二号筛	850μm ± 29μm	24 目
三号筛	355μm ± 13μm	50 目
四号筛	250μm ± 9.9μm	65 目
五号筛	180μm ± 7.6μm	80 目
六号筛	150μm ± 6.6μm	100 目
七号筛	125μm ± 5.8μm	120 目
八号筛	90μm ± 4.6μm	150 目
九号筛	75μm ± 4.1μm	200 目

粉末分等如下:

最粗粉	指能全部通过一号筛,但混有能通过三号筛不超过 20% 的粉末;
粗粉	指能全部通过二号筛,但混有能通过四号筛不超过 40% 的粉末;
中粉	指能全部通过四号筛,但混有能通过五号筛不超过 60% 的粉末;
细粉	指能全部通过五号筛,并含能通过六号筛不少于 95% 的粉末;
最细粉	指能全部通过六号筛,并含能通过七号筛不少于 95% 的粉末;
极细粉	指能全部通过八号筛,并含能通过九号筛不少于 95% 的粉末。

7. 乙醇　乙醇未指明浓度时,均系指 95%(ml/ml)的乙醇。

(十五)精确度

药品检验中**取样量的准确度**和**试验精密度**必须按照现行版药典的规定。

1. **称重与量取**　试验中供试品与试药等"称重"或"量取"的量,均以阿拉伯数码表示,其精确度可根据数值的有效数位来确定。

例如,称取"0.1g",系指称取重量可为 0.06~0.14g;称取"2g",系指称取重量可为 1.5~2.5g;称取"2.0g",系指称取重量可为 1.95~2.05g;称取"2.00g",系指称取重量可为 1.995~2.005g。即遵循"4 舍 6 入 5 成双"的原则。

"精密称定"　　系指称取重量应准确至所取重量的千分之一;

"称定"　　　　系指称取重量应准确至所取重量的百分之一;

"精密量取"　　系指量取体积的准确度应符合国家标准中对该体积移液管的精度要求;

"量取"　　　　系指可用量筒或按照量取体积的有效数位选用量具;

"约"　　　　　取用量为"约"若干时,系指取用量不得超过规定量的 ±10%。

---

2. **恒重**　恒重(除另有规定外)系指供试品连续两次干燥或炽灼后称重的差异在 0.3mg 以下的重量;干燥至恒重的第二次及以后各次称重均应在规定条件下继续干燥 1 小时后进行;炽灼至恒重的第二次称重应在继续炽灼 30 分钟后进行。

3. **按干燥品(或无水物,或无溶剂)计算**　试验中规定"**按干燥品(或无水物,或无溶剂)计算**"时,除另有规定外,应取未经干燥(或未去水,或未去溶剂)的供试品进行试验,并将计算中的取用量按检查项下测得的干燥失重(或水分,或溶剂)扣除。

4. **空白试验**　试验中的"**空白试验**",系指在不加供试品或以等量溶剂替代供试液的情况下,按同法操作所得的结果;含量测定中的"并将滴定的结果用空白试验校正",系指按供试品所耗滴定液的量(ml)与空白试验中所耗滴定液的量(ml)之差进行计算。

5. **试验温度**　试验时的温度,未注明者,系指在室温下进行;温度高低对试验结果有显著影响者,除另有规定外,应以 25℃±2℃为准。

(十六)试药、试液、指示剂

试药系指供各项试验用的试剂,但不包括各种色谱用的吸附剂、载体与填充剂。除生化试剂与指示剂外,一般常用化学试剂分为基准试剂、优级纯、分析纯与化学纯 4 个等级。

选用时可参考下列原则:①标定滴定液用基准试剂;②制备滴定液可采用分析纯或化学纯试剂,但不经标定直接按称重计算浓度者,则应采用基准试剂;③制备杂质限度检查用的标准溶液,采用优级纯或分析纯试剂;④制备试液与缓冲液等可采用分析纯或化学纯试剂。

试验用的试药,除另有规定外,均应根据现行版药典通则试药项下的规定,选用不同等级并符合国家标准或国家有关行政主管部门规定的试剂标准。

试液、缓冲液、指示剂与指示液、滴定液等,均应符合现行版药典通则的规定或按照现行版药典通则的规定制备。

试验用水,除另有规定外,均系指纯化水。酸碱度检查所用的水,均系指新沸并放冷至室温的水。

酸碱性试验时,如未指明用何种指示剂,均系指石蕊试纸。

(十七)动物试验

动物试验所使用的动物及其管理应按国家有关行政主管部门颁布的规定执行。动物品系、年龄、性别等应符合药品检定要求。

随着药品纯度的提高,凡是有准确的化学和物理方法或细胞学方法能取代动物试验进行药品质量检测的,应尽量采用,以减少动物试验。

(十八)说明书、包装、标签

国家食品药品监督管理部门为规范药品说明书和标签的管理,根据《中华人民共和国药品管理法》制定了《药品说明书和标签管理规定》。药品说明书、标签和包装均必须符合该规定的要求。

1. **药品说明书**　药品说明书是以应用文体的方式对药品进行相对详细的表述,使人了解和认识所介绍的药品,用以指导安全、合理使用药品。

药品说明书应当包含药品安全性、有效性的重要科学数据、结论和信息。是指导医生与患者合理用药的重要依据,具有一定的法律效力。

药品说明书对疾病名称、药学专业名词、药品名称、临床检验名称和结果的表述,应当采用国家统一颁布或规范的专用词汇,度量衡单位应当符合国家标准的规定。

药品说明书应当列出全部活性成分或者组方中的全部中药药味。注射剂和非处方药还应当列出所用的全部辅料名称。

药品处方中含有可能引起严重不良反应的成分或者辅料的,应当予以说明。

药品说明书应当充分包含药品不良反应信息,详细注明药品不良反应。

药品生产企业未根据药品上市后的安全性、有效性情况及时修改说明书或者未将药品不良反应在说明书中充分说明的,由此引起的不良后果由该生产企业承担。

2. **药品标签**　药品的标签是指药品包装上印有或者贴有的内容,分为内标签和外标签。药品内标签指直接接触药品的包装的标签,外标签指内标签以外的其他包装的标签。

药品标签应当尽可能多地包含药品信息。药品内标签至少应当标注药品通用名称、规格、产品批号、有效期等内容。

对贮藏有特殊要求的药品,应当在标签的醒目位置注明。

药品的标签应当以说明书为依据,其内容不得超出说明书的范围,不得印有暗示疗效、误导使用和不适当宣传产品的文字和标识。

3. **药品包装**　直接接触药品的包装材料和容器应符合国家药品监督管理部门的有关规定,均应无毒、洁净,与内容药品应不发生化学反应,并不得影响内容药品的质量。

药品包装必须适合药品质量的要求,方便储存、运输和医疗使用。

药品包装必须按照规定印有或者贴有标签并附有说明书。

标签或者说明书上必须注明药品的通用名称、成分、规格、生产企业、批准文号、产品批号、生产日期、有效期、适应证或者功能主治、用法、用量、禁忌、不良反应和注意事项。即应当尽可能多地包含药品信息。

麻醉药品、精神药品、医疗用毒性药品、放射性药品、外用药品和非处方药品的说明书和包装标签,必须印有规定的标识。

三、药品标准制定的原则

药品质量研究与标准的制定,是药物研发的重要基础内容。建立在系统药学研究基础之上的药品标准,以保证药品的生产质量可控,药品的使用安全有效和合理为目的。药品标准一经制定和批准,即具有法律效力。所以,药品标准的制定必须坚持"科学性、先进性、规范性和权威性"的原则。

1. **科学性**　国家药品标准适用于对合法生产的药品质量进行控制,保障药品安全、有效、质量可控。所以,药品标准制定首要的原则是确保药品标准的科学性。应充分考虑来源、生产、流通及使用等各个环节影响药品质量的因素,设置科学的检测项目,建立可靠的检测方法,规定合理的判断标准/限度。在确保安全、有效和质量可控的前提下,同时倡导简单实用、经济环保、符

笔记

合国情。随着科学技术的发展、认识的进步,还应及时修订和提高。

2. 先进性　药品标准应充分反映现阶段国内外药品质量控制的先进水平。对于多企业生产的同一品种,其标准的制定应在科学合理的基础上坚持就高不就低的标准先进性原则。坚持标准发展的国际化原则,注重新技术和新方法的应用,积极采用国际药品标准的先进方法,加快与国际接轨的步伐,促进我国药品标准特别是中药标准的国际化。同时要积极创新,提高我国药品标准中自主创新技术含量,使我国医药领域的自主创新技术通过标准快速转化为生产力,提高我国药品的国际竞争力。

3. 规范性　药品标准制定时,应按照国家药品监督管理部门颁布的法律、规范和指导原则的要求,做到药品标准的体例格式、文字术语、计量单位、数字符号以及通用检测方法等的统一规范。

4. 权威性　国家药品标准具有法律效力。应充分体现科学监管的理念,支持国家药品监督管理的科学发展需要。保护药品的正常生产、流通和使用,打击假冒伪劣,促进我国医药事业的健康发展。

总之,药品标准的研究与制定,应着力解决制约药品质量与安全的突出问题,促进药品质量的提高;着力提高药品质量控制的水平,充分借鉴国际先进技术和经验,客观反映我国医药工业、临床用药及检验技术的水平;充分发挥保障药品质量与用药安全、维护人民健康的法律作用。

四、药品质量研究的内容

药物的质量既受其结构、性质和内在稳定性特征的制约,又受其生产工艺过程、贮藏运输条件等的影响。所以,药物质量研究的内容就是对药物自身的理化与生物学特性进行分析,对来源、处方、生产工艺、贮藏运输条件等影响药物杂质和纯度的因素进行考察,从而确立药物的性状特征,真伪鉴别方法,纯度、安全性、有效性和含量(效价)等的检查或测定项目与指标,以及适宜的贮藏条件,以保障药品质量达到用药要求,并确保其质量稳定和均一。

原料药和制剂质量研究的侧重点略有不同。原料药的质量研究在确证化学结构或组分的基础上进行,更注重于自身的理化与生物学特性、稳定性、杂质与纯度控制。

制剂的质量研究在原料药研究的基础上进行,结合制剂处方工艺,则更注重其原辅料相容性、安全性、有效性、均一性和稳定性。

(一) 原料药的结构确证

原料药的结构确证研究是药物研发的基础,其主要任务是确认所制备原料药的结构是否正确,是保证药学其他方面的研究、药理毒理和临床研究能否顺利进行的决定性因素。

原料药结构确证研究的过程一般包括:样品准备、方案制订、测定研究与综合解析等步骤。具体的药物结构鉴定,可参考药物波谱解析教材或相关专著。

1. 样品要求　结构确证研究中,首先要严格控制供试品的纯度,只有使用符合要求的供试品进行结构研究,才能获得药物正确的结构信息。

结构确证用供试品大都要采用原料药制备工艺中的精制方法进一步精制,并经纯度和杂质检验合格。结构确证用供试品的纯度通常应大于 99.0%,杂质含量应小于 0.5%。

2. 方案制订　药物结构千差万别,制备(获得)方法也各不相同,应根据药物自身的结构特征和制备(获得)方法制订出合理、可行的结构确证方案,才能有效地进行药物的结构研究。

(1) 一般项目:药物结构确证一般均采用有机光谱分析法。常用的分析测试项目包括:元素分析(必要时采用高分辨质谱)、紫外 - 可见吸收光谱(UV-Vis)、红外吸收光谱(IR)、核磁共振谱(NMR)、质谱(MS)、粉末 X 射线衍射(PXRD)和(或)单晶 X 射线衍射(SXRD)、热分析(TA;差示扫描量热法,DSC;热重,TG)等。

不含金属元素的有机盐类或复合物,根据结构确证的需要,可提供成盐前后的两套波谱和试验数据。对于某些波谱测定有困难或不易说明药物结构的盐或复合物,测定药物的酸根或碱基的波谱,并结合其他试验项目亦可对其结构确证提供有效的信息。

金属盐类和络合物在进行一般要求的各项测试基础上,应再以适当的手段进行药物中金属元素的种类、存在形式和含量的确证试验。如,原子发射光谱法(AES)和原子吸收分光光度法(AAS)可用于含有多种金属离子的药物中无机元素的测定分析。对于分子中含有顺磁性金属离子的药物,可采用顺磁共振测定和单晶 X 射线衍射等方法进行检测。不适于或不能进行金属盐测试时,可采用成盐前的酸分子或配位体的相应测试结果进行佐证。

半合成药物分子的母核结构为已知并在可提供明确证据证明母核结构在半合成的全过程中未发生改变的前提下,可以适当简化对母核结构的确证工作,仅对新引入的基团结构进行确证。

合成多肽药物通过氨基酸分析、质谱测定、序列分析以及肽图测绘等试验可基本获得合成多肽药物的结构信息。药物结构中如有半胱氨酸,应明确其状态(氧化态或还原态),对含有多个半胱氨酸的多肽药物,应明确二硫键的正确连接位点。如对各步中间体均进行了质谱测定,可根据相关中间体的结构信息,推测出进行反应的氨基酸的种类。质谱是多肽药物结构确证的重要手段,紫外、红外、核磁共振、不同流动相 HPLC、比旋度测定等方法亦可对肽的结构确证提供帮助。对于多肽药物,应对目标物的化学纯度和对映体或非对映体纯度进行研究。

多糖类药物通过对单糖组成、分子量、糖苷键连接方法和连接位置等的分析,可获得多糖类药物的基本结构信息。单糖的分离和鉴定可采用纸色谱、薄层色谱、高效液相色谱、色 - 质联用等技术。多糖的相对分子量及分子量分布测定可用凝胶色谱等方法。红外光谱、核磁共振、化学反应后产物的分析等实验,可帮助确定糖苷键的连接方式及糖苷键的位置。

多组分药物应明确各组分的组成比例,对其主要成分应进行结构确证。对于结构比较特殊的药物,也可采用制备衍生物的方法间接证明药物的结构。对于存在顺反异构的药物,在一般结构确证的基础上,应增加顺反结构的研究。

(2) 手性药物:手性药物除进行上述各项化学结构确证测定外,还应采用其他有效的方法进行进一步研究。单一对映体的绝对构型(或通过衍生物的构型)确证常用的方法为比旋度($[\alpha]$)测定、手性柱色谱(chiral HPLC 或 chiral GC)、单晶 X 射线衍射,以及旋光色散(ORD)或圆二色谱(CD)等。其中单晶 X 射线衍射为直接方法,可提供最直接的信息。

例如,左氧氟沙星的药品标准中需要进行比旋度测定并采用 chiral HPLC 对光学异构体进行限度检查。

手性药物绝对构型的测试建议采用单晶 X 射线四圆衍射仪,CuKα 靶,衍射实验的 θ 角范围不低于 57°。普通的单晶 X 射线衍射不能区分对映体,仅能推导出在空间的相对位置和药物的相对构型。

圆二色谱(CD)测试通过测定光学活性物质(药物)在圆偏振光下的 Cotton 效应,根据 Cotton 效应的符号获得药物结构中发色团周围环境的立体化学信息,并与一个绝对构型已知的与待测药物结构相似药物的 Cotton 效应相比较,即可能推导出待测物的绝对构型。此外,对于一般具有刚性结构的环体系的羰基药物,通过比较其 Cotton 效应的符号并结合经验规律"八区律",亦可能预测某些羰基药物的绝对构型。

也可采用间接的方法,如说明在药物的制备反应过程中构型没有变化的情况下,根据已知的起始原料构型、化学合成方法的立体选择性以及中间体的结构也可间接获得终产品药物的构型信息。

NOESY 或 NOE 谱通过对具有刚性结构(或优势构象)药物官能团上质子的选择性照射,致使与其空间立体相关质子峰强度的增减和相互间偶合作用的消失,从而推测出邻近官能团的空间构象,进而可获得药物结构的立体构型的信息。

旋光光谱通过比较相关药物的旋光性,可得到手性药物的相对构型信息。如能得知药物旋光的可测范围,则在一系列反应后,药物绝对构型可从用于制备该药物的起始化合物的构型推导得到。在采用该方法测定药物绝对构型时,要在相同的溶剂中以相同的浓度和温度测定旋光,以保证比较的可靠性。

药物分子中含有多个不对称因素时应对其绝对构型、对映体纯度或非对映体纯度进行相关的研究,并尽可能提供更多的构型确证信息。

立体异构混合物需进行各立体异构体比例的确证研究。对于已有实验证据或文献报道立体异构体在药效、药代动力学或毒理等方面有明显不同或有相互作用的药物,更有必要测定混合物中各组分的构型和比例。

外消旋体或富集对映体可通过测定旋光度或采用手性色谱(chiral HPLC 或 chiral GC)及核磁共振等方法阐明其对映体的比例。

(3) 药物晶型:药物常常存在多晶型现象,并可能因晶型不同而具有不同的溶解度、稳定性、生物利用度和(或)生物活性,特别是水溶性差的口服固体药物。药物研发时应对其在不同结晶条件下(溶剂、温度、结晶速度等)的晶型进行深入研究,确认是否存在多晶型现象。对存在不同晶型的药品,应明确规定药品的有效晶型,并列入质量标准中,以保证其临床意义。

药物晶型测定方法通常有粉末 X 射线衍射、红外吸收光谱、熔点、热分析、偏光显微镜法等。药物的不同晶型采用粉末 X 射线衍射可直接区分。药物不同晶型的红外光谱在某些区域也可能存在一定的差异,因此比较它们的 IR 也可以区分药物的晶型,但应注意在研磨、压片时可能会发生药物晶型的改变。药物不同晶型的熔点常常也存在一定的差异,所以通过熔点或热分析测定,也能够区分药物的不同晶型。

示例 1-1　棕榈氯霉素(无味氯霉素)有 A、B 和 C 三种晶型。其中 A 晶型属于稳定型,它在肠道内很难被酯酶水解,难被体内吸收,生物活性很低,为无效晶型;我国 1975 年以前生产的棕榈氯霉素均为 A 晶型。B 晶型属于亚稳定型,易被酯酶水解,易被体内吸收,血浓度约为 A 晶型的 7 倍,疗效好。C 晶型为不稳定型,它可以转化为 A 晶型。

所以,棕榈氯霉素 B 晶型为有效晶型,其产品中还可能存在少量 A 晶型,必须对 A 晶型进行限量控制(10%)。A 晶型的熔点为 89~95℃,B 晶型的熔点为 86~91℃。A 和 B 两晶型的石蜡糊片红外光吸收图谱(图 1-1)在 780~900cm^{-1} 范围处的吸收峰有明显不同,可用于 A 晶型的限度检查。

多晶型药物在进行一般要求的各项测试基础上,应以适当方法获得药物晶型数据,明确药物晶型的类型和纯度。通过不同晶型对药物活性和毒性等影响的研究,可为其临床应用晶型的选择提供依据。进行连续多批样品晶型一致性的研究,是判断药物制备工艺是否稳定的依据之一。

对于仿制已上市的药物,应进行自制药物的晶型与已上市药物晶型的比较研究,以保证自制品晶型的正确性。对于混合晶型药物,在无药理毒理等研究证明相应晶型的安全和有效性时,应测试其晶型组成(种类、比例),并与文献数据比较确证研制品与已上市药品晶型的一致性。

(4) 结晶溶剂:通过热分析研究,结合干燥失重、水分或单晶 X 射线衍射(SXRD)等方法的测定结果,基本上可以达到确证药物中是否存在结晶水 / 溶剂,或吸附水 / 溶剂的目的。

热重分析可获得药物的吸附水 / 溶剂、结晶水 / 溶剂及初步的分解温度等信息。结合差热分析测试,可推测出测试药物的吸附水 / 溶剂、结晶水 / 溶剂,以及熔点和热熔值、是否存在熔融时分解、有无多晶型存在等情况。

干燥失重方法可以获得药物中的结晶水或溶剂、吸附水或溶剂的含量。水分测定可以获得样品中总含水量的信息(结晶水或吸附水)。例如,头孢他啶分子结构中含 5 分子结晶水,其药品

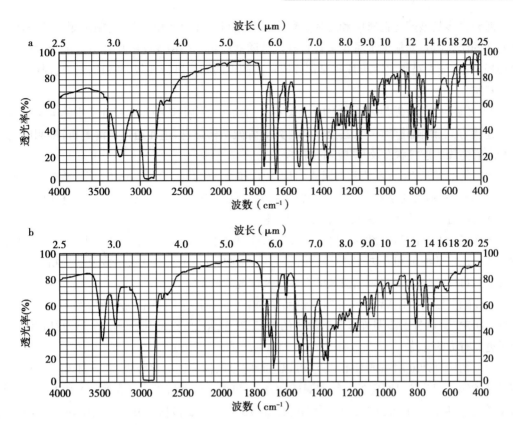

图 1-1 棕榈氯霉素的石蜡糊片 IR 谱 (a:A 晶型;b:B 晶型)

标准中规定"干燥失重"检查"取本品,在 60℃减压干燥至恒重(ChP2015 通则 0831),减失重量应为 13.0%~15.0%"。

单晶 X 射线衍射(SXRD)在提供药物元素组成、分子量及结构的同时,还可提供药物中以结晶形式存在的水或溶剂的信息,包括结晶水或溶剂的种类、数量、存在方式等。

通过磁共振测试也有可能获得药物中含有的部分结晶溶剂的信息。

3. 测定研究

(1) 元素组成:通常采用元素分析法。这种方法可获得组成药物的元素种类及含量,经比较测试结果与理论值差异的大小(一般要求偏差不超过 0.3%),即可初步判定供试品与目标药物的分子组成是否一致。

对于因药物自身结构特征而难以进行元素分析时,在保证高纯度情况下可采用高分辨质谱法获得药物元素组成的相关信息。

(2) 紫外吸收光谱:通过对药物溶液在紫外 - 可见区域内在不同波长处吸光度的测定和吸收系数(尤其是摩尔吸收系数)的计算,以及对主要吸收谱带(如 K 带、R 带、E 带、B 带等)的归属分析,可获得药物结构中可能含有的发色团、助色团种类以及可能的连接方式等共轭结构信息,同时对药物的鉴别亦有指导意义。

对于发色团上存在酸性或碱性基团的药物,通过在酸或碱溶液中(常用 0.1mol/L HCl 或 0.1mol/L NaOH)最大吸收波长的测试,观察其蓝移或红移现象,可为上述酸性或碱性基团的存在提供进一步的支持。当然,待测药物必须在酸或碱溶液中稳定存在,不发生除解离之外的结构改变。

(3) 红外吸收光谱:通过对药物进行红外吸收光谱测试,可推测出药物中可能存在的化学键、所含的官能团及其初步的连接方式,亦可给出药物的构型、晶型、立体构象等信息。

固态药物红外测试可分为压片法、糊法、薄膜法,液态药物可采用液膜法测试,气态药物则可采用气体池测定。

笔记

部分含多晶型药物在研磨和压片过程中其晶型可能发生变化,可改用糊法测定,同时应根据药物的结构特点对糊剂的种类进行选择。盐酸盐药物在采用溴化钾压片时可能会发生离子交换现象,应分别对氯化钾压片和溴化钾压片法测得的结果进行比较,并根据结果选择适宜的压片基质。

(4) 核磁共振:核磁共振谱(NMR)测试可获得药物结构中某些元素在分子中的类型、数目、相互连接方式、周围化学环境,甚至空间排列等骨架结构信息,进而通过光谱解析,推测出化合物相应官能团的连接状态及其初步的结构。

常用的一维 NMR 有氢核磁共振谱(^{1}H-NMR)和碳核磁共振谱(^{13}C-NMR)等。核磁共振测得的重要结构参数有:化学位移(δ)、偶合常数(J 值)/偶合相关、峰形、积分面积等。利用 ^{1}H-NMR 特征峰也可进行定量测定,并可用于对照品的标定。

溶剂峰或部分溶剂中的溶剂化水峰可能会对药物结构中的部分信号产生干扰。因此,测试时应选择适宜的溶剂和方法,以使药物所有信号得到充分显示。对含有活泼氢的药物必须进行氘代实验(D_2O 交换),以提供活泼氢的存在以及位置的信息。

碳核磁共振谱(^{13}C-NMR)可获得供试品结构中不同碳原子的类型以及所处的不同化学环境信息。DEPT 谱可进一步明确区分碳原子的类型,对于结构复杂的药物,DEPT 谱对结构解析可给予更加有力的支持。

对于结构复杂或用一维 NMR 方法难以进行完全结构确证的化合物,进行 H 和(或)C 的同核或异核偶合相关信息测定的二维谱测试和分析,可更有效地解析分子骨架结构中基团的连接和关联信息,从而确证药物的结构。常用的二维核磁共振测试包括 H-H COSY、HMBC、HSQC 等。针对 ^{1}H 的 NOE(nuclear overhauser effect)或 NOESY 试验,还可获得与药物结构的立体构型相应的基团空间位置、优势构象及构型等信息。

分子结构中含 F 或 P 元素的药物,进行 F 或 P-NMR 谱测试,除可提供相应元素的种类、在分子中所处的化学环境等信息外,对药物元素组成测试亦有佐证作用。

(5) 质谱:质谱(MS)可用于药物的分子式和分子量测定、同位素分析或定量分析。重要的结构信息包括:母离子峰、同位素离子峰、碎片离子峰和它们的相对丰度等。

母离子峰是确证药物分子式的有力证据,应根据药物自身结构特性选择适宜的离子化方式(EI、CI、ESI、APCI、MALDI 等),同时尽可能地获得母离子峰和较多地可反映出药物结构特征的碎片离子峰。

对含有 Cl、Br 等特征同位素元素的药物,利用母离子峰及其同位素峰丰度间的特征关系,可以判断药物中部分组成元素的种类、数量。

高分辨质谱通过精确测定离子的质量,可确定药物的分子式。但它不能反映药物的纯度和结晶水、结晶溶剂、残留溶剂等情况。

随着联用技术的发展,在结构分析中也可采用 GC-MS、LC-MS、MS-MS 等方法。研究时应根据药物的组成、结构和理化特征,选用适宜的方法。

(6) X 衍射:粉末 X 射线衍射(PXRD)可用于固态单一化合物的鉴别与晶型确定、晶态与非晶态物质的判断、多种化合物组成的多相(组分)体系中的组分(物相)分析(定性或定量)、原料药(晶型)的稳定性研究等。

单晶 X 射线衍射(SXRD)可用于药物晶型、相对或绝对构型的测定,并获得药物中以结晶形式存在的水 / 溶剂及含量相关的信息。

(7) 热分析:热分析法(TA)是在程序控制温度下,准确记录物质理化性质随温度变化的关系,研究其在受热过程所发生的晶型转化、熔融、蒸发、脱水等物理变化,或热分解、氧化还原等化学变化,以及伴随发生的温度、能量或重量改变的方法。

药物的热分析测定主要包括热重分析(TG)和差示扫描量热分析(DSC)两种类型。由于物

笔记

相变化(如失去结晶水、结晶溶剂,或晶型转化、熔融、热分解等)时的温度基本保持不变,所以,热分析可反映药物的多晶型、物相转化、结晶水、结晶溶剂、相容性、热分解和稳定性等特征。TG曲线通常呈台阶状,重量基本不变的区段称为平台;利用这种特性,可以方便地区分供试品所含的水分/溶剂是吸附状态还是结晶状态,并可根据平台之间的失重率计算出所含水分/溶剂的比例;TG也可以用于干燥失重测定。DSC曲线则可以准确测定药物的相变温度(如熔点等);如果药物熔融时不分解,则可以用于药物的纯度定值。

4. 参考文献和对照品　在结构确证研究中,参考文献和结构确证用对照品对结构确证具有重要的佐证意义,但不是药物结构确证研究的必要条件。

引用的参考文献应选自国内外权威杂志或专利,并应注意不同的测试条件所得测试结果可能存在的差异。药物不同研发阶段的参考文献对药物结构确证所起到的佐证作用可能不同。

不同来源的结构确证用对照品对药物结构确证的佐证程度不同。对于从制剂中提取、精制所得的结构确证用对照品,如未能验证在提取过程中晶型是否变化,此结构确证用对照品不能作为晶型测定和与晶型有关的其他图谱(如IR、粉末X射线衍射)以及理化性质(如熔点、差热分析、热重分析)检测的对照依据。结构确证用对照品和测试样品应在同一仪器上采用相同的测试条件进行测试,其纯度应不低于精制品纯度,以保证结构确证用对照品对药物结构确证的支持。

5. 综合解析　药物结构确证研究中,不同方法所获得的结构信息相对分散,需要通过综合的关联分析和归纳,才能实现药物结构的完整确证。综合解析不是对各项试验结果的简单罗列。

对于创新药物,由于没有相关的文献和对照品,单一的信息往往不能证明药物的结构,需要对各种方法所得结果进行综合分析,才能准确地解析药物结构,包括绝对构型以及晶型、结晶水或结晶溶剂的情况。

仿制药物的结构确证工作可相对简单,可借助文献数据或对照品的数据的比对分析进行结构确证。对原料药制备工艺的分析可为药物的结构确证提供间接的依据。

(二) 命名原则

列入国家药品标准的药品名称为**药品通用名称**。药品中文名称须按照《中国药品通用名称》收载的名称及其命名原则命名。

1. 药物命名的主要原则

(1) 药品名称应科学、明确、简短;词干已确定的译名应尽量采用,使同类药品能体现系统性。

所以,根据中文表述的习惯,药品中文名称大都以4个左右的汉字命名为宜。如头孢他啶(ceftazidime)、环丙沙星(ciprofloxacin)、硝苯地平(nifedipine)和普鲁卡因(procaine)等;这其中,头孢(cef-)、沙星(-oxacin)、地平(-dipine)和卡因(-caine)又分别是头孢菌素类抗生素、喹诺酮类合成抗菌药、二氢吡啶类钙通道阻滞药和卡因类局麻药的词干。

(2) 没有INN名称的药物,可根据INN命名原则进行英文名命名。

例如,创新药物安妥沙星(antofloxacin),为喹诺酮类合成抗菌药,其命名符合《中国药品通用名称》和INN的命名原则。

(3) 药品的命名应避免采用可能给患者以暗示的有关药理学、解剖学、生理学、病理学或治疗学的药品名称,并不得用代号命名。

所以,药物"对乙酰氨基酚(paracetamol,acetaminophen)"已经不能再命名为"扑热息痛","地西泮(diazepam)"也不再命名为"安定"。Roussel-Uclaf公司研制成功的抗早孕药"RU-486"(代号)注册上市的药品通用名称为"米非司酮(mifepristone)"。

(4) 对于沿用已久的药品名称,如必须改动,可列出其曾用名作为过渡。药品通用名称不采用药品的商品名(包括外文名和中文名)。药品的通用名称(包括INN)及其专用词干的英文及中文译名,也均不得作为商品名或用以组成商品名或用于商标注册。例如:"阿司匹林(aspirin)",

笔记

曾用名"乙酰水杨酸(acetylsalicylic acid)";"双嘧达莫(dipyridamole)",曾用名"联嘧啶氨醇"和"双嘧哌胺醇"等,商品名"潘生丁(persantine)"。

2. 化学原料药的命名细则

(1) 中文通用名称尽量与 INN 英文名称相对应。可采取音译、意译或音意合译,一般以音译为主。分别如:阿司匹林(aspirin)、安替比林(antipyrine)、对乙酰氨基酚(paracetamol)和氯硝西泮(clonazepam)等。

(2) 无机化学药品,如化学名称常用且较简单,应采用化学名称;如化学名称不常用,可采用通俗名称。如:盐酸、硼砂(四硼酸钠);酸式盐以"氢"表示,如:碳酸氢钠,不用"重"字;碱式盐避免用"次(sub-)"字,如:碱式硝酸铋,不用"次硝酸铋"。

(3) 有机化学药品,其化学名称较短者,可采用化学名称,如:苯甲酸;已习用的通俗名称,如符合药用情况,可尽量采用,如:糖精钠、甘油等。INN 名称较冗长者,可根据实际情况,采用下列方法命名:

1) 音译命名:音节少者,可全部音译,如:可待因(codeine);音节较多者,可采用简缩命名,如:阿米替林(amitriptyline)。音译要注意顺口、易读,用字通俗文雅,字音间不得混淆,重音要译出。

2) 意译(包括化学命名和化学基团简缩命名)或音意结合命名:在音译发生障碍,如音节过多等情况下,可采用此法命名,如氯丙嗪(chlorpromazine)。

3) 与酸成盐或酯类的药品:统一采取酸名列前,盐基(或碱基)名列后,如:硫酸链霉素(streptomycin sulfate)、醋酸氢化可的松(hydrocortisone acetate)、棕榈氯霉素(chloramphenicol palmitate)。与有机酸成盐的药品,一般可略去"酸"字,如:桂利嗪氯贝特(cinnarizine clofibrate)为桂利嗪的氯贝丁酸盐。英文词尾为"-ate"的酯类药,可直接命名为"××酯",如:氯贝丁酯(clofibrate)为氯贝丁酸的乙酯。与缩合基加成酯类的药品亦可将"××酯"列后,如:头孢卡奈酯(cefcanel daloxate)。

4) 季铵盐类药品,一般将氯、溴置于铵前,如:苯扎溴铵(benzalkonium bromide)。除沿用已久者外,尽量不用"氯化××"、"溴化××"命名,如:溴化新斯的明(neostigmine bromide)已经规范命名为溴新斯的明。与有机酸组成的季铵类药品,酸名列于前,一般亦略去"酸"字,如:甲硫阿美铵(amezinium metilsulfate)。

(4) 对于光学异构体的命名,左旋或右旋,以左或右冠于通用名前,英文冠以 levo- 或 dex-,如:左氧氟沙星(levofloxacin)和右美沙芬(dextromethorphan);天然氨基酸或糖类不标出 L 构型或 D 构型,如:脯氨酸(proline)。合成的 D 构型或消旋的氨基酸要标出;合成的 L 型或消旋的糖类同样处理。

(5) 对于特指的消旋体的命名,以消旋冠于通用名前,英文冠以 race-,如:消旋甲酪氨酸(racemetirosine)。

(6) 对于几何异构体的命名,顺式或反式,以顺或反冠于通用名前,英文冠以 cis- 或 trans-,如:顺铂(cisplatin)。

(7) 生化药的英文名称一般仍以 INN 为准;如无 INN 名称,可参照中国生化协会审定的生化名词,并结合药学的特点或常规使用名称拟定。如:尿激酶(urokinase)、胰蛋白酶(trypsin)、三磷腺苷(adenosine triphosphate)。生长素类药根据其来源和药学特点等,采用音意结合拟定中文译名,如:生长释素(somatorelin)、牛亮氨生长素(somavubove)、猪诺生长素(somenopor)。

(8) 单克隆抗体和白细胞介素类药,采用音意结合简缩命名,如:阿度莫单抗(dorlimomab aritox)、比西单抗(biciromab)、替西白介素(teceleukin)。

(9) 放射性药品,在药品名称中的核素后加直角方括号注明核素符号及其质量数,如:碘[^{131}I]化钠。

笔记

（10）化学结构已确定的天然药物提取物，其外文名称系根据其属种来源命名者，中文名可结合其属种名称命名，如：青蒿素（artemisinin）、青霉胺（penicillamine）；外文名称不结合物种来源命名者，中文名可采用音译，如：吗啡（morphine）、阿米卡星（amikacin）。化学结构不完全清楚者，可根据其来源或功能简缩命名，如：杆菌肽（bacitracin）。配糖体缀合词根的命名采用"苷"取代过去的"甙"命名，以便与化学命名相一致，如：去乙酰毛花苷（deslanoside）、依托泊苷（etoposide）。

3. 化学药物制剂的命名细则

（1）药品制剂的命名，原料药名称列前，剂型名称列后。如：吲哚美辛胶囊（indometacin capsules）、盐酸普鲁卡因注射液（procaine hydrochloride injection）、头孢克洛干混悬剂（cefaclor for suspension）、硫酸沙丁胺醇吸入粉雾剂（salbutamol sulfate powder for inhalation）。

（2）药品制剂名称中，说明用途或特点等的形容词，宜列于药品名称之前。如：吸收性明胶海绵（absorbable gelatin sponge）、输血用枸橼酸钠注射液（sodium citrate injection for transfusion）。对于注射用无菌粉末，原则上命名为"注射用×××"，如：注射用头孢唑林钠（cefazolin sodium for injection）。英文名称使用后缀介词短语 'for...'，明确用途或特点，与中文命名习惯不同。

（3）复方制剂根据处方组成的不同情况可采用以下方法命名：

1）两组分：原则上将两个药品名称并列，如：注射用头孢哌酮钠舒巴坦钠（cefoperazone sodium and sulbactam sodium for injection）；因为使用词干构成通用名称太长，亦可将每个组分选取 1~2 个字的缩字法构成通用名称（不得使用词干），如：酚咖片（paracetamol and caffeine tablets）；若组分相同，处方量不同，使用（量／量）或罗马数字Ⅰ、Ⅱ等标识区分，如氨酚待因片（Ⅰ）或（Ⅱ）［paracetamol and codeine phosphate tablets（Ⅰ）or（Ⅱ）］。

2）三组分及以上：采用缩字法命名，可使用"复方"，取两到三个组分，分别选取一到两个字，构成通用名称。如：复方门冬维甘滴眼液（compound aspartate, vitmin B$_6$ and dipotassium glycyrrhetate eye drops）、酚麻美敏片（paracetamol, pseudoephedrine hydrochloride, dextromethorphan hydrobromide and chlorphenamine maleate tablets）。

3）多组分复方制剂：难以简缩命名者，可由"复方"加主成分的通用名称进行命名，如：复方酮康唑乳膏（compound ketoconazole cream）、复方磺胺甲噁唑片（compound sulfamethoxazole tablets）等；也可采取药名结合品种数进行命名，如：复方氨基酸注射液（18AA-Ⅰ或 18AA-Ⅱ）［compound amino acid injection（18AA-Ⅰ or 18AA-Ⅱ），由 18 种氨基酸组成，并有不同规格］、多维元素片（21）［vitamins with minerals tablets（21），由氨基酸和微量元素共 21 种成分组成］。

4. 中药通用名称命名细则

（1）中药材：中药材系指在汉族传统医术指导下使用的原生药用材料；是用于制备中药饮片、中药提取物和中成药的原料植物、动物和矿物等材料。中药材名称应包括中文名称（附汉语拼音）和拉丁名称（属名，或属名＋种＋药用部位）。可直接选用动、植或矿物的名称，应明确药用部位，并区分人工和天然制品。如：青蒿（artemisiae annuae herba）、人参叶（ginseng folium）、人工牛黄（bovis calculus artifactus）。药材原植（动）物的科名、植（动）物名、拉丁学名、药用部位（矿物药注明类、族、矿石名或岩石名、主要成分）及采收季节和产地加工等，均属药材的来源范畴。药材原植物的科名、拉丁学名的主要参照依据为《Flora of China》和《中国高等植物》等。药用部位一般系指已除去非药用部分的商品药材；采收（采挖等）和产地加工系对药用部位的处置。

（2）中药饮片：中药饮片系指中药材经过净制、切制或炮制后的加工品；是可直接用于中医临床或制剂生产的处方药品。其名称应与中药材名称相对应。饮片除需要单列者外，一般并列于药材的正文中，先列药材的项目，后列饮片的项目，中间用"饮片"分开，与药材相同的内容只列出项目名称，其要求用"同药材"表述；不同于药材的内容逐项列出，并规定相应的指标。中药饮片名称包括中文名称和拉丁名称（中药材拉丁名称后加上 praeparata）。净制、切制的生用饮片，按原中药材命名；特殊管理的毒性药材，在名称前应加"生"字；鲜品饮片在名称前可加上

笔记

"鲜"字。以炒、蒸、煅等方法炮制的中药饮片,在中药材名前冠以炮制方法或后缀以炮制后的形态名;加辅料炮制的中药饮片,应冠以辅料名。如:甘草(glycyrrhizae radix et rhizoma)、草乌(aconiti kusnezoffii radix)、制草乌(aconiti kusnezoffii radix cocta)、附子(aconiti lateralis radix praeparata,为毛茛科植物乌头 *Aconitum carmichaelii* Debx. 的子根的加工品)、炙红芪(hedysari radix praeparata cummelle)、(生)半夏(pinelliae rhizoma)、姜半夏(pinelliae rhizoma praeparatum cum zingibere et alumine)。

(3) 中药提取物:中药提取物系指净药材或炮制品经适宜的方法提取、纯化制成的供中成药生产的原料。如:流浸膏、浸膏或干浸膏,含有一类或数类有效成分的有效部位,含量达到90%以上的单一有效成分等。中药提取物的名称一般以中药材名称加提取物构成,同时给出英文名称,不设拉丁名称。已提纯至某一类成分的应以药材名称加成分类别命名。如:甘草流浸膏(licorice liquid extract)、人参总皂苷(total ginsenoside ginseng root)等。

(4) 中成药:中成药系指以中药材、中药饮片或中药提取物及其他药物,经适宜的方法制成的各类制剂。中成药名称包括中文名和汉语拼音。单味制剂一般应采用中药材、中药饮片或中药提取物加剂型命名。复方制剂主要采用君药味的名称,或其成分、功能,结合剂型的命名方法,等。如:双黄连口服液、银翘解毒片、云南白药等。植物油脂和提取物、成方制剂和单味制剂名称均不设拉丁名。

5. 生物制品通用名称命名细则

生物制品系指以微生物、细胞、动物或人源组织和体液等为起始原材料,用生物学技术制成,用于预防、治疗和诊断人类疾病的制剂。如疫苗、血液制品、生物技术药物、微生态制剂、免疫调节剂、诊断制品等。

(1) 已有 INN 名称的生物制品中文通用名称应尽量与其英文名相对应。如:狂犬病人免疫球蛋白(human rabies immunoglobulin)、卡介苗(BCG vaccine)、重组人促红素(recombinant human erythropoietin)。

(2) 尚无 INN 名称的,可以疾病、微生物、特定组成成分或材料等命名,并应标明药品剂型,如:重组人白介素 -2(recombinant human interleukin-2)等。

(三) 药物的性状

药品的性状既是其内在特性的体现,又是其质量的重要表征。在性状研究中,应考察和记载药品的外观、臭、味、溶解度、物理常数以及内在的稳定性特征等。

1. 外观与臭味　外观是对药品的色泽和外表的感官规定。药品外观性状可因生产条件的不同而有差异,或因放置、贮藏等环境因素影响而发生变化。

臭是指药品本身所固有的气味,不包括因混不应有的残留有机溶剂而带入的异臭。药品如出现不应有的异臭,则表明其质量有问题。如:青霉素钠"无臭或微有特异性臭",二巯丙醇"有类似蒜的特臭"。

具有特有味觉的药品,可加以记述。但是,对于毒、剧、麻药物,为保障分析检验者的安全,则不作"味觉"的记述。依据检验的实际可操作性,大多数国内外药品标准已经不再记述化学药物的味觉特性;ChP2015 中,化学药物已不记述,中药仍然记述。如:盐酸氯丙嗪药品标准的"性状"项下,ChP2010 有"味极苦"的描述,ChP2015 中已不记述;ChP2010 和 ChP2015 草乌药品标准的"性状"项下,均有"味辛辣、麻舌"的记述。

凡药品有引湿性、风化、遇光变色等与贮藏条件有关的性质,应重点考察记述,并与"贮藏"要求相呼应,以保障药品质量合格。如:盐酸四环素药品标准的"性状"项下规定:"本品为黄色结晶性粉末;无臭;略有引湿性;遇光色渐变深,在碱性溶液中易破坏失效。"其"贮藏"项下规定:"遮光,密封或严封,在干燥处保存。"

药物的引湿性(与风化相反)是指在一定温度及湿度条件下该药物吸收水分的能力或程度

笔记

的特性。供试品为符合药品标准药物,试验结果可作为选择适宜的药品包装和贮存条件的参考。试验方法如下:

(1) 取干燥的具塞玻璃称量瓶(外径为 50mm,高为 15mm)于适宜的 25℃ ±1℃恒温干燥器(下部放置氯化铵或硫酸铵饱和溶液)或人工气候箱(设定温度为 25℃ ±1℃,相对湿度为 80% ±2%)中放置 24 小时后,精密称定重量(m_1)。

(2) 取供试品适量,平铺于上述称量瓶中,供试品厚度一般约为 1mm,精密称定重量(m_2)。

(3) 将称量瓶敞口,并与瓶盖同置于上述恒温恒湿条件下 24 小时。

(4) 盖好称量瓶盖子,精密称定重量(m_3)。

(5) 引湿性特征描述与引湿性增重的界定:

$$引湿增重百分率 = (m_3-m_2)/(m_2-m_1)×100\%$$

潮解:　　　　　　　　　　吸收足量水分形成液体。

极具引湿性:　　　　　　　引湿增重不小于 15%。

有引湿性:　　　　　　　　引湿增重小于 15% 但不小于 2%。

略有引湿性:　　　　　　　引湿增重小于 2% 但不小于 0.2%。

无或几乎无引湿性:　　　　引湿增重小于 0.2%。

如药物的晶型、细度或制成溶液后的颜色对质量有较大影响时,须作严格控制,并在"检查"项下另作具体规定。

示例 1-2　ChP2015 "棕榈氯霉素" 药品标准 "性状" 项下规定 "本品为白色或类白色粉末;几乎无臭。" "棕榈氯霉素混悬液" 须对 "A 晶型" 进行限度检查,其 "检查" 项下的规定为:

A 晶型　对照品的制备　(1)20% 棕榈氯霉素 A 晶型对照品:称取棕榈氯霉素 A 晶型对照品 1 份和棕榈氯霉素 B 晶型对照品 4 份,混合均匀;(2)10% 棕榈氯霉素 A 晶型对照品:称取棕榈氯霉素 A 晶型对照品 1 份和棕榈氯霉素 B 晶型对照品 9 份,混合均匀。

供试品的制备　精密量取本品 20ml,加水 20ml,混匀,离心 15 分钟,弃去上清液,沉淀先加水 2ml,研成糊状,再加水 18ml 混匀,离心,弃去上清液,按同法再洗二次,在室温减压干燥 14 小时,磨成细粉。

测定法　取上述制备的二种对照品及供试品,分别加约二倍量的液状石蜡,研磨均匀,制成石蜡糊片,分别照红外分光光度法(通则 0402)测定。供试品在 810cm⁻¹ 波数处的透光率应为 20%~30%,记录每一石蜡糊片在 780~900cm⁻¹ 波数处的红外光吸收图谱。

计算　测定 20%A 晶型对照品图谱中约 885cm⁻¹ 和 790cm⁻¹ 波数处的最小吸收峰、约 858cm⁻¹ 和 843cm⁻¹ 波数处的最大吸收峰的精确波数。按这些波数,在 10%A 晶型对照品图谱中,在约 885cm⁻¹ 和 790cm⁻¹ 波数最小吸收峰间画一基线,在约 858cm⁻¹ 和 843cm⁻¹ 波数最大吸收峰处,各画一垂直线与基线相交,从而得到这些最大吸收峰处的校正吸收值。计算在 858cm⁻¹ 与 843cm⁻¹ 波数处的校正吸收值之比,在供试品的图谱上,按同法测定。供试品的吸收值之比应大于 10%A 晶型棕榈氯霉素对照品吸收值之比。

2. **溶解度**　溶解度系为在一定的温度、压力和溶剂条件下,一定量的饱和溶液中溶质的含量。药物溶解度测定的试验方法和近似溶解度表述的名词术语均须按照现行版药典的规定。

通常根据药物的性质,选择精制工艺或制备溶液等所需要的常用溶剂进行溶解度考察试验,并覆盖不同的极性和不同的类型。常用的溶剂有水、甲醇、乙醚、丙酮、三氯甲烷、无机酸和碱溶液等。不必罗列过多,避免使用有毒、昂贵或不常用的溶剂。

药品标准性状项中溶解度的描述,按溶解度从大到小依次排列,溶解度相似的溶剂按极性从大到小排列,在酸或碱溶液中的溶解度列于最后。

药品的晶型不同、所含结晶溶剂的不同、杂质及其含量的不同、成盐状态的差异等情况,都会影响其溶解度行为。所以,通过药品溶解度的测定,或使用特定溶剂制成的溶液的澄清度与颜色等的检查,既观测了性状,又反映了质量。

示例 1-3   ChP2015"盐酸四环素"药品标准"性状"项下"溶解度"的规定:"本品在水中溶解,在乙醇中微溶,在乙醚中不溶。"其"检查"项下"溶液的澄清度"要求:"取本品 5 份,各50mg,分别加水 5ml 使溶解,溶液应澄清;如显浑浊,与 1 号浊度标准液(通则 0902 第一法)比较,均不得更浓。(供注射用)"

3. 物理常数   物理常数系指药物固有的物理性质特征,故应采用质量合格的精制品进行测定,并应明确说明精制方法和纯度,并列出实验数据。但是,在药品标准中规定的物理常数,则是根据符合临床用药要求的供试品测定结果制定。

通过物理常数的测定,可对药品进行鉴别及纯度检查。测定时应严格按照现行版药典中规定的方法和要求进行测定,并参考国内外现行版药典及其他文献的结果,设置合理的范围。至于选择哪些物理常数纳入到药品标准中以进行质量控制,则应根据不同药品的具体情况针对性地进行选定。

常见物理常数测定的方法、要求、注意事项等要点分别概述如下:

(1) 熔点

熔点系为结晶物质在一定压力(除另有说明外,均为大气压)下被加热到一定温度,当其固液两态的蒸气压达到平衡时,即从固态转变为液态所对应的温度。大多数受热稳定的化合物都有固定的熔点,即在一定压力下,固液两态之间的变化非常敏锐,自初熔至全熔的温度范围称为熔距(或称为熔程、熔点范围)通常为 0.5~1.0℃。熔点是多数固体有机药物的重要物理常数,常用毛细管法测定,也可以采用 DSC 或显微熔点仪观测。

如果被测药物含有杂质,其熔点往往较其纯品为低,且熔程增大。因此,可以根据熔点的变化和熔程的长短来检验药品的纯度。如果测得未知物质与某已知物质的熔点相同,再按不同比例混合,测定熔点,若无降低现象,两者即为同一物质;若熔点下降(少数情况会升高),熔程显著增大,则两者是不同物质。所以,熔点测定是简单而可靠的药物鉴别方法和纯度检查手段。

药品的熔点须照药典通则(ChP2015 通则 0612)规定的测定法进行。依照待测物质性质的不同,分别有适用于"易粉碎的固体药品、不易粉碎的固体药品、凡士林或其他类似物质"熔点测定的三种方法,前两种测定法分别如下:

1) 测定易粉碎的固体药品(ChP2015 通则 0612 第一法):药品标准的熔点项下未注明测定方法时,均系指第一法。

取供试品适量,研成细粉,除另有规定外,应按照各药品项下干燥失重的条件进行干燥。若该药品为不检查干燥失重、熔点范围低限在 135℃以上、受热不分解的供试品,可采用 105℃干燥;熔点在 135℃以下或受热分解的供试品,可在五氧化二磷干燥器中干燥过夜或用其他适宜的干燥方法干燥,如恒温减压干燥。

分取供试品适量,置熔点测定用毛细管(简称毛细管,由中性硬质玻璃管制成,长 9cm 以上,内径 0.9~1.1mm,壁厚 0.10~0.15mm,一端熔封;当所用温度计浸入传温液在 6cm 以上时,管长应适当增加,使露出液面 3cm 以上)中,轻击管壁或借助长短适宜的洁净玻璃管,垂直放在表面皿或其他适宜的硬质物体上,将毛细管自上口放入使自由落下,反复数次,使粉末紧密集结在毛细管的熔封端。装入供试品的高度为 3mm。另将温度计(分浸型,具有 0.5℃刻度,经熔点测定用对照品校正)放入盛装传温液(熔点在 80℃以下者,用水;熔点在 80℃以上者,用硅油或液状石蜡的容器中,使温度计汞球部的底端与容器的底部距离 2.5cm 以上(用内加热的容器,温度计汞球与加热器上表面距离 2.5cm 以上);加入传温液以使传温液受热后的液面在温度计的分浸线处。将传温液加热,俟温度上升至较规定的熔点低限约低 10℃时,将装有供试品的毛细管浸入传温液,贴附在温度计上(可用橡皮圈或毛细管夹固定),位置须使毛细管的内容物部适在温度计汞球中部;继续加热,调节升温速率为每分钟上升 1.0~1.5℃,加热时须不断搅拌使传温液温度保持均匀,记录供试品在初熔至全熔时的温度,重复测定 3 次,取其平均值,即得。

"初熔"系指供试品在毛细管内开始局部液化出现明显液滴时的温度。

"全熔"系指供试品全部液化时的温度。

测定熔融同时分解的供试品时,方法如上述,但调节升温速率使每分钟上升 2.5~3.0℃;供试品开始局部液化时(或开始产生气泡时)的温度作为初熔温度;供试品固相消失全部液化时的温度作为全熔温度。遇有固相消失不明显时,应以供试品分解物开始膨胀上升时的温度作为全熔温度。某些药品无法分辨其初熔、全熔时,可以其发生突变时的温度作为熔点。

上述方法即为常用的"A. 传温液加热法";也可以采用"B. 电热块空气加热法"并基于透射或发射光测定的自动熔点仪进行测定。

2) 测定不易粉碎的固体药品(ChP2015 通则 0612 第二法):不易粉碎的固体药品如脂肪、脂肪酸、石蜡、羊毛脂等。

取供试品,注意用尽可能低的温度熔融后,吸入两端开口的毛细管(同第一法,但管端不熔封)中,使高达约 10mm。在 10℃或 10℃以下的冷处静置 24 小时,或置冰上放冷不少于 2 小时,凝固后用橡皮圈将毛细管紧缚在温度计(同第一法)上,使毛细管的内容物部适在温度计汞球中部。照第一法将毛细管连同温度计浸入传温液中,供试品的上端应在传温液液面下约 10mm 处;小心加热,俟温度上升至较规定的熔点下限尚低约 5℃时,调节升温速率使每分钟上升不超过 0.5℃,至供试品在毛细管中开始上升时,检读温度计上显示的温度,即得。

3) 熔点测定注意事项:供试品受热后出现的"发毛"、"收缩"及"软化"等变化过程,均不作初熔判断。以上过程后形成的"软质柱状物"尚无液滴出现,亦不作初熔判断。

熔点测定用毛细管的内径过大,全熔温度常常会偏高 0.2~0.4℃。传温液不同,同一药物熔点的测定结果也常常有所不同。升温速度一般为每分钟 1.0~1.5℃;如果升温太快,如每分钟升温 3.0℃,熔点可偏低约 1.0℃。所以,熔点测定用毛细管、传温液和升温速度均必须按照测定法的规定。

熔点测定用温度计应"经熔点测定用对照品校正"。熔点测定用对照品通常有以下几种:香草醛 83℃,乙酰苯胺 116℃,非那西丁 136℃,磺胺 166℃,茴香酸 185℃,磺胺二甲嘧啶 200℃,双氰胺 210.5℃,糖精钠 229℃,咖啡因 237℃,酚酞 263℃。校正时,用待校温度计按规定方法测定选取的校正用对照品的熔点,温度计读数与对照品规定值之差即为校正值。然后,在同一条件下测定供试品的熔点,将其读数经校正值校正,即得实际熔点。

结晶性药物一般均有明确的熔点。进行熔点测定的药物,应该在熔点以下遇热时不分解、晶型不转化,并且其初熔和全熔的状态易于判断。所以,β-内酰胺类抗生素的药品标准中均无熔点测定;熔点在 200℃以上,熔融并同时分解的药物,熔点一般也不列入其药品标准。

药品标准中规定的熔点范围一般约为 4℃。合格供试品的熔点应在规定的熔点范围内,并且熔距一般不应超过 2℃。供试品初熔前的变化阶段越长,熔距越长,或与规定熔点差距越大,常常反映供试品的质量越差。

示例 1-4　炔诺孕酮的熔点:应为 204~212℃,熔距在 5℃以内。盐酸氯米帕明的熔点:应为 190~196℃,熔距不得超过 2℃。盐酸异丙肾上腺素的熔点:为 165.5~170℃,熔融时同时分解。

(2) 比旋度

分子结构中具有不对称的碳原子,并以单一对映体形式存在的有机化合物,它们的溶液对

笔记

平面偏振光大都具有旋光作用,常常称这些手性化合物为光学活性化合物。

平面偏振光通过含有某些光学活性化合物的液体或溶液时,能引起旋光现象,使偏振光的平面向左或向右旋转。旋转的度数,称为旋光度。在一定波长与温度下,偏振光透过每 1ml 中含有 1g 旋光性物质的溶液且光路为长 1dm 时,测得的旋光度称为比旋度。

空间上不能重叠、互为镜像关系的立体异构体称为对映体。手性物质的对映异构体之间,除了使平面偏振光发生偏转的程度相同而方向相反之外,在非手性环境中的理化性质相同。生物大分子如酶、生物受体等通常为手性物质,总是表现出对一种对映体的立体选择性。因此,对映体药物可在药理学与毒理学方面有差异。来源于自然界的物质,例如氨基酸、蛋白质、生物碱、抗体、糖苷、糖等,大多以单一对映体的形式存在。外消旋体一般由等量的对映异构体构成,旋光度净值为零,其物理性质也可能与其对映体不同。所以,比旋度(或旋光度)可以用于鉴别或检查光学活性药品的纯杂程度,亦可用于测定光学活性药品的含量。

1) 旋光度测定法:除另有规定外,旋光度测定法系用钠光谱的 D 线(589.3nm)测定旋光度,测定管长度为 1dm(如使用其他管长,应进行换算),测定温度为 20℃ ±0.5℃(或各品种项下规定的温度)。使用读数至 0.01° 并经过检定的旋光计。旋光计的检定,可用标准石英旋光管进行,读数误差应符合规定。旋光度测定一般应在溶液配制后 30 分钟内进行。

测定旋光度时,将测定管用供试液体或溶液(取固体供试品,按其药品标准"比旋度"项下的方法制成)冲洗数次,缓缓注入供试液体或溶液适量(注意勿使发生气泡),置于旋光计内检测读数,即得供试液的旋光度。使偏振光向右旋转者(顺时针方向)为右旋,以"+"符号表示;使偏振光向左旋转者(反时针方向)为左旋,以"−"符号表示。用同法读取旋光度 3 次,取 3 次的平均数,照下列公式计算,即得供试品的比旋度。

$$\text{对液体供试品:} [\alpha]_D^t = \frac{\alpha}{ld}; \qquad \text{对固体供试品:} [\alpha]_D^t = \frac{100\alpha}{lc}$$

式中:$[\alpha]$ 为比旋度;D 为钠光谱的 D 线;t 为测定时的温度(℃);l 为测定管长度(dm);α 为测得的旋光度;d 为液体的相对密度;c 为每 100ml 溶液中含有被测物质的重量(按干燥品或无水物计算)(g)。

2) 旋光度测定注意事项:每次测定前应以溶剂作空白校正,测定后,再校正 1 次,以确定在测定时零点有无变动;如第 2 次校正时发现零点有变动(旋光度差值超过 ±0.01),则应重新测定旋光度。

配制溶液及测定时,均应调节温度至 20℃±0.5℃(或各品种项下规定的温度)。

供试的液体或固体物质的溶液应充分溶解,供试液应澄清。

当已知供试品具有外消旋作用或旋光转化现象,则应相应地采取措施,对样品制备的时间以及将溶液装入旋光管的间隔测定时间进行规定。

物质的比旋度与测定光源、测定波长、溶剂、浓度和温度等因素有关。因此,比旋度测定研究时应注意比较选择,表示物质的比旋度时应注明测定条件。最常用的光源是采用钠灯在可见光区的 D 线(589.3nm);但也可使用较短的波长,如光电偏振计使用滤光片得到汞灯波长约为 578nm、546nm、436nm、405nm 或 365nm 处的最大透射率的单色光;通过波长优化,可获得更高的灵敏度,从而降低被测化合物的浓度。其他光源,如带有适当滤光器的氙灯或卤钨灯。

3) 旋光度测定应用:比旋度的大小与手性光学活性化合物的分子立体结构特征相关。大多数手性药物的左旋体和右旋体的生物活性也显著不同。

示例 1-5   硫酸奎宁(quinine sulfate)和硫酸奎尼丁(quinidine sulfate)为手性异构体,奎宁是左旋体,$[\alpha]_D$(0.1mol/L HCl,2.0%)为 −237° 至 −244°,为抗疟药;奎尼丁是右旋体,$[\alpha]_D$(0.1mol/L HCl,2.0%)为 +275° 至 +290°,为抗心律失常药。

笔记

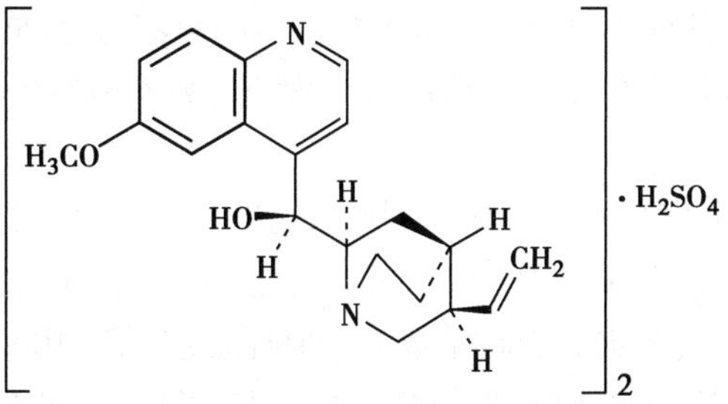

硫酸奎宁（8S，9R）　　　　硫酸奎尼丁（8R，9S）

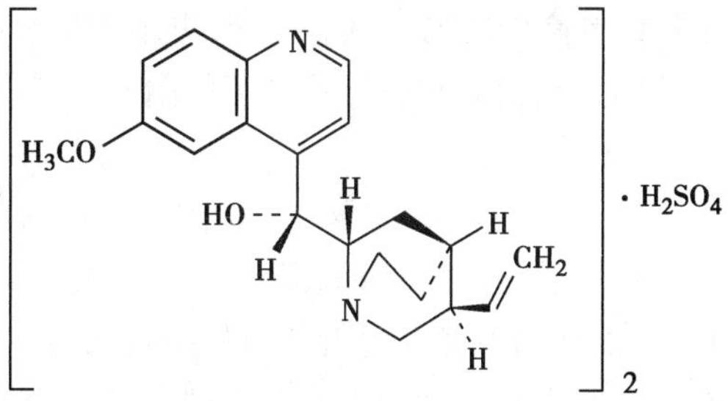

示例 1-6　沙利度胺（thalidomide）现用作免疫调节药。曾经作为抗妊娠反应药物在欧洲和日本广泛使用，不久即出现了大量由沙利度胺造成的畸形胎儿（反应停事件 / 海豹儿事件）。这是由于沙利度胺分子结构中有 1 个手性中心，形成两种光学异构体，其 R-(+)异构体有中枢镇静作用，而 S-(-)异构体则有强烈的致畸性；并且这两异构体在一定条件下还可相互转化。

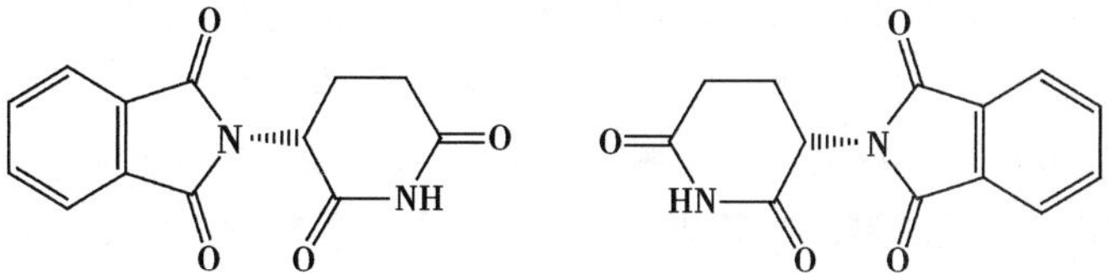

R　　　　　　　　　　　　S
沙利度胺（thalidomide）

所以，比旋度测定是保证手性光学活性药品质量的重要措施。比旋度测定（或旋光度）既可用于手性药物的含量测定，又可以用于手性药物的区分鉴别或纯杂程度的检查。如：葡萄糖及其注射液等。

（3）吸收系数

物质的稀溶液对紫外 - 可见光（190~800nm）的选择性吸收波长，以及相应的吸收系数是与该物质的共轭结构特征相关的物理常数。可用于定性和定量分析：

$$A = Ecl$$

百分吸收系数（$E_{1cm}^{1\%}$）的物理意义为：当溶液浓度［c 为 100ml 溶液中所含被测物质的重量（按干燥品或无水物计算）（g）］为 1%（g/ml）、液层厚度（l）为 1cm 时的吸光度（A）。

百分吸收系数作为物理常数，不仅可用于考察该原料药的质量，也可作为制剂的溶出度和含量测定中选用 $E_{1cm}^{1\%}$ 值的依据。因此，凡制剂的含量测定采用 $E_{1cm}^{1\%}$ 值计算的紫外 - 可见分光光度法，而其原料药的含量测定因精密度的要求而采用其他方法的品种，均应在原料药的性状项下增列"吸收系数"；制剂含量测定中的条件应与吸收系数项下的条件一致，否则须另行测定相应条件下的吸收系数。

$E_{1cm}^{1\%}$ 值应取精制品采用数台紫外 - 可见分光光度计测定，并统计处理确定。仪器须参照药典通则（ChP2015 通则 0401）项下的要求进行全面校正和检定合格。测定要求如下：

1）仪器：选用 5 台不同的紫外 - 可见分光光度计。

2）溶剂：溶剂对供试品应化学惰性，保证制备的溶液稳定。溶剂在选用的波长附近应符合透光限度要求，不得有干扰吸收峰；避免使用低沸点、易挥发的溶剂；水为常用溶剂，当溶液的 pH 不恒定，并影响到药品的紫外吸收光谱特征时，可采用适宜的缓冲溶液、稀酸或稀碱溶液作为溶剂。

3）最大吸收波长：以配制供试品溶液的同批溶剂为空白，在规定的吸收峰波长 ±2nm 范围扫描或测试吸光度，以核对供试品的吸收峰波长位置是否正确。并以吸光度最大的波长作为测定波长。

4）吸收池：吸收池应配对使用，并扣除溶剂空白，或由仪器自动扣除空白。

5）供试品溶液：直接采用精制供试品进行精密定量试验，再按其干燥品或无水物计算。先

笔记

定量配制高浓度的供试品溶液,再用同批溶剂定量稀释 1 倍制成低浓度的供试品溶液,并以同批溶剂为空白分别进行吸光度的精密测定。低、高浓度供试品溶液的吸光度应分别在 0.3~0.4 和 0.6~0.8 之间。

6) 结果与分析:各供试品溶液应同时精密配制 3 份,并控制测定环境的温度(25℃±2℃)。同一台仪器测得的吸收系数相对偏差应不超过 1.0%,所有仪器测得的吸收系数偏差应不超过 1.5%,以平均值确定为供试品的吸收系数。用于定量测定的吸收系数 $E_{1cm}^{1\%}$ 值通常应大于 100。在同一台仪器上,对多批供试品进行 $E_{1cm}^{1\%}$ 值测定,统计分析确定 $E_{1cm}^{1\%}$ 值的合理限度范围,一般在平均值的 ±5% 范围以内。

示例 1-7　头孢克洛的吸收系数:取本品,精密称定,加水溶解并定量稀释制成每 1ml 中约含 20μg 的溶液,照紫外 - 可见分光光度法(ChP2015 通则 0401),在 264nm 的波长处测定吸光度,吸收系数($E_{1cm}^{1\%}$)为 230~255。

示例 1-8　吲哚美辛($C_{19}H_{16}ClNO_4$)吸收系数:取本品 50mg,精密称定,置 100ml 量瓶中,加甲醇 50ml,振摇使溶解,用磷酸盐缓冲液(pH7.2)稀释至刻度,摇匀,精密量取 5ml,置 100ml 量瓶中,用磷酸盐缓冲液(pH7.2)- 甲醇(1:1)溶液稀释至刻度,摇匀。照紫外 - 可见分光光度法(ChP2015 通则 0401),在 320nm 的波长处测定吸光度,吸收系数($E_{1cm}^{1\%}$)为 185~200。吲哚美辛胶囊溶出度检查时"以磷酸盐缓冲液(pH7.2)- 水(1:4)溶液为溶剂,在 320nm 的波长处测定吸光度,按 $C_{19}H_{16}ClNO_4$ 的吸收系数($E_{1cm}^{1\%}$)为 198 计算每粒的溶出量"。吲哚美辛贴片含量测定时"以甲醇为溶剂,在 320nm 的波长处测定吸光度,按吸收系数($E_{1cm}^{1\%}$)为 179 计算含量"。综上可见,溶剂条件不同,吸收系数常常存在一定的差异。

(4) 其他:对于液体药物还有相对密度、馏程、凝点、折光率和黏度等物理常数,脂肪与脂肪油还应测定酸值、皂化值、羟值、碘值等。这些物理常数均应照药典通则相应的测定法测定,可用于区别不同药物,检查某些药品的纯杂程度。

示例 1-9　药用辅料,渗透促进剂月桂氮䓬酮为无色透明的黏稠液体,其性状项下分别测定相对密度、折光率和黏度。

相对密度:本品的相对密度(ChP2015 通则 0601)为 0.906~0.926。

折光率:本品的折光率(ChP2015 通则 0622)为 1.470~1.473。

黏度:本品的运动黏度(ChP2015 通则 0633 第一法,毛细管内径 1.2mm±0.05mm),在 25℃时为 32~34mm²/s。

4. 制剂的性状　制剂的性状应重点考察其外形、颜色和(或)内部(内容物)特征。制剂的性状可能因生产条件的正常波动而略有差异,只要这些差异不影响药品的质量,一般是允许的,并应在性状中有所体现。

示例 1-10　阿司匹林肠溶胶囊的性状:本品内容物为白色颗粒或肠溶衣小丸,除去包衣后显白色。

示例 1-11　沙丁胺醇吸入气雾剂的性状:溶液型为含有乙醇的无色至微黄色的澄清液体;混悬型为白色或类白色混悬液。

(四) 药物的鉴别

药物的鉴别是根据药物的特性,采用专属可靠的方法,证明已知药物真伪的试验。不是对未知物质进行的定性鉴定或确证分析试验。用于区分药物类别的试验称为"一般鉴别试验",能够证实具体药物的试验称为"专属鉴别试验"。

药品鉴别应根据其结构特征进行试验方法的设计和建立,机制要明确,耐用性要好。并注意结构相似药物可能存在干扰和鉴别区分。

对手性药物,应特别注意立体构型的专属鉴别,如已制订比旋度测定或立体异构体检查项时,可不考虑鉴别方法的立体专属性。

笔记

"药物的鉴别试验"详细内容见本书第二章。

1. 常用鉴别试验的方法与特点　药物的鉴别试验要采用专属性强、灵敏度高、重复性好、操作简便的方法。常用的方法有化学、色谱、光谱或生物学方法等。

2. 鉴别试验选择的原则　药品标准制定中,可供鉴别试验的方法很多。如何选取并纳入药品标准的基本原则如下:

(1) 要有一定的专属性、灵敏性和简便性;

(2) 尽可能采用药典已有收载的方法;

(3) 一般选用2~4种不同类型的方法,化学法与仪器法相结合,相互取长补短;

(4) 原料药应侧重于具有指纹性的光谱方法,制剂应侧重于抗干扰的专属性色谱方法。

(五) 药物的检查

药品标准中的检查项目是按照批准的来源、处方、生产工艺、贮藏运输条件等所制订的质量控制指标。所以,药品的检查项目要结合生产工艺和供应过程中可能的变化、使用中安全性和有效性的要求,有的放矢,全面研究,将能够反映药品质量稳定均一、有利于药品质量控制的项目和指标纳入药品标准,以保障药品的安全和有效。

1. 安全性检查　药品的安全性(safety)系指合格的药品,在正常的用法和用量下,不应引起与用药目的无关和意外的严重不良反应。

药品中存在的某些微量杂质可能对生物体产生特殊的生理作用,影响用药的安全。体现药品安全性的主要指标包括:异常毒性、热原、细菌内毒素、升压物质、降压物质、无菌、微生物、过敏性等。这些指标大都采用生物检定法检查,对于注射给药的药品质量控制尤其重要。眼用制剂、烧伤或严重创伤治疗用的外用制剂也必须进行无菌检查。药品质量研究过程中应结合药物的自身特性,照药典通则中规定的检查法,进行药品的安全性检查试验研究、方法验证和适宜指标的设置。

示例 1-12　头孢他啶的细菌内毒素检查:取本品,依法检查(ChP2015 通则 1143),每 1mg 头孢他啶(按 $C_{22}H_{22}N_6O_7S_2$ 计)中含内毒素的量应小于 0.10EU(先用 1% 无内毒素的碳酸钠溶液将供试品溶解并稀释制成每 1ml 中含 80mg 的溶液,再用内毒素检查用水稀释至所需浓度)。

示例 1-13　青霉素钠的无菌检查:取本品,用适宜溶剂溶解,经加青霉素酶灭活后或用适宜溶剂稀释后,经薄膜过滤法处理,依法检查(ChP2015 通则 1101),应符合规定。

此外,重金属、残留溶剂、有关物质、有害元素和黄曲霉毒素等生产工艺相关杂质,抑菌剂、防腐剂和抗氧剂等制剂处方添加物质,均会影响药品使用的安全性,都应照有关的规定进行检查和(或)控制。

示例 1-14　桃仁的黄曲霉毒素检查:照黄曲霉毒素测定法(ChP2015 通则 2351)测定。本品每 1000g 含黄曲霉毒素 B_1 不得过 $5\mu g$,含黄曲霉毒素 G_2、黄曲霉毒素 G_1、黄曲霉毒素 B_2 和黄曲霉毒素 B_1 的总量不得过 $10\mu g$。

示例 1-15　胰岛素注射液中抑菌剂"苯酚"的检查:采用 HPLC 外标法峰面积定量测定,规定:每 1ml 中含苯酚的量应为 2.2~2.8mg(标示量 0.25mg/ml)。

药品的安全性也指药物开发研究中所进行的急性毒性、长期毒性、致畸、致癌、致突变等试验考察;以及药品按规定的适应证、用法和用量使用后,人体产生的不良反应的情况。药物的这些安全性特征均须在药品上市销售前进行系统的研究确定,并在临床使用过程中注意跟踪考察和完善,确保用药安全。因而这些内容一般不是药品质量分析检验时安全性检查控制的项目内容。

2. 有效性检查　药品内在的有效性(efficacy)是指在规定的适应证、用法和用量的条件下,能满足预防、治疗、诊断人的疾病,有目的地调节人的生理功能的要求。药品内在的有效性大多数情况下均是以动物试验为基础,并最终以临床疗效来评价。

与药品内在的有效性不同,药品质量控制的有效性则是指研究建立的药品标准所使用的分

笔记

析检测方法必须有效地满足药品质量检定的专属灵敏、准确可靠的要求;所设置的项目和指标限度必须达到对药品的特定临床使用目标的有效控制。

所以,ChP2015首次将上版"**药典附录**"整合为"**通则**",并与药用辅料单独成卷——ChP2015四部。新增27个检测方法,如超临界流体色谱法、吸入制剂微细粒子空气动力特性测定法、汞和砷元素形态及其价态测定法等;修订原子吸收光谱法、重金属检查法等,目的是组成较完整的有效地控制重金属和有害元素的检测方法体系。大部分口服固体制剂增订了溶出度检查项目。含量均匀度检查项目的适用范围进一步扩大至:每一个单剂标示量小于25mg或主药含量小于每一个单剂重量25%者;药物间或药物与辅料间采用混粉工艺制成的注射用无菌粉末;内充非均相溶液的软胶囊;单剂量包装的口服混悬液、透皮贴剂和栓剂等品种项下规定含量均匀度应符合要求的制剂,均应检查含量均匀度。目的就是保障相应**药品的一致性**,从而确保临床作用的有效性。

药品的有效性大都通过各种形式的药物制剂来实现,所以制剂的有效性检查常常显得更为重要。制剂的有效性可以通过药典通则中有关的检查项目进行控制。如:崩解时限、融变时限、溶出度与释放度、含量均匀度、最低装量、贴剂黏附力等检查或测定;制剂必须符合药典制剂通则的要求。

例如,口服水难溶性药物固体制剂的生物利用度常常与其原料药的晶型、微粉化程度、制剂处方及制剂工艺密切相关。所以用于制剂生产的这类原料常常有严格的粒度控制要求,可用"粒度和粒度分布测定法(ChP2015通则0982,包括显微镜法、筛分法和光散射法)"进行检查控制。

示例 1-16   灰黄霉素的粒度检查[ChP2015通则0982第一法(显微镜法)]:精密称取本品10mg,加水 2~4 滴,使均匀湿润,加玻璃珠 20 粒,振摇 3~5 分钟后,加 5% 阿拉伯胶溶液 10ml,充分振摇 10 分钟,立即用滴管自底部吸取供试液,迅速用滤纸拭净滴管外部,垂直滴 1 滴于血球计数板上,盖上盖玻片,置显微镜下检视,计数,含 5μm 及其以下的颗粒应不少于 85%,含 50μm 及其以上的颗粒数,全视野检视,不得超过 5 颗。

示例 1-17   氟尿嘧啶的含氟量检查:取本品约 15mg,精密称定,照氟检查法(ChP2015通则0805)测定,含氟量应为 13.1%~14.6%。

3. 均一性检查   药品的均一性(uniformity)是指药物及其制剂按照批准的来源、处方、生产工艺、贮藏运输条件等所生产的每一批次的产品,都符合其质量标准的规定,满足用药的安全性和有效性要求。

所以,原料药物的均一性主要体现为产品的纯杂组成不变、程度可控,质量恒定。

药物制剂的均一性则体现为各单位剂量之间的均匀程度。如片剂等固体制剂的重量差异、含量均匀度、溶出度等。由于临床用药都是按单位剂量进行,制剂均一性不合格则有可能造成患者用药物达不到目的,甚至危及生命安全。所以制剂的均一性检查是保障用药安全的重要措施。

示例 1-18   华法林钠片的临床使用剂量小,治疗窗窄,所以其药品标准中设置有"**含量均匀度**"的检查,应符合规定(ChP2015通则0941)。

4. 纯度检查   药品的纯度(purity)检查系指对药品中所含的杂质进行检查和控制,以使药品达到一定的纯净程度而满足用药的要求。

任何影响药品纯度的物质均称为杂质。药品中的杂质无治疗作用,或影响药物的稳定性和疗效,甚至影响药物的安全性。药品的纯度检查也就是杂质检查,就是为了保证药品的质量,保障临床用药的安全和有效。

杂质的研究是药品研发的一项重要内容。它包括选择合适的分析方法,准确地分辨与测定杂质的含量并综合药学、毒理及临床研究的结果确定杂质的合理限度。这一研究贯穿于药品研发的整个过程。由于药品在临床使用中产生的不良反应除了与药品本身的药理活性有关外,有

笔记

时与药品中存在的杂质也有很大关系。例如,青霉素等抗生素中的多聚物等高分子杂质是引起过敏的主要原因。所以规范地进行杂质的研究,并将其控制在一个安全、合理的限度范围之内,将直接关系到上市药品的质量及安全性。

药品标准中规定进行检查的杂质系指在按照规定的工艺和规定的原辅料生产的药品中,由其生产工艺或原辅料带入的杂质,或在贮存过程中产生的杂质;不包括变更生产工艺或原辅料而产生的其他杂质,也不包括掺入或受污染而引入的外来物质。

药品中不得掺入或受污染引入其组分以外的外来物质。对于假冒伪劣药品,必要时应根据各自的情况,可采用法定方法以外的专属灵敏方法予以检查。

“药物的杂质检查”详细内容见本书第三章。

(1) 药品标准中杂质检查项目的确定:药品研发过程中,必须参照 ICH 等的指导原则对杂质进行系统研究,并对有关物质进行安全性评价,采用有效的方法进行分离分析和检测。对于含量在 0.1% 及其以上的杂质,以及含量在 0.1% 以下的具强烈生物作用的杂质或毒性杂质,予以定性或确证结构。对在稳定性试验中出现的降解产物,也应按上述要求进行研究。

药品标准中的杂质检查项目应包括经研究和稳定性试验考察检出的并在批量生产中出现的杂质和降解产物,并包括相应的限度,结构已知或未知的这类杂质属于特定杂质。在药品标准中那些没有针对性指标,但是通过总量检查和限度控制的杂质,则称为非特定杂质。

除降解产物和毒性杂质外,在原料中已经控制的杂质,在制剂中一般不再控制。制剂还应重点考察制剂处方工艺和贮藏过程中可能产生的降解杂质,并注意和排除辅料对杂质检查的干扰。

(2) 杂质检查法:杂质的检查法,应专属、灵敏,满足杂质限度检查的要求。有关物质常用色谱法进行检查。必须充分考察分离效能,如用药物的粗制品,或用成品加中间体,或将成品经强酸、强碱、光照、加热等苛性条件进行破坏处理后,在色谱试验条件下进行样品的分离,以考察色谱系统的适用性。杂质检查分析方法的建立应按相关要求进行方法验证。

药物研究中发现的杂质和降解产物,应进行分离纯化制备或合成制备,以供进行安全性和质量研究。无法制得的杂质应在药品申报注册资料和质量标准起草说明中明确依据。

杂质分离分析时,特定杂质中的已知杂质和毒性杂质,应使用杂质对照品进行定位,无法获得对照品的杂质及特定杂质中的未知杂质,可用相对保留值进行定位。

特定杂质中未知杂质的定量可用主成分自身对照法进行计算。已知杂质或毒性杂质对主成分的相对响应因子在 0.9~1.1 范围内时,可以采用主成分的自身对照法计算含量,超出该范围时,宜采用对照品对照法计算含量。

(3) 杂质限度的设置:杂质限度的制订应根据如下因素:杂质及含一定量杂质药品的毒理学研究结果、给药途径、每日剂量、给药人群、杂质药理学的研究结果、原料药的来源、治疗周期、在保证药品安全有效前提下的生产成本和价格等。

应参照 ICH 等的指南进行研究并设置合理限度。对于非特定杂质的限度,一般均规定为不得超过 0.10%。毒性杂质和毒性残留溶剂应严格规定限度。

杂质的检查及其限量设置的原则:首先,是要有针对性,应针对药物的生产工艺、稳定性、可能存在杂质进行系统研究,确定待检查杂质的项目和限度。例如,硝苯地平遇光不稳定,其原料药和其制剂标准中均有杂质Ⅰ和杂质Ⅱ的限度检查。其次,是要有合理性,在药物质量标准的研究阶段,考察的检查项目应尽可能全面,但在制定药品标准时应合理设置其检查的项目。例如,对于非特定杂质重金属和砷盐,在研究阶段,必须进行检查研究。但是,许多药品标准的检查项下并没有设置重金属和砷盐的检查,主要原因是这些药品的重金属或砷盐的含量在批准的生产条件和临床使用剂量条件下,均能够满足对药品使用的安全性要求。

杂质限度的设置,既要从安全有效的角度出发,标准不可太低;也应结合生产和成本的实际,标准不宜过高,以便有效地进行生产,经济地提供药品保障。总之,应根据相关指导原则的要求和生产工艺水平,参考有关文献及各国药典,综合考虑确定比较合理的限度。

示例 1-19a   盐酸二甲双胍及其制剂检查项中有关物质双氰胺的限度均不得过 0.02%。双氰胺较严格的低限度,既与该杂质的毒性较大相关,又与盐酸二甲双胍的临床使用剂量较高相关。

示例 1-19b   阿司匹林及其片剂、肠溶片和泡腾片检查项中游离水杨酸的限度分别不得过标示量的 0.1%、0.3%、1.5% 和 3.0%。阿司匹林及其制剂中游离水杨酸的相对宽松和不同的限度,则既与该杂质相对较低的毒性有关,又与不同的制剂工艺及控制难度相关。

5. 药物制剂质量一致性评价   药物的吸收取决于药物从制剂中的溶出或释放、药物在生理条件下的溶解以及在胃肠道的渗透。除口服水难溶性药物固体制剂外,各种药物的缓控释制剂也受其原料药的特性、制剂处方工艺等因素的作用,对它们的临床药效行为具有显著影响。所以,针对同品种药物制剂的质量一致性评价具有重要意义。

药物的体外溶出度试验对于指导药物制剂的研发,评价制剂批间、批内质量的一致性,以及评价药品处方工艺变更前后质量和疗效的一致性等,具有重要价值。药物质量的一致性评价,大都可以采用试验制剂与参比制剂在不同溶出介质中的溶出度一致性进行评价。

(1) 溶出介质的选择:在确定药物主成分稳定的前提下,除水之外,至少还应选择 3 种 pH 的溶出介质进行溶出曲线考察,如选择 pH1.2、4.5 和 6.8 的介质进行考察;对于溶解度受 pH 影响大的药物,可能需在更多种 pH 的溶出介质中进行考察,必要时 pH 可细分至 0.5。肠溶制剂推荐选择 pH1.2、4.5、6.0 和 6.8 的介质。

采用不同介质中的多条溶出曲线测定药物的溶出行为,相对于体内试验具有更高的灵敏度和更强的区分能力,可更好地反映制剂质量的特点。

(2) 溶出曲线相似性的比较:试验制剂与参比制剂溶出曲线相似性的比较方法,现在多采用非模型依赖法中的相似因子(f_2)法:

$$f_2=50 \cdot \lg\{ \left[1+(1/n)\sum_{t=1}^{n}(R_t-T_t)^2 \right]^{-0.5} \cdot 100\}$$

式中, R_t 为 t 时间参比制剂平均溶出量;

T_t 为 t 时间仿制制剂平均溶出量;

n 为取样时间点的个数。

(3) 采用相似因子(f_2)法比较溶出曲线相似性的要求:采用相似因子(f_2)法最适合采用 3~4 个或更多取样点,且应满足下列条件:

1) 应在完全相同的条件下对试验制剂和参比制剂的溶出曲线进行测定。

2) 两条溶出曲线的取样点应相同。时间点的选取应尽可能以溶出量等分为原则,并兼顾整数时间点,但溶出量在 85% 以上的时间点仅能选取 1 个。

3) 选取的第一个时间点溶出结果的相对标准偏差不得过 20%,自第二个时间点至最后时间点溶出结果的相对标准偏差不得过 10%。

(4) 溶出曲线相似性判定标准:对于高溶解性和高渗透性的药物制剂,当参比制剂在 15 分钟时,平均溶出量不低于 85%,如试验制剂在 15 分钟时,平均溶出量也不低于 85%;或与参比制剂平均溶出量的差值不大于 10%,此时可认为溶出曲线相似。

采用相似因子(f_2)法比较溶出曲线相似性时,除另有规定外,两条溶出曲线相似因子(f_2)数值不小于 50,可认为具有相似性。

示例 1-20   头孢呋辛酯在水中不溶,ChP2015 中头孢呋辛酯口服片剂和胶囊均需严格检查"溶出度",限度要求:"15 分钟时为标示量的 60%;45 分钟时为标示量的 75%,均应符合规定",以保障其制剂的有效性。并且 CFDA 质量一致性评价规定了其片剂在 4 种常用介质中的标准溶出度行为(图 1-2),可用于不同厂商产品质量一致性的评判。

笔记

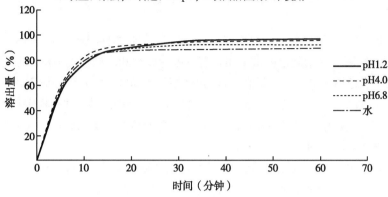

头孢呋辛酯片250mg
1. 有效成分：头孢呋辛酯；2. 剂型：片剂；3. 规格：250mg；
4. 溶出介质：pH1.2、pH4.0、pH6.8、水；
5. 装置：桨法；6. 转速：55rpm；7. 表面活性剂：未使用

图 1-2 头孢呋辛酯片在 4 种溶出介质中的标准溶出度曲线

将试验制剂的平均溶出量与参比制剂的平均溶出量进行比较。平均溶出量应为 12 片(粒)的均值。要求：在 4 种溶出介质中，均采用相似因子(f_2)法比较溶出曲线相似性。比较的时间点为 5、10 和 45 分钟。

(六) 药物的含量(效价)测定

药品(原料及制剂)中所含特定成分的绝对质量占药品总质量的分数称为该成分的含量。药品的含量测定是指采用规定的试验方法对药品(原料及制剂)中有效成分的含量进行的测定。药品的含量测定是评价药品质量、保证药品疗效的重要手段。含量测定必须在鉴别无误、杂质检查合格的基础上进行。

凡采用理化方法对药品中特定成分的绝对质量进行的测定称为含量测定。凡以生物学方法或酶化学方法对药品中特定成分以标准品为对照、采用量反应平行线测定法等进行的生物活性(效力)测定称为效价测定。

药物的种类多样，药品含量测定的方法也有许多类型。主要包括容量分析法、光谱分析法、色谱分析法和生物检定法等。在众多的分析方法中，如何选用合适的方法，如何验证方法的适用性，如何确定药品含量的限度，这些问题就是药物含量测定方法学研究的内容。

"药物的含量测定"详细内容见本书第四章。

1. 含量测定方法选择的基本原则 含量测定方法的选择，首先，应有针对性，适用于被分析药物的理化和生物学特点，满足其质量控制的要求；其次，应有依据，包括文献、理论及试验依据，使建立的方法符合分析规律；并尽量参考和采用药典收载的方法。

(1) 化学原料药：化学原料药一般纯度要求高，杂质检查限度控制严格，因此对测定方法与结果的要求是准确度高，重复性与精密度好，一般首选容量分析法。方法建立的要求：供试品的取样量应满足滴定精密度的要求；滴定终点应明确；为了排除因加入试剂对测定的影响，可采用空白试验进行校正。

容量分析测定法中，应采用《中国药典》用术语，依操作次序，准确叙述每一操作步骤。并尽可能采用药典通则中收载的各种试剂、试液、缓冲液、指示液、滴定液等。如必须另法配制或操作要特别注意时，应在方法中详尽说明，例如，温度、避光、放置时间等。

具有良好分离的色谱法主要用于多组分药物、其他方法测定易受杂质干扰的药物等的含量测定。如硫酸庆大霉素 C 组分、盐酸四环素的含量测定等。所用对照品必须具有纯度高、易于制备和性质稳定等条件。如采用内标法，内标物质应选易得、不得对测定产生干扰且保留时间和响应与被测物接近的化学物质。

笔记

紫外-可见分光光度法的专属性较色谱法低,准确性又不如容量分析法,所以,原料药的含量测定一般不用紫外分光光度法。如必须采用,可用对照品同时测定进行比较计算,以减少不同仪器的测定误差;采用吸收系数法时,应给出 $E_{1cm}^{1\%}$ 值,且不宜小于100。如维生素A的含量测定。

用生物效价法测定的原料药,若改用理化方法测定,需对两种测定方法进行对比。

(2) 药物制剂:制剂含量测定要求采用具有良好专属性和准确性的方法。制剂的含量测定应首选色谱法。在色谱法中采用率最高的是HPLC法,而GC法、TLC法则应用较少。

当辅料不干扰测定时,也可选用UV法。同时还应充分考虑辅料、共存物质和降解产物等对测定结果的干扰。测定中应尽量避免使用易挥发、有毒及价格昂贵的有机溶剂,宜用水、各种缓冲液、稀酸、稀碱溶液作溶剂。

当制剂中主药含量很低或无较强的发色团,以及杂质影响紫外分光光度法测定时,可考虑选择显色较灵敏、专属性和稳定性较好的比色法或荧光分光光度法。

(3) 研发药物:对于药物研发过程中的含量测定,应针对性地选用测定原理不同的多种方法进行含量测定方法学的比较研究,再择优纳入药品标准草案。而对于没有太多合适含量测定方法的药品,如疫苗类、血液制品类等,均应参照《中国药典》中有关生物制品的相关规定进行检定及试验。

2. 含量测定方法的验证　创新药物的含量测定方法需要研究、建立并验证。即使是仿制药品,有参考资料可循,仍然需要针对生产时的实际,如来源、处方、生产工艺和稳定性等情况,对分析方法进行研究和验证。分析方法的验证首先应包括对实验仪器设备等硬件条件的要求,在此基础上,才能够进行药品质量分析检验方法的研究建立,及其验证考察。

(1) 对实验室的要求:从事药品质量研究用的实验室应符合国家药品监督管理部门颁布的《药品生产质量管理规范》及其中有关"质量控制实验室管理"的特定要求,即人员、设施、设备应当与产品性质和生产规模相适应;所用仪器设备均应按法定标准进行计量检定;所用试剂应符合相关试剂标准的规定;试验操作者应有良好的专业素质。药品的法定监督检验机构还应符合《药品检验所实验室质量管理规范(试行)》的要求。

(2) 分析方法的验证:药品含量测定时,对不同的样品常采用不同的分析方法,因此方法的验证内容也各不相同。验证试验所用样品,一般均为原料药精制品(含量>99.5%)或对照品。

3. 含量限度的制订　药品含量限度是指按规定的测定法测得药品应含"有效物质"的含量范围。凡规定有"含量(效价)测定"的药品,在其药品标准中,均应将其限度规定列在来源或IUPAC化学命名之后。

药品含量限度的制订,首先,应基于对药品安全性和有效性的保证。其次,考虑生产工艺的实际,并兼顾流通和使用过程的影响,并应考虑分析方法的误差;实际生产产品的质量不能低于进行安全性和有效性试验样品的质量,否则须重新进行安全性和有效性的评价。

(1) 原料药的含量限度:原料药的含量(或效价),除另有规定外,均按所含有效物质(以分子式表示)的重量百分数表示(%),不必再加注"(g/g)";但是,液体或气体药品的含量百分数应明确加注。限度应规定有上、下限,其数值一般应准确至0.1%。如规定上限为100%以上时,系指用现行版药典规定的分析方法测定时可能达到的数值,它为药典规定的限度或允许偏差,并非真实含有量;当含量上限规定不得超过101.0%时,可以不标明。化学原料药的含量限度范围,大多数均规定为不得少于98.5%;若其有关物质含量较高,在确保安全的前提下,主成分的含量限度则常常有所降低,如 β-内酰胺类抗生素药物等。

为了能够正确反映药品有效成分的质量,一般应按检查项下所规定的"干燥失重"、"水分"或其他溶剂测定结果,换算成干燥品或无水物(无溶剂物)的含量,并表示为"按干燥品计算"或

"按无水物(无溶剂物)计算",除非没有这些检查项目;干燥失重的检查结果中通常包括水分和挥发性有机溶剂,所以"按干燥品计算"时,则不再扣除溶剂。

所含有效物质非单一成分,而其测定方法又不专属时,可表示为"含量按×××计算"。

用生物检定法进行"效价测定"的抗生素药品、生物制品等,采用效价单位表示相应的限度要求。

示例 1-21　阿司匹林,因其化学基本稳定,易精制纯化,采用 HPLC 法进行有关物质检查的限度为 0.5%,含量测定采用精密准确的容量滴定法,故含量限度规定为:本品为 2-(乙酰氧基)苯甲酸。按干燥品计算,含 $C_9H_8O_4$ 不得少于 99.5%。

示例 1-22　氢溴酸东莨菪碱,因其化学稳定,易精制纯化,采用 HPLC 法进行有关物质检查(限度为 1.0%)和含量测定,故含量限度规定为:本品为 $6\beta,7\beta$- 环氧 $-1\alpha H,5\alpha H$- 托烷 -3α- 醇 $(-)$ 托品酸酯氢溴酸盐三水合物。按干燥品计算,含 $(C_{17}H_{21}NO_4 \cdot HBr)$ 应为 99.0%~102.0%。

示例 1-23　盐酸多西环素,因其化学的特征敏感性,有关物质含量较高,采用 HPLC 法进行有关物质检查(限度为 4.0%)和含量测定,又盐酸分子占无水无乙醇物盐酸盐的含量约为 7.6%,故含量限度规定为:本品为 6- 甲基 -4-(二甲氨基)-3,5,10,12,12α- 五羟基 -1,11- 二氧代 -1,4,4α,5,5α,6,11,12α- 八氢 -2- 并四苯甲酰胺盐酸盐半乙醇半水合物。按无水无乙醇物计算,含多西环素 $(C_{22}H_{24}N_2O_8)$ 应为 88.0%~94.0%。

示例 1-24　绒促性素,因其为孕妇尿中提取的绒毛膜促性腺激素产品,原料来源多样,含量波动一般较大,故其效价限度规定为:"本品为孕妇尿中提取的绒毛膜促性腺激素。每 1mg 的效价不得少于 4500 单位。"效价测定规定为:"照绒促性素生物检定法(ChP2015 通则 1209)测定,应符合规定,测得的结果应为标示值的 80%~120%。"

(2) 制剂的含量限度:化学药物制剂的含量,一般均按照其原料药的分子式或药效单元的分子式进行计算。

含量限度的描述,一般均按标示量计算;当标准中列有"处方"或未列"规格"时,则规定其百分浓度,或每 1 单元制品中含有量的范围。注射剂必须简要标明来源和(或)制法。

制剂含量限度的范围,应根据药物的特性、剂型的特征、主药含量及其与辅料量比例、原料药的含量限度、生产过程不可避免的偏差、贮存期间可能产生降解的可接受程度、测定方法误差等,综合分析制订。

所以,不同的药物、不同制剂类型按标示量的百分数表示时,制剂的含量限度范围的要求常常也不同。

示例 1-25　阿司匹林片,因其化学基本稳定,制剂处方工艺简单,采用 HPLC 法检查游离水杨酸的限度为不得过标示量的 0.3%,故含量限度规定为:本品含阿司匹林($C_9H_8O_4$)应为标示量的 95.0%~105.0%。

示例 1-26　盐酸异丙肾上腺素注射液(规格:2ml∶1mg),因盐酸异丙肾上腺素的水溶液易氧化降解,采用 HPLC 法进行有关物质检查和含量测定,主要有关物质的限度为 10.0%,其他杂质总限度为 1.0%,故盐酸异丙肾上腺素注射液的含量限度规定为:本品为盐酸异丙肾上腺素的灭菌水溶液。含盐酸异丙肾上腺素($C_{11}H_{17}NO_3 \cdot HCl$)应为标示量的 85.0%~110.0%。

示例 1-27　硫酸沙丁胺醇吸入气雾剂[规格:每瓶 200 揿,每揿含沙丁胺醇($C_{12}H_{21}NO_3$) 0.1mg],因其包装和给药条件特殊,每揿喷雾的含药量存在一定的波动;含量测定法规定"揿射 10 次"取样,制备供试品溶液;含量限度规定为:平均每揿含沙丁胺醇($C_{12}H_{21}NO_3$)应为标示量的 80.0%~120.0%。

总之,药品的含量限度,应在确保安全有效的前提下,根据具体情况而定。限度要求太严,生产上难以实现;限度要求太松,药品质量无法保证。应本着既能保证药品质量与安全,又能实现大生产的原则而合理地确定。

笔记

（七）贮藏

药品标准中的贮藏要求，系为保障药品在生产后至临床使用前的质量稳定，而对药品的贮存与保管所作出的基本要求。药品不同，其理化和稳定性特征也不同，受贮存和保管过程中的温度、湿度、光线、容器包装及封闭状态等的影响也存在差异。所以，对药品质量受这些因素的影响和变化规律应进行研究考察，为贮藏要求提供依据，以避免或减缓药品在正常的贮存期限内的质量变化。常用贮藏条件见药典凡例中的规定，药品的通常贮藏要求如下：

1. 已有熔封或严封独立包装的注射液、注射用药品或溶液制剂，均可"密闭保存"。

示例 1-28   盐酸尼卡地平注射液的贮藏要求：遮光，密闭，在阴凉处保存。

2. 易吸潮、风化或有挥发性的药品，以及遇湿会引起质量变化的药品，均须"密封保存"。大多数化学原料药和口服固体制剂的贮藏要求都如此。

示例 1-29   盐酸四环素的贮藏要求：遮光，密封或严封，在干燥处保存。

3. 供直接制备成注射用无菌粉末的原料药，以及需要减压或充氮保存的药品，用"严封（或熔封）保存"。

示例 1-30   头孢曲松钠的贮藏要求：遮光，严封，在阴凉干燥处保存。注射用头孢曲松钠的贮藏要求：遮光，密闭，在阴凉干燥处保存。

4. 遇光易变质的药品，要求遮光贮藏；遇空气易氧化变质的药品，可要求充氮贮藏；对温度或湿度敏感的药品，应明确贮藏的场所要求。

示例 1-31   头孢拉定的贮藏要求：遮光，充氮，密封，在低于 10℃处保存。维生素 A 的贮藏要求：装于铝制或其他适宜的容器内，充氮气，密封，在凉暗处保存。

药品的贮藏要求及有效期限的设置，主要通过其质量和稳定性试验研究确定。

五、药品稳定性试验原则和内容

药品的稳定性特指其保持理化性质和生物学特性不变的能力。若药品的稳定性差，发生分降解而引起质量变化，则不仅有可能使药效降低，而且生成的杂质还有可能具有明显的毒副作用，而影响药品使用的安全性和有效性。

所以，药品稳定性试验的目的是考察药物在温度、湿度、光线等因素的影响下随时间变化的规律，为药品的生产、包装、贮存、运输条件提供科学依据，同时通过试验建立药品的有效期，以保障用药的安全有效。

稳定性试验研究是药品质量控制研究的基本内容，与药品标准的建立紧密相关。稳定性试验研究具有阶段性特点，贯穿药品研究与开发的全过程。

（一）稳定性试验的分类与供试品的要求

稳定性试验分为：影响因素试验、加速试验与长期试验。

要求 1：影响因素试验用 1 批供试品进行（原料药或制剂）。加速试验与长期试验要求用 3 批供试品进行。

要求 2：原料药供试品应是达到一定规模生产的产品。供试品量相当于制剂稳定性试验所要求的批量；原料药合成工艺路线、方法、步骤应与大生产一致。

要求 3：药物制剂供试品应是放大试验的产品，其处方和工艺与大生产一致。药物制剂，如片剂或胶囊剂，每批放大试验的规模，至少应为 10 000 片或粒。大体积包装的制剂，如静脉注射液等，每批放大规模的数量至少应为各项试验所需总量的 10 倍。特殊品种、特殊剂型所需数量，根据具体情况另定。

要求 4：供试品的质量标准应与临床前研究及临床试验和规模生产所使用的供试品质量标准一致。

要求 5：加速试验与长期试验所用供试品的包装应与上市产品一致。原料药所用包装应采

笔记

用模拟小桶,但所用材料与封装条件应与大桶一致。实验室规模的产品仅可用作辅助性稳定性预试验。

要求6:研究药物稳定性,要采用专属性强、准确、精密、灵敏的药物分析方法与有关物质(含降解产物及其他变化所生成的产物)的检查方法,并对方法进行验证,以保证药物稳定性结果的可靠性。在稳定性试验中,应重视有关物质,特别是降解产物的检查和鉴定。

要求7:由于放大试验比规模生产的数量要小,故药品注册申请人应在获得批准后,从放大试验转入规模生产时,对最初通过生产验证的3批规模生产的产品仍需进行加速与长期稳定性试验。

(二)稳定性试验的内容

原料药与制剂稳定性试验的内容和侧重点略有不同。原料药及主要剂型的稳定性重点考察项目见表1-1。表中未列入的考察项目及剂型,可根据剂型的特点合理设置。

表 1-1 原料药物及制剂稳定性重点考察项目参考表[注]

剂型	稳定性重点考察项目
原料药片剂	性状、熔点、含量、有关物质、吸湿性,以及根据品种性质选定的考察项目 性状、含量、有关物质、崩解时限或溶出度或释放度
胶囊剂	性状、含量、有关物质、崩解时限或溶出度或释放度、水分,软胶囊要检查内容物有无沉淀
注射剂	性状、含量、pH、可见异物、不溶性微粒、有关物质、应考察无菌
栓剂	性状、含量、融变时限、有关物质
软膏剂/糊剂/凝胶剂	性状、均匀性、含量、粒度、有关物质
乳膏剂/乳胶剂	性状、均匀性、含量、粒度、有关物质、分层现象
眼用制剂	如为溶液,应考察性状、可见异物、含量、pH、有关物质; 如为混悬液,还应考察粒度、再分散性; 洗眼剂,还应考察无菌;眼丸剂,应考察粒度与无菌
丸剂	性状、含量、有关物质、溶散时限
糖浆剂	性状、含量、澄清度、相对密度、有关物质、pH
口服溶液剂	性状、含量、澄清度、有关物质
口服乳剂	性状、含量、分层现象、有关物质
口服混悬剂	性状、含量、沉降体积比、再分散性、有关物质
散剂	性状、含量、粒度、外观均匀度、有关物质
气雾剂	揿送剂量均一性、微细粒子剂量、每瓶总揿次、喷出总量、喷射速率、有关物质
吸入制剂	递送剂量均一性、微细粒子剂量、有关物质
喷雾剂	每瓶总吸次、每喷喷量和主药含量、递送速率和总量、微细粒子剂量、有关物质
颗粒剂	性状、含量、粒度、溶化性或溶出度或释放度、有关物质
贴剂(透皮贴剂)	性状、含量、有关物质、释放度、黏附力
冲洗剂/洗剂/灌肠剂	性状、含量、有关物质、分层现象(乳状型)、分散性(混悬型),冲洗剂应考察无菌
搽剂/涂剂/涂膜剂	性状、含量、有关物质、分层现象(乳状型)、分散性(混悬型),涂膜剂还应考察成膜性
耳用制剂	性状、含量、有关物质,耳用散剂、喷雾剂与半固体制剂分别按相关剂型要求检查
鼻用制剂	性状、pH、含量、有关物质,鼻用散剂、喷雾剂与半固体制剂分别按相关剂型要求检查

注:有关物质(含降解产物及其他变化所生成的产物)应说明其生成产物的数目及量的变化,如有可能应说明有关物质中何者为原料中的中间体,何者为降解产物,稳定性试验重点考察降解产物。

1. 稳定性试验结果的界定   药品稳定性试验过程中,质量的变化主要按照其药品标准,并结合稳定性重点考察项目的要求进行检测和评价。

稳定性试验考察中,原料药的"显著变化"是指其质量检验的结果已经不能满足其药品标准规定限度的要求。制剂的"显著变化"定义为:①含量较它的初始值变化超过5%,或用生物或免疫学方法检测效价时不符合标准限度。②任何降解产物超过了它的标准限度。③外观、物理特性和功能性检查(如颜色、相分离、重新混悬能力、结块、硬度、每次给药剂量)不符合相应药品标准的限度规定;但是,加速条件下有些物理特性的改变可以除外(如栓剂的软化、乳剂的熔化)。④ pH 不符合标准限度。⑤ 12 个剂量单位的溶出度不符合标准限度。

2. 原料药物稳定性试验的内容

(1) 影响因素试验:影响因素试验是将药品置于比加速试验更为剧烈的条件下进行的稳定性考察。其目的是探讨药物的固有稳定性,了解影响其稳定性的因素及可能的降解途径与降解产物,为制剂生产工艺、包装、贮存条件和建立降解产物分析方法提供科学依据。

供试品可以用 1 批原料药物进行,将供试品置适宜的开口容器中(如称量瓶或培养皿),摊成≤5mm 厚的薄层,疏松原料药摊成≤10mm 厚的薄层,进行以下试验。当试验结果发现降解产物有明显的变化,应考虑其潜在的危害性,必要时应对降解产物进行定性或定量分析。

1) 高温试验:供试品开口置适宜的洁净容器中,60℃温度下放置 10 天,于第 5 天和第 10 天取样,按稳定性重点考察项目进行检测。若供试品有明显变化(如含量低于规定限度)则在 40℃条件下同法进行试验。若 60℃无明显变化,不再进行 40℃试验。

2) 高湿度试验:供试品开口置恒湿密闭容器中,在 25℃分别于相对湿度 90%±5% 条件下放置 10 天,于第 5 天和第 10 天取样,按稳定性重点考察项目要求检测,同时准确称量试验前后供试品的重量,以考察供试品的吸湿潮解性能。若吸湿增重 5% 以上,则在相对湿度 75%±5% 条件下,同法进行试验;若吸湿增重 5% 以下,其他考察项目符合要求,则不再进行此项试验。恒湿条件可在密闭容器如干燥器下部放置饱和盐溶液,根据不同相对湿度的要求,可以选择 NaCl 饱和溶液(相对湿度 75%±1%,15.5~60℃)、KNO_3 饱和溶液(相对湿度 92.5%,25℃)。

3) 强光照射试验:供试品开口放在装有日光灯的光照箱或其他适宜的光照装置内,于照度为 4500lx±500lx 的条件下放置 10 天,于第 5 天和第 10 天取样,按稳定性重点考察项目进行检测,特别要注意供试品的外观变化。光照装置,建议采用定型设备"可调光照箱",也可用光橱,在箱中安装日光灯数支使达到规定照度。箱中供试品台高度可以调节,箱上方安装抽风机以排出可能产生的热量,箱上配有照度计,可随时监测箱内照度,光照箱应不受自然光的干扰,并保持照度恒定,同时防止尘埃进入光照箱内。

4) 破坏试验:根据药物的性质必要时可设计破坏试验条件,探讨 pH 与氧及其他必要的条件对药物稳定性的影响,并研究分降解产物的分析方法。并对分降解产物的性质进行必要的分析。

(2) 加速试验:加速试验是将药物置于模拟极端气候条件下进行的稳定性考察。其目的是通过加速药物的化学或物理变化,探讨药物的稳定性,为制剂设计、包装、运输、贮存提供必要的依据。

供试品要求 3 批,按市售包装,在温度 40℃±2℃、相对湿度 75%±5% 的条件下放置 6 个月。所用加速试验设备应能控制温度 ±2℃,相对湿度 ±5%,设备内各部分温湿度应该均匀,适合长期使用,并能对真实温度与湿度进行监测。试验期间,于第 1 个月、2 个月、3 个月、6 个月末分别取样一次,按稳定性重点考察项目检测。

在上述条件下,如 6 个月内供试品经检测不符合制订的质量标准限度要求,则应在中间条件下,即在温度 30℃±2℃、相对湿度 65%±5% 的情况下(可用 Na_2CrO_4 饱和溶液,30℃,相对湿

笔记

度 64.8%）进行加速试验,时间仍为 6 个月。

对温度特别敏感的药物,预计只能在冰箱中(4~8℃)保存,此种药物的加速试验,可在温度 25℃±2℃、相对湿度 60%±10% 的条件下进行,时间为 6 个月。

(3)长期试验:长期试验是将药物置于接近实际贮存的条件下进行的稳定性考察。其目的为制订药物的有效期提供依据。

实际贮存条件可参考国际气候带(表 1-2)选定。

表 1-2　主要国家和地区的国际气候带

气候带	计算数据			推算数据		相关地区
	温度[1]/℃	MKT[2]/℃	RH/%	温度/℃	RH/%	
Ⅰ温带	20.0	20.0	42	21	45	英国、北欧、加拿大、俄罗斯
Ⅱ地中海气候、亚热带	21.6	22.0	52	25	60	美国、中国、日本、西欧(葡萄牙-希腊)
Ⅲ干热带	26.4	27.9	35	30	35	伊朗、伊拉克、苏丹
Ⅳ湿热带	26.7	27.4	76	30	70	巴西、加纳、印度尼西亚、尼加拉瓜、菲律宾

注:①记录温度;②MKT:平均动力学温度。

我国总体来说属亚热带(部分地区属于湿热带),故长期试验条件与国际协调委员会(ICH)采用的条件基本一致。供试品 3 批,市售包装,在温度 25℃±2℃、相对湿度 60%±10% 的条件下放置 12 个月。考虑到我国南北方的气候差异,也可选择在温度 30℃±2℃、相对湿度 65%±5% 的条件下放置 12 个月。每 3 个月取样一次,分别于 0 个月、3 个月、6 个月、9 个月、12 个月取样按稳定性重点考察项目进行检测。12 个月以后,仍需继续考察,分别于 18 个月、24 个月、36 个月取样进行检测。将结果与 0 个月比较,以确定药物的有效期。

由于实验数据的分散性,一般应按 95% 可信限进行统计分析,得出合理的有效期。如 3 批统计分析结果差别较小,则取其平均值为有效期;若差别较大则取其最短的为有效期。如果数据表明,测定结果变化很小,说明药物是很稳定的,则不作统计分析。

对温度特别敏感的药物,长期试验可在温度 6℃±2℃ 的条件下放置 12 个月,按上述时间要求进行检测,12 个月以后,仍需按规定继续考察,制订在低温贮存条件下的有效期。

3. 药物制剂稳定性试验的内容　药物制剂稳定性试验研究,应以原料药的性质和稳定性试验的结果为基础,如温度、湿度、光线对原料药稳定性的影响;并在处方筛选(原辅料相容性)、工艺设计、包装选择的过程中,根据主药与辅料的性质,参考原料药物的试验方法,进行影响因素试验、加速试验和长期试验。

药物制剂稳定性试验研究的重点考察项目见表 1-1。

(1)影响因素试验:药物制剂进行影响因素试验的目的是考察制剂处方、生产工艺和包装条件的合理性。

用 1 批供试品进行试验。将供试品,如片剂、胶囊剂、注射剂(注射用无菌粉末如为西林瓶装,不能打开瓶盖,以保持严封的完整性),除去外包装,置适宜的开口容器中,进行高温试验、高湿度试验与强光照射试验。试验条件、方法和取样时间均与原料药物的影响因素试验相同。

对于一些特殊制剂还需要进行低温/冻融稳定性试验研究考察。包括,难溶性药物的注射剂,考察冰冻后重新置于常温下的再溶解性能;凝胶等外用制剂,考察冰冻后复熔时凝胶体流变学性质的保持能力;以及脂质体、纳米粒等新剂型,冰冻后产生的冰晶可能会刺破微球体脂质膜,破坏剂型结构,导致包封率下降,进而引发体内药动/药效行为等的不可预知的变化。

(2)加速试验:药物制剂加速稳定性试验的目的是通过加速药物制剂的化学或物理变化,探讨药物制剂的稳定性,为处方设计、工艺改进、质量研究、包装改进、运输、贮存提供必要的依据。试验设备与原料药稳定性试验的要求相同。

供试品要求3批,按市售包装,在温度40℃±2℃,相对湿度75%±5%的条件下放置6个月。在试验期间,于第1个月、2个月、3个月、6个月末分别取样一次,按稳定性重点考察项目检测。

在上述条件下,如6个月内供试品经检测不符合制订的质量标准限度要求,则应在中间条件下,即在温度30℃±2℃、相对湿度65%±5%的情况下进行加速试验,时间仍为6个月。

溶液剂、混悬剂、乳剂、注射液等含有水性介质的制剂可不要求相对湿度。

对温度特别敏感的药物制剂,预计只能在冰箱(4~8℃)内保存使用,此类药物制剂的加速试验,可在温度25℃±2℃、相对湿度60%±10%的条件下进行,时间为6个月。

乳剂、混悬剂、软膏剂、乳膏剂、糊剂、凝胶剂、眼膏剂、栓剂、气雾剂、泡腾片及泡腾颗粒宜直接采用温度30℃±2℃、相对湿度65%±5%的条件进行试验,其他要求与上述相同。

对于包装在半透性容器中的药物制剂,例如低密度聚乙烯制备的输液袋、塑料安瓿、眼用制剂容器等,则应在温度40℃±2℃、相对湿度25%±5%的条件(可用$CH_3COOK \cdot 1.5H_2O$饱和溶液)进行试验。

(3)长期试验:供试品3批,市售包装,进行长期稳定性试验,照稳定性重点考察项目进行检测。试验条件、取样间隔、数据分析、有效期的建立等,均与原料药物的长期试验相同。

对于包装在半透性容器中的药物制剂,则应在温度25℃±2℃、相对湿度40%±5%,或温度30℃±2℃、相对湿度35%±5%的条件进行试验。

(4)配伍稳定性试验:对于临床使用时,需要临时配制成溶液再使用的药物制剂,还应考察配伍和使用过程中的稳定性,以防发生沉淀、分解变质等反应,为临床安全用药提供依据。

示例1-32 注射用头孢噻肟钠与5%葡萄糖注射液配伍时,产生白色浑浊;注射用阿昔洛韦与5%或10%葡萄糖注射液配伍时,发生颜色变化。所以,存在配伍禁忌。

(三)稳定性试验的分析方法与要求

适用于药物稳定性试验样品质量检测的分析方法称为稳定性指示分析法。稳定性指示分析法应该能够准确检测出药物原料和制剂的质量随着稳定性试验考察因素的作用和时间的延长而可能出现的变化。即,稳定性指示分析法应能够不受降解产物、工艺杂质、赋形剂或其他潜在杂质的影响,而准确测定药物中的活性成分,并能够定性和(或)定量地监测药物中的杂质(包括降解产物)。

稳定性试验中所用的含量测定方法应当具备稳定性指示能力。如果所用含量测定方法的专属性不能满足稳定性试验的要求,则必须增加能够进行杂质(包括降解产物)定性和定量监测的分析方法对其进行补充。所以,常用的稳定性指示分析法主要是色谱分析法,如HPLC、HPTLC等。

稳定性指示分析法建立时,为了保障其适用性,通常均要求在试验样品的制备、分析条件的建立和试验方法的验证3个方面进行全面的试验研究。

1. 试验样品的制备 试验样品包括:起始原料、中间体、粗品原料、药物成品,以及将药物经过破坏(苛性)处理使主成分含量下降约5%~20%而包含分降解产物的样品。对于复方制剂,则需要对各药效成分既分别又合并进行破坏处理。

常用的破坏处理方法是将药物固体和(或)其适宜的溶液置于比加速和影响因素试验更为

笔记

剧烈的条件下进行破坏(表1-3),生成分降解产物。这样既可以满足考察稳定性指示分析法适用性的需要,又可以建立药物的分降解行为与途径,鉴定可能的分降解产物,并获得药物的内在稳定性特征。从而为预测药物在贮藏过程中可能出现的分降解产物,并为药物的生产制备工艺、制剂处方工艺、包装与贮藏等条件的优化与建立提供参考。

药物的化学结构不同,理化性质有差异,其分降解行为也常常不同。水解、氧化、异构化或聚合等,是药物分降解的主要途径,并有可能出现多途径降解。所以,常用的破坏处理方法包括:水解、氧化、高温和光照等,如表1-3所示。

表1-3 破坏性试验与条件

破坏处理类型	条件	时间
酸水解	浓度 1mg/ml,0.1 或至 1mol/L HCl,室温或更高	1~7 天
碱水解	浓度 1mg/ml,0.1 或至 1mol/L NaOH,室温或更高	1~7 天
热水解	水溶液,70℃	1~7 天
氧化分解	0.3%~3.0% H_2O_2,室温,避光	1~7 天
热降解	70℃或以上	最长 2 周
湿热降解	70℃ /75% RH	最长 2 周
光降解	荧光或 UV 光	最长 2 周

当药物在通常的溶剂条件下的溶解度不合适时,还可以添加适宜的有机溶剂助溶,以便有效地产生分降解反应。

破坏处理时,需同时制备:空白溶剂或辅料、平行破坏处理的空白溶剂或辅料、未经破坏处理的样品、平行破坏处理的单组分样品,以便识别和鉴定分降解产物及其来源。并可适当增减调整破坏处理的程度,以便获得破坏程度适宜的降解样品。

对于具有手性、多晶型或顺反异构的药物,还须特别考察破坏处理过程中的手性、晶型或异构的转化。

示例 1-33 含酯键结构的药物,如阿司匹林和普鲁卡因等,均易发生水解。因此,在它们的药品标准中均有对特征水解产物进行检查控制的项目。

示例 1-34 二氢吡啶类药物,硝苯地平和尼莫地平等,均易发生光化学歧化降解反应。因此,在它们的药品标准中均有遮光贮藏、避光分析操作的规定,并有对特征光化学歧化降解杂质进行检查控制的项目。

示例 1-35 盐酸多巴胺和维生素 C 等含酚羟基或烯醇基的药物,露置空气中,均易发生氧化分降解反应,而颜色渐变深。因此,在它们的药品标准中常有充氮贮藏的规定,并有溶液的澄清度与颜色检查项目,以控制氧化分降解杂质的含量。

2. 分析条件的建立 常用的稳定性指示分析法均为具有良好分离能力和专属性的色谱方法。为了检验稳定性指示分析法的专属性和适用性,应采用起始原料、中间体、粗品原料及药物经过破坏处理生成分降解产物的样品,进行分离效能的考察,确保所使用的方法满足药物中活性成分的专属与准确测定要求,满足有关物质的定性和(或)定量检查的要求。

所以,在稳定性指示色谱测定条件的建立过程中,必须对主成分峰以及需要逐一进行定量测定的所有特定杂质峰,分别采用适宜的手段进行专属性的确证。专属性确证常用的方法包括:色谱峰纯度 PDA 或 MS 鉴定的直接检查法;改变色谱条件或色谱系统,考察和比较色谱峰分离的间接检查法;以及添加杂质对照的验证检查法。

由于分降解产物与药物活性成分常常具有明显的理化和色谱行为差异,所以,在药物杂质检查和稳定性指示分析测定中,梯度 HPLC 的使用已变得越来越广泛。例如,ChP 中阿司匹林的有关物质检查,自 ChP2010 即采用了梯度 HPLC,而在 ChP2005 相应标准中,除游离水杨酸外,没有进行有关物质的检查。

当然,稳定性指示分析法并不一定要使破坏产生的所有分降解产物均能够获得专属的分离。尤其是那些已经证明在加速和长期稳定性试验中不可能产生的杂质,在稳定性指示分析法建立时,可以不予考虑。

3. 试验方法的验证   根据稳定性指示分析法的类型不同,应分别对方法的专属性、线性和范围、精密度、准确度、灵敏度和耐用性等进行必要的验证,结果应与选用方法的类型相适宜。具体要求见本书第四章。

六、药品标准的制定与起草说明

药品标准主要由检测项目、分析方法和限度三方面的内容组成。在全面、有针对性的质量研究基础上,充分考虑药物的安全性和有效性,以及生产、流通、使用各个环节的影响,确定控制产品质量的项目和限度,制定出合理、可行的,并能反映产品特征和质量变化情况的药品标准,以有效地控制产品批间质量的一致性,保障生产工艺的稳定性。

药品标准中所用的分析方法应经过方法学验证,应符合"准确、灵敏、简便、快速"的原则。药品标准的制定同时还应考虑原料药物和其制剂质量指标的关联性。

(一) 质量指标项目确定的一般原则

质量指标项目的设置既要有通用性,又要有针对性(针对产品自身的特点),并能灵敏地反映产品质量的变化情况。

1. 化学原料药物药品标准中的项目   主要包括:药品名称(通用名、汉语拼音名、英文名)、化学结构式、分子式、分子量、化学名、含量限度、性状、理化性质、鉴别、检查(纯度检查及与产品质量相关的检查项等)、含量(效价)测定、类别、贮藏、制剂、有效期等项内容。其中检查项主要包括酸碱度(主要对盐类及可溶性原料药)、溶液的澄清度与颜色(主要对抗生素类或供注射用原料药)、一般杂质(氯化物、硫酸盐、重金属、炽灼残渣、砷盐等)、有关物质、残留溶剂、干燥失重或水分等。

其他项目可根据具体产品的理化性质和质量控制的特点设置。例如:①多晶型药物,如果试验结果显示不同晶型产品的生物活性不同,则需要考虑在质量标准中对晶型进行控制。②手性药物,需要考虑对异构体杂质进行控制。消旋体药物,若已有单一异构体药物上市,应检查旋光度。③直接分装的无菌粉末,需考虑对原料药的无菌、细菌内毒素或热原、异常毒性、升压物质、降压物质等进行控制等。

2. 化学药物制剂药品标准中的项目   主要包括:药品名称(通用名、汉语拼音名、英文名)、含量限度、性状、鉴别、检查(与制剂生产工艺有关的及与剂型相关的质量检查项等)、含量(效价)测定、类别、规格、贮藏、有效期等项内容。

其中口服固体制剂的检查项主要有:溶出度、释放度(缓释、控释及肠溶制剂)等;注射剂的检查项主要有:pH、溶液的澄清度与颜色、澄明度、有关物质、重金属(大体积注射液)、无菌、细菌内毒素或热原、注射用粉末或冻干品的干燥失重或水分等。

其他项目可根据具体制剂的生产工艺及其质量控制的特点设置。例如,脂质体,在生产过程中需要用到限制性(如 ICH 规定的二类溶剂)的有机溶剂,则需考虑对其进行控制;另还应根据脂质体的特点,设置载药量、包封率、泄漏率等检查项。

3. 其他药物药品标准中的项目   中药及生物药物的药品标准中的项目,与化学药物既有一些相似性,更多的则是各自的特殊性,尤其是生物药物。详细内容见本书相应章节及现行版《中国药典》。

笔记

（二）药品标准质量指标限度确定的一般原则

质量指标限度的确定首先应基于对药品安全性和有效性的考虑，并应考虑分析方法的误差。在保证产品安全有效的前提下，可以考虑生产工艺的实际情况，以及兼顾流通和使用过程的影响。同时必须要注意工业化生产规模产品与进行安全性、有效性研究样品质量的一致性。也就是说，实际生产产品的质量不能低于进行安全性和有效性试验样品的质量，否则要重新进行安全性和有效性的评价。

药品标准中需要确定指标限度的项目主要包括：主药的含量、与纯度有关的性状项（旋光度或比旋度、熔点等）、纯度检查项（影响产品安全性的项目：残留溶剂、一般杂质和有关物质等）和有关产品品质的项目（酸碱度、溶液的澄清度与颜色、口服固体制剂的溶出度 / 释放度等）等。应参照现行版《中国药典》对一些常规检查项的限度进行规定，如一般杂质（氯化物、硫酸盐、重金属、炽灼残渣、砷盐等）。

有关产品品质的项目，其限度应尽量体现工艺的稳定性，并考虑测定方法的误差。对有关物质和残留溶剂限度的确定，则需要有试验和（或）文献依据，还应考虑给药途径、给药剂量和临床使用情况等，根据技术规范的要求制订。

对化学结构不清楚或尚未完全确定的杂质，因没有合适的理化方法，可采用现行版《中国药典》通则规定的一些方法对其进行控制。如异常毒性、细菌内毒素或热原、升压物质、降压物质检查等，限度应按照药典的规定及临床用药情况确定。

（三）药品标准的格式和用语

药品标准的检测项目、分析方法和限度，应按现行版《中国药典》的格式和用语进行规范，注意用词准确、语言简练、逻辑严谨，避免产生误解或歧义。确保制定出科学性、先进性、规范性和权威性的药品标准。

（四）药品标准的起草说明

药品标准的起草说明是对药品质量指标的注释。起草说明依照药品标准中拟定的项目，循序编写。应根据药品质量研究的结果、实测的数据、参考的标准和文献资料，详细论述药品标准中各项目设置的理由，及其限度确定的依据，以及部分研究项目（包括成熟的、不成熟的、尚待完善的或失败的）不订入药品标准的原因等。

起草说明也是对质量控制研究和药品标准制定工作的总结。包括：检测方法的选取，采用方法的原理、方法学验证，实际测定的结果及综合评价等。起草说明还是执行和修订药品标准的重要参考资料。

起草说明与其质量研究报告不同，也不能以综述性讨论代替。起草说明应包括下列内容（以化学药物为例）：

1. 药品名称　参照现行版药典的格式，先列出药品的中文通用名称，再列出英文名称。药品名称下，列出化学结构式，分子式与分子量列于结构式的右下方。

对于化学结构明确，且系单一有机化合物的药物，再列出中、英文化学名称及 CAS 编号。英文名称首字母大写。

然后，可列出曾用名，包括国内外沿用已久的通俗名称。一般不列入商品名和专利名。

2. 概况　不列标题，相当于注释的前言。简要说明药物的类别、主要的药理作用和临床适应证、体内吸收与代谢、药物不良反应，具有光学异构体的药物应说明构型与药效的关系。药物的研究开发的历程，如发现 / 明人及年代、生产上市情况。国内外研究开发和有关知识产权的情况。质量控制水平、药典收载情况。

3. 制法（生产工艺）　扼要说明药物的来源与制法。用化学反应式表明合成的路线，或简明表述生产制备的工艺路线流程、成品的精制方法，以便了解生产中可能引入的杂质。如有采用不同的工艺路线或精制方法，应分别列出。

笔记

在反应符号的上方标注化学反应的名称,下方用化学结构式或分子式标示加入的主要试剂。具体条件,如反应温度、时间、试剂用量等,不必详列。

4. 质量指标制订的理由　按拟定标准的项目内容,依次说明各项质量指标制订的理由,并提供产品质量研究测定的具体数据与典型图谱(如 UV、IR、TLC、HPLC)等,或不同来源产品的检验结果统计。在性状、鉴别、检查和含量测定中采用的方法,除非已被药典通则收载,都必须根据研究的结果和引用的文献,说明方法原理、操作中的注意事项,并提供方法学研究验证的报告。

(1) 性状:性状项下的内容一般已经明确表达,不必再叙述。有关药物的稳定性状态,如:发生分解、降解、失效等变化的条件、因素和程度,可结合试验研究结果加以说明。

(2) 鉴别:鉴别方法应明确说明依据。化学鉴别法,可以采用化学反应式,结合文字,扼要说明反应的原理、条件和现象。光谱和色谱鉴别法,应明确试验条件、影响因素,并附供试品和(或)对照品的典型图谱。

(3) 检查:检查项目应侧重说明制订的依据和意义。对药品的有效性、安全性与生物活性的检查,应侧重说明方法的要点、操作注意事项与结果的正确判定等内容。有关物质的检查,应结合制备工艺路线与稳定性研究结果等加以说明,明确杂质的来源、检查方法的原理与条件;并以试验数据说明限度制订的合理性、检查方法的专属性和灵敏度的适用性。还应说明,已经研究而未列入标准的检查项目和理由。一般杂质的检查,如果无特殊需要,可不说明。

(4) 含量测定:含量测定应说明方法的原理、操作的注意事项、影响测定结果的因素。特别是反复处理操作,应逐步解释其原理和目的。对操作中易出现的异常现象和成功的经验要突出说明,并列出数据证明。对方法的专属性、准确度和精密度等的验证结果应进行说明,并对方法的优缺点应略加评述。并对含量的计算方法和计算式作必要的说明。

(5) 贮藏:贮藏的规定应结合稳定性试验结果进行注释,并尽量用数据表达。同时确定药品的合理有效期限。

5. 与已有标准的对比　如果研究的药品为已有标准的品种,则应将拟定的标准与已有标准进行对比评价。明确说明项目指标取舍的理由、限度设定或调整的依据。拟定标准应该体现出整体的先进性。

6. 其他内容　质量标准的起草说明,应列出起草和复核单位,及其对拟定标准的意见,包括标准中尚存在的问题,以及改进的建议。并列出主要参考文献。

7. 起草说明示例　以阿司匹林"有关物质"的检查为例,其起草说明见本教材第六章第三节。

七、药品标准制定工作的长期性

世界上大多数国家对药物的研发、生产和使用均施行注册管理制度。我国为保证药品的安全、有效和质量可控,规范药品注册行为,根据《中华人民共和国药品管理法》、《中华人民共和国行政许可法》、《中华人民共和国药品管理法实施条例》,制定了《药品注册管理办法》。在我国境内申请药物临床试验、药品生产和药品进口,以及进行药品审批、注册检验和监督管理,适用该办法。

药品注册,是指国家食品药品监督管理总局(China Food and Drug Administration, CFDA)根据药品注册申请人的申请,依照法定程序,对拟上市销售药品的安全性、有效性、质量可控性等进行审查,并决定是否同意其申请的审批过程。

药品注册申请人(简称申请人),是指提出药品注册申请并承担相应法律责任的机构。

药品注册申请包括新药申请、仿制药申请、进口药品申请及其补充申请和再注册申请。新药申请,是指未曾在中国境内外上市销售的药品的注册申请(对已上市药品增加新适应证的药品注册按照新药申请的程序申报)。仿制药申请,是指对已批准上市的已有国家标准的药品的生产注册申请;但是生物制品/生物类似药按照新药申请的程序申报。进口药品申请,是指境外生产的药品在中国境内上市销售的注册申请。补充申请,是指新药申请、仿制药申请或者进口药品申请经批准后,改变、增加或者取消原批准事项或者内容的注册申请。再注册申请,是指药品批准证明文件有效期满后申请人拟继续生产或者进口该药品的注册申请。

药品注册申请人应当提供充分可靠的研究数据,证明药品的安全性、有效性和质量可控性,并对全部资料的真实性负责。药品注册所报送的资料引用文献应当注明著作名称、刊物名称及卷、期、页等;未公开发表的文献资料应当提供资料所有者许可使用的证明文件。外文资料应当按照要求提供中文译本。

为药品注册申请而进行的药物临床前研究工作包括:药物的合成工艺、提取方法、理化性质及纯度、剂型选择、处方筛选、制备工艺、检验方法、质量指标、稳定性、药理、毒理、动物药代动力学研究等。中药制剂还包括原药材的来源、加工及炮制等的研究。生物制品还包括菌毒种、细胞株、生物组织等起始原材料的来源、质量标准、保存条件、生物学特征、遗传稳定性及免疫学的研究等。

申请新药注册,还应当进行临床试验,临床试验分为Ⅰ、Ⅱ、Ⅲ、Ⅳ期。仿制药申请和补充申请,应按《药品注册管理办法》中相应的规定确定是否进行临床试验。

申请药品注册时,须提交全部研究资料。化学药品注册申报资料项目要求见表1-4。CFDA参考ICH的指导原则,要求仿制化学药品的药学注册申请资料使用"CTD格式(通用格式资料)"。相应的项目要求见表1-5。

表1-4　化学药品注册申报资料项目与编号

（一）综述资料	17. 主要药效学试验资料及文献资料
1. 药品名称	18. 一般药理学的试验资料及文献资料
2. 证明性文件	19. 急性毒性试验资料及文献资料
3. 立题目的与依据	20. 长期毒性试验资料及文献资料
4. 对主要研究结果的总结及评价	21. 过敏性（局部、全身和光敏毒性）、溶血性和局
5. 药品说明书、起草说明及相关参考文献	部（血管、皮肤、黏膜、肌肉等）刺激性等特殊
6. 包装、标签设计样稿	安全性试验资料和文献资料
（二）药学研究资料	22. 复方制剂中多种成分药效、毒性、药代动力学
7. 药学研究资料综述	相互影响的试验资料及文献资料
8. 原料药生产工艺的研究资料及文献资料;制剂	23. 致突变试验资料及文献资料
处方及工艺的研究资料及文献资料	24. 生殖毒性试验资料及文献资料
9. 确证化学结构或者组分的试验资料及文献资料	25. 致癌试验资料及文献资料
10. 质量研究工作的试验资料及文献资料	26. 依赖性试验资料及文献资料
11. 药品标准及起草说明,并提供标准品或者对照品	27. 非临床药代动力学试验资料及文献资料
12. 样品的检验报告书	（四）临床试验资料
13. 原料药、辅料的来源及质量标准、检验报告书	28. 国内外相关的临床试验资料综述
14. 药物稳定性研究的试验资料及文献资料	29. 临床试验计划及研究方案
15. 直接接触药品的包装材料和容器的选择依据	30. 临床研究者手册
及质量标准	31. 知情同意书样稿、伦理委员会批准件
（三）药理毒理研究资料	32. 临床试验报告
16. 药理毒理研究资料综述	

笔记

表 1-5 仿制化学药品注册申请的药学 CTD 资料项目与编号

原料药 CTD 项目	制剂 CTD 项目
3.2.S 原料药	3.2.P.1 剂型及产品组成
3.2.S.1 基本信息	3.2.P.2 产品开发
3.2.S.1.1 药品名称	3.2.P.2.1 处方组成
3.2.S.1.2 结构	3.2.P.2.1.1 原料药
3.2.S.1.3 理化性质	3.2.P.2.1.2 辅料
3.2.S.2 生产信息	3.2.P.2.2 制剂
3.2.S.2.1 生产商	3.2.P.2.2.1 处方开发过程
3.2.S.2.2 生产工艺和过程控制	3.2.P.2.2.2 制剂相关特性
3.2.S.2.3 物料控制	3.2.P.2.3 生产工艺的开发
3.2.S.2.4 关键步骤和中间体的控制	3.2.P.2.4 包装材料 / 容器
3.2.S.2.5 工艺验证和评价	3.2.P.2.5 相容性
3.2.S.2.6 生产工艺的开发	3.2.P.3 生产
3.2.S.3 特性鉴定	3.2.P.3.1 生产商
3.2.S.3.1 结构和理化性质	3.2.P.3.2 批处方
3.2.S.3.2 杂质	3.2.P.3.3 生产工艺和工艺控制
3.2.S.4 原料药的质量控制	3.2.P.3.4 关键步骤和中间体的控制
3.2.S.4.1 质量标准	3.2.P.3.5 工艺验证和评价
3.2.S.4.2 分析方法	3.2.P.4 原辅料的控制
3.2.S.4.3 分析方法的验证	3.2.P.5 制剂的质量控制
3.2.S.4.4 批检验报告	3.2.P.5.1 质量标准
3.2.S.4.5 质量标准制定依据	3.2.P.5.2 分析方法
3.2.S.5 对照品	3.2.P.5.3 分析方法的验证
3.2.S.6 包装材料和容器	3.2.P.5.4 批检验报告
3.2.S.7 稳定性	3.2.P.5.5 杂质分析
3.2.S.7.1 稳定性总结	3.2.P.5.6 质量标准制定依据
3.2.S.7.2 上市后稳定性承诺和稳定性方案	3.2.P.6 对照品
3.2.S.7.3 稳定性数据	3.2.P.7 稳定性
	3.2.P.7.1 稳定性总结
	3.2.P.7.2 上市后的稳定性研究方案及承诺
	3.2.P.7.3 稳定性数据

根据药品注册申报资料的要求可知，为保障药品的安全性、有效性和质量可控性，依赖于药物分析技术的药品质量研究不仅着重于药学研究的各个方面，而且在药物的研发过程中，药物分析既发挥着重要的工具手段作用，又是药学研究、药理毒理学研究和临床试验研究的重要纽带。即使在药品的注册申请获得批准而生产后，其他的研究资料，如药效、药理、毒理、临床等，均已基本完成历史任务，而存档备用，唯有依据药品标准而进行的药物分析检验将伴随产品"终身"。只要有药品的生产、销售和使用，就要有依据药品标准的药物分析检验控制和监督保障。

药品标准，随着科学技术和生产水平的不断发展与提高，也将相应地完善。如果原有的质量指标限度不能满足药品不断提高的质量控制水平和要求时，就可以修订某项指标，增删某些项目，补充新的内容，甚至可以改进一些检验技术。

ChP2015 进一步完善了药典标准体系的建设，整体提升质量控制的要求，进一步扩大了先进、成熟检测技术的应用，药用辅料的收载品种大幅增加，质量要求和安全性控制更加严格，使 ChP 的引领作用和技术导向作用进一步体现。如 ChP2010 二部附录Ⅸ F "X 射线粉末衍射法"，修订新增为 ChP2015 通则 0451 "X 射线衍射法"，包括了分别用于单晶和粉末样品测定的第一法和第二法；该通则的修订，对于提升与药品质量相关的结晶形态控制，以及依据单晶衍射法的药物分子立体结构的测定具有重要作用。

　　示例 1-36　头孢泊肟酯"有关物质"的检查　ChP2015 修订 ChP2010 标准中的等度 HPLC 条件为线性梯度 HPLC 系统,并使用同时经 UV 强光照射和过氧化氢破坏处理的样品作为系统适应性溶液对色谱条件进行确认,明确规定了主要杂质峰的出峰顺序(相对保留)与分离度要求,并给出了参考典型色谱图(图 1-3)。这样,显著地改善了头孢泊肟酯有关物质检查的可行性、科学性和准确性。

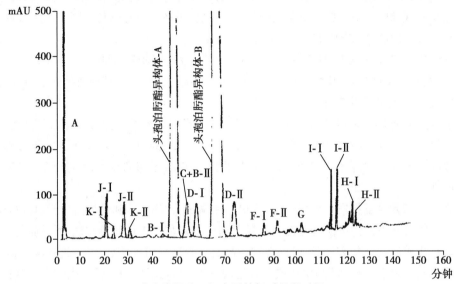

头孢泊肟酯已知杂质的相对保留时间

杂质名称	相对保留时间(RRT)	杂质名称	相对保留时间(RRT)
杂质 A	0.07	杂质 D-Ⅱ	1.14
杂质 B-Ⅰ	0.69	杂质 F-Ⅰ	1.26
头孢泊肟酯异构体 A	0.76	杂质 F-Ⅱ	1.32
头孢泊肟酯异构体 B	1.00	杂质 G	1.48
杂质 C+ 杂质 B-Ⅱ	0.85	杂质 H-Ⅰ	1.76
杂质 D-Ⅰ	0.91	杂质 H-Ⅱ	1.78

图 1-3　头孢泊肟酯有关物质梯度 HPLC 检查的系统适应性典型色谱图和主要杂质峰的相对保留时间

　　某些药品由于医疗水平、生产技术或检验技术的发展而显得陈旧落后时,则需要重新研究提高,提升药品标准,否则就可能被淘汰。例如,ChP2015 二部中未收载 ChP2010 二部中的"穿琥宁(来源于中药提取物单体)"和"注射用穿琥宁"等 28 个药品。

　　所以,药品标准仅在某一历史阶段有效,而不是固定不变。药品标准的制定是一项长期的不断完善的研究工作,它在创新药物研制和已上市药品的再评价中均发挥着重要的作用。

第三节　药品标准的分类

　　药品标准是用以检测药品质量是否达到用药要求并衡量其质量是否稳定均一的技术规定。药品从研发到成功生产与使用,是一个动态过程,主要包括临床前研究(非临床研究)、临床试验和生产上市三个阶段。与之相应,药品标准的制定也经过了研究起草、复核和注册的过程。药品标准则分为:国家药品标准和企业药品标准两种类型。

一、国家药品标准

为加强药品监督管理,保证药品质量,保障人体用药安全,维护人民身体健康和用药的合法权益,我国特制定了《中华人民共和国药品管理法》(1984 年 9 月 20 日第六届全国人民代表大会常务委员会第七次会议通过,2001 年 2 月 28 日修订,2013 年 12 月 28 日第一次修正,2015 年 4 月 24 日第二次修正),并明确规定:"药品必须符合国家药品标准",即法定药品标准。

"国务院药品监督管理部门颁布的《中华人民共和国药典》和药品标准为国家药品标准。国家药品监督管理部门组织药典委员会,负责国家药品标准的制定和修订。国家药品监督管理部门的药品检验机构负责标定国家药品标准品、对照品。"

CFDA 于 2007 年 6 月 18 日审议通过并施行的《药品注册管理办法》进一步明确,"国家药品标准,是指 CFDA 颁布的《中华人民共和国药典》、药品注册标准和其他药品标准,其内容包括质量指标、检验方法以及生产工艺等技术要求。"

1. 药品注册标准　是指 CFDA 批准给申请人特定药品的标准,生产该药品的药品生产企业必须执行该注册标准。药品注册标准不得低于《中国药典》的规定。药品注册标准的项目及其检验方法的设定,应当符合《中国药典》的基本要求、CFDA 发布的技术指导原则及国家药品标准编写原则。

2. 临床试验用药品标准　根据《中华人民共和国药品管理法》和《药品注册管理办法》的规定,研制新药,必须按照国务院药品监督管理部门的规定如实报送研制方法、质量指标、药理及毒理试验结果等有关资料和样品,经国务院药品监督管理部门批准后,方可进行临床试验。临床试验用药物应当在符合《药品生产质量管理规范》的车间制备。制备过程应当严格执行《药品生产质量管理规范》的要求。申请人对临床试验用药物的质量负责。申请人可以按照其拟定的临床试验用药品标准自行检验临床试验用药物,也可以委托本办法确定的药品检验所进行检验;疫苗类制品、血液制品、CFDA 规定的其他生物制品,应当由 CFDA 指定的药品检验所进行检验。临床试验用药物检验合格后方可用于临床试验。药品监督管理部门可以对临床试验用药物抽查检验。临床试验用药品标准仅在临床试验期间有效,并且仅供研制单位与临床试验单位使用。

"临床研究用药品标准"和"药品注册标准"均需经过复核。药品标准复核,是指药品检验所对申报的药品标准中检验方法的可行性、科学性、设定的项目和指标能否控制药品质量等进行的实验室检验和审核工作。

二、企业药品标准

由药品生产企业研究制定并用于其药品质量控制的标准,称为"企业药品标准"或"企业内部标准"。它仅在本企业的药品生产质量管理中发挥作用,属于非法定标准。企业药品标准必须高于法定标准的要求,否则其产品的安全性、有效性和质量可控性不能得到有效的保障,不得销售和使用。企业药品标准在提高产品的质量、增加产品竞争力、优质产品自身保护以及严防假冒等方面均可发挥重要作用。国内外很多医药企业在药品的生产和管理中均有企业药品标准,并对外保密。

第四节　《中国药典》的内容与进展

《中华人民共和国药典》简称《中国药典》,依据《中华人民共和国药品管理法》组织制定和颁布实施。国务院药品监督管理部门颁布的《中国药典》和药品标准为国家药品标准;是药品研制、生产、经营、使用和监督管理等均应遵循的法定依据。所有国家药品标准应当符合《中国药

笔记

典》凡例及通则的相关要求。

国家药品标准由凡例与正文及其引用的通则共同构成；药典收载的凡例与通则对未载入药典的其他药品国家标准具同等效力。

《中国药典》的英文名称为 Pharmacopoeia of The Peoples's Republic of China；英文简称为Chinese Pharmacopoeia；英文缩写为 ChP。

《中国药典》2015 年版（ChP2015）为中华人民共和国第十版药典，经过第十届国家药典委员会（Chinese Pharmacopoeia Commission）执行委员会会议审议通过，于 2015 年 6 月 5 日经 CFDA 批准颁布（2010 年第 67 号公告），自 2015 年 12 月 1 日起执行。

《中国药典》一经颁布实施，其同品种的上版标准或其原国家标准即同时停止使用。即：凡《中国药典》收载的品种，自执行之日起，原收载于历版药典、卫生部颁布药品标准、CFDA 颁布新药转正标准和地方标准上升国家标准的同品种药品标准同时废止。

一、《中国药典》的内容

《中国药典》2015 年版由一部、二部、三部、四部及其增补本组成。一部收载中药，二部收载化学药品，三部收载生物制品，四部收载通则和药用辅料。

《中国药典》的内容即国家药品标准，由**凡例**与**正文**及其引用的**通则**共同构成。**凡例**是对《中国药典》**正文**、**通则**及与质量检定有关的共性问题的统一规定。

1. **正文**　ChP2015 收载总计 5608 种药品标准，其中新增 1082 种（与 ChP2010 相比）。

一部收载药材和饮片、植物油脂和提取物、成方制剂和单味制剂等，品种共计 2598 种（与ChP2010 相比，其中新增 440 种，修订 517 种，不收载 7 种）。

二部收载化学药品、抗生素、生化药品以及放射性药品等，品种共计 2603 种（与 ChP2010 相比，其中新增 492 种，修订 415 种，不收载 28 种）。

三部收载生物制品 137 种（与 ChP2010 相比，其中新增 13 种，修订 105 种，不收载 6 种）。

正文中引用的药品系指本版药典收载的品种，其质量应符合相应的规定。如药典中收载的"阿司匹林肠溶片"标准中，引用的"阿司匹林"，系指符合阿司匹林药品标准中各项规定的阿司匹林原料药。

正文中所设各项规定是针对符合 GMP 的产品而言。任何违反 GMP 或有未经批准添加物质所生产的药品，即使符合《中国药典》或按照《中国药典》没有检出添加物质或相关杂质，亦不能认为其符合规定。

各部药典收载的正文品种的排列各有特点。正文按药品中文名称笔画顺序排列，同笔画数的字按起笔笔形"一、丨、丿"的顺序排列；单方制剂排在其原料药后面；放射性药品集中编排；通则包括制剂通则、通用检测方法和指导原则，按分类编码；索引按汉语拼音顺序排序的中文索引、英文名和中文名对照索引排列。

2. **通则**　为解决以往各部药典检测方法的重复收录，方法间不协调、不统一、不规范的问题，本版药典对各部药典共性的检测方法进行了整合，将原药典"附录"更名为"通则"，包括制剂通则、检定方法、标准物质、试液试药和指导原则。

针对通则重新建立规范的编码体系，并首次将通则、药用辅料单独作为《中国药典》四部。

四部收载通则总计 317 个，其中制剂通则 38 个、检验方法 240 个、指导原则 30 个、标准物质和试液试药相关通则 9 个；药用辅料 270 种（与 ChP2010 相比，其中新增 137 种，修订 97 种，不收载 2 种）。

各类通则项下，大都包括多个单项内容。

如"0100 制剂通则"项下，包括片剂、注射剂、胶囊剂、气雾剂等 38 种剂型单项；

"0400 光谱法"项下，包括紫外 - 可见分光光度法、红外分光光度法等 11 种方法；

"0500 色谱法"项下,包括薄层色谱法、高效液相色谱法、离子色谱法、毛细管电泳法等 11 种方法;

"0800 限量检查法"项下,包括氯化物、重金属、砷盐、水分、炽灼残渣等 18 个针对"一般杂质"的单项;

"0900 特性检查法"项下,包括溶出度、释放度、含量均匀度等 15 个针对"制剂有效性检查"的单项;

"1100 生物检查法"项下,包括无菌、热原、异常毒性、细菌内毒素、微生物限度等 13 个针对制剂"安全性检查"的单项;

"1200 生物活性测定法"项下,包括抗生素微生物检定法、肝素、绒促性素、胰岛素、黄体生成素等 20 个单项;

"9000 指导原则"项下,包括原料药物和制剂稳定性试验、药品质量标准分析方法验证、药物制剂人体生物利用度和生物等效性、药品杂质分析、药物引湿性、注射剂安全性检查法应用、国家药品标准物质制备等 30 项内容。

可见,药典通则是进行药品的质量研究,起草药品标准,对药品的安全性、有效性和质量可控性依照药品标准进行分析检验与评价的法定技术参考依据。

在药品标准中,用括号加注的通则,即为所用方法的依据。例如,在阿司匹林的药品标准中引用了"高效液相色谱法(通则 0512)、易炭化物检查法(通则 0842)、干燥失重测定法(通则 0831)、炽灼残渣检查法(通则 0841)、重金属检查法(通则 0821 第一法)"等。

3. **索引**   为方便使用和检索,《中国药典》均附有索引。《中国药典》除了中文品名目次是按中文笔画及起笔笔形顺序排列外,书末分列有中文索引和英文索引。中文索引按汉语拼音顺序排列,英文索引按英文名称首字母顺序排列。索引可供方便快速地查阅药典中的有关内容。

综上可见,药典中**凡例**、**正文**和**通则**三部分的内容紧密相扣,共同构成了**药品标准**的**法定技术基础**,缺一不可。

二、《中国药典》的进展

新中国成立后至 2015 年,《中国药典》已经先后颁布 10 版,分别为:1953、1963、1977、1985、1990、1995、2000、2005、2010 和 2015 年版。

1. **ChP1953 年版(第 1 版)**   仅一部,结合当时的国情进行编纂。共收载品种 531 种,其中化学药品 215 种、植物药与油脂类 65 种、动物药 13 种、抗生素 2 种、生物制品 25 种,各类制剂 211 种。存在未收载中药的缺陷。

2. **ChP1963 年版(第 2 版)**   分 2 部,共收载品种 1310 种。一部收载中药材 446 种和中药成方制剂 197 种;二部收载化学药品 667 种;各有凡例和有关的附录。此外,一部记载药品的"功能与主治",二部增加了药品的"作用与用途",以便指导合理用药。

3. **ChP1977 年版(第 3 版)**   分 2 部,共收载品种 1925 种。一部收载中草药(包括少数民族药材)、中草药提取物、植物油脂以及单味药制剂等 882 种,成方制剂(包括少数民族药成方)270 种,共 1152 种;二部收载化学药品、生物制品等 773 种。是在由于"文革"而停顿的药典编制工作重新开始后颁布。

4. **ChP1985 年版(第 4 版)**   分 2 部,共收载品种 1489 种。一部收载中药材、植物油脂及单味制剂 506 种,中药成方制剂 207 种,共 713 种;二部收载化学药品、生物制品等 776 种。同时出版了药典二部注释选编;并开始出版相应的英文版《中国药典》。1985 年 7 月 1 日《中华人民共和国药品管理法》正式执行,该法规定"药品必须符合国家药品标准或省、自治区、直辖市标准"。明确"国务院卫生行政部门颁布的《中华人民共和国药典》和药品标准为国家药品标准"。"国务院卫生行政部门的药典委员会,负责组织国家药品标准的制定和修订"。进一步确定了药品标准的法定性质和药典委员会的任务。

5. ChP1990 年版(第 5 版)　分 2 部,共收载品种 1751 种。一部收载中药材、植物油脂等 509 种,中药成方及单味制剂 275 种;二部收载化学药品、生物制品等 967 种。根据实际情况对药品的名称作了适当修订。药典二部品种项下规定的"作用与用途"和"用法与用量",分别改为"类别"和"剂量",另组织编著《临床用药须知》一书,以指导临床用药。有关品种的红外光吸收图谱,收入《药品红外光谱集》另行出版,该版药典附录内不再刊印。

6. ChP1995 年版(第 6 版)　分 2 部,共收载品种 2375 种。一部收载 920 种,其中中药材、植物油脂等 522 种,中药成方及单味制剂 398 种;二部收载 1455 种,包括化学药品、抗生素、生化药品、放射性药品、生物制品及辅料等。二部药品外文名称改用英文名,取消拉丁名;中文名称只收载药品法定通用名称,不再列副名。另编著出版:二部注释和一部注释选编、《药品红外光谱集》(第 1 卷)、《临床用药须知》(第 2 版)、《中药彩色图集》、《中药薄层色谱彩色图集》及《中国药品通用名称》,形成了国家药品标准配套体系。

7. ChP2000 年版(第 7 版)　确立了一部"突出特色,立足提高",二部"赶超与国情相结合,先进与特色相结合"的编写指导思想。分 2 部,共收载品种 2691 种。一部收载 992 种,二部收载 1699 种。附录作了较大幅度的改进和提高,现代分析技术在药品标准中得到进一步扩大应用,二部附录首次收载了"药品标准分析方法验证要求"等六项指导原则。为了严谨起见,将"剂量"、"注意"项内容移至《临床用药须知》(第 3 版),另编著出版《药品红外光谱集》(第 2 卷)。

8. ChP2005 年版(第 8 版)　明确了"坚持继承与发展、理论与实际相结合的方针";确定了"科学、实用、规范"的药典编纂原则;决定将《中国生物制品规程》并入药典,设为药典三部;并编制首部中成药《临床用药须知》。分 3 部,共收载品种 3217 种。一部收载 1146 种,二部收载 1970 种,三部收载 101 种。

9. ChP2010 年版(第 9 版)　仍然分为 3 部。特点包括:

(1) 收载范围有所扩大:收载品种(4567 种)基本覆盖了《国家基本药物目录》品种范围;同时删除了标准不完善、临床不良反应多的药品,如毒毛花苷 K 及其注射液、甲型肝炎减毒活疫苗等 ChP2005 的 36 个品种。

(2) 加强了现代技术应用:中药品种中采用了 LC-MS、DNA 鉴定等方法以提高灵敏度和专属性;采用特性色谱指纹图谱对中药进行整体质量控制。部分生物制品采用了体外方法替代单位试验用于活性 / 效价测定。

(3) 加强了安全性指标:如,凡例中规定所有来源于人或动物的供注射用的原料药,均增订"制法要求"。制剂通则中规定,眼用制剂按无菌制剂要求;滴眼剂和静脉输液增订渗透压摩尔浓度检查项等。附录中新增"抑菌剂效力检查法指导原则"等。药典一部对易霉变的桃仁等新增黄曲霉毒素检测,二部扩大对抑菌剂与抗氧剂等的控制,三部严格了生物制品生产过程中抗生素的使用等。

(4) 加强了质量可控性、有效性指标要求:如,新增 ICP 法,修订原子吸收光谱法等,组成较完整的控制重金属和有害元素的检测方法体系;大幅增加符合中药特点的专属检测方法;含量均匀度检查项目的适用范围进一步扩大至部分规格为 25mg 的品种。

(5) 药品标准内容更合理:如,新增了药用辅料总体要求;中药明确入药者均为饮片,从标准收载体例上明确了[性味与归经]、[功能与主治]、[用法与用量]为饮片的属性。

(6) 注重技术创新与 ICH 协调:积极引入了 ICH 在药品杂质控制、无菌检查法等方面的要求和限度。加强对野生资源保护与可持续发展,不再收载濒危野生药材。积极倡导绿色环保标准,在绝大多数高氯酸非水溶液滴定测定中,不再使用醋酸汞试液。

(7) 编著出版了《药品红外光谱集》(第 4 卷)、《临床用药须知》(中药材和饮片第 1 版,中成药第 2 版,化学药品第 5 版)、《中药材显微鉴别彩色图鉴》及《中药材薄层色谱彩色图集》(第

笔记

1 册、第 2 册)。

10. ChP2015 年版(第 10 版) 修订为四部。主要特点如下:

(1) 收载品种继续增加:基本实现了《国家基本药物目录》品种生物制品全覆盖,中药、化药覆盖率达到 90% 以上。同时对临床使用安全性有风险的品种,加大了调整力度,如不再收载 ChP2010 中磷酸川芎嗪注射液等 43 个品种。

(2) 标准体系更完善:将过去药典各部不同的附录进行整合,归结"通则"收载成药典四部。完善了以凡例为总体要求、通则为基本规定、正文为具体要求的药典标准体系。首次收载"国家药品标准物质制备"、"药包材通用要求"以及"药用玻璃材料和容器"等指导原则。形成了涵盖原料药及其制剂、药用辅料、药包材、标准物质等,更完善的药典标准体系。

(3) 扩大了现代技术应用:在保留常规检测方法的基础上,扩大了现代技术的应用,以提高检测的灵敏度、专属性和稳定性。采用液相色谱法 - 串联质谱法、分子生物学检测技术、高效液相色谱 - 电感耦合等离子体质谱法等用于中药的质量控制。采用超临界流体色谱法、临界点色谱法、粉末 X 射线衍射法等用于化药的质量控制。采用毛细管电泳分析测定重组单克隆抗体产品分子大小异构体,采用高效液相色谱法测定抗毒素抗血清制品分子大小分布等。在检测技术储备方面,建立了中药材 DNA 条形码分子鉴定法、中药中真菌毒素测定法、基于基因芯片的药物评价技术等指导方法。

(4) 加强了安全性指标:完善了"药材和饮片检定通则"、"炮制通则"和"药用辅料通则";新增"国家药品标准物质通则"、"生物制品生产用原材料及辅料质量控制规程"、"人用疫苗总论"、"人用重组单克隆抗体制品总论"等;增订了微粒制剂、药品晶型研究及晶型质量控制、中药有害残留物限量制定等相关指导原则。一部制定了中药材及饮片中二氧化硫残留量限度标准,建立了珍珠、海藻等海洋类药物标准中有害元素限度标准,制定了人参、西洋参标准中有机氯等 16 种农药残留的检查,对柏子仁等 14 味易受黄曲霉毒素感染药材及饮片增加了"黄曲霉毒素"检查项目和限度标准。二部进一步加强了对有关物质的控制,增强了对方法的系统适用性要求,同时还增加了约 500 个杂质的结构信息;增加对手性杂质的控制;静脉输液及滴眼液等增加渗透压摩尔浓度的检测,增加对注射剂与滴眼剂中抑菌剂的控制要求等。三部加强对生物制品生产用原材料及辅料的质量控制,规范防腐剂的使用,加强残留溶剂的控制;增加疫苗产品渗透压摩尔浓度测定,增订毒种种子批全基因序列测定,严格细菌内毒素检查限度。

(5) 加强了有效性指标要求:对检测方法进行了全面增修订。一部部分中药材增加了专属性的显微鉴别检查、特征氨基酸含量测定等;在丹参等 30 多个标准中建立了特征图谱。二部采用离子色谱法检测硫酸盐或盐酸盐原料药中的酸根离子含量;采用专属性更强、准确度更高的方法测定制剂含量;增修订溶出度和释放度检查法,加强对口服固体制剂和缓控释制剂有效性的控制。

(6) 提高了药用辅料标准要求:本版药典收载药用辅料更加系列化、多规格化,以满足制剂生产的需求。增订可供注射用等级辅料 21 种。加强药用辅料安全性控制,如增加残留溶剂等控制要求。更加注重对辅料功能性控制,如增订多孔性、粉末细度、粉末流动、比表面积、黏度等检查项,并强化药用辅料标准适用性研究的要求。

(7) 强化了药典的导向作用:本版药典通过对品种的遴选和调整、先进检测方法的收载、技术指导原则的制定等,强化对药品质量控制的导向作用;同时,紧跟国际药品质量控制和标准发展的趋势,兼顾我国药品生产的实际状况,在检查项目和限度设置方面,既要保障公众用药的安全性,又要满足公众用药的可及性,从而引导我国制药工业健康科学发展。不再收载含豹骨等濒危物种或化石的中成药品种;倡导毒性溶剂的替代使用(取消含苯和汞试剂的使用),以减少对环境及实验人员的污染。

(8) 药典制定更规范:加强了标准审核和公示,所有增修订内容均在网站公布,并将反馈意见和审核结果对外发布。药典修订充分借鉴国际先进的质量控制技术和经验,整体提升了本版药典的水平,全面反映了我国当前医药发展和检测技术的现状,对促进我国医药产业的健康发展具有重要作用。

第五节　主要外国药典简介

目前世界上已有数十个国家和地区编制出版药典。除我国药典一部外,世界各国药典有关化学药物药品标准的主要内容基本相似。对我国药品的生产和质量管理具有参考价值的主要国外药典有:《美国药典》(USP-NF)、《英国药典》(BP)、《欧洲药典》(EP)、《日本药局方》(JP)和《国际药典》(PhInt)。

不同国家或地区药典的基本内容均相似,都由凡例(General Notices)、正文(Monographs)、通则(General Chapters)和索引(Index)所组成。

一、《美国药典》

《美国药典》(United States Pharmacopoeia, USP)由美国药典委员会(United States Pharmacopieial Convention)编制出版,现和《美国国家处方集》(National Formulary, NF)合并出版,缩写为 USP-NF。USP-NF 颁布出版的一贯宗旨是:通过通用标准的设立和相关的监督管理,确保药品和食品的质量、安全与有效,为全球人类的健康服务。

(一)《美国药典》的进展

《美国药典》于 1820 年 12 月 15 日出版第 1 版。随着时代的发展,《美国药典》从用药处方汇编,逐渐转变成为了药品标准及其配套标准物质的法典,以便通过含量测定、质量分析和纯度检查等检测工作,确保药品的品质。USP 从 1820 到 1942 每 10 年修订出版 1 次;从 1942 到 2000 年每 5 年修订出版 1 次;自 2002 起每年修订出版 1 次,并同时发行光盘版;现在则同时发行印刷版、USB 和网络版。

1888 年美国药学会(American Pharmaceutical Association)编著出版了首部《美国国家非法定处方集》(National Formulary of Unofficial [sic] Preparations, NF)",收载药用辅料及其标准物质的标准。自 1906 年第 4 版起更改为《美国国家处方集》(National Formulary)"。USP 和 NF 中所收载的大多数标准,为美国食品药品管理局(Food and Drug Administration, FDA)授权的符合联邦"食品、药品和化妆品法案[Food, Drug, and Cosmetic Act (FD&C Act)]"的法定标准(official compendium, official USP, official NF)(1906 获得法定地位,1938 再次确认)。由于 USP 和 NF 在内容上经常需要交叉引用,为了减少重复,方便使用,1975 年 USP 将 NF 兼并,由美国药典委员会统一编制出版;并依赖专家委员会的努力工作,使 USP-NF 成为了基于先进的分析方法和测定技术的、为相关产品提供不断发展进步的法定标准。

(二)《美国药典》的内容

《美国药典》也由**凡例**(General Notices)、**正文**(monographs)、**通则**(General Chapters)和**索引**(Index)组成。

2015 年的现行 USP-NF 为 USP38-NF33 版(2015 年 5 月 1 日实施)。USP-NF 分类收载了药物原料、药用辅料、药物制剂,以及食品补充剂的通用标准;共包括约 5000 个产品标准和约 300 个通则内容。

USP38-NF33 印刷版分为 4 卷。第 1 卷包括:绪言(药典宗旨和前言,药典委员会成员、组织结构和网络信息,增订修订和注解说明),以及 USP 凡例和通则、食品补充剂通则、试剂、常用理化常数参考表。第 2 卷收载:USP 药品英文名称 A~I 的药品标准正文。第 3 卷收载:USP 药品英文名称 J~Z 的药品标准正文。第 4 卷收载:食品补充剂标准正文、辅料、NF 增订修订内容和

笔记

注解说明,以及 NF 标准正文。为方便使用和参考,各卷均收录药典的完整目录和索引,以及凡例和通则指南。USP-NF 在网络上随时出版修订内容,并每年出版 2 期修订增补本。

USP-NF 中的**法定内容**为**凡例**(General Notices)、**正文**(monographs)和适用的**通则方法**(General Tests and Assays)。

USP 法定通则方法的规定包括:容量仪器、称量和天平、微生物限度检查、生物检定、化学分析测定[鉴别、检查、含量测定(氮测定法、氧瓶燃烧法、残留溶剂测定法、容量滴定法等)]、物理分析测定(色谱法、电泳法、分光光度法、质谱法、干燥失重检查、结晶性检查法、溶出度检查法)等。

USP **通则**(General Chapters)中除**法定的通则方法**(General Tests and Assays)外,还附有供药品分析检验参考的"一般性指导原则(General Information)"和"食品补充剂检验指导原则(Dietary Supplements)"。除另有规定,这些**指导原则一般不具法定效力**。如数据分析与处理、离子色谱法、药物命名原则、药品中的杂质、体内生物等效性指导原则、药物稳定性试验指导原则、药典分析方法验证等。

(三)《美国药典》的标准

USP-NF 收载药物原料(official substance)及其制剂药品(official preparation)的法定标准。USP 标准正文主要包括:①有效成分或制剂的药品名称及其化学结构特征;②成分及含量限度要求;③包装、贮藏和标签等要求;④ USP 标准物质(Reference Standards);⑤质量指标和限度规定等内容。质量指标和限度规定由一系列的通用的和专属的检查与测定所构成,内容包括性状分析、鉴别试验、检查测定与含量测定,及相应的限度规定等。可见,USP-NF 的标准正文格式与 ChP 的有所不同,并且 USP-NF 标准中没有"类别"的信息等。

(四)《美国药典》配套出版物

为了配合《美国药典》的应用与实施,美国药典委员会还出版了多种配套资料。

1. **色谱试剂**(Chromatographic Reagents) 提供了照 USP-NF 标准中的规定进行色谱试验所需的详细信息。列出了自 1980 年以来,在"药典论坛"上发表的各标准修订或制定时,所用气相或液相色谱分析的色谱柱类型和品牌信息,以及法定标准方法验证时的色谱试验条件。USP-NF 通过"药典论坛"对色谱试剂的品牌信息,每 2 个月进行一次定期更新。

2. **药剂师药典**(USP Pharmacists' Pharmacopeia) USP-NF 虽然也包含了对药剂师配方十分有用的许多标准正文和相关信息,但是,主要还是用于规范药品和食品补充剂的生产。为了更好地满足药剂师在配方时的需要,USP 专门编著了药剂师药典,以为他们提供配方相关的简明 USP-NF 标准和法定信息。

3. **美国药品通用名称和国际药品名称字典**(USP Dictionary of USAN and International Drug Names) 该字典提供药品最新的美国药品通用名称(United States Adopted Names of drugs)、USP-NF 法定药品名称、国际非专利药品名称、药品商品名称、化学名称、结构式、分子式和分子量、CAS 登记号和编码、药品生产商信息,以及药理和治疗类别。该名称字典的目的是确保药品的标签,药品的报告、论文和答复,药品的 FDA 注册申报,以及药品包装说明的准确无误。该字典现每年修订出版 1 次,是 FDA 确定的药品命名的法定技术参考资料。

4. **美国药典产品目录**(USP Catalog) 《美国药典》标准正文中,常常规定要使用 USP-NF 法定标准物质(Reference Standards)对药品进行检验,以确保药品质量稳定均一,并可方便不同的检验机构(第一、第二和第三方)对所有药物产品或配方进行准确的分析检验。USP-NF 标准物质可登录 USP 网页 www.usp.org 进行查询和订购。

由于 USP-NF 标准建立过程的公开性、公正性、科学性,使用技术的先进性,使得 USP-NF 标准具备了广泛的权威性,而在许多国家和地区被直接用作法定的药品标准。目前,USP-NF 同时出版英语和西班牙语现行版,并翻译出版俄语和中文的上版修订版药典。

二、《英国药典》

《英国药典》(British Pharmacopoeia, BP)由英国药典委员会(British Pharmacopoeia Commission)编制出版,收载英国药物原料、制剂和其他医药产品的法定标准。BP自1864年起,通过通用的权威的药品标准的设立,以保障公众健康,在全球药品质量管理方面影响广泛,并获得许多国家(尤其是英联邦国家)的法定认可。

目前,BP每年8月修订出版,次年1月起实施。BP2015为BP出版发行150周年版,并使用USB版替代CD-ROM版,以便使用。收载的药品标准中,包括出口到英国的药品标准,更包含《欧洲药典》(EP)的所有药品标准内容。所以,由BP对EP药品标准的制定和EP的编撰也发挥着重要作用;在全球100多个国家的药物研发、生产、监督检验和临床使用中,均发挥着重要的参考作用。在英国和欧盟推广销售药品及药用辅料,必须符合BP及EP的要求。

BP2015分为6卷,共收载约3500个药品标准。第1卷和第2卷收载:原料药物、药用辅料。第3卷收载:制剂通则、药物制剂。第4卷收载:植物药物和辅助治疗药品、血液制品、免疫制品、放射性药品,以及手术用品。第5卷收载:标准红外光谱、附录方法(Appendices)、辅助性指导原则(Supplementary Chapters)和索引。第6卷为兽药典(Veterinary)。

统一的"凡例"内容,编排在各卷收载内容之前,以方便查阅和参考。凡例分3部分,第1部分说明BP中所收录欧洲药典及ICH协调的药品标准的标记;第2部分为BP的凡例规定;第3部分为转录的EP凡例规定。

BP凡例中,对于:法定标准、温度、称量和量取、恒重、浓度表示、水浴、试剂、指示剂、注意事项、药品名称标题、化学结构式、制法、灭菌方法、辅料、性状、鉴别、测定与检查、贮藏、标签、作用与用途等作了明确的规定。

BP标准正文中,原料药标准的格式包括:药品英文名称,结构式,分子式和分子量,CA登记号,作用和用途,制剂、化学名称和含量限度(Definition),性状(Characteristics),鉴别,检查,含量测定,贮藏,并包含可能的有关物质的结构式和名称等内容。制剂标准的格式包括:药品英文名称、作用和用途、性状规定(Definition)和含量限度、鉴别、检查、含量测定、贮藏、标签等内容。

BP附录(Appendices)相当于ChP和USP的通则(General Chapters),按方法共分为25类。如,第1类为试剂、标准溶液、缓冲溶液、标准物质和多晶型;第2类为光谱分析法(IR、UV-Vis、NMR、MS、Raman等);第3类为色谱法(TLC、GC、LC、SFC、CE等);第4类为溶液的澄清度与颜色;第5类为物理常数测定法(熔点、沸点、旋光和比旋度、pH、热分析等);第6类为定性反应与检查(如生物碱、氯化物、钠盐的鉴别反应);第7类为一般杂质检查(如氯化物、砷盐、重金属等);第8类为容量和滴定分析法(非水滴定、氧瓶燃烧法、残留溶剂测定法等);第9~11类为纯度相关检查(如水分、灰分、干燥失重、过氧化值、总固体物、农药残留等);第12类为制剂有效性测定法(溶出度、含量均匀度等);等等。

BP辅助性指导原则(Supplementary Chapters)的内容包括:有关物质控制、多晶型研究、细菌内毒素检查、抗生素的生物检定法、天然和半合成药品的结构与命名、药品标准起草指南、容量滴定分析与计算、生物类似药物等。

英国药典委员会为配套药典使用还出版了《英国药品通用名称》(British Approved Names, BAN)",其中也收录了INN名称。药物的化学系统名称或其他科学名称通常比较复杂,不便日常交流使用。"药品通用名称"科学和简明地对药物进行命名,以方便使用。

三、《欧洲药典》

《欧洲药典》(European Pharmacopoeia, EP)由欧洲药品质量管理局(European Directorate for the Quality of Medicines,EDQM)起草和出版,为药品研发、生产和销售使用过程中用于控制质量

的、科学的，并在欧盟 37 个成员国范围内具有法律效力的标准。适用于药物原料、制剂及它们的中间体生产的定性和定量分析检验与控制。

EP 的宗旨是：为医药卫生工作者和一切关心药品质量的人员编制公认的统一药品标准；保障公众健康；保障药品在欧盟范围内的自由贸易；确保进出口欧盟药品及其原料的质量；编制《欧洲药典》和相关法规，以满足药品生产、质量控制和监督管理的要求。

EP 第 1 版 1964 年发行。从 2002 年 EP 第 4 版开始，出版周期固定为每三年修订一版，并每年出版 3 期增补本。现行 EP 第 8 版（EP8.0）于 2013 年 7 月出版，分为 2 卷，收载了约 2000 种药品标准，自 2014 年 1 月 1 日生效。其后经欧洲药典会会议审定每年出版 3 个增补本（至 2015 年 6 月已经出版 EP8.1~8.8；EP 第 9 版将于 2016 年 7 月出版，自 2017 年 1 月 1 日生效）。

第 1 卷收载：凡例、通则、制剂通则、指导原则等。除人用和兽用疫苗、免疫制剂、放射性药物、天然药物等生物制品外，EP 不收载制剂标准。制剂产品的质量需要符合欧盟内各国的药典或药品管理当局批准的质量标准要求。制剂通则项下的规定为指导性原则。EP 虽不收载制剂，但制订的制剂通则中，与制剂质量有关的检测方法十分全面。制剂通则中，各制剂项下都包含三项内容：定义（Definition）、生产（Production）和检查（Test）；与制剂剂型特点有关的要求，分别在三项内容中作出规定。如药品包装容器列在定义项下；非灭菌制剂微生物限度检查、非包衣片的脆碎度及抗压力的测定等，设在生产项下。某些规定虽作为指导原则，但明确制造者应保证其产品符合该项要求。直接测定药品质量的项目，如溶出度、含量均匀度等，则设在检查项下。

第 2 卷收载：药品标准。EP 主要收载原料药物标准，所收载人用原料药不仅数量多，覆盖面广，而且标准的技术水平也比较高。例如，对于有关物质的检查，除广泛采用 TLC 法、HPLC 法和杂质对照品外，和 BP 相同对有些原料药也附有可能产生的杂质名称和化学结构式。在鉴别试验项下，规定首选和次选项目，既保障了鉴别的可靠性，又可以避免鉴别项目设置过多，而造成的浪费。这些规定在其他国家药典中均少见。

EP 附录收载的内容也十分完善。不仅包括药品标准中的通用检测方法，而且凡是与药品质量密切相关的项目和内容在附录中都有规定。如，原子吸收光谱法、原子发射光谱法、质谱法、核磁共振法等。

EP 的权威性和影响力正在不断扩大。除欧盟 38 欧洲药典委员会国家参与制定和执行《欧洲药典》外，另有 WHO 和包括中国等在内的 23 个国家（其中 16 个为非欧洲）已经成为欧洲药典委员会的观察员，这增强了 EP 药品标准在欧盟之外的辐射和影响。

四、《日本药局方》

《日本药局方》（Japanese Pharmacopoeia，JP）由日本药典委员会（Committee on JP）编制，日本厚生劳动省颁布实施。JP 第 1 版于 1886 年 6 月出版，1887 年 7 月实施；目前每 5 年修订出版 1 次，JP14~JP16 改正版分别于 2001 年、2006 年和 2011 年修订出版，均于当年的 4 月 1 日起实施。

《日本药局方》的编制遵循 5 项宗旨：尽量收载所有重要的维护健康和临床治疗价值的药品标准；及时修订药品标准，以便实施良好的药品生产和监督管理；积极促进 ICH 交流与合作；保障药品标准的更新和修订的公正与透明；促进新分析技术的应用，及时修改完善现有分析检验技术，不断提高标准物质水平。

收载内容包括：凡例，原料通则，制剂通则，通用试验方法、步骤和仪器，以及药品标准正文等。

JP16 原料药标准项下依次列出了：药品 INN 名称、药品日文名称、化学结构式、分子式和分子量、化学系统名称 /CAS 登记号 / 含量限度、性状、鉴别、检查、含量测定和贮藏（保存条件和容器），少量品种列出了有效期限。

笔记

JP16 制剂标准项下依次列出了:药品 INN 名称、药品日文名称、含量限度、制法、性状、鉴别、检查、含量测定和贮藏。

可见,JP 的内容和编排在许多方面和 ChP 具有一定的相似性。

五、《国际药典》

《国际药典》(International Pharmacopoeia,Ph.Int.)是世界卫生组织(WHO)与成员国药品监督管理部门协调,由 WHO 药典专家委员会编撰出版。收载药物原料(API)、药用辅料和药物制剂的分析检验方法和质量指标要求。其宗旨是:实现所收载药物原料、药用辅料以及药物制剂质量标准的全球协调统一;对药品进行全面的质量控制和保障,确保药品安全和有效。主要目的是,满足 WHO 成员国在实施药品监管时的参考和选用的需要。经成员国法律明确规定执行时,Ph.Int. 才具有法定效力。

药典中所收载的测定法尽量使用经典、成熟、简便、方便易行的化学分析技术,当需要使用复杂的仪器分析方法时,必须同时明确规定简便易行的其他测定法;自 1975 年起,Ph.Int. 所收载的药品主要为全球广泛使用疗效确切的药物,并要符合 WHO 的健康计划要求的"基本药物目录(list of essential drugs)";近年来,更注重与公众健康密切相关的急需药品的标准收载(如抗疟疾、抗肺结核、抗病毒和热带疾病治疗的药物以及儿童用药物)。

为了统一药物术语和明确规范药物制剂与组成的目的,《国际药典》的编纂 1874 年即发起,1902 年才在比利时政府的倡导下于布鲁塞尔举行首次会议,形成的共同文件于 1906 年由 19 个参与国签署。经过反复多次协调落实,第 1 版 Ph.Int. 于 1951 年用英语、法语和西班牙语出版了第 1 卷,1955 年出版第 2 卷,1959 年出版其增补版;同时翻译为德语和日语版。Ph.Int. 第 2、第 3 和第 4 版分别于 1967 年、1979 年和 2006 年开始出版。

现行 Ph.Int. 第 5 版于 2015 年出版。印刷版与第 4 版相同,也分为 2 卷;第 1 卷收载药典凡例和大多数原料药标准;第 2 卷则收载余下的原料药标准、制剂标准、放射性药品标准、通用测定法、标准红外光谱、试剂和索引。收载了约 400 种原料和 200 种制剂的药品标准。同时发行了网络版和 CD-ROM 版。

第六节 药品检验与监督

药品检验工作的根本目的就是保证人民用药的安全、有效。药品分析检验工作者必须具备扎实的药物分析专业理论知识、正确而熟练的实践操作技能、一丝不苟的工作态度、严谨求实又不断进取的科学作风,确保药品检验数据及检验结论准确、公正。

一、检 验 机 构

《中华人民共和国药品管理法》规定"药品监督管理部门设置或者确定的药品检验机构,承担依法实施药品审批和药品质量监督检查所需的药品检验工作。"

CFDA 领导下的国家级药品检验机构是中国药品生物制品检定所(2010 年 9 月已更名为:中国食品药品检定研究院 / 中国药品检验总所),各省、自治区、直辖市食品药品检验院 / 所分别承担各辖区内的药品检验工作。

药品监督管理部门及其设置的药品检验机构和确定的专业从事药品检验的机构不得参与药品生产经营活动,不得以其名义推荐或者监制、监销药品。

药品生产企业、药品经营企业和医疗机构的药品检验机构或者人员,应当接受当地药品监督管理部门设置的药品检验机构的业务指导。并承担起药品生产、经营和使用过程中的质量分析检验和控制任务,确保药品安全有效、质量合格。

笔记

二、检 验 程 序

药品检验工作的基本程序一般为取样(检品收检)、检验、留样、报告。

1. **取样**　药品检验的首项工作就是取样。从大量的药品中取出少量的样品进行分析时,取样必须具有科学性、真实性和代表性,不然就失去了检验的意义。所以,取样的基本原则应该是均匀、合理。

收检的样品必须:检验目的明确,包装完整,标签批号清楚,来源确切。常规检品收检数量为一次全项检验用量的 3 倍,数量不够不予收检。特殊管理的药品(毒性药品、麻醉药品、精神药品、放射性药品等)、贵重药品,应由委托单位加封或当面核对名称、批号、数量等后方可收检。

2. **检验**　常规检验以国家药品标准为检验依据;按照质量标准及其方法和有关 SOP 进行检验,并按要求记录。检品应由具备相应专业技术的人员检验,见习期人员、外来进修或实习人员不得独立进行检验分析。

检验结果不合格的项目或结果处于边缘的项目,除另有规定以一次检验结果为准不得复检外,一般应予复检。

检验过程中,检验人员应按原始记录要求及时如实记录,严禁事先记录、补记或转抄,并逐项填写检验项目,根据检验结果书写检验报告书。检验记录是出具检验报告书的依据,是进行科学研究和技术总结的原始资料;为保证药品检验工作的科学性和规范化,检验记录必须做到:记录原始、真实,内容完整、齐全,书写清晰、整洁。

检验分析时,除另有规定(溶出度、含量均匀度等)外,对每一批供试品,定性分析检验一般取 1 份样品进行试验,定量分析检验一般取 2 份样品进行平行试验。采用精密度较差的测定法进行分析时,应适当增加平行测定的次数。如,旋光度测定时,对每份供试品溶液,应连续读取 3 次测定结果,取平均值;水分测定费休氏法,应平行试验 3 份。

检验操作的基本要求如下:

(1) 检验准备:应注意检品标签与检验要求内容是否相符,逐一查对检品的编号、品名、规格、批号和效期,生产单位或产地,检验目的和收检日期,以及样品的数量和封装情况等。并将样品的编号与品名记录于检验记录纸上。

(2) 检验依据:应先写明检验的依据。凡按国家药品标准或国外药典检验者,应列出标准名称、版本和页数;凡按送验者所附检验资料或有关文献检验者,应先检查其是否符合要求,并将前述有关资料的影印件附于检验记录之后,或标明归档编码。

(3) 检验过程:可按检验顺序依次记录各检验项目。内容包括:项目名称、检验日期、操作方法(按检验依据,扼要叙述;如有修改,则应全部记录)、实验条件(如实验温度、仪器名称型号和校正情况等)、观察到的现象(记录检验过程中观察到实际情况;遇有异常的现象,则应详细记录,并鲜明标出,以便进一步研究)、实验数据、计算(注意有效数字和数值的修约及其运算)和结果判断等。如发现记录有误,可用单线划去并保持原有的字迹可辨,不得擦抹涂改;并应在修改处签名或盖章,以示负责。检验或试验结果,无论成败(包括必要的复试),均应详细记录、保存。对废弃的数据或失败的实验,应及时分析其可能的原因,并在原始记录上注明。

(4) 标准物质:检验中使用的标准物质,应记录其来源、批号和使用前的处理;用于含量(或效价)测定的,应注明其含量(或效价)和干燥失重(或水分)。

(5) 检验项目与结果:每个检验项目,均应写明标准中规定的限度或范围、检验项目的结果、根据检验结果作出单项结论(符合规定或不符合规定),并签署检验者的姓名。

(6) 结果审核:在整个检验工作完成之后,应将检验记录逐页顺序编号,根据各项检验结果认真填写检验登记,并对检品作出明确的结论。检验人员签名后,经复核人对所依照标准检验的规范性、试验内容的完整性、计算结果准确性和判断结论的合理性等进行校核并签名;再由负责人审核。

3. **留样** 接收检品检验必须留样,留样数量不得少于一次全项检验用量。剩余检品由检验人员填写留样记录,注明数量和留样日期,清点登记、签封后,入库保存。留样室的设备设施应符合样品规定的贮存条件。

放射性药品,毒、麻、精神药品的剩余检品,其保管、调用、销毁均应按国家特殊药品管理规定办理。易腐败、霉变、挥发及开封后无保留价值的检品,注明情况后可不留样。

留样检品保存1年,进口检品保存2年,中药材保存半年,医院制剂保存3个月。

4. **检验报告** 药品检验报告书是对药品质量作出的技术鉴定,是具有法律效力的技术文件;药检人员应本着严肃负责的态度,根据检验记录,认真填写检验结果,经逐级审核后,签发"药品检验报告书"。报告书的格式如下所示:

XXX 药品检验单位
药品检验报告书

报告书编号:

检品名称			
批号		规格	
生产单位或产地		包装	
供样单位		效期	
检验目的		检品数量	
检验项目		收检日期	
检验依据		报告日期	

检验项目   标准规定   检验结果
…………
检验结论:
检验者   复核者   负责人

药品检验报告书要做到:依据准确,数据无误,结论明确,文字简洁,书写清晰,格式规范;每一份药品检验报告书只针对一个批号。

全部项目检验完毕后,应明确写出检验报告,并根据检验结果得出明确的结论。通常只有两种结论:全面检验后,各项指标均符合药品标准规定;全面检验后,不符合规定,并明确不符合规定的具体项目。

药物分析工作者在完成药品检验,并写出书面报告后,还可对不符合规定的药品提出处理意见,以便供有关部门参考。

剩余检品、原始记录、检验报告书,均应经核对人员逐项核对,负责人审核。

三、法 律 责 任

药品监督管理部门有权按照法律、行政法规的规定对报经其审批的药品研制和药品的生产、经营以及医疗机构使用药品的事项进行监督检查,有关单位和个人不得拒绝和隐瞒。

药品监督管理部门进行监督检查时,必须出示证明文件,对监督检查中知悉的被检查人的技术秘密和业务秘密应当保密。

药品监督管理部门根据监督检查的需要,可以对药品质量进行抽查检验。抽查检验应当按照规定抽样,并不得收取任何费用。所需费用按照国务院规定列支。

药品监督管理部门对有证据证明可能危害人体健康的"假冒伪劣药品"及其有关材料可以

采取查封、扣押的行政强制措施,并在七日内作出行政处理决定;药品需要检验的,必须自检验报告书发出之日起十五日内作出行政处理决定。

国务院和省、自治区、直辖市人民政府的药品监督管理部门应当定期公告药品质量抽查检验的结果;公告不当的,必须在原公告范围内予以更正。

当事人对药品检验机构的检验结果有异议的,可以自收到药品检验结果之日起七日内向原药品检验机构或者上一级药品监督管理部门设置或者确定的药品检验机构申请复验,也可以直接向国务院药品监督管理部门设置或者确定的药品检验机构申请复验。受理复验的药品检验机构必须在国务院药品监督管理部门规定的时间内作出复验结论。

国家药品监督管理部门对下列药品在销售前或者进口时,指定药品检验机构进行检验;检验不合格的,不得销售或者进口:①国家药品监督管理部门规定的生物制品;②首次在中国销售的药品;③国家规定的其他药品。

药品检验机构出具虚假检验报告,构成犯罪的,依法追究刑事责任;不构成犯罪的,责令改正,给予警告,并对单位处三万元以上五万元以下的罚款;对直接负责的主管人员和其他直接责任人员依法给予降级、撤职、开除的处分,并处三万元以下的罚款;有违法所得的,没收违法所得;情节严重的,撤销其检验资格。药品检验机构出具的检验结果不实,造成损失的,应当承担相应的赔偿责任。

四、严禁生产、销售假冒伪劣药品

依照《中华人民共和国药品管理法》,药品必须按照国家药品标准和国务院药品监督管理部门批准的生产工艺进行生产,生产记录必须完整准确。药品生产企业改变影响药品质量的生产工艺的,必须报原批准部门审核批准。严禁生产(包括配制,下同)、销售和使用"假冒伪劣药品"。

有下列情形之一的,为**假药**:①药品所含成份与国家药品标准规定的成份不符的;②以非药品冒充药品或者以他种药品冒充此种药品的。

有下列情形之一的药品,**按假药论处**:①国务院药品监督管理部门规定禁止使用的;②依照本法必须批准而未经批准生产、进口,或者依照本法必须检验而未经检验即销售的;③变质的;④被污染的;⑤使用依照本法必须取得批准文号而未取得批准文号的原料药生产的;⑥所标明的适应证或者功能主治超出规定范围的。

药品成份的含量不符合国家药品标准的,为**劣药**。有下列情形之一的药品,**按劣药论处**:①未标明有效期或者更改有效期的;②不注明或者更改生产批号的;③超过有效期的;④直接接触药品的包装材料和容器未经批准的;⑤擅自添加着色剂、防腐剂、香料、矫味剂及辅料的;⑥其他不符合药品标准规定的。

《中华人民共和国药品管理法》同时明确了涉嫌"假冒伪劣药品"生产、销售和使用相关的如下的**法律责任**:

未取得《药品生产许可证》、《药品经营许可证》或者《医疗机构制剂许可证》生产药品、经营药品的,依法予以取缔,没收违法生产、销售的药品和违法所得,并处违法生产、销售的药品(包括已售出的和未售出的药品,下同)货值金额二倍以上五倍以下的罚款;构成犯罪的,依法追究刑事责任。

生产、销售假药的,没收违法生产、销售的药品和违法所得,并处违法生产、销售药品货值金额二倍以上五倍以下的罚款;有药品批准证明文件的予以撤销,并责令停产、停业整顿;情节严重的,吊销《药品生产许可证》、《药品经营许可证》或者《医疗机构制剂许可证》;构成犯罪的,依法追究刑事责任。

生产、销售劣药的,没收违法生产、销售的药品和违法所得,并处违法生产、销售药品货值金额一倍以上三倍以下的罚款;情节严重的,责令停产、停业整顿或者撤销药品批准证明文件,吊

笔记

销《药品生产许可证》、《药品经营许可证》或者《医疗机构制剂许可证》；构成犯罪的，依法追究刑事责任。

从事生产、销售假药及生产、销售劣药情节严重的企业或者其他单位，其直接负责的主管人员和其他直接责任人员十年内不得从事药品生产、经营活动。

对生产者专门用于生产假药、劣药的原辅材料、包装材料、生产设备，予以没收。

知道或者应当知道属于假劣药品而为其提供运输、保管、仓储等便利条件的，没收全部运输、保管、仓储的收入，并处违法收入百分之五十以上三倍以下的罚款；构成犯罪的，依法追究刑事责任。已取得《药品生产许可证》、《药品经营许可证》的企业生产、销售假药、劣药的，除依法追究该企业的法律责任外，对有失职、渎职行为的药品监督管理部门直接负责的主管人员和其他直接责任人员依法给予行政处分；构成犯罪的，依法追究刑事责任。药品的生产企业、经营企业、医疗机构违反本法规定，给药品使用者造成损害的，依法承担赔偿责任。

示例 1-37　2013 年 5 月公安部会同国家食品药品监督管理总局成功破获湖南邵东县犯罪嫌疑人刘梦书和周根香制售假药特大案件。他们在一出租屋内用自来水掺洗剂清洗空瓶，在卧室内用在超市购买的"屈臣氏蒸馏水"通过饮水机充入空瓶内进行灌装，每瓶加入一支维生素 K_1 进行调色并有发泡作用，然后用压盖机封盖，再用医用手提式高压消毒锅进行高压灭菌，生产假劣人血白蛋白。专案人员在现场查获成品假人血白蛋白 2548 瓶、半成品 1900 余瓶，成品假免疫球蛋白 1200 瓶、半成品 1.1 万余瓶。假药经犯罪嫌疑人赵明华销售。给患者的生命安全带来了极大的风险。

示例 1-38　盐酸西布曲明是一种中枢神经抑制剂，具有兴奋、抑制食欲等作用。1997 年，西布曲明在墨西哥、美国获得批准上市，并被用于减肥药中，因其减肥效果明显，在全球 86 个国家得到上市批准，曾经风靡一时。然而，因为该药通过中枢的抑制作用，会对心脏、血压、心血管等产生明显的毒副作用，增加心血管疾病风险。这种风靡一时的减肥药，在国内外已经导致了较多的死亡案例，而被禁止使用。2010 年 1 月 21 日欧盟宣布暂停使用，同年 10 月 8 日美国、澳大利亚等国也宣布停用。2010 年 10 月 30 日，我国也宣布停止生产和使用西布曲明的原料和制剂。然而，该成分屡被一些不法商家巧妙加入减肥食品 / 产品中牟取暴利，给使用者的健康和生命安全带来了极大风险。2013 年国家食品药品监督管理总局为进一步加强保健食品监管，整顿和规范保健食品市场秩序，严厉打击保健食品"**非法生产、非法经营、非法添加和非法宣传**"（简称"四非"）等违法违规行为，专门发文（食药监[2013]15 号）开展了打击保健食品"四非"专项行动。2013 年食品药品监督管理部门在保健食品执法检查和抽检中，发现"赛而牌维美克减肥颗粒"等 21 种产品（表 1-6）含有违禁化学药物成分，经核实上述产品为假冒保健食品；12 月 13 日国家食品药品监督管理总局要求查处这些假冒保健食品。

示例 1-39　"银杏叶事件"

银杏叶制剂是治疗脑血管疾病的常用药，用于治疗瘀血阻络引起的胸痹心痛、脑卒中、冠心病稳定型心绞痛等，目前在国内外使用非常广泛。

而违法生产企业，为了降低生产成本，将银杏叶提取物的生产工艺由稀乙醇提取，改为 3% 盐酸提取，导致银杏叶提取物有害成分银杏酸（可引起严重的过敏反应，还会引起基因突变、神经损伤等）超标（应不得过 10mg/kg）；并且盐酸工艺会分解提取物中的有效成分，使"总黄酮醇苷含量"和"萜内酯"的含量不合格；有些违法生产企业通过添加其他低成本黄酮化合物（如芦丁）等，进行假冒。这些均严重干扰了药品生产的秩序，影响了药品的安全性和有效性。

2015 年 6 月 8 日，CFDA 发布了《关于开展银杏叶提取物和银杏叶药品检验的通告》，要求各生产企业对自 2014 年 1 月 1 日后生产的所有批次银杏叶提取物、银杏叶片和银杏叶胶囊逐批进行检验；凡检验不合格的，企业应当立即停止生产、销售和使用，并召回已上市产品。

笔记

表 1-6　2013 年 12 月 13 日国家食品药品监督管理总局公布的 21 种假冒保健食品名单

序号	标示产品名称	标示批号	标示生产单位	标示批准文号	检出违禁成分	被抽样单位
1	赛而牌维美克减肥颗粒	2011061502	济南华尚鲁卫科技有限公司 香港本草堂国际实业有限公司联合出品	国食健字 G20041012	酚酞 西布曲明	哈药集团股份有限公司宝葫芦大药房
2	优美·减肥胶囊	110301/3	广州康尔斯生物科技有限公司(合作企业:陕西诺瑞特生物科技有限公司)	国食健字 G20040529	酚酞 西布曲明	湖南九芝堂零售连锁有限公司安乡紫珑店
3	模特一号牌纳米瘦身	120215、111003、120215	咸阳亿鑫中医药研究所、成都和记杨森绿色生物技术有限公司联合出品	国食健字 G20041047	酚酞 西布曲明	怀化市鹤城区太平桥平价药房
4	蚁力神牌鸣琪胶囊	20110601、20120212	郑州众合德生物科技有限公司(申报单位:北京华卫康科技有限公司)	国食健字 G20041432	格列本脲 二甲双胍	呼和浩特市新城区蒙威无糖食品专卖店
5	诺瑞特牌巴拿拿胶囊	20110412	陕西省科学院制药厂(出品单位:陕西诺瑞特生物科技有限公司)	国食健字 G20050967	他达拉非	呼和浩特市福瑞源医药有限责任公司
6	艾丽斯牌艾丽斯胶囊	2011101201	北京益华康科技有限公司 广州市花城保健食品厂联合出品	国食健字 G20080677	酚酞 西布曲明	常德市安乡县信城大药房
7	英皇龙威牌斯力泰胶囊	20110920	西安万春生物科技有限公司	国食健字 G20110029	西地那非 他达拉非	黑龙江泰华医药集团有限公司
8	中研通牌山决左旋肉碱胶囊	20110901	北京中研万通科技中心保健食品厂(申请人中文名称:北京中研万通科技中心、中国中医科学院中医药科技合作中心)	国食健字 G20110071	酚酞	重庆和平药房彭水医药有限责任公司
9	脂肪燃烧弹果素瘦身胶囊	110708	广州新生态生物科技发展有限公司	卫进食字(1998)第 0323 号	西布曲明	黑龙江启康百姓医药连锁有限公司会展家园店
10	神奇牌丽身减肥冲剂	201111290、201204105	广州丽之源生物科技有限公司(授权出品:北京康美神保健品研究开发公司)	卫食健字(1997)第 505 号	西布曲明	怀化市河西双佳保健品经营部
11	翎儿牌仙人掌减肥	110302	深圳市金身堂生物科技有限公司	卫食健字(1999)第 0639 号	西布曲明	黑龙江启康百姓医药连锁有限公司会展家园店

笔记

续表

序号	标示产品名称	标示批号	标示生产单位	标示批准文号	检出违禁成分	被抽样单位
12	益herbal美颜牌乳鸽胶囊	20111202	长春市昱颜堂保健品生物技术有限公司	卫食健字(2000)第0073号	格列本脲苯乙双胍	衡阳市雁峰区劳氏药铺衡阳店
13	嘉鹤牌圣维康胶囊	111101	西安康丽中草药研发有限公司(出品:山东嘉鹤生物制品有限公司)	卫食健字(2002)第0197号	二甲双胍罗格列酮格列本脲	湖南国大民生堂药房连锁有限公司旗舰店
14	健康牌减肥胶囊	120211、120222	广州纤魅源生物科技有限公司,深圳益生堂生物企业有限公司联合出品	卫食健字(2002)第0278号	西布曲明	哈尔滨市丽氏保健品
15	原点牌糖宁胶囊	120201、110801	咸阳秦昆生物医学工程有限公司(监制单位:咸阳大愚科技发展有限公司)	卫食健字(2002)第0507号	格列本脲罗格列酮二甲双胍	长沙一品康保健产品有限公司
16	龟鹿壮腰健肾丸(速效型)	2011.01.08(生产日期)	吉林省长白山参茸生物工程有限公司	卫食健字(2002)第068号	西地那非	哈尔滨市友协经济发展有限公司健民药店
17	挺靓牌减肥胶囊	20120203	广州奥黛美生物科技有限公司,西宁华高医药保健品有限公司联合出品	卫食健字(2003)第0331号	酚酞西布曲明	敖汉旗新惠国医堂大药房
18	挺靓牌减肥胶囊	20111202	深圳市健super生物科技有限公司,华高医药保健品有限公司联合出品	卫食健字(2003)第0331号	酚酞西布曲明	黑龙江省君再生大药房有限公司
19	挺靓牌减肥胶囊	20120101	西宁华高医药保健品有限公司,广州安莱医药科技有限公司联合出品	卫食健字(2003)第0331号	酚酞	湖南湘北药业有限公司中心大药房
20	苹果醋挺靓牌减肥胶囊	07045119	香港金夫人生物科技集团实业有限公司,西宁华高医药保健品有限公司联合出品	卫食健字(2003)第0331号	西布曲明	黑龙江启康百姓医药连锁有限公司会展家园店
21	绿源劲力胶囊	101203	上海宝昆医药科技有限公司北京分公司	卫食健字(2003)第0158号	西地那非	绥化市北林区天一保健品总汇

笔记

2015 年 11 月 5 日 CFDA 发布了《食品药品监管总局关于切实做好对违法生产销售银杏叶提取物及制剂行为查处工作的通知》，对违法生产销售银杏叶提取物及制剂行为提出了分类处罚的原则。

（中国药科大学　杭太俊）

参考文献

1. 国家药典委员会 . 中华人民共和国药典 . 2015 年版 . 北京：中国医药科技出版社，2015

2. The United States Pharmacopeial Convention. USP38-NF33（U.S. Pharmacopeia 38 - National Formulary 33）. Rockville，Maryland：United Book Press，2014 http://www.usp.org/usp-nf/official-text

3. The British Pharmacopoeia Commission. British Pharmacopeia 2015 ed. Landon：The Stationery Office，2014 https://www.pharmacopoeia.com/the-british-pharmacopoeia

4. European Directorate for the Quality of Medicines & Healthcare（EDQM）. European Pharmacopeia 8th ed. Strasbourg：Council of Europe，2013 http://www.edqm.eu/en/

5. Society of Japanese Pharmacopeia. Japanese Pharmacopeia XVI ed. Tokyo：Yakuji Nippo LTD.，2011 http://jpdb.nihs.go.jp/jp16e/

6. WHO Expert Committee on Specifications for Pharmaceutical Preparations. International Pharmacopoeia 5th ed. Geneva：World Health Organization，2015　http://apps.who.int/phint/en/p/docf/

7. 卫生部药典委员会 . 国家药品标准工作手册 . 第 3 版 . 北京：卫生部药典委员会，1998

第二章 药物的鉴别试验

学习要求

1. 掌握 鉴别试验的目的、药物性状和物理常数的测定及其对药物鉴别的作用,常用鉴别方法与选择。

2. 熟悉 鉴别试验的影响因素与注意事项。

3. 了解 鉴别试验方法的验证。

第一节 药物鉴别试验的定义与目的

药物的鉴别试验是根据药物的分子结构、理化性质,采用物理、化学或生物学方法来判断药物的真伪。它是药品质量检验工作中的首项任务,只有在药物鉴别无误的情况下,进行药物的杂质检查、含量测定等分析才有意义。《中国药典》和世界各国药典所收载的药品项下的鉴别试验方法,均为用来证实贮藏在有标签容器中的药物是否为其所标示的药物,而不是对未知物进行定性分析。这些试验方法虽有一定的专属性,但不足以确证其结构,因此不能赖以鉴别未知物。如 ChP2015 凡例中对药物鉴别的定义为:鉴别项下规定的试验方法,系根据反映该药品某些物理、化学或生物学等特性所进行的药物鉴别试验,不完全代表对该药品化学结构的确证。而化学药物的结构确证不同于上述的药物鉴别试验,其主要任务是确认所制备原料药的结构是否正确,适用于未知化合物的鉴别或目标对象的结构确认。

第二节 鉴别试验的项目

鉴别项下规定的试验方法,仅适用于鉴别药物的真伪;对于原料药,还应结合性状项下的外观和物理常数进行确认。

一、性 状

药物的性状反映了药物特有的物理性质,一般包括外观、臭、味、溶解度和物理常数等。

(一)外观

是对指药品的色泽和外表感观的规定,包括药品的聚集状态、晶型、色泽以及臭、味等性质。

示例 2-1 ChP2015 中盐酸氯丙嗪的性状描述:本品为白色或乳白色结晶性粉末;有微臭,味极苦;有引湿性;遇光渐变色;水溶液显酸性反应。盐酸氯丙嗪片的性状描述:本品为糖衣片,除去包衣后显白色。

(二)溶解度

溶解度是药品的一种物理性质,在一定程度上反映了药品的纯度、晶型或粒度,也可供精制或制备溶液时参考。药品的溶解度检查不合格,提示其纯度、晶型或粒度可能存在问题。一个化合物的表观溶解度是由其组成的各个成分溶解度的加权和。尽管其含量测定可能是合格的,但溶解度的不合格提示了其中的一个或几个比较大的相关杂质影响其表观溶解行为。

另外,溶解度不合格,也可能是由药品的晶型和粒度的差异造成的。ChP2015 采用"极易溶解、易溶、溶解、略溶、微溶、极微溶解、几乎不溶或不溶"来描述药品在不同溶剂中的近似溶解度。通常考察药品在水及常用溶剂(与该药品溶解特性密切相关的、配制制剂、制备溶液或精制操作所需用的溶剂等)中的溶解度。

测定法:除另有规定外,称取研成细粉的供试品或量取液体供试品,于25℃±2℃一定容量的溶剂中,每隔5分钟强力振摇30秒钟;观察30分钟内的溶解情况,如无目视可见的溶质颗粒或液滴时,即视为完全溶解。

示例 2-2　如尼莫地平的溶解度:在丙酮、三氯甲烷或乙酸乙酯中易溶,在乙醇中溶解,在乙醚中微溶,在水中几乎不溶。

(三) 物理常数

物理常数是评价药品质量的主要指标之一。其测定结果不仅对药品具有鉴别意义,也反映了该药品的纯度。ChP2015 收载的物理常数包括:相对密度、馏程、熔点、凝点、比旋度、折光率、黏度、吸收系数、碘值、皂化值、酸值等。

1. **熔点**　系指一种物质按规定方法测定,由固体熔化成液体的温度、熔融同时分解的温度或在熔化时自初熔至全熔的一段温度,是多数固体有机药物的重要物理常数。ChP2015 四部收载有三种测定方法,其中最常用的方法为测定易粉碎固体药品的"第一法",此外还有少数品种采用的第二法和第三法,一般未注明者均指"第一法"。第一法又分为传温液加热法和电热块空气加热法,测定时,若供试品熔融且不分解,俟温度上升至较规定的熔点低限约低10℃时,调节升温速度为1.0~1.5℃/min,若供试品熔融同时分解,则升温速度为2.5~3.0℃/min。要求报告"初熔"(供试品在毛细管内开始局部液化出现明显液滴时的温度)和"全熔"(供试品全部液化时的温度)。对于不易粉碎的固体样品和类似凡士林的物质则分别采用第二法和第三法。

示例 2-3　雌二醇的熔点:本品的熔点为 175~180℃;硝酸益康唑的熔点:本品的熔点为163~167℃,熔融时同时分解。

对熔点难以判断或熔融同时分解的品种应同时采用热分析方法进行比较研究。

2. **比旋度**　在一定波长与温度下,偏振光透过长 1dm 且每 1ml 中含有旋光性物质 1g 的溶液时测得的旋光度称为比旋度。它是反映手性药物特性及其纯度的主要指标,可用以区别药品、检查纯度或测定制剂的含量。旋光度测定最常用的光源是采用钠灯的 D 线(589.3nm),也可采用其他光源,例如汞灯。

示例 2-4　维生素 C 的比旋度测定:取本品,精密称定,加水溶解并定量稀释使成每 1ml 中约含 0.10g 的溶液,依法测定,比旋度为 +20.5°~+21.5°。

3. **吸收系数**　在给定的波长、溶剂和温度等条件下,吸光物质在单位浓度、单位液层厚度时的吸光度称为吸收系数。有两种表示方式:摩尔吸收系数和百分吸收系数。后者是ChP2015 收载的方法,它是指在一定波长下,溶液浓度为 1%(g/ml)、厚度为 1cm 时的吸收度,用 $E_{1cm}^{1\%}$ 表示,它是吸光物质的重要物理常数,不仅用于考查原料药的质量,同时可作为该药物制剂应用紫外分光光度法测定含量时的依据。测定方法应按药典规定方法进行,需注意仪器的校正和检定。

示例 2-5　盐酸氨溴索的吸收系数测定:取本品适量,精密称定,加 0.01mol/L 盐酸溶液溶解并定量稀释制成每 1ml 中约含 25μg 的溶液,在 244nm 的波长处测定吸光度,吸收系数($E_{1cm}^{1\%}$)为233~247。

二、一般鉴别试验

一般鉴别试验是依据某一类药物的化学结构或理化性质的特征,通过化学反应来鉴别药物的真伪。对无机药物是根据其组成的阴离子和阳离子的特殊反应;对有机药物则大都采用典型的官能团反应。因此,一般鉴别试验只能证实是某一类药物,而不能证实是哪一种药物。

笔记

通常一般鉴别试验仅供确认药物质量标准中单一的化学药物,若为数种化学药物的混合物或有干扰物质存在时,除另有规定外,一般是不适用的。ChP2015附录项下的一般鉴别试验所包括的项目有:丙二酰脲类、托烷生物碱类、芳香第一胺类、有机氟化物、无机金属盐类(钠盐、钾盐、锂盐、铵盐、镁盐、钙盐、钡盐、铁盐、铝盐、锌盐、铜盐、银盐、汞盐、铋盐、锑盐、亚锡盐)、有机酸盐(水杨酸盐、枸橼酸盐、乳酸盐、苯甲酸盐、酒石酸盐)、无机酸盐(亚硫酸盐或亚硫酸氢盐、硫酸盐、硝酸盐、硼酸盐、碳酸盐与碳酸氢盐、醋酸盐、磷酸盐、氯化物、溴化物、碘化物)。现以几个典型的无机离子及有机物官能团为例来阐明鉴别试验原理。

(一) 有机氟化物

鉴别方法:取供试品约7mg,照氧瓶燃烧法进行有机破坏,用水20ml与0.01mol/L氢氧化钠溶液6.5ml为吸收液,使燃烧完全后,充分振摇,取吸收液2ml,加茜素氟蓝试液0.5ml,再加12%醋酸钠的稀醋酸溶液0.2ml,用水稀释至4ml,加硝酸亚铈试液0.5ml,即显蓝紫色,同时作空白对照试验。

反应原理:有机氟化物经氧瓶燃烧法破坏,被碱性溶液吸收成为无机氟化物,与茜素氟蓝、硝酸亚铈在pH4.3溶液中形成蓝紫色络合物,反应式如下:

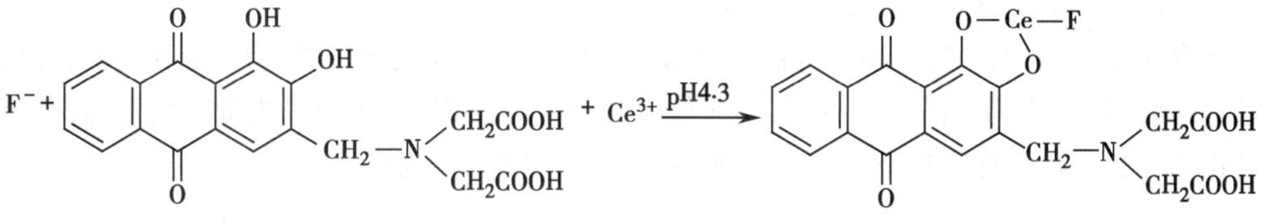

(茜素氟蓝)　　　　　　　　　　　　　　　(蓝紫色络合物)

(二) 有机酸盐

1. 水杨酸盐

鉴别方法一:取供试品的稀溶液,加三氯化铁试液1滴,即显紫色。

反应原理:本品在中性或弱酸性条件下,与三氯化铁试液生成配位化合物,在中性时呈红色,弱酸性时呈紫色。

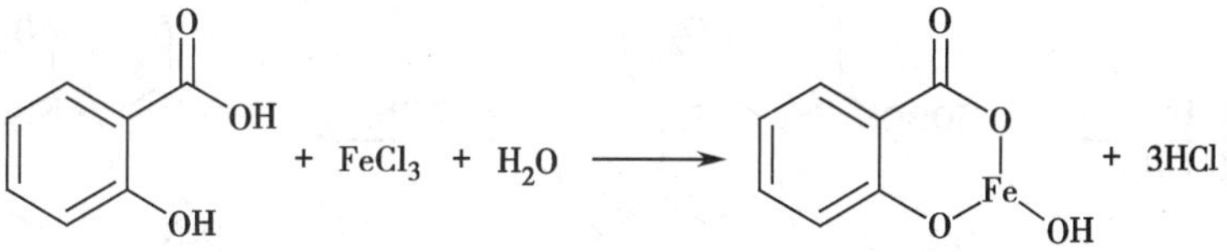

鉴别方法二:取供试品溶液,加稀盐酸,即析出白色水杨酸沉淀;分离,沉淀在醋酸铵试液中溶解。

2. 酒石酸盐

鉴别方法:取供试品的中性溶液,置洁净的试管中,加氨制硝酸银试液数滴,置水浴中加热,银即游离并附在试管的内壁成银镜。

反应原理:

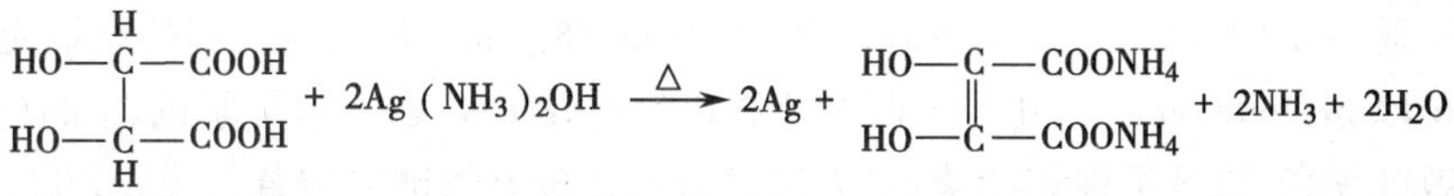

(三) 芳香第一胺类

鉴别方法:取供试品约50mg,加稀盐酸1ml,必要时缓缓煮沸使溶解,加0.1mol/L亚硝酸钠溶液数滴,加与0.1mol/L亚硝酸钠溶液等体积的1mol/L脲溶液,振摇1分钟,滴加碱性 β-萘酚试液数滴,视供试品不同,生成由粉红到猩红色沉淀。

笔记

反应原理:

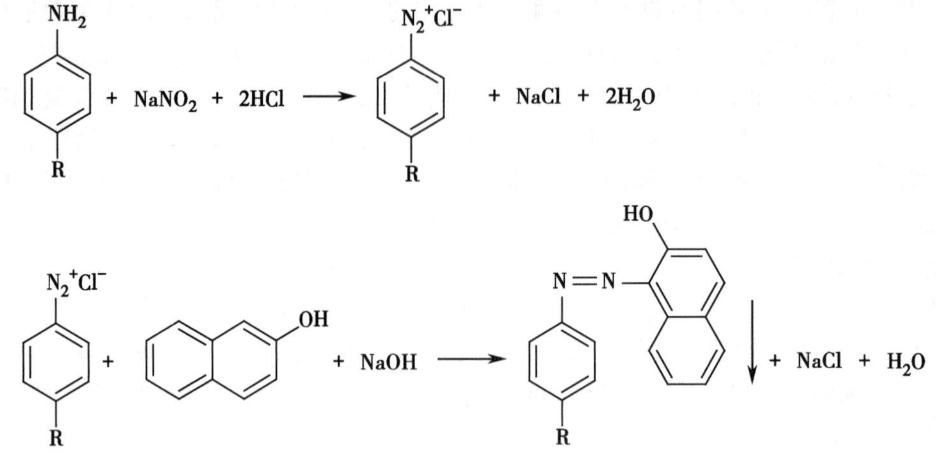

（四）托烷生物碱类

鉴别方法:取供试品约 10mg,加发烟硝酸 5 滴,置水浴上蒸干,得黄色的残渣,放冷,加乙醇 2~3 滴湿润,加固体氢氧化钾一小粒,即显深紫色。

反应原理:托烷生物碱类均具有莨菪酸结构,可发生 Vitali 反应,水解后生成莨菪酸,经发烟硝酸加热处理,转变为三硝基衍生物,再与氢氧化钾醇溶液作用,转变成醌型产物而显深紫色。后马托品水解产物没有莨菪酸,不能发生此反应,可以此作为区别。

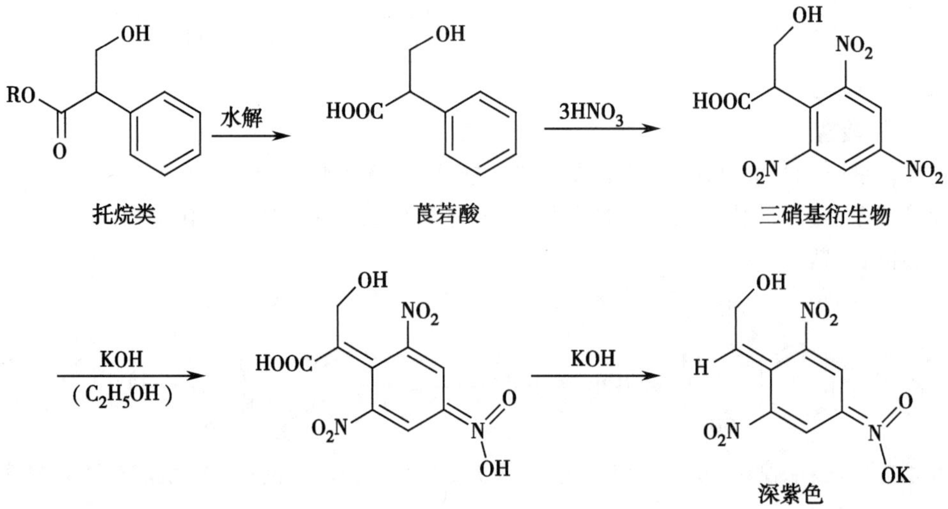

（五）无机金属盐

1. 钠盐、钾盐、钙盐、钡盐的焰色反应

鉴别方法:取铂丝,用盐酸湿润后,蘸取供试品,在无色火焰中燃烧,火焰即显各离子的特征颜色。钠离子火焰显鲜黄色;钾离子火焰显紫色;钙离子火焰显砖红色;钡离子火焰显黄绿色,自绿色玻璃中透视,火焰显蓝色。

测定原理:钠的火焰光谱的主要谱线有 589.0nm、589.6nm,显黄色。钾的火焰光谱的主要谱线有 766.49nm、769.90nm 等,由于人眼在此波长附近敏感度较差,故显紫色。如有钠盐混存,因钠焰灵敏度很高,遮盖了钾焰的紫色,需透过蓝色钴玻璃将钠焰的黄色滤去,此时火焰显粉红色。钙的火焰光谱的主要谱线有 622nm、554nm、442.67nm 与 602nm,其中 622nm 的谱线最强,显砖红色。钡的火焰光谱在可见光区有 533.56nm、513nm、488nm 这几条主要谱线,其中以 533.56nm 波长的谱线最强。

2. 铵盐

鉴别方法:取供试品,加过量的氢氧化钠试液后,加热,即分解,发生氨臭;遇用水湿润的红色石蕊试纸,能使之变蓝色,并能使硝酸亚汞试液湿润的滤纸显黑色。

测定原理:

$$NH_4^+ + OH^- \longrightarrow NH_3\uparrow + H_2O$$

$$Hg_2Cl_2 + 2NH_3 \longrightarrow Hg（黑色）+ Hg（NH_2）Cl + NH_4Cl$$

(六)无机酸根

1. 氯化物

鉴别一:取供试品溶液,加稀硝酸使成酸性后,滴加硝酸银试液,即生成白色凝乳状沉淀;分离,沉淀加氨试液即溶解,再加稀硝酸酸化后,沉淀复生成。如供试品为生物碱或其他有机碱的盐酸盐,须先加氨试液使成碱性,将析出的沉淀滤过除去,取滤液进行试验。

鉴别二:取供试品少量,置试管中,加等量的二氧化锰,混匀,加硫酸湿润,缓缓加热,即产生氯气,能使用水湿润的碘化钾淀粉试纸显蓝色。

2. 硫酸盐

鉴别一:取供试品溶液,滴加氯化钡试液,即生成白色沉淀;分离,沉淀在盐酸或硝酸中均不溶解。

鉴别二:取供试品溶液,滴加醋酸铅试液,即生成白色沉淀;分离,沉淀在醋酸铵试液或氢氧化钠试液中溶解。

鉴别三:取供试品溶液,加盐酸,不生成白色沉淀(与硫代硫酸盐区别)。

3. 硝酸盐

鉴别一:取供试品溶液,置试管中,加等量的硫酸,小心混合,冷却后,沿管壁加硫酸亚铁试液,使成两液层,接界面显棕色。

鉴别二:取供试品溶液,加硫酸与铜丝(或铜屑),加热,即发生红棕色的蒸气。

鉴别三:取供试品溶液,滴加高锰酸钾试液,紫色不应褪去(与亚硝酸盐区别)。

三、专属鉴别试验

药物的专属鉴别试验是证实某一种药物的依据,它是根据每一种药物化学结构的差异及其所引起的物理化学特性不同,选用某些特有的灵敏的定性反应,来鉴别药物的真伪。如巴比妥类药物含有丙二酰脲母核,主要的区别在于5,5-位取代基和2-位取代基的不同:苯巴比妥含有苯环,司可巴比妥含有双键,硫喷妥钠含有硫原子,可根据这些取代基的性质,采用各自的专属反应进行鉴别。又如甾体激素类药物含有环戊烷骈多氢菲母核,主要的结构差异在A环和D环的取代基不同,可利用这些结构特征进行鉴别确证。以上详细内容可见有关章节。

综上所述,一般鉴别试验是以某些类别药物的共同化学结构为依据,根据其相同的物理化学性质进行药物真伪的鉴别,以区别不同类别的药物。而专属鉴别试验,则是在一般鉴别试验的基础上,利用各种药物的化学结构差异,来鉴别药物,以区别同类药物或具有相同化学结构部分的各个药物单体,达到最终确证药物真伪的目的。

第三节 鉴别方法

药物的鉴别方法要求专属性强,耐用性好,灵敏度高,操作简便、快速等。对于化学药物常用鉴别方法有化学法、光谱法、色谱法和生物学法。对于中药材及其提取物和制剂常用的鉴别方法还有显微鉴别法和特征图谱或指纹图谱鉴别法。

原料药的鉴别试验常用的方法有化学反应法、色谱法和光谱法等。光学异构体药物的鉴别应具有专属性。对一些特殊品种,如果用以上三类方法尚不能鉴别时,可采用其他方法,如用粉末 X 射线衍射方法鉴别矿物药的不同晶型等。

制剂的鉴别试验,其方法要求同原料药,通常尽可能采用与原料药相同的方法,但需注意:①由于多数制剂中均加有辅料,应排除制剂中辅料的干扰;②有些制剂的主药含量甚微,必须采用灵敏度高、专属性强、操作较简便的方法,如色谱法等。

一、化学鉴别法

化学鉴别法必须具有反应迅速、现象明显的特点才有实用价值,至于反应是否完全则不是主要的。化学鉴别试验应明确反应原理,特别是在研究结构相似的系列药物时,应注意与可能存在的结构相似的化合物的区别,并要进行试验验证。化学鉴别法包括测定生成物的熔点,在适当条件下产生颜色、荧光或使试剂褪色,发生沉淀反应或产生气体。

(一)呈色反应鉴别法

系指供试品溶液中加入适当的试剂溶液,在一定条件下进行反应,生成易于观测的有色产物。如酚羟基的三氯化铁呈色反应;芳香第一胺的重氮化-偶合反应;托烷生物碱类的 Vitali 反应;肾上腺皮质激素类的四氮唑反应;含羰基结构的苯肼反应;氨基酸及氨基糖苷类的茚三酮反应;氨基醇结构的双缩脲反应等。

(二)沉淀生成反应鉴别法

系指供试品溶液中加入适当的试剂溶液,在一定条件下进行反应,生成不同颜色的沉淀,有的具有特殊的沉淀形状。如丙二酰脲类的硝酸银反应;氯化物的银盐沉淀反应;还原性基团的银镜反应(如异烟肼)、生成氧化亚铜红色沉淀反应(如肾上腺皮质激素类、葡萄糖);苯甲酸盐类的三氯化铁反应;与重金属离子的沉淀反应(如利多卡因);含氮杂环类的生物碱沉淀剂(碘化铋钾、硅钨酸等)反应;磺胺类药物的铜盐反应等。

(三)荧光反应鉴别法

在适当的溶剂中药物本身可在可见光下发射荧光,如硫酸奎宁的稀硫酸溶液显蓝色荧光;药物与适当试剂反应后发射出荧光,如氯普噻吨加硝酸后用水稀释,在紫外灯下显绿色荧光;维生素 B_1 的硫色素反应等。

(四)气体生成反应鉴别法

大多数的胺(铵)类药物、酰脲类药物以及某些酰胺类药物可经强碱处理后加热产生氨(胺)气(巴比妥类药物);化学结构中含硫的药物可经强酸处理后加热产生硫化氢气体(盐酸雷尼替丁);含碘有机药物经直火加热可生成紫色碘蒸气(碘苷);含乙酸酯和乙酰胺类药物,经硫酸水解后,加乙醇可产生乙酸乙酯的香味(对乙酰氨基酚)。

(五)使试剂褪色的鉴别法

如维生素 C 的二氯靛酚反应;氧烯洛尔的高锰酸钾反应;司可巴比妥钠的碘试液反应。

(六)测定生成物的熔点

该法操作烦琐、费时,应用较少。

二、光谱鉴别法

(一)紫外光谱鉴别法

多数有机药物分子中含有能吸收紫外可见光的基团而显示特征吸收光谱,可作为鉴别的依据,但因吸收光谱较为简单,曲线形状变化不大,用作鉴别的专属性远不如红外光谱。

因此宜采用在指定溶剂中测定 2~3 个特定波长处的吸收度比值(峰值与峰值比或峰值与峰谷值比),以提高专属性。如能在文字叙述中明确测定的波长范围,则更为严谨。

对于一个药物多个吸收峰的峰值相差较大时,采用单一浓度不易观察到全部吸收峰,可采用两种浓度的供试液分别测定其最大吸收波长。

笔记

常用的方法有:①测定最大吸收波长,或同时测定最小吸收波长;②规定一定浓度的供试液在最大吸收波长处的吸收度;③规定吸收波长和吸收系数法;④规定吸收波长和吸收度比值法;⑤经化学处理后,测定其反应产物的吸收光谱特性。以上方法可以单个应用,也可几个结合起来使用,以提高方法的专属性。

示例 2-6　盐酸布比卡因的 UV 鉴别:取本品适量,精密称定,按干燥品计算,加 0.01mol/L 盐酸溶液溶解并定量稀释,制成每 1ml 中约含 0.40mg 的溶液,在 263nm 与 271nm 的波长处有最大吸收;其吸光度分别为 0.53~0.58 与 0.43~0.48。

示例 2-7　地蒽酚的 UV 鉴别:取含量测定项下的溶液,于 240~400nm 的波长范围内测定吸光度,在 257nm、289nm 与 356nm 的波长处有最大吸收。在 257nm 与 289nm 处的吸光度比值应为 1.06~1.10;在 356nm 与 289nm 处的吸光度比值为 0.90~0.94。

示例 2-8　氯贝丁酯的 UV 鉴别:取本品,加无水乙醇制成每 1ml 中含 0.10mg 的溶液(1)与每 1ml 中含 10μg 的溶液(2),溶液(2)在 226nm 的波长处有最大吸收;溶液(1)在 280nm 与 288nm 的波长处有最大吸收。

上述三个例题中示例 2-7 最严谨,不仅规定了测定波长范围,同时规定了两个波长处的吸光度比值,因为是同一溶液两个波长处的吸光度比值,故测定液的浓度不必严格要求。示例 2-6 中虽然规定了用干燥品计算,但其测定液浓度没有严格规定数值范围,且以吸光度计而非吸收比计,因此取样量稍有变化就会使吸光度偏离,该例的供试液制备中"制成每 1ml 中约含 0.40mg 的溶液"较难掌握。示例 2-8 中仅仅规定了某处有最大吸收,没有吸光值的规定,故浓度没有严格规定,其专属性较差,其他药物也有可能在这几个波长处有最大吸收。

USP38 采用对照品法,将样品与对照品按同法处理,在 200~400nm 波长范围内扫描两溶液,要求在相同的波长处有最大吸收、最小吸收和相同的吸收系数,或吸收比在规定的限度内。

示例 2-9　USP38 中阿替洛尔的 UV 鉴别:本品 20μg/ml 甲醇溶液显示的紫外光谱图与同样条件下测得的 USP 阿替洛尔对照品的紫外光谱图一致。

示例 2-10　USP38 中呋塞米的 UV 鉴别:本品 8μg/ml 的 0.02mol/L 氢氧化钠溶液,在 271nm 处的吸收系数,按干燥品计,与 USP 呋塞米对照品的吸收系数相差不得超过 3.0%。

JP16 与 ChP2015 利用 UV 进行药物鉴别的方法相似,大部分品种均采用与标准图谱特征比对的方法进行。

示例 2-11　JP16 中氟胞嘧啶的 UV 鉴别:取本品的 0.1mol/L 盐酸溶液(1 → 125 000),照分光光度法测定,所得光谱与标准光谱比较,在相同的波长处应有一致的吸收。

BP2015 通常规定在一定波长范围内扫描,寻找最大吸收,并测定其吸收系数。

示例 2-12　BP2015 中盐酸吗啡的 UV 鉴别:取本品 25mg,加水溶解并稀释成 25.0ml,作为供试品溶液 A。

鉴别一:取供试品溶液 A 10.0ml,加水稀释成 100.0ml 的溶液,作为供试品溶液 1,于 250~350nm 波长范围内测定,溶液显示在 285nm 处有一最大吸收峰,其吸收系数应为 37~43。

鉴别二:取供试品溶液 A 10.0ml,加 0.1mol/L 氢氧化钠溶液稀释成 100.0ml 的溶液,作为供试品溶液 2,在 250~350nm 波长范围内测定,溶液显示在 298nm 处有一最大吸收峰,其吸收系数应为 64~72。

在 BP2015 中也有采用比较不同最大吸收的吸光度比值的方法。

示例 2-13　BP2015 中阿替洛尔的 UV 鉴别:取本品 0.100g 用甲醇溶解并稀释至 100ml,取上述溶液 10.0ml 用甲醇稀释至 100ml。在 230~350nm 波长范围内测定,溶液显示在 275nm 和 282nm 处有最大吸收峰,其吸收度比值为 1.15~1.20。

(二)红外光谱鉴别法

红外光谱法是一种专属性很强、应用较广(固体、液体、气体样品)的鉴别方法。主要用于组分单一、结构明确的原料药,特别适合于用其他方法不易区分的同类药物,如磺胺类、甾体激素类和半合成抗生素类药品。

在用红外光谱进行鉴别试验时,ChP2015采用标准图谱对照法,USP38则采用对照品法。

示例2-14　USP38中阿莫西林的IR鉴别:取本品,经干燥后用溴化钾压片法测定,所得图谱与USP阿莫西林对照品的图谱一致。

JP16将红外光谱鉴别分为3种:用对照品的鉴别法、用对照光谱的鉴别法、用吸收波数的鉴别法。正文规定方法有的可选择,如地塞米松的红外光谱鉴别为用溴化钾压片法,可与对照光谱比对;也可与对照品同法测定比对,如有差异,样品与对照品用丙酮重结晶,干燥后再测定。

示例2-15　JP16中劳拉西泮(lorazepam)的IR鉴别:取本品,经干燥后用溴化钾压片法测定,其红外光吸收图谱与标准谱图比较在相同波数处应有相似吸收度。

BP2015中红外分光光度法中鉴别项下规定有3种方法:用化学对照品的鉴别法、用EP对照光谱的鉴别法和用BP对照光谱的鉴别法。在正文中有具体规定。

示例2-16　BP2015中喷他佐辛(pentazocine)的IR鉴别:原料药的红外光谱应与EP中pentazocine(A型)的标准光谱一致。

示例2-17　BP2015中西咪替丁的IR鉴别:供试品的红外光谱与西咪替丁对照品制得的光谱比较,应一致;若有差异,将供试品与对照品分别溶于异丙醇,干燥后重新测定红外光谱进行比较。

ChP2015收载的光谱图,系用分辨率为 $2cm^{-1}$ 条件绘制,基线一般控制在90%透光率以上,供试品取样量一般控制在使其最强吸收峰在10%透光率以下。ChP2015收载的药品红外光谱图的波数范围为 $4000\sim400cm^{-1}$,而BP收载的光谱图绝大部分标准图谱为 $2000\sim400cm^{-1}$ 波数范围。

1. 试样制备方法

(1) 压片法:取供试品约1mg,置玛瑙研钵中,加入干燥的溴化钾或氯化钾细粉约200mg,充分研磨混匀,移置于直径为13mm的压模中(也可采用其他直径的压模制片,样品与分散剂的用量可相应调整以制得浓度合适的片),使铺布均匀,抽真空约2分钟后,加压至0.8~1GPa,保持2~5分钟,除去真空,取出制成的供试片,目视检查应均匀透明,无明显颗粒。

将供试片置于仪器的样品光路中,并扣除用同法制成的空白溴化钾或氯化钾片的背景,绘制光谱图。要求空白片的光谱图的基线应大于75%透光率;除在 $3440cm^{-1}$ 及 $1630cm^{-1}$ 附近因残留或附着水而呈现一定的吸收峰外,其他区域不应出现大于基线3%透光率的吸收谱带。

(2) 糊法:取供试品约5mg,置玛瑙研钵中,滴加少量液状石蜡或其他适宜的液体,制成均匀的糊状物,取适量(重约150mg)夹于两个溴化钾片之间,作为供试片;以溴化钾约300mg制成空白片作为背景补偿,绘制光谱图。亦可用其他适宜的盐片夹持糊状物。

(3) 膜法:参照上述糊法所述的方法,将液体供试品铺展于溴化钾片或其他适宜的盐片中,或将供试品置于适宜的液体池内,进行光谱测定。若供试品为高分子聚合物,可先制成适宜厚度的薄膜,然后置于样品光路中测定。

(4) 溶液法:将供试品溶于适宜的溶剂内,制成1%~10%浓度的溶液,置于0.1~0.5mm厚度的液体池中绘制光谱图,并以相同厚度装有同一溶剂的液体池作为背景补偿。

2. 原料药鉴别

除另有规定外,应按照中国药典委员会编订的《药品红外光谱集》各卷收载的各光谱图所规定的方法制备样品。具体操作技术参见《药品红外光谱集》的说明。

采用固体制样技术时,最常碰到的问题是多晶现象,固体样品的晶型不同,其红外光谱往往也会产生差异。

当供试品的实测光谱与《药品红外光谱集》所收载的标准光谱不一致时,在排除各种可能影响光谱的外在或人为因素后,应按该药品光谱图中备注的方法或各品种正文中规定的方法进行预处理,再绘制光谱,进行比对。

笔记

如未规定该品供药用的晶型或预处理方法,则可使用对照品,并采用适当的溶剂对供试品与对照品在相同的条件下同时进行重结晶,然后依法绘制光谱,比对。

如已规定特定的药用晶型,则应采用相应晶型的对照品依法比对。当采用固体制样技术不能满足鉴别需要时,可改用溶液法测定光谱后进行比对。

3. 制剂的鉴别 USP、BP 已广泛采用 IR 法鉴别制剂,ChP2015 也收载了制剂的 IR 鉴别法。与原料药的 IR 鉴别法相比,制剂的鉴别一般需采取提取分离,经适当干燥后再压片绘制图谱。提取时应选择适宜的溶剂,以尽可能减少辅料的干扰,并力求避免导致可能的晶型转变。

制剂红外光谱鉴别存在如下四种可能:①辅料无干扰,待测成分的晶型不变化,此时可直接与原料药的标准光谱进行比对。②辅料无干扰,但待测成分的晶型有变化,此种情况可用对照品经同法处理后的光谱比对。③待测成分的晶型不变化,而辅料存在不同程度的干扰,此时可参照原料药的标准光谱,在指纹区内选择 3~5 个不受辅料干扰的待测成分的特征谱带,以这些谱带的位置(波数值)作为鉴别的依据。鉴别时,实测谱带的波数误差应小于规定值的 0.5%。④若待测成分的晶型有变化,辅料也存在干扰,此种情况一般不宜采用红外鉴别。

常见的制剂中采用红外光谱鉴别方法总结如下:

(1) 直接用有机溶剂提取主成分,去除辅料干扰后作红外图谱与对照图谱比较。

目前 ChP2015 二部有红外光谱鉴别的制剂品种多采用此种方法。如布洛芬片(丙酮提取)、甲苯磺丁脲片(丙酮提取)、环磷酰胺片(乙醚提取)、氯氮平片(三氯甲烷提取)、盐酸四环素片(热乙醇提取)、螺内酯片剂(三氯甲烷提取)、螺内酯胶囊(三氯甲烷提取)、硫酸特布他林气雾剂(三氯甲烷提取)。

(2) 对于有机酸的碱盐或有机碱的酸盐,可以相应加酸液或碱液来使有机酸或碱游离沉淀,直接取沉淀干燥或采用有机溶剂提取有机酸或碱并干燥后制作红外图谱与相应的有机酸或碱对照图谱比较。

示例 2-18 ChP2015 中氨茶碱及注射液、片剂、缓释片的 IR 鉴别:均采用氨茶碱经盐酸处理即析出茶碱,然后制备红外光谱图与茶碱的标准红外光谱进行鉴别比较,不仅避免了各类辅料的干扰,操作也简便易行。

示例 2-19 ChP2015 中磷酸氯喹片的 IR 鉴别:采用先加水溶解,加碱(氢氧化钠试液)使氯喹游离,用乙醚提取干燥并制作红外图谱与氯喹的对照图谱比较来鉴别。

如果不便于直接和有机碱盐酸盐的标准图谱比较,可对有机碱进行有效提取后,采用盐酸甲醇溶液(如 0.01mol/L)进行重结晶,又形成有机碱盐酸盐后,再和相应对照图谱比较,如ChP2015 中盐酸布比卡因注射液便采用该方法进行鉴别。

(3) 对于主成分为有机酸的品种,可先加碱使主成分溶解,再加过量的酸使主成分游离并沉淀,干燥后作红外图谱与对照图谱比较。

示例 2-20 ChP2015 中吉非罗齐胶囊的 IR 鉴别:采用先加碱液使吉非罗齐溶解,滤过,滤液加酸酸化,主成分沉淀,干燥后制作红外图谱与对照图谱比较。

(4) 对于未加辅料或辅料干扰较小的制剂,可直接取样品制作红外图谱与对照图谱比较。如氨甲环酸胶囊为直接取内容物制作红外光谱图。

(5) 其他方法

示例 2-21 棕榈氯霉素(B 型)片的 IR 鉴别:利用棕榈氯霉素不溶于水的性质,加水使主成分沉淀,取沉淀制作红外光谱和对照图谱比较。

示例 2-22 氨甲环酸片的 IR 鉴别:采用加水使主成分溶解,滤过,取滤液加乙醚和甲醇使主成分结晶的方法去除辅料后制作红外光谱与对照图谱比较。

示例 2-23 BP2015 中沙丁胺醇气雾剂(salbutamol pressurized inhalation)的 IR 鉴别:喷出适量(相当于沙丁胺醇 2mg),加 0.1g KBr 研匀,另加 0.2g KBr 粉末混合均匀后制作红外图谱,与

笔记

对照图谱在 1650~400cm^{-1} 范围比较来进行鉴别。又如 USP38 中盐酸安非他酮缓释片的 IR 鉴别：取 1 片研磨，制备样品含量约为 1%（w/w）的 KBr 片，制作供试品图谱与对照品图谱比较，应在 1690cm^{-1}、1560cm^{-1} 和 1240cm^{-1} 具强吸收峰和 740cm^{-1} 具弱吸收峰。

4. 注意事项

（1）采用压片法时，影响图谱形状的因素较多，使用标准光谱集对照时，应注意供试片的制备条件对图谱形状及各谱带的相对吸收强度可能产生的影响。压片时，若样品（盐酸盐）与溴化钾之间不发生离子交换反应，则采用溴化钾作为制片基质。否则，盐酸盐样品制片时必须使用氯化钾基质。

（2）由于各种型号的仪器性能不同，供试品制备时研磨程度的差异或吸水程度不同等原因，均会影响光谱的形状。因此，进行光谱比对时，应考虑各种因素可能造成的影响。如二氧化碳和水汽等的大气干扰，必要时，应采取适当措施（如采用干燥氮气吹扫）予以改善。

（3）仪器间分辨率的差异及不同的操作条件（如狭缝程序、扫描速度等）可能影响药品光谱图的判断。为便于光谱的比对，光谱集收载了聚苯乙烯薄膜的光谱图。在比对所测药品的光谱图与光谱集所收载的药品的光谱图时，宜首先在测定药品所用的仪器上录制聚苯乙烯薄膜的光谱图，并与光谱集收载的聚苯乙烯薄膜的光谱图加以比较，进行仪器校正。

（4）本法对于存在多晶现象而又无可重复转晶方法的药物不适用。多组分原料药鉴别，不能采用全光谱比对，有时可选择主要成分的若干个特征谱带进行比对，用于组成相对稳定的多组分原料药的鉴别。

（5）在 ChP2015 中各品种项下规定"应与对照的图谱（光谱集 ×× 图）一致"，系指《药品红外光谱集》第一卷（1995 年版）、第二卷（2000 年版）、第三卷（2005 年版）、第四卷（2010 年版）和第五卷（2015 年版）的图谱。同一化合物的图谱若在不同卷上均有收载时，则以后卷所收的图谱为准。

（三）近红外光谱法

近红外光谱法（near-infrared spectrophotometry，NIR）系通过测定被测物质在近红外谱区 750~2500nm（12 800~4000cm^{-1}）的特征光谱并利用适宜的化学计量学方法提取相关信息后，对被测物质进行定性、定量分析的一种分析技术。近红外分光光度法具有快速、准确、对样品无破坏的检测特性，不仅可用于"离线"供试品的检验，还能直接对"在线"样品进行检测。可广泛地应用于药品的理化分析。

应用近红外分光光度法对药物进行定性分析首先要建立参考谱库，然后进行数据预处理和数据评估，最后对数据库的专属性和耐用性进行验证。

其定性分析方法的建立通常可按以下程序进行：选择适宜的代表性样品建立定性分析模型；采用数学方法进行谱图预处理和降维处理；将样品的性质与光谱的变化相关联，采用模式识别的方法建立定性分析模型；使用一些与谱库中的物质在化学结构上相近的化合物，对模型进行专属性验证，另外需对方法的重现性进行验证。王静等在不破坏药品包装的情况下，利用近红外光谱快速鉴别多潘立酮片的真伪。李昂等应用近红外光谱快速鉴别左炔诺孕酮片的真伪。

（四）原子吸收法

原子吸收（atomic absorption）法系利用原子蒸气可以吸收由该元素作为阴极的空心阴极灯发出的特征谱线的特性，根据供试溶液在特征谱线处的最大吸收和特征谱线的强度减弱程度可以进行定性、定量分析。

例如 USP 对微量元素注射液（trace elements injection）的鉴别即采用原子吸收法。微量元素注射液是由下列两种或多种元素组成的注射用灭菌水溶液：氯化锌或硫酸锌，氯化铜或硫酸铜，氯化铬，氯化锰或硫酸锰，硒酸，碘化钠和钼酸铵。按各元素含量测定项下方法测定，在特定波长处有最大吸收。

示例 2-24 USP38 中氯化锌注射液的鉴别：按氯化锌注射液含量测定项下方法配制对照液

和供试液,以水为空白进行原子吸收测定,在锌的发射波长 213.8nm 处应有最大吸收。

（五）核磁共振法

核磁共振（nuclear magnetic resonance，NMR）法是利用原子核的物理性质,采用当代先进的电子和计算机技术,用于各种分子物理和化学结构的研究。近年来 NMR 仪在灵敏度、分辨率、动态范围等方面不断提高,NMR 分析法在药学中的应用范围日益广泛。

NMR 可检测的原子有很多,如 ^1H、^{13}C、^{15}N、^{19}F、^{23}Na、^{31}P 等。但由于大多数药物都含有质子,因此最常用的是 ^1H-NMR,其光谱中的化学位移 δ、峰面积、偶合常数、弛豫时间均是鉴定化合物结构的重要参数,而峰面积或峰高也可直接用于被测组分定量。

基于超导强磁场的多脉冲 FT-NMR 技术,尤其是二维 NMR（2D-NMR）技术的开发应用,显著地提高了检测灵敏度,使得 ^1H-NMR 谱与 ^{13}C-NMR 谱互相关联,建立了不依赖任何经验规则预测的方法,可获得关于分子骨架、构型及构象等直接信息。NMR 技术已在 BP 和 USP 中用于药物的鉴别。

示例 2-25　USP38 中,肝素钠（heparin sodium）用重水作溶剂,采用 ^1H-NMR 光谱,用标准品对照法进行鉴别；依诺肝素钠（enoxaparin sodium）采用 ^{13}C-NMR 谱进行鉴别。

示例 2-26　BP2015 中促性腺激素释放激素类似物布舍瑞林（buserelin）和戈舍瑞林（goserelin）,以及人工三文鱼油（farmed salmon oil）均采用了 NMR 方法鉴别。

ChP2015 四部通则也列入该方法,在新药的研制中,如药物结构确证,更是重要的定性分析方法之一,必要时也可用于定量分析。有关 NMR 分析法的基本原理及结构解析方法参见有关有机光谱分析教材。

示例 2-27　USP38 中亚硝酸戊酯（amyl nitrite）采用 NMR 法鉴别:亚硝酸戊酯是 3- 甲基 -1- 丁醇和 2- 甲基 -1- 丁醇的亚硝酸酯的混合物。

$$H_3C \diagdown CH-CH_2-CH_2ONO \qquad\qquad H_3C-CH_2-\overset{\overset{\displaystyle CH_3}{|}}{CH}-CH_2ONO$$
$$H_3C \diagup$$

按照含量测定项下的 NMR 定量测定法记录 NMR 谱,以四甲基硅烷的单峰化学位移值（δ）为 0ppm,在 δ 约为 1ppm 处应显示甲基质子的双重峰；在 δ 约为 4.8ppm 处应显示亚硝基 α 位的亚甲基质子的多重峰。

（六）质谱鉴别法

质谱（mass spectrometry，MS）法是将被测物质离子化后,在高真空状态下按离子的质荷比（m/z）大小分离,而实现物质成分和结构分析的方法。质谱图通过离子谱峰及相互关系,提供与分子结构有关的信息。质谱信息是物质的固有特性之一,不同的物质除一些异构体外,均有不同的质谱信息,因此利用这一性质可进行定性分析。如果一个中性分子丢失或得到一个电子,则分子离子的质荷比与该分子质量数相同,使用高分辨率质谱可得到离子的精确质量数,然后计算出该化合物的分子式。

分子离子的各种化学键发生断裂后形成碎片离子,由此可推断其裂解方式,得到相应的结构信息。ChP2015、USP38、BP2015 均收载了质谱法。

质谱广泛应用于药物的定性鉴别和定量测定。

质谱法常用的鉴别方式为:用准分子离子峰确认化合物,进行二级质谱扫描,推断结构化合物断裂机制,确定碎片离子的合理性,并结合其他相关信息,推测化合物分子结构。

USP 已将该方法应用于大分子多肽或蛋白类药物的鉴别。

示例 2-28　USP38 中重组人白蛋白（recombinant albumin human，rHA）的 MS 鉴别。

rHA（$C_{2936}H_{4624}N_{786}O_{889}S_{41}$，66 438 Da）是通过重组 DNA 在啤酒酵母中表达产生。其结构与人血清白蛋白在一级结构、二级结构、三级结构上相当,由 3 片段 585 个氨基酸组成,结构中含有 1

笔记

个色氨酸(Trp214)、1个游离巯基(Cys34)和17个二硫键。质谱鉴别方法如下:

溶液的配制:①溶液A,取三氟醋酸200μl溶于200ml水中;②溶液B,乙腈-水-三氟醋酸(140ml∶60ml∶180μl);③溶液C,乙腈-水(50∶50);④溶液D,取5ml溶液C,加10μl甲酸。

供试品溶液:取样品用水稀释制成10mg/ml的溶液。

脱盐的供试品溶液:照质谱系统项下方法制备。

系统适用性溶液:精密称取2mg马心肌红蛋白,加589μl注射用水,取上述溶液25μl用溶液D 475μl稀释。

液-质系统:LC/MS采用电喷雾接口,鞘气辅助雾化,正离子模式,流速可以适当调节。其中HPLC系统的紫外检测器波长为280nm,采用Perkin Elmer(2.1mm×3cm)C$_8$脱盐柱。色谱洗脱程序见表2-1,流速为0.2ml/min,用溶液C平衡毛细管,取20μl供试品溶液进样,记录色谱图。收集单一的蛋白质峰洗脱液,即得脱盐的供试品溶液。

表2-1　色谱洗脱程序

时间(分钟)	溶液A(%)	溶液B(%)	洗脱方式
0~5	95	5	等度
5~10	95 → 0	5 → 100	线性梯度
10~15	0	100	等度

系统适用性:取系统适用性溶液50μl进样,获得质谱图,在 m/z 16 949~16 953 Da范围内应有一单峰。

测定:取脱盐供试品溶液50μl注入质谱仪,测得质量与理论质量的偏差不得过20Da。

示例2-29　USP38中醋酸去氨加压素(desmopressin acetate)的MS鉴别。

醋酸去氨加压素是合成的八肽激素类抗尿剂,其分子式为 $C_{48}H_{68}N_{14}O_{14}S_2$(无水物)或 $C_{48}H_{68}N_{14}O_{14}S_2 \cdot 3H_2O$,分子量分别为1129.27和1183.31。质谱鉴别方法如下:

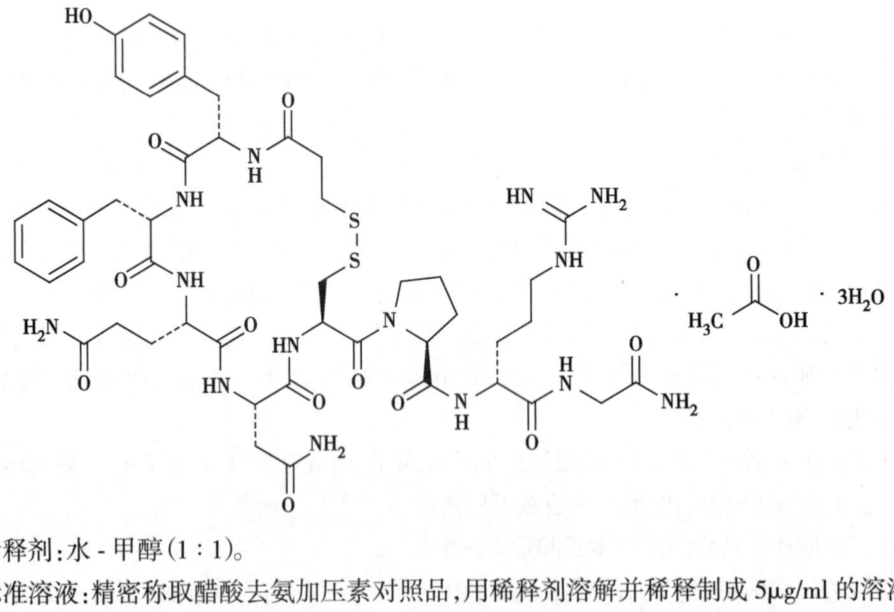

稀释剂:水-甲醇(1∶1)。

标准溶液:精密称取醋酸去氨加压素对照品,用稀释剂溶解并稀释制成5μg/ml的溶液。

供试品溶液:精密称取醋酸去氨加压素,用稀释剂溶解并稀释制成5μg/ml的溶液(浓度可依据质谱的灵敏度适当调节)。

液-质系统:LC-MS/MS采用电喷雾接口,鞘气辅助雾化,正离子模式。

测定法:分别将标准溶液和供试品溶液以5μl/min速度注入质谱仪,获得质荷比为1069的离子的一级质谱和二级质谱的谱图。在一级质谱图中应能观察到质荷比为1069的主峰,并且在二级质谱中应有其质荷比为 641、742 和 995 的碎片离子。

(七) 粉末 X 射线衍射法

X 射线是伦琴在 1895 年发现的,曾称为伦琴射线,是波长为 0.01~1nm 的电磁波。作为波,X 射线可以产生衍射,即绕过障碍物边缘向前传播的现象。一束准直的单色 X 射线照射旋转单晶或粉末晶体时,便发生衍射现象(图 2-1),发生衍射的条件应符合布拉格方程:

$$2d_{hkl} \sin\theta = n\lambda \ (n=1,2,3,\cdots);$$

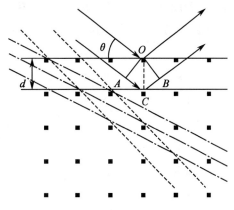

式中,d_{hkl} 为面间距;hkl 为晶面指数,即晶面与晶轴截距的倒数之比,也叫密勒指数;θ 为掠射角。

化合物的晶体无论是单晶还是多晶,都有其特定的 X 射线衍射图。衍射极大点(或线)间的距离及其相对强度可用以进行结晶物质的定性或定量分析。其中粉末 X 射线衍射(X-ray powder diffraction)用于结晶物质鉴别和纯度检查,单晶 X 射线衍射(X-ray single-crystal diffraction)主要用于分子式和晶体结构的测定。

结晶物质的鉴别可通过比较供试品与已知物质的粉末 X 射线衍射图来完成。各衍射线的衍射角

图 2-1 X 射线衍射图示意图

(2θ)、相对强度和面间距是进行鉴别的依据。供试品与参照品的衍射角偏差应在衍射仪的允差范围内,但衍射线的相对强度偏差有时可达 20%。

影响衍射强度的因素除药物本身的特性外,还包括入射 X 射线的波长及其强度;供试品的结晶度、密度和体积;实验温度;记录强度数据的实验装置,等等。另外还要注意研磨供试品的压力,以免造成晶型转变而导致衍射图变化。

对于大多数有机结晶物质,衍射角(2θ)的记录范围通常取 3°~63°;对于无机盐,如有必要可把记录范围适当放宽。

USP38 对卡马西平(carbamazepine)、镁加铝(magaldrate)、盐酸普罗替林(protriptyline hydrochloride)、盐酸金刚乙胺(rimantadine hydrochloride)等药物均采用了粉末 X 射线衍射法鉴别。

示例 2-30　USP38 中氨苄西林的粉末 X 射线衍射图谱鉴别:氨苄西林具有四种不同的固相晶型状态(图 2-2)。

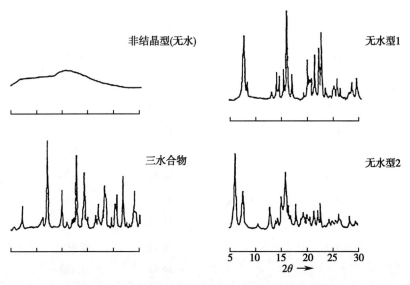

图 2-2　氨苄西林四种晶型的粉末 X 射线衍射图谱

示例 2-31 硫酸氯吡格雷晶型的 X 射线衍射鉴别:硫酸氯吡格雷是一种抗血栓形成药,研究表明,不同厂家生产的硫酸氯吡格雷存在 A、B 两种晶型。因此,有必要建立其晶型鉴别方法。X 射线衍射可对硫酸氯吡格雷的晶型进行定性鉴别,研究也为其生产工艺中晶型的控制提供了依据。结果见图 2-3 和表 2-2。

表 2-2   硫酸氯吡格雷 A 晶型和 B 晶型的 X 射线测定数据

A 晶型			B 晶型		
衍射角 $2\theta/(°)$	面间距 $d/\text{Å}$	强度比 I/I_0	衍射角 $2\theta/(°)$	面间距 $d/\text{Å}$	强度比 I/I_0
9.16	9.642	62	8.76	10.086	18
10.82	8.170	26	9.60	9.205	20
11.50	7.688	15	12.24	7.225	23
13.80	6.411	7	12.88	6.867	56
14.30	6.188	12	13.60	6.505	32
14.74	6.005	20	15.60	5.676	30
15.18	5.832	20	17.16	5.163	17
15.46	5.727	19	17.62	5.029	55
17.88	4.957	14	18.46	4.802	63
18.20	4.870	9	19.28	4.600	23
18.42	4.812	18	19.72	4.498	9
18.90	4.691	15	20.08	4.418	31
19.62	4.521	17	21.60	4.111	100
20.52	4.324	53	21.86	4.062	15
21.52	4.126	15	22.94	3.874	65
21.80	4.073	13	23.70	3.751	41
23.14	3.840	100	24.66	3.607	73
23.82	3.732	16	25.00	3.559	18
25.44	3.498	51	25.92	3.434	24
25.90	3.437	15	26.20	3.398	23
26.50	3.361	17	26.52	3.358	33
27.40	3.252	7	27.60	3.229	10
27.82	3.204	10	29.04	3.072	14
28.34	3.146	12	29.44	3.031	11
28.48	3.131	20	30.72	2.908	10
28.86	3.091	7	31.70	2.820	13
30.30	2.942	13	34.22	2.618	12
30.56	2.904	7	35.62	2.518	18
36.94	2.431		36.84	2.438	11
			49.54	1.838	8

测试条件:CuKa 靶,石墨单色器,35kV-25mA(工作电压 - 电流),RS=0.3mm(狭缝),2θ。

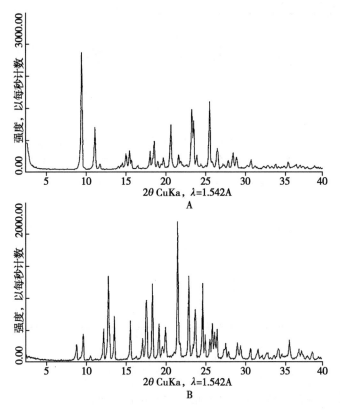

图 2-3 硫酸氯吡格雷 A 晶型和 B 晶型的 X 射线粉末衍射图谱

三、色谱鉴别法

色谱鉴别法(chromatography)是利用不同物质在不同色谱条件下,产生各自的特征色谱行为(R_f值或保留时间)进行的鉴别试验。采用与对照品(或经确证的已知药品)在相同的条件下进行色谱分离,并进行比较,根据两者保留行为和检测结果是否一致来验证药品的真伪。此法操作较费时,一般在检查或含量测定项下已采用色谱法的情况下,采用此法鉴别。常用的方法有:

（一）薄层色谱鉴别法

在 ChP2015 中,对薄层色谱(thin-layer chromatography,TLC)鉴别法在斑点的颜色、位置与斑点大小方面作出了明确要求:

1. 供试品溶液和对照标准溶液,在同一薄层板上点样、展开与检视,供试品色谱图中所显斑点的位置和颜色(或荧光)应与标准物质色谱图的斑点一致;

2. 必要时化学药品可采用供试品溶液与标准溶液混合点样、展开,与标准物质相应斑点应为单一、紧密斑点;

3. 选用与供试品化学结构相似药物对照品或杂质对照品,两者的比移值应不同(例如芬布芬与酮洛芬,地塞米松磷酸钠与泼尼松龙磷酸钠,醋酸氢化可的松与醋酸可的松,泼尼松龙与氢化可的松,甲睾酮与睾酮,左旋多巴与酪氨酸);上述两种溶液等体积混合,应显示两个清晰分离的斑点。

以上测定方法如图 2-4 所示:

示例 2-32　硫酸阿米卡星的薄层色谱法鉴别试验:取本品与硫酸阿米卡星标准品适量,分别加水制成每 1ml 中约含 5mg 的溶液。照有关物质项下的色谱法试验,吸取上述两种溶液各 2μl,分别点于同一硅胶 H 薄层板上,以三氯甲烷 - 甲醇 - 浓氨溶液 - 水(1∶4∶2∶1)为展开剂,展开,晾干,喷以 0.2% 茚三酮的水饱和正丁醇溶液,在 100℃加热 10 分钟。供试品溶液所显主

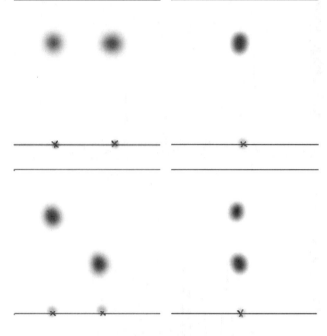

图 2-4　薄层色谱鉴别示意图

斑点的颜色和位置应与标准品溶液主斑点的颜色和位置相同。

注意事项：由于受到薄层板质量、边缘效应等因素的影响，实际操作中有时会遇到同一物质在同一块薄层板上的 R_f 值不一的情况，操作中可增加将供试品溶液与对照品溶液等量混合，点样后出现单一斑点作为鉴别依据。

单独使用 TLC 鉴别时，需要进行色谱系统适应性试验内容，对斑点的比移值（R_f）和分离效能进行考察。必要时进行灵敏度考察。

$$R_f = \frac{基线至展开斑点中心的距离}{基线至展开剂前沿的距离}$$

分离效能：在对品与结构相似药物的对照品制成混合对照溶液的色谱图中，应显示两个清晰分离的斑点。

TLC 法除色谱行为外，还可将斑点颜色作为鉴别依据，由以上两个因素把握供试品与对照品的同一性，简便易行，堪称一个很好的鉴别方法。

（二）高效液相色谱和气相色谱鉴别法

一般规定按供试品含量测定项下的色谱条件进行试验。要求供试品和对照品色谱峰的保留时间应一致；例如：维生素 E 的 GC 鉴别和复方磺胺甲噁唑片中两主成分的 HPLC 鉴别。含量测定方法为内标法时，也可要求供试品溶液和对照品溶液色谱图中药物峰的保留时间与内标物峰的保留时间比值应相一致。

采用上述方法进行鉴别时应注意，色谱系统的稳定性要好，同一物质不同时间进样的保留时间重现性必须有保证。这就要求流动相与固定相相匹配，例如疏水性固定相 C_{18} 链在水相环境中易卷曲，故在常规 C_{18} 柱的反相色谱系统中，流动相有机溶剂比例通常不应低于 5%，否则将造成色谱保留行为不稳定，不利于鉴别。

在实际操作中，由于条件不明原因的微小变化，有时存在同一物质在表面完全相同的色谱系统中保留时间不一致的情况，尤其梯度洗脱时此种现象更为常见。

而 ChP2015 对保留时间的一致性未予具体规定，此时可增加将供试品溶液与对照品溶液等量混合，进样后出现单一色谱峰作为鉴别依据。

四、显微鉴别法

显微鉴别主要用于中药及其制剂的鉴别，通常采用显微镜对药材的(饮片)切片、粉末、解离组织或表面制片，以及含饮片粉末的制剂中饮片的组织、细胞或内含物等特征进行鉴别的一种方法。鉴别时选择有代表性的供试品，根据各品种鉴别项的规定制片。制剂根据不同剂型适当处理后制片。

示例 2-33　ChP2015 中何首乌的显微鉴别(图 2-5)。

本品横切面：木栓层为数列细胞，充满棕色物。韧皮部较宽，散有类圆形异型维管束 4~11 个，为外韧型，导管稀少。根的中央形成层成环；木质部导管较少，周围有管胞及少数木纤维。薄壁细胞含草酸钙簇晶及淀粉粒。

粉末黄棕色。淀粉粒单粒类圆形，直径 4~50μm，脐点人字形、星状或三叉状，大粒者隐约可见层纹；复粒由 2~9 分粒组成。草酸钙簇晶直径 10~80(160)μm，偶见簇晶与较大的方形结晶合生。棕色细胞类圆形或椭圆形，壁稍厚，胞腔内充满淡黄棕色、棕色或红棕色物质，并含淀粉粒。具缘纹孔导管直径 17~178μm。棕色块散在，形状、大小及颜色深浅不一。

随着扫描电子显微镜的广泛应用，显微鉴定的水平有了进一步提高，而且药材不需制作切片和染色即可直接进行表面或断面的观察，获得更细微的三维结构特征。图 2-6 为灵芝孢子及破壁灵芝孢子的扫描电镜鉴别图。

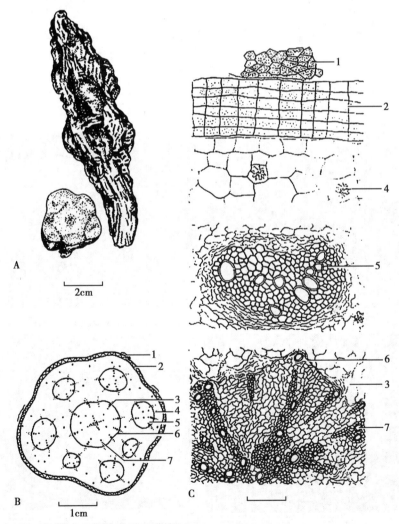

图 2-5　何首乌显微鉴别图

A 为何首乌药材　B、C 为横切面：1. 皮孔木栓化细胞；2. 木栓层；3. 韧皮部；
4. 草酸钙簇晶；5. 异型维管束；6. 根的中央形成层；7. 木质部

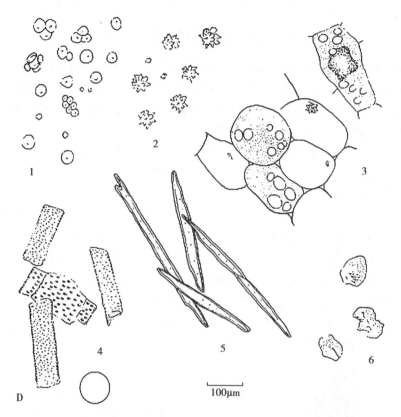

图 2-5（续）　何首乌显微鉴别图

D 为粉末显微特征图：1. 淀粉粒；2. 草酸钙簇晶；3. 棕色细胞；4. 具缘纹孔导管；5. 木纤维；6. 棕色块

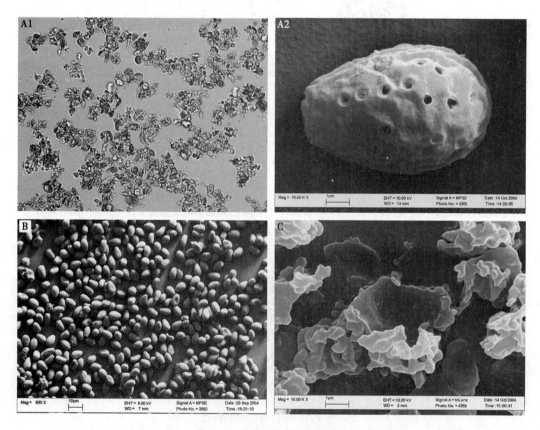

图 2-6　灵芝孢子的显微鉴别

A. 灵芝孢子的电镜扫描照片；B. 灵芝破壁孢子的电镜扫描照片；C. 灵芝破壁孢子的显微照片

五、生物学法

生物学法就是利用药效学和分子生物学等有关技术来鉴定药物品质的一种方法,主要用于抗生素、生化药物以及中药的鉴别,通常分为生物效应鉴别法和基因鉴别法两大类。按照鉴定的目的和对象不同,也可分为免疫鉴别法、细胞生物学鉴别法、生物效价测定法、纯指标测定法、DNA 遗传标记鉴别法、mRNA 差异显示鉴别法等。

生物学法往往用于效价测定的同时亦可用于定性鉴别。

示例 2-34　ChP2015 和 USP38 中缩宫素(oxytocin)的鉴别:均采用缩宫素生物测定法(ChP2015 通则 1210)进行鉴定,规定应有子宫收缩反应。

示例 2-35　尿促性素的鉴别照其效价测定项下卵泡刺激素生物测定法(ChP2015 通则 1216)和黄体生成素生物测定法(ChP2015 通则 1217)的方法试验,测定结果应能使未成年雌性大鼠卵巢增大,使未成年雄性大鼠的精囊和前列腺增重。

生物免疫鉴别技术主要是利用不同种动物药都含有各自的特异性蛋白质,具有免疫特异性来进行分析。本法可用于亲缘关系比较接近的动物药之间的鉴别与分析。例如,采用对流免疫电泳法及琼脂免疫扩散法可准确地对虎、豹、猞猁、猫、牛和猪等骨骼进行检测,又如采用斑点酶联免疫分析技术,对牡蛎制剂中牡蛎精粉进行鉴别。

随着分子生物技术的迅速发展,DNA 分子标记技术已越来越多地应用于中药材的鉴别研究,并且具有准确性高、重复性好的特点。它是指通过比较药材间 DNA 分子遗传多样性差异来鉴别药材基源、确定学名的方法。适用于采用性状、显微、理化以及色谱鉴别等方法难以鉴定的样品的鉴别,如同属多基源物种、动物药等的鉴别。一般方法如下:

(1) DNA 提取、纯化方法的考察:通过多种方法的优化,建立切实可行的 DNA 提取、纯化方法,确定最佳条件,获取高质量的药材总 DNA,并提供研究数据。

(2) DNA 分子标记方法的确定:通过多种方法对多样品的比较,确定适于目的物鉴别的分子标记方法,优化各种条件、参数,并提供研究数据。

(3) PCR 反应条件的确定:通过实验,优化 PCR 反应条件、参数,并提供研究数据。

(4) 电泳检查:通过实验,优化琼脂糖凝胶电泳条件、参数,并提供研究数据。

示例 2-36　ChP2015 中蕲蛇的 PCR 鉴别,采用聚合酶链式反应法。

模板 DNA 提取:取本品粉末约 0.5g,置乳钵中,加液氮适量,充分研磨使成粉末,取 0.1g,置 1.5ml 离心管中,加入 275μl 消化液[细胞核裂解液 200μl,0.5mol/L 乙二胺四醋酸二钠溶液 50μl,蛋白酶 K(20mg/ml)20μl,RNA 酶溶液 5μl],在 55℃水浴保温 1 小时,加入裂解缓冲液 250μl,混匀,加到 DNA 纯化柱中,离心(转速为每分钟 10 000 转)3 分钟;弃去过滤液,加入洗脱液 800μl[5mol/L 醋酸钾 26μl,1mol/L Tris- 盐酸溶液(pH7.5)18μl,0.5mol/L 乙二胺四醋酸二钠溶液(pH8.0)3μl,无水乙醇 480μl,灭菌双蒸水 273μl],离心(转速为每分钟 10 000 转)1 分钟;弃去过滤液,用洗脱液反复洗脱 3 次,每次离心(转速为每分钟 10 000 转)1 分钟;弃去过滤液,再离心 2 分钟,将 DNA 纯化柱转移入另一离心管中,加入无菌双蒸水 100μl,室温放置 2 分钟后,离心(转速为每分钟 10 000 转)2 分钟,取上清液,作为供试品溶液,置零下 20℃保存备用。另取蕲蛇对照药材约 0.5g,同法制成对照药材模板 DNA 溶液。

PCR 反应:①鉴别引物:5′ GGCAATTCACTACACAGCCAACATCAACT3′和 5′ CCATAGTCAGGTGGTTAGTGATAC3′;②PCR 反应体系:25μl 反应体系包括 10×PCR 缓冲液 2.5μl,dNTP(2.5mmol/L)2μl,鉴别引物(10μmol/L)各 0.5μl,高保真 Taq DNA 聚合酶(5U/μl)0.2μl,模板 0.5μl,无菌双蒸水 18.8μl;③PCR 反应参数:95℃预变性 5 分钟后,进行 30 次循环(95℃ 30 秒,63℃ 45 秒),延伸 72℃ 5 分钟。

电泳检测:用琼脂糖凝胶电泳法,胶浓度为 1%,胶中加入核酸凝胶染色剂 GelRed;供试品与对照药材鉴别 PCR 产物的上样量分别为 8μl,DNA 分子量标记上样量为 2μl(0.5μg/μl)。电泳结束后,凝胶在凝胶成像仪上或紫外透射仪上观察,供试品与对照药材凝胶电泳图谱在 300~400bp 之间应有单一 DNA 条带。

六、指纹图谱与特征图谱鉴别法

中药指纹图谱建立的目的是通过对所得到的能够体现中药整体特性的图谱识别,提供一种能够比较全面地控制中药质量的方法,从化学物质基础的角度保证中药制剂的稳定和可靠。其具体实践是采用指纹图谱模式,将中药内在物质特性转化为常规数据信息,用于中药鉴别和质量评价。

指纹图谱有其实际意义,但不能适应全部中药自身的特点。人的指纹是终身不变的,而中药尤其是复方制剂,成分复杂,绝大部分中药材成分就更复杂,如果要求中药成分分析图谱也始终不变是不合逻辑的,此外,不同制药企业对同种药材工艺不能保证一致,却要求同一个品种用同一个指纹图谱来进行质量控制几乎是做不到的。

特征图谱通常是指主要有效成分的特征峰谱图,而指纹图谱除了主要有效成分的特征峰外,还包括更多内容,更具有专一性。

中药指纹图谱建立的内容包括:中药指纹图谱分析方法的建立、指纹图谱方法认证、方法验证、数据处理和分析。中药指纹图谱按照测试样品来源可以分为中药材、饮片、提取物或中间体、成方制剂指纹图谱。其中中药材、饮片及中间体指纹图谱主要是用于生产的内部控制、质量调整以及质量相关性考察。中药指纹图谱按照获取方式可以分为色谱、光谱及其他分析手段,其中色谱方法是中药指纹图谱建立的首选和主要方式。例如:ChP2015 中木芙蓉叶、红花龙胆、岩白菜三种药材均制订了指纹图谱,三七伤药颗粒、双黄连胶囊、复方丹参丸、益母草片、鱼腥草滴眼液、灯盏花素片、刺五加颗粒、复方丹参滴丸、天舒胶囊、注射用双黄连、桂枝茯苓胶囊、诺迪康胶囊、腰痛宁胶囊等几个中药制剂也制订了指纹图谱。植物油脂和提取物:三七三醇皂苷、三七总皂苷、丹参总酚酸提取物、丹参酮提取物、莪术油、积雪草总苷、薄荷素油共七个品种的指纹图谱收载在 ChP2015 中。

人参茎叶总皂苷、人参总皂苷、山楂叶提取物、连翘提取物、肿节风浸膏、茵陈提取物、满山红油等品种则加入了特征图谱鉴别,在质控的内容和具体方法等方面,也接近指纹图谱。

示例 2-37   三七总皂苷特征图谱鉴别。

色谱条件与系统适用性试验以十八烷基硅烷键合硅胶为填充剂(柱长 25cm,内径 4.6mm,粒径 5μm,载碳量 11%);以乙腈为流动相 A,以 0.1% 磷酸溶液为流动相 B,以表 2-3 进行梯度洗脱;柱温为 30℃;检测波长为 203nm;流速为每分钟 1.3ml。理论板数按人参皂苷 Re 峰计算应不低于 6000,按人参皂苷 Rd 峰计算应不低于 200 000。

时间(分钟)	流动相 A(%)	流动相 B(%)
0~30	19	81
30~35	19 → 24	81 → 76
35~60	24 → 40	76 → 60

参照物溶液的制备:取人参皂苷 Rg1 对照品、人参皂苷 Re 对照品和人参皂苷 Rd 对照品适量,精密称定,分别加甲醇制成每 1ml 含人参皂苷 Rg1 0.3mg、人参皂苷 Re 0.5mg 和人参皂苷 Rd 0.2mg 的溶液,即得。

供试品溶液的制备:取本品 30mg,精密称定,置 10ml 量瓶中,加甲醇超声处理使溶解并稀释至刻度,摇匀,滤过,取滤液,即得。

测定法:精密吸取供试品溶液及参照物溶液各 10μl,分别注入液相色谱仪,测定,即得。供

笔记

试品特征图谱中应呈现 7 个特征峰,其中三个峰应分别与相应的参照物峰保留时间相同;与人参皂苷 Rd 参照物峰相应的峰为 S 峰,计算特征峰 3~7 的相对保留时间,其相对保留时间应在规定值的 ±5% 之内,规定值为:0.84(峰 3)、0.91(峰 4)、0.93(峰 5)、0.95(峰 6)、1.00(峰 7)(图 2-7)。

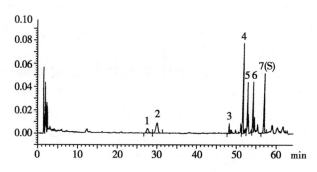

图 2-7　三七总皂苷特征图谱

峰 1:人参皂苷 Rg_1;峰 2(S1):人参皂苷 Re;峰 3:人参皂苷 Rf;峰 4:人参皂苷 Rb_1;峰 5:人参皂苷 Rc;峰 6:人参皂苷 Rb_2;峰 7(S2):人参皂苷 Rd

在欧洲药典及英国药典中,很多植物药及其提取物也采用了特征图谱鉴别的方法。

示例 2-38　BP2015 茴香油的特征图谱鉴别:采用气相色谱法。

供试液的制备:取本品 200μl 至 1.0ml 正己烷中。

参比溶液的制备:取芫荽醇(linalol)20μl、草蒿脑(estragole)20μl、香油脑(α-terpineol)20μl、茴香脑(anethole)60μl 和茴香醛(anisaldehyde)30μl 至 1.0ml 正己烷中(上述试剂均应符合 BP 要求)。

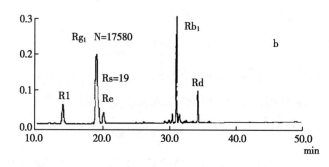

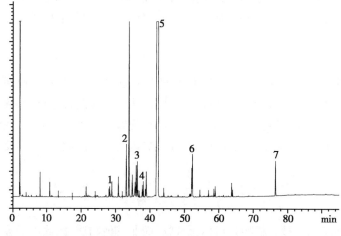

图 2-8　茴香油的特征气相色谱图(BP2015)

1. 芫荽醇(linalol);2. 草蒿脑(estragole);3. α-松油醇(α-terpineol);4. 顺式茴香脑(cis-anethole);5. 反式茴香脑(trans-anethole);6. 茴香醛(anisaldehyde);7. 伪异丁子香基 2-甲基丁酸酯(pseudoisoeugenyl 2-methylbutyrate)

笔记

色谱条件:熔融石英毛细管柱,30m×0.25mm,聚乙二醇 20 000 固定液,液膜厚度 0.25μm,载气为氮气,流速 1.0ml/min;汽化室 200℃,分流比 1:100;火焰离子化检测器 220℃,进样 0.2μl。采用温度程序:60℃(5min)–2℃/min–210℃(5min)。

供试品溶液与参比溶液同法测试,记录各组分的色谱保留时间。

系统适用性试验:参比溶液中草蒿脑(estragole)与 α-松油醇(α-terpineol)的分离度不得低于 1.5。

供试品溶液与参比溶液所得色谱峰相对映(除去溶剂峰),反式茴香脑(trans-anethole)和伪异丁子香基 2-甲基丁酸酯(pseudoisoeugenyl 2-methylbutyrate)的色谱峰保留时间也应一致。按归一化法计算含量,下列化合物含量分别为:芫荽醇:不少于 1.5%;草蒿脑:0.5%~5.0%;α-松油醇:不少于 1.2%;顺式茴香脑 0.1%~0.4%;反式茴香脑:87%~94%;茴香醛:0.1%~1.4%;伪异丁子香基 2-甲基丁酸酯:0.3%~2.0%。茴香油的特征图谱见图 2-8。

第四节　鉴别试验的条件及方法验证

鉴别试验的目的是判断药物的真伪,它以所采用的化学反应或物理特性产生的明显的易于觉察的特征变化为依据,因此,鉴别试验必须在规定条件下完成,否则将会影响结果的判断。影响鉴别反应的因素主要有被测物浓度、试剂的用量、溶液的温度、pH、反应时间和干扰物质等。

一、溶液的浓度

在鉴别试验中加入的各种试剂一般是过量的,溶液的浓度主要是指被鉴别药物的浓度。鉴别试验多采用观察沉淀、颜色或测定各种光学参数(λ_{max}、λ_{min}、A、$E_{1cm}^{1\%}$)的变化来判定结果,药物的浓度直接影响上述参数的变化,必须严格规定。

二、溶液的温度

温度对化学反应的影响很大,一般温度每升高 10℃,可使反应速度增加 2~4 倍。但温度的升高也可使某些生成物分解,导致颜色变浅,甚至观察不到阳性结果。

三、溶液的酸碱度

许多鉴别反应都需要在一定酸碱度的条件下才能进行。溶液酸碱度的作用,在于能使各反应物有足够的浓度处于反应活化状态,使反应生成物处于稳定和易于观测的状态。

四、试验时间

有机化合物的化学反应和无机化合物不同,一般反应速度较慢,达到预期试验结果需要较长的时间。这是因为有机化合物是以共价键相结合,化学反应能否进行,依赖于共价键的断裂和新价键形成的难易,这些价键的更替需要一定的反应时间和条件。同时,在化学反应过程中有时存在着许多中间阶段,甚至需加入催化剂才能启动反应。因此,使鉴别反应完成需要一定时间。

五、鉴别方法的验证

鉴别的目的在于判定被分析物是目标化合物,而非其他物质,因此用于鉴别的分析方法要求具有较强的专属性。鉴别试验一般需要对方法的专属性和耐用性进行验证。

1. **专属性**　是指其他成分(其他药物成分、杂质、降解产物、辅料等)存在的情况下,采用的鉴别方法能否正确地鉴别出被测物质的特性。专属性试验要求证明能与可能共存的物质或结

笔记

构相似化合物区分,需确证含被分析物的供试品呈正反应,而不含被测成分的阴性对照呈负反应,结构相似或组分中的有关化合物也应呈负反应。如果方法不够专属,需要补充其他方法。由于每种鉴别方法都存在一定的局限性,因此鉴别试验一般至少采用两种以上不同类型的方法,如化学法和 HPLC 法等。对异构体药物应有专属性更强的鉴别试验,例如色谱法。

2. 耐用性 是指测定条件发生小的变动时,测定结果受到的影响程度。只有当测定条件有小的变动时不影响测定结果才行。或者是定标准的时候限定相应的条件,如:色谱柱的型号、pH 等。

在鉴别试验中,如果药物结构中的其他部分或药物制剂中的其他组分也可发生反应,则会干扰鉴别试验现象的观察,难以作出正确的判断。这时,必须选择专属性更高的鉴别方法或将其分离后再进行试验。

示例 2-39 复方吡拉西坦片剂中维生素 B_2 鉴别方法的建立。

复方吡拉西坦片剂由吡拉西坦、脑蛋白水解物、谷氨酸、硫酸软骨素、维生素 B_1、维生素 B_2、维生素 B_6 和维生素 E 等 8 种药物加适量辅料制成,处方中既有结构明确的化学药,又有成分复杂的生物制品药。如何鉴别该片剂中的各个药物? 如何排除干扰? 怎样考察鉴别方法的专属性? 这是我们在建立复方制剂鉴别方法时必须考虑的问题。在设计复方制剂鉴别方法时,首先应了解各组分的理化性质、各原料药及单方制剂的鉴别方法,经分析比较不同鉴别试验的专属性,选取其中一种方法进行预试,同时进行阳性对照和空白试验。

通常取被测组分的原料药或纯品作为阳性对照,取缺被测物的空白复方制剂作空白试验,与复方制剂同法操作,比较试验结果。现以复方吡拉西坦片剂中维生素 B_2 的鉴别为例,说明鉴别方法的建立过程。

方法设计: 参考 ChP2015 收载的维生素 B_2 的鉴别试验(1)项下方法,以维生素 B_2 原料药为阳性对照,另取处方中其他药物和辅料作为阴性对照(空白试验),同法试验。

方法: 取本品 10 片,置研钵中,加水 50ml,充分研磨,滤过,滤液作为供试液;另取维生素 B_2 原料适量,加水溶解,作为对照液。取对照液和供试液各 6ml,观察颜色与荧光,两者均显淡黄绿色,并有强烈的黄绿色荧光;各分成 3 份,一份加稀硫酸溶液,一份加氢氧化钠试液,另一份加连二亚硫酸钠结晶少许,摇匀后观察现象。结果在连二亚硫酸钠溶液中维生素 B_2 对照液和本品滤液均黄色消褪,荧光亦消失。在氢氧化钠溶液中,两者荧光均消失。但在酸性溶液中,两者出现了不同结果,B_2 对照液黄绿色荧光消失,但本品滤液却出现蓝色荧光,与原料药的鉴别结果不一致,表明片剂中其他成分在酸性条件下有荧光干扰。为证明本品滤液加酸后出现蓝色荧光的原因,对处方中各个组分进行了逐一比较。取各组分适量,分别按上述方法进行鉴别试验,结果脑蛋白水解物的水溶液显蓝色荧光,而其他成分均无此现象。

讨论: 本品滤液的水溶液因有维生素 B_2 而显强黄绿色荧光,掩盖了脑蛋白水解物的蓝色荧光,当加酸后,维生素 B_2 的荧光消失,就显现出蓝色荧光。比较 ChP2015 对维生素 B_2 的鉴别试验(1)的描述:"取本品约 1mg,加水 100ml 溶解后,溶液在透射光下显淡黄绿色并有强烈的黄绿色荧光;各分成二份:一份中加无机酸或碱溶液,荧光即消失;另一份中加连二亚硫酸钠结晶少许,摇匀后,黄色即消褪,荧光亦消失"。显然维生素 B_2 供试液在碱性或酸性条件下产生的结果是一致的,但本实验结果表明碱性条件下专属性差,不能区别制剂中维生素 B_2 和脑蛋白水解物。本实验采用同时观察酸性和碱性条件下的荧光变化,发现了脑蛋白水解物对维生素 B_2 鉴别的干扰。经维生素 B_2 的药典鉴别方法稍作改进,即同时考察酸性和碱性条件下结果,可用来同时鉴别维生素 B_2 和脑蛋白水解物。以加酸后出现蓝色荧光来鉴别脑蛋白水解物;加碱后荧光消失,以及加连二亚硫酸钠后溶液的黄色和荧光均消失来鉴别维生素 B_2。

(中国药科大学 狄 斌)

参考文献

1. 国家药典委员会 . 国家药品标准工作手册 . 第 4 版 . 2013

2. 国家药典委员会 . 药品红外光谱集(第五卷). 北京:中国医药科技出版社,2015

3. 王静,耿仲乐,王鹏超 . 利用近红外光谱鉴别多潘立酮片的真伪 . 中国药业,2008,17(17):22-23

4. 李昂,胡翮,徐平声 . 近红外光谱快速鉴别左炔诺孕酮片的真伪 . 中南药学,2010,8(7):522-525

5. 杭太俊 . 药物分析 . 第 7 版 . 北京:人民卫生出版社,2011

6. 李军,王铁杰,王玉,等 . 硫酸氯吡格雷的晶型测定方法的研究 . 药物分析杂志,2005,25(9):1115-1118

7. 赵达文 . 中华人民共和国药典中药材外形粉末组织图解 . 北京:中国医药科技出版社 . 1998

8. 刘宇文,熊耀康 . 动物药质量控制方法的研究述评 . 中华中医药学刊,2007,25(1):130-133

第三章 药物的杂质检查

学习要求

1. 掌握 药物中杂质的来源、杂质的分类、杂质限量的概念和计算,一般杂质和特殊杂质检查方法。
2. 熟悉 药物中杂质鉴定方法。
3. 了解 热分析法的基本原理及其在杂质研究中的应用。

在药物的生产和贮藏过程中,常常会将一些药物自身之外的其他物质引入到药物中,而使药物的纯度受到影响。ChP 将**任何影响药品纯度的物质均称为杂质**。由于药物中的杂质无治疗作用,或者影响药物的稳定性和疗效,甚至损害人们的健康,因此,必须对药物中的杂质进行研究、检查和限度控制,以保证药品质量和临床用药安全有效。

第一节 药物的杂质与限量

一、药物的杂质与纯度

药物的纯度是指药物的纯净程度。药物中的杂质是影响药物纯度的主要因素,如果药物中所含杂质超过质量标准规定的纯度要求,就有可能使药物的外观性状、物理常数发生变化,甚至影响药物的稳定性,使活性降低、毒副作用增加。例如,外消旋氧氟沙星的抗感染作用仅为左旋氧氟沙星的一半,因为其中的右旋体为无效体;青霉素在生产中可能引入过敏性杂质,可导致过敏性休克,甚至造成心力衰竭死亡;地高辛中的洋地黄毒苷毒性较地高辛大,且有蓄积作用;盐酸肼屈嗪的游离肼对磷酸吡哆醛酶系统有抑制作用,能引起局部刺激,也可致敏和致癌。

人类对药物纯度的认识是在防治疾病的实践中积累起来,随着分离检测技术的进步,能进一步发现药物中存在的新杂质,从而加强对生产工艺过程的控制,不断提高药物的纯度要求。例如在 1848 年发现阿片中的盐酸罂粟碱;1981 年采用合成法进行生产;ChP1985 采用目视比色法检查盐酸罂粟碱中的吗啡;后来发现在提取盐酸罂粟碱的过程中除了混有吗啡外,还有其他生物碱如可待因等;进一步对合成的盐酸罂粟碱中的杂质进行研究,采用薄层色谱法和红外光谱法进行分析,发现还含有一个未知的碱性物质;ChP1990 将检查吗啡改为检查有关物质,检查方法改为薄层色谱法;自 ChP2010 起有关物质的检查方法改成了高效液相色谱法,进一步提高了检测方法的专属性和灵敏度。另外,随着生产原料的改变及生产方法与工艺的改进,对药物中杂质检查的项目或限量要求也要相应地改变或提高。

药物的纯度需要从药物的外观性状、理化常数、杂质检查和含量测定等各方面作为一个有机联系的整体来综合评定。药物的杂质检查是控制药物纯度的一个非常重要的方面,所以药物的纯度检查也可称为杂质检查。药品中的杂质是否能得到合理、有效的控制,直接关系到药品的质量可控性与安全性。在药物的研究与开发过程中,对杂质的研究备受重视。

化学试剂的纯度与临床用药品的纯度具有本质的不同,不能互相混淆。化学试剂,不能作为药品使用;所以,不必考虑化学试剂中的杂质对生物体的生理作用及毒副作用;化学试剂的杂质限量是根据杂质可能引起的化学变化及其对使用目的和使用范围的影响程度加以限定。而

笔记

药物／临床用药品的质量直接与使用者的生命安全和健康相关；药物的纯度与杂质控制的主要目的是为了保障药品的安全、有效和质量稳定可靠；所以，药品中杂质的控制，主要根据杂质对生物体的生理作用及毒副作用强度，以及杂质对药物质量的影响程度进行限定。例如，化学试剂规格的硫酸钡（$BaSO_4$）不一定具有针对"可溶性钡盐"的检查项目；药用规格的硫酸钡如果存在"可（酸）溶性钡盐"，则会导致"钡盐中毒"的医疗事故；因此，药用规格的硫酸钡要进行："酸溶性钡盐"、"重金属"、"砷盐"等检查。所以，化学试剂不能代替药品使用。

二、药物杂质的来源

药物中的杂质系指规定工艺和规定原辅料生产的药品中，由其生产工艺或原辅料带入的药物自身之外的其他物质，或在贮存过程中产生的其他物质。

药品质量标准中规定必须进行检查的杂质，不包括变更工艺或变更原辅料进行生产，而产生的新的杂质，也不包括掺入或污染的外来物质。药品生产企业变更生产工艺或原辅料，因此而引入的新的杂质，以及对原质量标准的修订，均应依法向有关药品监督管理部门申报批准。

药品中不得掺入或污染药品或其组分以外的外来物质。对于假劣药品，必要时应根据各具体情况，可采用非法定分析方法予以检测鉴定。

研究并了解药物中杂质的来源与特性，可以针对性地制订出药物中杂质的检查项目和检查方法，从而实现药物质量的有效控制。

（一）生产过程中引入的杂质

原料药在合成或半合成过程中，未完全反应的起始原料、反应的中间体、反应副产物和分降解产物，以及参与反应的试剂溶剂和催化剂等，如果经过精制仍然未能从目标原料药产品中除去，则它们均为生产过程中引入的杂质。

制剂生产过程中引入的杂质，则主要来源于原料药及辅料中自身含有的杂质、原料药的分降解杂质，以及在制剂生产工艺过程中原料药与辅料相互作用（因原-辅料相容性的因素）而产生的杂质。

例如山梨醇是以淀粉或蔗糖为原料，先水解为葡萄糖，再经氢化制得的，最终产品中或多或少会含有糖类杂质。

再如双氯非那胺，在合成工艺中（下式），可能因原料未反应完全而引入邻二氯苯，还可能因二氯磺酰氯氨分解产生氯化铵，如果未洗净而引入氯化物。

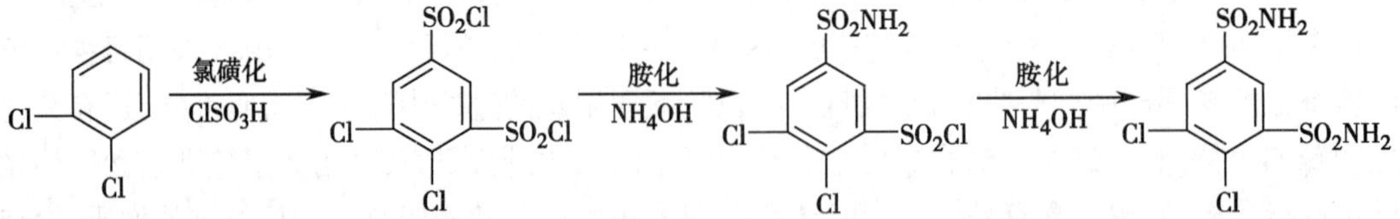

药物在制剂处方工艺加工的过程中，也能产生新的杂质。

如肾上腺素在配制注射液时，常加入抗氧剂焦亚硫酸钠和稳定剂 EDTA-2Na，在亚硫酸根的存在下，肾上腺素会生成无生理活性、无光学活性的肾上腺素磺酸。肾上腺素磺酸和 d- 异构体的含量，均随贮存期的延长而增高，其生理活性成分肾上腺素则相应降低。

在药物生产过程中，所用的试剂、溶剂、催化剂等，可能会残留在产品中而成为存在杂质。如在华法林钠的制备中，最后一步需要在异丙醇中结晶，所以其原料药需要检查异丙醇；地塞米松磷酸钠在生产过程中使用大量甲醇和丙酮，有可能残留在成品中；胆影酸的生产工艺中用铁还原硝基而有可能引入铁盐；扑米酮和卡托普利在合成的最后一步用锌粉和盐酸进行还原而引入锌盐。

必须重视异构体和多晶型对药物有效性和安全性的影响。例如，在维生素 K_1 合成中往往会产生一些无生理活性的顺式异构体;肾上腺素为左旋体,其右旋体的升压作用仅为左旋体的1/12;盐酸普萘洛尔左旋异构体的 β 受体阻断作用比右旋体大 60 倍;驱虫药双羟萘酸噻嘧啶顺式体的药效仅为反式体的 1/60;棕榈氯霉素存在多晶型现象,其中 B 晶型易被酯酶水解而吸收,为有效晶型,而 A 晶型则不易被酯酶水解,活性很低;驱虫药甲苯咪唑有 A、B、C 三种晶型,其中C 晶型的驱虫率约为 90%,B 晶型为 40%~60%,A 晶型的驱虫率小于 20%。控制药物中低效、无效以及具有毒性的异构体和多晶型,在药物纯度研究中日益受到重视。

　　另外,生产过程中,由于使用的金属器皿、装置以及其他不耐酸、碱的金属工具,都可能使产品中引入砷盐,以及铅、铁、铜等重金属杂质。

(二) 贮藏过程中引入的杂质

　　药物在贮藏过程中,受环境相关因素的影响,而在药物中引入的杂质,均为贮藏过程中引入的杂质。

　　例如,在温度、湿度、日光、空气等外界条件影响下,或因微生物的作用,引起药物发生水解、氧化、分解、异构化、晶型转变、聚合、潮解和发霉等变化,使药物中产生有关的杂质。这些变化,不仅使药物的外观性状发生改变,更重要的是降低了药物的稳定性和质量,甚至失去疗效或对人体产生毒害。

　　如利血平在贮存过程中,光照和有氧存在下均易氧化变质,光氧化产物无降压作用;吲哚美辛因分子结构中有酰胺键,遇碱或酸易水解,遇光也会逐渐分解;维生素 C 在贮存期间易被氧化而导致杂质含量增大,外观色泽改变,其颜色随着贮藏时间的延长而逐渐变深变黄。

　　有的杂质既可以由生产引入,也会因贮存而引入。例如,抗甲状腺药卡比马唑,其合成过程如下:

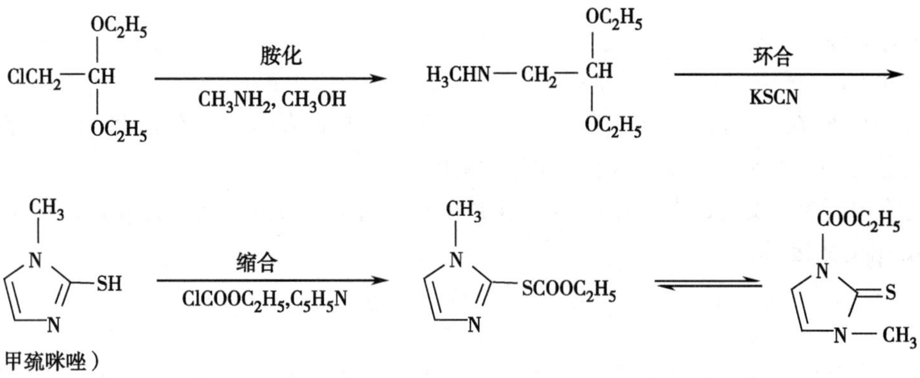

（甲巯咪唑）

甲巯咪唑既是卡比马唑合成工艺过程中环合的中间体,又是贮存过程中分解的产物。

三、药物杂质的分类

药物中的杂质多种多样,其分类方法也有多种。

1. 按来源分类　药品中的杂质按照其来源可以分为一般杂质和特殊杂质。

一般杂质是指在自然界中分布较广泛,在多种药物的生产和贮藏过程中容易引入的杂质。它们含量的高低与生产工艺水平密切相关,所以也常常称为**信号杂质**;ChP2015 通则 0800 在杂质的限量检查法中规定了氯化物、硫酸盐、硫化物、硒、氟、氰化物、铁盐、铵盐、重金属、砷盐以及干燥失重、水分、炽灼残渣、易碳化物和有机溶剂残留量等项目的检查方法。

特殊杂质是指在特定药物的生产和贮藏过程中引入的杂质,也常称为**有关物质**(related substances/compounds),这类杂质随药物的不同而不同。如阿司匹林(乙酰水杨酸)在生产和贮存过程中会引入水杨酸;甲硝唑中的 2- 甲基 -5- 硝基咪唑等。

　　按照来源的不同还可将杂质分为**工艺杂质**(包括合成中未反应完全的反应物及试剂、中间体、副产物等)、**降解产物**、从反应物及试剂中混入的其他**外来杂质**等。

2. 按毒性分类   按照毒性分类,杂质又可分为**毒性杂质**和**信号杂质**。如重金属、砷盐为毒性杂质。信号杂质一般无毒(如氯化物、硫酸盐等),但其含量的多少可反映出药物的纯度、生产工艺水平以及生产过程中的问题。如果药物中信号杂质含量过多,提示该药的生产工艺或生产控制有问题。

3. 按化学性质分类   按化学类别和特性分为:**无机杂质**、**有机杂质**及**有机挥发性杂质**(残留溶剂)。

无机杂质大都属于**一般杂质**,主要来源于生产过程中涉及的无机物质。如反应试剂、配位体、催化剂、重金属、其他残留的金属、无机盐、助滤剂、活性炭等,它们均是已知的物质。由于许多无机杂质直接影响药品的稳定性,并可反映生产工艺水平的情况,了解药品中无机杂质的情况对评价药品生产工艺的状况有重要意义。

有机杂质主要包括合成中未反应完全的原料、中间体、副产物、降解产物等,亦即**有关物质**。有机杂质分为**特定杂质**(specified impurities)和**非特定杂质**(unspecified impurities)。

特定杂质是指在质量标准中分别规定了明确的限度,并单独进行控制的杂质;特定杂质包括结构已知的杂质和结构未知的杂质。如阿司匹林中检查的"游离水杨酸"和"有关物质",均属于特定杂质。

非特定杂质是指在质量标准中未单独列出,而仅采用一个通用的限度进行控制的一系列杂质,其在药品中出现的种类与概率并不固定。如阿司匹林中检查的"易炭化物"属于非特定杂质。

四、杂质的限量

药物的纯度是相对的,绝对纯净的药物不可能存在。药物中所存在的杂质,在不影响药物的疗效和不影响药物使用安全的前提下,也没有必要完全除去;药物中的杂质通常也不可能完全去除。所以,在保证药物的质量可控和使用安全的前提下,综合考虑药物生产的可行性与产品的稳定性,通常均允许药物中含有一定量的杂质。

药物中所含杂质的最大允许量,叫做**杂质限量**。通常用百分之几或百万分之几(parts per million,ppm)来表示。

$$杂质限量 = \frac{杂质最大允许量}{供试品量} \times 100\%$$

药物中杂质限量的控制方法一般分两种:一种为**限量检查法**(limit test),另一种是**定量测定法**。

限量检查法通常不要求测定其准确含量,只需检查杂质是否超过限量。进行限量检查时,多数采用**对照法**,此外还可采用**灵敏度法**和**比较法**。

对照法系指取一定量的被检杂质标准溶液和一定量供试品溶液,在相同条件下处理,比较反应结果,以确定杂质含量是否超过限量。由于供试品(S)中所含杂质的最大允许量可以通过杂质标准溶液的浓度(C)和体积(V)的乘积表达,所以,杂质限量(L)的计算为:

$$杂质限量 = \frac{标准溶液的浓度 \times 标准溶液的体积}{供试品量} \times 100\%$$

或

$$L = \frac{C \times V}{S} \times 100\%$$

采用该法须注意平行原则,即供试品溶液和对照溶液应在完全相同的条件下反应,如加入的试剂、反应的温度、放置的时间等均应相同,这样检查结果才有可比性。

笔记

灵敏度法系指在供试品溶液中加入一定量的试剂,在一定反应条件下,不得有正反应出现,从而判断供试品中所含杂质是否符合限量规定。该法不需用杂质对照品溶液对比。如乳酸中枸橼酸、草酸、磷酸或酒石酸的检查:取本品0.5g,加水适量使成5ml,混匀,用氨试液调至微碱性,加氯化钙试液1ml,置水浴中加热5分钟,不得产生浑浊。

比较法系指取供试品一定量依法检查,测定特定待检杂质的参数(如:吸光度等)与规定的限量比较,不得更大。如维生素 B_2 中检查感光黄素,利用维生素 B_2 几乎不溶于三氯甲烷,而感光黄素溶于三氯甲烷的性质,用无乙醇三氯甲烷提取供试品中的感光黄素,在440nm波长处测定三氯甲烷液的吸光度,不得超过0.016。

药物中杂质限量的计算示例如下:

示例3-1　ChP2015 茶苯海明中氯化物的检查:取本品0.30g置200ml量瓶中,加水50ml、氨试液3ml与10%硝酸铵溶液6ml,置水浴上加热5分钟,加硝酸银试液25ml,摇匀,再置水浴上加热15分钟,并时时振摇,放冷,用水稀释至刻度,摇匀,放置15分钟,滤过,取续滤液25ml,置50ml纳氏比色管中,加稀硝酸10ml,用水稀释成50ml,摇匀,在暗处放置5分钟,依法检查(通则0801),与标准氯化钠溶液(10μg Cl/ml)1.5ml制成的对照液比较,不得更浓。求氯化物的限量。

$$L=\frac{CV}{S}\times100\%=\frac{10\times10^{-6}\times1.5}{0.30\times\dfrac{25}{200}}\times100\%=0.04\%$$

示例3-2　ChP2015 谷氨酸钠中重金属的检查:取本品1.0g,加水23ml溶解后,加醋酸盐缓冲液(pH3.5)2ml,依法检查(通则0821 第一法),与标准铅溶液(10μg Pb/ml)所呈颜色相比较,不得更深。已知重金属限量为百万分之十,求算应取标准铅溶液(V)多少毫升。

$$V=\frac{LS}{C}\times100\%=\frac{10\times10^{-6}\times1.0}{10\times10^{-6}}=1.0\,(ml)$$

示例3-3　ChP2015 肾上腺素中酮体的检查:取本品0.20g,置100ml量瓶中,加盐酸溶液(9→2000)溶解并稀释至刻度,摇匀,在310nm处测定吸光度不得超过0.05。已知酮体的 $E_{1cm}^{1\%}$ 为435,求酮体的限量。

$$C_{酮体}=\frac{A}{E_{1cm}^{1\%}}\times\frac{1}{100}=\frac{0.05}{435}\times\frac{1}{100}=1.15\times10^{-6}\,(g/ml)$$

$$C_{样品}=\frac{0.2}{100}=2.0\times10^{-3}g/ml$$

$$L=\frac{C_{酮体}}{C_{样品}}\times100\%=\frac{1.15\times10^{-6}}{2.0\times10^{-3}}\times100\%=0.06\%$$

示例3-4　ChP2015 卡比马唑片(规格:5mg)中甲巯咪唑的检查:取本品20片,研细,加三氯甲烷适量,研磨使卡比马唑溶解,滤过,用三氯甲烷洗涤滤器,合并滤液与洗液,置10ml量瓶中,用三氯甲烷稀释至刻度,摇匀,作为供试品溶液;另取甲巯咪唑对照品,加三氯甲烷制成每1ml中含100μg的溶液,作为对照品溶液,分别吸取上述两溶液各10μl,分别点于同一硅胶G薄层板上,以三氯甲烷-丙酮(4:1)为展开剂,展开后,晾干,喷以稀碘化铋钾试液使显色。供试品溶液如显与对照品相应的杂质斑点,其颜色与对照品主斑点比较,不得更深。求杂质的限量。

$$L=\frac{C_{杂质}}{C_{样品}}\times100\%=\frac{100}{\dfrac{5\times20\times1000}{10}}\times100\%=1.0\%$$

在药典检查项下除纯度检查外,还包括**有效性**、**均匀性**和**安全性**三个方面。

有效性试验是指针对某些药物的药效需进行的特定的项目检查。如氢氧化铝、复方氢氧化铝片检查制酸力、药用炭检查吸着力、硫酸钡检查疏松度等。

均匀性检查主要是检查制剂中药物与辅料混合是否均匀。如片剂的含量均匀度检查。

安全试验是指某些药物需进行异常毒性、热原、降压物质和无菌等项目的检查。

第二节　杂质的检查方法

检查药物中存在的微量杂质，首要的问题就是要选择一个专属性强的方法，使药物对其所含微量杂质的检测也不产生干扰。所以药物中杂质的检查主要是依据药物与杂质在物理性质或化学性质上的差异来进行。药物与杂质在物理性质上的差异，主要指药物与杂质在外观性状、分配或吸附以及对光的吸收等性质的差别；在化学性质上的差异，主要指药物与杂质对某一化学反应的差别，一般地，是杂质与试剂反应，而药物不反应。根据杂质的控制要求，可以进行限量检查，也可以对杂质进行定量测定。

一、杂质的研究规范

制药企业应该按照经国家药品监督管理部门依法审查批准的规定工艺和规定原辅料进行药品的生产，如果变更生产工艺或原辅料，并由此而带进新的杂质，需对原质量标准进行修订，并应依法向有关药品监督管理部门申报批准。在新药的研发中，应该对新药中的杂质进行化学和安全性研究。

杂质控制要合理，即合理地确定杂质检查项目与限度，合理地选择杂质检查方法。

（一）有机杂质在药品质量标准中的项目名称

1. 以杂质的化学名称作为项目名称　当被检查的杂质是已知化合物时（特定杂质），就以该化合物的化学名称作为质量标准中的项目名称。例如：卡比马唑及其片剂中的"甲巯咪唑"、阿司匹林中的"游离水杨酸"、磷酸可待因中的"吗啡"等。如果杂质的化学名太长，又无通用的简称，可选用相宜的简称或习称作为项目名称，并在质量标准起草说明中应写明该已知杂质的结构式。例如：肾上腺素中的"酮体"。如果杂质亦无相应的简称或习称，则可使用"杂质 A"、"杂质 B"或"杂质Ⅰ"、"杂质Ⅱ"等作为特定检查的项目名称。

2. 以某类杂质的总称作为项目名称　当杂质不能明确为单一物质而又知为某一类物质时，则以这类物质的总称作为项目名称。例如：硝酸毛果芸香碱中的"其他生物碱"、山梨醇中的"还原糖"和"总糖"、黄体酮中的"有关物质"、许多原料药物中的"残留溶剂"等。

3. 以检测方法作为项目名称　当被检查杂质的结构未知，亦不属于具体的类别时，根据检查方法相应的名称作为项目名称。例如："杂质吸光度"、"溶液透光率"、"易炭化物"、"不挥发性杂质"等。

（二）杂质检查项目的确定

杂质检查项目的确定要有针对性。药品标准中的杂质检查项目，应包括药物在质量研究和稳定性考察中检出的，并在批量生产中出现的杂质和降解产物。所以，原料药和制剂中的杂质检查项目，均应根据其起始原料、生产工艺及稳定性情况确定。尤其是降解产物和毒性杂质，通常均作为必须的检查项目。除降解产物和毒性杂质外，在原料中已控制的杂质，在制剂中一般不再控制。单一对映体药物，其可能共存的其他对映体应作为杂质检查。消旋体药物，当已有其单一对映体药物的法定质量标准时，应在该消旋体药物的质量标准中设旋光度检查项目。

（三）杂质限度的确定

杂质限量的确定要合理，在确保用药安全有效的前提下，应考虑到生产的可行性及批与批之间的正常波动，还要考虑药品本身的稳定性。可以根据原料药每日剂量来制订质控限度（表 3-1）。如果所制订的限度超过该限度值，就必须提供所订限度的合理性依据。有机杂质的限度规定应包括：每一个已知杂质、未知杂质及总杂质。在确定仿制药品的杂质限度时，应与已上市产品进行质量对比研究。

笔记

表 3-1　原料药与制剂的杂质限度

药物	最大日剂量	报告限度 [a]	鉴定限度 [b]	质控限度 [c]
原料药	≤2g	0.05%	0.10% 或 1.0mg	0.15% 或 1.0mg
	>2g	0.03%	0.05%	0.05%
制剂	≤1g	0.1%		
	>1g	0.05%		
	<1mg		1.0% 或 5μg	
	1~10mg		0.5% 或 20μg	
	>10mg~2g		0.2% 或 2mg	
	>2g		0.10%	
	<10mg			1.0% 或 50μg
	10~100mg			0.5% 或 200μg
	>100mg~2g			0.2% 或 3mg
	>2g			0.15%

注:a. 报告限度(reporting threshold):超出此限度的杂质均应在检测报告中报告,并应报告具体的检测数据。

b. 鉴定限度(identification threshold):超出此限度的杂质均应进行定性分析,确定其化学结构。

c. 质控限度(qualification threshold):质量标准中一般允许的杂质限度,如制订的限度高于此限度,则应有充分的依据。

杂质限度的制订应考虑如下因素:杂质及含一定限量杂质的药品的毒理学研究结果;给药途径;每日剂量;治疗周期;给药人群;杂质药理学可能的研究结果;原料药的来源;在保证安全有效的前提下,药品生产企业对生产高质量药品所需成本和消费者对药品价格的承受力,等。

对于创新药物,杂质限度确定的依据主要是已进行的临床前安全性研究中获得的结果,通常是要求用于临床试验的样品杂质不得超过用于临床前安全性研究的样品;对于仿制药物,可以根据已有的标准制订相应的杂质限度;对于其他新药,可参照创新药物或仿制药物的要求进行。

(四) 杂质检查方法的选择与验证

药物中杂质的检测方法包括化学法、光谱法、色谱法等,因药物结构及杂质的不同采用不同的检测方法。有机杂质的检测方法多采用色谱法,特别是 HPLC 法。

用于杂质检查的分析方法要求专属、灵敏。为验证杂质分析方法的专属性,可根据原料药或制剂的生产工艺及储存条件,以中间体、立体异构体、粗品、重结晶母液、经加速破坏性试验后的样品作为测试品进行系统适用性研究,考察产品中各杂质峰及主成分峰相互间的分离度是否符合要求。当采用 HPLC 法检查有机杂质时,由于等度洗脱具有可能漏检杂质的缺点,所以国内外药典中也常常采用梯度洗脱,例如司帕沙星、丝裂霉素、地高辛、辛伐他丁等药物中有关物质检查都采用了梯度洗脱。

分析方法的检测限一定要符合质量标准中对杂质限度的要求,检测限不得大于该杂质的报告限度。

二、杂质的常用检查方法

杂质检查常用的方法包括:化学方法、色谱方法、光谱方法和物理方法等。

(一) 化学方法

当药物中杂质与药物的化学性质相差较大时,可选择合适的试剂,使之与杂质发生化学反应,产生颜色、沉淀或气体,从而检查杂质的限量。采用化学检查法除了对杂质进行半定量检查外,还可采用滴定法和重量法对杂质进行定量测定。

1. 显色反应检查法　当杂质与试剂产生颜色时,采用比色法控制杂质的限量,多为目视

笔记

比色。

示例 3-5   氯硝柳胺结构式如下：

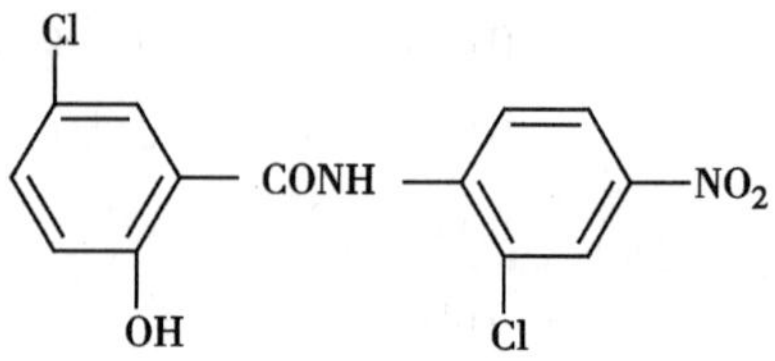

针对其生产原料 2- 氯 -4- 硝基苯胺和 5- 氯水杨酸的检查，ChP2015 利用氯硝柳胺在相应条件下不溶解、不发生反应的原理进行。

5- 氯水杨酸可以与三氯化铁试液反应生成紫色配位化合物。

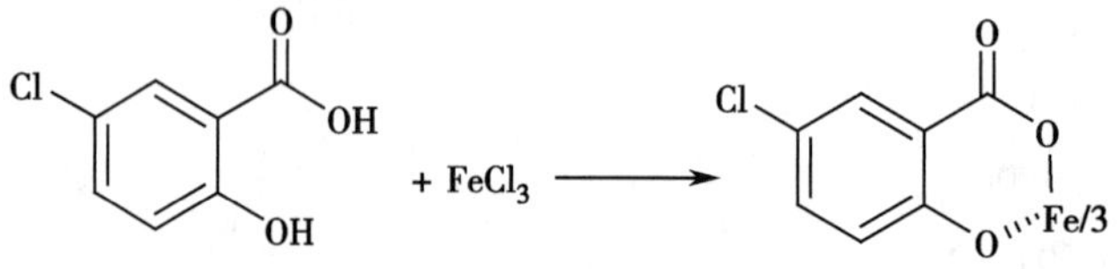

采用灵敏度法进行检查。方法：取本品 0.50g，加水 10ml，煮沸 2 分钟，放冷，滤过，滤液加三氯化铁试液数滴，不得显红色或紫色。

2- 氯 -4- 硝基苯胺分子结构含有芳伯氨基，可以发生重氮化 - 偶合反应而呈色。

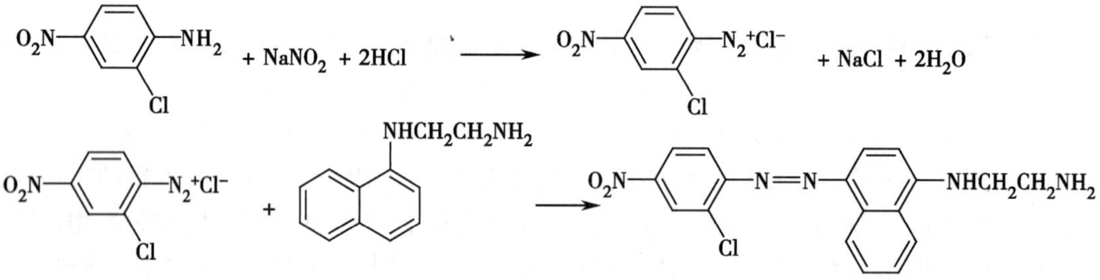

采用对照法检查。方法：取本品 0.10g，加甲醇 20ml，煮沸 2 分钟，放冷，加盐酸溶液（9 → 100）使成 50ml，滤过；取滤液 10ml，加亚硝酸钠试液 5 滴，摇匀，放置 10 分钟，加 2% 氨基磺酸铵溶液 1ml，振摇，再放置 10 分钟，加 0.5% 二盐酸萘基乙二胺溶液 1ml；如显色，与 2- 氯 -4- 硝基苯胺对照品 10μg，加甲醇 4ml 与盐酸溶液（9 → 100）使成 10ml 溶液，用同一方法处理后的颜色比较，不得更深（0.05%）。

偶合试剂二盐酸萘基乙二胺遇亚硝酸也能显色，干扰颜色的比较，所以在重氮化后加入氨基磺酸铵，将剩余的亚硝酸分解除去，再加入偶合试剂。

$$2HNO_2+2H_2NSO_3NH_4 \longrightarrow 2N_2\uparrow + (NH_4)_2SO_4+H_2SO_4+H_2O$$

2. 沉淀反应检查法   当杂质与试剂产生沉淀时，采用比浊法控制杂质的限量，也可以采用重量法测定杂质的量。

示例 3-6   ChP2015 盐酸肼屈嗪中游离肼的检查。

原理：游离肼可与芳醛反应产生腙的沉淀。

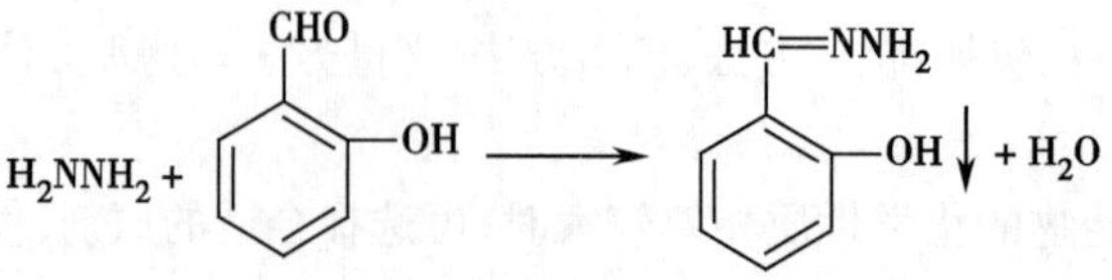

方法：取本品 0.10g，加水 5ml 与水杨醛的乙醇溶液（1 → 20）0.1ml，1 分钟内不得出现浑浊。

3. 生成气体的检查法   当杂质与试剂反应产生气体时，采用相应的气体检查法来控制杂质

笔记

的限量。

例如,ChP2015 对氨基水杨酸钠中硫化物的检查:取本品 0.50g,加水 5ml 溶解后,加碘化钾试液 5ml 与锌粒 2g,再加 1.6% 氯化亚锡的盐酸溶液 5ml,依法检查(通则 0803),置导气管中不装醋酸铅棉花的古蔡检砷装置,以醋酸铅试纸替换溴化汞试纸,80~90℃水浴加热 10 分钟后,将生成的硫斑与标准硫斑比较不得更深,则符合规定(0.001%)。

4. 滴定法 滴定剂只与杂质反应,以一定浓度的滴定液滴定药物中的杂质,可以定量地测定杂质的含量。

示例 3-7 ChP2015 硫酸亚铁中高铁盐的检查。

原理:该项检查是利用药物与杂质氧化还原性质的不同,高价铁具有氧化性,可将碘化钾中的碘负离子氧化成单质碘,然后用硫代硫酸钠滴定碘来控制高铁杂质。硫酸亚铁及其片剂和咀嚼片中的高铁盐均采用该法测定。

$$2Fe^{3+}+2KI \xrightarrow{H^+} 2Fe^{2+}+I_2+2K^+$$
$$I_2+2Na_2S_2O_3 \longrightarrow 2NaI+Na_2S_2O_6$$

方法:取本品 5.0g,精密称定,置 250ml 碘量瓶中,加盐酸 10ml 与新沸的冷水 100ml 的混合溶液,振摇使溶解,加碘化钾 3g,密塞,摇匀,在暗处放置 5 分钟,立即用硫代硫酸钠滴定液(0.1mol/L)滴定,近终点时,加淀粉指示液 0.5ml,继续滴定至蓝色消失,并将滴定的结果用空白试验校正。每 1ml 硫代硫酸钠滴定液(0.1mol/L)相当于 5.585mg 的 Fe。本品含高铁盐不得过 0.5%。

富马酸亚铁及其片剂和咀嚼片中高铁盐的测定也是采用该法。

(二) 色谱方法

药物中的有机杂质,可能是已知的或未知的、挥发性的或不挥发性的,其结构和性质往往和药物相近。如果药物和杂质与某些试剂的反应相同或相似,或者它们的光谱特征相似,这时就难以采用化学法和光谱法对杂质进行检查。由于色谱法可以利用药物与杂质的色谱性质的差异,能有效地将杂质与药物进行分离和检测,因而色谱法广泛应用于药物中杂质的检查。

药物中的有关物质包括起始原料、中间体、副产物、异构体、聚合体和降解产物等,它们的化学结构常常与药物类似或具有渊源关系。色谱法是有关物质检查的首选方法。

1. 薄层色谱法 TLC 被许多国家药典用于药物中杂质的检查,具有设备简单、操作简便、分离速度快、灵敏度和分辨率较高等优点。常用的方法有:杂质对照品法、供试品溶液的自身稀释对照法、或两法并用法、以及对照药物法。质量标准中应规定杂质的个数和限度。

(1) 杂质对照品法:适用于已知杂质并能制备杂质对照品的情况。

方法:根据杂质限量,取供试品溶液和一定浓度的杂质对照品溶液,分别点样于同一薄层板上,展开、斑点定位。供试品溶液除主斑点外的其他斑点与相应的杂质对照品溶液或系列浓度杂质对照品溶液的相应主斑点进行比较。判断药物中杂质限量是否合格。

示例 3-8 ChP2015 枸橼酸乙胺嗪中 *N*- 甲基哌嗪的检查:以 *N*- 甲基哌嗪对照品的甲醇溶液作为对照品溶液(50μg/ml),将供试品溶液(50mg/ml)和对照品溶液各 10μl,分别点于同一硅胶 G 薄层板上,以三氯甲烷 - 甲醇 - 氨溶液(13:5:1)为展开剂,展开,晾干,置碘蒸气中显色。结果判断:供试品溶液如显与对照品溶液相应的杂质斑点,其颜色与对照品溶液的主斑点比较,不得更深(0.1%)。

采用 TLC 法检查药物中的杂质时,为了确保药物与杂质有良好的分离,常需确认色谱系统的分离效能。可将杂质对照品用供试品的自身稀释对照溶液溶解制成混合对照溶液,也可将杂质对照品用待测组分的对照品溶液溶解制成混合对照溶液,混合对照溶液点样展开后的色谱图中,应显示两个清晰分离的斑点。

示例 3-9 ChP2005 盐酸环丙沙星中氟喹啉酸的检查:以水为溶剂配制供试品溶液(10mg/

ml)和氟喹啉酸对照品溶液(30μg/ml),以及系统适用性试验溶液(两者的1:1混合对照溶液),吸取这3种溶液各5μl,分别点于同一硅胶GF$_{254}$薄层板上,放入氨气中约15分钟,再以二氯甲烷-甲醇-浓氨水-乙腈(4:4:2:1)为展开剂,经展开和斑点定位。混合对照溶液所显氟喹啉酸与环丙沙星的斑点应分离完全。供试品溶液如显与对照品溶液主斑点相应的杂质斑点,其颜色与对照品溶液所显的主斑点比较,不得更深(0.3%)。ChP2015采用梯度HPLC法对盐酸环丙沙星中的多个有关物质进行同时的检查。

杂质对照品通常用来控制供试品中与之相同的杂质,但有时也用来控制其他有关物质。

示例3-10 ChP2015盐酸阿米洛利中有关物质的检查:以甲醇为溶剂配制供试品溶液(2mg/ml);3,5-二氨基-6-氯吡嗪-2-羧酸甲酯的对照品溶液,浓度分别为:(1)10μg/ml和(2)4μg/ml。吸取这3种溶液各10μl,分别点于同一块硅胶G薄层板上,以二氧六环-稀氨溶液-水(90:6:6)为展开剂,经展开和紫外光灯(365nm)下斑点定位。供试品溶液如显与对照品溶液(1)相应的杂质斑点,其荧光强度与对照品溶液(1)的主斑点比较,不得更强;如显其他杂质斑点,与对照品溶液(2)的主斑点比较,不得更强。

(2) 供试品溶液的自身稀释对照法:适用于杂质的结构不确定;或者虽然杂质结构已知,但是没有杂质对照品的情况。该法仅限于杂质斑点的颜色与主成分斑点颜色相同或相近的情况下使用。

方法:先配制一定浓度的供试品溶液,然后将供试品溶液按限量要求稀释至一定浓度作为对照溶液,将供试品溶液和对照溶液分别点样于同一薄层板上,展开、斑点定位。供试品溶液所显杂质斑点与自身稀释对照溶液或系列浓度自身稀释对照溶液的相应主斑点比较,不得更深。

示例3-11 ChP2010吡罗昔康中有关物质的检查:取本品,加三氯甲烷制成每1ml中含20mg的溶液,作为供试品溶液;精密量取适量,加三氯甲烷定量稀释成每1ml中含0.2mg的溶液,作为对照溶液。吸取上述两种溶液各10μl,分别点于同一硅胶GF$_{254}$薄层板(0.5%羧甲基纤维素钠与1mol/L氢氧化钠溶液等容混合液为黏合剂)上,以三氯甲烷-丙酮-甲醇(25:25:5)为展开剂,展开,晾干,置紫外光灯(254nm)下检视。供试品溶液如显杂质斑点,与对照溶液所显的主斑点比较,不得更深。ChP2015中采用更专属的HPLC方法,进行有关物质的定量检查。

还可采用杂质对照品或主成分的梯度浓度溶液比对,对杂质斑点进行半定量评估。

示例3-12 ChP2015盐酸马普替林中有关物质的检查:以甲醇为溶剂,配制供试品溶液的浓度为20mg/ml;分别精密量取适量,用甲醇稀释制成浓度分别为0.2、0.1和0.05mg/ml的溶液作为对照溶液(1)、(2)、(3)。吸取上述四种溶液各15μl,分别点样在同一硅胶G薄层板(预先用三氯甲烷展开,并在100℃干燥30分钟)上,以异丁醇-乙酸乙酯-2mol/L氢氧化铵溶液(6:3:1)为展开剂(层析缸中同时放置浓氨水杯与展开剂,预平衡1小时),展开,晾干,再置浓盐酸蒸气中熏30分钟,置紫外光灯(254nm)下照射10分钟后,在紫外光灯(365nm)下检视。供试品溶液如显杂质斑点不得多于2个,其颜色与对照溶液(1)、(2)、(3)所显的主斑点比较,杂质总量不得过1.0%。

(3) 两法并用法:当药物中存在多个杂质时,若已知杂质有对照品,则采用杂质对照品法检查;共存的未知杂质或没有对照品的杂质,则可同时采用供试品溶液的自身稀释对照法检查。

示例3-13 ChP2015盐酸黄酮哌酯易水解形成3-甲基黄酮-8-羧酸,其有关物质的检查:以三氯甲烷-甲醇(1:1)为溶剂,制备浓度为20mg/ml的供试品溶液;精密量取适量,用溶剂稀释成浓度为0.10mg/ml的溶液作为对照溶液;另取3-甲基黄酮-8-羧酸对照品,制成浓度为0.10mg/ml的溶液作为对照品溶液。吸取上述三种溶液各10μl,分别点于同一硅胶GF$_{254}$薄层板上,以环己烷-乙酸乙酯-甲醇-二乙胺(8:2:2:1)为展开剂,经展开和紫外光灯(254nm)下斑点定位。供试品溶液如显杂质斑点不得多于2个,其中在与对照品溶液相同的位置上所显杂质斑点的颜色与对照品溶液的主斑点比较,不得更深,另一杂质斑点颜色与对照溶液的主斑点比较,不得更深。

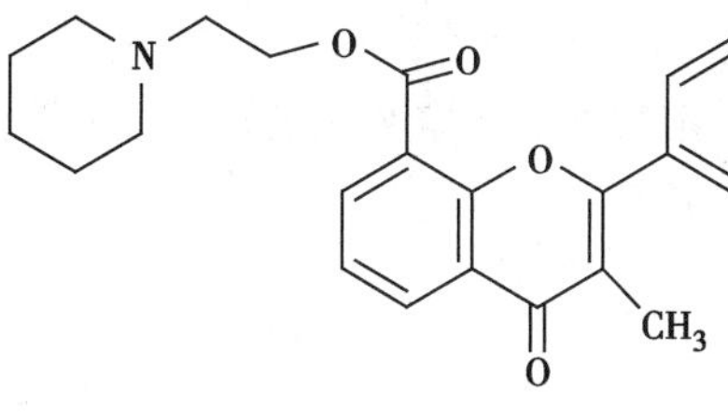

黄酮哌酯 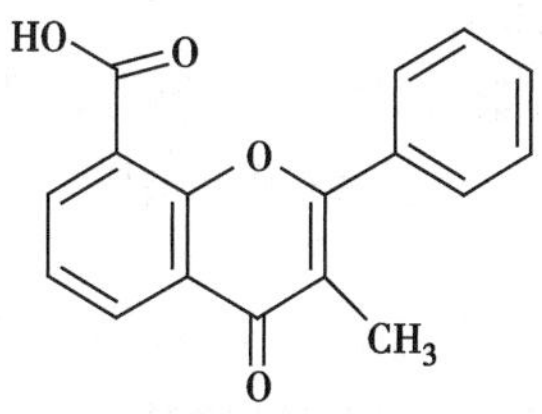   3-甲基黄酮-8-羧酸

（4）对照药物法：当无合适的杂质对照品，或者是供试品显示的杂质斑点颜色与主成分斑点颜色有差异，难以判断限量时，可采用与供试品相同的药物作为对照。对照药物中所含待检杂质需符合限量要求，且稳定性好。

示例 3-14 ChP2015 马来酸麦角新碱中有关物质的检查：取马来酸麦角新碱供试品，以乙醇 - 浓氨水（9∶1）为溶剂，配制浓度分别为 5mg/ml 和 0.2mg/ml 的供试品溶液（1）和（2）；同时取马来酸麦角新碱对照品，配制成浓度为 5mg/ml 的对照品溶液。吸取上述三种溶液各 10μl，分别点于同一硅胶 G 薄层板上，以三氯甲烷 - 甲醇 - 水（25∶8∶1）为展开剂，展开，晾干，置紫外光灯（365nm）下检视。供试品溶液（1）主斑点的位置和颜色应与对照品溶液的主斑点相同，如显杂质斑点，其颜色与对照品溶液对应的杂质斑点比较，不得更深，并不得显对照品溶液以外的杂质斑点；供试品溶液（2）除主斑点外，不得显任何杂质斑点。

该法主要检查异麦角新碱、麦角酸、异麦角酸及其他麦角碱等杂质。马来酸麦角新碱对照品中所含的杂质符合质量标准中的限量要求，用它控制供试品中的相应杂质。而供试品溶液②则作为系统适用性试验用溶液，以检查薄层板的载样量与点样量是否符合要求。

2. 高效液相色谱法 高效液相色谱法分离效能高、专属性强和检测灵敏性好，可以准确地测定各组分的峰面积，在杂质检查中的应用日益增多。对于使用高效液相色谱法测定含量的药物，可采用同一色谱条件进行杂质检查。

采用高效液相色谱法检查杂质，ChP2015 通则 0512 规定应按各品种项下要求，进行色谱系统适用性试验，以保证仪器系统达到杂质检查要求。检测杂质有四种方法：外标法（杂质对照品法）、加校正因子的主成分自身对照测定法、不加校正因子的主成分自身对照法、面积归一化法。

（1）外标法（杂质对照品法）：适用于有杂质对照品，而且进样量能够精确控制（以定量环或自动进样器进样）的情况。

方法：配制杂质对照品溶液和供试品溶液，分别取一定量注入色谱仪，测定杂质对照品溶液和供试品溶液中杂质峰的响应，按外标法计算杂质的浓度。

外标法定量比较准确，但它必须使用杂质对照品，而杂质对照品的供应相对来讲是比较困难的。

示例 3-15 卡托普利及其片剂中卡托普利二硫化物的检查：在合成和贮存过程中卡托普利易氧化为二硫化物，ChP2015 采用外标法检查。用流动相制备供试品溶液的浓度为 0.5mg/ml，卡托普利二硫化物对照品溶液的浓度为 5μg/ml，系统适用性试验用混合溶液中卡托普利和卡托普利二硫化物对照品的浓度分别为 0.1mg/ml 和 15μg/ml。HPLC 测定，用 ODS 柱，以 0.01mol/L 磷酸氢二钠 - 甲醇 - 乙腈（70∶25∶5）（用磷酸调节 pH 至 3.0）为流动相，检测波长为 215nm。分别进样测定，卡托普利和卡托普利二硫化物之间的分离度应大于 4.0；供试品溶液的色谱图中如有与卡托普利二硫化物对照品保留时间一致的色谱峰，按外标法以峰面积计算。原料药中的二硫化物的含量不得过 1.0%，片剂中的不得过卡托普利标示量的 3.0%。

（2）加校正因子的主成分自身对照法：该法仅适用于已知杂质的控制。以主成分为对照，用杂质对照品测定杂质的校正因子。杂质的校正因子和相对保留时间直接载入各品种质量标准中。在常规检验时，通常以主成分为参照，用相对保留时间定位，杂质的校正因子用于校正该杂质的实测峰面积。

方法：将杂质对照品和药物对照品配制成一定浓度的测定杂质校正因子的溶液，进行色谱分离、分析后，按内标法求出杂质相对于主成分的校正因子(f)：

$$f=\frac{A_S/C_S}{A_R/C_R}$$

式中，A_S 为药物对照品的峰面积；

A_R 为杂质对照品的峰面积；

C_S 为药物对照品的浓度；

C_R 为杂质对照品的浓度。

目前，更常用的方法是：**系列标准曲线法**。将药物对照品和杂质对照品均制成与杂质限度相当范围（覆盖有关物质的限度水平和可能的含量范围）的系列浓度标准溶液（对照品足够纯净，杂质无相互干扰时，可以制备成混合系列标准溶液），分别色谱分离、分析后，建立各组分的线性回归方程；然后根据药物对照品与各杂质对照品方程的斜率比，也可以准确测得各杂质的校正因子。

测定杂质含量时，将供试品溶液稀释成与杂质限量相当的溶液作为对照溶液，进样，调节检测灵敏度（信噪比合格）或进样量（不得过载），使对照溶液的主成分色谱峰的峰高约为满量程的 10%~25% 或其峰面积满足杂质限量测定要求（通常含量低于 0.5% 的杂质，其峰面积的 RSD 应小于 10%；含量在 0.5%~2% 的杂质，其峰面积 RSD 应小于 5%；含量大于 2% 的杂质，其峰面积 RSD 应小于 2%）。然后，取供试品溶液和对照溶液，分别进样，除另有规定外，供试品溶液的记录时间应为主成分色谱峰保留时间的 2 倍。测量供试品溶液色谱图中各杂质的峰面积，分别乘以相应的校正因子后，与对照溶液主成分的峰面积比较，计算杂质含量。

$$C_X=\frac{A_X}{A_S'/C_S'}\cdot f$$

式中，A_X 为供试品溶液杂质的峰面积；

A_S' 为对照溶液药物主成分的峰面积；

C_X 为杂质的浓度；

C_S' 为对照溶液中药物的浓度。

本法的优点是既省去了杂质对照品，而又考虑到了杂质与主成分响应因子的不同所引起的测定误差，准确度较好。缺点是在日常检验时，如果没有杂质对照品，杂质的定位必须采用相对保留时间，所以杂质相对于药物的相对保留时间也需一并载入各品种项下。

示例 3-16   ChP2015 拉米夫定有关物质检查。

色谱条件与系统适用性试验：以十八烷基硅烷键合硅胶为填充剂的色谱柱，0.025mol/L 醋酸铵溶液（冰醋酸调节 pH 至 3.8）- 甲醇（95∶5）为流动相；277nm 波长检测。胞嘧啶与尿嘧啶，拉米夫定与其非对映异构体（杂质Ⅱ）之间的分离度符合要求。

试液：取本品适量，精密称定，加流动相溶解并定量稀释制成每 1ml 中约含 0.5mg 的溶液，作为供试品溶液；精密量取 1ml，置 100ml 量瓶中，用流动相稀释至刻度，再精密量取 5ml，置 50ml 量瓶中，用流动相稀释至刻度，作为对照溶液。精密称取水杨酸对照品适量，加流动相溶解并定量稀释制成每 1ml 中含 0.5μg 的溶液，作为对照品溶液。

检查方法：精密量取供试品溶液、对照溶液和对照品溶液各 10μl，分别注入液相色谱仪，记录色谱图至供试品溶液主峰保留时间的 3 倍。供试品溶液的色谱图中如有杂质峰，水杨酸按外标法以峰面积计算不得过 0.1%，其他各杂质峰面积乘以各自的校正因子后与对照溶液主峰面积进行比较，杂质Ⅰ的校正峰面积不得大于对照溶液主峰面积的 3 倍（0.3%）；杂质Ⅱ的校正峰面积不得大于对照溶液主峰面积的 2 倍（0.2%），其他单个杂质的校正峰面积均不得大于对照溶液主峰的面积（0.1%），杂质总量不得过 0.6%（各杂质峰的相对保留和校正因子如表 3-2 所示）。

表 3-2　拉米夫定中各杂质峰的相对保留和校正因子

杂质	相对保留时间	校正因子
胞嘧啶	0.28	0.6
尿嘧啶	0.32	2.2
杂质Ⅰ（拉米夫定酸）	0.36	1.0
杂质Ⅱ（非对映异构体）	0.91	1.0
拉米夫定	1.00	1.0
杂质Ⅲ（酮式拉米夫定）	1.45	2.2
其他未知杂质	—	1.0

（3）不加校正因子的主成分自身对照法：适用于没有杂质对照品的情况。

方法：将供试品溶液稀释成与杂质限量相当的溶液作为对照溶液，调节检测灵敏度后，取供试品溶液和对照溶液，分别进样，除另有规定外，供试品溶液的记录时间至少应为主成分色谱峰保留时间的 2 倍以上，测量供试品溶液色谱中各杂质的峰面积，并与对照溶液主成分的峰面积比较，计算杂质含量。

示例 3-17　ChP2015 利巴韦林中有关物质的检查：用 SCX 柱 HPLC 法，以水（用稀硫酸调节 pH 值至 2.5±0.1 的水溶液）为流动相，检测波长 207nm，理论板数按利巴韦林峰计算不低于 2000。取本品，加流动相溶解并定量稀释制成浓度为 0.4mg/ml 和 2μg/ml 的溶液分别作为供试品溶液和对照溶液；取对照溶液 20μl 注入液相色谱仪，调节检测灵敏度，使主成分色谱峰的峰高约为满量程的 25%；再精密量取供试品溶液和对照溶液各 20μl，分别注入液相色谱仪，记录色谱图至主峰保留时间的 2 倍。供试品溶液的色谱图中如有杂质峰，单个杂质的峰面积不得大于对照溶液主峰面积的 0.5 倍（0.25%），各杂质峰面积的和不得大于对照溶液主峰面积的 2 倍（1.0%）。

该方法适用于无杂质对照品，在杂质含量较小且杂质结构（检测响应）与主成分相似（响应因子基本相同）的情况下，进行有关物质的检查分析。当已知杂质相对于对主成分的相对响应因子在 0.9~1.1 范围内时，可以用本法计算含量；超过 0.9~1.1 范围内时，宜采用加校正因子的主成分自身对照法或对照品对照法计算含量。

（4）面积归一化法：通常只适用于供试品中结构相似、相对含量较高且限度范围较宽的杂质含量的粗略考查。如异构体相对含量的检查。

方法：取供试品溶液适量，注入液相色谱仪，记录色谱图。测量各峰的面积和色谱图中除溶剂峰以外的总色谱峰面积，计算各杂质峰面积占总峰面积的百分率，应不得超过限量。

例如，β- 内酰胺抗生素中"异构体"比例的检查。ChP2015 规定：头孢丙烯（E）异构体峰面积与其（Z）和（E）异构体峰面积和之比应为 0.06~0.11；头孢呋辛酯 A 异构体峰面积与其 A、B 异构体峰面积和之比应为 0.48~0.55；头孢泊肟酯 B 异构体峰面积与其 A、B 异构体峰面积和之比应为 0.50~0.60。

该法简便快捷，但在杂质结构与主成分结构相差较大时可能会有较大的定量误差。因此，药典对本法的使用作了明确的限定，除另有规定外，一般不宜用于微量杂质的检查。

3. 气相色谱法　气相色谱法用来测定药物中挥发性特殊杂质，特别是药物中的残留溶剂的检查，各国药典均规定采用气相色谱法。

方法：除了有与高效液相色谱法相同的杂质检查方法外，还有"标准溶液加入法"，将一定量的杂质对照品溶液精密加入到供试品溶液中，根据外标法或内标法测定杂质的含量，再扣除加入的对照品溶液含量，即得供试品溶液中杂质的含量。也可按以下方法进行计算：

$$\frac{A_{is}}{A_X}=\frac{C_X+\Delta C_X}{C_X} \qquad C_X=\frac{\Delta C_X}{(A_{is}/A_X)-1}$$

笔记

式中,C_X为供试品中组分 X 的浓度;

　　ΔC_X为所加入的已知浓度的待测组分对照品的浓度;

　　A_{is}为加入对照品后组分 X 的峰面积;

　　A_X为供试品中组分 X 的峰面积。

示例 3-18　ChP2015 樟脑中有关物质的检查:取本品适量,用正庚烷溶解并定量稀释制成浓度约为 100mg/ml 和 1mg/ml 的溶液,分别作为供试品溶液和对照溶液;另取 3,7- 二甲基 -1,6- 辛二烯 -3- 醇与乙酸龙脑酯各适量,加正庚烷溶解并稀释制成浓度各约为 0.5mg/ml 的混合溶液,作为系统适用性试验溶液。照 GC 法试验(ChP2015 通则 0521),以 PEG20M 为固定液,柱温程序升温进行分离,FID 检测。取系统适用性试验溶液 1μl,进行色谱测定,3,7- 二甲基 -1,6- 辛二烯 -3- 醇峰与乙酸龙脑酯峰的分离度应大于 2.0。精密量取供试品溶液和对照溶液各 1μl,分别进行色谱测定,供试品溶液如有杂质峰,单个杂质峰面积不得大于对照溶液主峰面积的 2 倍(2.0%),各杂质峰面积的和不得大于对照溶液主峰面积的 4 倍(4.0%)。

4. 毛细管电泳法　毛细管电泳法可以用于多肽、酶类等药物中杂质的检查。检查方法与高效液相色谱法相同。

示例 3-19　ChP2015 抑肽酶中"去丙氨酸-去甘氨酸-抑肽酶"和"去丙氨酸-抑肽酶"的检查。

测定法:取本品和抑肽酶对照品各适量,用水溶解并定量制成浓度约为 5U/ml 的溶液分别作为供试品溶液和对照品溶液。照毛细管电泳法(ChP2015 通则 0542)测定,采用熔融石英毛细管柱(75μm×60cm,有效长度 50cm);以 120mmol/L 磷酸二氢钾缓冲液(pH2.5)操作缓冲溶液,检测波长 214nm,毛细管温度为 30℃,工作电压 12kV。以抑肽酶峰为参照,去丙氨酸 - 去甘氨酸 - 抑肽酶峰的相对迁移为 0.98,去丙氨酸 - 抑肽酶峰的相对迁移为 0.99,两杂质峰间的分离度应大于 0.8,去丙氨酸 - 抑肽酶峰与抑肽酶峰间的分离度应大于 0.5。抑肽酶峰的拖尾因子不得大于 3。

进样端为正极,1.5Pa 压力进样,进样时间 3 秒。每次进样前,依次用 0.1mol/L 氢氧化钠溶液、去离子水和操作缓冲溶液清洗毛细管柱 2、2 和 5 分钟。供试品溶液电泳图中,按 $100(r_i/r_s)$ 计算杂质的含量,其中 r_i 为去丙氨酸 - 去甘氨酸 - 抑肽酶或去丙氨酸 - 抑肽酶的校正峰面积(峰面积/迁移时间),r_s 为去丙氨酸-去甘氨酸-抑肽酶、去丙氨酸-抑肽酶和抑肽酶的校正峰面积总和。去丙氨酸-去甘氨酸-抑肽酶的量不得大于 8.0%,去丙氨酸 - 抑肽酶的量不得大于 7.5%。

(三) 光谱方法

光谱法依据药物和其杂质对光的选择性吸收差异进行杂质的限度检查。

1. 紫外 - 可见分光光度法　利用药物与杂质的紫外 - 可见吸收特征的差异进行检查。如果药物在杂质的最大吸收波长处没有吸收,则可在此波长处测定样品溶液的吸光度,通过控制样品溶液的吸光度或透光率来控制杂质的含量。也可利用杂质与试剂发生呈色反应,在可见光区,测定杂质的含量。

示例 3-20　ChP2015 地蒽酚中二羟基蒽醌的检查。

原理:二羟基蒽醌是地蒽酚制备的原料和氧化分解产物,它的三氯甲烷溶液在 432nm 处有最大吸收,而地蒽酚在该波长处几乎无吸收(图 3-1)。

方法:取本品,加三氯甲烷制成每 1ml 中约含

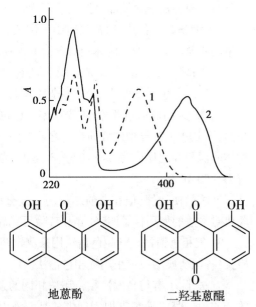

图 3-1　地蒽酚和二羟基蒽醌的紫外吸收光谱

1. 地蒽酚三氯甲烷溶液(10μg/ml);2. 二羟基蒽醌三氯甲烷溶液(0.9μg/ml)

0.10mg 的溶液,照紫外 - 可见分光光度法(ChP2015 通则 0401),在 432nm 的波长处测定吸光度,不得过 0.12(相当于二羟基蒽醌的含量不得过 2.0%)。

示例 3-21　两性霉素 B 中有关物质"两性霉素 A"等的检查。

两性霉素 B 发酵生产过程中,形成的主要副产物为有关物质 A(两性霉素 A),同时还可能存在有关物质 B、C、D 和 E。

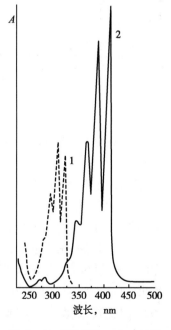

（1）两性霉素 B 的 ChP2010 标准方法:采用两性霉素 A 专属波长下的吸光度法进行限度控制。

原理:两性霉素 A 和两性霉素 B 的紫外吸收曲线(图 3-2A)有明显差异。在两性霉素 A 的最大吸收波长 305nm 处,两性霉素 B 的吸收相对较弱(该波长处,两性霉素 B 的吸收系数仅约为两性霉素 A 的 4%)。所以,通过测定两性霉素 B 供试品溶液在 305nm 处的吸光度,可以控制两性霉素 A 的限量。

方法:取本品,加少量二甲亚砜溶解后,加甲醇定量稀释制成 100μg/ml 的溶液,在 305nm 的波长处测定吸光度,不得过 0.40。

由于两性霉素 B 在 305nm 的波长处也有一定程度的吸收,所以这种"吸光度限度法"通常不能够对有关物质进行准确的定量限度控制。

（2）两性霉素 B 的 ChP2015 标准方法:采用反相 HPLC 法进行分离后的有关物质检查。

以十八烷基硅烷键合硅胶为填充剂的色谱柱;磷酸溶液(pH1.00 ± 0.05)- 乙腈为流动相,进行线性梯度洗脱:0min (700:300) → 50min (500:500);供试品溶液浓度为 80μg/ml,对照品溶液浓度为 0.8μg/ml;用酸性破坏样进行系统适用性试验,杂质 C 和 B 的分离度应符合要求;于 303nm 波长检测,峰面积比法(加校正因子)定量控制两性霉素 A 的限量,供试品溶液色谱图(图 3-2B)中,杂质 A 峰面积不得大于两性霉素 B 峰面积的 0.5 倍(2%,供注射用)或 1.25 倍(5%,供非注射用);于 383nm 波

图 3-2A　两性霉素 B 和两性霉素 A 的紫外吸收光谱

1. 两性霉素 A;2. 两性霉素 B

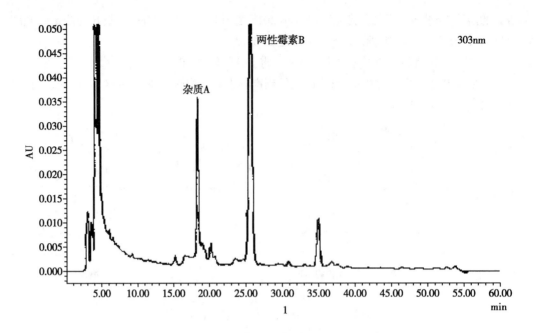

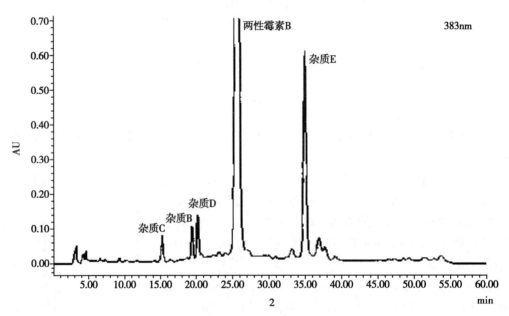

图 3-2B　两性霉素 B 中有关物质 HPLC 检查图

1. 杂质 A(两性霉素 A)303nm 检查色谱图；2. 其他杂质 383nm 检查的系统适用性试验色谱图

长检测，采用不加校正因子的 1% 主成分自身峰面积对照法，同时检查两性霉素 B 中的杂质 B、C、D、E 等，杂质 B 与 D 之和不得过 4.0%，其他单个杂质峰不得过 2.0%。303nm 和 383nm 波长检测的杂质总量不得过 15.0%。

2. 红外分光光度法　某些多晶型药物，由于晶型状态的不同，一些化学分子间非共价键作用的键长、键角等发生不同程度的变化，从而导致红外吸收光谱中某些特征峰的频率、峰形和强度出现特征的差异。利用红外分光光度法对这些差异进行定量测定，可以检查药物中特定的晶型杂质(低效、无效，或影响质量与稳定性)。方法简便，结果可靠。

示例 3-22　ChP2015 甲苯咪唑杂质 A 晶型的 IR 检查控制。

甲苯咪唑有三种晶型，其中 C 晶型为有效晶型，A 晶型为无效晶型。在 640cm^{-1} 处，A 晶型有强吸收，C 晶型吸收很弱；而在 662cm^{-1} 处，A 晶型的吸收很弱，C 晶型却有较强吸收。当供试

笔记

品中含有杂质 A 晶型时,在上述两波数处的吸光度比值将发生改变。所以,采用红外分光光度法可以对甲苯咪唑中杂质 A 晶型的限量进行检查测定与控制。

ChP2015 采用供试品与对照品同法操作,供试品的吸光度比值应小于对照品比值的方法,控制 A 晶型的含量。

检查方法为:取供试品与含 A 晶型为 10% 的甲苯咪唑对照品各约 25mg,分别用液体石蜡法测定 803~620cm^{-1} 处的红外光吸收图谱(通则 0402)。在约 620cm^{-1} 和 803cm^{-1} 波数处的最小吸收峰间连接一基线,再在约 640cm^{-1} 和 662cm^{-1} 波数处的最大吸收峰之顶处作垂线与基线相交,用基线吸光度法求出相应吸收峰的吸光度值,供试品在约 640cm^{-1} 和 662cm^{-1} 波数处吸光度之比,不得大于含 A 晶型为 10% 的甲苯咪唑对照品在该波数处的吸光度之比(图 3-3)。

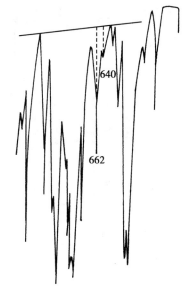

图 3-3　甲苯咪唑中杂质 A 晶型 IR 法检查的图谱

3. 原子吸收分光光度法　原子吸收分光光度法是一种灵敏度很高的测定方法,广泛用于微量金属元素的分析。在杂质检查中,主要是用于药物中重金属杂质的检查。

通常采用标准加入法控制重金属杂质的限量:取供试品,按各品种项下的规定,制备供试品溶液;另取等量的供试品,加入限度量的待测元素溶液,制成对照溶液。设对照溶液的读数为 a,供试品溶液的读数为 b,b 值应小于(a-b)。例如维生素 C 中铁盐和铜盐的检查。

（四）其他方法

1. 热分析法　物质在加热或冷却过程中,会发生熔化、凝固、晶型转变、分解、化合、吸附、脱附等物理化学变化。这些变化必将伴随体系焓(热量的吸收或释放)的改变,因而产生热效应。

同时根据相律,物相转化时的温度(如熔点、沸点等)保持不变。纯物质具有特定的物相转化温度和相应的热焓变化。这些常数可用于药物的定性分析,而供试品的实际测定值与这些常数的偏离及其程度又可用于供试品的检查纯度。

热分析(thermal analysis)是在程序控制温度条件下,精确记录物质的物理化学性质随温度变化的关系,研究物质在受热过程中所发生的晶型转变、熔融、蒸发、脱水等物理变化,或热分解、氧化、还原等化学变化,以及伴随发生的温度、能量或重量改变的方法。

热分析法广泛应用于药物的多晶型、物相转化、结晶水、结晶溶剂、纯度、热稳定性,以及基于相容性的固体分散系统、脂质体、药物辅料相互作用(预测药物与赋形剂间的可配伍性)等的研究。常用的热分析法有热重分析(TG)和差示扫描量热分析(DSC)。

(1) 热重分析:热重分析法(thermogravimetric analysis,TG)是利用热天平在程序控制温度的条件下,测量物质的重量随温度变化的曲线(热重曲线,TG 曲线),以便研究物质的重量变化及其内在性质与温度的相关特征。即,用于分析供试品的受热内在稳定性行为。

当被测物质在加热过程中有升华、汽化、分解出气体或失去结晶溶剂时,被测物质的重量就会发生变化。这时热重曲线就不是直线,而是记录到重量的下降。

通过热重曲线的分析,可以测得被测物质产生重量变化时的温度与范围。并且根据减失重量曲线行为,可以估算出被分析物在加热过程中,失去的组分特征和失去的量值。

示例 3-23　CuSO$_4$·5H$_2$O 的 TG 曲线与结晶水状态分析。

CuSO$_4$·5H$_2$O 含有结晶水,其热重曲线(图 3-4)表明:这 5 个结晶水分三步脱去。在 30→80℃ 区间失重率为 13.1%,与 CuSO$_4$·5H$_2$O 脱去 2 分子与铜离子以配位键结合的结晶水形成 CuSO$_4$·3H$_2$O 相应;在 80→120℃ 区间失重率为 14.1%,与 CuSO$_4$·3H$_2$O 进一步脱去 2 分子与铜离子以配位键和氢键结合的结晶水形成 CuSO$_4$·H$_2$O 相应;在 200→255℃ 区间失重率为 7.4%,

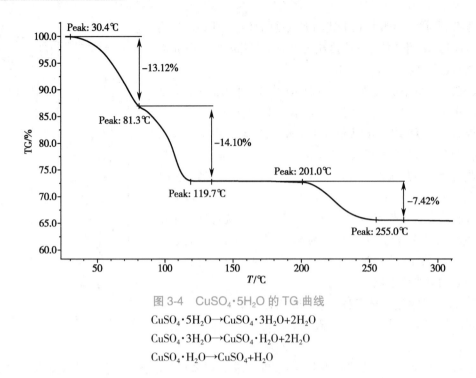

图 3-4 $CuSO_4 \cdot 5H_2O$ 的 TG 曲线

$$CuSO_4 \cdot 5H_2O \rightarrow CuSO_4 \cdot 3H_2O + 2H_2O$$
$$CuSO_4 \cdot 3H_2O \rightarrow CuSO_4 \cdot H_2O + 2H_2O$$
$$CuSO_4 \cdot H_2O \rightarrow CuSO_4 + H_2O$$

与 $CuSO_4 \cdot H_2O$ 进一步脱去 1 分子受铜离子吸引力最大的结晶水形成无水硫酸铜（$CuSO_4$）相应。

TG 法常常用于区分药物中所含水分或溶剂是吸附状态还是结晶状态。其优点是样品用量少，测定速度快。也适用于贵重药物或在空气中极易氧化药物的干燥失重测定。

示例 3-24 USP38 中硫酸长春新碱干燥失重的 TG 测定。

测定法：精密称取供试品约 10mg，照热重测定法，于氮气环境下（流速为 40ml/min）以 5℃/min 恒速升温，记录室温至 200℃范围内的 TG 曲线，测定室温与分解点（约 160℃）之前平台间的减失重量，不得过 12.0%。

USP38 采用 TG 法测定，使用十万分之一热重天平（准确读数至 0.01mg），供试品消耗量仅约 10mg。

而 ChP2015 中硫酸长春新碱的干燥失重采用传统方法（通则 0831）进行测定：取本品，在 105℃减压干燥 2 小时，减失重量不得过 10.0%。

ChP2015 采用传统方法测定，供试品置称量瓶中进行干燥处理和称定操作，所以一般采用万分之一天平（准确读数至 0.1mg）进行称定操作，为了保障测定的准确度和精密度，供试品的消耗量则达约 100mg；相当于 100 剂量的注射用硫酸长春新碱（规格 1mg），显然检验方法不经济。

（2）差热分析与差示扫描热分析：在程序控温条件下，对供试品与热惰性参比物（在测量温度范围内，不发生任何热效应的物质）进行同时加热或冷却时，当供试品发生物理或化学变化时，将使热效应改变，供试品与参比物之间将产生温度差（ΔT）。

测定供试品与参比物之间温度差（ΔT）与温度（或时间）关系的技术称为差热分析法（differential thermal analysis，DTA）；以温度差对温度所作的曲线为差热分析曲线（图 3-5）。测量传送给供试品与参比物的热量差（dQ/dT）与温度（或时间）关系的技术称为差示扫描量热分析（differential scanning calorimetry，DSC）；以热量差（dQ/dT）对温度所作的曲线为差示扫描量热分析曲线（图 3-6）。

在差热分析或差示扫描量热分析中，可使用 α-

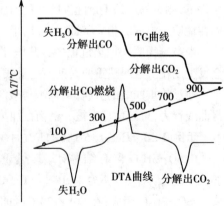

图 3-5 $CaC_2O_4 \cdot H_2O$ 的 TG 和 DTA 曲线

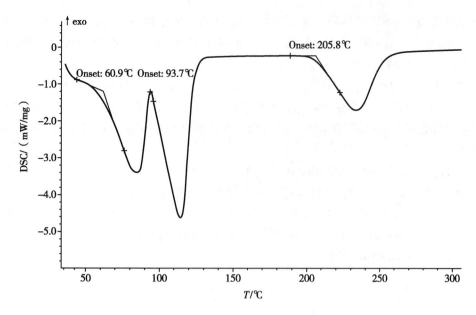

图 3-6 CuSO$_4$·5H$_2$O 的 DSC 曲线

起点(onset)分别与各脱水失重吸热峰的起始温度相应,各吸热峰曲线下面积与热容量相应

氧化铝作为惰性参比物,实际测量时,常常直接使用 α- 氧化铝空坩埚或其他惰性空坩埚作为参比物。

仪器应根据操作规程,定期使用有证标准物质对温度(高纯铟或锌等)进行校准,以保证检测结果的准确性。

差示扫描量热分析仪可分为功率补偿型和热流型。功率补偿型差示扫描量热分析仪可自动调节输给供试品的加热功率,以补偿供试品发生变化时的热效应,从而使供试品与参比物之间的温度差始终保持不变(ΔT=0)。热流型差示扫描量热分析仪是在输给供试品与参比物相同的功率条件下,测定供试品与参比物两者的温度差(ΔT),通过热流方程将温度差(ΔT)换算成热量差(dQ/dT)。热流型差示扫描量热分析仪应用较为广泛。

DTA 曲线与 DSC 曲线的形状极为相似,横坐标均为温度 T(或时间),不同之处仅在于前者的纵坐标为 ΔT 而后者为 dQ/dT。在两者的曲线上,均随供试品对热行为的不同,而显示出不同的吸热峰或放热峰。

DSC 较 DTA 更适用于测量物质在物理变化或化学变化中焓的改变。且差示扫描量热分析的定量测定准确度通常好于差热分析,所以 DSC 应用更普遍。

如果参比物和被测物质的热容大致相同,而被测物质又无热效应,两者的温度基本相同,此时测到的是一条平滑的直线,该直线称为基线。一旦被测物质发生变化,因而产生了热效应,在差热分析曲线上就会有峰出现。热效应越大,峰的面积也就越大。

DTA 曲线中通常规定,峰顶向上的峰为放热峰,它表示被测物质的焓变小于零,其温度将高于参比物。相反,峰顶向下的峰为吸热峰,则表示试样的温度低于参比物。热流型 DSC 曲线表示法与差热分析曲线相同。

功率补偿型 DSC 曲线峰向上表示吸热,向下表示放热,恰与差热分析曲线规定的吸热和放热方向相反,其面积正比于热焓的变化(ΔH)。

DSC 曲线的各种吸热和放热峰的个数、形状和位置与相应的温度可用来定性地鉴别待测物质或其多晶型,亦可检查待测物质的纯度,或用于制剂热特征行为研究。

(3) **热分析法应用**

1) 熔点和分解点测定:固体有机药物通常具有特征熔点。很多物质在加热过程中同时失重,或由于化学反应产生挥发性物质。将 DSC 法与 TG 法结合使用,既可以由测得的熔点验证药物的真伪,又能够根据与熔融相应的热重行为分析药物的熔融稳定性行为以及药物的受热分降解特征。

示例 3-25   草酸钙的热分析(图 3-5)。

草酸钙在加热过程中有三个失重平台(TG 曲线),在 134~226℃区间,失重与 $CaC_2O_4 \cdot H_2O \to CaC_2O_4 + H_2O$ 相应,DTA 曲线表明为吸热峰;在 398~478℃区间,失重与 $CaC_2O_4 \to CaCO_3 + CO \uparrow$ 相应,DTA 曲线表明为放热峰;在 635~838℃区间,失重与 $CaCO_3 \to CaO + CO_2 \uparrow$ 相应,DTA 曲线表现为吸热峰。

示例 3-26   马来酸罗格列酮热降解稳定性热分析研究。

DTA(图 3-7)表明马来酸罗格列酮在以恒定的升温速度(10℃/min)受热时,在 119℃左右出现一明显的吸热峰。在 100~150℃温度范围内 TG(图 3-8)曲线未见明显的失重峰。说明在此范围内,供试品没有发生降解反应,应当存在相变过程。而马来酸罗格列酮的熔点为 118~122℃。所以,DTA 中此吸热峰为熔点峰。

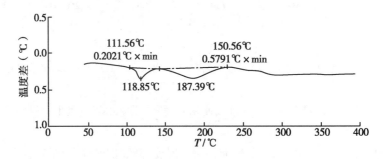

图 3-7   马来酸罗格列酮的 DTA 曲线

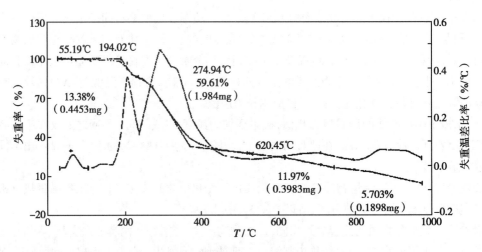

图 3-8   马来酸罗格列酮的 TG 曲线

TG 曲线在 194~274℃范围内有两个明显的失重峰,总的失重占总重量的 70% 左右。故图 3-7 中 190℃左右的吸热峰为热降解峰。

2) **多晶型及其转变的表征**:多晶型(polymorphs)是大多数有机药物的常见现象。在温度影响下,晶型转变且伴有热效应,故可用 DSC 或 DTA 研究晶型转变或判定晶型。

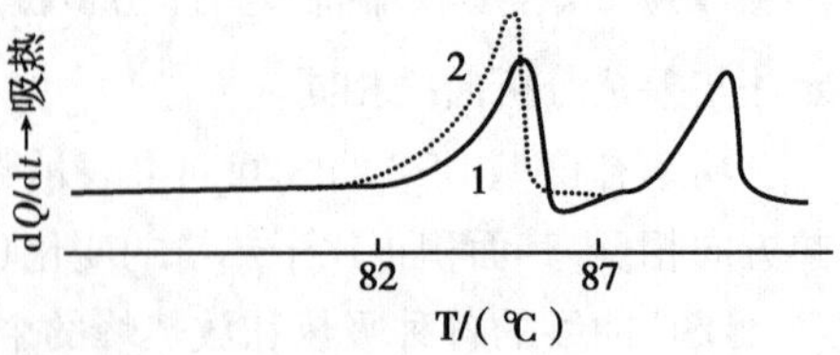

示例 3-27   棕榈(无味)氯霉素的晶型转化特征(图 3-9)。

棕榈氯霉素常有 A 和 B 两种晶型,具有生理活

图 3-9   棕榈氯霉素的 DSC 曲线
1.第一次升温的曲线(两吸热峰);2.第二次升温的曲线(单吸热峰)

性的为 B 晶型。两种晶型的混合试样差示扫描量热分析曲线(DSC)有两个吸热峰:85℃是 B 晶型吸热特征峰,90℃是 A 晶型吸热特征峰。冷却至室温再升温时,则只剩下 85℃的单个熔融吸热峰。说明熔融再凝固后,混合晶型能够全部转化为具有生理活性的 B 晶型。

3) **药物的纯度测定**:化学固体纯物质(如固体有机药物)大多均具有一定的熔点(T_0)或无限窄的熔距,熔融相变时吸收一定的热量(熔融热焓 ΔH_f)。当化学固体物质中含有杂质时,将导致物质化学纯度的下降,同时引起化学固体物质的熔距展宽或熔点下降。

若药物中的杂质量达一定比例,供试品的熔点可达一最小值,此值称为最低共熔点,相应的杂质称为低共熔杂质。药物或辅料与杂质的低共熔行为是采用 DSC 法测定其纯度的基础。

杂质的存在使得药物熔点下降,熔距变宽,根据范特霍夫(Van't Hoff)方程,则可计算出杂质的含量(X 表示所含杂质的摩尔分数):

$$X = \frac{\Delta T \cdot \Delta H_f}{RT_0^2}$$

式中,T_0 为纯物质的熔点(K);

T_m 为供试品的实测熔点(K);

ΔT 为熔点下降值($T_0 - T_m$);

ΔH_f 为纯物质的摩尔熔融热焓;

R 为气体常数。

含有低共熔杂质的供试品(又称低共熔混合物)被加热至最低共熔点时,所含药物和杂质按低共熔混合物组成的比例熔化,体系温度不变;继续加热,至杂质完全熔出后,温度升高,药物熔化量增大,液相中杂质的浓度逐渐降低,熔点逐渐升高。对杂质作限量检查时,只需将供试品的 DSC(DTA)曲线与标准样品(含有限量杂质的供试品)的曲线比较即可。

热分析法检查药物纯度注意事项:①供试品纯度在 98.0% 以上;②杂质不与主成分反应;③杂质不与主成分形成共晶或固溶体;④杂质与熔融试样有化学相似性;⑤药物在熔融过程中化学性稳定;⑥药物如存在多晶现象则必须全部转变成某一晶型。

利用范特霍夫方程测定纯度时,是建立在杂质不形成固溶体的假设之上的,所以本法的应用具有一定的局限性,特别是当供试品为混晶物质(即不同晶型的混合物熔点值无差异)或熔融时分解的物质,则难以准确地测定其化学或晶型纯度。

无定型态固体物质(或非晶态物质)可能没有明确的熔点或呈现宽熔距现象,其熔距宽度与物质的化学纯度或晶型纯度无关。所以,无定型固体物质状态亦不符合范特霍夫方程规律。

(4) **热分析的联用技术**:热分析过程中,针对供试品的分降解产物进行进一步的检测研究,既可以进一步探索供试品的分降解机制,还可以研究供试品的热稳定性特征。所以,热分析联用技术(TG-IR 和 TG-MS 等)在药品及材料研究中也发挥着重要作用。这些联用手段,尤其是灵敏、快速的 TG-MS,可以监测供试品在受热过程中所发生的各种物理、化学变化,对分解或降解产物的化学成分进行定性或定量分析,从而可更好地建立分解模型,阐述分解机制,已成为研究各种无机、有机和高分子材料的热稳定性和热分解(降解)过程的重要实验方法。

2. 酸碱度检查法　药物中的碱性或酸性杂质检查时,可以利用药物与杂质之间的酸碱性的差异,采用酸碱滴定法、指示液法或 pH 测定法进行检查。

(1) **酸碱滴定法**:在一定指示液下,用酸或碱滴定供试品溶液中的碱性或酸性杂质,以消耗酸或碱滴定液的毫升数作为限度指标。

(2) **指示液法**:将一定量指示液的变色 pH 范围作为供试品溶液中酸碱性杂质的限度指标。

(3) **pH 测定法**:用电位法测定供试品溶液的 pH,衡量其酸碱性杂质是否符合限量规定。

示例 3-28

ChP2015 己酸羟孕酮在生产中加入了过量的正己酐和对甲苯磺酸,可能使产品的酸度增加,所以要检查其**酸度**。方法为:取本品 0.20g,加中性无水乙醇(对溴麝香草酚蓝指示液显中性)25ml 溶解后,立即加溴麝香草酚蓝指示液数滴并用氢氧化钠滴定液(0.02mol/L)滴定至显微蓝色,消耗氢氧化钠滴定液(0.02mol/L)不得过 0.50ml。

3. 物理性状检查法   根据药物与杂质在性状上的不同,进行差异检查,可控制杂质的限量。如臭味和挥发性、颜色、溶解行为和旋光性等差异的检查。

(1)**臭味差异**:药物中如存在具有特殊气味的杂质,可由气味判断该杂质的存在。

示例 3-29   麻醉乙醚由乙醇缩合制备,而乙醇用淀粉发酵制备时,可能引入某些沸点高的副产物,如正丙醇、异丁醇、戊醇、异戊醇等杂油醇;如不精制,即使它们被缩合,挥发性与乙醚相比仍较弱,而产生异臭。ChP2015 麻醉乙醚的**异臭**检查:取供试品 10ml,置瓷蒸发皿中,使自然挥发,挥散完毕后,不得有异臭。

(2)**挥发性差异**:药物具有挥发性,而杂质不易挥发。对药物挥发后遗留的残渣称定重量,可控制不挥发性杂质。

示例 3-30   ChP2015 樟脑(合成)中**不挥发物**的检查:取供试品 2.0g,在 100℃加热使樟脑全部挥发并干燥至恒重;遗留残渣不得过 1mg。

(3)**颜色差异**:某些药物自身无色,但从生产中引入了有色的有关物质,或其分解产物有颜色。采用检查供试品溶液颜色的方法,可以控制药物中有色杂质的量。

示例 3-31   盐酸胺碘酮中游离碘是由合成反应中未反应完全或氧化分解而引入,它能溶于三氯甲烷中即显紫红色。ChP2015 盐酸胺碘酮中**游离碘**的检查:取本品 0.5g,加水 10ml,振摇30 秒钟,放置 5 分钟,滤过,滤液加稀硫酸 1ml 与三氯甲烷 2ml,振摇,三氯甲烷层不得显色。

(4)**溶解性差异**:有的药物可溶于水、有机溶剂、酸或碱溶液中,而其杂质不溶;或反之,杂质可溶而药物不溶。则可以根据溶液的澄清度进行检查。

示例 3-32   高三尖杉酯碱如果吸湿水解或混有非酯碱杂质,用其配制注射液时,则会出现难溶性的黏胶状物或小白点、假毛等。故 ChP2015 高三尖杉酯碱需要检查**溶液的澄清度**:取供试品 10mg,加 0.1% 酒石酸溶液 10ml 溶解后,溶液应澄清。

(5)**旋光性差异**:手性药物均有特征的比旋度(或旋光度)数值。通过旋光度测定可以用来反映药物的纯度,或限定光学异构体杂质的含量。

示例 3-33   ChP2015 规定黄体酮在乙醇中的比旋度为 +186°~+198°。如供试品的测定值不在此范围,则表明其光学纯度不符合要求。这是因为黄体酮及其生产中间体(醋酸双烯醇酮、醋酸妊娠烯醇酮及妊娠烯醇酮)在乙醇中的比旋度差异很大(表 3-3),若供试品中所含的这些杂质超过限量,则测得的比旋度将偏离规定范围。

表 3-3   黄体酮及其中间体的比旋度(溶剂:乙醇)

化合物	浓度(%)	温度(℃)	$[\alpha]_D$
黄体酮	1~1.4	20~25	+193° ± 4°
醋酸双烯醇酮	0.9	20	−31° ± 2°
醋酸妊娠烯醇酮	~1	常温	+20° ± 2°
妊娠烯醇酮	1	17~20	+28° ± 2°

若药物本身没有旋光性,而其杂质有,则可以通过限定药物溶液的旋光度值来控制相应杂质的量。

示例 3-34   硫酸阿托品为消旋体药物,而其莨菪碱有关物质则为光学单体物质。因此,ChP2015 硫酸阿托品中有**莨菪碱**的检查规定:供试品水溶液(50mg/ml)的旋光度不得过 −0.40°。

需要注意的是,比旋度一般不宜单独用以控制产品的光学纯度。通常需要与检查项下的异构体检查项相互补充,以较好地控制产品质量。当天然来源的手性药物的构型不发生改变时,

笔记

如氨基酸、糖类等,可以不制订立体异构体杂质检查项;而在性状项下,采用比旋度范围作为其光学特征的控制项目。如葡萄糖及其制剂的比旋度检查。

示例 3-35 葡萄糖性状项下的"**比旋度**"规定:取本品约 10g,精密称定,置 100ml 量瓶中,加水适量与氨试液 0.2ml,溶解后,用水稀释至刻度,摇匀,放置 10 分钟,在 25℃时,依法测定(ChP2015 通则 0621)旋光度,比旋度为 +52.6° 至 +53.2°。

第三节 药物中一般杂质的检查

在原料药及其制剂的生产过程中,常用到酸、碱、反应试剂、催化剂等,从而引入无机杂质。这些杂质的产生主要与生产工艺过程有关,可反映生产工艺水平,并直接影响药品的稳定性。检查无机杂质对评价药品生产工艺的状况有重要意义。

一、氯化物检查法

1. **原理** 药物中的微量氯化物(chlorides)在硝酸酸性条件下与硝酸银反应,生成氯化银胶体微粒而显白色浑浊,与一定量的标准氯化钠溶液在相同条件下产生的氯化银浑浊程度进行比浊。判定供试品中氯化物是否符合限量规定。

$$Cl^- + Ag^+ \rightarrow AgCl\downarrow (白)$$

2. **方法** 除另有规定外,取各品种项下规定量的供试品,加水溶解使成 25ml(溶液如显碱性,可滴加硝酸使成中性),再加稀硝酸 10ml;溶液如不澄清,应滤过;置 50ml 纳氏比色管中,加水使成约 40ml,摇匀,即得供试品溶液。另取各药品项下规定量的标准氯化钠溶液,置 50ml 纳氏比色管中,加稀硝酸 10ml,加水使成 40ml,摇匀,即得对照溶液。于供试品溶液与对照溶液中,分别加入硝酸银试液 1.0ml,用水稀释至 50ml,摇匀,在暗处放置 5 分钟,同置黑色背景上,从比色管上方向下观察,比较,即得。

3. **注意事项**

(1) 标准氯化钠溶液(10μg Cl/ml)为氯化钠水溶液。氯化物浓度以 50ml 中含 50~80μg 的 Cl 为宜。此范围内氯化物所显浑浊度明显,便于比较。

(2) 加硝酸可避免弱酸银盐,如碳酸银、磷酸银及氧化银沉淀的干扰,且可加速氯化银沉淀的生成并产生较好的乳浊。酸度以 50ml 供试品溶液中含稀硝酸 10ml 为宜。

(3) 溶液不澄清,用滤纸滤过时,滤纸中如含有氯化物,将干扰检查。滤纸可预先用含有硝酸的水洗净后使用。

(4) 供试品溶液如带颜色,可采用**内消色法**消除干扰,进行测定:除另有规定外,可取供试品溶液两份,分别置 50ml 纳氏比色管中,一份中加硝酸银试液 1.0ml,摇匀,放置 10 分钟,如显浑浊,可反复滤过,至滤液完全澄清,再加入规定量的标准氯化钠溶液与水适量使成 50ml,摇匀,在暗处放置 5 分钟,作为对照溶液;另一份中加硝酸银试液 1.0ml 与水适量使成 50ml,摇匀,在暗处放置 5 分钟,按上述方法与对照溶液比较,即得。

二、硫酸盐检查法

1. **原理** 药物中微量的硫酸盐(sulfates)在稀盐酸酸性条件下与氯化钡反应,生成硫酸钡微粒显白色浑浊,与一定量标准硫酸钾溶液在相同条件下产生的硫酸钡浑浊程度进行比浊。判定供试品硫酸盐是否符合限量规定。

$$SO_4^{2-} + Ba^{2+} \rightarrow BaSO_4\downarrow (白)$$

2. **方法** 除另有规定外,取各品种项下规定量的供试品,加水溶解成约 40ml(溶液如显碱性,可滴加盐酸使成中性);溶液如不澄清,应滤过;置 50ml 纳氏比色管中,加稀盐酸 2ml,摇匀,

笔记

即得供试品溶液。另取该药品项下规定量的标准硫酸钾溶液,置 50ml 纳氏比色管中,加水使成约 40ml,加稀盐酸 2ml,摇匀,即得对照溶液。于供试品溶液与对照溶液中,分别加入 25% 氯化钡溶液 5ml,用水稀释至 50ml,充分摇匀,放置 10 分钟,同置黑色背景上,从比色管上方向下观察,比较,即得。

3. 注意事项

(1) 标准硫酸钾溶液(100μg SO$_4$/ml)为硫酸钾的水溶液。

(2) 溶液制备过程中需添加盐酸,目的是防止碳酸钡或磷酸钡等弱酸形成钡盐沉淀对比浊的影响。但酸度过大可使硫酸钡溶解,降低检查灵敏度;以 50ml 溶液中含 2ml 稀盐酸为宜。

(3) 供试品溶液如带颜色,可采用内消色法消除:除另有规定外,可取供试品溶液两份,分别置 50ml 纳氏比色管中,一份中加 25% 氯化钡溶液 5ml,摇匀,放置 10 分钟,如显浑浊,可反复滤过,至滤液完全澄清,再加入规定的标准硫酸钾溶液与水适量使成 50ml,摇匀,放置 10 分钟,作为对照溶液;另一份中加 25% 氯化钡溶液 5ml 与水适量使成 50ml,摇匀,在放置 10 分钟,按上述方法与对照溶液比较,即得。

(4) 如果药物在水中不易溶解,可加入适量的与水互溶的有机溶剂将药物溶解,使被包裹的待检查杂质释放后,再依法检查。

示例 3-36   硫酸普拉睾酮钠中**硫酸盐**的检查:取本品 0.50g,置 50ml 纳氏比色管中,加丙酮 - 水(1∶1)40ml 溶解后,加稀盐酸 2ml,摇匀,加 25% 氯化钡溶液 5ml,用水稀释至刻度,摇匀,置 30~40℃ 水浴中放置 10 分钟,依法检查(ChP2015 通则 0802),与标准硫酸钾溶液 1.5ml 制成的对照液比较,不得更浓(0.03%)。

示例 3-37   胶体果胶铋中**硫酸盐**的检查:取本品 2.0g,加盐酸 6ml,搅拌至完全润湿后,加水至 100ml,摇匀,滤过,取续滤液 50ml,分为两份,一份中加 25% 氯化钡溶液 5ml,放置 10 分钟,反复过滤至滤液澄清,加标准硫酸钾溶液 4.0ml,摇匀,放置 10 分钟,作为对照溶液;另一份中加 25% 氯化钡溶液 5ml,加水适量至与对照溶液同体积,摇匀,放置 10 分钟,如发生浑浊,与对照溶液比较,不得更浓(0.08%)。

三、铁盐检查法

微量铁盐(iron)的存在可能会加速药物的氧化和降解,因而要控制铁盐的限量。ChP2015 和 USP38 均采用硫氰酸盐法,BP2015 采用巯基乙酸(mercaptoacetic acid)法检查,两个方法相比较,后者的灵敏度较高,但试剂臭味浓重,易环境污染。硫氰酸盐法如下:

1. 原理   铁盐在盐酸酸性溶液中与硫氰酸盐作用生成红色可溶性的硫氰酸铁配离子,与一定量标准铁溶液用同法处理后进行比色。

$$Fe^{3+}+6SCN^- \rightarrow [Fe(SCN)_6]^{3-}$$

2. 方法   除另有规定外,取各品种项下规定量的供试品,加水溶解使成 25ml,置于 50ml 纳氏比色管中,加稀盐酸 4ml 与过硫酸铵 50mg,用水稀释使成 35ml 后,加 30% 硫氰酸铵溶液 3ml,再加水适量稀释成 50ml,摇匀;如显色,立即与标准铁溶液一定量制成的对照溶液(取该品种项下规定量的标准铁溶液,置 50ml 纳氏比色管中,加水使成 25ml,加稀盐酸 4ml 与过硫酸铵 50mg,用水稀释使成 35ml,加 30% 硫氰酸铵溶液 3ml,再加水适量稀释成 50ml,摇匀)比较,即得。

3. 注意事项

(1) 标准铁溶液(10μg Fe/ml):用硫酸铁铵[FeNH$_4$(SO$_4$)$_2$·12H$_2$O]配制标准铁溶液,并加入硫酸防止铁盐水解,便于保存。

称取硫酸铁铵[FeNH$_4$(SO$_4$)$_2$·12H$_2$O]0.863g,置 1000ml 量瓶中,加水溶解后,加硫酸 2.5ml,用水稀释至刻度,摇匀,作为贮备液。

临用前,精密量取贮备液 10ml,置 100ml 量瓶中,加水稀释至刻度,摇匀,即得。

（2）当 50ml 溶液中含 Fe^{3+} 为 5~90μg 时，溶液的吸光度与浓度呈良好线性关系。目视比色时以 50ml 溶液中含 10~50μg Fe^{3+} 为宜。在此范围内，溶液的色泽梯度明显，易于区别。

（3）在盐酸酸性条件下反应，可防止 Fe^{3+} 的水解。经试验，以 50ml 溶液中含稀盐酸 4ml 为宜。

（4）加入过硫酸铵氧化剂既可氧化供试品中 Fe^{2+} 成 Fe^{3+}，同时可防止由于光线使硫氰酸铁还原或分解褪色。

$$2Fe^{2+}+(NH_4)_2S_2O_8 \rightarrow 2Fe^{3+}+(NH_4)_2SO_4+SO_4^{2-}$$

（5）某些药物（如葡萄糖、糊精和硫酸镁等）在检查过程中需加硝酸处理，硝酸也可将 Fe^{2+} 氧化成 Fe^{3+}。因硝酸中可能含亚硝酸，它能与硫氰酸根离子作用，生成红色亚硝酰硫氰化物，影响比色，所以剩余的硝酸必须加热煮沸除去。

$$HNO_2+SCN^-+H^+ \rightarrow NO \cdot SCN+H_2O$$

（6）铁盐与硫氰酸根离子的反应为可逆反应，加入过量的硫氰酸铵，不仅可以增加生成的配位离子的稳定性，提高反应灵敏度，还能消除因其他阴离子（Cl^-、PO_4^{3-}、SO_4^{2-}、枸橼酸根离子等）与铁盐形成配位化合物而引起的干扰。

（7）若供试品溶液管与对照液管色调不一致，或所呈硫氰酸铁的颜色较浅不便比较时，可分别转移至分液漏斗中，各加正丁醇（或异戊醇）20ml 提取，俟分层后，将正丁醇层移置 50ml 纳氏比色管中，再用正丁醇稀释至 25ml，比较，即得。

因硫氰酸铁配位离子在正丁醇等有机溶剂中的溶解度较大，上述处理能增加颜色深度，同时也排除上述酸根阴离子的影响。

（8）某些有机药物特别是具环状结构的有机药物，在实验条件下不溶解或对检查有干扰，则需经炽灼破坏，使铁盐转变成 Fe_2O_3 留于残渣中，处理后再依法检查。

示例 3-38　泛影酸制备工艺中，在酸性条件下用铁粉还原起始原料 3,5- 二硝基苯甲酸，制得泛影酸中间体 3,5- 二氨基苯甲酸，这有可能使成品中引入铁盐，而需要检查。但是，泛影酸水中极微溶解，所以需经破坏处理。ChP2015 泛影酸中**铁盐**的检查：取炽灼残渣项下遗留的残渣，加盐酸 1ml，置水浴上蒸干，加稀盐酸 1ml 与水适量，置水浴上加热，滤过，坩埚用水洗涤，合并滤液与洗液使成 25ml，依法检查（通则 0807），与标准铁溶液 1.0ml 用同一方法制成的对照液比较，不得更深（0.001%）。

四、重金属检查法

重金属（heavy metals）系指在实验条件下能与硫代乙酰胺或硫化钠作用显色的金属杂质。如银、铅、汞、铜、镉、铋、锑、锡、砷、锌、钴、镍等。重金属影响药物的稳定性及安全性。

因为在药品生产中遇到铅的机会较多，且铅易积蓄中毒，故各国药典中重金属检查时，均以铅为重金属的代表，以铅的限量表示重金属限度。

如需对某种特定金属离子或上述方法不能检测到的金属离子作限度要求，可采用原子吸收分光光度法或其他专属性的方法进行针对性的检查和控制。如 ChP2015 已收载中药中镉、汞、铜等测定法（通则 2321）。

ChP2015 通则 0821 中规定了重金属检查的三种方法：硫代乙酰胺法、炽灼后的硫代乙酰胺法和硫化钠法。

（一）第一法　硫代乙酰胺法

本法适用于溶于水、稀酸或与水互溶有机溶剂，并且不含有可与金属离子强配位基团的药物。为最常用的方法。

1. **原理**　硫代乙酰胺在弱酸性（pH3.5）条件下水解，产生硫化氢，与重金属离子生成黄色到棕黑色的硫化物混悬液，与一定量标准铅溶液经同法处理后所呈颜色比较，判定供试品中重金属是否符合限量规定。

笔记

$$CH_3CSNH_2 + H_2O(pH3.5) \rightarrow CH_3CONH_2 + H_2S$$
$$Pb^{2+} + H_2S \rightarrow PbS \downarrow + 2H^+$$

2. **方法** 除另有规定外,取 25ml 纳氏比色管三支,**甲管(标准管)**中加标准铅溶液一定量与醋酸盐缓冲液(pH3.5)2ml 后,加水或各品种项下规定的溶剂稀释成 25ml;**乙管(供试品管)**中加入按各品种项下规定的方法制成的供试品溶液 25ml;**丙管(标准加样管)**中加入与乙管相同重量的供试品,加配制供试品溶液的溶剂适量使溶解,再加与甲管相同量的标准铅溶液与醋酸盐缓冲液(pH3.5)2ml 后,用溶剂稀释成 25ml;再在甲、乙、丙三管中分别加硫代乙酰胺试液各 2ml,摇匀,放置 2 分钟,同置白纸上,自上向下透视,当丙管中显出的颜色不浅于甲管时,乙管中显示的颜色与甲管比较,不得更深。如丙管中显出的颜色浅于甲管,应取样按第二法重新检查。

3. **注意事项**

(1) 标准铅溶液(10μg Pb/ml):用硝酸铅配制标准铅溶液时,加硝酸防止铅盐水解,便于保存。适宜目视比色的浓度范围为每 27ml 溶液中含 10~20μg 的 Pb,相当于标准铅溶液 1~2ml。

(2) 供试品溶液如带颜色,应在加硫代乙酰胺试液前,在甲管中滴加少量稀焦糖溶液或其他无干扰的有色溶液,使之与乙管、丙管的颜色一致;然后再加硫代乙酰胺试液比色。如按以上方法仍不能使各管颜色一致时,应取样按第二法检查。

(3) 供试品如含高铁盐,在弱酸性溶液中易氧化硫化氢析出硫,产生浑浊,影响重金属检查。这时,可先在各管中分别加入维生素 C 0.5~1.0g,使高铁离子还原为亚铁离子后,再按上述方法检查。

(4) 金属离子与硫化氢的呈色,受溶液 pH 影响较大。当 pH 为 3.0~3.5 时,硫化铅沉淀较完全。酸度增大,重金属离子与硫化氢呈色变浅,甚至不显色。因此供试品若用强酸溶解,或在处理过程中用了强酸,在加入硫代乙酰胺试液前,应先加氨水至溶液对酚酞指示液显中性,再加 pH3.5 醋酸盐缓冲液调节溶液的酸度。

(5) 配制供试品溶液时,如使用的盐酸超过 1ml,氨试液超过 2ml,或加入其他试剂进行处理者,为避免标准管的基质差异,应当进行平行处理:除另有规定外,甲管溶液应取同样同量的试剂置瓷皿中蒸干后,加醋酸盐缓冲液(pH3.5)2ml 与水 15ml,微热溶解后,移置纳氏比色管中,加标准铅溶液一定量,再用水或各品种项下规定的溶剂稀释成 25ml。

(二) 第二法 炽灼后的硫代乙酰胺法

本法适用于难溶于水、稀酸或与水互溶有机溶剂的有机药物,以及含有可与金属离子强配位基团的芳环、杂环药物。

1. **原理** 重金属可能会与含有强配位基团的芳环、杂环药物形成牢固的价键作用,影响直接溶样检查;或者供试品不溶解,可能包裹重金属。这时,需先将供试品炽灼破坏为重金属的氧化物残渣,并加硝酸进一步破坏,蒸干。加盐酸转化为易溶于水的氯化物,再按第一法进行检查。

2. **方法** 除另有规定外,当需改用第二法检查时,取各品种项下规定量的供试品,按炽灼残渣检查法(ChP2015 通则 0841)进行炽灼处理,然后**取遗留的残渣**;或直接**取炽灼残渣项下遗留的残渣**;如供试品为溶液,则取各品种项下规定量的溶液,蒸发至干,再按上述方法处理后**取遗留的残渣**;加硝酸 0.5ml,蒸干,至氧化氮蒸气除尽后(或取供试品一定量,缓缓炽灼至完全炭化,放冷,加硫酸 0.5~1ml,使恰湿润,用低温加热至硫酸除尽后,加硝酸 0.5ml,蒸干,至氧化氮蒸气除尽后,放冷,在 500~600℃炽灼使完全灰化),放冷,加盐酸 2ml,置水浴上蒸干后加水 15ml,滴加氨试液至对酚酞指示液显微粉红色,再加醋酸盐缓冲液(pH3.5)2ml,微热溶解后,移置纳氏比色管中,加水稀释成 25ml 作为**乙管(供试品管)**;另取配制供试品溶液的试剂,置瓷皿中蒸干后,加醋酸盐缓冲液(pH3.5)2ml 与水 15ml,微热溶解后,移置纳氏比色管中,加标准铅溶液一定量,再用水稀释成 25ml,作为**甲管(标准管)**;再在甲、乙两管中分别加硫代乙酰胺试液各 2ml,摇匀,放置 2 分钟,同置白纸上,自上向下透视,乙管中显出的颜色与甲管比较,不得更深。

3. 注意事项

（1）炽灼残渣处理过程中,温度越高,重金属损失越多。例如铅在700℃经6小时炽灼,回收率仅为32%。因此,炽灼温度对重金属的检查结果影响较大。炽灼残渣用于重金属检查时,炽灼处理中,既应控制炽灼温度在500~600℃,同时应控制炽灼时间。

（2）炽灼残渣加硝酸加热处理后,必须蒸干,除尽氧化氮,否则亚硝酸可氧化硫化氢析出硫,影响比色。

（3）为了消除盐酸或其他试剂中夹杂重金属的影响,在配制供试品溶液时,如使用盐酸超过1ml(或与盐酸1ml相当的稀盐酸),使用氨试液超过2ml,以及用硫酸与硝酸进行有机破坏或其他试剂处理者,除另有规定外,**甲管(标准管)**应取同样同量试剂置瓷皿中蒸干后,依法检查。

（4）含钠盐或氟的有机药物,在炽灼时能腐蚀瓷坩埚,而引入重金属,应改用铂坩埚或硬质玻璃蒸发皿。

示例3-39　乳酸钠溶液中重金属的检查,因乳酸根对重金属离子有配位掩蔽作用,不宜采用第一法检查,故采用第二法检查;因本品是碱金属盐,所以规定用铂或石英坩埚,制备炽灼残渣后,进行检查:取本品适量(约相当于乳酸钠2.0g),置石英坩埚(或铂坩埚)中,依法检查(ChP2015通则0821第二法),含重金属不得过百万分之十。

（三）第三法　硫化钠法

本法适用于溶于碱性水溶液而难溶于稀酸或在稀酸中即生成沉淀的药物。如磺胺类、巴比妥类药物等。

1. 原理　在碱性介质中,以硫化钠为沉淀剂,使Pb^{2+}生成PbS微粒的混悬液,与一定量标准铅溶液经同法处理后所呈颜色比较,判断供试品中重金属是否符合限量规定。

$$Pb^{2+}+S^{2-}\rightarrow PbS\downarrow$$

2. 方法　除另有规定外,取供试品适量,加氢氧化钠试液5ml与水20ml溶解后,置纳氏比色管中,加硫化钠试液5滴,摇匀,与一定量的标准铅溶液同法处理后的颜色比较,不得更深。

3. 注意事项

（1）硫化钠试液对玻璃有一定的腐蚀性,且久置后会产生絮状物,应临用新制。

（2）饱和硫化氢水溶液:上述方法中使用的硫化钠试液或硫代乙酰胺试液,均可以使用新制的饱和硫化氢水溶液替代。硫化氢气体均使用硫化铁(FeS)细粒与稀盐酸作用新鲜制得,经导气管引入纯净水中被吸收,即得饱和硫化氢水溶液,应现配现用,否则硫化氢易被氧化析出硫,产生浑浊,影响重金属检查。

五、砷盐检查法

砷盐(arsenic)为毒性杂质,须严格控制其限量。砷盐多由药物生产过程所使用的无机试剂引入,多种药物中要求检查砷盐。

ChP2015和JP16均采用古蔡氏法和二乙基二硫代氨基甲酸银法检查药物中微量的砷盐;BP2015采用古蔡氏法和次磷酸法;USP38采用二乙基二硫代氨基甲酸银法。

（一）第一法　古蔡氏(Gutzeit)法

1. 原理　金属锌与酸作用产生新生态的氢,与药物中微量砷盐反应生成具挥发性的砷化氢,遇溴化汞试纸,产生黄色至棕色的砷斑,可用于砷盐的检查。

$$As^{3+}+3Zn+3H^+\rightarrow 3Zn^{2+}+AsH_3\uparrow$$

$$AsO_3^{3-}+3Zn+9H^+\rightarrow 3Zn^{2+}+3H_2O+AsH_3\uparrow$$

$$AsH_3+3HgBr_2\rightarrow 3HBr+As(HgBr)_3(黄色)$$

$$2As(HgBr)_3+AsH_3\rightarrow 3AsH(HgBr)_2(棕色)$$

$$As(HgBr)_3+AsH_3\rightarrow 3HBr+As_2Hg_3(黑色)$$

笔记

与一定量标准砷溶液所生成的标准砷斑比较,可判断供试品中砷盐是否符合限量规定。

2. 方法　古蔡氏法仪器装置:如图3-10。

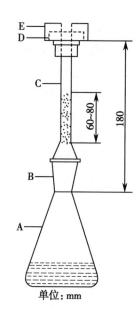

测定时,于导气管C中装入醋酸铅棉花60mg(装管高度为60~80mm),再于旋塞D的顶端平面上放一片溴化汞试纸(试纸大小以能覆盖孔径而不露出平面外为宜),盖上旋塞E并旋紧,即得。

标准砷斑的制备:精密量取标准砷溶液2ml,置A瓶中,加盐酸5ml与水21ml,再加碘化钾试液5ml与酸性氯化亚锡试液5滴,在室温放置10分钟后,加锌粒2g,立即将照上法装妥的导气管C密塞于A瓶上,并将A瓶置25~40℃水浴中,反应45分钟,取出溴化汞试纸,即得。

若供试品需经有机破坏后再行检砷,则标准砷斑制备时,应取标准砷溶液代替供试品,照该品种项下规定的方法同法处理后,依法制备标准砷斑。

检查法(样品砷斑的制备):取按各品种项下规定方法制成的供试品溶液,置A瓶中,照标准砷斑的制备,自"再加碘化钾试液5ml"起,依法操作。将生成的砷斑与标准砷斑比较,不得更深。

3. 注意事项

(1) 标准砷溶液的制备(1μg As/ml):用三氧化二砷配制贮备液,临用前用稀硫酸定量稀释配制:称取三氧化二砷0.132g,置1000ml量瓶中,加20%氢氧化钠溶液5ml溶解后,用适量的稀硫酸中和,再加稀硫酸10ml,用水稀释至刻度,摇匀,作为贮备液。临用前,精密量取贮备液10ml,置1000ml量瓶中,加稀硫酸10ml,用水稀释至刻度,摇匀,即得(每1ml相当于1μg的As)。

图3-10　古蔡氏法砷盐检查仪器装置

A. 100ml标准磨口锥形瓶;

B. 中空的标准磨口塞(上连导气管C);

C. 导气管(外径8.0mm,内径6.0mm),全长约180mm;

D. 具孔的有机玻璃旋塞,其上部为圆形平面,中央有一圆孔,孔径与导气管C的内径一致,其下部孔径与导气管C的外径相适应,将导气管C的顶端套入旋塞下部孔内,并使管壁与旋塞的圆孔相吻合,黏合固定;

E. 中央具有圆孔(孔径6.0mm)的有机玻璃旋塞盖,与D紧密吻合

各国药典制备标准砷斑大都采用2ml标准砷溶液(相当2μg的As),所得砷斑清晰。否则,砷斑颜色过深或过浅,均影响砷斑比色的正确性。

(2) **碘化钾及氯化亚锡的催化作用:**五价砷在酸性溶液中也能被金属锌还原为砷化氢,但生成砷化氢的速度较三价砷慢。故在反应液中加入碘化钾及氯化亚锡将五价砷还原为三价砷,碘化钾被氧化生成的碘又可被氯化亚锡还原为碘离子,后者与反应中产生的锌离子能形成稳定的配位离子,有利于生成砷化氢的反应不断进行。

$$AsO_4^{3-}+2I^-+2H^+ \rightarrow AsO_3^{3-}+I_2+H_2O$$

$$AsO_4^{3-}+Sn^{2+}+2H^+ \rightarrow AsO_3^{3-}+Sn^{4+}+H_2O$$

$$I_2+Sn^{2+} \rightarrow 2I^-+Sn^{4+}$$

$$4I^-+Zn^{2+} \rightarrow \left[ZnI_4 \right]^{2-}$$

氯化亚锡又可与锌作用,在锌粒表面形成锌锡齐,起去极化作用,从而使氢气均匀而连续地发生。

锑化氢也能与溴化汞试纸作用生成锑斑,干扰砷斑的检查。氯化亚锡与碘化钾还可抑制锑化氢的生成,在规定试验条件下,100μg锑的存在,也不至于干扰砷斑的测定。

(3) **醋酸铅棉花的作用:**锌粒及供试品中可能含有少量硫化物,在酸性液中能产生硫化氢气体,与溴化汞作用生成硫化汞的色斑也干扰砷斑试验结果。用醋酸铅棉花吸收硫化氢,可消除

硫化氢的影响。

用醋酸铅棉花约60mg,装管高度60~80mm,以控制醋酸铅棉花填充的松紧度,使既能免除硫化氢的干扰(100μgS存在也不干扰测定),又可使砷化氢以适宜的速度通过。

醋酸铅棉花系取脱脂棉1.0g,浸入醋酸铅试液与水的等容混合液12ml中,湿透后,挤压除去过多的溶液,并使之疏松,在100℃以下干燥后,贮于玻璃塞瓶中备用。

(4) 仪器与试剂要求:所用仪器和试液等照本法检查,均不应生成砷斑,或至多生成仅可辨认的斑痕。

制备标准砷斑或标准砷对照液,应与供试品检查同时进行。

溴化汞试纸的制备:取滤纸条浸入乙醇制溴化汞试液(取溴化汞2.5g,加乙醇50ml,微热使溶解,即得。本溶液应置玻璃塞瓶中,在暗处保存)中,1小时后取出,在暗处干燥,即得。

溴化汞试纸与砷化氢作用较氯化汞试纸灵敏,但所呈砷斑不够稳定,在反应中应保持干燥及避光,并立即与标准砷斑比较。

本法所用锌粒应无砷,以能通过一号筛的细粒为宜,如使用的锌粒较大时,用量应酌情增加,反应时间亦应延长为1小时。

(5) 含硫药物的预处理:供试品若为硫化物、亚硫酸盐、硫代硫酸盐等,在酸性溶液中生成硫化氢或二氧化硫气体,与溴化汞试纸作用生成黑色硫化汞或金属汞,干扰砷斑检查。供试品应先预先加硝酸湿法消化处理,使硫化物氧化成硫酸盐,可消除干扰。

示例3-40　ChP2015硫代硫酸钠中砷盐的检查:取供试品0.20g,加水5ml溶解后,加硝酸3ml,置水浴上,注意蒸干,残渣中加水数毫升,搅匀,滤过,滤渣用水洗净,合并滤液与洗液,蒸干后,加盐酸5ml与水23ml使溶解,依法检查(通则0822第一法),应符合规定(0.001%)。

示例3-41　ChP2015盐酸地尔硫䓬中砷盐的检查。

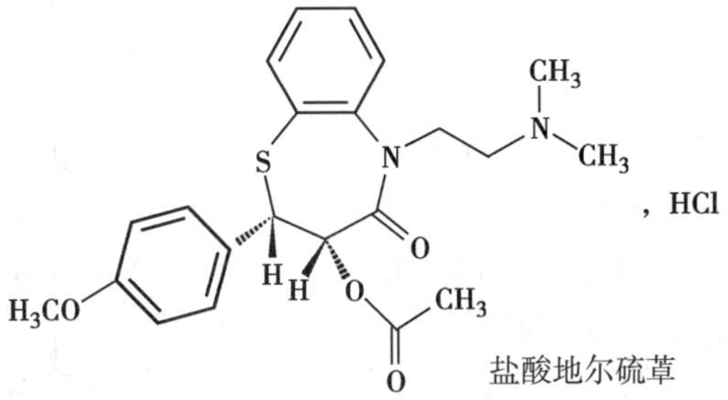

盐酸地尔硫䓬

取本品1.0g,置100ml凯氏烧瓶中,加硝酸5ml与硫酸2ml,烧瓶口装一小漏斗,小心加热直至发生白烟,冷却后加硝酸2ml,加热,再加硝酸2ml,加热,然后加浓过氧化氢溶液数次,每次2ml,加热直至溶液呈无色或微黄色,放冷后加饱和草酸铵溶液2ml,再次加热至发生白烟,放冷后加水至23ml,加盐酸5ml作为供试品溶液,依法检查(通则0822第一法),应符合规定(0.0002%)。

(6) 杂环有机药物的预处理:环状结构的有机药物,因砷在分子中可能以共价键结合,需预先进行有机破坏,否则检出结果偏低或难以检出。常用的有机破坏方法有碱破坏法和酸破坏法。

示例3-42　ChP2015呋塞米中砷盐的检查时,采用碱破坏法预先处理供试品:供试品中加氢氧化钙先小火灼烧使炭化,再于500~600℃炽灼至完全灰化;然后,依法进行检查。

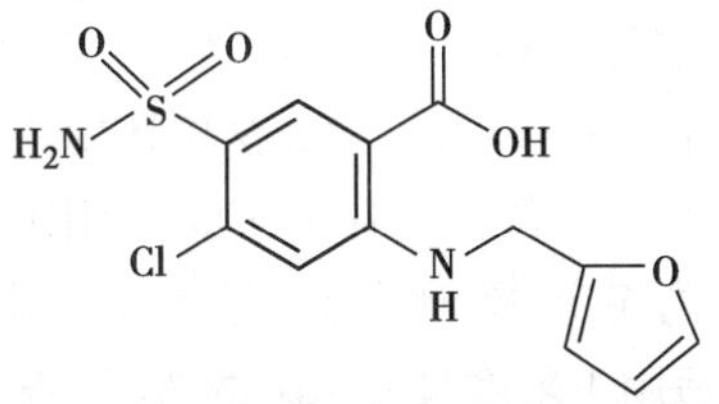

呋塞米

取本品1.0g,加氢氧化钙1g混合,加水少量,搅拌均匀,先以小火加热,再炽灼至完全灰化,放冷,加盐酸5ml与水23ml,依法检查(通则0822第一法),应符合规定(0.0002%)。

环状结构的有机酸碱金属盐,如苯甲酸钠、对氨基水杨酸钠,用石灰法不能破坏完全,需用无水碳酸钠进行碱融破坏。此外,也有用硝酸镁乙醇溶液进行灼烧破坏分解有机物,使砷生成非挥发性砷酸镁 $Mg_3(AsO_4)_2$,残渣质轻,加盐酸后易于溶解。本法操作简便,易于灰化;用于有机药物破坏后,砷能定量回收;但操作中需注意充分灰化,使硝酸镁完全分解为氧化镁。若有硝酸盐或亚硝酸盐残留,则在酸性液中能生成硝酸或亚硝酸,影响砷化氢的生成。

(二)第二法　二乙基二硫代氨基甲酸银法(DDC-Ag)

1. 原理　金属锌与酸作用产生新生态的氢,与药物中微量砷盐反应生成具挥发性的砷化氢,还原二乙基二硫代氨基酸银,产生红色胶态银,用目视比色法或在510nm波长处测定吸光度,并与相同条件下制备的标准对照进行比较,不仅可用于砷盐的限量检查,还可用作微量砷盐的含量测定。

二乙基二硫代氨基甲酸银(silver diethyldithiocarbamate,DDC-Ag)结构信息:

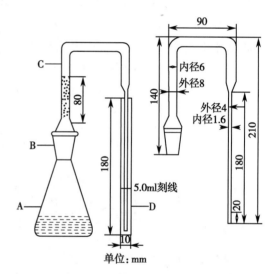

$(C_2H_5)_2NCS_2Ag$　　M256.1

砷化氢与DDC-Ag的反应式如下:

$$AsH_3+6DDC\text{-}Ag+3N(C_2H_5)_3 \rightarrow As(DDC)_3+6Ag+3DDC\text{-}H\cdot N(C_2H_5)_3$$

2. 方法　DDC-Ag检砷装置:如图3-11。

测试时,于导气管C中装入醋酸铅棉花60mg(装管高度约80mm),并于D管中精密加入二乙基二硫代氨基甲酸银试液5ml。

标准砷对照液的制备:精密量取标准砷溶液2ml,置A瓶中,加盐酸5ml与水21ml,再加碘化钾试液5ml与酸性氯化亚锡试液5滴,在室温放置10分钟后,加锌粒2g,立即将导气管C与A瓶密塞,使生成的砷化氢气体导入D管中,并将A瓶置25~40℃水浴中反应45分钟,取出D管,添加三氯甲烷至刻度,混匀,即得。

检查法:取照各品种项下规定方法制成的供试品溶液,置A瓶中,照标准砷对照液的制备,自"再加碘化钾试液5ml"起,依法操作。将所得溶液与标准砷对照液同置白色背景上,从D管上方向下观察、比较,所得溶液的颜色不得比标准砷对照液更深。必要时,可将所得溶液转移至1cm吸收池中,照紫外-可见分光光度法(ChP2015 通则0401)在510nm波长处以二乙基二硫代氨基甲酸银试液作空白,测定吸光度,与标准砷对照液按同法测得的吸光度比较,不得更大。

图3-11　DDC-Ag法砷盐检查仪器装置

A. 100ml 标准磨口锥形瓶;
B. 中空标准磨口塞(上连导气管C);
C. 导气管(B端的外径为8mm,内径为6mm;另一端长 180mm,外径 4mm,内径 1.6mm,尖端内径为 1mm);
D. 平底玻璃管(长 180mm,内径 10mm,于 5.0ml 处有一刻度)

3. 注意事项　除与第一法相同的注意事项外,第二法中还要注意如下事项。

(1)灵敏度范围:DDC-Ag法适用于 As 的含量在 1~10μg 范围的砷盐检查。此范围内,所得胶体银溶液的吸光度显色在 2 小时内稳定,重现性好。浓度梯度线性关系良好,可用于砷盐含量的定量测定。而古蔡氏法通常仅适用于限度量为2μg 的 As 检查。

(2)二乙基二硫代氨基甲酸银试液:取二乙基二硫代氨基甲酸银 0.25g,加三氯甲烷适量与三乙胺 1.8ml,加三氯甲烷至 100ml,搅拌使溶解,放置过夜,用脱脂棉滤过,即得。本液应置棕色

笔记

玻璃瓶内,密塞,置阴凉处保存。

也可以使用吡啶作为吸收反应中产生的二乙基二硫代氨基甲酸的试剂。USP38 检查砷盐时,配制了 0.5%DDC-Ag 的吡啶 - 三氯甲烷溶液,检测灵敏度可达 0.5μg 的 As,但是吡啶有恶臭。采用 0.25%DDC-Ag 的三乙胺 - 三氯甲烷溶液,灵敏度略低于吡啶溶液。

(3) 锑化物干扰的消除:锑化氢与 DDC-Ag 的反应灵敏度较低,反应液中加入酸性氯化亚锡试液和碘化钾试液后,可进一步抑制锑化氢的形成,500μg 的锑也不干扰测定。

(三) 其他方法

1. 白田道夫(Betterdorff)法　对于含锑的药物,如葡萄糖酸锑钠,用古蔡法检查砷时,锑盐也可被还原为锑化氢,与溴化汞试纸作用,产生灰色锑斑,干扰砷斑的检出:

$$SbH_3 + HgBr_2 \rightarrow SbH_2(HgBr) + HBr$$

可改用白田道夫法检查砷盐。

方法原理是氯化亚锡在盐酸中将砷盐还原成棕褐色的胶态砷,与一定量标准砷溶液用同法处理后的颜色比较,可控制供试品中的砷含量:

$$2As^{3+} + 3SnCl_2 + 6HCl \rightarrow 2As \downarrow + 3SnCl_4 + 6H^+$$

此法的反应灵敏度以 As_2O_3 计为 20μg。少量氯化汞的加入,能提高反应灵敏度达 2μg/10ml。

示例 3-43　ChP2015 葡萄糖酸锑钠中砷盐采用白田道夫法检查:取本品 0.1g,置比色管中,加 0.01% 二氯化汞溶液 0.3ml 与盐酸 9.2ml,再加氯化亚锡溶液(取氯化亚锡 22.5g,加盐酸 12ml,加热使溶解)0.5ml,混匀,静置 30 分钟后,如显色,与对照液(取每 1ml 中含 As 5μg 的溶液 0.3ml,加 0.01% 二氯化汞溶液 0.3ml 与盐酸 8.9ml,再加氯化亚锡溶液 0.5ml,混匀,静置 30 分钟)比较,不得更深(0.0015%)。

2. 次磷酸法　次磷酸法的原理是在盐酸酸性液中,次磷酸将砷盐还原为棕色的游离砷,与一定量的标准砷溶液用同法处理后所显颜色比较,来控制药物中的砷限量。该法用于硫化物、亚硫酸盐以及含锑药物等的砷盐检查时不产生干扰,但灵敏度比古蔡氏法低。

六、干燥失重测定法

干燥失重(loss on drying)主要检查药物中的水分及其他挥发性物质。

药物中若含有较多的水分,不仅使药物的含量降低,还会引起药物的水解或霉变,使物变质失效。因此,需进行药物的干燥失重的测定。

干燥失重系指药品在规定的条件下,经干燥后所减失的量,以所占取样量的百分率表示。

干燥失重的量应恒重,ChP2015 凡例规定供试品连续两次干燥或炽灼后称重的差异在 0.3mg 以下即达到恒重,干燥至恒重的第二次及以后各次称重均应在规定的条件下继续干燥 1 小时后进行。

干燥失重测定法主要有三种类型:常压恒温干燥法、减压干燥法或恒温减压干燥法、干燥剂干燥法。

(一) 常压恒温干燥法

本法适用于受热较稳定的药物,例如 ChP 中的对乙酰氨基酚、维生素 B_1、硝苯地平等均采用此法测定。

1. 方法　取供试品,混合均匀(如为较大的结晶,应先迅速捣碎使成 2mm 以下的小粒),取约 1g 或各品种项下规定的重量,置与供试品相同条件下干燥至恒重的扁形称量瓶中,精密称定,除另有规定外,在 105℃干燥至恒重。由减失的重量和取样量计算供试品的干燥失重。

$$干燥失重 \% = 减失的重量 / 取样量 \times 100\%$$

2. 注意事项

(1) 操作要求:供试品干燥时,应平铺在扁形称量瓶中,厚度不可超过 5mm,如为疏松物质,厚度不可超过 10mm。放入烘箱或干燥器进行干燥时,应将瓶盖取下,置称量瓶旁,或将瓶盖半开进行干燥;取出时,须将称量瓶盖好。置烘箱内干燥的供试品,应在干燥后取出置干燥器中放冷,然后称定重量。

(2) 渐次升高温度干燥法:某些药物中含有较大量的水分,或熔点又较低,如直接在105℃干燥,供试品易融化,表面结成一层薄膜,使水分不易继续挥发。供试品如未达规定的干燥温度即融化时,除另有规定外,应先将供试品在低于熔化温度5~10℃的温度下干燥至大部分水分除去后,再按规定条件干燥。

示例 3-44　硫代硫酸钠含 5 分子结晶水,理论含水量达 36.3%,在 48.2℃以上即出现熔化现象,不便于直接高温加热干燥失重检查。ChP2015 硫代硫酸钠的干燥失重检查规定(渐次升高温度干燥法):先在 40~50℃(预干燥,使结晶水缓缓失去),渐次升高温度至 105℃并干燥至恒重,减失重量应为 32.0%~37.0%。USP38 则采用在 40~45℃减压干燥 16 小时的方式检查。

示例 3-45　氢溴酸东莨菪碱含 3 个结晶水,ChP2015 的干燥失重检查规定:先在 60℃干燥 1 小时(除去吸附水),再升温至 105℃干燥至恒重(除去结晶水),减失重量不得过 13.0%(通则 0831)。

(3) 高温干燥法:含有较多结晶水的药物,在 105℃不易除去结晶水;或结晶与吸附溶剂不易失去时,可提高干燥温度。

示例 3-46　枸橼酸钠分子中含 2 个结晶水,在 180℃下干燥;硫酸吗啡分子中含 5 个结晶水,在 145℃下干燥 1 小时。

(4) 定时失重法:某些易吸湿或受热发生相变而达不到恒重的药物,可采用一定温度下,干燥一定时间所减失的重量代表干燥失重。

示例 3-47　烟酸具有升华性,在 105℃干燥不能达到恒重。烟酸的干燥失重检查,ChP2005 规定其干燥时间为 1 小时,减失重量不得过 0.5%;自 ChP2010 起,采用五氧化二磷 60℃减压干燥至恒重法检查。

示例 3-48　右旋糖酐 40 极易吸湿,经多次干燥,仍不易恒重,空气湿度较大时,恒重更为困难。ChP2015 和 JP16 规定在 105℃干燥 6 小时后,减失重量不得过 5.0%;BP2015 和 USP38 规定在 105℃干燥 5 小时后,减失重量不得过 7.0%。

(二) 减压干燥法与恒温减压干燥法

本法适用于熔点低或受热分解的供试品,应当采用减压干燥器(通常为室温)或恒温减压干燥器(温度应按各品种项下的规定设置。生物制品应先将供试品于较低的温度下干燥至大部分水分除去后,再按规定条件干燥。生物制品除另有规定外,温度 60℃)。除另有规定外,压力应在 2.67kPa(20mmHg)以下。

干燥器中常用的干燥剂为五氧化二磷、无水氯化钙或硅胶;恒温减压干燥器中常用的干燥剂为五氧化二磷。应及时更换干燥剂,使其保持在有效状态。有时也可不用干燥剂。

示例 3-49　ChP2015 **奋乃静熔点**为94~100℃,干燥失重检查方法为:以五氧化二磷为干燥剂,减压干燥至恒重。**环丙沙星中的吸附溶剂不易去除**,干燥失重检查方法为:取本品,以五氧化二磷为干燥剂,在 120℃减压干燥 6 小时,减失重量不得过 1.0%。**阿司匹林受热易分解**,干燥失重检查时:取本品,置五氧化二磷为干燥剂的干燥器中,在 60℃减压干燥至恒重,减失重量不得过 0.5%。

(三) 干燥剂干燥法

本法适用于受热分解或易升华的供试品。常用的干燥剂有硅胶、硫酸和五氧化二磷等。硅胶的吸水力次于五氧化二磷。

1. **方法**　将供试品置干燥器中,利用干燥器内的干燥剂吸收水分,干燥至恒重。

示例 3-50　马来酸麦角新碱分子中具有酰胺结构,在较高的温度下会水解,其干燥失重检查采用干燥剂法:取供试品,置五氧化二磷干燥器中干燥至恒重,减失重量不得过 2.0%。

2. **注意事项**　使用五氧化二磷时,需将干燥剂铺于培养皿中,置于干燥器内。若发现干燥剂表层结块、出现液滴,应将表层刮去,或另加新的五氧化二磷再使用。弃去的五氧化二磷不可

笔记

倒入水中,应无害化(或埋入土中)处理。

使用硫酸时,应将硫酸盛于培养皿或烧杯中,不能直接倾入干燥器;搬动干燥器时,应注意勿使硫酸溅出;用过的硫酸经加热除水后可重复利用。除水的方法是:将含水硫酸置烧杯中加热至冒白烟,保持在110℃左右约30分钟,即可。

试验用硅胶为变色硅胶,其中加有氯化钴。无水氯化钴呈蓝色,随吸收水分量的增加,颜色逐渐由蓝色经蓝紫、紫红转变为粉红色而指示硅胶干燥剂失效。于105℃下干燥后又可恢复为无水物。因此,变色硅胶具有使用方便、价廉、无腐蚀性且可重复使用的特点,为常用的干燥剂。

七、水分测定法

药物中的水分包括结合水和吸附水。ChP、USP和BP等均收载了费休氏法。药物中水分的测定,除费休氏法之外,还可以根据供试品的特点,选用烘干法、减压干燥法、甲苯法或热重法进行测定。

1935年卡尔·费休(Karl Fischer)建立的物质中水分的定量测定法简称费休氏法,适用于大多数药物中水分的准确测定。由于该法是基于容量分析法的总量测定,因此,无法区分药物中水分的形态是结晶水或吸附水;药物中水分的形态可以利用热分析法进行识别。

1. **费休氏法原理** 碘氧化二氧化硫为三氧化硫时,需要一定量的水分参与反应:

$$I_2 + SO_2 + H_2O \rightleftharpoons 2HI + SO_3$$

根据定量反应关系和消耗碘的重量,可计算出参与反应的水分含量。

为了使上述的可逆反应往正反应方向定量完全进行,费休氏试液大都使用无水甲醇配制碘-二氧化硫的溶液,并添加无水的吡啶或适宜有机叔胺,以定量地吸收反应产物HI和SO_3,形成氢碘酸吡啶和硫酸酐吡啶:

$$I_2 + SO_2 + H_2O + 3 \text{吡啶} \longrightarrow 2 \text{[氢碘酸吡啶]} + \text{[硫酸酐吡啶]}$$

虽然硫酸酐吡啶不甚稳定,可与水发生副反应,但是,溶剂无水甲醇可与其形成稳定的甲基硫酸氢吡啶:

$$\text{[硫酸酐吡啶]} + CH_3OH \longrightarrow \text{[甲基硫酸氢吡啶]}$$

从而保障了"滴定反应"的准确定量进行:

$$I_2 + SO_2 + H_2O + 3 \text{吡啶} + CH_3OH \longrightarrow 2 \text{[氢碘酸吡啶]} + \text{[甲基硫酸氢吡啶]}$$

理论上,费休氏试剂中H_2O、I_2、SO_2、C_5H_5N和CH_3OH反应的**摩尔比为**:1:1:1:3:1。实际上,无水吡啶与无水甲醇,既参与反应,又发挥溶剂的作用。并且,反应过程中,针对I_2的定量计量控制更为可行和准确。所以费休氏试剂中,SO_2、C_5H_5N和CH_3OH的用量都必须足够过量,通常I_2、SO_2、C_5H_5N的比例达约1:3:5,CH_3OH又常常作为溶剂,更远远过量。

故,费休氏试剂中,仅碘与水作用的**摩尔比为**:1:1,而作为化学计量反应定量的基础。反应完毕后多余的游离碘呈现红棕色,即可确定为终点。

2. **费休氏试液的配制** 称取碘(置硫酸干燥器内48小时以上)110g,置干燥的具塞锥形瓶(或烧瓶)中,加无水吡啶160ml,注意冷却,振摇至碘全部溶解,加无水甲醇300ml,称定重量,将锥形瓶(或烧瓶)置冰浴中冷却,在避免空气中水分侵入的条件下,通入干燥的二氧化硫至重量增加 72g,再加无水甲醇使成 1000ml,密塞,摇匀,在暗处放置 24 小时(后进行标定)。

也可以使用稳定的市售费休氏试液。市售的费休氏试液可以是不含吡啶的其他碱化试剂,或不含甲醇的其他伯醇类等制成;也可以是单一的溶液或由两种溶液(碘溶液与二氧化硫溶液分别配制)临用前混合而成。

本试液应遮光,密封,阴凉干燥处保存。

3. **费休氏试液的标定**　除另有规定外,在避免空气中水分侵入的条件下,精密称取纯化水 10~30mg,置干燥的、预先加入无水甲醇(或其他适宜溶剂)适量(20~40ml)的具塞锥形瓶中,用水分测定仪直接标定 { 或者,用费休氏试液,滴定至溶液由浅黄色(碘离子溶液的颜色)变为红棕色(过量碘的颜色),或用电化学方法[如永停滴定法(ChP2015 通则 0701)等];另作空白试验,按下式计算:

$$F=W/(A-B)$$

式中,F(费休氏试液的滴定度)为每 1ml 费休氏试液相当于水的重量,mg;

$\quad$ W 为称取纯化水的重量,mg;

$\quad$ A 为滴定所消耗费休氏试液的容积,ml;

$\quad$ B 为空白所消耗费休氏试液的容积,ml。

通常新鲜制得的费休氏试液滴定度为:每 1ml 费休氏试液约相当于水 5mg。费休氏试液的滴定度会随着贮存时间延长而逐渐下降。因此,费休氏试液需临用前 1 小时内进行标定;或者在连续使用的情况下,每天开始使用时标定。

4. **费休氏容量滴定测定法**　除另有规定外,精密称取供试品适量(约消耗费休氏试液 1~5ml),置干燥的、预先加入无水甲醇(或其他适宜溶剂)适量(20~40ml)的具塞锥形瓶中,用水分测定仪直接测定[或者,在不断振摇(或搅拌)下,用费休氏试液滴定至溶液由浅黄色变为红棕色,或用永停滴定法指示终点];另作空白试验。按下式计算:

$$供试品中水分含量(\%) = \frac{(A-B)F}{W} \times 100\%$$

式中,A 为供试品所消耗费休氏试液的体积,ml;

$\quad$ B 为空白所消耗费休氏试液的体积,ml;

$\quad$ F 为每 1ml 费休氏试液相当于水的重量,mg;

$\quad$ W 为供试品的重量,mg。

如供试品吸湿性较强,可称取供试品适量,置已干燥的具塞并精密称定重量(W_3)的容器中,密塞(可在干燥的隔离箱中操作),精密称定(W_2),用干燥的注射器注入适量无水甲醇或其他适宜溶剂,精密称定总重量(W_1),振摇使供试品溶解,测定该溶液水分(c_1)。同时测定溶剂的水分(c_2)。按下式计算:

$$供试品中水分含量(\%) = \frac{(W_1-W_3)c_1-(W_1-W_2)c_2}{W_2-W_3} \times 100\%$$

式中,W_1 为供试品、溶剂和容器的总重量,g;

$\quad$ W_2 为供试品 + 容器的重量,g;

$\quad$ W_3 为容器的重量,g;

$\quad$ c_1 为供试品溶液的水分含量,g/g;

$\quad$ c_2 为溶剂的水分含量,g/g。

5. **库仑滴定测定法**　库仑滴定测定法仍以卡尔 - 费休(Karl-Fischer)反应为基础,应用永停滴定法测定水分。

与容量滴定法相比,库仑滴定法中滴定剂碘不是从滴定管加入,而是由含有碘离子的阳极电解液电解产生。一旦所有的水被滴定完全,阳极电解液中就会出现少量过量的碘,使铂电极极化达到终点,而停止碘的定量产生。根据法拉第定律,电极上产生碘的量与通过的电量,具有成正比的准确定量关系。所以,可以通过测量电量总消耗的方法来测定水分总量。因此,库仑滴定测定仪只要电量的控制和计量准确可靠,一般不必校准。

本法主要用于测定含微量水分(0.0001%~0.1%)的供试品,特别适用于测定化学惰性物质如烃类、醇类和酯类中的水分。

费休氏试液:按卡尔 - 费休氏库仑滴定仪的要求配制或使用市售费休氏试液,由于消耗碘的量根据消耗的绝对电量计算确定,故库仑滴定测定法中,无须标定费休氏试液的滴定度。

测定法:于滴定杯加入无水甲醇或适宜的其他溶剂适量,加适量费休氏试液,先将试液和系统中的水分预滴定除去,然后精密量取供试品适量(含水量约为 0.5~5mg),迅速转移至滴定杯中,以永停滴定法指示终点,从仪器显示屏上直接读取供试品中水分的含量,其中每 1mg 水相当于10.72 库仑电量。另作空白试验,进行必要的校正。

6. 注意事项

(1) 仪器要求:所用仪器应干燥,并能避免空气中水分的侵入;测定操作应在干燥处进行。

(2) 适用范围:虽然费休氏法适用于大多数药物中水分的准确测定。但是,易与 I_2 或 SO_2 反应的药物不适用。如:醛、酮、共轭多烯等类有机药物,不宜采用费休氏法测定水分。

示例 3-51　四环素类药物易含吸附水或结晶水,由于在它们的结构中,含有酮羰基、烯双键和酚基团等易与 I_2 或 SO_2 反应的活泼基团。故,它们大都不采用费休氏法测定水分,而使用干燥失重法进行检查。

(3) 费休氏试液的选用:不同的全自动水分测定仪,对费休氏试液的要求也可能不同。所以,费休氏试液的型号、表示方法可能各异。使用时,应根据试剂说明,正确选用。

(4) 费休氏试液的安全处置:费休氏试液有毒性,稳定性差,保存期较短(一般约为 3 个月)。含吡啶的费休氏试液有恶臭。储存、使用、回收处理,均须特别注意。

示例 3-52　水分影响 β- 内酰胺类药物的稳定性,受热易分解,故它们大都采用费休氏法进行水分检查。头孢呋辛酯中水分的检查:取本品,照水分测定法(ChP2015 通则 0832 第一法 1-费休氏法)测定,含水分不得过 1.5%。盐酸伐昔洛韦分子结构中不含结晶水,其具有引湿性,也采用费休氏法测定水分,要求:不得过 8.0%。

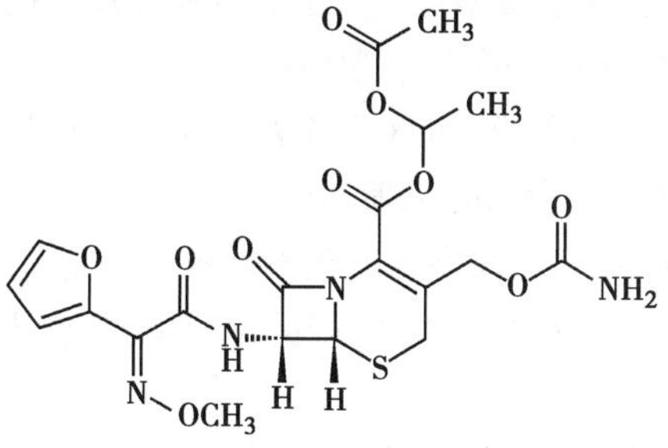

头孢呋辛酯 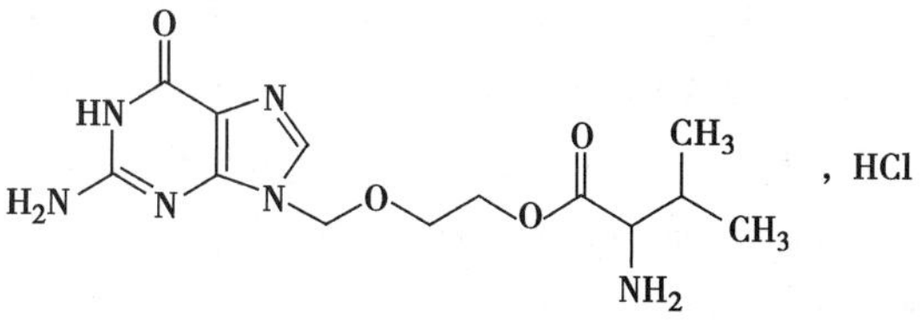　　　　　　　　　　　　盐酸伐昔洛韦

八、炽灼残渣检查法

炽灼残渣(residue on ignition)系指有机药物或挥发性无机药物,在硫酸存在的条件下,进行炭化和炽灼后,所残留的非挥发性无机杂质的硫酸盐灰分(sulfated ash)。通常用于有机药物中非挥发性无机杂质的检查与控制。

1. 方法　取供试品 1.0~2.0g 或各药品项下规定的重量,置已炽灼至恒重的坩埚中,精密称定,加硫酸 0.5~1ml 使湿润,缓缓低温加热至完全炭化,放冷至室温;除另有规定外,加硫酸0.5~1ml 使湿润,低温加热至硫酸蒸气除尽后,在 700~800℃炽灼使完全灰化,移置干燥器内,放冷至室温,精密称定后,再在 700~800℃炽灼至恒重,即得。

$$炽灼残渣(\%)=\frac{残渣及坩埚重-空坩埚重}{供试品重}\times100\%$$

2. 注意事项

(1) 供试品的取用量:应根据炽灼残渣限量和称量误差决定。样品量过多,炭化和灰化时间太长;样品量过少,称量误差增大。一般应使炽灼残渣量为1~2mg,残渣限量一般为0.1%~0.2%。当限量为0.1%,取样量约1g;限量为0.05%,取样约2g;限量为1%以上者,取样可在1g以下。

(2) 炭化过程控制:USP、BP和JP均先加硫酸炭化,而后加硫酸炽灼、消化两次。

而ChP仍然规定为先炭化后再加硫酸炽灼,易导致灰化困难,时间延长,不易恒重。为了避免供试品在炭化时,骤然膨胀而逸出,可采用将坩埚斜置方式,缓缓加热,直至完全灰化(不产生烟雾)。

在进行高温炉内炽灼操作前,务必蒸发除尽硫酸,以免硫酸蒸气腐蚀炉膛,造成漏电事故。除尽硫酸蒸气,应低温加热,以防由于温度过高,供试品飞溅,而影响测定的结果。

(3) 坩埚的选用:通常使用瓷坩埚。含氟的药品对瓷坩埚有腐蚀,应采用铂坩埚。

瓷坩埚编号,可采用蓝墨水与$FeCl_3$溶液的混合液涂写、烘烤、恒重后使用。

(4) 炽灼温度与恒重操作:不同国家药典所规定的炽灼温度也有所不同。ChP2015为700~800℃,USP38和BP2015为800℃±25℃,EP8.0和JP16为600℃±50℃。

一些重金属(如铅)于高温下易挥发,如需将炽灼残渣留作重金属检查,则炽灼温度必须控制在500~600℃。

ChP2015与BP2015均要求:炽灼残渣达恒重后,进行限量计算。而USP38与JP16均规定:残渣在限度外时,才要求炽灼至恒重后,进行限量计算。炽灼至恒重的第二次称重应在继续炽灼30分钟后进行。

示例3-53   大多数β-内酰胺类药物的工艺过程中使用了较多的无机试剂进行纯化处理,纯化难度高,故炽灼残渣限度要求相对宽松,均为:遗留残渣不得过0.2%。而小分子化学合成药物,易于纯化,炽灼残渣限度要求相对严格,大都为:0.1%。个别例外,如伊曲康唑的炽灼残渣限度为0.5%。

九、易炭化物检查法

药物中存在的遇硫酸易炭化或易氧化而呈色的微量有机杂质称为易炭化物(readily carbonizable substances)。这类杂质多为未知结构的化合物,用硫酸呈色的方法可以简便地控制它们的含量。ChP、USP和JP中易碳化物的检查方法基本相同,均采用目视比色法。

1. 方法   取内径一致的比色管两支;甲管中加入各品种项下规定的对照溶液5ml;乙管中加硫酸[含H_2SO_4 94.5%~95.5%(g/g)]5ml后,分次缓缓加入规定量的供试品,振摇使溶解。除另有规定外,静置15分钟后,将甲乙两管同置白色背景前,平视观察,乙管中所显颜色不得较甲管更深。

供试品如为固体,应先研成细粉。如需加热才能溶解时,可取供试品与硫酸混合均匀,加热溶解后,放冷,再移入比色管中。

2. 比色用对照液   对照液主要有三类:①"溶液颜色检查"项下的不同色调色号的标准比色液;②由比色用氯化钴液、比色用重铬酸钾液和比色用硫酸铜液按规定方法配制成的对照液;③高锰酸钾液。

示例3-54   ChP2015 阿司匹林中**易炭化物**的检查:取本品0.5g,依法检查(通则0842),与对照液(取比色用氯化钴液0.25ml、比色用重铬酸钾液0.25ml、比色用硫酸铜液0.40ml,加水使成5ml)比较,不得更深。

十、残留溶剂测定法

药品中的残留溶剂(residual solvents)是指在原料药、辅料或制剂生产的过程中使用的,但在工艺中未能完全除去的有机溶剂。

1. **残留溶剂的分类**　ChP 中残留溶剂的控制与人用药品注册技术规范的国际协调会（ICH）的要求一致。在溶剂残留量的限度要求中，按有机溶剂的毒性程度分为四类：

第一类　毒性较大的有机溶剂，具有致癌性，并对环境有害；应避免使用。

第二类　具有一定可逆毒性的有机溶剂，对动物有非基因毒性致癌性，或不可逆的神经或致畸等毒性；应限制使用。

第三类　低毒有机溶剂，对人的健康危险性较小；应按 GMP 或质控要求使用。

第四类　尚无足够毒理学资料的其他有机溶剂；应按 GMP 或质控要求使用。

药物生产工艺过程中常用的有机溶剂的分类见表 3-4。

2. **残留溶剂的限度要求**　残留溶剂的限度一般根据其毒性的强度（日允许暴露量，permitted daily exposure, PDE）和药物的给药剂量等，进行估算拟定：

$$含量限度（concentration\ limits, ppm）=1000 \times PDE（mg/d）/ 日剂量（g/d）$$

为了同时满足原料、辅料和制剂的残留溶剂的含量限度估算，通常均简化设置药物的日最高使用剂量为 10g。

日允许暴露量是指某一物质被允许长期摄入，而不产生人体毒性的最大可接受剂量（mg/d，等）。不同类型的有机溶剂的日允许暴露量均根据动物安全性试验中的"无可见效应水平（NOEL）"或"最低效应水平（LOEL）"，结合毒性特征设定的综合安全性因子（F）进行估算：

$$PDE=NOEL/F$$

如，第一类具有明确致癌性溶剂的安全性因子大都较大，为 10 000~100 000；第二类溶剂的安全性因子则相对宽松，如乙腈为 600，四氢呋喃为 500，N- 甲基吡咯烷酮 1250，异丙基苯为 5000 等。

例如，毒性试验表明，乙腈对小鼠的 NOEL 为 50.7mg/(kg·d)。所以，乙腈在人体内的 PDE（按 50kg 体重估算）= 50.7 × 50/600=4.22mg/d，相应残留溶剂限度 =4.22mg/10g（通用最高药物日剂量）=422ppm。

限度要求：药品中常见的有机残留溶剂及限度要求如表 3-4。除另有规定外，第一、二、三类溶剂的残留量应符合表中的规定。其他溶剂（第四类）应根据生产工艺的特点，制订相应的限度，使其符合产品规范、GMP 或其他基本的质量要求。

表 3-4　药品中常见的残留溶剂及限度

类别	溶剂名称	英文名	PDE 值（mg/d）	限度（%）
第一类 溶剂 （应该避免使用）	苯	benzene	0.02	0.0002
	四氯化碳	carbon tetrachloride	0.04	0.0004
	1,2- 二氯乙烷	1,2-dichloroethane	0.05	0.0005
	1,1- 二氯乙烯	1,1-dichloroethene	0.08	0.0008
	1,1,1- 三氯乙烷	1,1,1-trichloroethane	15.0	0.15
第二类 溶剂 （应该限制使用）	乙腈	acetonitrile	4.1	0.041
	氯苯	chlorobenzene	3.6	0.036
	三氯甲烷	chloroform	0.6	0.006
	环己烷	cyclohexane	38.8	0.388
	1,2- 二氯乙烯	1,2-dichloroethene	18.7	0.187
	二氯甲烷	dichloromethane	6.0	0.06
	1,2- 二甲氧基乙烷	1,2-dimethoxyethane	1.0	0.01
	N,N- 二甲基乙酰胺	N,N-dimethylacetamide	10.9	0.109
	N,N- 二甲基甲酰胺	N,N-dimethylformamide	8.8	0.088
	1,4- 二氧六环	1,4-dioxane	3.8	0.038
	2- 乙氧基乙醇	2-ethoxyethanol	1.6	0.016
	乙二醇	ethyleneglycol	6.2	0.062
	甲酰胺	formamide	2.2	0.022

笔记

续表

类别	溶剂名称	英文名	PDE 值（mg/d）	限度（%）
第二类 溶剂 （应该限制使用）	正己烷	hexane	2.9	0.029
	甲醇	methanol	30.0	0.30
	2- 甲氧基乙醇	2-methoxyethanol	0.5	0.005
	甲基丁基酮	methylbutyl ketone	0.5	0.005
	甲基环己烷	methylcyclohexane	11.8	0.118
	N- 甲基吡咯烷酮	N-methylpyrrolidone	5.3	0.053
	硝基甲烷	nitromethane	0.5	0.005
	吡啶	pyridine	2.0	0.02
	四氢噻吩	sulfolane	1.6	0.016
	四氢化萘	tetralin	1.0	0.01
	四氢呋喃	tetrahydrofuran	7.2	0.072
	甲苯	toluene	8.9	0.089
	1,1,2- 三氯乙烯	1,1,2-trichloroethene	0.8	0.008
	二甲苯 [a]	xylene	21.7	0.217
第三类 溶剂 （GMP 或其他 质控要求 限制使用）	醋酸	acetic acid	50.0	0.5
	丙酮	acetone	50.0	0.5
	甲氧基苯	anisole	50.0	0.5
	正丁醇	1-butanol	50.0	0.5
	仲丁醇	2-butanol	50.0	0.5
	乙酸丁酯	butyl acetate	50.0	0.5
	叔丁基甲基醚	tert-butyl methyl ether	50.0	0.5
	异丙基苯	cumene	50.0	0.5
	二甲亚砜	dimethyl sulfoxide	50.0	0.5
	乙醇	ethanol	50.0	0.5
	乙酸乙酯	ethyl acetate	50.0	0.5
	乙醚	ethyl ether	50.0	0.5
	甲酸乙酯	ethyl formate	50.0	0.5
	甲酸	formic acid	50.0	0.5
	正庚烷	heptane	50.0	0.5
	乙酸异丁酯	isobutyl acetate	50.0	0.5
	乙酸异丙酯	isopropyl acetate	50.0	0.5
	乙酸甲酯	methyl acetate	50.0	0.5
	3- 甲基 -1- 丁醇	3-methyl-1-butanol	50.0	0.5
	丁酮	methylethyl ketone	50.0	0.5
	甲基异丁基酮	methylidobutyl ketone	50.0	0.5
	异丁醇	2-methyl-1-propanol	50.0	0.5
	正戊烷	pentane	50.0	0.5
	正戊醇	1-pentanol	50.0	0.5
	正丙醇	1-propanol	50.0	0.5
	异丙醇	2-propanol	50.0	0.5
	乙酸丙酯	propyl acetate	50.0	0.5

续表

类别	溶剂名称	英文名	PDE 值（mg/d）	限度（%）
第四类 溶剂 （尚无足够毒理 学资料）[b]	1,1-二乙氧基丙烷	1,1-diethoxypropane		
	1,1-二甲氧基甲烷	1,1-dimethoxymethane		
	2,2-二甲氧基丙烷	2,2-dimethoxypropane		
	异辛烷	isooctane		
	异丙醚	isopropyl ether		
	甲基异丙基酮	methylisopropyl ketone		
	甲基四氢呋喃	methyltetrahydrofuran		
	石油醚	petroleum ether		
	三氯乙酸	trichloroacetic acid		
	三氟乙酸	trifluoroacetic acid		

注：[a]：通常含有 60% 间二甲苯、14% 对二甲苯、9% 邻二甲苯和 17% 乙苯；

　　[b]：应提供限度控制水平的合理依据。

3. 残留溶剂的测定　ChP2015 规定残留溶剂测定法（通则 0861）：照气相色谱法（通则 0521）测定。

（1）色谱柱：可采用毛细管柱，或填充柱。除另有规定外，极性相似的同类色谱柱可以互换使用（表 3-5）。

表 3-5　残留溶剂测定中常用的色谱柱

色谱柱类型		固定液 / 固定相
毛细管柱	非极性	100% 的二甲基聚硅氧烷
	极性	聚乙二醇（PEG-20M）
	中极性	（35%）二苯基 -（65%）甲基聚硅氧烷； （50%）二苯基 -（50%）二甲基聚硅氧烷； （35%）二苯基 -（65%）二甲基聚硅氧烷； （14%）氰丙基苯基 -（86%）二甲基聚硅氧烷； （6%）氰丙基苯基 -（94%）二甲基聚硅氧烷
	弱极性	（5%）苯基 -（95%）甲基聚硅氧烷； （5%）二苯基 -（95%）二甲基硅氧烷共聚物
填充柱		二乙烯苯 - 乙基乙烯苯型高分子多孔小球或其他适宜的填料

（2）系统适用性试验

1）用待测物的色谱峰计算，毛细管色谱柱的理论板数一般不低于 5000；填充柱的理论板数一般不低于 1000。

2）色谱图中，待测物色谱峰与其相邻的色谱峰的分离度应大于 1.5。

3）以内标法测定时，对照品溶液连续进样 5 次，所得待测物与内标物峰面积之比的相对标准偏差（RSD）应不大于 5%；若以外标法测定，所得待测物峰面积的 RSD 应不大于 10%。

（3）供试品溶液的制备

1）顶空进样：除另有规定外，精密称取供试品 0.1~1g；通常以水为溶剂；对于非水溶性药物，可采用 N,N-二甲基甲酰胺、二甲亚砜或其他适宜溶剂；根据供试品和待测溶剂的溶解度，选择适宜的溶剂且应不干扰待测溶剂的测定。根据各品种项下残留溶剂的限度规定配制供试品溶液，其浓度应满足系统定量测定的需要。

笔记

2) 溶液直接进样：精密称取供试品适量，用水或合适的有机溶剂使溶解；根据各品种项下残留溶剂的限度规定配制供试品溶液，其浓度应满足系统定量测定的需要。

（4）对照品溶液的制备：精密称取各品种项下规定检查的有机溶剂适量，采用与制备供试品溶液相同的方法和溶剂制备对照品溶液；如用水作溶剂，应先将待测有机溶剂溶解在 50% 二甲亚砜或 N,N- 二甲基甲酰胺溶液中，再用水逐步稀释。

若为限度检查，根据残留溶剂的限度规定确定对照品溶液的浓度；若为定量测定，为保证定量结果的准确性，应根据供试品中残留溶剂的实际残留量确定对照品溶液的浓度；通常对照品溶液色谱峰面积不宜超过供试品溶液中对应的残留溶剂色谱峰面积的 2 倍。必要时，应重新调整供试品溶液或对照品溶液的浓度。

（5）**测定法**

第一法　毛细管柱顶空进样等温法：适用于需检查的有机溶剂数量不多，并且极性差异较小的残留溶剂检查。

第二法　毛细管柱顶空进样系统程序升温法：适用于需要检查的有机溶剂数量较多，并且极性差异较大时的残留溶剂检查。

第三法　溶液直接进样法：可采用填充柱，亦可采用适宜极性的毛细管柱。

测定：取对照品溶液和供试品溶液，分别连续进样 2~3 次，每次约 2μl，测定待测峰的峰面积。

4. **测定结果计算**

（1）限度检查：除另有规定外，按各品种项下规定的供试品溶液浓度测定。

以内标法测定时，供试品溶液所得被测溶剂峰面积与内标峰面积之比不得大于对照品溶液的相应比值。

以外标法测定时，供试品溶液所得被测溶剂峰面积不得大于对照品溶液的相应峰面积。

（2）定量测定：按内标法或外标法计算各残留溶剂的量。

5. **注意事项**

（1）方法验证：供试品中残留溶剂的测定法，需经待测溶剂的标准添加回收率、GC 定性和定量的方法学验证，以保障测定的准确度和精密度符合要求。

（2）干扰组分的排除：供试品中的未知杂质或其挥发性热降解物，易对残留溶剂的测定产生干扰。干扰作用包括在测定的色谱系统中未知杂质或其挥发性热降解物与待测物的保留值相同（共出峰）；或热降解产物与待测物的结构相同（如甲氧基热裂解产生甲醇）。当测定的残留溶剂超出限度，但未能确定供试品中是否有未知杂质或其挥发性热降解物对测定有干扰作用时，应通过试验排除干扰作用的存在。

（3）碱性溶剂的测定：测定含氮碱性溶剂时，普通气相色谱的不锈钢管路、进样器的衬管等对有机胺等含氮碱性溶剂具有较强的吸附作用，致使其检出灵敏度降低。

应采用惰性的硅钢材料或镍钢材料管路；采用溶液直接进样法测定时，供试品溶液应不呈酸性，以免待测物与酸反应后不易气化。

通常采用弱极性的色谱柱或经碱处理过的色谱柱分析含氮碱性化合物。如果采用胺分析专用柱进行分析，效果更好。对不宜采用气相色谱法测定的含氮碱性溶剂，可采用其他方法。

（4）检测器的选择：检测器通常使用火焰离子化检测器（FID），对含卤素元素的残留溶剂如三氯甲烷等，采用 ECD 检测器，易得到高的灵敏度。

（5）顶空条件的设置：顶空平衡温度应根据供试品中残留溶剂的沸点选择，并应低于溶解供试品所用溶剂的沸点 10℃ 以下。

对沸点较高的残留溶剂，通常选择较高的平衡温度；但此时应兼顾供试品的热分解特性，尽量避免供试品产生的挥发性热分解产物对测定的干扰。

对照品溶液与供试品溶液必须使用相同的顶空条件。

笔记

顶空平衡时间一般为 30~45 分钟,以保证供试品溶液的气 - 液两相有足够的时间达到平衡。顶空平衡时间通常不宜过长,如超过 60 分钟,可能引起顶空瓶的气密性变差,导致定量准确性的降低。

对沸点较高的残留溶剂,如甲酰胺、2-甲氧基乙醇、2-乙氧基乙醇、乙二醇、N-甲基咯烷酮(在酸性环境中)等,顶空进样测定的灵敏度不如直接进样,宜采用溶液直接进样法测定。

示例 3-55　ChP2015 马来酸氯苯那敏中四氢呋喃、二氧六环、吡啶和甲苯的检查:取供试品,精密称定,加 DMF 溶解并稀释制成每 1ml 中约含 0.2g 的溶液,作为供试品溶液。另取四氢呋喃、1,4-二氧六环、吡啶和甲苯,精密称定,用 DMF 定量稀释制成每 1ml 中含四氢呋喃、1,4-二氧六环、吡啶和甲苯分别为(各限度水平)144μg、76μg、40μg 和 178μg 的混合溶液,作为对照品溶液。精密量取供试品溶液与对照品溶液各 1ml,置顶空瓶中,密封。照残留溶剂测定法(ChP2015 通则 0861第二法)测定,用 5% 苯基 -95% 甲基聚硅氧烷(或极性相近)为固定液;柱温在 50℃维持 15 分钟,再以每分钟 8℃的速率升温至 120℃,维持 10 分钟;进样口温度为 200℃;检测器温度为 250℃。顶空瓶平衡温度 90℃,平衡时间 30 分钟,进样体积 1.0ml。取对照溶液顶空进样,理论板数按四氢呋喃峰计算不低于 5000,各峰之间的分离度均应符合要求。再取供试品溶液与对照品溶液分别顶空进样,记录色谱图。按外标法以峰面积计算,四氢呋喃、1,4-二氧六环、吡啶和甲苯的残留量均应符合规定(即:分别不得过 0.072%、0.038%、0.02% 和 0.089% 的限度要求)。

十一、溶液颜色检查法

药物溶液的颜色是否正常也反映药物的纯度。药物"溶液颜色检查法(colour of solution)"系将药物用水或适宜的其他溶剂制成一定浓度的溶液,并将该溶液的颜色与规定的标准比色液比较,或在规定的波长处测定其吸光度。

标准比色液,是由三基色的"比色用重铬酸钾液(0.800mg $K_2Cr_2O_7$/ml,黄色)"、"比色用硫酸铜液(62.4mg $CuSO_4 \cdot 5H_2O$/ml,蓝色)"和"比色用氯化钴液(59.5mg $CoCl_2 \cdot 6H_2O$/ml,红色)",按照一定比例与水混合制得不同色调(绿黄色、黄绿色、黄色、橙黄色、橙红色和棕红色)标准贮备液,再取 0.25、0.50、1.0、1.5、…、10ml 等不同的递增体积,分别加水稀释至 10ml 的方法,而制得各色调的色号为 0.5、1、2、3~10 的标准比色液。

若规定为"无色",系指供试品溶液的颜色相同于水或所用溶剂;"几乎无色",系指供试品溶液的颜色不深于相应色调 0.5 号标准比色液。

ChP2015 通则 0901 规定了药物"溶液颜色检查法(colour of solution)"的三种方法。

第一法(目视比色法)　将规定浓度的药物溶液的颜色,与规定色调和色号的标准比色液的颜色,进行目视比较。根据颜色的深浅来判断检查的结果:规定不得更深。

第二法(吸光度比较法)　通过控制规定浓度的药物溶液,在规定波长处的吸光度,来检查药物溶液的颜色。规定:吸光度不得超过规定限度值。

第三法(色差计法)　色差计法系使用具备透射测量功能的测色色差计直接测定溶液的透射三刺激值,对其颜色进行定量表述和分析的方法。供试品溶液与标准比色液之间的颜色差异,可以通过分别比较它们与水之间的色差值(ΔE^*)来测定,也可以通过直接比较它们之间的色差值来测定。限度规定:供试品溶液与水的色差值应不超过标准比色液与水的色差值。

十二、溶液的澄清度检查法

澄清度(clarity of solution)是检查药品溶液的浑浊程度(浊度),可以反映药物溶液中微量不溶性杂质的存在情况,在一定程度上可以反映药品的质量和生产工艺水平,是控制注射用原料药纯度的重要指标。

1. 原理　当药物溶液中存在分散的细微颗粒时,直线光通过溶液时,细微颗粒可引起光的散射,测量光的散射就可以体现溶液的浊度。

笔记

浊度标准液的制备是利用 10% 乌洛托品溶液在偏酸性条件下，水解产生甲醛，与等体积的 1.00% 硫酸肼溶液混合后，肼-醛缩合生成不溶于水的甲醛腙白色浑浊贮备液（置冷处避光保存，在 2 个月内使用），临用前，再定量稀释 2666、1333、666、222 至 133 倍，即制得浊度号分别为：0.5、1、2、3 和 4 的浊度标准液。

$$(CH_2)_6N_4 + 4H_2O \longrightarrow 6HCHO + 4NH_3$$

$$HCHO + H_2N\text{—}NH_2 \longrightarrow H_2C\text{=}N\text{—}NH_2 + H_2O$$

2. 测定法 ChP2015 通则 0902 规定了溶液的"澄清度检查法"为比浊法：将供试品溶液和规定的浊度标准液进行比较，来判断供试品溶液的澄清度是否符合规定。将一定浓度的供试品溶液与等量的浊度标准液分别置于配对的比浊管中，在浊度标准液制备 5 分钟后，在暗室内垂直同置伞棚灯下，照度为 1000lx，从水平方向观察、比较，以检查溶液的澄清度或其浑浊程度。除另有规定外，供试品溶解后应立即检视。

ChP2015 规定："澄清"系指供试品溶液的澄清度与所用溶剂相同；或不超过 0.5 号浊度标准液的浊度。"几乎澄清"，系指供试品溶液的浊度介于 0.5 号至 1 号浊度标准液的浊度之间。

3. 注意事项 光线和温度对混悬液的形成有影响。在阳光直射下形成的混悬液的浊度较低；在自然光或荧光灯下形成的混悬液的浊度相近，在暗处形成的混悬液的浊度最高。

浊度标准液的制备，在低温（~1℃）反应不能进行，不产生沉淀；温度较高时形成的混悬液的浊度稍低。因此，规定在 25℃避光静置 24 小时，制备浊度标准贮备液。

多数药物的澄清度检查以水为溶剂。但也有用酸、碱或有机溶剂（如乙醇、甲醇、丙酮）作溶剂的。例如非洛地平在水中几乎不溶，在甲醇、乙醇中易溶，其澄清度的检查以甲醇为溶剂；依诺沙星在甲醇中微溶，水中几乎不溶，在氢氧化钠试液中易溶，故以氢氧化钠试液为溶剂；环丙沙星以 0.1mol/L 盐酸为溶剂。

有机酸的碱金属盐类药物强调用"新沸过的冷水"，因为水中若溶有二氧化碳，将影响溶液的澄清度；当检查后的溶液还需供"酸度"检查用时，也应强调用"新沸过的冷水"。

供制备注射用的原料药物，往往既要检查溶液澄清度，又要检查溶液颜色。如美罗培南的检查。

示例 3-56 ChP2015 美罗培南的"溶液的澄清度与颜色"检查：取本品 5 份，分别加入澄清的 2% 碳酸钠溶液制成每 1ml 中含 0.1g 的溶液，溶液应澄清无色；如显浑浊，与 1 号浊度标准液比较（通则 0902），均不得更浓；如显色，与黄色或黄绿色 5 号标准比色液比较（通则 0901），均不得更深。

第四节 特殊杂质的检查与鉴定方法

药物中**特殊杂质**（或**有关物质**）的研究是药物质量控制的重要部分。该研究可以为药物的生产工艺优化、质量研究与控制、稳定性考察、药理毒理及临床研究等提供重要的参考依据。所以，特殊杂质研究直接体现创新药物研究的水平。

一、特殊杂质研究的规范

根据 ICH 的要求，创新药物原料和新制剂中的杂质，表观含量在 0.1% 及其以上（或者等于或高于表 3-1 中的鉴定限度）的杂质，以及表观含量在 0.1% 以下的具强烈生物作用的杂质或毒性杂质，均要求进行定性分析、鉴定结构。这些杂质一般包括药物合成中的有机杂质和稳定性试验中的分降解产物，即药物中的有关物质。

对药物中的**特殊杂质/有关物质**进行定性研究具有重要意义。通过有关物质的研究与鉴定，可以获得有关物质的结构信息，分析其形成机制；以便：①优化生产过程（原料药的合成工艺与精制纯化条件，制剂的处方、相容性和加工工艺），尽量避免有关物质的形成；②优化设置贮藏条

笔记

件,减少分降解产物的产生。使它们的含量达到合理的限度水平要求。

即使是仿制药品,在其研制和生产过程中,也必须研究其杂质谱与原研药品的一致性。如出现新增杂质,应按上述 ICH 的基本要求进行全面研究,制订适宜的检查控制项目。

多组分药物中共存的异构体,或抗生素多组分,一般不作为杂质检查项目。必要时,这些共存物质可在质量标准中规定其比例,以保证原料药的质量一致性。

示例 3-57 硫酸庆大霉素中"**庆大霉素 C 组分**"(C_1、C_{1a}、C_2、C_{2a})相对比例的检查:C_1 应为 25%~50%,C_{1a} 应为 15%~40%,C_2+C_{2a} 应为 20%~50%。头孢泊肟酯中"**异构体**"A 和 B 的检查(本教材图 1-2):在含量测定项下记录的供试品溶液色谱图中,头孢泊肟酯异构体 B 峰面积与头孢泊肟酯异构体 A、B 峰面积和之比应为 0.50~0.60。

但当共存物质为毒性杂质时,该物质就不再认为是共存物质。例如,单一对映体药物中,可能共存的其他对映体,应作为杂质检查,并设置"比旋度"或"光学异构体"检查项目;对消旋体药物的质量标准,必要时,则应该设置旋光度检查项目。

二、特殊杂质检查方法的选择

药物中特殊杂质的检查分析方法应专属、灵敏。杂质检查通常应尽量采用现代色谱分离分析手段,主成分与杂质和降解产物均应有良好的分离度;其检测限应满足限度检查的要求;对于需作定量检查的杂质,方法的定量限应满足检测的灵敏度和准确度要求。检查分析方法均需按要求进行方法验证。

特殊杂质检查研究时,应采用多种不同的分离分析方法或不同测试条件,进行研究比较,并对测定结果进行比对分析。以便选择较佳的方法与条件,满足药品质量控制和标准中相应检查项目设置的要求。

特殊杂质检查分析方法的建立,应考虑普遍适用性,所用的仪器和试验材料应容易获得。对于特殊试验材料,应在质量标准明确规定。

在特殊杂质分析的研究阶段,应使用可能存在的杂质、强制降解的产物,分别或加入主成分中,配制供试溶液,进行色谱条件探索、比较和优化,并建立相应的系统适用性要求,保证方法专属、灵敏、准确。

特殊杂质研究中,必要时,应进行杂质的分离纯化制备或合成制备,以供进行安全性和质量研究。对确实无法获得的杂质和降解产物,应在药物质量研究资料和药物质量标准起草说明中应写明理由。

在采用现代色谱技术对特殊杂质进行分离分析的情况下,对特定杂质中的已知杂质和毒性杂质,应使用杂质对照品进行定位;无法获得对照品时,可用相对保留值进行定位;特定杂质中的未知杂质可用相对保留值进行定位。特殊杂质的含量可按照薄层色谱法(ChP2015 通则 0502)、高效液相色谱法(ChP2015 通则 0512)等方法进行测定。

对于立体异构体杂质的检测,可以采用手性的色谱或高效毛细管电泳等方法。对于立体异构体杂质检查方法的验证,应重点考察立体专属性(选择性)和潜在的手性转化行为。通常,应尽量使立体异构体杂质的出峰顺序在主成分峰之前,以利于两者的分离和检测灵敏度的提高。另外,由于手性色谱法不能直接反映手性药物的光学活性,需要与比旋度测定相互补充,以有效控制手性药物的质量。

由于色谱法进行杂质限度检查时,受色谱参数设置值的影响较大,因此,有关操作注意事项,应在起草说明中详细阐述,必要时,可在质量标准中予以规定。

示例 3-58 ChP2015 瑞格列奈中"**左旋异构体**"的检查:瑞格列奈结构中含有 1 个手性碳原子,$S(+)$- 构型 $\{[\alpha]_D^{20}(乙醇,2\%)+7.6°~+9.2°\}$ 的活性是 $R(-)$- 构型的 100 倍。临床上使用 $S(+)$ 构型,并控制 $R(-)$ 构型异构体的含量限度为 1.0%。方法如下:

　　试液:取本品约 10mg,置 50ml 量瓶中,加甲醇 15ml 使溶解,用水稀释至刻度,摇匀,作为供试品溶液;精密量取 1ml,置 100ml 量瓶中,用水稀释至刻度,摇匀,作为对照溶液;另取消旋瑞格列奈对照品适量,同法制成每 1ml 中约含 0.1mg 的溶液,作为对照品溶液。

　　色谱条件与系统适用性:照高效液相色谱法(ChP2015 通则 0512)试验,采用手性色谱柱(填料为 α_1- 酸性糖蛋白,100mm×4.0mm,5μm),以磷酸盐缓冲液(取磷酸二氢钾 2.72g,加水 800ml 使溶解,用氢氧化钠试液调节 pH 至 7.0,加水稀释至 1000ml,摇匀)为流动相 A,乙腈为流动相 B,检测波长为 240nm。按下表程序进行梯度洗脱。取对照品溶液 20μl,注入液相色谱仪,记录色谱图(图 3-12),出峰顺序依次为瑞格列奈峰与左旋异构体峰,其分离度应符合要求。

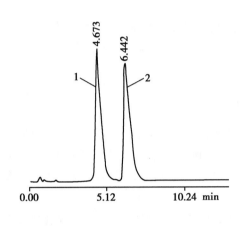

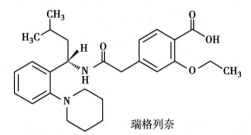

瑞格列奈

时间(min)	流动相 A(%)	流动相 B(%)
0	90	10
15	75	25
10	75	25

图 3-12　瑞格列奈消旋体的 HPLC 图谱

1. 右旋体;2. 左旋体

　　测定法(不加校正因子的主成分自身对照法):精密量取供试品溶液与对照溶液各 20μl,分别注入液相色谱仪,记录色谱图。供试品溶液的色谱图中如有左旋异构体峰,其峰面积不得大于对照溶液主峰面积(1.0%)。

三、特殊杂质检查限度的设置

　　杂质限度的制订应考虑如下因素:①杂质及含一定限量杂质药品的毒理学研究结果;②给药途径;③每日剂量;④给药人群;⑤杂质药理学可能的研究结果;⑥原料药的来源;⑦治疗周期;⑧在保证安全有效的前提下,药品生产企业对生产高质量药品所需成本和消费者对药品价格的承受能力等。

　　在综合考虑上述因素的情况下,制订合理的限度,保障药品质量可靠、使用安全、疗效明确。尤其对于毒性杂质和毒性残留有机溶剂应严格规定限度。

　　大多数杂质的限度,均可以参照本章“残留溶剂的限度要求”中介绍的限度估算方法确定。

四、特殊杂质研究的策略

　　特殊杂质的研究涉及多方面协调配合,包括原料和(或)制剂的工艺过程研究、分析方法选择和开发、降解过程与产物分析和结构鉴定等。而结构鉴定或解析工作还需要分离化学和光谱测定与解析的密切配合才能有效完成。研究策略可参照图 3-13 的工作流程图进行。

五、特殊杂质的鉴定

　　药物中的微量特殊杂质,大都首先使用**现代联用技术检测和分析解析**,推测其可能的结构;并结合药物的合成工艺路线、化学反应机制等,分析杂质的引入环节,推定或确证它们的

笔记

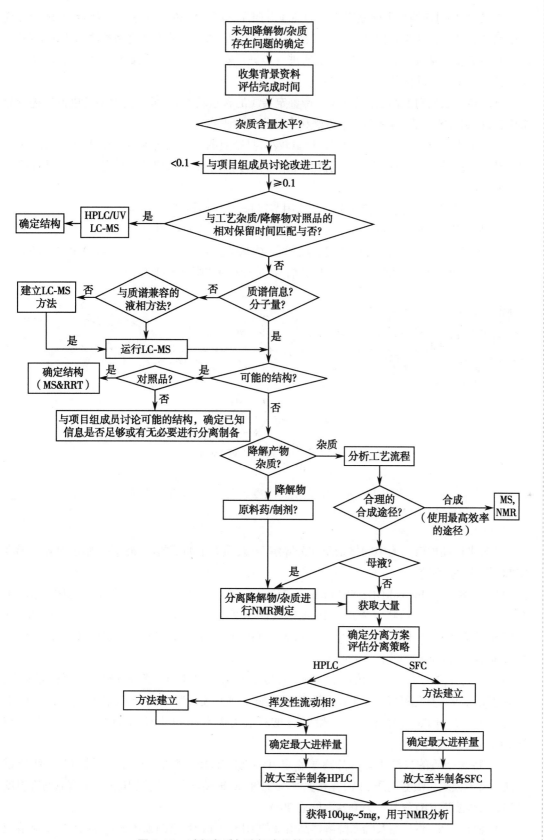

图 3-13 过程杂质与降解产物的分离与鉴定流程图

结构。

　　当然,必要时应当尽可能制得它们的纯净对照品,进行全面的色谱和光谱测定,并解析确证它们结构。药物特殊杂质(有机杂质)的制备,通常有两种方法:**分离纯化制备法和合成制备法**。在获得足够量的情况下,可以对特殊杂质进一步进行安全性评价和质量控制研究,为药品质量标准指标的制定提供参考依据。

　　分离纯化杂质对照品法:当药物中待鉴定杂质的含量较大时,可以使用制备色谱法进行分离纯化,得到特定杂质,然后再通过色谱和光谱分析确证结构。

　　合成杂质对照品法:当样品中的杂质量较小,且杂质的分离纯化较为困难时,可以合成杂质对照品,通过比较杂质与对照品的色谱和光谱特征,判断杂质与对照品是否完全一致,从而确证杂质的结构。

　　示例 3-59　泊马度胺中特殊杂质的联用鉴定和合成杂质对照品鉴定。

　　泊马度胺[4- 氨基 -2-(2,6- 二氧代 -3- 哌啶基)-1H- 异吲哚啉 -1,3(2H)- 二酮,分子式为 $C_{13}H_{11}N_3O_4$,分子量为 273.24]是在沙利度胺的结构基础上加以修饰合成(图 3-14)研发成功的免疫抑制剂,其具有更强的抗血管新生、抗肿瘤、抗炎症反应和抗骨髓瘤作用。

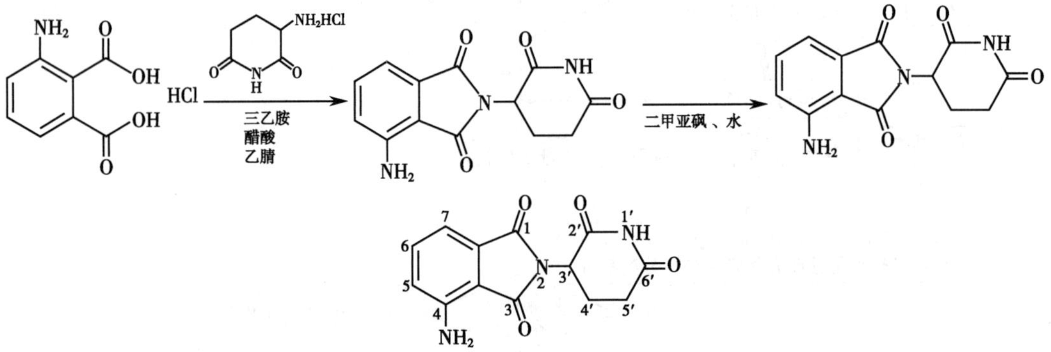

图 3-14　泊马度胺的合成路线及结构中骨架原子编号

(一)联用鉴定

　　针对供试品中潜在的中间体杂质和分降解杂质,建立了如下的与 MS 检测鉴定兼容的梯度 HPLC 色谱检查系统。

　　(1)色谱条件:Inertsil ODS-SP(4.6mm × 250mm,5μm)色谱柱,含 0.1% 甲酸的乙腈 - 水溶液(90∶10)为流动相 A,乙腈为流动相 B,进行线性梯度洗脱(A∶B)0min(100∶0)→5min(100∶0)→25min(50∶50)→30min(20∶80)→30.1min(100∶0)→40min(100∶0),流速 1.0ml/min,柱温 35℃,进样量 20μl,检测波长 240nm。

　　(2)特殊杂质的 TOF 高分辨质谱准确质量鉴定(LC-ESI-TOF/MS)条件:ESI 正离子检测模式。喷雾电压 3.5kV,雾化氮气 275kPa,氮气流量 8L/min,加热毛细管温度 350℃,碎片电压 135V,参比离子 m/z 121.0508(嘌呤,$C_5H_5N_4^+$)和 922.0098(氟代膦嗪 HP-921,$C_{18}H_{19}O_6N_3P_3F_{24}^+$),质量数扫描范围 m/z 100~1500。

　　(3)特殊杂质的二级质谱碎片离子鉴定(LC-ESI-MS/MS)条件:ESI 正离子检测,二级质谱扫描子离子模式。喷雾电压 5kV,雾化氮气压 310kPa,辅助雾化气气压 10kPa,加热毛细管温度 350℃,二级质谱 CID 氩气压力 0.2Pa,能量 20eV。

　　(4)测定结果:供试品及强制降解样品溶液的 HPLC 分析色谱图如图 3-15 所示(供试品溶液的浓度均约为 0.2mg/ml)。根据测得各特殊杂质 ESI 质谱的高分辨母离子准确质量,可以鉴定各杂质的元素组成;根据测得的各杂质母离子的二级质谱裂解碎片,可以鉴定各杂质的主要结构单元和(或)基团。综合解析分析,可以推测它们的结构。结果见表 3-6。

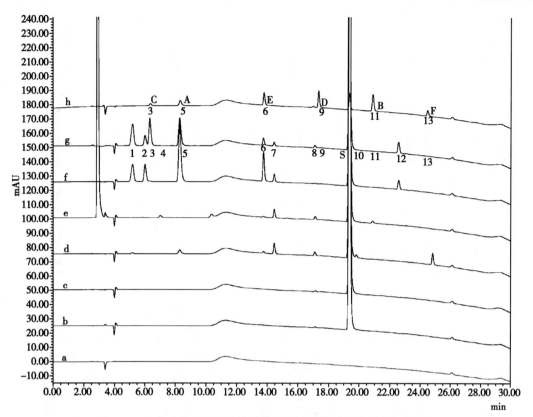

图 3-15 泊马度胺供试品溶液及其强制降解样品的高效液相色谱图

a. 空白溶剂；b. 泊马度胺原料药（未破坏）；c. 光照破坏；d. 高温破坏；e. 氧化破坏；f. 碱破坏；g. 酸破坏；h. 特殊杂质对照品（A~F）的混合对照溶液

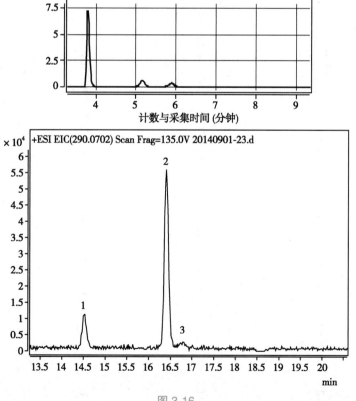

图 3-16

a. 有关物质 1 和 2 的同分异构体色谱峰；b. 有关物质 8 的同分异构体色谱峰

笔记

表 3-6　泊马度胺有关物质结构的 LC-TOF 和 LC-MS/MS 的鉴定结果

杂质代码	t_R/min	[M+H]$^+$ (m/z)	匹配得分 / Dif(ppm)	离子式	子离子 m/z	化学结构式	名称	来源
1,2[*1]	5.19,6.00	310.0964	98.93/1.00	$C_{13}H_{16}N_3O_6^+$	293,292,275,274,247,164,147,129		2-amino-6-[[[1-(aminocarbonyl)-3-carboxypropyl]amino]carbonyl]-benzoic acid	降解
3(C)	6.35	292.0856	99.78/0.33	$C_{13}H_{14}N_3O_5^+$	274,164,129,84		2-amino-6-[[(2,6-dioxo-3-piperidinyl)amino]carbonyl]-benzoic acid	降解
4	7.01	322.0590	96.82/2.06	$C_{13}H_{12}N_3O_7^+$	305,304		4-amino-2-(2,6-dioxo-3-piperidinyl)-5,6,7-trihydroxy-1H-isoindole-1,3(2H)-dione	降解
5(A)	8.30	182.0380	98.72/2.42	$C_8H_8NO_4^+$	164,136,120,108,92,80,65		3-amino-1,2-benzenedicarboxylic acid	降解或起始物料

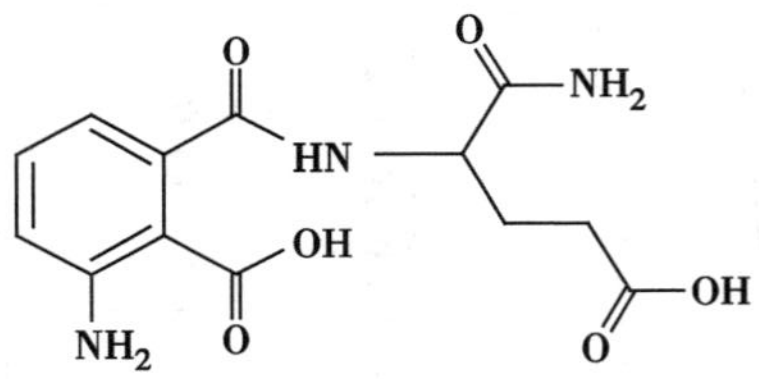

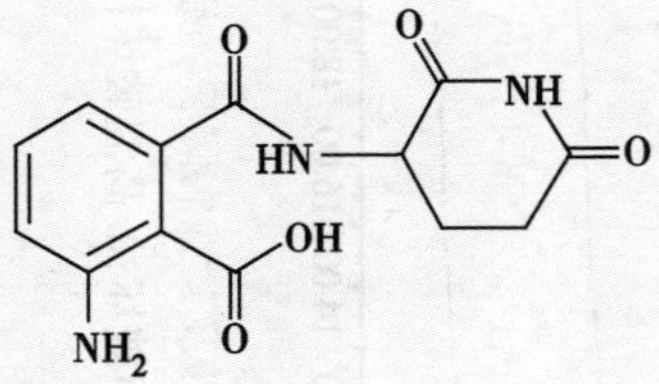

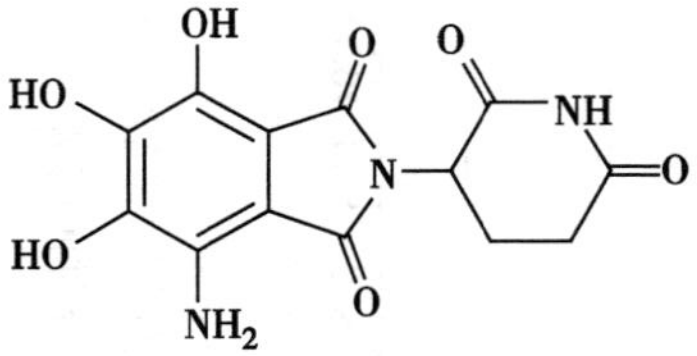

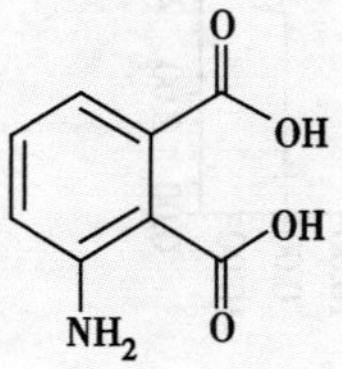

笔记

续表

杂质代码	t_R/min	$[M+H]^+$ (m/z)	离子式	匹配得分/Dif (ppm)	子离子 m/z	化学结构式	名称	来源
6(E)	13.77	292.0859	$C_{13}H_{14}N_3O_5^+$	99.25/1.18	275, 274, 247, 246, 229, 201, 84	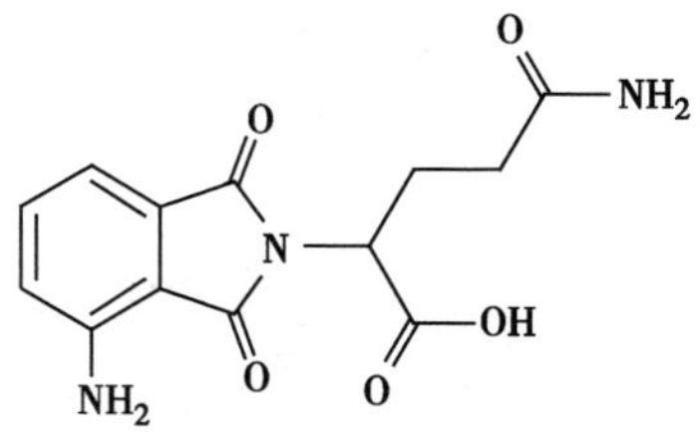	4-amino-α-(3-amino-3-oxopropyl)-1,3-dihydro-1,3-dioxo-2H-isoindole-2-acetic acid	降解
7	14.43	292.0856	$C_{13}H_{14}N_3O_5^+$	99.82/0.21	275, 274, 247, 246, 229, 201, 84	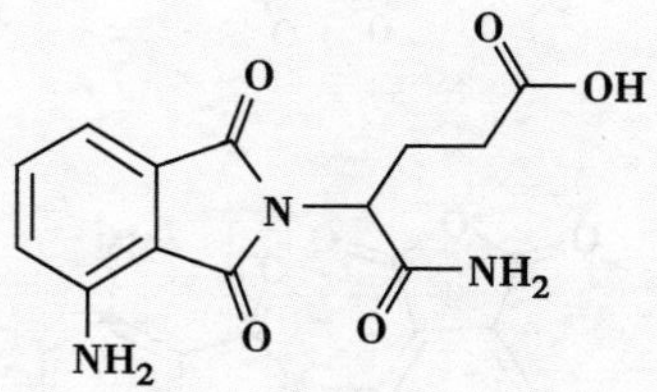	4-amino-γ-(aminocarbonyl)-1,3-dihydro-1,3-dioxo-2H-isoindole-2-butanoic acid	降解
8*2	17.09	290.0702	$C_{13}H_{12}N_3O_5^+$	94.17/1.22	262, 245, 217, 179, 84	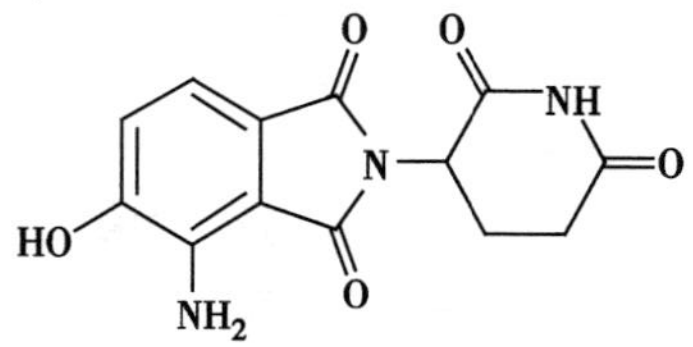	4-amino-2-(2,6-dioxo-3-piperidinyl)-5-hydroxy-1H-isoindole-1,3(2H)-dione	降解或副产物
9(D)*3	17.33	274.0830	$C_{13}H_{10}N_3O_6^+$		274, 246, 229, 201, 163, 145, 84	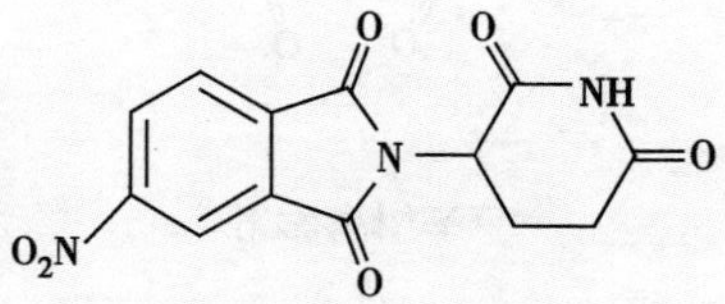	2-(2,6-dioxo-3-piperidinyl)-5-nitro-1H-isoindole-1,3(2H)-dione	副产物

笔记

续表

杂质代码	t_R/min	$[M+H]^+$ (m/z)	离子式	匹配得分/Dif(ppm)	子离子 m/z	化学结构式	名称	来源
API	19.35	274.0754	$C_{13}H_{12}N_3O_4^+$	98.91/1.70	246,229,201,163,145,84		4-amino-2-(2,6-dioxo-3-piperidinyl)-1H-isoindole-1,3(2H)-dione	/
10	19.82	309.0433	$C_{16}H_9N_2O_5^+$	96.37/0.1	265,237,209,192,182,120,92		4-amino-2-(1,3-dihydro-1,3-dioxo-5-isobenzofuranyl)-1H-isoindole-1,3(2H)-dione	降解或副产物
11(B)	20.88	304.0490	$C_{13}H_{10}N_3O_6^+$	99.59/0.60	276,259,231,193,84		2-(2,6-dioxo-3-piperidinyl)-4-nitro-1H-isoindole-1,3(2H)-dione	降解
12	22.57	164.0271	$C_8H_6NO_3^+$	99.43/1.01	135,120,92,65		4-amino-1,3-isobenzofurandione	降解

续表

杂质代码	t_R/min	[M+H]$^+$ (m/z)	离子式	匹配得分/Dif(ppm)	子离子 m/z	化学结构式	名称	来源
13(F)	24.47	419.0919	$C_{21}H_{15}N_4O_6^+$	98.14/1.30	391,374,346,308,265,84	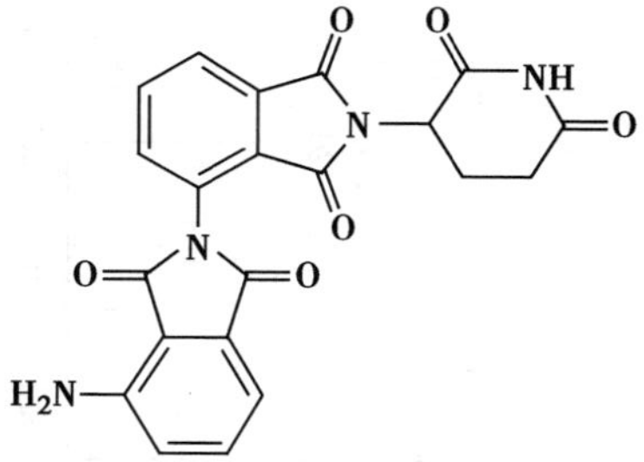	4-［4-amino-1H-isoindole-1,3(2H)-dione-2-yl］-2-(2,6-dioxo-3-piperidinyl)-1H-isoindole-1,3(2H)-dione	降解或副产物

*1：由于在 m/z 310.0964 的提取离子流色谱图（图 3-16a）中，显示 3 个异构体峰，因此有关物质 1 和 2 的结构也可能为

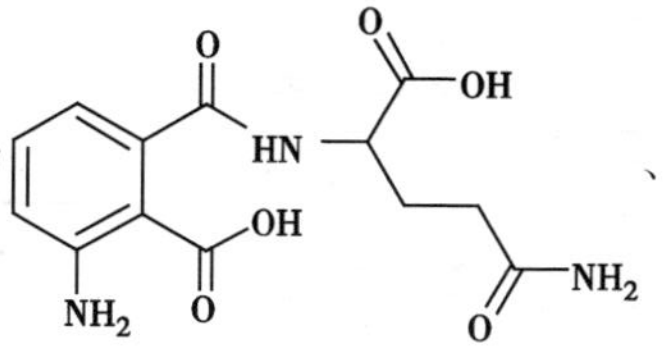

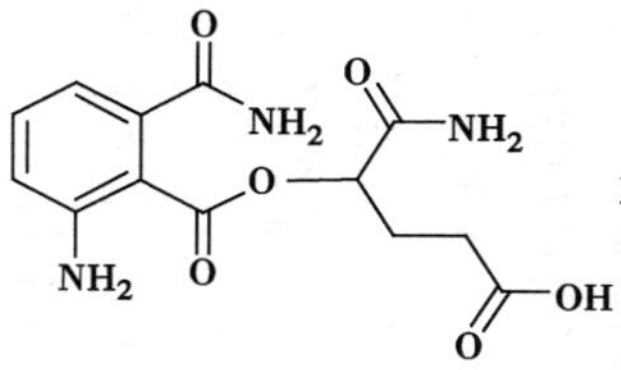

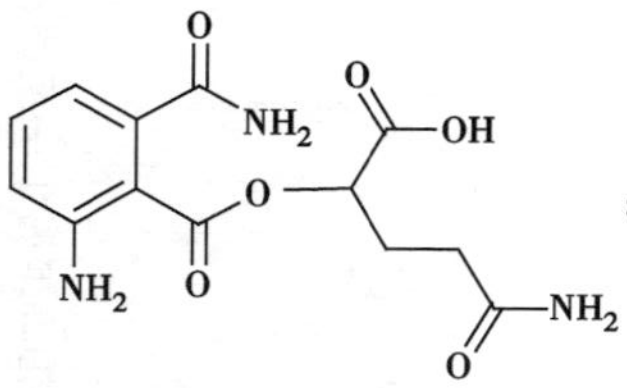

*2：由于在 m/z 290.0702 的提取离子流色谱图（图 3-16b）中，显示 3 个异构体峰，因此有关物质 8 的结构也可能为

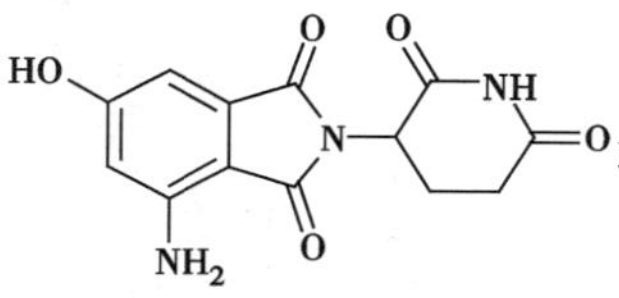

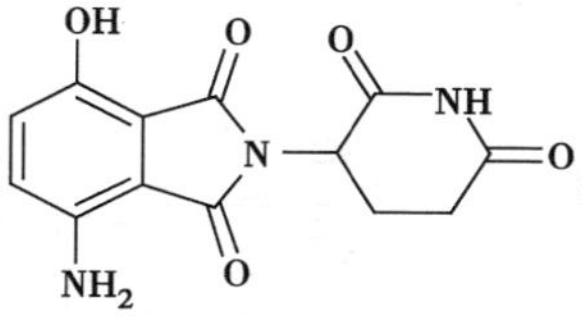

*3：有关物质 9 结构中苯环 5 位存在硝基，导致其在离子源中不稳定，裂解失去一氧化氮自由基，测得的［M+H-NO］$^+$。离子为 m/z 274.0830，故无 score/differ 值生成。

笔记

（5）泊马度胺及典型特殊杂质的质谱解析：首先，针对泊马度胺及已有中间体杂质，进行质谱测定与解析分析，总结与母核结构或类似结构特征相关的裂解规律，可为未知杂质结构的推断提供依据。其次，对泊马度胺供试品进行检测，识别含量超过限度规定的特殊杂质，并进行初步的结构分析推断。然后，对泊马度胺进行强制性降解试验并进行液质联用分析，对降解试验中含量明显增加的杂质进行归属与结构解析推断，用以验证或推测原料药中所含的或潜在的杂质来源。

1）泊马度胺：泊马度胺的质谱测定及裂解途径分析对于解析确证其有关物质具有参考意义。

图 3-17 表明，ESI-TOF/MS 测得泊马度胺[M+H]$^+$ 离子的准确质量为 274.0754，与离子式[$C_{13}H_{12}N_3O_4$]$^+$ 相应。其[M+H]$^+$ 离子二级质谱的主要碎片 m/z 246、229、201、163、145 和 84，分别与泊马度胺[M+H]$^+$ 离子中性丢失 CO（246）、HCO-NH$_2$（229）、HCO-NH-COH（201）、2,6-二氧代哌啶部分（163 和 145）、羰基与 4- 氨基 - 异吲哚 -1,3- 二酮共同丢失部分（84）的结构相应。

2）有关物质 6 和 7 ：图 3-18 表明，ESI-TOF/MS 测得有关物质 6 [M+H]$^+$ 离子的准确质量为 292.0859；与离子式[$C_{13}H_{14}N_3O_5$]$^+$ 相应，该离子式与泊马度胺的相比增加了 H_2O，与泊马度胺的水解相应。

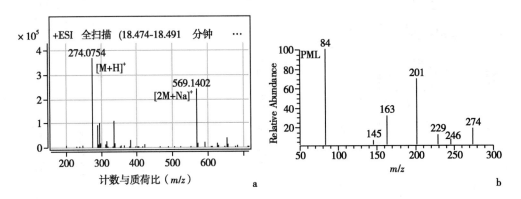

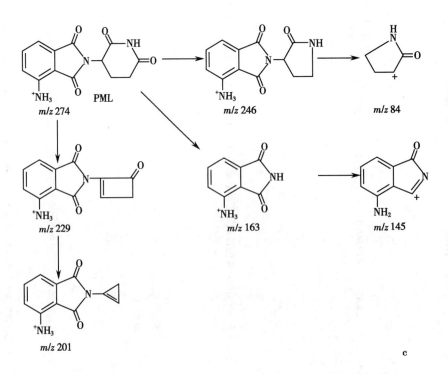

图 3-17 泊马度胺的一级质谱图（a）、二级质谱图（b）和碎片离子裂解途径（c）

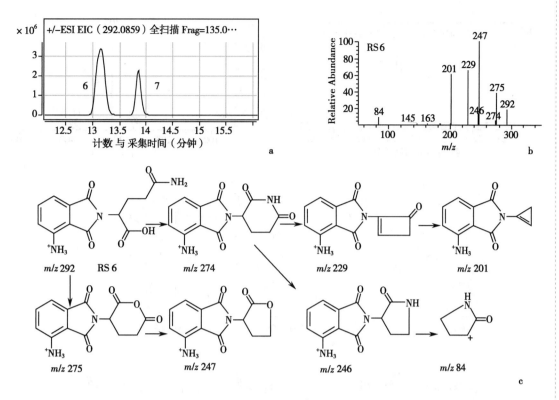

图 3-18　有关物质 6(RS6)和 7 的 EIC 图(a)、二级质谱图(b)和碎片离子裂解途径(c)

保留时间为 13.77 分钟,与泊马度胺的相比在反向 HPLC 条件下,保留时间更短,表明其极性比泊马度胺的更强。

其[M+H]⁺ 离子二级质谱的特征碎片离子 *m/z* 275、274、247、246、229、201 和 84,除高质荷比区域的脱氨(292-275)和脱水(292-274)中性丢失的碎片离子,其他大都与泊马度胺的碎片离子相同。

故推测,有关物质 6 为泊马度胺结构中二酰氨基的水解产物。泊马度胺结构中存在 2 种二酰氨基单元。故,采用定向合成制备对照品,确证有关物质 6 与有关物质 E 对照品的色谱和质谱特征一致。故确证有关物质 6 为已知杂质 E。

同时测得,有关物质 7 的离子组成、[M+H]⁺ 离子二级质谱的特征碎片,均与有关物质 6 一致,并且色谱保留时间相近。故,推测有关物 6 和 7 为同分异构体。它们分别确证为:泊马度胺结构中 2,6- 二氧代 -3- 哌啶环中,酰胺键的不同羟基化水解产物。

(二) 有关物质 13 的对照品制备验证

泊马度胺的合成粗品和极限条件下的影响因素试验均表明,供试品中有关物质 13 的含量较高。

故对其首先进行了联用鉴定,初步推测其结构(图 3-19);然后通过制备色谱获得其单体,进行了主要光谱鉴定,确证结构;最后,分析合成工艺路线,确证其反应机制,并合成确证。

(1) 有关物质 13 的联用鉴定:ESI-TOF/MS 测得有关物质 13 [M+H]⁺ 离子的准确质量为 419.0919,与离子式[$C_{21}H_{15}N_4O_6$]⁺ 相应,该离子式与泊马度胺的相比增加了 $C_8H_3NO_2$,结合合成工艺路线(图 3-14),初步推测该有关物质与泊马度胺结构中 4- 位芳伯氨基的进一步氨基邻苯二甲酰化[即:形成 4- 氨基 -1*H*- 异吲哚啉 -1,3(2*H*)- 二酮单元]相应。

保留时间为 24.47 分钟,与泊马度胺的相比在反向 HPLC 条件下,保留增强,表明其极性与泊马度胺相比更弱,并与上述结构单元增加,分子结构极性减弱相应。

其[M+H]⁺ 离子二级质谱的特征碎片离子 *m/z* 391、374、346、308、265 和 84,均与泊马度胺

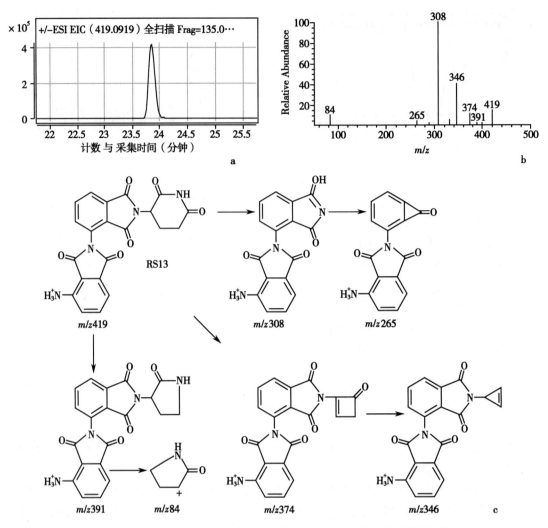

图 3-19　有关物质 13 的 EIC 图(a)、二级质谱图(b)和碎片离子裂解途径(c)

结构中 4- 位芳伯氨基的进一步的氨基邻苯二甲酰化[即:生成 4- 氨基 -1H- 异吲哚啉 -1,3(2H)- 二酮单元]相应。

(2) 有关物质 13 的色谱制备杂质对照品确证:有关物质 13 的结构,在上述推测的基础上,进一步使用制备色谱分离富集该杂质对照品,并经光谱测定(图 3-20),解析确证。

结果表明,与泊马度胺的 ^{1}H-NMR 谱相比,有关物质 13 的 NMR 谱中,增加了 1 组化学位移明显向低场移动的三取代苯环质子共振峰,结合 NMR 相关谱测定与分析,可确证杂质 13 为泊马度胺 C4 位氨基的进一步 3- 氨基邻苯二甲酰化的产物。

(3) 有关物质 13 的合成杂质对照品确证:根据合成工艺路线,缩合反应制备的泊马度胺仍然具有伯氨基特性,过量的 3- 氨基邻苯二甲酸可与泊马度胺进一步缩合而成副产物(图 3-21):4-[4- 氨基 -1H- 异吲哚 -1,3(2H)- 二酮 -2- 基]-2-(2,6- 二氧代 -3- 哌啶基)-1H- 异吲哚 -1,3(2H)- 二酮,等。

本品通过加入过量的 3- 氨基邻苯二甲酸起始物料,合成制得了有关物质 13 的单体(有关物质 F),并进行了色谱和光谱测定确证。为其合成工艺优化和质量控制提供了参考依据。

六、基因毒性杂质的检查

基因毒性杂质(genotoxic impurity,GTI)是指在以杂质(化合物)与 DNA 的反应为主要研究对象的体内体外试验中,那些能够对 DNA 具有直接或间接的破坏性,产生基因突变或体内诱变,而具有致癌可能或者倾向的杂质(化合物)。基因毒性也称为遗传毒性。如果有足够的后续试

笔记

PML 1H–NMR DMSO–D6 303K AV–500

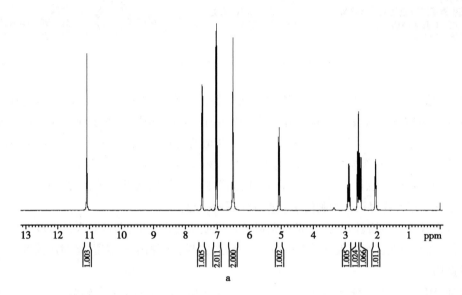

a

RS 13 H1-NMR DMSO-d6 303k AV–500

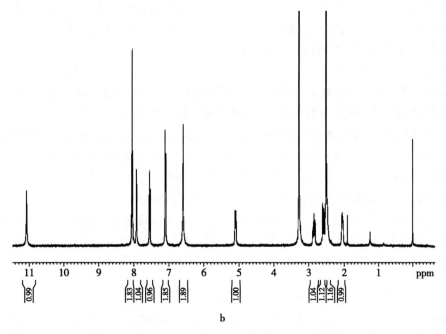

b

图 3-20 泊马度胺(a)及其有关物质 13(b)的 ^{1}H-NMR 图

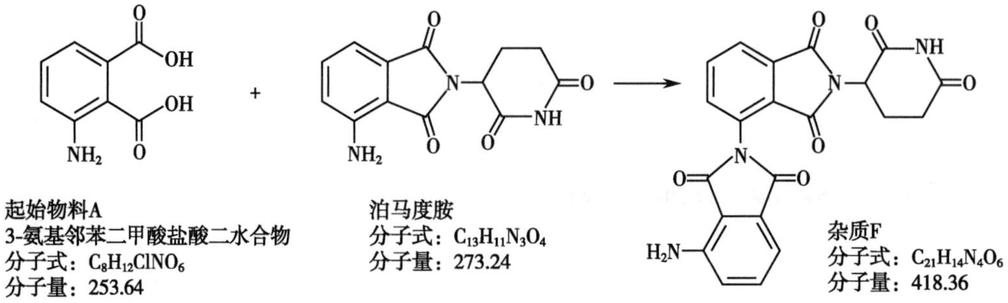

图 3-21　泊马度胺有关物质 13(有关物质 F)的合成

验,可由单独的体外试验结果,对它们的体内关联性进行评估。在缺乏这样的信息时,体外基因毒性物质经常被考虑为假定的体内诱变剂和致癌剂。潜在基因毒性的杂质(potential genotoxic impurity,PGI)是指在化学结构上与基因毒性杂质相似的杂质,具有警示性;但是,未经试验证明。

黄曲霉毒素类、亚硝胺类和甲基磺酸酯等化合物,均为常见的基因毒性杂质。

大多数化疗药物也具有一定的基因毒性,如顺铂、卡铂、氟尿嘧啶等,它们的不良反应主要是由于这些化疗药物对正常细胞的基因毒性作用所引起。

基因毒性杂质的毒性很强,常常在很低的含量或浓度水平下,即可对人体造成遗传物质的损伤,并进而导致基因突变促使肿瘤的发生。所以,如果在药物中有残留,将对用药的安全造成极大的威胁。

例如,HIV 蛋白酶抑制剂维拉赛特锭(Viracept,nelfinavir mesylate,甲磺酸奈非那韦,抗病毒和抗艾滋药),因发现其生成过程中清洗用乙醇的残留,与药物中成盐的甲磺酸反应,生成的基因毒性杂质甲磺酸乙酯严重超标,而给患者造成了严重的遗传毒性风险。

对于原料药和制剂中的基因毒性杂质,一方面,可以通过改变合成或纯化路线,使相关杂质尽量少地生成,或最大程度地去除相关杂质;另一方面,进一步表征遗传毒性和致癌性风险,以更好地支持适当的杂质限量指标(上限值或下限值)。

(一) 基因毒性杂质的限度

如果基因毒性杂质的生成不可避免,或者不能完全去除,可以通过风险评估,比如估算"每日最大暴露量"值,低于该暴露量时就可以忽略其对人体健康的风险。

ICH 指南建议使用**毒理学关注阈值**(threshold of toxicological concern,TTC,**毒性杂质限量**)控制遗传毒性杂质,指的是不具显著致癌性或其他毒性作用的化合物暴露阈值水平。除了少数强遗传性化合物(如黄曲霉毒素类、N- 亚硝基物和偶氮类化合物等)外,将 TTC 设定为每日 1.5μg 摄入量即可。该阈值相当于增加十万分之一的患癌风险,相较药物带来的益处,这种风险水平是合理的。

基于遗传毒性结果的充分论证分析,某些情况下,也可以接受 TTC 值设定为:高于 1.5μg/d。如:预期用药时间较短,或用于治疗威胁生命的疾病,或患者的预期存活期少于 5 年。TTC 值与暴露时间的相关性如表 3-7 所示。

表 3-7　杂质阈值与暴露时间关系表

暴露时间	<14 天	14 天至 1 个月	1 至 3 个月	3 至 6 个月	6 至 12 个月	>12 个月
杂质阈值	120μg/d	60μg/d	20μg/d	10μg/d	5μg/d	1.5μg/d

(二) 基因毒性杂质的分析策略

通常,根据杂质的基因毒性(突变性)和致癌性,进行分类和制订可接受的限度标准。但由于杂质的结构多种多样,对于绝大多数的杂质而言,往往没有充分的毒性或致癌研究数据,因而难以对其进行归类。在缺乏安全性数据支持的情况下,采用"警示结构"作为区分普通杂质和基

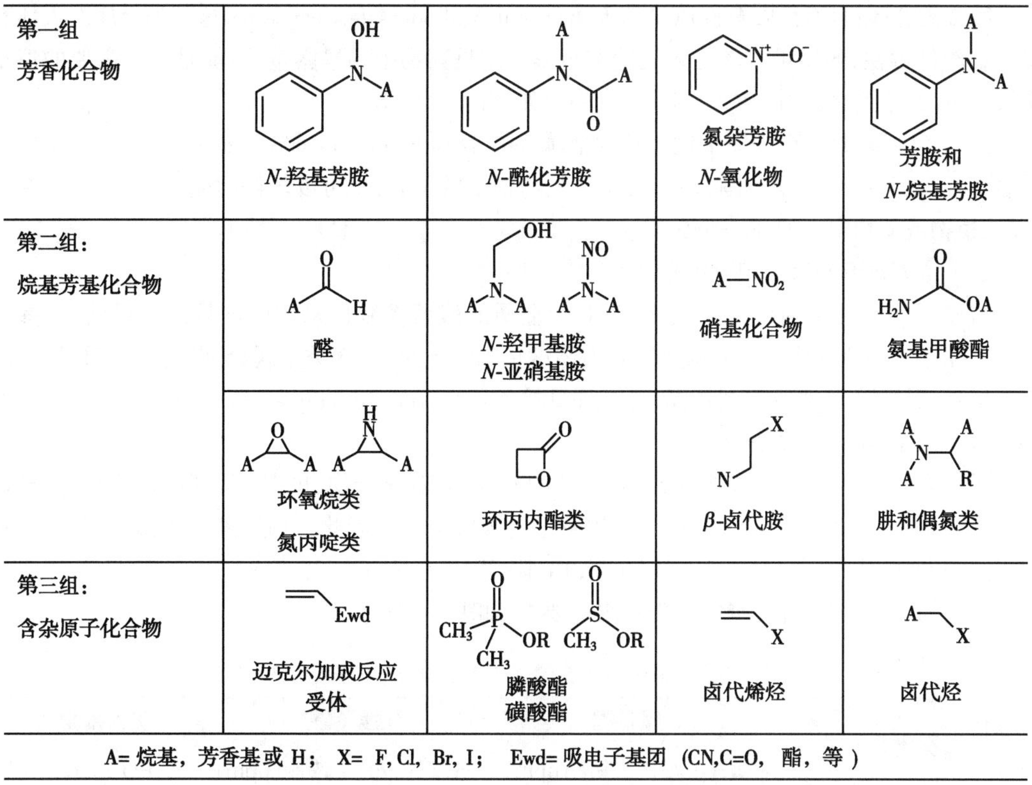

第一组 芳香化合物	N-羟基芳胺	N-酰化芳胺	氮杂芳胺 N-氧化物	芳胺和 N-烷基芳胺
第二组： 烷基芳基化合物	醛	N-羟甲基胺 N-亚硝基胺	A—NO₂ 硝基化合物	氨基甲酸酯
	环氧烷类 氮丙啶类	环丙内酯类	β-卤代胺	肼和偶氮类
第三组： 含杂原子化合物	迈克尔加成反应 受体	膦酸酯 磺酸酯	卤代烯烃	卤代烃
A= 烷基，芳香基或 H； X= F, Cl, Br, I； Ewd= 吸电子基团（CN,C=O，酯，等）				

图 3-22　具有基因毒性的有机化合物警示结构

因毒性杂质的标志,如图 3-22 所示。

当杂质不含有以上"警示结构"时,一般可以不作为基因毒性杂质研究。当一个杂质含有"警示结构",但致突变试验结果为阴性时,也不需要特别关注。对于潜在的基因毒性杂质,除非它属于具有非常强基因毒性的物质类(如 N- 亚硝基化合物、偶氮化合物或黄曲霉毒素类化合物等),如果控制其含量在 TTC 的水平时,就不强制要求进行基因毒性的常规检测。

制订 API 中的基因毒性杂质的限度时,可根据 TTC 和 API 的日给药量进行计算。比如抗心律失常药盐酸决奈达隆日给药量 800mg,按照 TTC 1.5μg/d 计算,制订其工艺杂质甲磺酸甲酯的限度为 1.9ppm。

在基因毒性杂质的检测手段方面,鉴于限度的要求,通常对 1000~100ppm 的杂质采用紫外或荧光检测,而 100~1ppm 的杂质检测常常需使用色谱 - 质谱联用技术。

七、金属催化剂杂质的检查

在原辅料合成中可能用到金属催化剂或金属试剂,如铂、钯、锌、铁、铬等,这些金属可能在原料药中残留,再进一步带入到制剂中,它们可能以最初形式存在,也可能由于后续化学过程以其他形式存在。这些残留的金属通常不具有治疗作用,基于安全性和质控的需要进行严格控制。在这里研究的金属残留不适用于原辅料中应有的金属成分(如用作成盐离子对的金属),也不适用于制剂中应有的含金属辅料(如制剂中的铁氧化物颜料),通常也不用于由于未能贯彻 GMP、GDP 等导致的外来金属污染。

(一) 金属残留的分类

基于对人体健康的潜在风险,将金属分为以下 3 类:

第 1 类金属:具有显著安全性风险的金属(metals of significant safety concern),这一类金属具有已知的或怀疑的人体致癌性,或者具有其他显著的毒性。如,Pd 和 Cr 等。

第 2 类金属:具有低安全性风险的金属(metals with low safety concern),这一类金属对人体有潜在的较低毒性,通常可以较好耐受此类金属在常见药物中的暴露量,可能是营养需要的痕量金属,常存在于食物原料中或营养补充剂中。如,Cu 和 Mn 等。

第 3 类金属:具有极少安全性风险的金属(metals with minimal safety concern),这一类金属无明显毒性,已建立了安全范围,在远大于常见药物中的量时,也可以较好耐受;通常广泛存在于环境、植物或动物中。如,Fe 和 Zn 等。

(二) 金属残留的限度和分析方法

与残留溶剂和基因毒性杂质相似,对于金属的残留控制也采用限度规定。目前,多参考 EMA 的相关技术指导原则,根据金属对人体潜在毒性大小,对 3 类金属分别进行限度控制。对于金属残留限度,与残留溶剂相同,有允许日接触量(permitted daily exposure,PDE)和浓度限度(concentration limits)两种表示方法。

影响金属 PDE 的因素较多,特别是金属的不同形态(化合物、价态)、不同给药途径等,导致吸收差异均很大,尤其是许多金属通过胃肠道的吸收较少。因此,口服、静脉、吸入给药会显示出不同的毒性,使得同一金属会有不同的 PDE 限度。

常见的 14 种金属催化剂的分类和限度要求,如表 3-8 所示。

表 3-8　金属催化剂和金属试剂的分类、PDE 和浓度限度

分类	口服暴露		注射暴露		吸入暴露 *
	PDE(μg/d)	浓度(ppm)	PDE(μg/d)	浓度(ppm)	PDE(ng/d)
1A 类:Pt、Pd	100	10	10	1	Pt:70*
1B 类:Ir、Rh、Ru、Os	100**	10**	10**	1**	
1C 类:Mo、Ni、Cr、V	250	25	25	2.5	Ni:100,Cr(Ⅵ):10
2 类:Cu、Mn	2500	250	250	2.5	
3 类:Fe、Zn	13 000	1300	1300	130	

* Pt 以六氯铂酸形式;** 所列金属残留总和不得超过规定限度

由表 3-8 可见,静脉给药 PDE 是口服 PDE 的 10%。浓度限度的设定与最大日剂量、治疗期限、给药途径和允许日接触量等因素有关。

金属残留的限度检查需要采用合适的、经过验证的、有一定专属性的测定分析方法。可以使用公认的药典方法,也可以使用其他适宜的测定方法,如原子吸收分光光度法、原子荧光光谱法和电感耦合等离子质谱。如果仅有第 2 类或第 3 类金属,也可以采用非专属性的方法。基于 pH3.5 有色金属硫化物沉淀的半定量测定方法,通常不适用于金属的定量测定;但在某些情况下的常规测试中可能适用。例如,使用标准加入法,或与其他专属的测试方法配合使用。

金属残留测定时,同时应注意金属残留的形态与金属催化剂和试剂的初始形态的差异,以免引起测定偏差。

(中国药科大学　宋敏、杭太俊)

参考文献

1. 杭太俊. 药物分析. 第 7 版. 北京:人民卫生出版社,2011

2. Vardanyan R,Hruby VJ. Synthesis of Essential Drugs. Amsterdam:Elsevier B.V.,2006

3. Kirchhoefer RD,Thornton LK,Allgire JF. Stability of sterile aqueous epinephrine injections submitted by U.S. hospitals. Am J Hosp Pharm,1986,43(7):1741-1746

4. Stepensky D,Chorny M,Dabour Z,et al. Long-term stability study of L-adrenaline injections：kinetics of sulfonation and racemization pathways of drug degradation. J Pharm Sciences,2004,93(4)：969-980

5. Das D,Roy G,Mugesh G. Antithyroid drug carbimazole and its analogues：synthesis and inhibition of peroxidase-catalyzed iodination of L-tyrosine. J Med Chem,2008,51(22)：7313-7317

6. 冯浩,王智民,陈大为.用差热分析法测定固体药物马来酸罗格列酮热降解稳定性.沈阳药科大学学报,2001,18(3)：181-184

7. Lu P,Wang L,Song M,et al. Identification and characterization of related substances in pomalidomide by hyphenated LC-MS techniques. J Pharm Biomed Anal,2015,114：159-167

8. International conference on harmonisation of technical requirements for registration of pharmaceuticals for human use. ICH M7：Assessment and control of DNA reactive(mutagenic)impurities in pharmaceuticals to limit potential carcinogenic risk. Geneva,2014

9. Committee for medicinal products for human use,european medicines agency. Guideline on the specification limits for residues of metal catalystes or metal reagents. London,2008

笔 记

1. 掌握　药物含量的容量、光谱和色谱分析法,色谱系统适用性试验的内容、要求及相关计算,定量分析方法的含量计算,定量分析方法的验证内容,定量分析样品的制备方法。

2. 熟悉　各类分析法的基本原理与条件选择、不同分析方法对验证内容的基本要求、分析样品制备方法的适用范围。

3. 了解　滴定度的计算、分析仪器的校正和检定。

药物的含量系指药物中所含主成分的量,是评价药物质量的重要指标。药物的含量通常运用化学、物理学或生物学及微生物学的方法进行测定,它是评价药物质量的主要手段,也是药品质量标准的重要内容。药物的含量测定可分为两大类,即基于化学或物理学原理的"含量测定"和基于生物学原理的"效价测定"。其中,效价测定法(包括生物检定法、微生物检定法、酶法)的方法建立与验证过程各具特殊性,本章将主要探讨基于化学或物理学原理的"含量测定"。

可供药物含量测定的分析方法主要包括容量分析法、光谱分析法和色谱分析法。其中,容量分析法操作简便,结果准确,方法耐用性高,但方法缺乏专属性,主要适用于对结果准确度与精密度要求较高的样品测定;光谱分析法简便、快速,灵敏度高,并具有一定的准确度,但方法专属性稍差,主要适用于对灵敏度要求较高、样本量较大的分析项目;色谱分析法则具有高灵敏度与高专属性,并具有一定的准确度,但其结果计算需要对照品,本法主要适用于对方法的专属性与灵敏度要求较高的复杂样品的含量测定。

药物的含量测定所采用的分析方法一般要求操作简便、结果准确、重现性好。但对于药物的不同形式,其含量测定方法的选择依据有所侧重。对于化学原料药的含量测定,因为纯度较高,所含杂质较少,故强调测定结果的准确和重现,通常要求方法具有更高的准确度和精密度,首选容量分析法;对于药物制剂的含量测定,尤其复方制剂因为其组分复杂,干扰物质多,且含量限度一般较宽,故更加强调方法的灵敏度和专属性或选择性,首选采用具有分离能力的色谱分析法,但当辅料不干扰测定时,单方制剂的含量测定也可选用光谱分析法;而对于药物制剂的定量检查,如溶出度、含量均匀度检查中药物的溶出量或含量的测定,因为分析样本量较大且限度亦较宽,在辅料不干扰测定时宜选用光谱分析法。

无论采用何种方法对药物进行鉴别、检查和含量测定,为确保其分析结果的可靠性,要求分析方法应准确、稳定、耐用。所以,需要对所建立的分析方法进行方法学验证。验证内容包括:准确度、精密度、专属性、检测限、定量限、线性、范围和耐用性。

第一节　定量分析方法的分类

《中国药典》正文各品种的含量测定或定量检查项以及通则所收载的用于药物含量、溶出量或释放量测定的定量分析方法主要包括:容量分析法、光谱分析法和色谱分析法。

一、容量分析法

容量分析法(也称滴定法),是将已知浓度的滴定液(标准物质溶液)由滴定管滴加到被测药

笔记

物的溶液中,直至滴定液中的标准物质(常称为滴定剂)与被测药物反应完全(通过适当方法指示),然后根据滴定液中滴定剂的浓度(一般称为滴定液浓度)和被消耗的滴定液体积,按化学计量关系计算出被测药物的含量。

当滴定液中的标准物质与被测药物完全作用时,反应达到化学计量点。在进行容量分析时,当反应达到化学计量点时应停止滴定,并准确获取被消耗的滴定液体积。但在滴定过程中反应体系通常无外观现象的变化,必须借助适当的方法指示化学计量点的到达。其中,最常用的方法是借助指示剂的颜色或电子设备的电流或电压的变化判断化学计量点。即,在滴定过程中,当反应体系中的指示剂(如甲基红或酚酞)的颜色或与反应体系相连的检测设备输出的电信号(如电流计的 mA 或电位计的 mV 数)发生突变时终止滴定。指示剂的颜色或检测设备的电信号的突变点通常被称为滴定终点。但滴定终点与滴定反应的化学计量点不一定恰好符合,两者之差被称为滴定误差。滴定误差是容量分析法中系统误差的重要来源之一,为了减少滴定误差,就需要选择合适的指示剂或指示方法(如在非水溶液滴定中常用电位滴定法),使滴定终点尽可能地接近滴定反应的化学计量点。

(一) 容量分析法的特点与适用范围

1. 容量分析法的特点

(1) 方法简便易行:本法所用仪器价廉易得,操作简便、快速。

(2) 方法耐用性高:影响本法测定的试验条件与环境因素较少。

(3) 测定结果准确:通常情况下本法的相对误差在 0.2% 以下,适用于对准确度要求较高的试样的分析。

(4) 方法专属性差:本法对结构相近的有关物质或其他干扰测定的杂质缺乏选择性,故一般适用于主成分含量较高的试样的分析。

2. 容量分析法的适用范围　由于容量分析法具有以上特点,被广泛应用于化学原料药物的含量测定,而较少应用于药物制剂的含量测定。

(二) 容量分析法的有关计算

1. 滴定度　滴定度系指每 1ml 规定浓度的滴定液所相当的被测药物的质量,《中国药典》用毫克(mg)表示。例如,用碘量法测定维生素 C 的含量时,《中国药典》规定:每 1ml 碘滴定液(0.05mol/L)相当于 8.806mg 的 $C_6H_8O_6$(维生素 C)。

2. 滴定度的计算　容量分析中,被测药物分子(A)与滴定剂(滴定液中的标准物质单元,B)之间按一定比例的摩尔数(mol)进行反应,反应可表示为:

$$aA + bB \longrightarrow cC + dD$$

当反应完全时,被测药物的量(W_A)与滴定剂的量(W_B)之间的关系为 $\dfrac{W_A}{aM_A} = \dfrac{W_B}{bM_B}$,被测药物的量可由下式计算:

$$W_A = \frac{W_B}{bM_B} \times aM_A = n_B \times \frac{a}{b} \times M_A = m_B \times V_B \times \frac{a}{b} \times M_A$$

式中,a 与 b 分别为被测药物与滴定剂进行反应的最简摩尔数(mol);M_A 与 M_B 分别为被测药物与滴定剂的摩尔质量(分子量,g/mol);n_B 为被测药物消耗的滴定剂的摩尔数(mol);m_B 为滴定液的摩尔浓度(mol/L);V_B 为被测药物消耗的滴定液的体积(ml)。

单位体积($V_B=1$ml)的滴定液相当于被测药物的量 $W_A = m_B \times \dfrac{a}{b} \times M_A$,被称为"滴定度",以 T 表示,量纲为 mg/ml。T 是滴定液浓度的一种特殊表示形式。使用 T 可使滴定结果的计算简化,$W_A = T \times V_B$。故此,被各国药典所采用。

因为不同被测药物的摩尔质量以及与滴定剂反应的摩尔比不同,同一滴定液对不同被测药

物的滴定度是不同的,计算通式如式(4-1):

$$T(\text{mg/ml})=m\times\frac{a}{b}\times M \qquad (4\text{-}1)$$

式中,m 为滴定液的摩尔浓度(mol/L);a、b 分别为滴定反应式中被测药物与滴定剂的摩尔数;M 为被测药物的毫摩尔质量(分子量,以 mg 表示)。

示例 4-1　ChP2015 用碘量法测定维生素 C($C_6H_8O_6$,$M176.13$)的含量时,碘滴定液的摩尔浓度为 0.05mol/L(以 I_2 为单元),化学反应式如下:

$$C_6H_8O_6+I_2\longrightarrow C_6H_6O_6+2HI$$

由反应式可知,维生素 C($C_6H_8O_6$)与碘(I_2)的摩尔比为 1∶1,滴定度(T)计算如下:

$$T=m\times\frac{a}{b}\times M=0.05\times\frac{1}{1}\times176.13=8.806\,(\text{mg/ml})$$

示例 4-2　ChP2015 用溴量法测定盐酸去氧肾上腺素($C_9H_{13}NO_2\cdot HCl$,$M203.67$)含量(方法见本书第七章第四节含量测定"二、溴量法"),溴滴定液的摩尔浓度为 0.05mol/L(以 Br_2 为单元),去氧肾上腺素与溴的化学反应式如下:

$$C_9H_{13}NO_2+3Br_2\longrightarrow C_9H_{10}Br_3NO_2+3HBr$$

则,滴定度:

$$T=0.05\times\frac{1}{3}\times203.67=3.395\,(\text{mg/ml})$$

3. **含量的计算**　用容量分析法测定药物的含量时,滴定方式有两种,即直接滴定法和间接滴定法。其测定结果的计算方法分述如下:

(1) 直接滴定法:本法是用滴定液直接滴定被测药物,则被测药物的百分含量计算公式如式(4-2)所示:

$$含量(\%)=\frac{V\times T}{W}\times100 \qquad (4\text{-}2)$$

在《中国药典》收载的容量分析法中,均给出了滴定度值。根据供试品的称取量(W)、滴定液的消耗体积(V)和滴定度(T),即可计算出被测药物的百分含量。

在实际工作中,所配制的滴定液的摩尔浓度与《中国药典》中规定的摩尔浓度不一定恰好一致,而《中国药典》中给出的滴定度是指在规定浓度下的滴定度。所以,此时不能直接应用式(4-2)计算。应将滴定度(T)乘以滴定液的浓度校正因数(F),换算成实际的滴定度($T'=T\times F$),或将滴定体积(V)校正为规定浓度时应消耗的体积($V'=V\times F$)。其中,

$$F=\frac{滴定液实际浓度}{滴定液规定浓度}$$

于是,被测药物的百分含量可由式(4-3)求得:

$$含量(\%)=\frac{V\times T'}{W}\times100\left(或=\frac{V'\times T}{W}\times100\right)=\frac{V\times T\times F}{W}\times100 \qquad (4\text{-}3)$$

因为,F 值系由滴定液的标定获得,V 值由滴定过程读取。所以,在学习过程中应注意掌握滴定反应的原理,才能明确被测药物与滴定剂在反应中的摩尔比,即反应式中的 a 与 b 的数值,进而正确计算滴定度和百分含量。

(2) 间接滴定法:间接滴定法包括生成物滴定法和剩余量滴定法。

1) 生成物滴定法:本法系指被测药物与化合物 A 作用,定量生成化合物 B,再用滴定液滴定化合物 B。该法的百分含量计算方法与直接滴定法相同,只是在计算滴定度时需考虑被测药物与化合物 B 以及化合物 B 与滴定剂三者之间的化学计量关系(摩尔比)。

示例 4-3　葡萄糖酸锑钠的含量测定(ChP2015):取本品约 0.3g,精密称定,置具塞锥形瓶中,

加水 100ml、盐酸 15ml 与碘化钾试液 10ml，密塞，振摇后在暗处放置 10 分钟，用硫代硫酸钠滴定液（0.1mol/L）滴定，至近终点时，加淀粉指示液，继续滴定至蓝色消失，并将滴定的结果用空白试验校正。每 1ml 硫代硫酸钠滴定液（0.1mol/L）相当于 6.088mg 的 Sb（锑）。反应式如下：

$$Sb^{5+}+2I^- \longrightarrow Sb^{3+}+I_2; \quad I_2+2S_2O_3^{2-} \longrightarrow 2I^-+S_4O_6^{2-}$$

可见，1mol 锑（葡萄糖酸锑钠）与碘化钾作用生成 1mol 碘（I_2），而 1mol 碘（I_2）消耗 2mol 硫代硫酸钠。所以，硫代硫酸钠滴定液（0.1mol/L）对葡萄糖酸锑钠（以 Sb=121.76 计算）的滴定度

$$T=m\times\frac{a}{b}\times M=0.1\times\frac{1}{2}\times121.76=6.088\,(mg/ml)。$$

2）剩余量滴定法：剩余量滴定法亦称回滴定法，本法是先加入定量过量的第一滴定液（A），使其与被测药物定量反应，待反应完全后，再用第二滴定液（B）回滴定反应后剩余的滴定液 A。含量计算公式如式（4-4）：

$$含量（\%）=\frac{V_A^S\times F_A\times T_A}{W}\times100 \tag{4-4}$$

其中，V_A^S 不能直接获取，系通过加入总量扣除回滴定消耗的量获得，所以含量计算公式如式（4-5）：

$$含量（\%）=\frac{(V_A^T\times F_A-V_B^S\times F_B)\times T_A}{W}\times100 \tag{4-5}$$

式中，V_A^T 和 V_A^S 分别为滴定液 A 的定量加入体积（ml）和作用于待测物的体积（ml），V_B^S 为滴定液 B 在样品回滴定中被消耗的体积（ml），F_A 和 F_B 分别为滴定液 A 和滴定液 B 的浓度校正因数，T_A 为滴定液 A 对待测物的滴定度（mg/ml），W 为供试品的称取量（mg，量纲与滴定度的量纲保持一致）。

剩余量滴定法在滴定过程中，常涉及化学反应或加热、滤过、分取等操作步骤，使得测定误差显著增加。所以，剩余量滴定法大多进行空白试验校正。空白试验不含药物，则在空白试验中滴定液 B 的消耗体积（V_B^0）应与滴定液 A 的加入体积（V_A^T）相等，即 $V_B^0=V_A^T$；当滴定液的实际浓度与规定浓度不相等时，则两者的校正体积相等，即 $V_B^0\times F_B=V_A^T\times F_A$。带入式（4-5），得含量计算式如式（4-6）：

$$含量（\%）=\frac{(V_B^0\times F_B-V_B^S\times F_B)\times T_A}{W}\times100 \tag{4-6}$$

即，

$$含量（\%）=\frac{(V_B^0-V_B^S)\times F_B\times T_A}{W}\times100 \tag{4-7}$$

式中，V_B^0 为空白试验时消耗滴定液 B 的体积（ml），V_B^S 为样品测定时消耗滴定液 B 的体积（ml），F_B 为滴定液 B 的浓度校正因数（mg/ml），T_A 为滴定液 A 对被测药物的滴定度，W 为供试品的称取量。

示例 4-4　司可巴比妥钠（$C_{12}H_{17}N_2NaO_3$，$M260.27$）的含量测定（ChP2015）：取本品约 0.1g，精密称定，置 250ml 碘瓶中，加水 10ml，振摇使溶解，精密加溴滴定液（0.05mol/L）25ml，再加盐酸 5ml，立即密塞并振摇 1 分钟，在暗处放置 15 分钟后，注意微开瓶塞，加碘化钾试液 10ml，立即密塞，摇匀后，用硫代硫酸钠滴定液（0.1mol/L）滴定，至近终点时，加淀粉指示液，继续滴定至蓝色消失，并将滴定的结果用空白试验校正。

滴定反应式如下：

$$Br_2 + 2KI \longrightarrow 2KBr + I_2$$

$$I_2 + 2Na_2S_2O_3 \longrightarrow 2NaI + Na_2S_4O_6$$

已知:供试品的称取量 $W=0.1022g$;硫代硫酸钠滴定液(0.1mol/L)浓度校正因数 $F=1.038$;供试品滴定消耗硫代硫酸钠滴定液 15.73ml;空白试验消耗硫代硫酸钠滴定液 23.21ml。

计算:① 溴滴定液(0.05mol/L)的滴定度:由反应式可知司可巴比妥钠与溴反应的摩尔比为 1∶1,所以,

$$T_{Br_2} = 0.05 \times \frac{1}{1} \times 260.27 = 13.01 \, (mg/ml)$$

② 司可巴比妥钠含量:

$$含量(\%) = \frac{(V^0 - V^S)_{Na_2S_2O_3} \times F_{Na_2S_2O_3} \times T_{Br_2}}{W} \times 100$$

$$= \frac{(23.21 - 15.73) \times 1.038 \times 13.01}{0.1022 \times 1000} \times 100 = 98.8$$

3) 讨论:在剩余量滴定法中,滴定液 B 与滴定液 A 的浓度是相当的。若滴定剂 B 与滴定剂 A 为等价滴定剂,两者反应摩尔比为 1∶1,则其摩尔浓度相同。例如,用盐酸滴定液(0.1mol/L)回滴定氢氧化钠滴定液(0.1mol/L),两者均为一价滴定剂,反应摩尔比为 1∶1,则滴定液摩尔浓度均为 0.1mol/L;若滴定剂 B 与滴定剂 A 为非等价滴定剂,则两者的摩尔浓度比应等同于两者的反应摩尔比。如上例中,滴定液 A 为溴滴定液(0.05mol/L),滴定液 B 为硫代硫酸钠滴定液(0.1mol/L)。因为溴(Br_2)等摩尔转化为碘(I_2),而碘(I_2)与硫代硫酸钠($Na_2S_2O_3$)反应的摩尔比为 1∶2,所以溴滴定液与硫代硫酸钠滴定液的摩尔浓度比也是 1∶2。因而,滴定液 B 消耗的体积差与作用于待测物的滴定液 A 体积,经浓度校正后是相当的,即 $(V^0 - V^S)_{Na_2S_2O_3} \times F_{Na_2S_2O_3} = V_{Br_2}^S \times F_{Br_2}$。所以,在上述的计算式中,直接用硫代硫酸钠滴定液(0.1mol/L)的校正体积[$(V^0 - V^S)_{Na_2S_2O_3} \times F_{Na_2S_2O_3}$]代替与司可巴比妥钠反应所消耗的溴滴定液(0.05mol/L)的校正体积($V_{Br_2}^S \times F_{Br_2}$)与溴滴定液的滴定度 T_{Br_2} 相乘计算含量。

二、光谱分析法

当物质吸收电磁辐射后,其内部发生量子化能级之间的跃迁。记录由能级跃迁所产生的发射、吸收或散射辐射的强度随波长的变化所得到的图谱称为光谱,利用物质的光谱进行定性、定量分析的方法称为光谱分析法。通过测定被测物质在光谱的特定波长处或一定波长范围内的吸光度或发光强度,对该物质进行定性或定量分析的方法称为分光光度法。光散射法是测量由于溶液亚微观的光学密度不均一产生的散射光。拉曼光谱法是一种非弹性光散射法,是分析被测样品在强单色光(通常为激光)的照射下发出的散射光频率位移的方法。拉曼光谱对碳 - 硫键和碳 - 碳键极为灵敏,适合鉴别某些芳香化合物,而且拉曼光谱几乎不受水的影响,尤其适用于含水物的鉴别。

光谱分析法所用的波长范围包括从紫外光区至红外光区。为了叙述方便,光谱范围大致分为紫外区(190~400nm)、可见区(400~760nm)、近红外区(760~2500nm)、红外区(2.5~40μm 或 4000~250cm^{-1})。所用仪器为紫外分光光度计、可见分光光度计(或比色计)、近红外分光光度计、红外分光光度计、荧光分光光度计或原子吸收分光光度计,以及光散射计和拉曼光谱仪。

《中国药典》收载的常用的分光光度法有:紫外 - 可见分光光度法、红外分光光度法、荧光分光光度法和原子吸收分光光度法等。其中,近年来应用日益广泛的近红外光谱法适合大量样品的快速鉴别和羟基、氨基的测定,如乙醇中水分的测定,以及氨基存在时的羟基、碳氢化合物中

笔记

的乙醇或叔胺存在时的伯胺和仲胺的测定；拉曼光谱法的灵敏度低（检测限为 $10^{-2}\sim10^{-1}$mol/L），并常受到药物中杂质荧光的干扰，在定量分析中的应用受到一定的限制；紫外 - 可见分光光度法虽专属性稍差，但其定量测量的准确度和灵敏度高于近红外和红外分光光度法，适用于定量分析；荧光分光光度法具有比紫外分光光度法更高的灵敏度，其测定浓度可以低至 $10^{-8}\sim10^{-7}$mol/L，而通常浓度低于 10^{-5}mol/L 的物质不用紫外 - 可见分光光度等基于吸收光谱的方法测定。本章主要讨论紫外 - 可见分光光度法和荧光分光光度法。

（一）紫外 - 可见分光光度法

紫外 - 可见分光光度法是基于物质分子对紫外光区和可见光区的单色光辐射的吸收特性建立的光谱分析方法。本法是在 190~800nm 波长范围内测定物质的吸光度，用于药物的鉴别、杂质检查和定量测定的方法。用于定量时，在最大吸收波长处测量一定浓度样品溶液的吸光度，并与一定浓度的对照溶液的吸光度进行比较或采用吸收系数法求算出样品溶液的浓度。

1. **朗伯 - 比尔定律**　单色光辐射穿过被测物质溶液时，在一定的浓度范围内被该物质吸收的量与该物质的浓度和液层的厚度（光路长度）成正比，其关系式可以朗伯 - 比尔定律描述如式 (4-8)：

$$A=\lg\frac{1}{T}=Ecl \tag{4-8}$$

式中，A 为吸光度；T 为透光率；E 为吸收系数；c 为溶液浓度（%，g/ml）；l 为液层厚度（cm）。

在药物分析中，E 通常采用百分吸收系数（$E_{1cm}^{1\%}$）表示，其物理意义为：当溶液浓度为 1%（每 100ml 中含被测药物 1g），液层厚度为 1cm 时的吸光度数值。

物质对光的选择性吸收波长，以及相应的吸收系数是该物质的物理常数。在一定条件下，物质的吸收系数是恒定的，且与入射光的强度、吸收池的厚度及样品的浓度无关。当已知某纯物质在一定条件下的吸收系数（$E_{1cm}^{1\%}$），可用相同条件将含该物质的供试品制成供试溶液，测定其吸光度，即可按式(4-9)计算出供试溶液中含该物质的量（c，g/100ml），进而计算出供试品的含量。

在可见光区，除某些物质对光有吸收外，很多物质本身并没有吸收，但可在一定条件下加入显色试剂或经过处理使其显色后再测定，故又称之为比色分析法。

$$c\,(\mathrm{g/100ml})=\frac{A}{E_{1cm}^{1\%}\times l} \tag{4-9}$$

式中，各符号的意义同式(4-8)。

2. **方法特点与适用范围**　本法主要特点如下：

（1）简便易行：本法使用的仪器价格较低廉，操作简单，易于普及。

（2）灵敏度高：本法灵敏度可达 10^{-6}g/ml，适用于低浓度试样的分析。

（3）准确度较高：本法的相对误差不大于 2%，适用于对测定结果的准确度有较高要求的试样的分析。

（4）专属性较差：本法通常不受一般杂质的干扰，但对结构相近的有关物质缺乏选择性。

由于紫外 - 可见分光光度法具有以上特点，故本法较少应用于原料药的含量测定，可用于药物制剂的含量测定，但更多应用于药物制剂的定量检查，如片剂的溶出度或含量均匀度检查。

3. **仪器校正和检定**

（1）波长：由于环境因素对机械部分的影响，仪器的波长经常会略有变动。因此，除应定期对所用仪器进行全面校正检定外，还应于测定前校正测定波长。常用汞灯中的较强谱线 237.83、253.65、275.28、296.73、313.16、334.15、365.02、404.66、435.83、546.07 与 576.96nm，或用仪器中氘灯的 486.02nm 与 656.10nm 谱线进行校正；钬玻璃在波长 279.4、287.5、333.7、360.9、418.5、460.0、484.5、536.2 和 637.5nm 处有尖锐吸收峰，也可作波长校正用，但因来源不同或随时间的推移会有微小的变化，使用时应注意；近年来，常使用高氯酸钬溶液校正双光束仪器，以 10% 高氯酸溶液为溶剂,制备含 4% 氧化钬(Ho$_2$O$_3$)的溶液,该溶液的吸收峰波长为 241.13、278.10、287.18、333.44、345.47、361.31、416.28、451.30、485.29、536.64 和 640.52nm。

仪器波长的允许误差为:紫外光区 ±1nm,500nm 附近 ±2nm。

(2) 吸光度的准确度:可用重铬酸钾的硫酸溶液检定。取在 120℃ 干燥至恒重的基准重铬酸钾约 60mg,精密称定,用 0.005mol/L 硫酸溶液溶解并稀释至 1000ml,在表 4-1 规定的波长处测定并计算其吸收系数,并与规定的吸收系数比较,应符合表中的规定。

表 4-1   紫外分光光度计吸光度的准确度检定波长与吸收系数

波长 /nm	235(最小)	257(最大)	313(最小)	350(最大)
吸收系数($E_{1cm}^{1\%}$)的规定值	124.5	144.0	48.6	106.6
吸收系数($E_{1cm}^{1\%}$)的许可范围	123.0~126.0	142.8~146.2	47.0~50.3	105.5~108.5

(3) 杂散光的检查:可按表 4-2 所列的试剂和浓度,制成水溶液,置 1cm 石英吸收池中,在规定的波长处测定透光率,应符合表中的规定。

表 4-2   紫外分光光度计杂散光的检查波长与透光率

试剂	浓度 /%(g/ml)	测定用波长 /nm	透光率 /%
碘化钠	1.00	220	<0.8
亚硝酸钠	5.00	340	<0.8

4. **对溶剂的要求**   含有杂原子的有机试剂,通常均具有很强的末端吸收。因此,当作溶剂使用时,他们的使用范围均不能小于截止使用波长。例如,甲醇、乙醇的截止使用波长为 205nm。另外,当溶剂不纯时,也可能增加干扰吸收。因此,在测定供试品之前,应先检查所用的溶剂在供试品所用的波长附近是否符合要求,即将溶剂置 1cm 石英吸收池中,以空气为空白(即空白光路中不置任何物质)测定其吸光度。溶剂和吸收池的吸光度在 220~240nm 范围内不得超过 0.40;在 241~250nm 范围内不得超过 0.20;在 251~300nm 范围内不得超过 0.10;在 300nm 以上时不得超过 0.05。

5. **测定法**   除另有规定外,测定时应以制备供试品溶液的同批溶剂为空白对照,采用 1cm 的石英吸收池,在规定的吸收峰波长 ±2nm 以内测试几个点的吸光度,或由仪器在规定波长附近自动扫描测定,以核对供试品的吸收峰波长位置是否正确。除另有规定外,吸收峰波长应在该品种项下规定的波长 ±2nm 以内,并以吸光度最大的波长作为测定波长。一般供试品溶液的吸光度读数,以在 0.3~0.7 之间为宜。仪器的狭缝波带宽度宜小于供试品吸收带的半高宽度的十分之一,否则测得的吸光度会偏低;狭缝宽度的选择,应以减小狭缝宽度时供试品的吸光度不再增大为准。由于吸收池和溶剂本身可能有空白吸收,因此测定供试品的吸光度后应减去空白读数,或由仪器自动扣除空白读数后再计算含量。

当溶液的 pH 对测定结果有影响时,应将供试品溶液的 pH 和对照品溶液的 pH 调成一致。

用于含量测定的方法一般有以下 4 种:

(1) 对照品比较法:按各品种项下的方法,分别制备供试品溶液和对照品溶液,对照品溶液中所含被测成分的量应为供试品溶液中被测成分规定量的 100%±10%,所用溶剂也应完全一致,在规定的波长测定供试品溶液和对照品溶液的吸光度后,按式(4-10)计算供试品中被测溶液的浓度:

$$c_X = \frac{A_X \times c_R}{A_R} \tag{4-10}$$

式中,c_X 为供试品溶液的浓度;A_X 为供试品溶液的吸光度;c_R 为对照品溶液的浓度;A_R 为对照品

笔记

溶液的吸光度。

原料药百分含量的计算公式如式(4-11)：

$$含量(\%)=\frac{c_X \times D}{W} \times 100 \tag{4-11}$$

式中，D 为稀释体积；W 为供试品取样量；其他符号的意义同上。其中，稀释体积 D 需根据供试品溶液的浓度要求或制备过程计算。

固体制剂含量相当于标示量的百分数可按式(4-12)计算：

$$标示量(\%)=\frac{c_X \times D \times \overline{W}}{W \times B} \times 100 \tag{4-12}$$

式中，$\overline{W}$ 为单位制剂的平均重量(如片剂)或装量(如胶囊剂、注射用无菌粉末)；B 为制剂的标示量，即规格；其他符号的意义同上。

示例 4-5　氟康唑片的溶出度检查(ChP2015)：取本品(规格：100mg)，照溶出度与释放度测定法(通则 0931 第一法)，以盐酸溶液(9→1000)1000ml 为溶出介质，转速为每分钟 100 转，依法操作，经 45 分钟时，取溶液滤过，取续滤液，照紫外 - 可见分光光度法(通则 0401)在 261nm 波长处测定吸光度；另取氟康唑对照品适量，精密称定，加溶出介质溶解并定量稀释制成每 1ml 中约含 0.1mg 的溶液，同法测定，计算每片的溶出量。限度为标示量的 80%，应符合规定。

$$标示量(\%)=\frac{A_X \times c_R \times D}{A_R \times B} \times 100$$

式中，各符号的意义同上。其中，c_R 为 0.1mg/ml；D 为 1000ml；B 为 100mg。

(2) 吸收系数法：按各品种项下的方法制备供试品溶液，在规定的波长处测定其吸光度，再以该品种在规定条件下的吸收系数计算含量。供试品溶液浓度按式(4-13)计算：

$$c_X(g/ml)=\frac{A_X}{E_{1cm}^{1\%} \times 100} \tag{4-13}$$

式中，c_X 为供试品溶液的浓度；A_X 为供试品溶液的吸光度；$E_{1cm}^{1\%}$ 为供试品中被测物质的百分吸收系数；100 为浓度换算因数(系将 g/100ml 换算成 g/ml)。

用本法测定时，吸收系数通常应大于 100，并注意仪器的校正和检定。供试品的含量，可根据供试品溶液的浓度，按对照品比较法，同法计算，即得。

示例 4-6　盐酸氯丙嗪注射液(规格：2ml：50mg) 的含量测定(ChP2015)：精密量取本品适量(约相当于盐酸氯丙嗪 50mg)，置 200ml 量瓶中，用盐酸溶液(9→1000)稀释至刻度，摇匀；精密量取 2ml，置 100ml 量瓶中，用盐酸溶液(9→1000)稀释至刻度，摇匀，在 254nm 的波长处测定吸光度，按 $C_{17}H_{19}ClN_2S \cdot HCl$ 的吸收系数($E_{1cm}^{1\%}$) 为 915 计算，即得。测定结果的计算式为：

$$标示量(\%)=\frac{A \times D \times \overline{V} \times 1000}{E_{1cm}^{1\%} \times 100 \times V \times B} \times 100 \tag{4-14}$$

式中，A 为测得的吸光度；D 为供试品溶液的稀释体积[本例 $D=200 \times 100/2=10\,000$(ml)]；$\overline{V}$ 为注射液装量(本例 $\overline{V}$ 为 2ml)；V 为供试品取样量(ml)；B 为注射液标示量(本例 B 为 50mg)；1000 为单位换算因数(1g=1000mg)。

当吸收系数法测定片剂含量时，计算式为：

$$标示量(\%)=\frac{A \times D \times \overline{W} \times 1000}{E_{1cm}^{1\%} \times 100 \times W \times B} \times 100 \tag{4-15}$$

式中，$\overline{W}$ 为平均片重(g)；W 为供试品取样量(g)；B 为标示量(mg)；其他符号的意义同上。

(3) 计算分光光度法：计算分光光度法有多种，使用时应按各品种项下规定的方法进行。当吸光度处在吸收曲线的陡然上升或下降的部位测定时，波长的微小变化可能对测定结果造成显著影响，故对照品和供试品的测试条件应尽可能一致。计算分光光度法一般不宜用作含量测定。

(4) 比色法:供试品本身在紫外 - 可见光区没有强吸收,或在紫外光区虽有吸收,但为了避免干扰或提高灵敏度,可加入适当的显色剂,使反应产物的最大吸收移至可见光区后测定,这种测定方法称为比色法。

用比色法测定时,由于显色时影响显色深浅的因素较多,应取供试品与对照品或标准品同时操作。除另有规定外,比色法所用的空白系指用同体积的溶剂代替对照品或供试品溶液,然后依次加入等量的相应试剂,并经同法处理。在规定的波长处测定对照品和供试品溶液的吸光度后,按上述(1)法计算供试品浓度与含量。

当吸光度和浓度关系不成良好线性时,应取数份梯度量的对照品溶液,用溶剂补充至同一体积,显色后测定各份溶液的吸光度,然后以吸光度(纵坐标,y)对相应的浓度(横坐标,x)绘制标准曲线,或用最小二乘法计算回归方程 $y=a+bx$,再根据供试品溶液的吸光度在标准曲线上查得或用回归方程求得供试品溶液的浓度,并计算含量。

(二) 荧光分光光度法

某些物质受紫外光或可见光照射激发后能发射出比激发光波长较长的荧光。当激发光停止照射后,荧光随之消失。物质的激发光谱和荧光发射光谱,可以用于该物质的定性分析。当激发光强度、波长、所用溶剂及温度等条件固定时,物质在一定浓度范围内,其发射光强度(荧光强度)与溶液中该物质的浓度成正比关系,可以用于定量分析。

在用荧光分光光度法测定药物含量时,对易被光分解或弛豫时间较长的样品,为使仪器灵敏度定标准确,避免因激发光多次照射而影响荧光强度,可选择一种激发光和发射光波长与供试品近似而对光稳定的物质制成适当浓度的溶液作为基准溶液。例如,蓝色荧光可用硫酸奎宁的稀硫酸溶液;黄绿色荧光可用荧光素钠水溶液;红色荧光可用罗丹明 B 水溶液等。在测定供试品溶液时选择适当的基准溶液代替对照品溶液校正仪器的灵敏度。

1. 方法特点与适用范围　本法具有以下特点:

(1) 高灵敏度:荧光分光光度法的灵敏度一般较紫外 - 可见分光光度法更高,其灵敏度可达 10^{-9}g/ml。

(2) 荧光自熄灭:当溶液中荧光物质的浓度太高时,溶液会发生"自熄灭"现象,同时由于在液面附近的溶液会吸收激发光,使发射光(荧光)强度下降,导致荧光强度与浓度不成正比。因此,荧光分析法应在低浓度溶液中进行。

(3) 易受干扰:荧光分光光度法因灵敏度高,故干扰因素也多,因此必须作空白试验。

由于能产生荧光的物质数量不多,本法在药物分析中的应用较少。但如果采用荧光衍生化试剂,常使无荧光或弱荧光物质得到强荧光产物,可提高分析方法的灵敏度和选择性。如维生素 B$_1$ 及其制剂的含量可采用硫色素荧光法测定。

2. 干扰的排除　荧光分析法干扰因素较多,在使用本法测定含量时需注意排除由以下因素产生的干扰:

(1) 溶剂:溶剂不纯会使测定结果产生较大误差。除在测定样品时必须作空白试验外,在测定样品之前应检查空白溶剂的荧光强度,必要时应用磨口玻璃蒸馏器蒸馏后再使用。

(2) 溶液:①溶液中被测药物的浓度不宜过高,否则可能产生荧光的自熄灭。②溶液中的悬浮物对光有散射作用。必要时应用垂熔玻璃滤器滤过或使用离心法除去。③溶液中的溶氧有降低荧光作用,必要时可在测定之前通入惰性气体除氧。④溶液的 pH 对荧光强度有显著影响。测定时还应注意调整溶液的 pH。

(3) 玻璃量器:实验中所使用的玻璃量器及样品池等均应保持高度的洁净。必要时可使用无机清洁液处理,如先用重铬酸钾硫酸溶液(习称"洗液")浸泡后再用水洗涤。

(4) 温度:温度对荧光强度有较大的影响,测定时应注意控制温度的一致。

3. 测定法与含量计算　由于不易测定绝对荧光强度,通常荧光分光光度法是在一定条件

笔记

下,测定对照品溶液的荧光强度与其浓度的线性关系。当线性关系良好时,可在每次测定前,用一定浓度的对照品溶液校正仪器的灵敏度;然后在相同条件下,分别读取对照品溶液及其试剂空白的荧光强度与供试品溶液及其试剂空白的荧光强度,用式(4-16)计算供试品浓度:

$$c_X = \frac{R_X - R_{Xb}}{R_r - R_{rb}} \times c_r \tag{4-16}$$

式中,c_X 为供试品溶液的浓度;c_r 为对照品溶液的浓度;R_X 为供试品溶液的荧光强度;R_{Xb} 为供试品溶液试剂空白的荧光强度;R_r 为对照品溶液的荧光强度;R_{rb} 为对照品溶液试剂空白的荧光强度。

因荧光分光光度法中的浓度与荧光强度的线性范围较窄,故 $(R_X - R_{Xb})/(R_r - R_{rb})$ 应控制在 0.5~2 之间为宜,如有超过,应在调节溶液浓度后再测。当浓度与荧光强度明显偏离线性时,应改用工作曲线法计算。

三、色谱分析法

色谱分析法是一种分离分析方法,系根据混合物中被分离物质的色谱行为差异(如在吸附剂上的吸附能力的不同或在两相中的分配系数的不同),将各组分从混合物中分离后再(在线或离线)选择性对被测组分进行分析的方法。因此色谱分析法是分析混合物的最有力手段。色谱分析法主要有以下两种分类形式:

1. 依据分离方式分类　色谱分析法可分为纸色谱法、薄层色谱法、柱色谱法、气相色谱法、高效液相色谱法等。其中,纸色谱法、柱色谱法主要应用于复杂基质样品的分离制备;薄层色谱法主要应用于药物的鉴别与有关物质的限度检查;高效液相色谱法与气相色谱法则适用于药物有关物质的定量检查与药物及其制剂的含量测定。

2. 依据分离原理分类　色谱分析法可分为吸附色谱法、分配色谱法、离子交换色谱法与分子排阻色谱法(凝胶色谱法)等。其中,吸附原理主要应用于纸色谱法、薄层色谱法、正相高效液相色谱法及气相色谱法;分配原理主要应用于反相高效液相色谱法与气相色谱法;离子交换原理与分子排阻原理则应用于高效液相色谱法。

本节将阐述在药物含量测定中应用最为广泛的高效液相色谱法,并简要概述气相色谱法对仪器的一般要求与基本测定方法。

(一) 高效液相色谱法

高效液相色谱法(high performance liquid chromatography,HPLC)系采用高压输液泵将规定的流动相泵入装有填充剂(表面键合有固定相的载体)的色谱柱,对供试品进行分离测定的色谱方法。注入的供试品,由流动相带入柱内,各组分在柱内被分离,并进入检测器,由积分仪或数据处理系统记录或处理色谱信号。

1. 方法的特点与适用范围　HPLC 的特点如下:

(1) 高灵敏度:根据检测器的不同(如紫外 - 可见分光检测器、荧光检测器、电化学检测器、质谱检测器等),HPLC 的最低检出浓度可达 $10^{-12} \sim 10^{-9}$ g/ml。

(2) 高专属性:HPLC 可有效分离复杂基质样品中与被测组分结构相近的有关杂质或无关干扰物,检测信号具有较高的专属性,可实现对被测组分的选择性检测。

(3) 高效能与高速度:HPLC 通常可在 10~20 分钟内完成药物的定量分析,或在 30 分钟内完成药物复方制剂中的多组分同时定量测定,也可在 60 分钟内完成药物中有关物质的分离与同时定量。

由于 HPLC 具有以上特点,本法被广泛应用于药物及其制剂中的有关物质检查,本法是药物制剂尤其是复方制剂含量测定的首选方法,也应用于部分原料药的含量测定。

2. 对仪器的一般要求　高效液相色谱仪由高压输液泵、进样器、色谱柱、检测器、积分仪或数据处理系统组成。色谱柱内径一般为 3.9~4.6mm,填充剂粒径为 3~10μm。超高效液相色谱仪是适应小粒径(约 2μm)填充剂的耐超高压、小进样量、低死体积、高灵敏度检测的高效液相色谱仪。

(1) 色谱柱:HPLC 常用的色谱柱主要有反相色谱柱、正相色谱柱、离子交换色谱柱和手性分离色谱柱。其中,反相色谱柱最为常用。

1) 反相色谱柱:以键合非极性基团的载体为填充剂填充而成色谱柱。常见的载体有硅胶、聚合物复合硅胶和聚合物等。常用的填充剂有十八烷基硅烷键合硅胶、辛基硅烷键合硅胶和苯基键合硅胶等。其中,十八烷基硅烷键合硅胶最为常用。

2) 正相色谱柱:用硅胶填充剂,或键合极性基团的硅胶填充而成的色谱柱。常见的填充剂有硅胶、氨基键合硅胶和氰基键合硅胶等。其中,氨基键合硅胶和氰基键合硅胶也可用作反相色谱柱。

3) 离子交换色谱柱:用离子交换填充剂填充而成的色谱柱。有阳离子交换色谱柱和阴离子交换色谱柱。

4) 手性分离色谱柱:用手性填充剂填充而成的色谱柱。

色谱柱的内径与长度,填充剂的形状、粒径与粒径分布、孔径、表面积、键合基团的表面覆盖度、载体表面基团的残留量,填充的致密与均匀程度等均影响色谱柱的性能,应根据被分离物质的性质选用合适的色谱柱。

温度可影响分离效果,品种正文中未规定色谱柱温度时系指室温,应注意室温变化的影响。为改善分离效果,可适当提高色谱柱的温度,但一般不宜超过 60℃。

残余硅羟基未封闭的硅胶色谱柱,流动相 pH 一般应在 2~8 之间;残余硅羟基已封闭的硅胶、聚合物复合硅胶或聚合物色谱柱可耐受更广泛 pH 的流动相,适合于 pH 小于 2 或大于 8 的流动相。

(2) 检测器:最常用的检测器为紫外 - 可见分光检测器,包括二极管阵列检测器。其他常用的检测器有荧光检测器、蒸发光散射检测器、示差折光检测器、电化学检测器和质谱检测器等。

紫外 - 可见分光检测器、荧光检测器和电化学检测器为选择性检测器,其响应值不仅与被测物质的量有关,还与其结构有关;蒸发光散射检测器和示差折光检测器为通用型检测器,对所有物质均有响应;结构相似的物质在蒸发光散射检测器的响应值几乎仅与被测物质的量有关。

紫外 - 可见分光检测器、荧光检测器、电化学检测器和示差折光检测器的响应值与被测物质的量在一定范围内呈线性关系,但蒸发光散射检测器的响应值与被测物质的量通常呈指数关系,一般需要经对数转换。

不同的检测器对流动相的要求不同。紫外 - 可见分光检测器所用流动相应符合紫外 - 可见分光光度法项下对溶剂的要求。采用低波长检测时,还应考虑有机溶剂的截止使用波长,并选用色谱级有机溶剂。蒸发光散射检测器和质谱检测器不得使用含不挥发性盐组分的流动相。

(3) 流动相:反相色谱系统的流动相常用甲醇 - 水系统和乙腈 - 水系统,用紫外末端波长检测时,宜选用乙腈 - 水系统。流动相中应尽可能不用缓冲盐,如需用时,应尽可能使用低浓度缓冲盐。用十八烷基硅烷键合硅胶色谱柱时,流动相中有机溶剂一般不低于 5%,否则易导致柱效下降,色谱系统不稳定。

正相色谱系统的流动相常用两种或两种以上的有机溶剂,如二氯甲烷和正己烷等。

品种正文项下规定的色谱条件,除填充剂种类、流动相组分、检测器类型不得改变外,其余如色谱柱内径与长度、填充剂粒径、流动相流速、流动相组分比例、柱温、进样量、检测器灵敏度等,均可适当改变,以达到系统适用性试验的要求。调整流动相组分比例时,当小比例组分的百分比例 X 小于等于 33% 时,允许变动范围为 0.7X~1.3X;当 X 大于 33% 时,允许变动范围为 $X-10\%~X+10\%$。

若需使用小粒径(约 $2\mu m$)填充剂,输液泵的性能、进样体积、检测池体积和系统的死体积等必与之匹配;如有必要,色谱条件也应作适当的调整。当对其测定结果产生争议时,应以品种项下规定的色谱条件的测定结果为准。

当必须使用特定牌号的色谱柱方能满足分离要求时,可在该品种正文项下注明。

3. 系统适用性试验 色谱系统的适用性试验通常包括理论板数、分离度、灵敏度、拖尾因子和重复性等五个参数。

按各品种正文项下要求对色谱系统进行适用性试验,即用规定的对照品溶液或系统适用性试验溶液在规定的色谱系统进行试验,必要时,可对色谱系统进行适当的调整,以符合要求。

(1) 色谱柱的理论板数(n):用于评价色谱柱的分离效能。由于不同物质在同一色谱柱上的色谱行为不同,采用理论板数作为衡量柱效能的指标时,应指明测定物质,一般为待测物质或内标物质的理论板数。

试验方法为:在规定的色谱条件下,注入供试品溶液或各品种项下规定的内标物质溶液,记录色谱图,量出供试品主成分或内标物质峰的保留时间 t_R 和峰宽(W)或半高峰宽($W_{h/2}$),色谱柱的理论板数,按式(4-17)或式(4-18)计算:

$$n=16\left(\frac{t_R}{W}\right)^2 \tag{4-17}$$

$$n=5.54\left(\frac{t_R}{W_{h/2}}\right)^2 \tag{4-18}$$

式中,各参数如图 4-1 所示,其数值可用时间或长度计(下同),但应取相同单位。

(2) 分离度(R):用于评价待测物质与被分离物质之间的分离程度,是衡量色谱系统分离效能的关键指标。可通过测定待测物质与已知杂质的分离度,也可以通过测定待测物质与某一指标性成分(内标物质或其他难分离物质)的分离度,或将供试品或对照品用适当的方法降解,通过测定待测物质与某一降解产物的分离度,对色谱系统进行评价与调整。

无论是定性鉴别或是定量分析,均要求待测物质色谱峰与内标物质色谱峰或特定的杂质对照色谱峰及其他色谱峰之间有较好的分离度。除另有规定外,待测物质峰与相邻色谱峰之间的分离度应大于 1.5。分离度的计算式如式(4-19)或式(4-20):

$$R=\frac{2\times(t_{R_2}-t_{R_1})}{W_1+W_2} \tag{4-19}$$

$$R=\frac{2\times(t_{R_2}-t_{R_1})}{1.70\times(W_{1,h/2}+W_{2,h/2})} \tag{4-20}$$

式中,t_{R_2} 为相邻两峰中后一峰的保留时间;t_{R_1} 为相邻两峰中前一峰的保留时间;W_1、W_2 及 $W_{1,h/2}$、$W_{2,h/2}$ 分别为此相邻两峰的峰宽及半高峰宽(如图 4-2)。

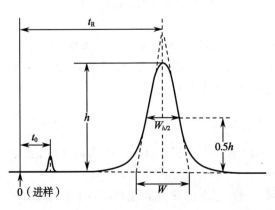

图 4-1 色谱峰相关参数

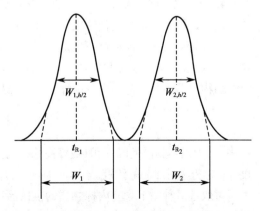

图 4-2 色谱峰分离度计算示意图

当对测定结果有异议时,色谱柱的理论板数(n)和分离度(R)均以峰宽(W)的计算结果为准。

(3) 灵敏度:用于评价色谱系统检测微量物质的能力,通常以噪比(S/N,如图 4-3)表示。通过测定一系列不同度的供试品或对照品溶液测定信噪比。定量测定时,信噪比应不小于 10;定性测定时,信噪比应不小于 3。系统适用性试验中可以设置灵敏度试验溶液评价色谱系统的检测能力。

(4) 拖尾因子(T):用于评价色谱峰的对称性。拖尾因子计算公式如式(4-21):

$$T = \frac{W_{0.05h}}{2d_1} \tag{4-21}$$

式中,$W_{0.05h}$ 为 5% 峰高处的峰宽;d_1 为峰顶在 5% 峰高处横坐标平行线的投影点至峰前沿与此平行线交点的距离(如图 4-4)。

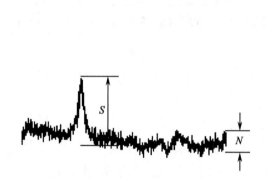

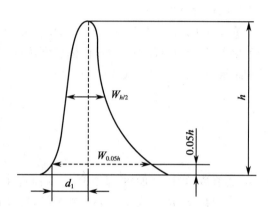

图 4-3   色谱图信号与噪声示意图   图 4-4   色谱峰拖尾因子计算示意图

以峰高作定量参数时,除另有规定外,T 值应在 0.95~1.05 之间。

以峰面积作定量参数时,一般的峰拖尾或前伸不会影响峰面积的积分,但严重拖尾会影响基线和色谱峰起止的判断和峰面积积分的准确性,此时应在品种正文项下对拖尾因子作出规定。如《中国药典》采用 HPLC 法测定马来酸依那普利片的含量,按外标法以依那普利峰面积计算,规定在确定的色谱条件下依那普利峰拖尾因子应小于 2.0。

(5) 重复性:用于评价色谱系统连续进样时响应值的重复性能。采用外标法时,通常取各品种项下的对照品溶液,连续进样 5 次,除另有规定外,其峰面积测量值的相对标准偏差应不大于 2.0%;采用内标法时,通常制备相当于 80%、100% 和 120% 的对照品溶液,加入规定量的内标溶液,制成 3 种不同浓度的溶液,分别至少进样 2 次,计算平均校正因子,其相对标准偏差应不大于 2.0%。

4. 测定法   定量测定时,可根据供试品或仪器的具体情况以峰面积或峰高计算。目前大多以峰面积计算。定量测定常用以下两种方法:

(1) 内标法:按各品种项下的规定,精密称(量)取药物对照品和内标物质,分别制成溶液,各精密量取适量,混合制成校正因子测定用的对照溶液。取一定量注入仪器,记录色谱图。分别测量药物对照品和内标物质色谱峰面积或峰高,按式(4-22)计算校正因子:

$$校正因子(f) = \frac{A_S/C_S}{A_R/C_R} \tag{4-22}$$

式中,A_S 为内标物质的峰面积(或峰高);A_R 为药物对照品的峰面积(或峰高);C_S 为内标物质的浓度;C_R 为药物对照品的浓度。

再取各品种项下含有内标物质的供试品溶液,进样,记录色谱图,测量供试品中被测物质和内标物质色谱峰的峰面积或峰高,按式(4-23)计算含量:

笔记

$$含量(c_X)=f\times\frac{A_X}{A_S'/c_S'} \tag{4-23}$$

式中,A_X 为供试品中被测药物的峰面积(或峰高);c_X 为供试品的浓度;f 为校正因子;A_S' 和 c_S' 分别为内标物质的峰面积(或峰高)和浓度。

采用内标法,可避免因供试品前处理及进样体积误差对结果的影响。

(2) 外标法:按各品种项下的规定,精密称(量)取对照品和供试品,制成溶液,分别精密取一定量,进样,记录色谱图,测量对照品溶液和供试品溶液中被测物质的峰面积(或峰高),按式(4-24)计算含量:

$$含量(c_X)=c_R\times\frac{A_X}{A_R} \tag{4-24}$$

式中,各符号意义同上。

外标法简便,但要求进样量准确及操作条件稳定。由于微量注射器不易精确控制进样量,当采用外标法测定含量时,以手动进样器定量环或自动进样器进样为宜。

示例 4-7   氨酚待因片(Ⅰ)的含量测定。

本品为对乙酰氨基酚和磷酸可待因的复方制剂,ChP2015 采用 HPLC 法测定含量,并规定:本品每片中含对乙酰氨基酚($C_8H_9NO_2$)应为 475~525mg,含磷酸可待因($C_{18}H_{21}NO_3\cdot H_3PO_4\cdot 1/2H_2O$)应为 7.56~9.24mg。测定方法如下:

色谱条件与系统适用性试验:用十八烷基硅烷键合硅胶为填充剂;以 0.05mol/L 磷酸二氢钾溶液 - 甲醇 - 四氢呋喃(800∶100∶37.5)(用磷酸调节 pH 至 4.0)为流动相;检测波长为 280nm。理论板数按磷酸可待因峰计不低于 2500。磷酸可待因峰与对乙酰氨基酚峰的分离度应符合要求。

测定法:取本品 20 片,精密称定,研细,精密称取适量(约相当于磷酸可待因 8.4mg、对乙酰氨基酚 500mg),置 250ml 量瓶中,加水 200ml,超声使磷酸可待因与对乙酰氨基酚溶解,放冷,用水稀释至刻度,摇匀,滤膜滤过,取续滤液作为供试品溶液,精密量取 10μl,注入液相色谱仪,记录色谱图;另取磷酸可待因对照品与对乙酰氨基酚对照品适量,精密称定,加水溶解并定量稀释制成每 1ml 中约含磷酸可待因 0.03mg 和对乙酰氨基酚 2mg 的溶液,同法测定。按外标法以峰面积计算,即得。在计算磷酸可待因含量时,应将结果乘以 1.068〔1.068 系磷酸可待因($C_{18}H_{21}NO_3\cdot H_3PO_4\cdot 1/2H_2O$)与无水磷酸可待因($C_{18}H_{21}NO_3\cdot H_3PO_4$)的分子量比值(424.39/397.37=1.068)〕。

含量计算:

$$含量(mg/片)=\frac{c_R\times\dfrac{A_X}{A_R}\times D\times\overline{W}}{W}$$

式中,A_X、A_R 及 c_R 的意义同上,c_R 单位为 mg/ml;D 为供试品溶液的稀释体积(D=250ml);W 为供试品取样量(g 或 mg);$\overline{W}$ 为平均片重(单位同 W)。

(二) 气相色谱法

气相色谱法(gas chromatography,GC)系采用气体为流动相(载气)流经装有填充剂的色谱柱进行分离测定的色谱方法。物质或其衍生物气化后,被载气带入色谱柱进行分离,各组分先后进入检测器,用数据处理系统记录色谱信号。

1. 方法的特点与适用范围   GC 与 HPLC 的方法特点和测定法基本相同,但本法的应用受到被测物质的理化特性限制,仅适用于能够气化的物质的分析。所以,本法主要应用于具有挥发性或其衍生物具有挥发性的药物及其相关物质的分析,在 ChP2015 中被广泛应用于残留溶剂测定法,也应用于水分测定法、酒剂或酊剂中甲醇量检查法等相关杂质的检查和维生素 E 等部分脂溶性较强的药物及其制剂的含量测定等。

2. 对仪器的一般要求   所用的仪器为气相色谱仪,由载气源、进样部分、色谱柱、柱温箱、检测器和数据处理系统等组成。进样部分、色谱柱和检测器的温度均应根据分析要求适当设定。

(1) 载气源:可使用氦、氮和氢作载气。根据供试品的性质和检测器种类选择载气,除另有规定外,常用载气为氮气。

(2) 进样部分:进样物相可以是溶液或顶空气体,进样方式分为手动进样和自动进样。其中,溶液进样可采用手动或自动进样,而顶空气体进样通常简称为"顶空进样",进样方式一般为自动进样。所以,ChP2015 表述进样方式为:溶液直接进样、自动进样或顶空进样。其中,溶液直接进样系指采用微量注射器、微量进样阀或有分流装置的气化室手动进样。

采用溶液直接进样或自动进样时,进样口温度应高于柱温 30~50℃;进样量一般不超过数微升(μl);柱径越细,进样量应越少,采用毛细管柱时,一般应分流以免过载。

顶空进样适用于固体和液体供试品中挥发性组分的分离和测定。将固态或液态的供试品制成供试液后,置于密闭小瓶中,在恒温控制的加热室中加热至供试品中挥发性组分在液态和气态达到平衡后,由进样器自动吸取一定体积的顶空气注入色谱柱中。

(3) 色谱柱:色谱柱为填充柱或毛细管柱。填充柱的材质为不锈钢或玻璃,内径为 2~4mm,柱长为 2~4m,内装吸附剂、高分子多孔小球或涂渍固定液的载体,粒径为 0.18~0.25mm、0.15~0.18mm 或 0.125~0.15mm。常用载体为经酸洗并硅烷化处理的硅藻土或高分子多孔小球,常用固定液有甲基聚硅氧烷、聚乙二醇等。

毛细管柱的材质为玻璃或石英,内壁或载体经涂渍或交联固定液,内径一般为 0.25mm、0.32mm 或 0.53mm,柱长 5~60m,固定液膜厚 0.1~5.0μm,常用的固定液有甲基聚硅氧烷、不同比例组成的苯基甲基聚硅氧烷、聚乙二醇等。

新填充柱和毛细管柱在使用前需老化处理,以除去残留溶剂及易流失的物质,色谱柱如长期未用,使用应老化处理,使基线稳定。

(4) 柱温箱:由于柱温箱温度的波动会影响色谱分析结果的重现性,因此柱温箱控温精度应在 ±1℃,且温度波动小于每小时 0.1℃。温度控制系统分为恒温和程序升温两种。

(5) 检测器:适合气相色谱法使用的检测器有:火焰离子化检测器(FID)、热导检测器(TCD)、氮磷检测器(NPD)、火焰光度检测器(FPD)、电子捕获检测器(ECD)、质谱检测器(MS)等。其中,FID对碳氢化合物响应良好,适合检测大多数的药物;NPD 对含氮、磷元素的化合物灵敏度高;FPD 检测器对磷、硫元素的化合物灵敏度高;ECD 适于含卤素的化合物;MS 还能给出供试品某个成分相应的结构信息,用于结构确证。除另有规定外,一般用 FID,用氢气作为燃气,空气作为助燃气。在使用 FID 时,检测器温度一般应高于柱温,并不得低于 150℃,以免水汽凝结,通常为 250~350℃。

(6) 数据处理系统:可分为记录仪、积分仪以及计算机工作站。

药品标准中各品种项下规定的色谱条件,除载气的种类、固定液的品种、检测器的种类,以及特殊指定的色谱柱材料不得改变外,其余如色谱柱的内径与长度、载体的牌号与粒度、固定液的涂布浓度、载气的流速、柱温、进样量、检测器的灵敏度等,均可适当改变,以适应具体品种并符合系统适用性试验的要求。一般色谱图约于 30 分钟内记录完毕。

3. 系统适用性试验   除另有规定外,应照高效液相色谱法(ChP 通则 0512)项下的规定。

4. 测定法   除高效液相色谱法项下的内标法与外标法外,亦可采用标准溶液加入法,方法如下:

精密称(量)取被测组分对照品适量,制成适当浓度的对照品溶液,取一定量,精密加入至供试品溶液中,根据外标法或内标法测定被测组分含量,再扣除加入的被测组分对照品的量,即得供试品中被测组分的含量。

由于加入对照品溶液前后校正因子应相同,即:

笔记

$$\frac{A_{is}}{A_X} = \frac{c_X + \Delta c_X}{c_X}$$

故被测组分的浓度 c_X 可按式(4-25)计算：

$$c_X = \frac{\Delta c_X}{(A_{is}/A_X) - 1} \qquad (4\text{-}25)$$

式中，c_X 为供试品中被测组分 X 的浓度；A_X 为供试品中被测组分 X 的色谱峰面积；Δc_X 为所加入的已知浓度的被测组分对照品的浓度；A_{is} 为加入对照品后被测组分 X 的色谱峰面积。

由于气相色谱法的进样量一般仅数微升，为减小进样误差，尤其当采用手动进样时，由于留针时间和室温等对进样量也有影响，故以采用内标法定量为宜；若采用自动进样器进样时，由于进样重复性的提高，在保证分析误差的前提下，也可采用外标法定量。当采用顶空进样时，由于供试品和对照品处于不完全相同的基质中，故可采用标准溶液加入法以消除基质效应的影响；当标准溶液加入法与其他定量方法结果不一致时，应以标准溶液加入法结果为准。

第二节　药物分析方法的验证

药物分析方法验证的目的是证明采用的方法适合于相应检测要求。在建立药品质量标准时，分析方法需经验证；在药品生产工艺变更、制剂的组分变更、原分析方法修订时，分析方法需重新验证，该重新验证过程被称为方法再验证，方法再验证的内容可以是完全验证亦或是部分验证。方法验证理由、过程和结果均应记载在药品标准起草说明或修订说明中。

需验证的分析项目有：鉴别试验、限度或定量检查、原料药或制剂中有效成分含量测定，以及制剂中其他成分(如防腐剂等)的测定。药品溶出度、释放度等检查中，其溶出量等的测定方法也应进行必要的验证。

一、分析方法验证的内容

验证指标有：准确度、精密度(包括重复性、中间精密度和重现性)、专属性、检测限、定量限、线性、范围和耐用性。在分析方法验证中，需采用标准物质进行试验。由于分析方法具有各自的特点，并随分析对象而变化，因此需要视具体分析方法拟定验证的指标。表4-3 中列出的分析项目和相应的验证指标可供参考。

表 4-3　分析项目与验证指标

验证内容		分析项目				
		鉴别试验	杂质测定		含量测定及溶出量测定	校正因子
			定量	限度		
准确度		−	+	−	+	+
精密度	重复性	−	+	−	+	+
	中间精密度	−	+[1]	−	+[1]	+
专属性[2]		+	+	+	+	+
检测限		−	−[3]	+	−	−
定量限		−	+	−	−	−
线性		−	+	−	+	+
范围		−	+	−	+	+
耐用性		+	+	+	+	+

注：①已有重现性验证，不需验证中间精密度；②如一种方法不够专属，可用其他分析方法予以补充；③视具体情况予以验证。

(一) 准确度

准确度系指用该方法测定的结果与真实值或参考值接近的程度,一般用回收率(%)表示。准确度应在规定的范围内测定。

1. 含量测定方法的准确度

(1) 原料药的含量测定:采用对照品进行测定,并按式(4-26)计算回收率;或用本法所得的结果与已知准确度的另一方法测定的结果进行比较。

$$回收率(\%) = \frac{测得量}{加入量} \times 100 \qquad (4\text{-}26)$$

准确度也可由所测定的精密度、线性和专属性推算获得。在无法直接测定准确度的情况下,如采用对照品对照法计算含量的方法(如 HPLC),其“测得量”将是根据对照品自身与自身的直接比较而获得,依据该“测得量”计算得到的“回收率”并无实际意义。所以,对于此类分析方法可不要求测定其准确度。

(2) 制剂的含量测定:主要考察制剂中的辅料(包括其他组分)对含量测定方法的影响。可在处方量空白辅料中,加入已知量被测物对照品进行测定,回收率可以用测得的被测物峰面积与不含辅料的对照品依同法测得的峰面积比较计算。如不能得到制剂辅料的全部组分,可用对照品加样回收试验测定,或用所建立方法的测定结果与已知准确度的另一方法测定结果进行比较。加样回收试验系向已知被测物含量的制剂供试品中精密加入一定量的被测物对照品,依法测定。用测得的总量与供试品的本底量(所含被测物的原有量)之差,除以加入的对照品量计算收率[式(4-27)]。在加样回收试验中,需注意对照品的加入量与供试品中本底量之和必须在标准曲线的线性范围之内;加入对照品的量要适当,过小可引起较大的相对误差,过大则干扰成分相对减少,真实性差。

$$回收率(\%) = \frac{C-A}{B} \times 100 \qquad (4\text{-}27)$$

式中,A 为本底量,即制剂供试品中所含被测物的原有量;B 为加入被测物对照品的量;C 为测得的总量,即加入被测物对照品后的测定值。

2. 杂质定量测定方法的准确度　杂质定量测定方法多采用色谱法,其准确度可通过向原料药或制剂处方量空白辅料中加入已知量杂质进行测定。如不能得到杂质或降解产物对照品,可用所建立方法测定结果与另一成熟的方法进行比较,如药典标准方法或经过验证的方法。在不能测得杂质或降解产物的校正因子或不能测得其对主成分的相对校正因子的情况下,可用不加校正因子的主成分自身对照法计算杂质含量。应明确表明单个杂质和杂质总量相当于主成分的重量比(%)或面积比(%)。

3. 校正因子的准确度　对色谱方法而言,绝对(或定量)校正因子是指单位面积的色谱峰代表的被测物质的量。被测定物质与所选定的参照物质的绝对校正因子之比,即为相对校正因子。相对校正因子计算法常应用于化学药有关物质的测定、中药材及其制剂中多指标成分的测定。校正因子的表示方法有很多,色谱测定法中的校正因子是指气相色谱法和高效液相色谱法中的相对重量校正因子。

相对校正因子可采用替代物(对照品)和被替代物(被测物)标准曲线斜率比值进行比较获得;使用紫外吸收检测器时,将替代物(对照品)和被替代物(被测物)在规定波长和溶剂条件下的吸收系数比值进行比较,计算获得。

4. 数据要求　在规定范围内,取同一浓度(相于 100% 浓度水平)的供试品,用至少测定 6 份样品的结果进行评价;或设计 3 种不同浓度,每种浓度分别制备 3 份供试品溶液进行测定,用 9 份样品的测定结果进行评价。采用对照品加样回收试验时,一般中间浓度的对照品加入量与所取供试品中被测物质的含有量之比约为 1∶1,建议高、中、低浓度的对照品加入量与所取供试品中被测物质的含有量之比约为 1.2∶1、1∶1 和 0.8∶1,应报告已知加入量的回收率(%),或测

笔记

定结果的平均值与真实值之差及相对标准偏差（RSD%）或置信区间（置信度一般为95%）。对于中药，建议高、中、低浓度的对照品加入量与所取供试品中被测物质含有量之比约为1.5：1、1：1和0.5：1，应报告供试品取样量、供试品中含有量、对照品加入量、测定结果和回收率（%）计算值及其RSD%或置信区间。对于校正因子，应报告测定方法、测定结果和RSD%。

样品中被测成分的含量水平与回收率限度要求的关系，参考表4-4的规定。在基质复杂、被测物质含量低于0.01%及多成分等分析中，回收率限度可适当放宽。

表 4-4　样品中被测成分含量水平与回收率限度要求

被测成分含量水平	回收率限度要求（%）	被测成分含量水平	回收率限度要求（%）
100%	98~101	0.01%	85~110
10%	95~102	10μg/g（ppm）	80~115
1%	92~105	1μg/g（ppm）	75~120
0.1%	90~108	10μg/kg（ppb）	70~125

（二）精密度

精密度系指在规定的条件下，同一份均匀供试品，经多次取样测定所得结果之间的接近程度。精密度一般用偏差、标准偏差（s或SD）或相对标准偏差（RSD）表示。涉及定量测定的项目，如含量测定和杂质的定量测定应考察方法的精密度。

1. **分类与定义**　在相同条件下，由同一分析人员测定所得结果的精密度称为重复性；在同一个实验室，不同时间由不同分析人员用不同设备测定结果之间的精密度，称为中间精密度；在不同实验室由不同分析人员测定结果之间的精密度，称为重现性。

2. **验证内容**　通常考察方法的重复性与中间精密度，当分析方法被采用作为法定标准时，应进行重现性试验，即通过不同实验室的协同检验获得重现性结果。

（1）重复性：在规定范围内，取同一浓度（相当于100%浓度水平）的供试品，用至少测定6份的结果进行评价；或设计3种不同浓度，每种浓度分别制备3份供试品溶液进行测定，用9份样品的测定结果进行评价。采用9份测定结果进行评价时，高、中、低3种不同浓度的设计与操作同"准确度"测定项下。

（2）中间精密度：考察随机变动因素，如不同日期、不同分析人员、不同仪器对精密度的影响。可在同一实验室内，于不同日期，由不同分析人员各使用不同的仪器对同一实验样品进行测定，供试品的设计与试验过程可参考"重复性"试验项下。

（3）重现性：国家药品质量标准采用的分析方法，应进行重现性试验，即通过不同实验室的协同检验获得重现性结果。协同检验的目的、过程和重现性结果均应记载在起草说明中。应注意重现性试验用样品质量的一致性和贮存运输中的环境对该一致性的影响，以免影响重现性结果。

3. **数据要求**　均应报告偏差、标准偏差、相对标准偏差和置信区间。样品中被测成分的含量水平与精密度可接受限度要求的关系，参考表4-5的规定。在基质复杂、含量低于0.01%及多成分等分析中，精密度接受范围可适当放宽。

表 4-5　样品中被测成分含量水平与精密度 RSD 可接受限度要求

被测成分含量水平	重复性 RSD（%）	重现性 RSD（%）	被测成分含量水平	重复性 RSD（%）	重现性 RSD（%）
100%	1	2	0.01%	4	8
10%	1.5	3	10μg/g（ppm）	6	11
1%	2	4	1μg/g（ppm）	8	16
0.1%	3	6	10μg/kg（ppb）	15	32

笔记

（三）专属性

专属性系指在其他成分（如杂质、降解产物、辅料等）存在下，采用的分析方法能正确测定被测物质的能力。鉴别试验、杂质检查和含量测定方法，均应考察其专属性。如方法专属性不强，应采用多种不同原理的方法予以补充。

1. **鉴别试验**   应能区分可能共存的物质或结构相似化合物。不含被测物质的供试品，以及结构相似或组分中的有关化合物，均应呈阴性。

2. **含量测定和杂质测定**   采用色谱法和其他分离方法，应附代表性图谱，以说明方法的专属性，并应标明各物质在图中的位置，色谱法中的分离度应符合要求。

在杂质对照品可获得的情况下，对于含量测定，试样中可加入杂质或辅料，考察测定结果是否受干扰，并可与未加杂质和辅料的试样比较测定结果；对于杂质测定，也可向试样中加入一定量的杂质，考察各物质（包括杂质）之间能否得到分离。

在杂质或降解产物不能获得的情况下，可将含有杂质或降解产物的试样进行测定，与另一个经验证了的方法或药典方法比较结果。用强光照射、高温、高湿、酸（碱）水解或氧化的方法进行加速破坏，以研究可能的降解产物及其降解途径对含量测定方法或杂质测定的影响。含量测定方法应比对两种方法的结果；杂质检查应比对检出的杂质个数，必要时可采用光二极管阵列检测和质谱检测，进行峰纯度检查。

（四）检测限

检测限（limit of detection，LOD）系指试样中被测物质能被检测出的最低量。LOD 反映方法是否具备足够的检测灵敏度，无须准确定量，仅指出高于或低于该规定的量即可。即，LOD 仅作为限度试验指标和定性鉴别的依据，没有定量意义。药品的鉴别试验和杂质检查方法，均应通过测试确定方法的检测限。

1. **常用的方法**   测试确定检测限的常用方法如下：

（1）直观法：用已知浓度的被测物质溶液，试验出能被可靠地检测出的被测物质最低浓度或量。本法适用于可用目视法直接评价结果的分析方法，通常为非仪器分析法，如鉴别试验的显色法、杂质检查的薄层色谱法（TLC）等。图 4-5 显示某药物的杂质检查法的 LOD 为 0.1μg 或 10μg/ml（点样 10μl）。

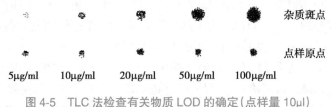

图 4-5   TLC 法检查有关物质 LOD 的确定（点样量 10μl）

（2）信噪比法：用已知低浓度试样测出的信号与空白样品测出的信号（基线噪声）进行比较，计算出能被可靠地检测出的被测物质最低浓度或量。一般以信噪比（S/N）为 3：1 或 2：1 时的相应浓度或注入仪器的量确定 LOD 值。本法适用于能直观显示基线噪声水平（强度）的仪器分析方法，如 HPLC 法。

（3）基于响应值标准偏差和标准曲线斜率法：本法适用于不能直观比较信噪比的仪器分析方法，如紫外－可见分光光度法。依照式（4-28）计算 LOD。

$$LOD=3.3\delta/S \qquad (4-28)$$

式中，δ 为响应值的偏差；S 为标准曲线的斜率。其中，δ 可以通过下列方式测得：①制备空白样品，测定空白值的标准偏差；②以标准曲线的剩余标准偏差或截距的标准偏差替代。

2. **数据要求**   上述计算方法获得的 LOD 数据须用含量相近的样品进行验证。应附测定图谱,说明试验过程和检测限结果。

(五) 定量限

定量限(limit of quantitation,LOQ)系指试样中被测物质能被定量测定的最低量,其测定结果应符合准确度和精密度要求。LOQ 体现分析方法是否具备灵敏的定量检测能力。对微量或痕量药物分析、定量测定药物杂质和降解产物时,应确定方法的 LOQ。

1. 常用的方法 常用 LOQ 的测定方法与 LOD 测定方法相同,只是不同方法的相应系数(倍数)不同。

(1) 信噪比法:要求信噪比为 10:1。

(2) 基于响应值标准偏差和标准曲线斜率法:计算公式为 $LOQ=10\delta/S$。

2. 数据要求 上述计算方法获得的 LOQ 数据须用含量相近的样品进行验证。应附测定图谱,说明测试过程和定量限结果,包括准确度和精密度验证数据。

(六) 线性

线性系指在设计的范围内,测定响应值与试样中被测物质浓度之间呈正比关系的程度。线性是定量测定的基础,凡涉及定量测定的项目,如含量测定、杂质定量检查、溶出度测定等均应确定线性模型。

1. 测定方法 应在规定的范围内测定线性关系。可用同一对照品贮备液经精密稀释,或分别精密称取对照品,制备一系列对照品溶液的方法进行测定,至少制备 5 份不同浓度的对照品溶液。以测得的响应信号对被测物质的浓度作图,观察是否呈线性,再用最小二乘法进行线性回归。必要时,响应信号可经数学转换,再进行线性回归计算。或者可采用描述浓度 - 响应关系的非线性模型。

2. 数据要求 应列出回归方程、相关系数和线性图(或其他数学模型)。

(七) 范围

范围系指分析方法能达到一定精密度、准确度和线性要求时的高低限浓度或量的区间。凡涉及定量测定的分析方法,如含量测定、含量均匀度、溶出度或释放度,以及特殊元素或特殊杂质的定量检查等项目均应规定分析方法的高低限浓度或量的范围。

范围应根据分析方法的具体应用及其线性、准确度、精密度结果和要求确定。

(1) 原料药和制剂含量测定:范围一般为测定浓度的 80%~120%。

(2) 元素含量测定:范围应为含量下限的 –20% 至上限的 +20%。

(3) 制剂含量均匀度检查:范围应为测定浓度的 70%~130%。特殊剂型,如气雾剂和喷雾剂,范围可适当放宽。

(4) 溶出度或释放度中的溶出量测定:范围一般为限度值的 ±30%,如规定了限度范围,则应为下限的 –20% 至上限的 +20%。如规定了数个限度范围为,则应为最低下限的 –20% 至最高上限的 +20%。

(5) 杂质测定:范围应根据初步实际测定,拟订为规定限度的 ±20%。如果含量测定与杂质检查同时进行,用峰面积归一化法计算,则线性范围应为杂质规定限度的 –20% 至含量限度(或上限)的 +20%。

(6) 校正因子测定:范围一般应根据其应用对象的测定范围确定。

(八) 耐用性

耐用性系指在测定条件有小的变动时,测定结果不受影响的承受程度。为所建立的分析方法用于日常检验提供依据,开始研究分析方法时,就应考虑其耐用性。如果测定条件要求苛刻,则应在方法中写明,并注明可以接受变动的范围,可以先采用均匀设计确定主要影响因素,再通过单因素分析等确定变动范围。

典型的变动因素有:

1. **一般因素**　被测溶液的稳定性、样品提取的次数与时间等。

2. **色谱条件**　高效液相色谱法与气相色谱法色谱条件的典型变动因素包括：

(1) 高效液相色谱法：流动相的组成和 pH、不同品牌或不同批号的同类型色谱柱、柱温、流速等。

(2) 气相色谱法：不同品牌或批号的色谱柱、固定相、不同类型的担体、载气流速、柱温、进样口和检测器温度等。

经试验，测定条件小的变动应能满足系统适用性试验要求，以确保方法的可靠性。

二、分析方法验证的设计

上述八项验证内容，并非每一种分析方法均需进行完整验证。验证内容的选择应依据分析的目的和一般原则进行，试验方案的设计应系统、合理，验证过程应规范、严谨，验证的结果应足以证明采用的分析方法适合于相应的分析要求。同时，方法验证的各项内容之间存在相互关联性，验证应注重整体性和系统性。例如，对于鉴别项目需验证方法的专属性，而一般情况下一种分析方法不太可能完全鉴别被分析物质，此时采用两种或两种以上分析方法可加强鉴别项目的整体专属性。再如，原料药含量测定采用容量分析法时，通常方法的专属性难以满足要求，但若在杂质检查时采用了专属性较强的色谱分析法，则仍可以认为整个质量标准分析方法具有足够的专属性。

药物分析方法验证内容的选择原则如下：

1. **非定量分析**　非定量分析项目，如鉴别试验和杂质的限度检查法，一般需要验证方法的"专属性"、"检测限"和"耐用性"三项内容。

2. **定量分析**　常量或半微量定量分析项目，如含量测定、元素含量检查、制剂含量均匀度与溶出度或释放度测定等，除作为方法灵敏度指标的"检测限"和"定量限"外，其余六项内容均需验证。

3. **微量定量分析**　微量或痕量定量分析项目，如杂质的定量测定，除"检测限"视情况而定外，其余七项内容均需验证。即，在定量分析方法验证的基础上，增加"定量限"，以确保方法可准确测定微量或痕量组分的含量。

三、分析方法验证示例

以 ChP2015 正文收载的阿司匹林质量标准（参见第一章）中的典型分析项目及片剂的定量测定项目为例，阐述分析方法的验证。

(一) 阿司匹林鉴别试验

鉴别试验为非定量分析项目，主要验证项目为专属性与耐用性，亦应确定其检测限。

1. **化学鉴别法**　包括三氯化铁反应和水解反应，验证方法与要求基本相同。

(1) 专属性：通过空白溶剂试验考察专属性，空白试验应显阴性反应；

(2) 检测限：通过减少供试品取量试验确定方法检测限，在取量低至检测限时应出现阳性反应；

(3) 耐用性：通过改变供试品和试剂溶液的浓度与用量、加热温度及反应时间等条件确定主要影响因素及其可以接受的变动范围，在该范围内均应出现阳性反应。

2. **红外分光光度法**　本法系通过比对供试品与对照品的红外光谱图一致性鉴别药物，方法具有极高的专属性，但化合物的晶型不同，其红外光谱往往会产生差异；而且不同型号仪器的性能、供试品制备时研磨程度的差异或吸水程度的不同等原因，均影响红外光谱的形状。所以，除考察不同晶型（制剂亦须考察辅料）对专属性的影响外，主要应考虑环境的温度与湿度、粉末的粒度等因素可能造成的影响，即进行相关条件的耐用性试验。

笔记

（二）阿司匹林特殊杂质检查

阿司匹林的一般杂质检查项目与方法为 ChP2015 通则收载的通用方法，本节主要讨论游离水杨酸与有关物质检查项。其中，游离水杨酸检查以乙腈 - 四氢呋喃 - 冰醋酸 - 水（20：5：5：70）为流动相，检测波长 303nm；有关物质检查以游离水杨酸检查时的流动相为流动相 A，与流动相 B（乙腈）梯度洗脱（0%B→80%B），检测波长 276nm（详见本书第一章），参考色谱图见本书第六章图 6-2。两者的供试品溶液相同，使用的色谱柱与初始流动相相同，所以可采用同法验证。但两者的洗脱方式与检测波长不一致，故需分别进行验证。

阿司匹林游离水杨酸与有关物质检查采用 RP-HPLC 测定，属于杂质的定量测定范畴，需验证除检测限以外的所有内容，包括：准确度、精密度、专属性、定量限、线性、范围、耐用性等。各项内容验证方法与要求如下：

1. **专属性** 通过分离测定已知杂质与未知杂质（中间体及合成粗品）及强制降解产物考察方法的专属性。

（1）空白溶剂与已知杂质的分离：取阿司匹林、水杨酸适量，用 1% 冰醋酸的甲醇溶液（方法规定的溶剂）溶解并稀释制成阿司匹林（主成分）与水杨酸（已知杂质）溶液及其混合溶液。其中，阿司匹林浓度为 10mg/ml（供试品溶液），水杨酸浓度高于其限度（0.1%），如 0.05mg/ml（相当于阿司匹林的 0.5%）。分别取空白溶剂（1% 冰醋酸的甲醇溶液）及各溶液进样，在确定的色谱条件下试验。要求阿司匹林峰与水杨酸峰之间能够获得基线分离，溶剂对各峰无干扰。

（2）未知杂质的分离：取合成粗品或精制母液，用方法规定的溶剂溶解或稀释制成阿司匹林浓度为 10mg/ml 的供试溶液，在确定的色谱条件下试验。要求各主要工艺杂质之间及与阿司匹林之间均能够获得基线分离；同时要求各色谱峰（扣除溶剂峰）面积的和与未经强制降解的阿司匹林主峰面积相当（保持物料平衡），以评价方法检出杂质的能力。

（3）强制降解产物的分离：取阿司匹林适量，经高温（熔点以下）、强酸（0.1~1mol/L 盐酸溶液）、强碱（0.1~1mol/L 氢氧化钠溶液）、氧化（3%~30% 过氧化氢溶液）及强光照射（日光或紫外光）等条件处理一定时间后，用方法规定的溶剂溶解并稀释制成阿司匹林浓度为 10mg/ml 的强制降解溶液，在确定的色谱条件下试验。要求各主要降解产物之间及主要降解产物与阿司匹林之间均能够获得基线分离；同时要求各色谱峰（扣除溶剂峰）面积的和与未经降解处理的阿司匹林主峰面积相当（保持物料平衡），以评价方法检出未知杂质的能力。为保持物料平衡，一般控制降解率为主成分的 5%~10%，以防因过度降解出现难以检测的降解碎片，导致物料不平衡。

2. **定量限** 水杨酸与有关物质（未知杂质）的限度均为 0.1%，相应浓度为 10μg/ml。通过制备低于该限度（10μg/ml）的不同浓度的水杨酸与阿司匹林溶液，进样分析，以信噪比（S/N）为 10 时的相应浓度作为定量限（本书第六章图 6-2），当进样 10μl 时，水杨酸的 LLOQ 约为 1μg/ml。但该 LLOQ 须使用水杨酸含量相近（约为 0.01%）的样品测定其准确度与精密度，应符合要求。其中，回收率应在 85%~110% 之间，RSD 应不大于 4%。

3. **线性与范围** 如以定量限浓度的 10 倍，即 10μg/ml 作为水杨酸对照品溶液，则以水杨酸限度为 0.1% 计算，应制成 10mg/ml 的阿司匹林供试品溶液。分别进样分析，阿司匹林色谱峰应未出现严重超载现象；按水杨酸峰计算，理论板数、分离度及拖尾因子均应符合规定的要求，则水杨酸对照溶液浓度设计合理。据此，拟定水杨酸对照溶液浓度的范围为 8~12μg/ml，并可适当拓宽，如制成 4、8、10、12、16、20μg/ml 系列水杨酸标准溶液，确定峰面积与浓度的线性模型，应符合要求。

4. **准确度与精密度** 取阿司匹林对照品 9 份，每份 0.1g，分置 10ml 量瓶中，分别精密加入 0.1mg/ml 的水杨酸对照品溶液 0.8、1.0 和 1.2ml（相当于水杨酸限度的 80%、100% 和 120%）各 3 份，用规定溶剂溶解并稀释至刻度，照拟定方法测定。根据水杨酸峰面积，按外标法，计算水杨酸含量，扣除本底值（当本底值高于 LOQ 时），根据加入量计算回收率（即为准确度）、相对标准偏差（*RSD*，即为重复性）。另由不同人员于不同时间使用不同仪器同法测定，测得 *RSD* 即为中间精密度。准确度的可接受范围为 90%~108%，*RSD* 应不大于 3%（含量在 0.1% 水平）。

5. **耐用性**　取含水杨酸的阿司匹林溶液，以及阿司匹林合成粗品与降解产物溶液，于不同的色谱条件下进样分析，确定各色谱条件的允许变动范围。可改变的色谱条件及其最大变动范围如下：

（1）色谱柱：不同品牌或不同批号的 ODS 色谱柱，柱温为 10~30℃。

（2）流动相：流动相中乙腈、四氢呋喃、冰醋酸和水的比例分别为 14%~26%、3.5%~6.5%、3.5%~6.5% 和 60%~80%；流动相的流速为每分钟 0.8~1.2ml。

（3）稳定性：取各溶液，分别于不同时间（如 8 小时或 24 小时）内分时进样，测量各色谱峰面积，计算各杂质色谱峰于不同时间记录的色谱中面积的 *RSD*（精密度）以及与初始时（0 时）峰面积的偏差（准确度），应符合要求。

在上述各条件下阿司匹林与水杨酸及其他工艺杂质或降解产物之间的分离度应符合要求；同时，同一溶液中的水杨酸在不同条件下的测定值的准确度和精密度应符合要求。如有哪项条件的变动对结果有显著影响，则应在标准中规定该条件的允许变动范围。

（三）阿司匹林片溶出量的测定

阿司匹林片（规格：0.5g）的溶出度检查，采用 HPLC 测定溶出量，色谱条件同含量测定项下。检查要求如下：

取阿司匹林片，照溶出度与释放度测定法（通则 0931 第一法），以盐酸溶液（稀盐酸 24ml 加水至 1000ml，即得）1000ml 为溶出介质，转速为每分钟 100 转，依法操作，经 30 分钟时，取溶液 10ml 滤过，取续滤液作为供试品溶液；另取阿司匹林对照品，精密称定，加 1% 冰醋酸的甲醇溶液溶解并稀释制成每 1ml 中含 0.4mg 的溶液，作为阿司匹林对照品溶液；取水杨酸对照品，精密称定，加 1% 冰醋酸的甲醇溶液溶解并稀释制成每 1ml 中含 0.05mg 的溶液，作为水杨酸对照品溶液。照含量测定项下色谱条件，精密量取供试品溶液、阿司匹林对照品溶液与水杨酸对照品溶液各 10μl，分别注入液相色谱仪，记录色谱图。按外标法以峰面积分别计算每片中阿司匹林与水杨酸含量，将水杨酸含量乘以 1.304 后，与阿司匹林含量相加即得每片溶出量。限度为标示量的 80%，应符合规定。

故溶出度检查的溶出量测定法验证基本同含量测定方法验证，在含量测定方法验证的基础上，补充验证的内容如下：

1. **专属性**　取溶出介质及空白片剂的溶出液进样，记录色谱图，溶剂峰或辅料峰对阿司匹林和水杨酸峰应均无干扰。

2. **线性与范围**　根据片剂的规格（50mg、0.3g 和 0.5g）与溶出介质用量（500ml、1000ml 和 1000ml），溶出液中阿司匹林的最高浓度在 0.1~0.5mg/ml 范围，溶出量限度为 80%。所以，溶出量范围应为 0.06mg/ml（下限 –20%）~0.6mg/ml（上限 +20%）。要求在范围内峰面积与浓度呈线性关系。根据溶出度测定过程中，阿司匹林的平均降解率规定相应的范围，并在该范围内验证水杨酸测定法的线性。

3. **准确度与精密度**　取阿司匹林对照品及片剂辅料适量，用溶出介质制成拟定范围低、中、高 3 种浓度（如阿司匹林浓度分别为 0.06、0.3 和 0.6mg/ml）溶液各 3 份，照上述规定的 HPLC 外标法测定，进行回收率、重复性和中间精密度验证，要求同含量测定。

4. **耐用性**　取阿司匹林对照溶液和片剂溶出液，分别于不同时间测定，溶液应在分析预期完成时间内稳定，否则应规定完成测定的时间。

（四）阿司匹林含量测定

阿司匹林含量测定采用酸碱滴定法。方法的建立与验证内容如下：

1. **滴定曲线与终点指示**　取阿司匹林对照品，照拟定方法滴定。使用电位滴定法记录滴定

笔记

曲线,并同时记录滴定溶液颜色的变化。根据滴定突跃及其范围、相应指示剂的颜色变化区间,确定终点指示方法。

2. **线性与范围**　含量测定的范围应为80%~120%,线性关系考察应包括规定的范围区间,如 50%~150%。可精密称取阿司匹林对照品,如 0.2、0.3、0.4、0.5 和 0.6g(分别相当于规定称样量的 50%、75%、100%、125% 和 150%),照拟定方法测定。考察滴定液消耗体积与称样量的线性关系。

3. **准确度与精密度**　根据含量测定要求的范围,取规定称样量的 80%、100% 和 120%,即分别为 0.32、0.40 和 0.48g 的阿司匹林对照品,各 3 份,精密称定,照拟定方法测定。根据由滴定反应、氢氧化钠滴定液浓度(0.1mol/L)及阿司匹林分子量确定的滴定度(18.02mg/ml)和滴定液浓度校正因子,计算各份样品的滴定结果、9 份的平均含量及相对标准偏差(RSD)。其中,平均含量与对照品标示含量的比值即为准确度(回收率),RSD 即为重复性。要求回收率在 98%~101% 之间,RSD 不大于 1%。可由不同人员于不同时间使用不同电位滴定仪或自动滴定仪同法操作,验证中间精密度,要求同重复性。

4. **耐用性**　取阿司匹林对照品,照拟定方法测定。通过改变溶剂(中性乙醇)、指示剂用量和样品溶解后放置不同时间测定,确定方法的耐用性。

(五) 阿司匹林片含量测定

阿司匹林片含量测定方法如下:

色谱条件与系统适用性试验:用十八烷基硅烷键合硅胶为填充剂,以乙腈 - 四氢呋喃 - 冰醋酸 - 水(20∶5∶5∶70)为流动相;检测波长为276nm。理论板数按阿司匹林峰计算不低于3000,阿司匹林峰与水杨酸峰的分离度应符合要求。

测定法:取阿司匹林片 20 片,精密称定,充分研细,精密称取适量(约相当于阿司匹林10mg),置 100ml 量瓶中,加 1% 冰醋酸的甲醇溶液强烈振摇使阿司匹林溶解,并用 1% 冰醋酸的甲醇溶液稀释至刻度,摇匀,滤膜滤过,取续滤液作为供试品溶液,精密量取 10μl,注入液相色谱仪,记录色谱图;另取阿司匹林对照品,精密称定,加 1% 冰醋酸的甲醇溶液振摇使溶解并定量稀释制成每 1ml 中约含 0.1mg 的溶液,同法测定。按外标法以峰面积计算,即得。

验证内容与方法基本同 "(二)阿司匹林特殊检查" 项下。

1. **专属性**　取阿司匹林片粉适量(约相当于阿司匹林 10mg)数份,同 "(二)阿司匹林特殊杂质检查" 项下方法制备强制降解产物溶液(约含阿司匹林 0.1mg/ml),在拟定的色谱条件下分别进样分析,阿司匹林峰与各主要降解产物峰(包括水杨酸峰)应基线分离;另取处方量的混合辅料,同法测定,各辅料及其降解产物峰与阿司匹林峰应基线分离。如有必要,可使用光二极管阵列检测器(DAD)或质谱(MS)检测,进行阿司匹林峰纯度的检查。

2. **线性与范围**　以阿司匹林溶液的最大吸收波长(276nm)作为检测波长,以阿司匹林峰具有良好的色谱行为(分离度、理论板数、拖尾因子等)和足够的灵敏度和精密度确定供试品溶液浓度为 0.1mg/ml(进样 10μl)。以此确定范围应为 0.08~0.12mg/ml(相当于 80%~120%),并适当拓宽,由不少于 5 个浓度点的系列标准溶液,测定线性关系,确定线性模式。例如,可制备 0.05、0.075、0.1、0.125 和 0.15mg/ml 的系列阿司匹林标准溶液,分别进样测定,以阿司匹林峰面积为纵坐标(y)、浓度(mg/ml)为横坐标(x),用最小二乘法进行线性回归分析,求得回归方程 $y=a+bx$。其中,当 $x=0.1$mg/ml(相当于 100%)时,$a \leq 0.1b/100$,$r \geq 0.999$ 为宜。

3. **准确度与精密度**　取阿司匹林对照品 8、10 和 12mg(分别相当于含量测定的 80%、100% 和 120%)各 3 份,精密称定,分置 100ml 量瓶中,各加入处方量的混合辅料,照拟定方法测定。计算各样品的含量,根据加入量计算回收率(准确度)和重复性(精密度)。另由不同人员于不同时间用不同仪器同法测定,计算中间精密度。要求回收率在 98%~101% 之间,RSD 不大于 1%。

4. **耐用性**　取 "专属性" 项下降解产物溶液,照 "(二)阿司匹林特殊检查" 项下耐用性试验

笔记

方法操作,阿司匹林主峰与各主要降解产物峰(包括水杨酸峰)应基线分离;另取阿司匹林片,在不同色谱条件下测定,阿司匹林含量测定结果应一致(准确度与精密度应符合要求)。取同一供试品溶液,在不同时间(如1、2、4、8小时)测定,考察制备溶液的稳定性。由于阿司匹林易水解,供试品溶液长时间放置不稳定,故而规定"临用新制"。

第三节 分析样品的制备

在样品分析之前,采用不同的方法对分析样品进行前处理的过程称为分析样品的制备,对分析样品进行制备的目的是使其能够满足所选用分析方法的要求。

一、分析目的与样品制备

分析样品是否需进行分析前的样品制备以及如何制备,主要依据应用的分析方法对被分析物的特性要求。而分析方法的应用在一定程度上取决于分析的目的,所以分析目的在一定程度上决定了分析样品的制备方法。分析目的一般包括鉴别试验、杂质与组分或元素的检查、主成分的定量测定,以及药物稳定性试验方法的建立。

(一) 鉴别试验

鉴别试验为"是与非"的定性分析,系对化学原料药或药物制剂主成分与其标签名称一致性的确认过程。鉴别试验对样品的总体要求是"干净",所以样品制备的重点是干扰的排除。鉴别试验一般应用化学反应、光谱分析法或色谱分析法,各方法对样品的要求有所不同。

1. 化学反应法　化学分析法通常利用药物结构中的游离的特征基团以及潜在的特征基团(或元素)的特性反应,如显色、产生气体或沉淀等。

(1) 具有特征基团:如含有游离芳伯胺基的盐酸普鲁卡因可直接溶于稀盐酸(必要时缓缓煮沸使溶解)后采用重氮化-偶合显色法鉴别芳香第一胺(ChP2015 通则0301);也可直接溶于水后在稀硝酸酸性下滴加硝酸银试液生成白色凝乳状的氯化银沉淀法鉴别氯化物(ChP2015 通则0301)。

(2) 具有潜在特征基团或元素:如含有乙酰化酚羟基的阿司匹林的鉴别,可加水煮沸水解后,与三氯化铁试液显紫堇色;再如含有乙酰化芳伯胺基的对乙酰氨基酚可采用水解后的重氮化-偶合法鉴别;此外,含卤素药物的有机卤化物鉴别,如地塞米松磷酸钠应显有机氟化物的鉴别反应(ChP2015 通则0301):经氧瓶燃烧法有机破坏后采用茜素氟蓝比色法鉴别。

2. 光谱分析法　常用于鉴别的光谱分析法为紫外-可见分光光度法与红外分光光度法。采用光谱分析法进行鉴别时,通常无须对分析样品进行制备,但对多晶型药物或制剂中药物采用红外分光光度法鉴别时,需进行样品制备,以消除影响。

(1) 紫外-可见分光光度法:如ChP2015收载的双氯芬酸钠及其肠溶片的鉴别均采用紫外-可见分光光度法:取本品或细粉(片剂),加水溶解并稀释制成每1ml中含20μg的溶液,滤过(片剂),照紫外-可见分光光度法(通则0401)测定,在276nm的波长处有最大吸收。

(2) 红外分光光度法:如布洛芬及其片剂的鉴别(ChP2015):原料药直接制备红外光吸收图谱,并与对照的图谱(光谱集943图)比较,应一致。片剂鉴别方法如下:取本品5片,研细,加丙酮20ml使布洛芬溶解,滤过,取滤液挥干,真空干燥后测定。本品的红外光吸收图谱应与对照的图谱(光谱集943图)一致。

3. 色谱分析法　用于鉴别的色谱法主要是薄层色谱法和高效液相色谱法,在分析之前均无须进行样品的制备。如硫酸庆大霉素的鉴别(ChP2015)如下:

(1) 薄层色谱法:取本品与庆大霉素标准品,分别加水制成每1ml中含2.5mg的溶液,照薄层色谱法(通则0502)试验,依法展开、显色,供试品溶液所显主斑点数、位置和颜色应与标准品溶液主斑点数、位置和颜色相同。

（2）高效液相色谱法：在庆大霉素 C 组分测定项下记录的色谱图中，供试品溶液各主峰保留时间应与标准品溶液各主峰保留时间一致。

（二）检查

检查通常为限度试验或定量分析。相对于主药，被检查的组分通常为微量或痕量组分，所以在检查过程中应避免被检查组分量的改变。对于不同的检查目标，样品制备方法不同。

1. 杂质的检查　供杂质检查的样品一般尽量保持原始状态，通常不对样品进行过多的处理操作，以避免杂质种类或量的增加。如 HPLC 法检查原料药的有关物质，一般采用流动相（梯度洗脱模式时为其初始比例）直接溶解法制备样品，以避免溶剂系统的干扰。但对于单一或有限数量的特定杂质检，亦可采用适当的方法，如柱前化学衍生化法处理样品，以提高对该特定杂质的方法灵敏度。

2. 特征元素的检查　当检查的目标物在样品处理过程中不会发生量的显著改变时，可以采用化学分解或有机破坏的方法制备样品。如有机药物分子结构中卤族元素的定量检查，可采用碱破坏（高温炽灼）法或氧瓶燃烧法（ChP2015 通则 0703）制备样品。但当采用高温炽灼法制备样品时，则应注意样品制备过程的定量完成。

（三）定量测定

主药的含量或制剂溶出量的测定为常量定量分析，样品的制备通常与分析目标及选用的分析方法的特性相关。

1. 原料药的含量测定　对于原料药的定量分析，主要选用容量分析法，如酸碱滴定法（包括非水溶液滴定法）、氧化还原滴定法、配位滴定法等，一般采用直接溶解法制备样品。少数含量测定的目标物为药物分子结构中的特征元素，如卤素含量的测定则更多采用有机破坏法制备样品，但要求选用的方法具有良好的回收和可重复性，如氧瓶燃烧法。

2. 药物制剂的含量测定　通常选用高效液相色谱法，样品制备方法亦大多选用溶剂直接溶解法。少数选用气相色谱法测定的药物，可能需要对药物结构进行修饰，即采用化学衍生化法制备样品。

3. 药物制剂的溶出量测定　通常选用紫外分光光度法，吸取溶出液适量，立即用适当的微孔滤膜（$\phi2.5\text{cm}$ 孔径 $0.8\mu\text{m}$ 的过滤器）滤过，自取样至滤过应在 30 秒内完成，取续滤液，直接或经稀释后测定。少数无紫外吸收的药物，可考虑进行紫外衍生化处理后测定。

（四）稳定性试验

药品稳定性试验的目的在于探索药物的内在稳定性及其影响因素，重点在于药物的降解产物及其降解途径的监测与分析，要求分析方法能够分离、检测所有可能的降解产物。所以，在分析方法的建立与评价过程中，常采用强制降解的方法（包括：热分解、酸分解、碱分解、氧化分解及光分解法）制备样品，并要求对强制降解样品的分析结果能够满足物料平衡的原则，即降解前后的色谱峰面积归一化总和不变。为保持物料平衡，一般控制药物的降解率为 5%~10%，以防因过度降解出现难以检测的降解碎片，导致物料不平衡。

1. 热分解法　取试验样品适量（相当于拟定的有关物质检查时供试品的取量，下同），置平皿或坩埚中，于高温（如 120℃）放置数小时后，用溶剂［如流动相（梯度洗脱模式时为其初始比例）或一定浓度的甲醇或其他适当溶剂，下同］溶解并稀释制成规定的浓度，微孔滤膜滤过后进样分析，要求色谱图显示明显的降解产物峰，但各色谱峰面积的总和与未降解样品相同浓度溶液获得的峰面积总和相当。若主峰面积未见显著变化，同时未见明显的降解产物峰，可延长加热时间或提高降解温度，但降解温度一般以不高于药品的熔点为宜，否则尤其对于熔融同时分解的药物可能导致物料不平衡；若主峰面积与总峰面积均显著减小，则应降低降解温度后再试验。若不能达到降解前后的物料平衡（如总面积差大于 10%），则应考虑调整或修改色谱条件,甚至增加不同原理的色谱方法。例如,采用反相 HPLC 检查有关物质时,可考虑提高流动相的洗脱能力,或更换检测波长(如 210nm),或增加正相 HPLC 或 TLC 作为检查方法的补充。

2. 酸分解法　取试验样品适量,置适当容器(如量瓶,下同)中,加入适量酸溶液(如 0.01~1mol/L 盐酸溶液),于室温放置数小时后,经碱中和后用相同溶剂溶解并稀释制成规定的浓度,同"1. 热分解法"项下方法试验。若未见显著降解,可延长降解时间至数日,若仍难以降解,可考虑加热,但温度一般不超过 60℃;若出现过度降解,可降低降解条件。

3. 碱分解法　取试验样品适量,置适当容器中,加入适量碱溶液(如 0.01~1mol/L 氢氧化钠溶液),于室温放置数小时后,经酸中和后用相同溶剂溶解并稀释制成规定的浓度,试验方法与要求同"2. 酸分解法"项下。

4. 氧化分解法　取试验样品适量,置适当容器中,加入适量氧化剂(如 3%~30% 过氧化氢溶液),于室温放置数小时后,用相同溶剂溶解并稀释制成规定的浓度,试验方法与要求同"2. 酸分解法"项下。

5. 光分解法　取试验样品适量,置平皿中,于日光下放置数日后,用相同溶剂溶解并稀释制成规定的浓度,同"1. 热分解法"项下方法试验。若难以获得降解产物,可考虑取试验样品,以水、甲醇或其他适当溶剂,如试验药物为盐酸盐可使用 0.1mol/L 盐酸溶液为溶媒,制成规定浓度的溶液后,再进行光分解试验。

二、样品基质与样品制备

分析样品的制备主要由分析目的与选用的分析方法以及被分析药物的结构与性质所决定,但被分析药物所处的环境同样影响着分析样品制备方法的采用。在此,主要探讨制剂的辅料及生物基质对样品制备方法的影响。

(一) 化学原料药

由于化学原料药中无基质干扰,在常规分析中大多直接将样品溶解于适当溶剂中,或稀释至适当的浓度即可。除对特征基团或元素(如有机结合的卤素)分析外,一般无须对样品采取过多的处理步骤。

(二) 药物制剂

1. 化学药物制剂　由于化学药物制剂中存在的附加剂常干扰主药的分析,样品制备方法的选用着重考虑的是处方组成中干扰组分的排除。通常,固体制剂(如片剂)制成溶液后需滤过,以除去不溶性的附加剂;半固体与液体制剂常需采用提取分离法处理样品,如软膏剂、口服溶液、注射剂等常采用溶剂提取或固相萃取等方法处理供试品溶液,以除去软膏基质、高浓度糖类或其他干扰分析方法的附加成分。相关内容将在本教材"第十八章　药物制剂分析概论"中介绍。

2. 中药制剂　中药材及其制剂中的指标成分含量常常为微量,常需采用提取与分离浓缩的方法处理。相关内容将在本教材"第十九章　中药及其制剂分析概论"中介绍。

3. 生物制品　生物制品的分析方法与化药或中药之间存在显著差异,样品制备方法亦不尽相同。其相关内容将在本教材"第二十章　生物制品分析"中介绍。

(三) 生物样品

生物样品(通常亦称为体内样品)中的药物浓度常在 μg/ml(g)~ng/ml(g) 或更低的痕量水平,属于痕量分析,同时由于生物基质的干扰,除分析方法通常采用高专属、高灵敏、高通量的分析方法外,测定有机药物时,生物样品常采用蛋白沉淀、溶剂或固相萃取、化学衍生化等方法制备样品;测定微量元素时,生物样品常采用有机破坏,如酸消解法制备。相关内容将在本教材"第五章　体内药物分析"中介绍。

笔记

三、样品制备的常用方法

样品制备的常用方法包括溶解或提取分离、萃取与浓缩、化学分解、化学衍生化及有机破坏等方法,方法与适用范围如下:

（一）直接溶解法

直接溶解法系指将试验样品直接溶解于适当溶剂或分散于适当稀释剂中,制成溶液或分散系供分析用。直接溶解法适用于具有特征基团的化学原料药或其简单制剂的鉴别、检查与含量测定。其中,简单制剂系指有效成分单一、辅料组成简单的制剂,如单方常规片剂、注射剂等。

1. **溶剂溶解法**　将试验样品直接溶解于适当的溶剂中,常用的溶剂有水、不同浓度的甲醇或乙醇、冰醋酸或醋酐、N,N-二甲基甲酰胺,以及 0.01~0.1mol/L 盐酸溶液或氢氧化钠溶液等。本法主要适用于化学法鉴别、检查或测定含量;紫外-可见分光光度法鉴别或测定含量;高效液相色谱法检查有关物质或测定含量;气相色谱法测定残留溶剂或含量等。

示例 4-8　萘普生的含量测定(ChP2015)方法如下:取本品约 0.5g,精密称定,加甲醇 45ml 溶解后,再加水 15ml 与酚酞指示液 3 滴,用氢氧化钠滴定液(0.1mol/L)滴定,并将滴定的结果用空白试验校正。

2. **固体分散法**　系将固体试样分散于固体或液体稀释剂中。如红外分光光度法通常采用压片法、糊法、膜法、溶液法和气体吸收法,其中最常用的是溴化钾压片法,系将固体药物分散于溴化钾中并压制成薄片后绘制红外光谱,或测定特征谱带。

（二）提取分离法

提取分离法系指用适当的与水混溶的极性有机溶剂将被测物质与试验样品基质分离的过程。本法主要应用于基质复杂的分析样品的制备,如糖浆剂、软膏剂、栓剂等辅料干扰严重的化学药物制剂或中药材及其简单制剂分析时的样品制备。常用的提取分离方法有:溶剂提取法、超声处理法、加热回流法、索氏提取或水蒸气蒸馏法、冷浸或渗漉法等;常用的提取溶剂有甲醇、乙醇、丙酮等。其中,最常用的方式是以不同含水量的甲醇或乙醇为溶剂回流提取法。另外,超声处理法亦较为常用,其应用近年来逐年增加。若被测物质含量较低,则需进一步采用液相或固相萃取法进行萃取浓集。

示例 4-9　萘普生栓剂含量测定(ChP2015)时供试品溶液的制备方法如下:

取供试品 10 粒,精密称定,在水浴上融化,在不断搅拌下放冷,精密称取适量(约相当于萘普生 0.2g),置 100ml 量瓶中,加甲醇 70ml,置 50~60℃水浴上振摇使萘普生溶解,保持 10 分钟后取出,放冷,用甲醇稀释至刻度,摇匀;再放入冰箱中冷冻 1 小时(-18℃)后立即滤过,精密量取放冷的续滤液 2ml,置 200ml 量瓶中,用流动相稀释至刻度,摇匀,即得供试品溶液。

示例 4-10　一枝黄花 HPLC 测定(芦丁)含量(ChP2015)时供试品溶液的制备方法如下:

取本品粉末(过三号筛)约 2g,精密称定,置具塞锥形瓶中,精密加入 70% 乙醇 50ml,称定重量,加热回流 40 分钟,放冷,再称定重量,用70%乙醇补足减失的重量,摇匀,滤过,取续滤液,即得。

（三）萃取浓集法

萃取浓集法系指用适当的有机溶剂选择性地将被测物质与样品基质分离,进行样品的纯化与浓集的过程。本法主要适用于复杂基质中的微量或痕量物质分析时的样品制备,如中药复方制剂或生物样品分析时的样品制备。萃取浓集法主要包括液相萃取法(亦称溶剂萃取法)与固相萃取法。

1. **溶剂萃取法**　系指使用与水不相混溶的有机溶剂,在适当的溶液条件下从试验样品或提取液中选择性分离被测物质的过程。由于使用与水不相溶的有机溶剂,萃取物中去除了大量的水性基质,进而纯化了样品;同时萃取溶剂挥干后,可进一步浓集试样中的被测物质。常用的萃取溶剂有乙醚或石油醚、三氯甲烷或二氯甲烷、乙酸乙酯、正丁醇等。

示例 4-11   中药成方制剂乙肝宁颗粒(黄芪等十三味中药)中黄芪甲苷的 TLC 鉴别(ChP2015),供试品溶液的制备方法如下:

取本品 17g,研细,加甲醇 50ml,加热回流 1 小时,放冷,滤过,滤液蒸干,残渣加水 30ml 使溶解,用水饱和的正丁醇提取 2 次,每次 30ml,合并正丁醇液,用 1% 氢氧化钠溶液洗涤 2 次,每次 20ml,再用正丁醇饱和的水洗至中性,正丁醇液蒸干,残渣加甲醇 1ml 使溶解,作为供试品溶液。

2. 固相萃取法   系指使用固相吸附剂,以柱色谱的形式,从试验样品或提取液中选择性分离被测物质的过程。常用的固相吸附剂有:硅藻土、活性炭、氧化铝、硅胶、化学键合硅胶、聚酰胺、离子交换树脂、葡聚糖凝胶等。

示例 4-12   中药三白草中三白草酮 TLC 鉴别(ChP2015),供试品溶液的制备方法如下:

取本品粉末 2g,加甲醇 30ml,超声处理 20 分钟,滤过,滤液浓缩至 2ml,加于活性炭 - 氧化铝柱(活性炭 0.2g,中性氧化铝 100~200 目,4g,内径为 10mm,干法装柱)上,用甲醇 60ml 洗脱,收集洗脱液,蒸干,残渣加乙酸乙酯 1ml 使溶解,作为供试品溶液。

(四) 化学分解法

化学分解法系将药物的有机结构经适当的化学反应,发生部分降解生成具有特征反应的官能团或特征元素离子的过程。本法适用于分子结构无特征反应,但具有潜在特征基团或含金属及卤素等药物分析的样品制备。由于这些药物结构中具有的潜在官能团或特征元素原子与碳原子结合不牢固,可用简单的水解或还原等化学法使之分解,产生特征官能团或转化为特征元素的无机离子。根据化学反应原理的不同,化学分解法主要分为水解法与锌粉还原法。

1. 水解法   水解法是在适当的酸碱性溶液中,经加热回流使有机结构分解,生成具有特征反应的游离官能团或特征元素离子的方法。主要适用于含潜在特征官能团药物鉴别试验和结合不牢固的含金属或含卤素等有机药物定性与定量分析的样品制备。

(1)酸水解法:酸水解法是指在酸性条件下将药物水解的方法,将药物与适当的无机酸(如盐酸)溶液共热或回流,使药物结构中的卤素原子水解,或将不溶性金属盐类水解转换为可溶性盐。本法常用于卤素原子与脂肪族碳原子以共价结合(结合不牢固)的含卤素有机药物及水难溶性含金属有机药物的鉴别与含量测定的样品制备。

示例 4-13   丙酸氯倍他索鉴别(ChP2015)方法如下:取本品少许,加乙醇 1ml,混合,置水浴上加热 2 分钟,加硝酸(1→2)2ml,摇匀,加硝酸银试液数滴,即生成白色沉淀。

示例 4-14   十一烯酸锌的含量测定(ChP2015)方法如下:本品在水或乙醇中几乎不溶,取本品与稀盐酸共沸,水解生成的十一烯酸沉淀,滤除;定量收集的滤液中的氯化锌,再用乙二胺四醋酸二钠滴定液直接滴定锌离子,即得。

(2)碱水解法:碱水解法是指在碱性条件下将药物水解的方法,系将药物溶解于适当的溶剂中,加碳酸钠或氢氧化钠溶液并加热回流使其水解的过程。本法适用于含酯或酰胺结构,或结合不牢固的含卤素有机药物定性、定量分析的样品制备。

示例 4-15   阿司匹林的鉴别(ChP2015)方法如下:取本品约 0.5g,加碳酸钠试液 10ml,煮沸 2 分钟后,放冷,加过量的稀硫酸,即析出白色沉淀,并发生醋酸的臭气。

示例 4-16   碘苯酯中直链碘检查(ChP2015)方法如下:取本品 0.50g,溶于 1mol/L 乙醇制氢氧化钾溶液 10ml,水浴回流使有机结合的碘水解转化为碘化钾,经硫酸溶液酸化后,加高锰酸钾溶液(1→10 000)1~2 滴与淀粉指示液 1ml,如显蓝色,用硝酸银滴定液(0.1mol/L)滴定至蓝色消褪,消耗硝酸银滴定液(0.1mol/L)不得过 0.20ml。

示例 4-17   三氯叔丁醇的含量测定(ChP2015)方法如下:取本品溶于乙醇后,加氢氧化钠溶液并加热回流,使有机结合的氯水解转化为氯化钠,后者与过量的硝酸银生成氯化银沉淀,剩

笔记

余量的硝酸银用硫氰酸铵滴定液滴定。

$$CCl_3-C(CH_3)_2-OH+4NaOH \longrightarrow (CH_3)_2CO+3NaCl+HCOONa+2H_2O$$

$$NaCl+AgNO_3 \longrightarrow AgCl\downarrow+NaNO_3$$

$$AgNO_3+NH_4SCN \longrightarrow AgSCN\downarrow+NH_4NO_3$$

2. 锌粉还原法　含特征元素取代的有机药物,当特征元素原子与碳原子结合较牢固时,如系杂原子或直接与芳环连接,采用水解法难以使共价结合键断裂,但可在酸或碱性溶液中加强还原剂锌粉,在室温下或加热回流使共价结合的 C-X 键断裂而转化为无机离子。

示例 4-18　噻苯唑的鉴别(ChP2015):结构中具有含硫噻唑杂环,将硫元素还原为硫化氢后鉴别,方法如下:取本品约 10mg,加锌粉 0.1g 与稀盐酸 1ml,放出的气体能使湿润醋酸铅试纸显黑色。

示例 4-19　碘他拉酸的含量测定(ChP2015)方法如下:取本品,加氢氧化钠试液与锌粉适量,加热回流水解,与苯环相连的碘转化为碘化钠,在冰醋酸中用硝酸银滴定液滴定。反应式如下:

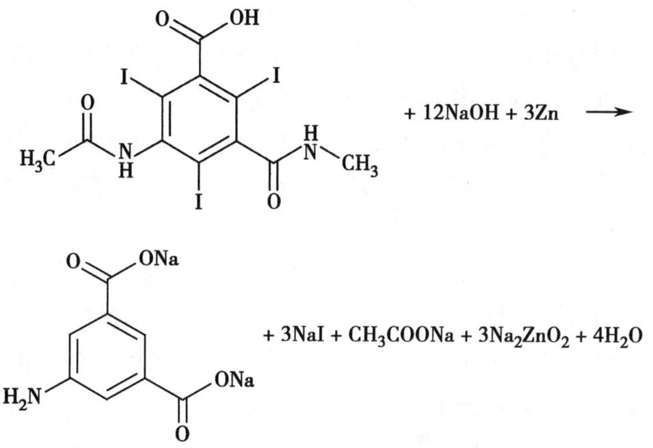

$$NaI+AgNO_3 \longrightarrow AgI\downarrow+NaNO_3$$

碘佛醇、碘海醇、碘番酸、胆影酸、胆影葡胺注射液、泛影酸、泛影酸钠及泛影葡胺注射液等,均采用同法处理。

(五) 化学衍生化法

化学衍生化法系通过适当的化学反应,在药物分子中引入具有特征属性官能团的结构改造过程。本法适用于无可检测基团(包括游离的或潜在的具有特征属性的基团)或特征元素的药物分析时的样品制备。根据衍生产物具有的可检测属性的不同,化学衍生化法主要分为适用于高效液相色谱法的紫外衍生化、荧光衍生化、非对映衍生化(或手性衍生化)与适用于气相色谱法的硅烷化、酰化及烷基化等反应。化学衍生化法反应将改变试验样品的基质组成,故一般用于单一组分定量分析法的样品制备。本法在常规药物分析中较少应用,更多应用于生物样品分析,其相关内容详见本教材"第五章　体内药物分析"的"第二节　体内样品处理"。

示例 4-20　氨己烯酸中 4- 氨基丁酸(杂质 D)的检查法:EP8.0 以 9- 芴甲基氯甲酸酯[芴甲氧羰酰氯(Fmoc-Cl)]为衍生化试剂,采用柱前衍生化 HPLC 法,在 263nm 波长处检测,杂质 D 的限度为 0.2%。

示例 4-21　硫酸庆大霉素的组分含量测定法:USP37-NF32 以邻苯二醛(OPA)为衍生化试剂,采用柱前衍生化 HPLC 法,在 330nm 波长处测定,要求庆大霉素含 C_1 为 25%~50%,C_{1a} 为 10%~35%,C_{2a} 与 C_2 总量为 25%~55%。

(六) 有机破坏法

有机破坏法系将药物的有机结构经高温氧化分解为二氧化碳与水,而有机结合的特征元素原子转化为可溶性无机物的过程。本法适用于含金属药物及含结合牢固的卤素、氮、硫、磷等元素的有机药物的分析。由于这些药物结构中的金属元素或特征元素原子与碳原子结合牢固,用水解或锌粉还原等化学分解的方法难以定量转变为无机形式,必须采用有机破坏的方法将药物分子中有机结构部分完全破坏,使有机结合形式的金属元素或特征元素原子转变为可测定的无机离子(或氧化物、无机酸等)后方可采用适当的方法分析。根据分解剂的不同,有机破坏法包括酸破坏法、碱破坏法与氧瓶燃烧法,下面分别讨论之。

1. **酸破坏法**　酸破坏法是以强酸作为分解剂(亦称消解剂或消化剂)的有机破坏法。因为本法通常在液态下完成,故亦称为湿法破坏。本法适用于可生成阳离子的元素的分解破坏,常用于原料药中金属性无机杂质检查、含氮有机药物以及生物制品与生物样品中金属元素定量分析的样品制备。本法主要使用硫酸作为分解剂,在高温下分解有机结构,使与之结合的被测元素转化为无机状态。例如,ChP2015 收载的"炽灼残渣检查法"(通则 0841)与"重金属检查法"(通则 0821 第二法);在更多情况下,是在硫酸分解剂的基础上,加入氧化剂(如硝酸、高氯酸、过氧化氢等)作为辅助分解剂,常见的分解剂组合形式有硫酸-硫酸盐、硫酸-高氯酸、硫酸-硝酸、硝酸-高锰酸钾等。例如,ChP2015 收载的生物制品含量测定法中的"磷测定法"(通则 3103)应用钼蓝比色法测定有机磷类药物的含量,其分析样品采用硫酸-高氯酸消解法制备;"硫柳汞测定法"(通则 3115)以硫酸-硝酸为分解剂将汞有机化合物分解转化为无机汞离子;"氯化钠测定法"(通则 3107)则以硝酸或硝酸-高锰酸钾分解蛋白质样品后用基于硫氰酸铵为滴定剂的剩余银量法测定氯离子(Cl⁻)。以下系统介绍以硫酸-硫酸盐为分解剂的含氮有机药物定量分析方法——凯氏定氮法。

凯氏定氮法(Kjeldahl nitrogen determination),ChP2015 以"氮测定法"收载于第四部的通则(0704)。本法系将含氮有机药物与硫酸共热,药物分子中有机结构被氧化分解(亦称消解或消化)成二氧化碳和水,有机结合的氮则转变为无机铵,并与过量的硫酸结合为硫酸氢铵,经氢氧化钠分解释放出氨,后者借水蒸气被蒸馏出,用硼酸溶液或定量的酸滴定液吸收后,再用酸或碱滴定液滴定。本法分为第一法(常量法)、第二法(半微量法)和第三法(定氮仪法)。其中,定氮仪法使用半自动或全自动定氮仪,适用于常量及半微量法测定含氮化合物中氮的含量。基本方法如下:

(1) 仪器装置:凯氏烧瓶为 30~50ml(半微量法)或 500ml(常量法)硅玻璃或硼玻璃制成的硬质茄形烧瓶;蒸馏装置(半微量法)由 1000ml 的圆底烧瓶(A)、安全瓶(B)、连有氮气球的蒸馏器(C)、漏斗(D)、直形冷凝管(E)、100ml 锥形瓶(F)和橡皮管夹(G、H)组成,如图 4-6 所示。

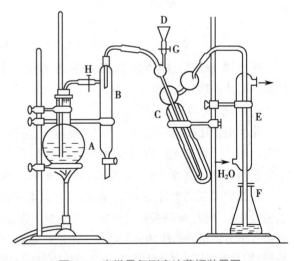

图 4-6　半微量氮测定法蒸馏装置图

(2) 消解剂:为使有机药物中的氮定量转化,必须使有机结构分解完全,但消解液长时间受热可导致铵盐分解。因此,常在硫酸中加入硫酸钾(或无水硫酸钠)提高硫酸沸点,以提高消解温度;同时加入催化剂加快消解速度,以缩短消解时间。常用的催化剂是价廉、低毒、无挥发性的硫酸铜。

对某些难以分解的药物(如含氮杂环结构药物),在消解过程中常需加入氧化剂作为辅助消解剂,以使分解完全并缩短消解时间。常用的辅助消解剂有 30% 过氧化氢和高氯酸。其中,高氯酸为强氧化剂,用量不宜过大,若使用量过大,可能生成高氯酸铵而分解或将氮元素氧化生成氮气（N₂）而损失，而且高氯酸在高温加热时易发生爆炸。值得注意的是，辅助消解剂的使用应慎重，且不能在高温时加入，应待消解液放冷后加入，并再次加热继续消解。

（3）操作法：常量法、半微量法与定氮仪法的操作步骤略有差异，分述如下：

1）常量法：取供试品适量（相当于含氮量 25~30mg），精密称定，如供试品为固体或半固体，可用滤纸称取，并连同滤纸置干燥的 500ml 凯氏烧瓶中；然后依次加入硫酸钾（或无水硫酸钠）10g 和硫酸铜粉末 0.5g，再沿瓶壁缓缓加硫酸 20ml；在凯氏烧瓶口放一小漏斗，并使凯氏烧瓶成 45℃斜置，用直火缓缓加热，使溶液的温度保持在沸点以下，等泡沸停止，强热至沸腾，待溶液成澄明的绿色后，除另有规定外，继续加热 30 分钟，放冷，沿瓶壁缓缓加水 250ml，振摇使混合，放冷后，加 40% 氢氧化钠溶液 75ml，注意使沿瓶壁流至瓶底，自成一液层，加锌粒数粒（以防暴沸），用氮气球将凯氏烧瓶与冷凝管连接。

蒸馏与滴定：另取 2% 硼酸溶液 50ml，置 500ml 锥形瓶中，加甲基红 - 溴甲酚绿混合指示液 10 滴；将冷凝管的下端插入硼酸溶液的液面下，轻轻摆动凯氏烧瓶，使溶液混合均匀，加热蒸馏，至接收液的总体积约为 250ml 时，将冷凝管尖端提出液面，使蒸汽冲洗约 1 分钟，用水淋洗尖端后停止蒸馏；溜出液用硫酸滴定液（0.05mol/L）滴定至溶液由蓝绿色变为灰紫色，并将滴定的结果用空白试验校正。每 1ml 硫酸滴定液（0.05mol/L）相当于 1.401mg 的 N。

2）半微量法：取供试品适量（相当于含氮量 1.0~2.0mg），精密称定，置干燥的 30~50ml 的凯氏烧瓶中，加硫酸钾（或无水硫酸钠）0.3g 与 30% 硫酸铜溶液 5 滴，再沿瓶壁滴加硫酸 2.0ml，在凯氏烧瓶口放一小漏斗，并使凯氏烧瓶成 45℃斜置，用小火缓缓加热，使溶液的温度保持在沸点以下，等泡沸停止，继续加大火力，沸腾至溶液成澄明的绿色后，除另有规定外，继续加热 10 分钟，放冷，加水 2ml。

蒸馏与滴定：取 2% 硼酸溶液 10ml，置 100ml 锥形瓶中，加甲基红 - 溴甲酚绿混合指示液 5 滴，将冷凝管的下端插入液面下。然后将凯氏烧瓶中内容物经由 D 漏斗转入蒸馏瓶 C 中，用水少量淋洗凯氏烧瓶及漏斗数次，再加入 40% 氢氧化钠溶液 10ml，用水少量再洗漏斗数次，关 G 夹，加热 A 瓶，进行水蒸气蒸馏，至硼酸溶液开始由酒红色变为蓝绿色时起，继续蒸馏约 10 分钟后，将冷凝管尖端提出液面，使蒸汽继续冲洗约 1 分钟，用水淋洗尖端后停止蒸馏。馏出液用硫酸滴定液（0.005mol/L）滴定至溶液由蓝绿色变为灰紫色，并将滴定的结果用空白（空白和供试品所得馏出液容积应基本相同，约为 70~75ml）试验校正。每 1ml 硫酸滴定液（0.005mol/L）相当于 0.1401mg 的 N。

蒸馏装置在使用之前应清洗。操作如下：连接蒸馏装置，A 瓶中加水适量与甲基红指示液数滴，加稀硫酸使成酸性，加玻璃珠或沸石数粒，从 D 漏斗加水约 50ml，关闭 G 夹，开放冷凝水，煮沸 A 瓶中的水，当蒸汽从冷凝管尖端冷凝而出时，移去火源，关 H 夹，使 C 瓶中的水反抽至 B 瓶，开 G 夹，放出 B 瓶中的水，关 B 瓶及 G 夹，将冷凝管尖端插入约 50ml 水中，使水自冷凝管尖端反抽至 C 瓶，再抽至 B 瓶，如上法放去。如此将仪器内部洗涤 2~3 次。

3）定氮仪法：半自动定氮仪由蒸馏仪与自动蒸馏仪组成；全自动定氮仪由蒸馏仪、自动蒸馏仪和滴定仪组成。方法如下：

根据供试品的含氮量参考常量法或半微量法称取样品置消化管中，依次加入适量硫酸钾、硫酸铜和硫酸，将消化管置于消化仪中，按照仪器说明书的方法开始消解［通常为 150℃，5 分钟（去除水分）；350℃，5 分钟（接近硫酸沸点）；400℃，60~80 分钟］至溶液成澄明的绿色，再继续消化 10 分钟，取出，冷却。

将制成的碱液、吸收液和适宜的滴定液分别置自动蒸馏仪相应的瓶中，按照仪器说明书的要求，将已冷却的消化管装入正确位置，关上安全门，连接水源，设定加入试剂的量、时间、清洗条件及其他参数，如为全自动定氮仪，即开始自动蒸馏和滴定；如为半自动定滴定仪，则取馏出液，照第一法或第二法滴定，测定氮的含量。

（4）应用范围：ChP2015 主要应用本法测定蛋白质含量（通则 0731 第一法）以及含有氨基或酰氨（胺）结构的药物含量。对于以偶氮或肼等结构存在的含氮药物，因在消解过程中易于生成氮气而损失，需在消解前加锌粉还原后再依法处理；而杂环中的氮，因不易断键而难以消解，可用氢碘酸或红磷还原为氢化杂环后再进行消解。对于含氮量较高（超过 10%）的样品，可在消解液中加入少量多碳化合物，如蔗糖、淀粉等作为还原剂，以利于氮转变为氨。

示例 4-22　扑米酮的含量测定：扑米酮为取代丙二酰亚胺，结构式与分子式、分子量如下：

$$C_{12}H_{14}N_2O_2 \quad 218.26$$

本品结构中具有 2 个酰胺氮，ChP2015 采用凯氏定氮法测定含量：取本品约 0.2g，精密称定，照氮测定法（通则 0704 第一法）测定。每 1ml 硫酸滴定液（0.05mol/L）相当于 10.91mg 的 $C_{12}H_{14}N_2O_2$。

2. 碱破坏法　碱破坏法是以金属氧化物、氢氧化物或盐等作为分解剂的有机破坏法，系将含待分析元素的有机药物与分解剂混合后经高温炽灼灰化，使有机结构分解而待分析元素转化为可溶性无机盐的过程。本法采用高温炽灼破坏有机结构，故亦称为干法或高温炽灼法。本法适用于可生成阴离子的特征元素，如卤素、硫、磷等元素的分解，主要用于含卤素或含硫药物鉴别时的样品制备，亦用于含磷药物含量测定时的样品制备。但当本法用于定量分析样品的制备时，需注意操作过程的定量完成。根据药物结构分解难易及待分析元素的不同，常使用无水碳酸钠、硝酸镁、氢氧化钙或氧化锌等作为辅助分解剂。

示例 4-23　乙胺嘧啶结构中含对氯苯基，氯元素的鉴别（ChP2015）方法如下：取本品约 0.1g，加无水碳酸钠 0.5g，混合，炽灼后，放冷，残渣用水浸渍，滤过，滤液中滴加硝酸至遇石蕊试纸显红色后，显氯化物鉴别（1）的反应（通则 0301）。

示例 4-24　苯溴马隆中溴元素的鉴别（ChP2015）方法如下：取本品 0.1g，置坩埚中，加无水碳酸钠 1g，在 700℃炽灼 1 小时，放冷，加水 50ml，加热溶解，加稀硝酸中和，溶液显溴化物的鉴别反应（通则 0301）。

示例 4-25　甲磺酸酚妥拉明中硫元素的鉴别（ChP2015）方法如下：取本品 50mg 与氢氧化钠 0.2g，加水数滴溶解后，小火蒸干，再缓缓加热至熔融，继续加热数分钟，放冷，加水 0.5ml 与稍过量的稀盐酸，加热，即发生二氧化硫气体的臭气。

示例 4-26　甘油磷酸钠注射液中磷含量的测定（ChP2015）方法如下：精密量取本品稀释液（5→50）1ml，置瓷坩埚中，加氧化锌 1g，加热炭化后在 600℃炽灼 1 小时，放冷，加水与盐酸各 5ml，加热煮沸溶解，定量转移至 100ml 量瓶中，用水稀释至刻度，摇匀，作为供试品溶液；精密量取 5ml，置 25ml 量瓶中，照钼蓝比色法测定。

3. 氧瓶燃烧法　氧瓶燃烧法（oxygen flask combustion method）是以氧气作为分解剂的有机破坏法，系将分子中含有待分析元素的有机药物在充满氧气的密闭燃烧瓶（称为氧瓶）中充分燃烧，使有机结构部分完全分解为二氧化碳和水，而待分析元素根据电负性的不同转化为不同价态的氧化物或无氧酸，被吸收于适当的吸收液中（多以酸根离子形式存在），以供待分析元素的鉴别、定量检查和含量测定用。前述的酸破坏法和碱破坏法系在开放体系中进行，适用于药物鉴别的样品制备。而本法的破坏过程则系在密闭容器中进行，除定性分析外，本法亦适用于特征元素定量分析的样品制备。

本法是快速分解有机结构的最简单方法。它不需要复杂的设备，在极短的时间内即可使有机结合的待分析元素定量转化为无机酸或盐的形式。本法被各国药典所收载,主要应用于含卤素或硫元素的有机药物定量分析的样品制备。ChP2015 以同名收载于第四部的通则 0703,基本方法如下。

(1) 仪器装置:燃烧瓶为 500ml、1000ml 或 2000ml 磨口、硬质玻璃锥形瓶,瓶塞应严密、空心,底部熔封铂丝一根(直径为 1mm),铂丝下端做成网状或螺旋状,长度约为瓶身长度的 2/3,如图 4-7A 所示。

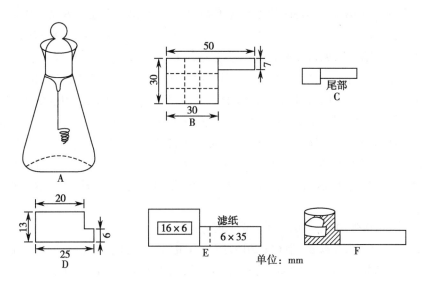

图 4-7 样品燃烧装置与样品包装操作图

燃烧瓶容量的选择,主要取决于样品量的多少。通常取样量为 10~20mg,选用 500ml 的燃烧瓶;加大样品取量,如 50~100mg 时可选用 1000ml 燃烧瓶,200mg 以上则宜选用 2000ml 的燃烧瓶。燃烧瓶在使用之前,应检查瓶塞是否严密。

(2) 吸收液的选择:根据待测元素的种类与所选用的分析方法,选择适当的吸收液可使样品经燃烧分解所生成的不同价态的待测元素定量地被吸收并转变为单一价态,以满足分析方法的要求。

含氟药物中有机氟元素的鉴别或含氟量的定量分析一般选用茜素氟蓝比色法,使用本法进行有机破坏时,其燃烧产物为单一的氟化氢,可以水为吸收液。

采用银量法测定含氯药物含量时,燃烧产物亦为单一的氯化氢,但氯化氢在水中溶解度较低,需用水 - 氢氧化钠溶液作为吸收液。

采用银量法测定含溴药物时,分解产生的溴化氢可被氧气氧化成单质溴,故其燃烧产物为单质溴与溴化氢的混合物,可在水 - 氢氧化钠溶液混合吸收液中加入还原剂二氧化硫饱和溶液,将单质溴还原为溴负离子。

测定含碘药物时,分解产生的碘化氢可被氧气进一步氧化,其燃烧产物主要为单质碘,并含有少量的碘酸(HIO$_3$)与次碘酸(HIO)及微量的碘化氢(HI),当使用硝酸银滴定法测定含量时,可用水 - 氢氧化钠溶液 - 二氧化硫饱和溶液作为吸收液,其中的二氧化硫具有还原性,可在碱性下将单质碘及碘酸根与次碘酸根还原为单一价态的碘负离子(I$^-$);若使用间接碘量法测定时,可以水 - 氢氧化钠溶液为吸收液,则多价态的燃烧产物在吸收液中转化为碘酸钠与碘化钠,可用溴在醋酸溶液中将碘化氢氧化为碘酸,再用甲酸还原并通空气除净剩余的溴后,加碘化钾,与碘酸定量反应生成单质碘,最后用硫代硫酸钠滴定液滴定生成的碘。

含硫药物的燃烧产物主要为三氧化硫,并含有少量的二氧化硫,可使用浓过氧化氢溶液与水的混合液作为吸收液,燃烧产物经吸收后转变为硫酸与少量的亚硫酸,其中的亚硫酸经过氧

笔记

化氢氧化为硫酸,加入盐酸溶液并煮沸除去剩余的过氧化氢后,加入氯化钡试液生成硫酸钡,以重量法测定含量;或在适当 pH 的溶液中用乙二胺四醋酸二钠滴定剩余的钡离子;或用高效液相色谱法蒸发光散射检测器测定硫酸含量。

(3) 样品准备:①如为固体供试品,精密称取适量(称量前应研细),置于无灰滤纸(图 4-7B)中心,按虚线折叠(图 4-7C)后,固定于铂丝下端的网内或螺旋处,使尾部露出。②如为液体供试品,可在透明胶纸和滤纸做成的纸袋中称样,方法为将透明胶纸剪成规定的大小和形状(图 4-7D),中部贴一条约 16mm × 6mm 的无灰滤纸条,并于其突出部分贴一 6mm×35mm 的无灰滤纸条(图 4-7E),将胶纸对折,紧粘住底部及另一边,并使上口敞开(图 4-7F);精密称定重量,用滴管将供试品从上口滴在无灰滤纸条上,立即捏紧粘住上口,精密称定重量,两次重量之差即为供试品量。将含有液体供试品的纸袋固定于铂丝下端的网内或螺旋处,使尾部露出。

(4) 操作法:在燃烧瓶内按各品种项下的规定加入吸收液,并将瓶口用水湿润,小心急速通氧气约 1 分钟(通气管口应接近液面,使瓶内空气排尽),立即用表面皿覆盖瓶口,移至他处;点燃包有供试品的滤纸包或纸袋尾部,迅速放入燃烧瓶中,按紧瓶塞,用水少量封闭瓶口,待燃烧完毕(应无黑色碎片),充分振摇,使生成的烟雾被完全吸入吸收液中,放置 15 分钟,用水少量冲洗瓶塞及铂丝,合并洗液及吸收液。用同法另作空白试验。然后按各品种项下规定的方法进行检查或测定。

(5) 注意事项:操作中,在燃烧时要求采取防爆措施。

示例 4-27 地塞米松磷酸钠(ChP2015)应显有机氟化物的鉴别反应:取供试品约 7mg,照氧瓶燃烧法进行有机破坏,用水 20ml 与 0.01mol/L 氧化钠溶液 6.5ml 为吸收液,待燃烧完毕后,吸收液与茜素氟蓝试液 - 硝酸亚铈试液反应即显蓝紫色。

示例 4-28 苯噻啶的鉴别,苯噻啶结构含硫杂噻吩环,其硫元素的鉴别(ChP2015)方法如下:取本品约 5mg,照氧瓶燃烧法(通则 0703)进行有机破坏,以 5% 氢氧化钠溶液 5ml 与浓过氧化氢溶液 1ml 为吸收液,燃烧完全后,用稀盐酸酸化,溶液显硫酸盐的鉴别反应(通则 0301)。

示例 4-29 氟尿嘧啶含氟量检查(ChP2015):取本品约 15mg,精密称定,照氟检查法(通则 0805)测定,含氟量应为 13.1%~14.6%。氟检查法样品制备方法如下:

取供试品适量(约相当于含氟 2.0mg),精密称定,照氧瓶燃烧法进行有机破坏,用水 20ml 为吸收液,吸收完全后,再振摇 2~3 分钟,将吸收液移置 100ml 量瓶中,用少量水冲洗瓶塞及铂丝,合并洗液及吸收液,加水稀释至刻度,摇匀,即得。

示例 4-30 硒检查法(ChP2015 通则 0804)供试品溶液的制备:除另有规定外,取各品种项下规定量的供试品,照氧瓶燃烧法,用 1000ml 的燃烧瓶,以硝酸溶液(1→30)25ml 为吸收液,进行有机破坏后,将吸收液移置 100ml 烧杯中,用水 15ml 分次冲洗燃烧瓶及铂丝,洗液并入吸收液中,即得。

示例 4-31 碘苯酯的含量测定(ChP2015):本品主要为 10- 对碘苯基十一酸乙酯与邻、间位的碘苯基十一酸乙酯的混合物,结构式、分子式与分子量如下:

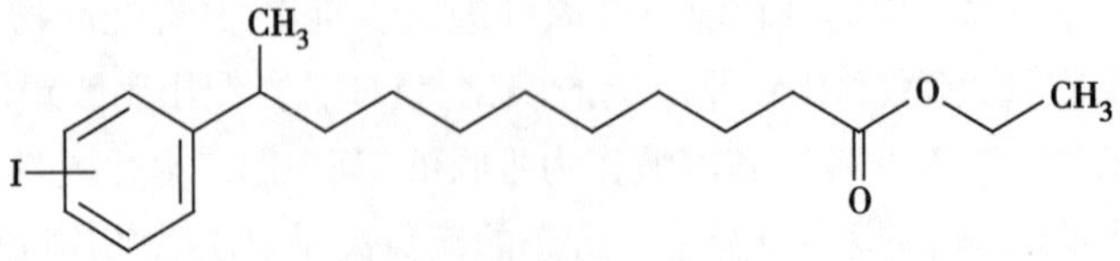

$$C_{19}H_{29}IO_2 \quad 416.34$$

本品系有机碘化物,经氧瓶燃烧转变为单质碘(同时存在多价态),被定量吸收于吸收液中,并在氢氧化钠作用下生成碘化钠与碘酸钠,再在醋酸溶液经溴氧化全部转变为碘酸,过量的溴用甲酸还原后通入空气去除。加入碘化钾,与碘酸定量反应析出游离碘,再用硫代硫酸钠滴定液滴定。

笔记

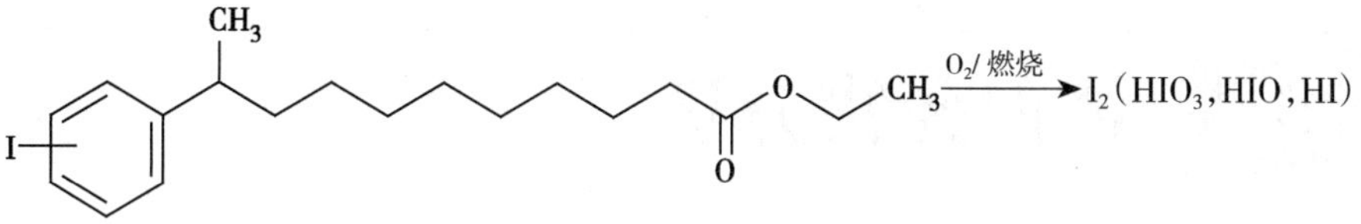

$$I_2 + 2OH^- \longrightarrow IO^- + I^- + H_2O$$

$$3IO^- \xrightarrow{OH^-} IO_3^- + 2I^-$$

$$3Br_2 + HI + 3H_2O \longrightarrow HIO_3 + 6HBr$$

$$Br_2(过量的) + HCOOH \longrightarrow 2HBr + CO_2\uparrow$$

$$HIO_3 + 5HI \xrightarrow{H^+} 3I_2 + 3H_2O$$

$$I_2 + 2Na_2S_2O_3 \longrightarrow 2NaI + Na_2S_4O_6$$

测定法:取本品约 20mg,精密称定,照氧瓶燃烧法(通则 0703)进行有机破坏,以氢氧化钠试液 2ml 与水 10ml 为吸收液,待吸收完全后,加溴醋酸溶液(取醋酸钾 10g,加冰醋酸适量使溶解,加溴 0.4 ml,再用冰醋酸稀释至 100ml)10ml,密塞,振摇,放置数分钟,加甲酸约 1ml,用水洗涤瓶口,并通入空气流约 3~5 分钟以除去剩余的溴蒸气,加碘化钾 2g,密塞,摇匀,用硫代硫酸钠滴定液(0.02mol/L)滴定,至近终点时,加淀粉指示液,继续滴定至蓝色消失,并将滴定的结果用空白试验校正。每 1ml 硫代硫酸钠滴定液(0.02mol/L)相当于 1.388mg 的 $C_{19}H_{29}IO_2$。

滴定度的计算:每 1 摩尔(mol)的本品经燃烧、处理,最终产生 3mol 的碘(I_2),用硫代硫酸钠滴定时,每 1mol 的碘(I_2)消耗 2mol 的硫代硫酸钠。所以,本品与滴定剂(硫代硫酸钠)反应的摩尔比为 1∶6,滴定度(T)=416.34 × (1/6) × 0.02=1.388(mg)。

(沈阳药科大学　于治国)

参考文献

1. 杭太俊. 药物分析. 第 7 版. 北京:人民卫生出版社,2011

2. 国家药典委员会. 中华人民共和国药典. 2015 年版. 北京:中国医药科技出版社,2015

3. The United States Pharmacopeial Convention. USP37-NF32(U.S. Pharmacopeia 37-National Formulary 32). Rockville,Maryland:United Book Press,2013 http://www.usp.org/usp-nf/official-text

4. European Directorate for the Quality of Medicines & Healthcare(EDQM). European Pharmacopeia 8th ed. Strasbourg:Council of Europe,2013 http://www.edqm.eu/en/

笔记

第五章 体内药物分析

学习要求

1. 掌握 体内药物分析的特点和应用、体内样品处理、体内样品分析方法验证的内容。
2. 熟悉 体内样品的采集与制备方法、体内样品分析方法验证的技术要求。
3. 了解 体内药物分析的性质与意义。

体内药物分析,也称生物分析(bioanalysis)是指体内样品(生物体液、器官或组织)中药物及其代谢产物或内源性生物活性物质的定量分析。体内药物分析与体内药代动力学、毒代动力学、生物等效性试验和临床治疗药物监测等方面研究密切相关,它直接关系到药物的体内作用机制探讨与质量评价和药物临床使用的安全性、有效性与合理性。

药物产生药理作用的强度与其在体内作用部位(受体组织)的浓度直接相关,而药物在体内主要依靠血液输送至作用部位,因此血药浓度可作为药物在作用部位浓度的表观指标,即血浆、血清或全血是体内药物分析的主要样品。另外,尿液、唾液、头发和脏器组织等也可作为体内样品。药物在体内的某些代谢产物常具有一定的生理活性,它们在体内的变化规律对母体药物的药理学与毒理学评价极为重要;机体内源性生物活性物质往往参与机体重要的生理过程,其变化规律的异常改变也与某些疾病的发病机制密切相关。所以,体内特定药物代谢产物和机体内源性生物活性物质也是体内药物分析监测的目标。

药物进入体内后,其化学结构与存在状态均可能发生显著变化。在体液中,药物的存在形式多样化,除游离型的原形药物或其Ⅰ相代谢产物,也有原形药物或其Ⅰ相代谢产物与葡萄糖醛酸等内源性小分子经共价结合而生成的Ⅱ相代谢产物(或称缀合物,conjugate),还有与蛋白质分子经氢键及其他分子间力结合的结合型药物;而且药物及其代谢产物的浓度通常很低,干扰物质多。在测定体内药物及其特定代谢产物或内源性生物活性物质时,除少数情况将体液作简单处理后可直接测定外,通常在测定之前要对体内样品进行分离净化与浓集等样品处理,从而为体内样品中药物的测定提供良好的环境与条件。常用的样品处理方法包括:蛋白沉淀、缀合物水解、化学衍生化、分离浓集等方法。其中,蛋白沉淀法主要有溶剂沉淀法、中性盐析法、强酸沉淀法、超滤法及热凝固法;分离浓集法通常采用液-液萃取、固相萃取与膜分离技术。

从药物的研究到临床应用,药物质量的正确评价尺度是有效性和安全性,即根据药物在体内的表现作出评价。新药进入临床之前,首先在实验动物体内进行药代动力学和毒代动力学研究。所以,体内药物分析的对象不仅是人体,也包括实验动物。

对体内药物进行研究时,要求分析方法的灵敏度、选择性和可靠性的程度均较高,建立有效的分析方法是体内药物分析的首要任务。其次,在新药研究过程中,按照国家新药注册审批有关规定,要提供药物在动物和人体内的药物动力学参数、生物利用度及血浆蛋白结合率等基本数据,这些研究工作要靠体内药物分析来完成。再者,为保证临床用药安全有效,体内药物分析也应为治疗药物监测(therapeutic drug monitoring,TDM)提供准确的血药浓度测定值,并对血药浓度进行具体分析和合理解释,提供药学情报和信息,参与指导临床合理用药、确定最佳剂量、制订治疗方案。另外,监测和研究体内内源性物质的浓度变化,对于某些疾病的诊断及治疗具有重要意义;对于麻醉药品和精神药品滥用的检测和运动员体内违禁药物的监测,也必须依据

笔记

体内药物分析手段和技术才能完成。

体内样品大都具有以下性质特点：①采样量少。体内样本采样量一般为数十微升至数毫升，且多数在特定条件下采集，不易重新获得。②待测物浓度低。体内样本中待测药物及其代谢产物或内源性生物活性物质浓度通常在 $10^{-9} \sim 10^{-6} g/ml$ 级，甚至低至 $10^{-12} g/ml$。③干扰物质多。生物样本，尤其是血样中含有蛋白质、脂肪、尿素等有机物和 Na^+、K^+ 等大量内源性物质通常对测定构成干扰；且体内的内源性物质可与药物结合，也能干扰测定；即使是药物的代谢产物也往往干扰原形药物的分析。

因此，体内药物分析的特点是：①体内样品通常需经分离与浓集，或经化学衍生化处理后才能进行分析；②对分析方法的灵敏度及选择性要求较高；③分析工作量大，测定数据的处理和结果的阐明较为繁杂。

基于这些特点，体内药物分析中常用的测定方法主要有色谱分析法、免疫分析法和生物学方法。其中，色谱分析法主要包括气相色谱法（GC）、高效液相色谱法（HPLC）、色谱 - 质谱联用法（LC-MS、LC-MS/MS、GC-MS、GC-MS/MS）等，可用于药代动力学研究（PK）与临床治疗药物监测（TDM）的体内样品中大多数小分子药物及其特定代谢产物的测定，而液相色谱 - 质谱联用法（LC-MS 和 LC-MS/MS）也可用于蛋白质、多肽等生物大分子类药物或内源性生物活性物质的测定与分析；免疫分析法主要有放射免疫分析法（RIA）、酶免疫分析法（EIA）、荧光免疫分析法（FIA）等，适用于体内样品中生物大分子类药物的测定；生物学或微生物学方法适用于体内样品中抗生素类药物的测定。

建立可靠的和可重复的定量分析方法是进行体内样品分析的基础。为了保证分析方法的可行性与可靠性，体内样品分析方法在用于试验样品的分析之前，必须对方法进行充分的方法学验证。体内样品分析方法的验证分为完整验证、部分验证和交叉验证三种情况。对于首次建立的体内样品分析方法、新的药物或新增代谢产物定量分析，应进行完整的方法验证。分析方法验证的内容包括分析方法的效能指标（即：选择性、残留、标准曲线和定量范围、定量下限、稀释可靠性、基质效应、精密度与准确度）与样品（包括：体内样品、处理过的样品及对照标准物质及内标的储备液和工作溶液）稳定性及提取回收率的验证。

第一节　常用体内样品的制备与储存

一、体内样品的种类

体内药物分析采用的体内样品包括血液、尿液、唾液、头发、脏器组织、乳汁、精液、脑脊液、泪液、胆汁、胃液、胰液、淋巴液、粪便等样品。但其中最常用的是血浆或血清，因为它们可以较好地体现药物浓度和治疗作用之间的关系。当药物在体内被迅速代谢，且其代谢产物大量排泄至尿中时，也采用尿液样品，使在血样中不易检出的药物，以代谢产物形式在尿液中被检测。尿液可用于生物利用度、尿药排泄量等的测定。某些药物，如苯妥英等的唾液浓度被认为可以代表血浆中游离药物的浓度，所以唾液也可用于某些药物的临床治疗监测；如果怀疑药物可透过血 - 脑脊液屏障，脑脊液的药物浓度偶尔也进行测定；头发作为体内样品可用于药物滥用的监测或微量元素的测定。在进行动物试验研究药物体内吸收、分布状态以及药物过量中毒死亡患者的解剖检验，常采用心、脾、胃、肠、肝、肾、肺、脑、肌肉、体脂等组织作为体内样品。在特殊情况下亦有采用乳汁、精液、泪液等生物体液。

二、体内样品的采集与制备

（一）血样

血药浓度通常是指血浆（plasma）或血清（serum）中的药物浓度，而不是指全血药物浓度。

笔记

因为当药物在体内达到稳态血药浓度时,血浆中药物浓度被认为与药物在作用部位(靶器官)的浓度紧密相关,即血浆中的药物浓度可以反映药物在体内作用部位的状况。所以,血浆和血清是体内药物分析最常用的样本,其中选用最多的是血浆。

1. **血样的采集**　供测定的血样应代表整个血药浓度,所以应待药物在血液中分布均匀后取样。通常从静脉采集血样,并根据试验对象及血中药物浓度和分析方法灵敏度的要求,一般每次采血 0.2~5ml。动物实验时,在采血方式上,要兼顾动物福利(animal welfare)并且采血量不宜超过动物总血量的 15%~20%。临床化验时,血样通常从肘静脉采集,有时从毛细血管采血(成人多从手指或耳垂取血,小儿多从脚趾取血)。

2. **血浆的制备**　将采集的静脉血液置于含有抗凝剂的试管中,混合后,以约 1000×g 离心力,离心 5~10 分钟,使血细胞分离,所得淡黄色上清液即为血浆。

最常用的抗凝剂是肝素(heparin)。肝素是体内正常生理成分,因此不致改变血样的化学组成或引起药物的变化,一般不会干扰药物的测定。其他抗凝剂是一些能与血液中的 Ca^{2+} 结合的试剂,如:EDTA、枸橼酸盐、氟化钠、草酸等。目前,采血常用的负压式采血管通常预加有抗凝剂。

3. **血清的制备**　将采集的静脉血液置于离心试管中,放置 30 分钟~1 小时。然后以约 1000×g 离心力,离心 5~10 分钟,上层澄清的淡黄色液体即为血清。

因药物与纤维蛋白几乎不结合,所以血浆与血清中的药物浓度通常是相同的。作为血药浓度测定的样品,血浆和血清可任意选用。但无论是采用血浆还是血清,现有的文献、资料所列的血药浓度,在没有特别指明的情况下,均系指血浆或血清中药物的总浓度(游离的和与血浆蛋白结合的总浓度)。

血浆比血清分离得快,而且制备的量约为全血的 50%~60%(血清只为全血的 20%~40%),多数研究者使用血浆样品。若血浆中含有的抗凝剂对药物浓度测定有影响时,则应使用血清样品或选用不同的抗凝剂。

4. **全血的制备**　将采集的血液置于含有抗凝剂的试管中,但不经离心操作,保持血浆和血细胞处于均相,则称为全血(whole blood)。全血样品室温放置或 2~8℃贮存处取出恢复室温之后,可明显分为上、下两层,上层为血浆,下层为血细胞,但轻微摇动即可混匀。

若需专门测定平均分布于血细胞内、外的药物浓度,则应使用全血样品;某些情况下由于血浆内药物浓度波动太大,且又难以控制,或因血浆药物浓度很低而影响测定,也应考虑使用全血样品。如:氯噻酮可与红细胞结合,在血细胞中的药物浓度比血浆中药物浓度大 50~100 倍,且其动力学行为亦与在血浆中不同,因此宜用全血样品测定。再如:三环降压药物,对个别患者来说,在血浆和红细胞的分配比不是一个常数,故宜采用全血样品进行药物动力学的研究。

血样主要用于药代动力学、毒代动力学、生物利用度及生物等效性试验、临床治疗药物监测等研究与实际工作中,其测定方法大都采用测定原形药物总量的方法。

(二) 尿样

采用尿样测定药物浓度的目的与血液、唾液样品不同。尿药测定主要用于药物的物质平衡、排泄途径及尿清除率研究。通过对药物和其主要代谢产物的浓度测定和代谢产物谱分析,计算药物和其主要代谢产物经此途径排泄的速率及排泄量。同时,当药物在血中浓度过低难以准确测定时,尿药测定亦用于药物制剂的生物利用度研究,以及根据药物的物质平衡研究可以预测药物的代谢过程及测定药物的代谢类型(代谢速率,metabolic rate,MR)等。

1. **尿样的特点**　体内药物的清除主要是通过尿液排出体外,药物可以原形(母体药物)或代谢产物等形式排出。尿液中药物浓度较高,收集量可以很大(成人一日排尿量为 1~5L)。但由于易受食物种类、饮水多少、排汗情况等影响,常使尿药浓度变化较大,一般以某一时间段或单位时间内尿中药物的总量(排泄量或排泄率)表示。

2. **尿样的采集**　采集的尿是自然排尿。尿包括随时尿、晨尿、白天尿、夜间尿及时间尿几种。

笔记

因尿液浓度变化较大,所以应测定一定时间内排入尿中的药物总量。即应测定在规定的时间内采集的尿液(时间尿)体积和尿药浓度。采集一定时间段(如服药后 –1~0.25、0.25~1、1~2、2~3、3~4、4~6、6~8、8~10、10~12、12~16、16~24、24~36、36~48 小时)尿液时,用量筒准确测量每一时间段内尿液的总体积后,留取适量(如 10ml)置于试管中,以供分析用,其余弃去,并作好记录。

3. 尿样的储存　健康人排出的尿液是淡黄色或黄褐色的,pH 在 4.8~8.0 之间。放置后会析出盐类,并有细菌繁殖、固体成分的崩解,因而使尿液变浑浊。因此,尿液必须加入适当防腐剂后保存。

(三) 唾液

一些药物的唾液浓度(S)与血浆游离浓度(P)呈现密切相关,因此在 TDM 工作中有可能利用测定 S 代替 P 进行临床监测。另外,唾液样品也可用于药物代谢动力学的研究。

1. 唾液及其组成　唾液是由腮腺、舌下腺和颌下腺三个主要的唾液腺分泌汇集而成的混合液体。在静息时,腮腺和颌下腺分泌的唾液占唾液总量的 90%。腮腺分泌水和一种催化淀粉分解的唾液淀粉酶;舌下腺与颌下腺分泌黏液质和浆液质的混合液。

不同唾液腺分泌液的组成受时辰、饮食、年龄、性别及分泌速度变化等因素的影响,正常成年人唾液分泌量每天大约为 1200ml,与细胞外液所含电解质相同,含有钠、钾、氯化物、碳酸氢盐、蛋白质和少量其他物质,其中蛋白质的总量接近血浆蛋白质含量的十分之一。唾液的 pH 为 6.2~7.4,当分泌增加时,pH 会更高。

2. 唾液的采集　唾液的采集一般在漱口后约 15 分钟进行,应尽可能在刺激少的安静状态下收集口腔内自然流出的唾液。采集混合唾液时,若需要在短时间内得到较大量的唾液,也可采用物理的(如嚼石蜡片、聚四氟乙烯或橡胶块等)或化学的(如将枸橼酸或维生素 C 放于舌尖上)方法刺激,经用化学法刺激的,若化学物质对药物测定有干扰,则应弃去开始时的唾液后再取样。

3. 唾液样品的制备　唾液样品采集后,应立即测量其除去泡沫部分的体积。放置后分成泡沫部分、透明部分及乳白色沉淀部分三层。分层后,以 3000r/min 离心 10 分钟,取上清液作为药物浓度测定的样品,可以供直接测定或冷冻保存。

(四) 组织

在药物的动物试验及临床上由于过量服用药物而引起的中毒死亡时,药物在脏器组织中的分布情况可为药物的体内动力学过程提供重要信息。常用的脏器组织有:胃、肝、肾、肺、心、脑等脏器及其他组织。

1. 组织样品的制备　体内各种脏器组织样品在测定之前,首先需均匀化制成水性基质匀浆溶液,然后再用适当方法萃取药物。匀浆化操作系将组织样品中加入一定量的水或缓冲液,在刀片式匀浆机中匀浆,使待测药物释放、溶解。

对于某些水中难溶的药物,也可直接使用甲醇或水(或缓冲液)-甲醇混合溶液进行组织匀浆,以提高回收率。

2. 组织样品的处理

(1) 沉淀蛋白法:在组织匀浆液中加入蛋白沉淀剂(如甲醇、乙腈、高氯酸、三氯乙酸等),蛋白质沉淀后取上清液,备用。该法操作简单,但有些药物(或毒物)提取回收率低。

(2) 酸水解或碱水解法:组织匀浆液中加入一定量的酸或碱,置水浴中加热,待组织液化后,过滤或离心,取上清液供萃取用。酸或碱水解只分别适合在热酸或热碱条件下稳定的少数药物(或毒物)的测定。

(3) 酶水解法:最常用的酶是蛋白水解酶中的枯草菌溶素,它不仅可使组织溶解,并可使药物释出。枯草菌溶素是一种细菌性碱性蛋白分解酶,可在较宽的 pH 范围(pH7.0~11.0)内使蛋白质的肽键降解,在 50~60℃具有最大活力。

笔记

酶水解法操作如下:取组织匀浆液,加 Tris 缓冲液(pH10.5)及酶,60℃培育 1 小时,待组织液化后,用玻璃棉过滤或离心。取澄清溶液或上清液供药物萃取用。

酶水解法的特点是:①可避免某些药物在酸及高温下降解;②对与蛋白质结合紧密的药物(如保泰松、苯妥英钠等),可显著改善提取回收率;③可用有机溶剂直接提取酶解液而无乳化现象生成;④当采用 HPLC 法检测时,无须再进行过多的净化操作。酶水解法的主要问题是不适用于在碱性下易水解的药物。

(五) 头发

头发样品的取样方便,并且可以再次获得;可以获得长期的用药史信息。但分析对象的含量低,分析样品的处理繁杂、干扰多是其缺点。

头发样品可用于体内微量元素的含量测定;也可用于用药史的估计、临床用药物和非法滥用药物的甄别以及毒性药物的检测。

1. 头发样品的采集　头发样品的采集要有代表性和同一性。微量元素在前额部位的头发中含量最低,枕部含量最高。为达到较好的准确度,应从枕部取样为佳。采集时从发根部(靠近头皮约 1cm 处)剪取 0.5~1g 的头发,也有采集理发后随机收集的短发作为分析样品。

2. 头发样品的洗涤　头发表面会被汗液、洗发剂、染发剂、香水、发油和发蜡及环境尘垢等物质污染,测定前应洗净。常用的洗涤方式为丙酮 - 水 - 丙酮:丙酮浸泡、搅拌 10 分钟,用自来水漂洗 3 次,再用丙酮浸泡、搅拌 10 分钟,再用自来水、蒸馏水各洗 3 次;或在丙酮预洗后,用表面活性剂(洗洁精、洗衣粉、0.05%~0.1% 的十二烷基硫酸钠等)浸泡后,再用自来水、蒸馏水各漂洗 2~3 次。

3. 头发样品的处理　常用的提取方法有:①直接用甲醇提取;②酸水解(0.1mol/L 盐酸);③碱水解(1mol/L 氢氧化钠);④酶水解(β- 葡萄糖苷酸酶 / 芳基硫酸酯酶)。以上四种方法各有特点:后两种方法基本上使头发全部溶解,在形成均一溶液后提取。但碱水解对于一些碱性下不稳定的药物不适合。甲醇提取的方法简单、省时、省力,但由于甲醇的强溶解能力,会引入许多干扰物使检测的背景增加。酸水解是最常用的方法。

三、体内样品的储存与处理

(一) 冷藏与冷冻

由于试验设计的要求,如药代动力学研究时要作血药浓度 - 时间($C\text{-}t$)曲线,在有限的时间(如 24 小时)内必须采集大量的血液样品,受分析速度的限制,往往不能做到边采样边测定,需要将部分样品适当储存。冷藏或冷冻保存是最常用的方法。冷冻(储存温度低于 –20℃)既可以终止样品中酶的活性,又可以储存样品。

血浆和血清都需要在采血后及时分离,一般最迟不超过 2 小时,分离后再置冰箱或冷冻柜中保存。若不予先分离,则可因冰冻引起细胞溶解,阻碍血浆或血清的分离。血浆或血清样品应置硬质玻璃或聚乙烯塑料离心管(EP)中密塞保存。短期保存时,可置冰箱(4℃)中;长期保存时,须置冷冻柜(–20℃或 –80~–70℃)中。

采集的尿样若不能立即测定时,应加入防腐剂置冰箱中保存,常用防腐剂有:甲苯、二甲苯、三氯甲烷,以及醋酸、盐酸等。利用甲苯等可以在尿液的表面形成薄膜,醋酸等可以改变尿液的酸碱性来抑制细菌的生长。保存时间为 24~36 小时,可置冰箱(4℃)中;长时间保存时,应冰冻(–20℃或 –80~–70℃)。

唾液应在 4℃以下保存,冷冻保存唾液时,解冻后有必要将容器内唾液充分搅匀后再用,否则测定结果会产生误差。

冷冻的样品测定时,需临时解冻。解冻后的样品应尽量一次性测定完毕,而不要反复冻融(冷冻→融化→冷冻→融化),以防药物浓度下降。如果采集的样品不能一次性地测定完毕,则

笔记

应以小体积分装储存,每次按计划取一定数量进行测定。如果反复冻融样品不可避免的情况下,应考察其冷冻和融化稳定性。

（二）去活性

为防止含酶样品在采样后酶对待测组分进一步代谢,采样后必须立即终止酶的活性。常采用的方法有:液氮中快速冷冻、微波照射、匀浆及沉淀、加入酶活性阻断剂或抗氧化剂(如维生素C等)、调节pH及样品煮沸等。此外,通过调节pH抑制非酶催化的水解或降解反应对特定结构类型药物的准确测定也非常关键。

酶活性阻断剂主要包括:酯酶抑制剂、胞嘧啶脱氨基酶抑制剂等。

酯酶抑制剂是普遍存在于全血、血浆和血清中的一类水解酶,能够水解结构中含有酯键的药物。对于结构中含有酯键的药物,在全血收集或者样品处理过程中加入酯酶抑制剂,可以有效防止药物在酯酶的作用下发生降解。常见的酯酶抑制剂如:哌唑嗪和噻吩甲酰三氟丙酮为羧酸酯酶抑制剂;敌敌畏为羧酸酯酶和乙酰胆碱酯酶抑制剂;氟化钠和氟化钾为磷酸二酯酶抑制剂;5,5′-二硫代双(2-硝基苯甲酸)为芳香基酯酶抑制剂;二乙异丙嗪为丁酰胆碱酯酶抑制剂;二异丙基氟磷酸为丝氨酸水解酶抑制剂等。然而,对于一些结构中含有酯键的药物,在不同种属的全血、血浆和血清中同种酯酶的活性也可能有所不同。因此,对于含有酯键的药物不存在通用的抑制剂。在实验过程中,有时候需要联合应用几种酯酶抑制剂。

四氢尿苷为胞嘧啶脱氨基酶抑制剂。在测定血浆中的卡培他滨代谢产物或吉西他滨的分析方法中,在样品收集前预先在收集管中加入一定量的四氢尿苷,可以有效抑制血浆样品中胞嘧啶脱氨基酶活性,确保生物分析方法的可靠性。

pH对酶催化或非酶催化的反应发挥重要作用。酯类、酰胺类、内酰胺类、内酯类、葡糖苷酸类化合物在体外的生理条件或其他条件下可能发生降解或分子内转化。因此,通过生物分析过程中调节pH可以有效避免这些化合物发生降解或者分子内转化。常用调节pH的试剂包括:甲酸、醋酸、磷酸、枸橼酸或者缓冲盐溶液。例如:在生理pH环境下,他汀类化合物和他汀酸的分子内转化通常发生在生物样品解冻、处理或分析过程。由于此类分子内转化的发生与pH密切相关,通过生物分析过程中调节pH(pH~4.5)可以有效防止分子内转化的发生。

药物发生自身氧化是引起药物不稳定的另一个主要原因。含有酚羟基结构(例如:儿茶酚)的药物在生物基质或样品处理过程易发生自身氧化。使用抗氧化剂为常用的方法。例如:在对利福平进行定量分析时加入0.5% w/v的维生素C(抗坏血酸),可以有效防止此类药物发生自身氧化。左旋多巴及其代谢产物3-甲基多巴易发生自身氧化,在人血浆样品中加入焦亚硫酸钠和乙二胺四乙酸(EDTA)可以稳定左旋多巴和3-甲基多巴。

第二节 体内样品处理

在测定体内药物及其代谢产物时,除少数情况将体液作简单处理后直接测定外,一般在最后一步测定之前要对样品进行适当的处理,即实施分离、浓集或改性等,为药物的测定创造良好条件。

样品处理是体内药物分析中极为重要的环节,也是分析中最困难、最繁复的工作。由于药物自身的理化特性和在体内的存在形式以及生物基质的差异,对于体内样品处理很难规定统一方法和固定的程序,而必须结合后续的测定方法对分析样品的要求,采取恰当的分离、净化、浓集或化学衍生化等样品处理步骤。图5-1大致反映了测定方法与样品处理要求的相互关系。

一、体内样品处理的目的

（一）使待测药物游离

药物进入体内后,即与血浆蛋白结合,同时部分经生物转化生成代谢产物。即体内样品中

笔记

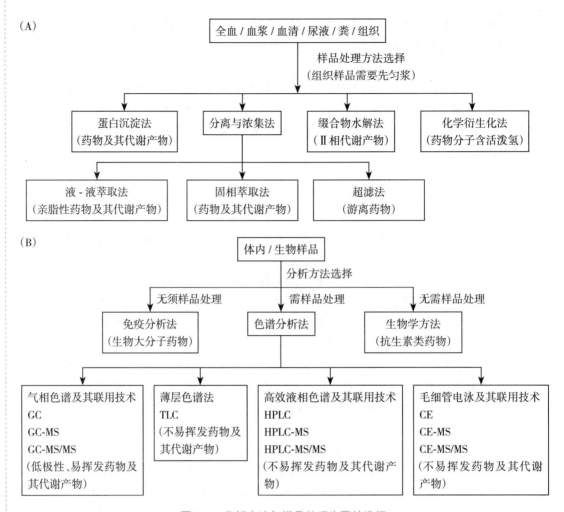

图 5-1　分析方法与样品处理步骤的选择

的药物通常以多种形式存在,通常需进行处理,使待测药物或代谢产物从结合物中释放出来,以便测定药物或代谢产物的总浓度。

（二）满足测定方法的要求

体内样品基质组成复杂、干扰多,而待测药物组分浓度低,通常须先经样品处理,使其分离及浓集。如,血清中既含有高分子的蛋白质和低分子的糖、脂肪、尿素等有机物,也含有 Na^+、K^+、Cl^- 等无机物,而其药物含量低(一般为 μg/ml 或 ng/ml 水平)。因此,需将样品进行适当处理,使组分得到净化和富集,以满足测定方法对分析样品的要求。

（三）改善分析环境

为了防止分析仪器的污染、劣化,提高测定灵敏度和选择性等。体内样品处理方法由于各种分析仪器的耐受程度不同而不同。如高效液相色谱仪,为防止蛋白质在色谱柱上的沉积、堵塞,至少需要除去血浆蛋白质。可以说,体内样品处理是色谱分析中必不可少的操作步骤。体内样品处理不仅可以延长色谱柱的寿命;也可以改善方法的选择性(排除生物基质的干扰)和组分的可测性或组分的色谱行为(待测组分的化学衍生化)。

二、常用体内样品处理方法

不管分析目的是什么,其选择性分离是相当重要的。这是因为内源性物质、代谢产物或其他共存药物的干扰能影响分析结果。

对于大多数药物而言,体内样品的分析通常由两步组成:样品处理和对最终提取物的测定。

笔记

样品处理是为了除去生物基质中含有的大量内源性及外源性干扰物质;提取出低浓度的待测药物或代谢产物,或同时加以浓集;或进行化学衍生化处理,使其在所用分析技术的检测范围之内。分析方法的选择性部分取决于分析方法的特点,但主要取决于所采用的样品处理技术。

常用体内样品处理方法大致分为蛋白沉淀法、分离与浓集法、缀合物的水解、化学衍生化法及微波萃取和微透析技术等。

(一) 蛋白沉淀法

在测定血样时,首先应进行蛋白沉淀。沉淀蛋白可使结合型的药物释放出来,以便测定药物的总浓度。蛋白沉淀法有以下几种方法:

1. **溶剂沉淀法**　加入与水相混溶的有机溶剂(亲水性有机溶剂),溶液的介电常数下降,蛋白质分子间的静电引力增加而聚集;同时亲水性有机溶剂的水合作用使蛋白质水化膜脱水而析出沉降,并使与蛋白质以氢键及其他分子间力结合的药物释放出来。常用的水溶性有机溶剂有乙腈、甲醇、丙酮、四氢呋喃等。含药物的血浆或血清与水溶性有机溶剂的体积比为 1 : (2~3)时,可以将 90% 以上的蛋白质除去,适当增加有机溶剂的体积比可以增加蛋白沉淀的程度。上清液偏碱性,pH 为 8.5~9.5。操作时,将水溶性有机溶剂与血浆或血清混合后离心分离,取上清液作为供试溶液。通常用于分离血浆或血清的离心力(~1000×g)不能将蛋白质沉淀完全,而采用高速离心(离心力 ~15 000×g)~5 分钟便可将析出的蛋白质沉淀完全。高速离心最好采用控温离心机,否则由于摩擦温度升高,蛋白质的溶解度增加,并可能导致药物分解。

2. **中性盐析法**　加入中性盐,溶液的离子强度发生变化,部分蛋白质的电性被中和,蛋白质因分子间电排斥作用减弱而凝聚;同时中性盐的亲水性使蛋白质水化膜脱水而析出沉降。常用的中性盐有:饱和硫酸铵、硫酸钠、硫酸镁、氯化钠、磷酸钠等。操作时,如按血清与饱和硫酸铵溶液的比例为 1 : 2 混合,高速离心 ~2 分钟,即可除去 90% 以上的蛋白质。所得上清液近中性,pH 为 7.0~7.7。因上清液含有大量的不挥发性无机盐,可用于 HPLC 检测,但不宜直接用于 LC-MS/MS 检测。

3. **强酸沉淀法**　当溶液 pH 低于蛋白质的等电点时,蛋白质以阳离子形式存在,可与酸根阴离子形成不溶性盐而沉淀。常用的强酸有:10% 三氯乙酸或 6% 高氯酸溶液。含药物血清与强酸的比例为 1 : 0.6 混合,高速离心 ~2 分钟,就可以除去 90% 以上的蛋白质。因加入了强酸,上清液呈强酸性(pH0~4),在酸性下分解的药物不宜用本法除蛋白。因上清液含有强酸,可用于HPLC 检测,但不宜直接用于 LC-MS/MS 检测。

4. **热凝固法**　当待测物热稳定性好时,可采用加热的方法将一些热变性蛋白质沉淀。加热温度视待测组分的热稳定性而定,通常可加热至 90℃;蛋白沉淀后可用离心或过滤法除去,这种方法最简单,但只能除去热变性蛋白且只适用于热稳定性良好的药物。

(二) 分离与浓集

液 - 液萃取法是传统的分离、浓集方法。样品在提取过程中,虽然待测组分得到了净化,但因微量的组分分布在较大体积的提取溶剂中,提取液往往还不能直接供分析用。一些分析方法,如 GC 和 HPLC 等都受进样量的限制,若将提取液直接注入仪器,待测组分的量可能达不到检测灵敏度要求。因此,常需要使待测组分浓集后再进行测定。方法是挥去提取溶剂,残渣复溶于小体积的溶剂。挥去提取溶剂的常用方法是直接通入氮气流吹干;对于易随气流挥发或遇热不稳定的药物,可采用减压法挥去溶剂。

溶剂蒸发所用的试管,底部应为尖锥形,这样可使最后数微升溶剂集中在管尖,便于待测组分的复溶与分取。

随着药物分析技术的不断提高,体内样品的前处理技术得到迅速发展,在液相萃取的基础上出现了许多分离与浓集的新方法和新技术。如:液相微萃取、固相萃取、自动化固相萃取、固相微萃取、超滤及微透析技术等。现分别就其基本原理、特点、适用性等叙述如下:

笔记

1. **液相萃取法**   液相萃取法,也称液-液提取法(liquid-liquid extraction,LLE),是利用待测药物与内源性干扰物的分配系数不同而进行的液相分离技术。多数药物是亲脂性的,在适当的有机溶剂中的溶解度大于在水相的溶解度,而血样或尿样中含有的大多数内源性干扰物质是强极性的水溶性物质,因而可用有机溶剂提取法除去大部分内源性干扰物质。

应用本法时要考虑所选有机溶剂的特性、有机溶剂相和水相的体积及水相的 pH 等。

(1) 溶剂的选择原则:选择合适的溶剂是使提取获得成功的主要条件,它一方面涉及提取效率和选择性,另一方面也涉及操作是否方便。

溶剂的选择应根据相似相溶的原则进行,选择溶剂时应注意以下几点:①对药物分子的未电离形式可溶,而对电离形式不溶;②沸点低,易挥发;③与水不相混溶;④无毒,不易燃烧;⑤具有较高的化学稳定性和惰性;⑥不影响紫外检测。某些溶剂,如乙醚萃取能力强,又易于挥散、浓集,为常用萃取溶剂。但乙醚萃取后可混入约 1.2% 的水分,在提取前于样品(水相)中加入适量固体氯化钠(中性盐,提高溶液离子强度),可减少乙醚中水的溶解度,以减少混入的水溶性干扰物质。液-液萃取常用有机溶剂见表 5-1。

表 5-1   液-液萃取的溶剂

溶剂		紫外截止波长(nm)	沸点(℃)
↓极性增加↓	正己烷	210	69
	环己烷	210	81
	甲苯	285	111
	异丙醚 *	220	68
	乙醚 *	220	35
	乙酸戊酯	285	149
	三氯甲烷 ◇	245	61
	甲基异丁基酮	230	116
	乙酸乙酯	260	77
	正丁醇	215	118

*:含过氧化物;◇:肝脏毒性,有致癌作用

(2) 溶剂的用量:提取时所用的有机溶剂量要适当。一般有机相与水相(体内样品)体积比为 1:1~5:1。根据待测药物的提取回收率及样品处理过程确定提取溶剂的最佳用量。

(3) 水相的 pH:采用 LLE 时,体内样品溶液(水相)pH 的选择主要由待测药物的 pK_a 确定。当 pH 与 pK_a 相等时,50% 的药物以非电离形式存在。对于碱性药物最佳 pH 为高于 pK_a 1~2 个 pH 单位;对于酸性待测药物,则要低于 pK_a 1~2 单位。这样,就可使得 90% 的药物以非电离形式存在,而更易溶于有机溶剂中。

作为一般规则,碱性药物在碱性 pH,酸性药物在酸性 pH 基质中提取;但一般多在碱性下提取,以减少内源性物质(多是酸性的)的干扰。一些碱性药物在碱性 pH 不稳定时,则可在近中性 pH 用三氯甲烷和异丙醇提取。

(4) 提取操作:一般只提取 1 次。若提取回收率较低(如低于 50%)时,可提取 2~3 次;若干扰物质为脂溶性,不易除去,则可将提取分离出的含药有机相再用一定 pH 的小体积水溶液反提取(back extraction)后测定,或将反提取液再用有机溶剂提取,如此反复提取可将药物与干扰物质有效分离。

液-液提取法的优点在于它的选择性和低廉的运行成本,以及可对样品进行净化和浓集的特点。所以本法在体内药物分析中,尤其是采用 LC-MS 测定时被广泛应用。

2. 固相萃取法 由于高效液相色谱,尤其是反相高效液相色谱的成功应用,使人们利用色谱理论,采用装有不同填料的小柱进行体内样品处理的固相萃取(solid-phase extraction,SPE)技术日益受到重视。SPE 技术亦称液 - 固萃取技术,它的应用大大缩短了样品处理时间,同时可避免乳化现象,而且便于自动化操作。

(1)固相萃取法的原理:将不同填料作为固定相装入微型小柱,当含有药物的体内样品溶液通过小柱时,由于受到"吸附"、"分配"、"离子交换"或其他亲和力作用,药物及内源性干扰物质同时被保留在固定相(填料)上,用适当溶剂洗除干扰物质,再用适当溶剂洗脱药物。其保留或洗脱的机制取决于药物与固定相表面的活性基团,以及药物与溶剂之间的分子间作用力。药物的洗脱方式有两种:①一种是药物比干扰物质与固定相之间的亲和力更强,因而在用冲洗溶剂洗去干扰物质时药物被保留,然后用一种对药物亲和力更强的溶剂洗脱药物;②另一种是干扰物质较药物与固定相之间的亲和力更强,则药物被直接洗脱,干扰物质被保留在萃取柱上。通常使用更多的是前一种洗脱模式的 SPE。从市场上可得到含有不同填料的商品化的微型柱,如由美国 Analytichem International 公司生产的 Bond Elut 和由美国 Waters 公司生产的 Sep-pak 微型柱等,目前应用最广泛。两种微型柱示意图见图 5-2。

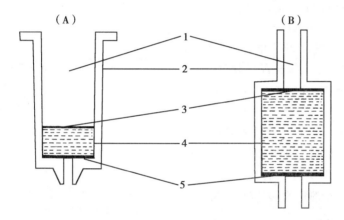

图 5-2 Bond Elut 微型柱(A)和 Sep-pak 微型柱(B)示意图
1. 样品室;2. 聚丙烯管壁;3. 聚乙烯多孔圆盘;4. 吸着剂床;5. 聚乙烯多孔圆盘

取体内样品(液体),加载到微型柱上端,在下端通过负压使溶剂通过微型柱。也可以通过在微型柱的上端利用正压的方法使溶剂通过,洗脱出的分析样品在每一微型柱的正下方用试管收集。

SPE 的填料种类繁多,可分成亲脂型(大孔吸附树脂、亲脂性键合硅胶)、亲水型(硅胶、硅藻土、棉纤维)和离子交换型三类,其中亲脂型用得最多。烷基、苯基、氰基键合硅胶都可用作固相萃取吸附剂,其中十八烷基硅烷键合硅胶(ODS 或 C_{18})最常用。亲脂性键合硅胶容易吸附水中的非极性物质,易用有机溶剂洗脱,适用于萃取、净化水基质样品中疏水性药物。常见的商品SPE 柱有 Sep-Pak C_{18}、Oasis HLB、Bond-Elut C_{18}、CN(氰基)、C_2(乙基)、Ph(苯基)Baker 10 C_{18} 等。

(2)固相萃取法的操作步骤:使用亲脂性键合相硅胶 SPE 柱的一般操作步骤如下:

第一步:用甲醇润湿小柱,活化填料,以使固相表面易于和待测组分发生分子间相互作用,同时可以除去填料中可能存在的干扰物质。

第二步:用水或适当的缓冲液冲洗小柱,去除过多的甲醇,但冲洗不宜过分。否则会使甲醇含量过低(低于 5%),导致 C_{18} 链弯曲折叠,对待测物的吸附能力下降,造成萃取回收率降低。

第三步:加样,使体内样品通过小柱,并弃去滤过废液。

第四步:用水或适当缓冲液冲洗小柱,去除吸附于固定相上的内源性物质或其他相关干扰物质。

笔记

第五步:选择适当的洗脱溶剂洗脱待测物,收集洗脱液,挥干溶剂备用或直接用于进样分析。

(3) 注意事项:使用亲脂性键合硅胶 SPE 柱时,需注意如下几点。①体液样品(如血浆等)通过萃取柱的流速控制在 1~2ml/min。②冲洗液和洗脱剂的强度、用量要适当,否则会导致药物的损失或洗脱选择性下降。通常选用可与水混溶的洗脱剂。③萃取碱性药物时,洗脱剂中常需加酸、有机胺或氨水、醋酸铵或离子对试剂。

(4) 固相萃取法的特点与应用:用亲脂性键合硅胶 SPE 方便、省时,通常可以用小体积的甲醇、乙腈等洗脱剂(200~300μl)完全洗脱药物,净化并浓集样品,不需蒸干即可直接进样。

对于给定药物体内样品处理方法的选用可概括如下:①较亲脂的药物,可用溶剂萃取,或用亲脂性键合硅胶为填料的 SPE 处理。但对于碱性药物,用亲脂性键合硅胶为填料的 SPE 处理会产生强保留作用,故宜用大孔吸附树脂为填料的 SPE。②较亲水且具有酸碱性、可解离的药物,可采用离子交换型填料 SPE 法处理。③较亲水但又不能解离的药物则不太容易萃取,可用沉淀蛋白后直接进样法。

(5) 自动化固相萃取:对于单个样品处理,SPE 操作省时,但对于大量样品的处理,则有赖于半自动化和全自动化的仪器。半自动 SPE 是指萃取过程机械化,但将洗脱液转移至进样器则需要手工操作。全自动化仪器是通过柱切换技术实现的,利用切换阀使固相萃取小柱直接联入流路中。即用 SPE-柱切换 HPLC 法实现对体内样品中待测药物的分离、分析的目的。如图 5-3 所示。

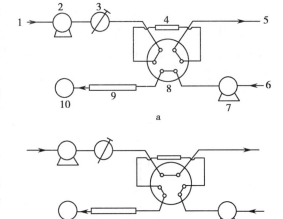

图 5-3　柱切换示意图
a. 切换前;b. 切换后

1.样品处理流动相;2.泵;3.进样阀;4.样品处理柱;5. 废液;6. 分析流动相;7. 泵;8. 高压切换阀;9.分析柱;10.检测器

当切换阀处于图 5-3a 状态时,样本进样后被样品处理流动相冲入样品处理柱(SPE),并富集于柱头,而内源性干扰物随废液流出。在此期间,分析流动相则经旁路流入分析柱。经一段时间完成样本净化与富集后,高压切换阀切换至图 5-3b 的状态时,分析流动相反冲富集于柱头的被测组分至分析柱,反冲结束后高压切换阀再切换回图 5-3a 的状态,为下一次进样作准备。

3. **超滤法**　超滤法(ultrafiltration)是以多孔性半透膜(超滤膜)作为分离基质的一种膜分离技术。通过选用不同孔径的不对称性微孔膜,按照截留分子量的大小,可分离 30~1000kD 的可溶性生物大分子物质。与通常的分离方法相比,超滤具有不引入化学试剂、没有相态变化、对待测药物的破坏性小等优点。

血液中游离药物的测定可采用分子量截留值在 5 万左右的超滤膜,用加压(2kg/cm^2)过滤法或用高速离心法将血浆或血清中游离型药物与分子量大的血浆蛋白以及结合了药物的血浆蛋白分离,从超滤液或离心液中得到游离型药物,然后可直接或经浓缩后测定其浓度。

本法简便快捷,结果稳定、可靠,已成为游离药物分析的首选方法。因所需血样量极少,尤其适合 TDM 的血样分析。

(三) 缀合物的水解

药物或其 I 相代谢产物与体内的内源性物质结合生成的产物称为 II 相代谢产物或缀合物(conjugate)。内源性物质有葡萄糖醛酸(glucuronic acid)、硫酸、甘氨酸、谷胱甘肽和醋酸等,特别是前两种为最重要的内源性物质。一些含羟基、羧基、氨基和巯基的药物,可与内源性物质葡萄

笔记

糖醛酸形成葡萄糖醛酸苷缀合物;还有一些含酚羟基、芳胺及醇类药物与内源性物质硫酸形成硫酸酯缀合物。尿中药物多数呈缀合状态。由于缀合物较原形药物具有较大的极性,不易被有机溶剂提取。为了测定尿液中药物总量,需对缀合物进行水解,将缀合物中的药物释出。常用的方法如下:

1. 酸水解法　酸水解时,可加入适量的盐酸溶液。至于酸的用量和浓度、反应时间及温度等条件,随药物的不同而异。这些条件应通过实验来确定。

该法比较简便、快速,但有些药物在水解过程中会发生分解;与酶水解法相比,其专一性较差。

2. 酶水解法　对于遇酸及受热不稳定的药物,可以采用酶水解法。常用葡萄糖醛酸苷酶(glucuronidase)或硫酸酯酶(sulfatase)。前者可专一地水解药物的葡萄糖醛酸苷缀合物,后者水解药物的硫酸酯缀合物。而实际应用中最常用的是葡萄糖醛酸苷酶 - 硫酸酯酶的混合酶。一般控制 pH 为 4.5~5.5,37℃培育数小时进行水解。

酶水解比酸水解温和,一般不会引起待测物分解,且酶水解专属性强。其缺点是酶水解时间稍长及酶制剂可能带入的黏蛋白导致乳化或色谱柱阻塞。尽管如此,酶水解仍被优先选用。

在尿液中采用酶水解,应事先除去尿中能抑制酶活性的阳离子。

3. 溶剂解法　缀合物(主要是硫酸酯)往往可通过加入的溶剂在萃取过程中被分解,称作溶剂解(solvolysis)。例如尿中的甾体硫酸酯在 pH1 时加乙酸乙酯提取,产生溶剂解,这时的条件也比较温和。

值得注意的是,目前对缀合物的分析逐渐趋向于直接测定缀合物的含量(如采用 HPLC、LC-MS/MS 和 RIA 法),以获得在体内以缀合物形式存在的量,以及当排出体外时,缀合物占所有排出药物总量的比率,从而为了解药物代谢情况提供更多的信息。

(四) 化学衍生化

某些药物或代谢产物极性大,挥发性低或对检测器不够灵敏,使用常规的 HPLC 或 GC 难以有效测定,需要先进行衍生化反应,然后测定衍生物。

药物分子中含有活泼氢者均可被化学衍生化,如含有 R-COOH、R-OH、R-NH$_2$、R-NH-R′等官能团的药物都可进行衍生化。

1. 在气相色谱法中的应用　在 GC 法中化学衍生化的目的是:①提高药物的挥发性;②增加药物的稳定性;③生成非对映异构体。主要的衍生化反应有硅烷化(silylations)、酰化(acylations)、烷基化(alkylations)及不对称衍生化(asymetric derivatization,diastereomers)等方法。其中以硅烷化法应用的最广泛。

(1) 硅烷化:本法常用于具有 R-OH、R-COOH、R-NH-R′等极性基团药物的衍生化。所用三甲基硅烷化试剂,可以取代药物分子中极性基团上的活泼氢原子,而使药物生成三甲基硅烷化衍生物。常用的三甲基硅烷化试剂有:三甲基氯硅烷(trimethylchlorosilane,TMCS)、双 - 三甲基硅烷乙酰胺[bis(trimethylsilyl)-acetamide,BSA]、双 - 三甲基硅烷三氟乙酰胺[bis(trimethylsilyl) trifluoroacetamide,BSTFA]、三甲基硅咪唑(trimethylsilyl imidazole,TMSI)等。

(2) 酰化:本法常用于具有 R-OH、R-NH$_2$、R-NH-R′等极性基团药物的衍生化。常用酰化试剂有:三氟醋酐(trifluoroacetic anhydride,TFAA)、五氟丙酸酐(pentafiuoropropionic anhydride,PFPA)、五氟苯甲酰氯(pentafluorobenzoyl chloride,PFBC)等。

(3) 烷基化:本法常用于具有 R-OH、R-COOH、R-NH-R′等极性基团药物的衍生化。常用烷基化试剂有:碘庚烷(C$_7$H$_{15}$I)、重氮甲烷(CH$_2$N$_2$)、氢氧化三甲基苯胺(TMAH)等。

(4) 不对称衍生化:使用不对称试剂,使对映异构体药物生成非对映异构体衍生物,然后用 GC 法进行分析测定。常用的不对称试剂有:(S)-N- 三氟乙酰脯氨酰氯、(S)-N- 五氟乙酰脯氨酰氯等。如:以(S)-N- 三氟乙酰基 - 脯氨酰氯(S-TFPC)为手性衍生化试剂,三乙胺为催化剂,将苯丙胺转变成相应的酰胺类非对映异构体,用常规非手性毛细管柱气相色谱,程序升温法分离大

笔记

鼠肝微粒体中 *R*- 和 *S*- 苯丙胺。

含氟原子的衍生化试剂不仅可以提高药物的挥发性,而且由于衍生化之后使药物含有电负性强的氟原子,因此大大提高了 GC 电子捕获检测器对其检测的灵敏度。

2. 在高效液相色谱法中的应用　高效液相色谱法最常用的检测器是紫外吸收检测器、荧光检测器和质谱检测器,近年来灵敏的电化学检测器也得到了较快的发展。但它们均属于选择性检测器,只能检测某些结构的化合物。所以,HPLC 中的化学衍生化法的主要目的是:①提高 HPLC 检测的灵敏度;②改善色谱分离效果。

进行化学衍生化反应应满足如下要求:①对反应条件要求不苛刻,且能迅速定量地进行;②对某个样品只生成一种衍生物,反应副产物(包括过量的衍生试剂)不干扰待测组分的分离和检测;③化学衍生化试剂方便易得,通用性好。

(1) 衍生化的分类:根据是否与 HPLC 系统联机,化学衍生法可分为在线与离线两种。以衍生化反应与色谱分离的时间先后分类,又可分为柱前衍生法与柱后衍生法两种。柱前衍生法是在色谱分离前,预先将样品制成适当的衍生物,然后进样分离和检测。柱前衍生的优点是衍生化反应条件不受色谱系统的限制;缺点是衍生化条件不能准确控制,容易影响定量的准确性。柱后衍生则是在样品进入色谱系统并经色谱分离后,柱后流出组分直接在管路中与衍生化试剂反应,然后检测衍生化产物。柱后衍生化的优点是操作简便,可连续反应以实现自动化分析;缺点是由于在色谱系统的管路中反应,对衍生试剂及反应条件,特别是反应时间有很多限制;同时,由于色谱管路的死体积增加,还会导致色谱峰展宽;此外,采用质谱检测时,对衍生化试剂的种类及反应条件也有相应的要求。

(2) 衍生化方法:衍生化方法主要有以下三种:

1) 紫外衍生化反应:很多化合物在紫外光区无吸收或摩尔吸收系数很小而不能被检测,将它们与具有紫外吸收基团的衍生化试剂在一定条件下反应,使生成具有紫外吸收的衍生物,从而可以被紫外检测器检测。

2) 荧光衍生化反应:对于无紫外吸收或紫外检测不够灵敏的药物,如脂肪酸、氨基酸、胺类、生物碱、甾体类药物等,可与荧光衍生试剂反应,生成具有强荧光衍生物,以达到痕量检测的目的。常用的荧光衍生化试剂有邻苯二醛(*o*-phthalaldehyde,OPA)、丹酰氯(dansyl chloride)和荧胺(fluorescamine)等。

3) 质谱检测衍生化反应:目前 LC-MS/MS 分析检测已成为最常规的体内样品药物分析的技术,有些化合物由于其结构特点,在正离子或负离子检测模式下不易离子化,导致其灵敏度低。因而,通过在其原有结构上引进氨基基团或羧基基团的衍生化反应,提高其在正离子或负离子检测模式下的灵敏度,从而可以被质谱检测器检测。

4) 非对映衍生化反应:采用手性衍生化试剂将药物对映异构体转变为相应的非对映异构体,用常规非手性 HPLC 法进行分离分析。

非对映衍生化反应一般需要满足以下条件:①待测物分子至少具有一个可供衍生化的官能团;②手性衍生化试剂应达到对映体纯,并且与对映体反应无立体选择性;③反应条件温和、方法简便,衍生化反应完全,待测物与衍生化试剂均无消旋化发生;④生成的非对映异构体应不易于被裂解为原来的对映异构体;⑤衍生化试剂的结构特点应有利于衍生物非对映体的分离。衍生物非对映体之间的构象差异越大,分离效果越好。

非对映衍生化试剂,亦称手性衍生化试剂,分为三类:第一类适用于伯胺和仲胺的手性衍生化,如:邻 - 甲基苯乙酰氯、(−)-α- 甲氧基 -α- 甲基 -1- 萘基乙酸、1- [(4- 硝基苯)磺酸基]- 脯氨酰氯、(+)-10- 樟脑磺酰基 -*N*- 羧基 -*L*- 苯丙氨酸酐、叔丁氧基 -*L*- 亮氨酸 -*N*- 羟琥珀酰亚胺酯、1- 萘乙基异硫氰酸酯等;第二类适用于伯醇和仲醇的手性衍生化,如:苄酯基 -*L*- 脯氨酸和双环己基碳化二亚胺和咪唑、(+)/(−)-2- 甲基 -1,1′- 双 - 萘基 -2- 羰基腈等;第三类适用于羧基的手性衍生化,如:(+)/(−)-*α*-甲基-对硝基苯胺和草酰氯、2-氨基丁醇和草酰氯等。

第三节　体内样品分析方法与方法验证

建立可靠的体内样品中微量药物及其代谢产物的分析方法是体内药物分析工作的首要任务,本节将就体内样品分析方法建立的一般程序和分析方法验证的基本内容与要求进行论述。

一、分析方法的建立

(一)分析方法的选择

一般而言,体内样品中待测物的预期浓度范围是决定体内样品检测方法的首要因素。无论从动物或人体内获得的体内样品,其中所含药物或其特定代谢产物的浓度大多较低(10^{-10}~10^{-6}g/ml),且难以通过增加体内样品量提高方法灵敏度。因而在建立体内样品分析方法时选择适宜的检测方法是必须首先考虑的。

目前,在体内样品分析中常用的检测方法主要有色谱分析法、免疫分析法和生物学方法。各方法的特点及适用对象如下:

1. 色谱分析法　色谱分析法主要包括气相色谱法、高效液相色谱法、色谱-质谱联用法等,可用于大多数小分子药物的药代动力学及代谢产物研究,或基于药代动力学原理的生物利用度、生物等效性试验或治疗药物监测等临床药学或临床药理学研究。近年来,随着液相色谱-质谱联用技术(LC-MS 和 LC-MS/MS)的普及,本法已逐步应用于蛋白质、多肽等生物大分子类药物或内源性物质的检测与分析。

2. 免疫分析法　免疫分析法主要有放射免疫分析法(RIA)、酶免疫分析法(EIA)、荧光免疫分析法(FIA)等,多用于蛋白质、多肽等生物大分子类物质的检测。本法具有一定的特异性,灵敏度高,但原形药物与其代谢产物或内源性物质常有交叉免疫反应。故本法不适用于小分子药物代谢研究或特定代谢产物的测定,主要应用于临床 TDM 及生物大分子的药物动力学及其相关研究。

3. 生物学方法　微生物学方法常能反映药效学的本质,可用于抗生素类药物的体内分析,如生物利用度、生物等效性试验或临床 TDM 等体内样品的测定。但生物学方法一般特异性较差,常需采用特异性高的方法(如色谱分析法)进行平行监测。而对于多组分及体内存在活性代谢产物的抗生素的药代动力学及代谢产物研究宜用色谱分析法。

综上所述,由于色谱分析法具有较高的灵敏度、选择性、准确度和精密度,能适应大多数药物的检测需要。同时随着色谱联用技术的完善与仪器的普及,目前色谱分析法,尤其是 HPLC 及其联用技术 LC-MS 与 LC-MS-MS 已经成为体内样品中药物及其代谢产物分析检测的首选方法。而免疫分析法与生物学方法主要用于生物大分子和抗生素类药物的生物利用度测定与临床 TDM;为药物滥用或中毒患者的样品分析,尤其是在县区医院的临床药学工作中,分光光度法或薄层色谱法(TLC)等仍不失为简便、可行的分析方法。

(二)分析方法建立的一般程序

分析方法初步拟定后,需进行一系列的试验工作,以选择最佳的分析条件,并对分析方法进行方法学验证,以确认是否适用于试验样品的分析。基于色谱分析及其联用技术的分析方法的建立主要包括以下内容:

1. 色谱条件的筛选　取待测药物或其特定的活性代谢产物、内标的对照标准物质,配制成一定浓度的纯溶液,在拟定的检测条件下筛选色谱条件,通过调整色谱柱的型号或牌号(填料的性状、粒径、柱长度等)、流动相组成(组分及其配比)及其流速、柱温、进样量、内标的浓度及其加入量等条件,使待测药物与内标具有良好的色谱参数(理论塔板数、分离度、拖尾因子)及峰面积比值,并具有适当的保留时间以避开内源性物质的干扰;选择适当的检测器,以获得足够的方法灵敏度。

2. 色谱条件的优化

(1) 试剂与溶剂试验:取待测药物的非生物基质溶液(通常为水溶液),按照拟定的分析方法进行衍生化反应、萃取分离等样品处理步骤后,进样分析以考察反应试剂对测定的干扰(方法选择性)。通过改变反应条件、萃取方法或萃取条件(萃取溶剂的极性、混合溶剂的配比、固相萃取填料性质、冲洗剂与洗脱剂及其用量等),减少其对药物测定的干扰。

本步骤主要考察需经化学反应的样品处理过程,若样品处理过程仅为体内样品的提取分离,则可不进行该步骤,直接进行空白生物基质试验。

(2) 生物基质试验:取空白生物基质,如空白血浆,按照拟定的体内样品处理与样品分析方法操作。考察生物基质中的内源性物质(endogenous substances)对测定的干扰(方法选择性),在待测药物、特定的活性代谢产物、内标等的"信号窗"(色谱峰附近的有限范围)内不应出现内源性物质信号或其干扰程度在分析方法的可接受范围之内。

(3) 质控样品试验:取空白生物基质,按照试验样品中药物的预期浓度范围,加入一定量的分析物配制校正标样和质控(quality control,QC)样品,照"生物基质试验"项下方法试验,建立分析方法的定量范围与标准曲线,并进行方法的精密度与准确度、灵敏度、提取回收率,以及质控样品与分析物和内标纯溶液的稳定性等各项参数的验证和基质效应的评估;同时进一步验证待测药物、内标与内源性物质或其他药物的分离效能。例如,色谱峰的保留时间、塔板数和拖尾因子是否与其在纯溶液中一致,色谱峰是否为单一成分,标准曲线的截距是否显著偏离零点等,均可说明内源性物质是否对待测药物或内标构成干扰。

3. 试验样品的测试   通过空白生物基质和质控样品试验,所建立的分析方法及其条件尚不能完全确定是否适合于试验样品(incurred samples)的测定。因为药物在体内可能与内源性物质结合(如与血浆蛋白结合),或经历各相代谢生成数个代谢产物及其进一步的结合物或缀合物。使得从体内获得的试验样品变得更为复杂。所以,在分析方法建立后,尚需进行试验样品的测试,考察代谢产物对药物、内标的干扰情况,以进一步验证方法的可行性。

二、分析方法的验证

为了保证所建立的分析方法的可行性与可靠性,分析方法在用于试验样品的分析之前,必须对方法进行充分的方法学验证(validation)。体内样品分析方法的验证分为完整验证(full validation)、部分验证(partial validation)和交叉验证(cross validation),在此着重介绍完整验证过程。

对于首次建立的体内样品分析方法、新的药物或新增代谢产物定量分析,应进行完整的方法验证。以下将以色谱分析法为主讨论体内样品分析方法的完整验证过程。此外,方法验证应采用与试验样品相同的抗凝剂。当难于获得相同的基质时,可以采用适当基质替代,但要说明理由。

一个体内药物分析方法的主要特征包括:选择性、定量下限、响应函数和校正范围(标准曲线性能)、准确度、精密度、基质效应、分析物在生物基质以及溶液中储存和处理全过程中的稳定性试验。

(一) 选择性

方法的选择性(selectivity)系用以证明使用该方法所测定的物质是预期的待测物(原形药物或特定的活性代谢产物或内标),体内样品所含内源性物质和相应代谢产物、降解产物及其他共同使用的药物不得干扰对样品的测定或者其干扰在分析方法的可接受范围内。一般采用至少 6个不同个体的空白基质来证明分析方法的选择性,每个空白基质样品中的干扰组分应低于分析物定量下限的 20%,并低于内标响应的 5%。验证一个分析方法是否具有选择性,通常应着重考

笔记

虑以下几点：

1. 内源性物质的干扰 通过比较待测药物或其特定的活性代谢产物及内标的对照标准物质及至少6个不同个体的空白基质和QC样品(注明分析物的浓度)的检测信号,如HPLC色谱图中各待测药物或其特定的活性代谢产物色谱峰的保留时间(t_R)、理论板数(n)和拖尾因子(T)是否一致,以及与内源性物质色谱峰的分离度(R),确证内源性物质对分析方法无干扰。

对于以软电离质谱为基础的检测方法(LC-MS或LC-MS/MS)应注意考察分析过程中的基质效应,如离子化抑制等。

2. 未知代谢产物的干扰 通过比较QC样品和至少6个不同个体用药后的试验样品的检测信号,如HPLC色谱图中各被测药物色谱峰的t_R、n和T是否一致,以及与其他未知代谢产物色谱峰的R,确证其他代谢产物对分析方法无干扰。必要时可通过HPLC-DAD和LC-MS(或LC-MS/MS)确证被测定色谱峰的单纯性和同一性。

3. 同服药物的干扰 在临床治疗药物监测时,还要考虑患者可能同时服用其他药物(通常为数有限)的干扰。可通过比较待测药物、同时服用药物、待测药物的QC样品和添加有同时服用药物的干扰样品的检测信号,如HPLC色谱图中各待测药物色谱峰与同时服用药物色谱峰的t_R及其R,确证同时服用药物对分析方法无干扰。

4. 与参比方法的相关性 除上述方法外,有时还可使用参比方法对照法。参比方法一般选用选择性强、准确度高、线性关系良好的色谱法。如在治疗药物监测中使用UV(或FIA)法时,可与HPLC(或GC)法比较。即同时用两种方法测定不同浓度的系列标准样品,以参比方法测定结果为横坐标(x),以拟定方法测定结果为纵坐标(y),用最小二乘法计算回归方程$y=a+bx$(要求坐标标度相等)。回归方程的相关系数r表示两种方法测得结果的一致性;截距a表示拟定方法受到的恒定干扰的程度,如UV中具有紫外吸收的试剂或内源性物质可引起恒定干扰($a>0$);斜率b表示拟定方法受到比例干扰的程度,如FIA中标记抗原不纯可引起比例干扰($b\neq1$)。

与参比方法的相关性比较,除显示分析方法的特异性外,还反映分析方法的准确度。斜率b表示两种方法测得结果的一致性,当截距$a\approx0$时,若参比方法准确度良好,则拟定方法的准确度等于$100b$(%)。

(二) 标准曲线与定量范围

标准曲线(standard curve),亦称校正曲线(calibration curve)或工作曲线(working curve),反映了体内样品中所测定药物的浓度与仪器响应值(如HPLC峰面积)的关系,一般用回归分析法所得的回归方程来评价。除少数方法(如IA)外,标准曲线通常为线性模式。最常用的回归分析法为最小二乘法(least squares)或加权最小二乘法(weighted least squares)。回归方程的自变量(x)为体内样品中待测分析物的浓度,因变量(y)为分析物与内标的响应信号强度比值。标准曲线的定量范围(quantification range)由分析物的定量下限和定量上限来决定,在定量范围内QC样品浓度测定结果应达到试验要求的精密度和准确度。

1. 标准曲线的建立 标准曲线应用校正标样建立,校正标样的配制应使用与待测体内样品相同的生物基质。测定不同生物基质的体内样品时应建立各自的标准曲线,用于建立标准曲线的校正标样的浓度取决于待测物的预期浓度范围和待测物/响应值关系的性质。定量范围要尽量覆盖全部待测的体内样品浓度范围,不得用定量范围外推的方法求算未知体内样品的浓度。建立标准曲线时应随行测定空白样品(空白生物基质),但计算时不包括该点,仅用于评价干扰。当线性范围较宽的时候,推荐采用加权的方法对标准曲线进行计算,以使低浓度点计算得比较准确。

标准曲线建立的一般步骤如下:

(1)分析物储备液和工作溶液的配制:精密称取待测药物的对照标准物质适量,用甲醇或其他适宜溶剂溶解并定量稀释制成一定浓度(较高浓度)的储备液,冰箱保存备用;精密量取适量分析物储备液,用适宜溶剂定量稀释配制系列工作溶液。

依据待测物的预期浓度范围和待测物与响应值的关系性质确定标准曲线的定量范围,线性模式的标准曲线至少应包含 6 个浓度点(不包括空白样品),非线性模式的浓度点应适当增加。

(2) 内标储备液和工作溶液的配制:精密称取内标适量,用甲醇及其他适宜溶剂溶解并定量稀释制成一定浓度的内标储备液,冰箱保存备用;精密量取适量内标储备液,用适宜溶剂定量稀释配制内标工作溶液。

(3) 系列校正标样的配制:通过分别加入系列已知浓度的分析物的工作溶液到空白基质中,涡旋混匀,即得到各浓度的校正标样(calibration standard)。基质同时配制空白样品(待测药物和内标浓度为零的校正标样)。

因为加入的工作溶液体积较小,为防止在其加入及涡旋混合时造成损失,也可在适宜的容器(如离心玻璃试管或 EP 管)内先加入工作溶液,再加入空白生物基质基质并涡旋混匀。

当工作溶液中含有高浓度的有机溶剂(如甲醇、乙腈等)且加入体积较大时,为防止因工作溶液的加入而造成部分生物基质(如血浆蛋白)变性,使校正标样与用药后的实际体内样品不一致,进而造成分析结果的偏差。也可先将工作溶液加至适宜的容器内,挥干溶剂后,再加入空白生物基质并涡旋溶解、混匀。通常建议在校正标样的配制过程中所加入的非基质溶液(配制校正标样的工作溶液)不应超过样品总体积的 5%。

(4) 标准曲线的绘制:取系列校正标样,按拟定方法进行样品处理后分析,以待测药物的检测响应(如色谱峰面积)或与内标(内标法)响应的比值(因变量,y)对校正标样中的药物浓度(自变量,x),用最小二乘法或加权最小二乘法进行线性回归分析,求得回归方程($y=a+bx$)及其相关系数(r),并绘制标准曲线。

校正标样中的待测药物浓度,以单位体积(液态基质,如血浆)或质量(脏器组织,如肝脏)的生物基质中加入分析物对照标准物质的量表示,如 $\mu g/ml$ 或 $\mu g/g$ 等。例如,取空白血浆 0.5ml,加入分析物工作溶液(100$\mu g/ml$)10μl。即在 0.5ml 的生物基质中加入标准物质 1μg,则校正标样中的待测药物浓度为 2$\mu g/ml$。若生物基质为脏器匀浆溶液,则以所取匀浆体积所相当的脏器的重量中加入分析物对照标准物质的量计算。

2. **限度要求**　用于建立标准曲线的校正标样的浓度取决于待测物的预期浓度范围和待测物/响应值关系的性质。在药代动力学或生物利用度研究中,必须至少用 6 个浓度建立标准曲线,对于非线性相关(如 IA)可能需要更多浓度点。

标准曲线的定量范围要尽量覆盖全部待测的体内样品浓度范围,定量上限(upper limit of quantification,ULOQ,标准曲线的最高浓度点)应高于用药后生物基质中药物的峰浓度(C_{max});定量下限(lower limit of quantification,LLOQ,最低浓度)应低于 C_{max} 的 10%~5%(1/10~1/20)。

标准曲线各浓度点的计算值(依据回归方程回算的浓度)与标示值之间的偏差{bias= [(计算值 − 标示值)/ 标示值]×100% }在可接受的范围之内时,可判定标准曲线合格。可接受范围一般规定为最低浓度点的偏差在 ±20% 以内,其余浓度点的偏差在 ±15% 以内。只有合格的标准曲线才能对试验样品进行定量计算。

标准曲线回归方程的截距应接近于零,若显著偏离零点,应确证其对方法的准确度无影响;斜率应接近或大于 1(与坐标的标度选择有关),使具有较高的灵敏度;相关系数应接近于 1,即具有良好的相关性,如色谱法 $r \geqslant 0.99$。

(三) 定量下限

定量下限(LLOQ)是标准曲线上的最低浓度点,表示方法的灵敏度,即测定样品中符合准确度和精密度要求的最低药物浓度。

1. **测定法**　取同一生物基质,配制至少 5 个独立的质控样品,其浓度应使信噪比(S/N)大于 5,依法进行精密度与准确度验证。

2. **限度要求**　其准确度应在标示浓度的 80%~120% 范围内,相对标准差(RSD)应小于 20%。在药代动力学与生物利用度研究中,LLOQ 应能满足 3~5 个消除半衰期时体内样品中的药物浓度或 C_{max} 的 1/20~1/10 的药物浓度的测定。

(四) 精密度与准确度

精密度(precision)是指在确定的分析条件下相同生物基质中相同浓度样品的一系列测量值的分散程度,通常用 QC 样品的相对标准差(RSD)表示。

在体内药物分析过程中,无论是药代动力学参数的获得或是治疗药物的监测,通常在 1 个分析批(analytical run/batch)内难以完成全部试验样品的分析。而在不同的分析批之间的实验条件(如仪器性能、参数、试剂来源、实验温度、湿度等)有可能发生小的改变,进而对分析结果可能产生影响。所以在体内药物分析中,方法精密度除要评价批内(within-run 或 intra-batch)RSD 外,同时还应评价批间(between-run 或 inter-batch)RSD。

准确度(accuracy)是指在确定的分析条件下测得的试验样品浓度与真实浓度的接近程度,通常用 QC 样品的实测浓度与标示浓度的百分比(accuracy)或相对偏差(relative error,RE)表示。准确度可通过重复测定已知浓度的待测物样品获得。

1. **测定法**　使用 QC 样品进行考察,一般选择高、中、低及定量下限 4 个浓度的 QC 样品同时进行方法的精密度和准确度考察。低浓度质控样品的浓度通常不高于定量下限浓度的 3 倍;高浓度质控样品的浓度通常应在定量上限的约 75% 处;中浓度质控样品的浓度通常选择平均浓度(通常为几何平均浓度,即以几何级数排列的标准曲线的中部)附近。与随行的标准曲线同法操作,每个样品测定 1 次。

在测定批内 RSD 时,每一浓度至少配制并测定 5 个样品。为获得批间 RSD,应在至少 3 个分析批,且至少两天进行测定,获得不少于 45 个样品的分析结果。

2. **结果计算与限度要求**　每批的测定数据(待测药物的色谱峰面积或与内标物质的峰面积比值)用该批随行标准曲线的回归方程计算 QC 样品浓度 X。

准确度以多次测定结果的平均值 $\overline{M}$ 与标示值(制备时的加入量)S 比较计算,一般准确度(accuracy)应在 85%~115% 范围内(RE 不超过 ±15%),在 LLOQ 附近应在 80%~120% 范围内(RE 不超过 ±20%)。Accuracy 或 RE 的计算式分别如下:

$$Accuracy = \frac{\overline{M}}{S} \times 100\% \quad RE = \frac{\overline{M}-S}{S} \times 100\% = Accuracy - 100\%$$

精密度一般要求 RSD 不超过 15%,在 LLOQ 附近 RSD 应不超过 20%。批内和批间 RSD 计算式分别如下:

$$批内\ RSD = \frac{\sqrt{\dfrac{SS_e}{N-1}}}{\overline{X}} \times 100\% = \frac{\sqrt{\dfrac{SS_{tot}-SS_A}{N-I}}}{\overline{X}} \times 100\% = \frac{\sqrt{\dfrac{\sum\limits_{i=1}^{I}\sum\limits_{j=1}^{n}(X_{ij}-\overline{X})^2 - n\sum\limits_{i=1}^{I}(\overline{X}_i-\overline{X})^2}{N-I}}}{\overline{X}} \times 100\%$$

$$批间\ RSD = \frac{\sqrt{\dfrac{SS_A}{I-1}}}{\overline{X}} \times 100\% = \frac{\sqrt{\dfrac{n\sum\limits_{i=1}^{I}(\overline{X}_i-\overline{X})^2}{I-I}}}{\overline{X}} \times 100\%$$

式中,SS_e 批内方差;SS_A 批间方差;SS_{tot} 总方差;X_{ij} 第 i 批的第 j 次测定值;$\overline{X}_i$ 为第 i 批 n 次测定的平均值;$\overline{X}$ 为 N 次测定的总平均值;I 为测定批数(通常 $I=3$);n 为每批测定次数(每批样品数,通常 $n \geqslant 5$);N 为总测定次数(总样品数,通常 $N \geqslant 15$)。

笔记

（五）样品稳定性

在体内药物分析中,含药体内样品由临床实验室(或动物实验室)采集后转移至分析实验室进行分析测试,通常不能及时完成分析;另一方面,体内样品的数量一般较大,在 1 个工作日内难以完成全部体内样品的分析,通常需在多个工作日内完成;其次,随着自动进样器的应用,多个处理过的样品(processed samples)同时置于自动进样器中等待分析;再者,每个未知体内样品一般测定 1 次,但有时亦需进行复测。此外,分析物和内标物储备液和工作溶液在整个分析过程中的稳定性也很重要。为确保分析结果的可靠性与可重复性,必须在分析方法的每一步骤确保样品的稳定性。

对分析物和内标的储备液和工作溶液以及 QC 样品的稳定性考察应在不同储存条件下进行,时间尺度应考虑试验样品储存的时间。

1. 短期稳定性 通常应考察分析物和内标的储备液和工作溶液及 QC 样品从冰箱储存条件到室温或样品处理温度下短期放置的稳定性、QC 样品的冷冻和融化稳定性,以及处理过的样品在自动进样器温度下的稳定性,以保证检测结果的准确性和重现性。

2. 长期稳定性 在整个样品分析期间,QC 样品的长期储存,以及分析物和内标的储备液和工作溶液的长期储存稳定性也将影响着分析结果的准确性和重现性。所以,需对 QC 样品在冰冻(-20℃或 -80℃)条件下、分析物和内标的储备液和工作溶液在特定温度(如 4℃或 -20℃)下以及不同存放时间进行稳定性评价,以确定 QC 样品和分析物和内标的储备液和工作溶液稳定的存放条件和时间,应在确保样品稳定的条件下进行测定。

3. 测定方法

(1) 测定法与要求:采用低和高浓度 QC 样品,进行室温或样品处理温度下的短期放置稳定性、冷冻和融化稳定性、冰箱长期储存的长期稳定性以及处理过的样品在自动进样器温度下的稳定性考察。由新鲜配制的校正标样获得标准曲线,根据标准曲线分析质控样品,每个浓度至少用 5 个 QC 样品,将测得浓度与标示浓度比较,每一浓度的均值与标示浓度的偏差应在 ±15%范围内。对分析物和内标的储备液和工作溶液的进行短期稳定性考察时,通常是比较不同储存条件下纯溶液样品之间测得浓度均值的差异,如室温放置和 4℃条件下储存;对纯溶液进行长期稳定性考察时,通常是比较新鲜配制和长期储存(如 -80℃储存 90 天)的纯溶液样品之间测得浓度均值的差异。其差异应满足方法学要求。

(2) 稳定性期限要求:在不同的存放条件下,存放时间要求不同。如在室温下一般仅需考察 1 个工作日(如 1、2、4、8 或 24 小时)的稳定性即可;在冰箱中(4℃或 -20℃或 -80℃)则应考察数个工作日(或数星期,甚至数月)内的稳定性。例如,QC 样品室温放置待处理,应不超过 1 个工作日;处理过的样品在自动进样器温度下待测,应不超过 3 个工作日;QC 样品应于冰箱内冷冻(-20℃或 -80℃)储存至整个分析完成(可能需数星期甚至数月);分析物和内标储备液和工作溶液亦应于冰箱内(4℃或 -20℃)储存至整个分析完成。若在此期间不够稳定,则应考察分析物对照标准物质粉末的稳定性;血浆冻 - 融至少经历 3 个循环,首次冷冻时间应在 24 小时以上。

（六）提取回收率

提取回收率(extraction recovery)系指从生物样本基质中回收得到待测物的响应值与加入 QC 样品浓度的含待测物的纯溶液至提取后的空白基质样品中产生的响应值的比值,通常以 %表示。待测物的提取回收率用于评价样品处理方法将体内样品中待测物从生物基质中提取出来的能力。在体内药物分析中,因为体内样品的量较少,待测药物的浓度通常较低,不宜进行多步骤操作;且体内样品数量大,要求样品处理方法尽量简便、快速。所以,对于样品处理方法的评价重点在于结果的精密与重现,而非待测物提取的完全与否。

1. 测定法 取空白生物基质,加入待测物工作溶液,配制高、中、低 3 个浓度的 QC 样品,每

笔记

一浓度至少 5 个样品,依据拟定的分析方法操作,每个样品分析测定 1 次。另取空白生物基质,照 QC 样品同法处理后,加入等量的待测物(分析物和内标)纯溶液,同法获得相同的高、中、低 3 个浓度的回收率评价对照样品,同法测定。将测得的 QC 样品的信号强度(如待测物的 HPLC 峰面积)与回收率评价对照样品测得的信号强度比较,按下式计算提取回收率:

$$R = \frac{A_T}{A_S} \times 100\%$$

式中,R 为提取回收率;A_T 为 QC 样品经样品处理后的信号强度(如 HPLC 峰面积);A_S 为回收率评价对照样品的信号强度(同 A_T)。

为评价体内样品中生物基质的影响,可将 QC 样品测得的信号强度与相同浓度的待测药物标准溶液(不含生物基质,通常为水溶液)同法提取并对测定所得的信号强度进行比较,以确认影响回收率的主要因素是提取方法或是生物基质。如系由于提取方法或条件造成回收率偏低,则应优化提取条件,以尽可能提高提取回收率。

当采用内标法测定体内样品时,应同时测定内标的提取回收率。其测定法同待测药物提取回收率的测定,但仅需配制 1 个浓度(即体内样品分析时加入的浓度)的至少 5 个 QC 样品,同法测定、计算。

2. 限度要求 在药代动力学和生物利用度研究中,高、中、低 3 个浓度的提取回收率应一致、精密和可重现。

(七)基质效应

当采用质谱为检测器的 LC-MS 或 LC-MS/MS 技术进行样品分析检测时,由于待测物的离子化效率(电喷雾电离,ESI)易受样品中的基质成分的影响,应该考察基质效应(matrix effect)。

1. 测定法 使用至少 6 批来自不同供体的空白基质,不应使用合并的基质。如果基质难以获得,则使用少于 6 批基质,但应该说明理由。对于每批基质,应该通过计算基质存在下的峰面积(由空白基质提取后加入分析物和内标测得),与不含基质的相应峰面积(分析物和内标的纯溶液)比值,计算每一分析物和内标的基质因子(matrix factor)。进一步通过分析物的基质因子除以内标的基质因子,计算经内标归一化的基质因子。

2. 限度要求 从 6 批基质计算的内标归一化的基质因子的变异系数不得大于 15%。该测定应分别在低浓度和高浓度下进行。

除正常基质外,还应关注其他样品的基质效应,例如溶血的或高脂血症的血浆样品等。

(八)试验样品分析

试验样品的分析应在分析方法验证完成以后开始。每个试验样品一般测定 1 次,必要时可进行复测。对生物等效性试验,来自同一个体的体内样品最好在同一分析批中测定。每个分析批体内样品测定时应建立新的批标准曲线(组织分布试验时,可视具体情况而定),并随行测定高、中、低 3 个浓度的 QC 样品。每个浓度至少双样本,并应均匀分布在试验样品测试顺序(以低→高或高→低的顺序以一定间隔均匀地穿插于整个分析批)中。当一个分析批内试验样品数量较多时,应同时增加各浓度 QC 样品数,使 QC 样品数大于试验样品总数的 5%。QC 样品测定结果的偏差一般应不大于 ±15%。最多允许 1/3 的 QC 样品结果超限,但不能出现在同一浓度QC 样品中。如 QC 样品测定结果不符合上述要求,则该分析批样品测试结果作废。

对规范性体内药物分析,整个分析过程应当遵从预先制订的实验室 SOP(standard operating procedures)以及 GLP 原则。

(九)试验样品浓度超出定量范围的处理

标准曲线的范围不能外延,在试验样品分析过程中,对于任何浓度高于 ULOQ 或低于 LLOQ 的样品,应进行处理后再进行测定。

1. 浓度高于 ULOQ 应分取部分样品用相应的空白生物基质稀释一定倍数后重新测定,并同时制备浓度高于 ULOQ 的 QC 样品,同法稀释测定(并确保稀释后浓度不低于 LLOQ),每个稀释因子或倍数至少 5 个测定值,以确认稀释的可靠性。准确度和精密度应在 ±15% 范围内,稀释的可靠性应该覆盖试验样品所用的稀释倍数。

2. 浓度低于 LLOQ   对于浓度低于 LLOQ 的样品,在必要时,可通过改变分析方法的定量范围,降低 LLOQ 的浓度,进行部分验证,从而获得其浓度值。

药代动力学分析时,低于 LLOQ 的样品,在 C_{max} 以前出现应以零值计,在 C_{max} 以后出现应记为无法定量(not detectable,ND),以减小零值对 AUC 计算的影响。

（十）作为外源性药物使用的内源性物质的测定

由于生物基质中存在内源性的该物质,使得难以测定分析方法的 LLOQ 和准确度。此时,可通过以下方法制备空白生物基质:

1. 对生物基质进行处理   将生物基质通过活性炭滤过、透析等技术去除所含的该内源性物质后,作为空白生物基质使用。

2. 使用不含内源性物质的生物基质   对生物参数随周期性变化的内源性物质(如雌性激素),可在特定的生物周期阶段获取不含该物质的生物基质作为空白生物基质。

3. 使用替代基质   对某些内源性物质可使用其他基质替代空白生物基质,如兔血浆、人血清蛋白、缓冲液、0.9% 氯化钠溶液等。测得的药物浓度需进行校正。即,$C_{真实}=C_{测得}-C_{本底}$,$C_{本底}$ 通过由替代基质获得的标准曲线计算求得。

4. 采用标准加入法   内源性物质含量较低时,可使用混合生物基质,采用标准加入法,测定本底浓度,并在此基础上,再配制系列校正标样样品,并用于试验样品测定。结果为总量浓度。

（十一）微生物学和免疫学方法的验证

上述分析方法验证主要针对色谱分析法,多数参数和原则也适用于微生物学或免疫学分析法,但在方法验证中应考虑到它们的一些特殊之处。微生物学或免疫学分析法的标准曲线本质上是非线性的,应尽可能采用比色谱分析法更多的浓度点来建立标准曲线。结果的准确度是关键因素,如果重复测定能够改善准确度,则应在方法验证和试验样品测定中采用同样的步骤。

微生物学或免疫学分析方法验证实验应包括在数天内进行至少 6 个独立的分析批测定。每个分析批应包括至少 3 套质控样品且每套含至少 5 个浓度(LLOQ、低、中、高浓度及定量上限浓度)的质控样品。对于批内和批间准确度,各浓度质控样品的平均浓度应在标示值的 ±20% 范围内(定量下限和定量上限为 ±25%)。各浓度质控样品的批内和批间精密度均不应超过 20%(定量下限和定量上限为 25%)。此外,各浓度质控样品的方法总误差(即 % 相对偏差绝对值与 % 变异系数之和)不应超过 30%(定量下限和定量上限为 40%)。

（十二）名词解释

1. 对照标准物质(reference standard)   用于配制校正标样和 QC 样品的待测物的参比标准,在结构上可以是待测物本身,也可以是其游离碱或酸、盐或酯。对照标准物质应该具有可追溯的来源,并经科学论证其适用性。对分析物,应有分析证书确认其纯度,并提供储存条件、失效日期和批号。常用的对照标准物质主要有三种来源:①法定对照标准物质(如 ChP 标准品或对照品、USP 标准品);②市售对照标准物质(来自于具有良好信誉的供应商);③分析实验室或科研机构自行合成和(或)纯化的具有一定纯度的化合物。

2. 生物基质(biological matrix)   一种生物来源的物质,能够以可重复的方式采集和处理。例如全血、血浆、血清、尿、粪、各种组织等。

3. 基质效应(matrix effect)   由于样品中存在除待测物以外的其他干扰物质(包括内源性物质、药物的代谢产物及配伍给药的其他药物等)对响应造成的直接或间接的影响(改变或干扰)。

4. 校正标样(calibration standard)   在空白生物基质中加入已知量待测物对照标准物质制成的样品,用于建立标准曲线,计算质控(QC)样品和试验样品中待测物的浓度。

笔记

5. **质控样品**(quality control sample)　即 QC 样品,系指在空白生物基质中加入已知量待测物对照标准物质制成的样品,用于监测生物分析方法的效能和评价每一分析批中试验样品分析结果的完整性和正确性。

6. **试验样品**(study samples)　是作为分析对象的体内样品。

7. **处理过的样品**(processed sample)　待测样品经过各步骤(如提取、纯化、浓缩等)处理制成的、直接用于仪器分析的试样。

8. **分析批**(analytical run/batch)　包括试验样品、适当数量的校正标样和 QC 样品的一个完整系列。由于仪器性能的改善和自动进样器的使用,一天内可以完成几个分析批,一个分析批也可以持续几天完成,但连续测量不宜超过 3 天。

9. **试验样品再分析**(incurred sample reanalysis)　分析一部分已测试验样品,来评价原来的试验样品测定的结果是否可以重现。

第四节　典型体内药物分析应用

一、LC-MS/MS 测定人血浆中氨氯地平对映体及其药物动力学应用

氨氯地平为新型二氢吡啶类长效钙通道阻滞药,临床上主要用于治疗高血压和心绞痛。氨氯地平分子结构中含有 1 个手性碳原子,故具有 1 对光学异构体 R-(+)- 氨氯地平与 S-(−)- 氨氯地平,两者具有不同的生物活性,仅 S-(−)- 氨氯地平具有血管扩张作用,其中左旋氨氯地平药效是消旋氨氯地平的 2 倍,因此需进行血浆中氨氯地平对映体的手性分离与立体选择性药动学研究。采用液 - 液萃取 LC-MS/MS 方法测定人血浆中的氨氯地平对映体已有报道。

色谱条件:色谱柱 Chiralcel OJ RH 柱(150mm × 4.6mm,3.5μm);流动相乙腈 -0.2% 氨的水溶液(80∶20,*v/v*);流速 1.0ml/min;进样 10μl。

质谱条件:离子化方式,电喷雾(ESI)离子源;电离模式,正离子;扫描方式,多反应监测(MRM)。氨氯地平和氨氯地平 -d_4(内标物)的母 / 子离子对的质荷比(*m/z*)分别为 409.2→238.1 和 413.2→238.1。

血浆样品处理:200μl 血浆样品中加入一定量内标溶液混匀,再加入乙酸乙酯 - 正己烷(8∶2,*v/v*)溶液 2.0ml,振荡 2 分钟,3000r/min 离心 5 分钟。取有机层溶液 1.8ml,40℃氮气吹干,加入 500μl 流动相复溶。

方法学验证:选择性,在实验条件下两对映体色谱峰达基线分离,内源性物质不干扰测定。氨氯地平的色谱图见图 5-4;氨氯地平单个对映体浓度在 0.1~10ng/ml 范围内,均有良好的线性响应(*r*>0.995),定量下限及低、中、高浓度质控样品(0.1、0.3、5.0 和 8.0ng/ml)的准确度在 97.9%~103% 之间,各项精密度实验结果的 *RSD* 均小于 6.96%。R-(+)- 氨氯地平的低、中、高浓度质控样品回收率分别为(78.64±3.93)%、(69.62±3.20)% 和(76.53±2.39)%;S-(−)- 氨氯地平的低、中、高浓度质控样品回收率分别为(79.42±2.05)%、(79.33±2.80)% 和(78.74±2.50)%;内标 R-/S- 氨氯地平 -d_4 回收率分别为(70.51±5.62)% 和(72.63±2.63)%。R-/S- 氨氯地平在低、高浓度的基质因子分别为 0.53(*CV* 5.61%,*n*=6)和 0.46(*CV* 5.60%,*n*=6);内标 R-/S- 氨氯地平 -d_4 的基质因子分别为 0.92(*CV* 6.50%,*n*=6)和 0.93(*CV* 7.12%,*n*=6)。低、高质控样品分别在室温放置 8 小时、经过 3 次冻融循环、−20℃保存 30 天以及处理过的样品在自动进样器温度下放置 4 小时的稳定性评价,每个浓度的均值与标示浓度的偏差均在 ±15%,满足分析方法要求。将浓度为 50ng/ml 和 100ng/ml 的质控样品用空白基质分别稀释 5 倍和 10 倍以评价稀释可靠性,每个稀释倍数各采用 6 个平行样品,各稀释倍数条件下的质控样品测得值的准确度(100%±15%)和精密度

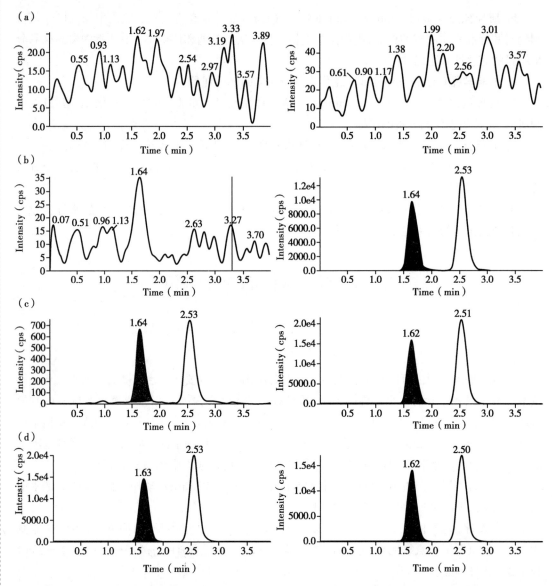

图 5-4　血浆中氨氯地平 LC-MS/MS 分析物（左）和内标物（右）的典型 MRM 色谱图

a. 空白人血浆；b. 人血浆中加入内标物；c. 空白人血浆中加入定量下限浓度的分析物（0.10ng/ml）和内标物；d. 其中一位受试者口服 10mg 氨氯地平片后 8.0 小时采集的试验样品

（≤15%）均满足分析方法的接受标准，表明样品在进行同样倍数的稀释不应影响分析方法的准确度和精密度。分别从每个受试者样品中选择 3 个 C_{max} 附近样品（4、5 和 7 小时）及 2 个消除相样品（16 和 24 小时）进行试验样品再分析。共 30 个试验样品进行再分析，结果原始分析测得的浓度和重新分析测得的浓度之间的差异在两者均值的 ±20% 范围内，满足分析方法要求。

药物动力学结果：10 名受试者口服 10mg 氨氯地平片后，平均血药浓度 - 时间曲线如图 5-5 所示。采用非房室模型方法计算获得药物动力学参数。R-/S- 氨氯地平 C_{max} 分别为（2.72±1.16）ng/ml 和（3.82±1.38）ng/ml，T_{max} 分别为（8.70±1.64）小时和（9.70±2.21）小时，AUC_{0-t} 分别为（107±48.8）和（169±59.7）ng·h/ml，$t_{1/2}$ 分别为（39.9±7.23）小时和（52.8±13.6）小时。

二、替诺福韦双特戊酯的体内药动学及其对左卡尼汀血药浓度的影响

替诺福韦（tenofovir）为开环核苷磷酸类化合物，是一种新型核苷酸类逆转录酶抑制剂，具

笔记

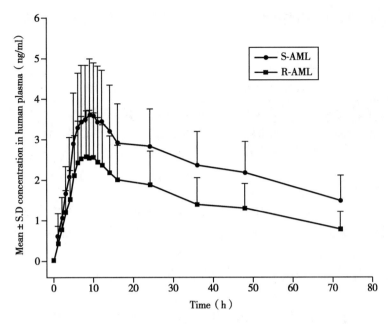

图 5-5　受试者口服 10mg 氨氯地平片后人血浆中氨氯地平对映体的
LC-MS/MS 测定血药浓度 - 时间曲线

有抗 HIV-1 和乙肝病毒活性,但其生物利用度较低。富马酸替诺福韦二吡呋酯为替诺福韦的前药,生物利用度相对较高,已于 2001 年在美国批准上市。富马酸替诺福韦双特戊酯(tenofovir dipivoxil fumarate)为其结构修饰物,具有我国自主知识产权。该药已获国家食品药品监督管理总局(CFDA)颁发的药物临床试验批件,批件号为 2011L01024。Ⅰ期临床试验中,评价人体对于该药的耐受程度和药代动力学,为制订给药方案提供依据。LC-MS/MS 方法已用于测定人血浆中替诺福韦的浓度。

试验设计与给药方法:受试者禁食 12 小时后,早晨空腹给药,用 250ml 温开水吞服富马酸替诺福韦双特戊酯片 150、300 和 600mg。受试者口服药物前和服药后 10、20、30、45 分钟、1、1.5、2、3、5、8、12、24、36、48、72 小时后各抽取血样 5ml,然后立即离心获得血浆样品(试验样品),并将血浆样品于 -20℃保存。

色谱与质谱条件:色谱柱采用 Inertsil ODS-3(150mm×4.6mm,5μm),甲醇(A)-0.2% 冰醋酸溶液(B)为流动相,梯度洗脱,0min(5%A)-0.8min(5%A)-1min(95%A)-4min(95%A)-4.1min(5%A)-5.5min(5%A);流速 1.0ml/min。ESI 正离子模式,MRM 检测;毛细管电压 3.5kV;温度 350℃;脱溶剂气 600L/h;裂解电压,替诺福韦(130V)、恩替卡韦(120V);碰撞能量,替诺福韦(23eV)、恩替卡韦(17eV);样品检测:替诺福韦母离子 $m/z288.1$,子离子 $m/z176.0$;内标检测:恩替卡韦母离子 $m/z278.1$,子离子 $m/z152.0$。

血浆样品处理:精密吸取血浆 0.4ml,加入 40μl 甲醇 - 水(80∶20)溶液,加入内标溶液 40μl(恩替卡韦 4000ng/ml),涡旋混匀 30 秒,加入甲醇 1.2ml,涡旋混匀 1 分钟后,16 000r/min 离心 10 分钟,转移上清液挥干,150μl 甲醇 - 水(80∶20)溶液复溶,20μl 进样分析。

方法学验证:选择性,替诺福韦的保留时间约为 3.50 分钟,内标恩替卡韦的保留时间约为 3.50 分钟,空白血浆样品在分析物保留时间无干扰;替诺福韦在 2~1200ng/ml 范围内,线性关系良好($r=0.9984$);定量下限为 2ng/ml;内标和不同浓度质控样品回收率均大于 50%;准确度在 92%~108% 之间,各项精密度实验结果 RSD 均小于 5%。

药物动力学结果:药物动力学参数经非房室模型计算结果见表 5-2。受试者口服低、中、高三个剂量富马酸替诺福韦双特戊酯片后,随着剂量的增加,C_{max} 和 AUC 成比例增加($r>0.99$)。因此,在口服富马酸替诺福韦双特戊酯150~160mg剂量范围内,替诺福韦在人体内呈现线性药物动力学特征。

表 5-2 受试者口服 150、300、600mg 富马酸替诺福韦双特戊酯后
替诺福韦药物动力学参数(平均值 ±SD,n=12)

Dose	C_{max} ng/ml	T_{max} 小时	AUC_{last} ng·h/ml	AUC_{INF_ob} ng·h/ml	$t_{1/2}$ 小时
150mg	210±54	1.2±0.8	1410±200	1509±211	14.1±1.8
300mg	512±77	0.8±0.3	2873±336	3024±362	17.0±0.8
600mg	433±85	1.5±0.5	3270±291	3419±330	15.5±2.0

左卡尼汀是哺乳动物能量代谢中必需的体内天然物质,能够促进脂类代谢。体内缺乏可能引起脂肪代谢紊乱、骨骼肌和心肌等组织的功能障碍。长期服用福韦酯(dipivoxil)类化合物(如阿德福韦酯、替诺福韦双特戊酯等),可能加速左卡尼汀在人体内的消除,导致左卡尼汀在人体内缺乏。为联合应用替诺福韦双特戊酯和左卡尼汀,有必要对人体内左卡尼汀血药浓度进行监测。采用 LC-MS/MS 方法测定人血浆中左卡尼汀的浓度。

试验设计与给药方法:低剂量、中剂量和高剂量分别单次口服富马酸替诺福韦双特戊酯片150、300 和 600mg。受试者口服药物前和服药后 8、15、30、45 分钟,1、1.5、2、3、5、8、12、24、36、48、72 小时后抽取血样 4ml,3000×g 离心 10 分钟,血浆于 -80℃保存。中剂量 300mg,连续给药14 天,每日 1 次。在第 14 天给药后,按照单次给药试验抽取 4ml 血样,离心和保存。

色谱条件:色谱分离采用 DIKMA Spursil C18-EP 柱(150mm × 4.6mm,5μm),柱温 40℃,0.1%甲酸的乙腈溶液 -10mol/L 醋酸铵(70∶30,v/v)溶液流动相,流速 0.7ml/min。

血浆样品处理:40μl 内标工作溶液(托特罗定 50μg/ml)加到 0.2ml 血浆中,涡旋,加 0.4ml 乙腈,涡旋,高速离心 10 分钟,取 10μl 上清液,加 5ml 流动相稀释,进样分析。左卡尼汀保留时间为 5.3 分钟。

线性范围 2~20μg/ml,相关系数 r=0.999。低、中、高质控样品浓度分别为 4、8 和 14μg/ml。日内和日间精密度分别为 9.65% 和 8.58%。

左卡尼汀单次和多次给药后,药物血浆浓度 - 时间曲线如图 5-6 所示。左卡尼汀单次给药150、300 和 600mg 后,左卡尼汀的血药浓度与正常水平相比分别降低 27%、48% 和 60%。

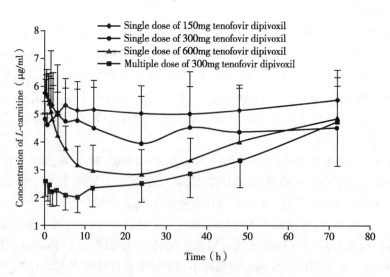

图 5-6 左卡尼汀单次和多次给药后,平均血药浓度 - 时间曲线(n=10)

笔记

(华中科技大学同济医学院 姜宏梁)

参考文献

1. 杭太俊.药物分析.第7版.北京:人民卫生出版社,2011
2. 李好枝.体内药物分析.第2版.北京:中国医药科技出版社,2011
3. 国家药典委员会.中华人民共和国药典.2015年版.北京:中国医药科技出版社,2015
4. 国家食品药品监督管理总局.化学药物非临床药代动力学研究技术指导原则.2014
5. 国家药品食品监督管理总局.化学药物临床药代动力学研究技术指导原则.2005

笔记

第六章 芳酸类非甾体抗炎药物的分析

学习要求

1. 掌握 芳酸类非甾体抗炎药物的结构和性质；主要芳酸类药物的鉴别和含量测定方法的原理与特点。
2. 熟悉 主要芳酸类非甾体抗炎药物杂质的结构与检查方法。
3. 了解 影响芳酸类非甾体抗炎药物稳定性的主要因素。

非甾体抗炎药（nonsteroidal antiinflammatory drugs, NSAIDs）是一类不含有甾体骨架的抗炎药，是目前临床使用最多的药物种类之一。本类药物具有抑制前列腺素的合成，进而发挥抗炎、抗风湿、止痛、退热和抗凝血等作用，在临床上广泛用于风湿性关节炎和类风湿关节炎、多种发热和各种慢性疼痛，如头痛、关节肌肉疼痛、牙痛等症状的缓解。本类药物具有不同的化学结构，但多数具有芳酸基本结构，即芳基取代羧酸结构。根据芳基在羧酸的取代位置及芳基上的取代基的不同，芳酸类药物可分为邻羟基苯甲酸（水杨酸）、邻氨基苯甲酸、邻氨基苯乙酸、芳基丙酸、吲哚乙酸及苯并噻嗪甲酸等六类。本章主要介绍芳酸类非甾体抗炎药物的分析，对乙酰氨基酚在结构上不属于芳酸类，但作为较常用的非甾体抗炎药将在本章一并介绍。

本类药物的结构特点为同时具有游离羧基和苯环，其酸性特征可作为原料药的含量测定基础，即在中性乙醇或其他水溶性有机溶剂中，用氢氧化钠滴定液直接滴定；苯环的紫外光吸收特性常被用于本类药物的鉴别、定量检查及部分制剂的含量测定。本类药物的酯类易于水解的特性决定了其有关物质检查的项目与方法；如 ChP 曾采用三价铁比色法检查阿司匹林中游离水杨酸，但由于在供试品溶液制备过程中阿司匹林继续水解，使检查结果不稳定，所以 ChP 自 2010 起，采用与主要发达国家药典相似的酸性条件下的 HPLC 法进行检查：1% 冰醋酸的甲醇溶液制备供试品溶液，以抑制阿司匹林的水解，同时采用高效液相色谱法（HPLC）检查，以提高检查结果的可靠性。

第一节 结构与性质

一、典型药物与结构特点

芳酸类非甾体抗炎药物的结构特征为苯环取代的羧酸结构。其羧基可呈游离态，如水杨酸、阿司匹林、双水杨酯、二氟尼柳、甲芬那酸、布洛芬、酮洛芬、萘普生、吲哚美辛等；羧基也可成盐或成酯，如双氯芬酸钠、双水杨酯等；也可呈酰胺结构，如吡罗昔康、美洛昔康等。本类药物在苯环取代基上亦存在不同的结构特征，如水杨酸、阿司匹林、双水杨酯、二氟尼柳等具有邻位羟基（游离或酯化）结构；甲芬那酸具有邻胺基结构；酮洛芬具有二苯甲酮结构；吡罗昔康和美洛昔康具有 β- 羟基 -α- 不饱和酮结构；吲哚美辛、吡罗昔康和美洛昔康具有杂环结构；二氟尼柳含有氟元素，双氯芬酸钠和吲哚美辛含有氯元素，吡罗昔康和美洛昔康含有硫元素。上述结构特征或特征元素的存在也决定了各药物的化学特性。作为其他非甾体抗炎药，对乙酰氨基酚和尼美舒利的结构分别为取代乙酰苯胺和甲磺酰苯胺，具有苯胺和甲磺酰基结构。典型药物如表 6-1 所示。

表 6-1 典型非甾体抗炎药物的结构与物理性质

基本结构/类别	药物名称	结构式/分子式/分子量	物理性质
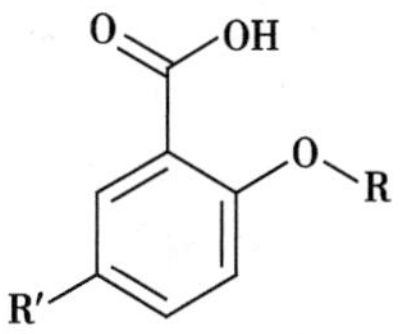 邻羟基苯甲酸类（水杨酸类）	水杨酸 salicylic acid	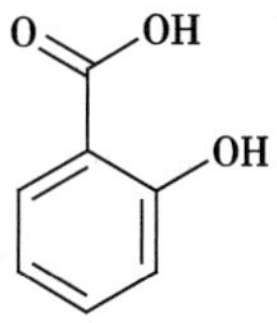 $C_7H_6O_3$ 138.12	白色细微的针状结晶或白色结晶性粉末；水溶液显酸性反应。在乙醇或乙醚中易溶，在沸水中溶解，在三氯甲烷中略溶，在水中微溶。熔点：158~161℃
	阿司匹林 aspirin	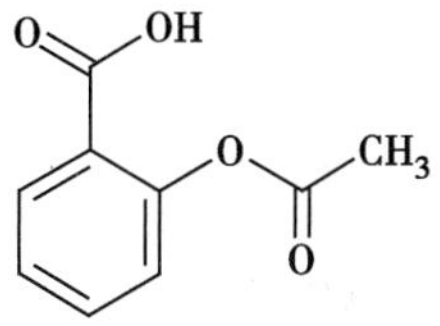 $C_9H_8O_4$ 180.16	白色结晶或结晶性粉末；遇湿气即缓缓水解。在乙醇中易溶，在三氯甲烷或乙醚中溶解，在水或无水乙醚中微溶；在氢氧化钠或碳酸钠溶液中溶解，但同时分解
	双水杨酯 salsalate	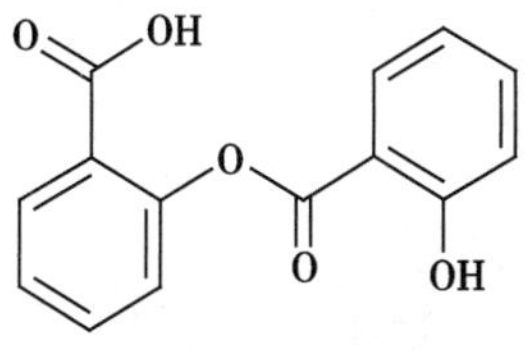 $C_{14}H_{10}O_5$ 258.22	白色结晶性粉末。在乙醇或乙醚中易溶，在水中几乎不溶。熔点：140~146℃
	二氟尼柳 diflunisal	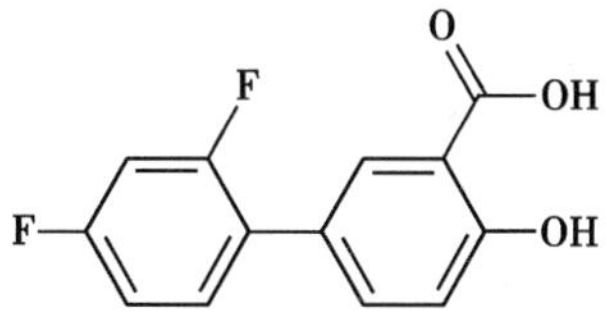 $C_{13}H_8F_2O_3$ 250.20	白色或类白色结晶或结晶性粉末。在甲醇中易溶，在乙醇中溶解；在三氯甲烷中微溶；在水中几乎不溶。最大吸收波长：251nm 与 315nm（20μg/ml，0.1mol/L盐酸的乙醇溶液），吸光度比值应为4.2~4.6

笔记

基本结构 / 类别	药物名称	结构式 / 分子式 / 分子量	物理性质
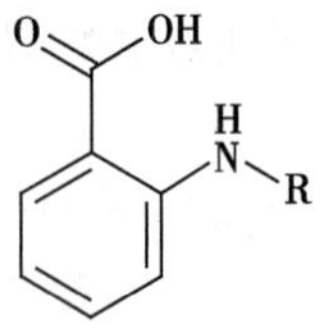 邻氨基苯甲酸类	甲芬那酸 mefenamic acid	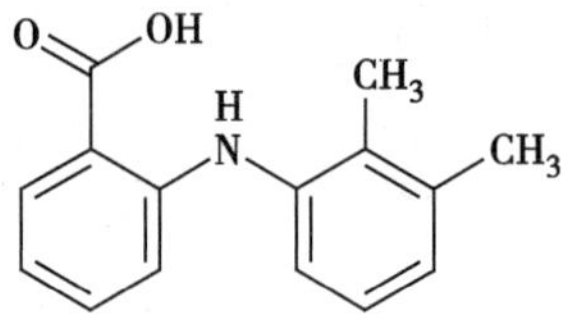 $C_{15}H_{15}NO_2$ 241.29	白色或类白色微细结晶性粉末。在乙醚中略溶,在乙醇或三氯甲烷中微溶,在水中不溶。最大吸收波长:279nm 与 350nm〔20μg/ml,1mol/L 盐酸 - 甲醇(1:99)溶液〕,吸光度分别为 0.69~0.74 与 0.56~0.60
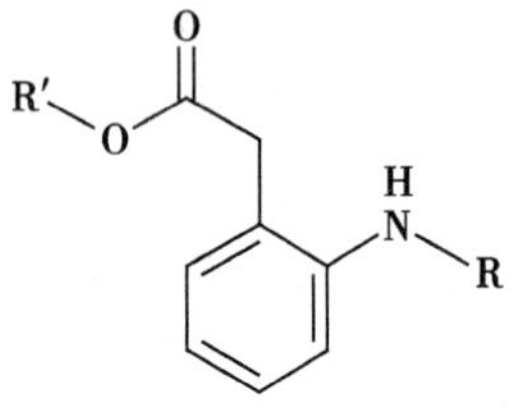 邻氨基苯乙酸类	双氯芬酸钠 diclofenac sodium	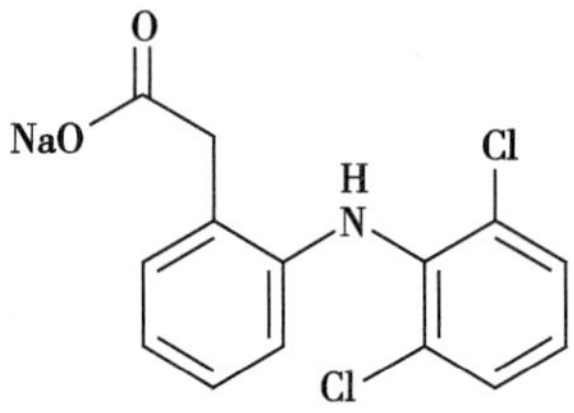 $C_{14}H_{10}Cl_2NNaO_2$ 318.13	白色或类白色结晶性粉末;有刺鼻感与引湿性。在乙醇中易溶,在水中略溶,在三氯甲烷中不溶。pH:6.5~7.5(10mg/ml)。最大吸收波长:276nm(20μg/ml)
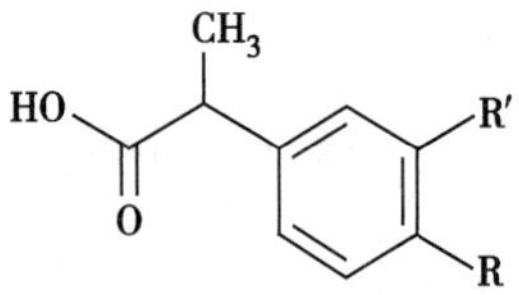 芳基丙酸类	布洛芬 ibuprofen	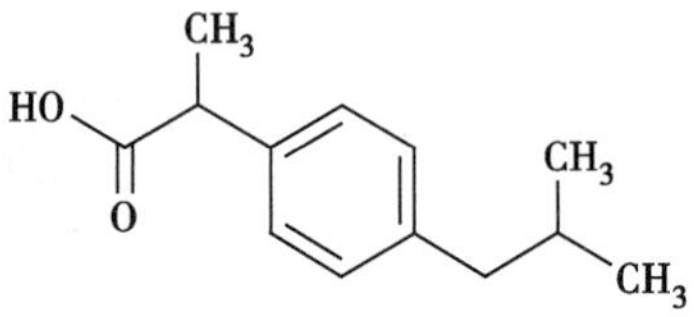 $C_{13}H_{18}O_2$ 206.28	白色结晶性粉末。在乙醇、丙酮、三氯甲烷或乙醚中易溶,在水中几乎不溶;在氢氧化钠或碳酸钠试液中易溶。熔点:74.5~77.5℃。最大吸收波长:265nm 与 273nm;最小吸收波长 245nm 与 271nm;肩峰 259nm(0.25mg/ml,0.4% 氢氧化钠溶液)
	酮洛芬 ketoprofen	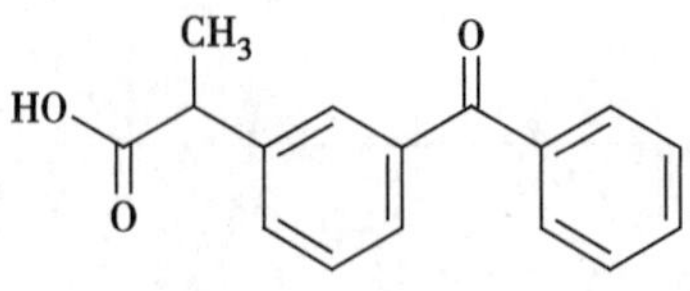 $C_{16}H_{14}O_3$ 254.29	白色结晶性粉末。在甲醇中极易溶,在乙醇、丙酮或乙醚中易溶,在水中几乎不溶。熔点:93~96℃

笔记

基本结构 / 类别	药物名称	结构式 / 分子式 / 分子量	物理性质
	萘普生 naproxen	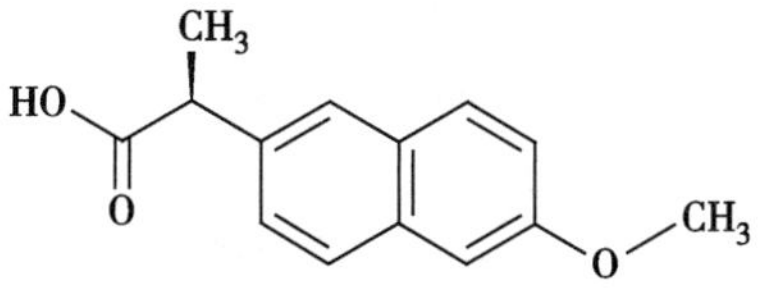 (+)-(S)- $C_{14}H_{14}O_3$ 230.26	白色或类白色结晶性粉末。在甲醇、乙醇或三氯甲烷中溶解，在乙醚中略溶，在水中几乎不溶。 熔点：153~158℃。 比旋度：+63.0°~+68.5°（10mg/ml，三氯甲烷）。 最大吸收波长：262nm、271nm、317nm与331nm（30μg/ml，甲醇）
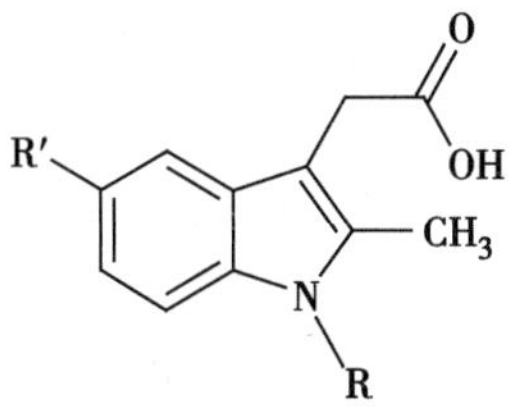 吲哚乙酸类	吲哚美辛 indometacin	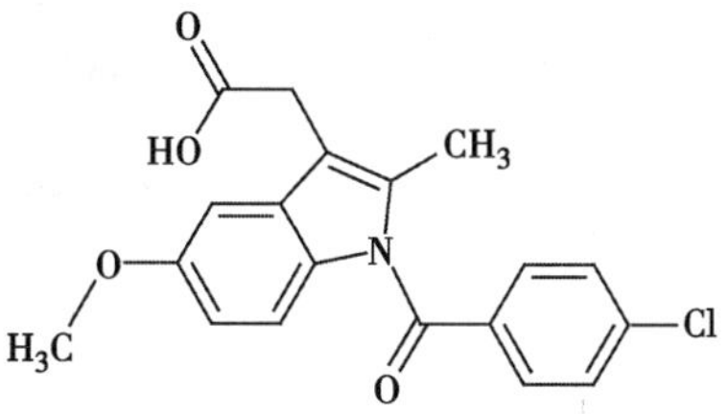 $C_{19}H_{16}ClNO_4$ 230.26	类白色至微黄色结晶性粉末。在丙酮中溶解，在甲醇、乙醇、三氯甲烷或乙醚中略溶，在甲苯中极微溶解，在水中几乎不溶。 熔点：158~162℃。 吸收系数（$E_{1cm}^{1\%}$）：180~200〔25μg/ml，甲醇-pH7.2磷酸盐缓冲液(1:1)，320nm〕
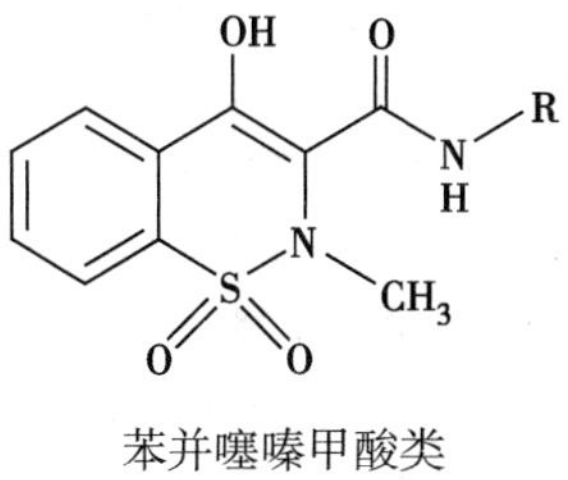 苯并噻嗪甲酸类	吡罗昔康 piroxicam	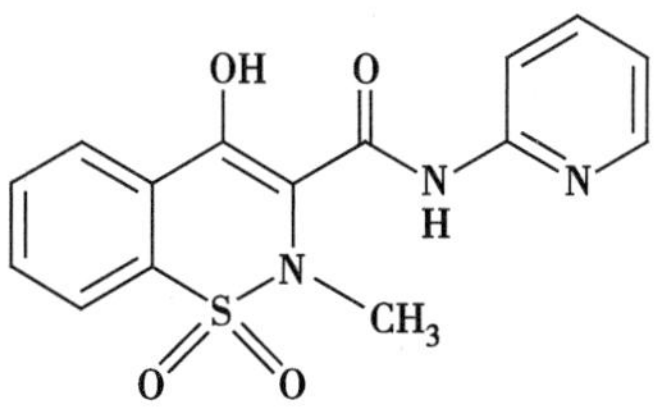 $C_{15}H_{13}N_3O_4S$ 331.35	类白色至微黄绿色结晶性粉末。在三氯甲烷中易溶，在丙酮中略溶，在乙醇或乙醚中微溶，在水中几乎不溶；在酸中溶解，在碱中略溶。 熔点：198~202℃，熔融同时分解。 最大吸收波长：243nm与334nm(5μg/ml，0.01mol/L盐酸甲醇溶液)

笔记

基本结构/类别	药物名称	结构式/分子式/分子量	物理性质
	美洛昔康 meloxicam	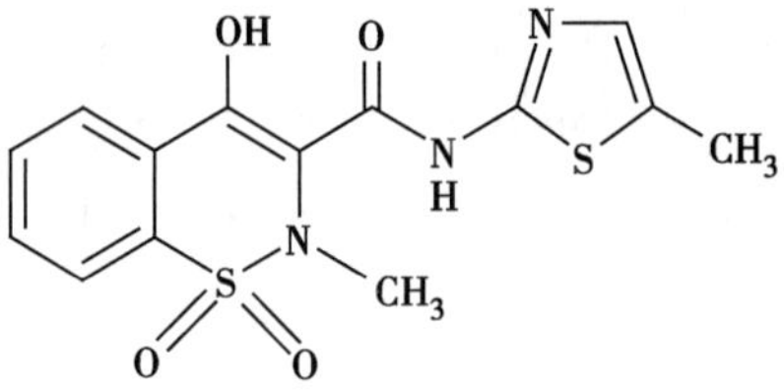 $C_{14}H_{13}N_3O_4S_2$ 351.42	微黄色至淡黄色或微黄绿色至淡黄绿色结晶性粉末。在二甲基甲酰胺中溶解,在丙酮中微溶,在甲醇或乙醇中极微溶解,在水中几乎不溶。 最大吸收波长:270nm 与 362nm;最小吸收波长 312nm(7μg/ml,0.1mol/L 氢氧化钠溶液)
其他非甾体抗炎药	尼美舒利 nimesulide	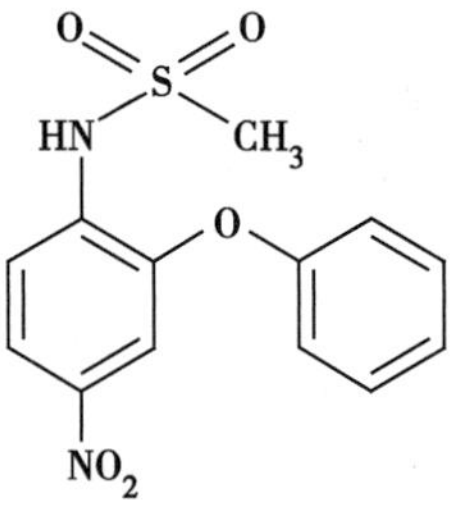 $C_{13}H_{12}N_2O_5S$ 308.31	淡黄色结晶或结晶性粉末。在丙酮或二甲基甲酰胺中易溶,在三氯甲烷中溶解,在甲醇或乙醇或乙醚中微溶,在水中几乎不溶。 熔点:148~151 ℃。 pH:5.0~7.0(20mg/ml)。 吸收系数($E_{1cm}^{1\%}$):445~475(12μg/ml,0.05mol/L 氢氧化钠溶液,393nm)
	对乙酰氨基酚 paracetamol	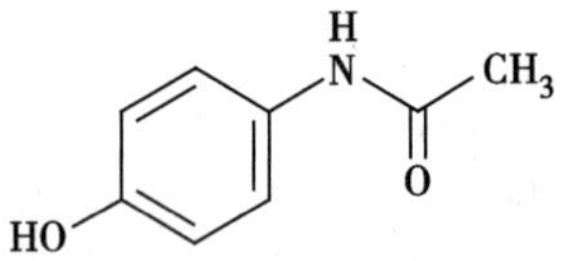 $C_8H_9NO_2$ 151.16	白色结晶或结晶性粉末。在热水或乙醇中易溶,在丙酮中溶解,在水中略溶。 熔点:168~172℃。 pH:5.5~6.5(10mg/ml)

二、主要理化性质

(一)酸性

本类药物因分子结构中具有游离羧基而显酸性,但其酸性强度受苯环的取代位置及苯环上其他取代基的影响。具有邻位取代苯甲酸结构的药物,如水杨酸、阿司匹林、双水杨酯、二氟尼柳、甲芬那酸等,由于邻位效应使得酸性增强,如阿司匹林的酸性(pK_a=3.49)比苯甲酸的酸性

(pK_a=4.26)强；其中，水杨酸还由于邻位游离羟基的氢能与羧基形成分子内氢键，更增强了羧基中氧氢键的极性，使其酸性进一步增强(pK_a=2.95)。双氯芬酸、布洛芬、酮洛芬、萘普生、吲哚美辛等，由于羧基并非直接与苯环相连，在结构上属于芳环取代的脂肪酸类，其酸性较弱。而吡罗昔康、美洛昔康、尼美舒利、对乙酰氨基酚则为酰胺结构，无明显酸性。

基于本类药物具有较强酸性的特性，大多数药物的原料药均可在中性乙醇或甲醇、丙酮等水溶性有机溶剂中，用氢氧化钠直接滴定法测定含量。

(二) 水解性

本类药物中，阿司匹林和双水杨酯具有酯键，吲哚美辛、吡罗昔康、美洛昔康、尼美舒利、对乙酰氨基酚等则具有酰胺键，均可发生水解反应。水解反应及其产物的理化特性反应可用于鉴别；若水解反应可快速、定量进行，亦可用剩余碱量法测定含量，如美洛昔康可加定量过量的氢氧化钠水解后，剩余的氢氧化钠用盐酸回滴定法测定含量。

(三) 吸收光谱特性

本类药物分子结构中具有苯环和特征取代基，均具有紫外和红外特征光谱，紫外 - 可见分光光度法和红外分光光度法已被广泛应用于本类药物及其制剂的鉴别；同时，紫外 - 可见分光光度法亦被广泛用于本类药物制剂的溶出度与释放度测定法(通则0931)及含量均匀度检查法(通则0941)，甚至用于部分药物制剂的含量测定。

(四) 基团或元素特性

本类药物分子结构中的特征基团或元素具有特征的理化特性，如对乙酰氨基酚的酚羟基、水杨酸的邻羟苯甲酸结构与三价铁可生成有色配位化合物；酮洛芬的二苯甲酮可与二硝基苯肼缩合显色；美洛昔康结构中的硫元素热分解后产生的硫化氢可与醋酸铅生成黑色硫化铅等均可用于本类药物的鉴别。

第二节　鉴别试验

依据上述理化性质，芳酸类非甾体抗炎药物可采用显色反应、沉淀反应，以及红外、紫外 - 可见分光光度法和高效液相色谱法或薄层色谱法鉴别。

一、与三氯化铁反应

1. **水杨酸反应**　水杨酸的水溶液加三氯化铁试液，即生成紫堇色配位化合物。

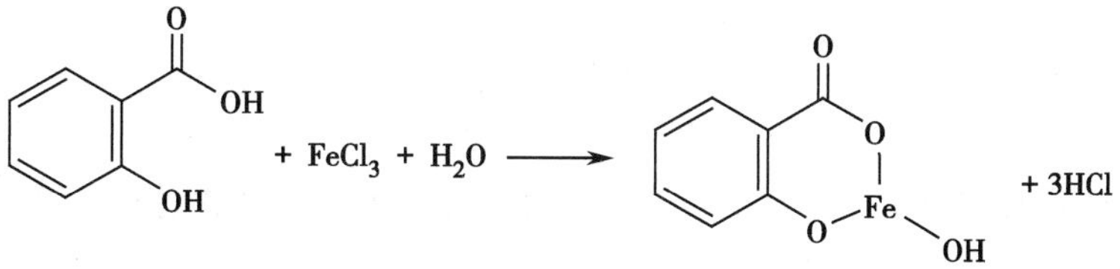

反应宜在中性或弱酸性(pH4~6)条件下进行，在强酸性溶液中配位化合物可分解；本反应极为灵敏，试验宜在稀溶液中进行。如取样量大，产生颜色过深时，可加水稀释后观察。

阿司匹林加水煮沸使水解生成水杨酸后，可与三氯化铁试液反应显紫堇色；双水杨酯在氢氧化钠试液中煮沸后与三氯化铁试液反应呈紫色；二氟尼柳溶于乙醇后与三氯化铁试液反应呈深紫色。

2. **酚羟基反应**　对乙酰氨基酚的水溶液加三氯化铁试液即显蓝紫色。

$$\text{（对乙酰氨基酚）} + 1/3\ FeCl_3 \longrightarrow \text{（配位化合物）} + HCl$$

吡罗昔康与美洛昔康噻嗪环上的烯醇式羟基具有酚羟基的性质,亦可在三氯甲烷溶液中与三氯化铁生成红色配位化合物,分别显玫瑰红色和淡紫红色。

二、缩 合 反 应

酮洛芬具有二苯甲酮结构,在酸性条件下可与二硝基苯肼缩合生成橙色偶氮化合物。取本品,加乙醇溶解后,加二硝基苯肼试液,加热至沸,放冷即产生橙色沉淀。

$$\text{（酮洛芬）} + \text{（二硝基苯肼）} \xrightarrow[-H_2O]{H_2SO_4} \text{（橙色偶氮化合物）} \downarrow$$

三、重氮化 - 偶合反应

对乙酰氨基酚具潜在的芳伯氨基,在稀盐酸中加热水解生成对氨基酚,后者具有游离的芳伯氨基,在酸性溶液中与亚硝酸钠试液进行重氮化反应,生成的重氮盐再与碱性 β- 萘酚偶合生成红色偶氮化合物。

$$HO{-}\text{（）}{-}NHCOCH_3 + HCl + H_2O \longrightarrow HO{-}\text{（）}{-}NH_2\cdot HCl + CH_3COOH$$

$$HO{-}\text{（）}{-}NH_2\cdot HCl + HNO_2 \longrightarrow HO{-}\text{（）}{-}N_2^+Cl^- + 2H_2O$$

$$HO{-}\text{（）}{-}N_2^+Cl^- + \text{（β-萘酚）} + NaOH \longrightarrow \text{（红色偶氮化合物）} \downarrow + NaCl + H_2O$$

分子结构中具有芳伯氨基或潜在芳伯氨基的药物,均可发生重氮化反应,生成的重氮盐可与碱性 β- 萘酚偶合生成有色的偶氮染料。

四、其 他 反 应

(一) 水解反应

阿司匹林与碳酸钠试液加热水解,得水杨酸钠及醋酸钠,加过量稀硫酸酸化后,则生成白色水杨酸沉淀,并发生醋酸的臭气。

$$\text{（阿司匹林）} + Na_2CO_3 \longrightarrow \text{（水杨酸钠）} + CH_3COONa + CO_2\uparrow$$

笔记

$$2 \overset{\text{COONa}}{\underset{\text{OH}}{\bigcirc}} + H_2SO_4 \longrightarrow 2 \overset{\text{COOH}}{\underset{\text{OH}}{\bigcirc}} + Na_2SO_4$$

$$2CH_3COONa + H_2SO_4 \longrightarrow 2CH_3COOH + Na_2SO_4$$

双水杨酯与氢氧化钠试液煮沸后,显水杨酸盐的鉴别反应(通则 0301,详见本书第二章药物的鉴别)。

(二)元素反应

1. 氯元素 含氯药物与碱共热分解产生氯化物,显氯化物的鉴别反应。如双氯芬酸钠,与碳酸钠炽灼炭化,加水煮沸、滤过后,滤液显氯化物鉴别反应(通则 0301,详见本书第二章药物的鉴别)。

2. 硫元素 美洛昔康中含二价硫高温分解产生硫化氢气体,遇醋酸铅生成硫化铅黑色沉淀。如美洛昔康于试管中炽灼,产生的气体能使湿润的醋酸铅试纸显黑色。

五、光 谱 法

(一)紫外 - 可见分光光度法

紫外吸收光谱为电子光谱,一般只有 2~3 个较宽的吸收带,药物分子结构中的共轭体系决定光谱的形态,如最大吸收波长与最小吸收波长及在各波长处的吸收系数均取决于分子结构中的共轭体系。紫外吸收光谱法被广泛应用于本类药物的鉴别,各药物的紫外吸收光谱特征参数见表 6-1。常用的紫外鉴别方法如下:

1. 最大吸收波长法 双氯芬酸钠、萘普生、吡罗昔康等均规定其最大吸收波长,如双氯芬酸钠的水溶液(20μg/ml)在 276nm 的波长处有最大吸收。

本类药物的多种制剂亦采用本法鉴别,如吡罗昔康片的鉴别:取含量测定项下的溶液,照紫外 - 可见分光光度法测定,在 243nm 与 334nm 的波长处有最大吸收。

2. 最大与最小吸收波长法 布洛芬用 0.4% 氢氧化钠溶液制成 0.25mg/ml 的溶液,在 265nm 与 273nm 的波长处有最大吸收,在 245nm 与 271nm 的波长处有最小吸收,在 259nm 的波长处有一肩峰。布洛芬制剂及美洛昔康及其制剂亦用同法鉴别。

3. 吸光度法 甲芬那酸用 1mol/L 盐酸溶液 - 甲醇(1∶99)混合液制成 20μg/ml 的溶液,在 279nm 与 350nm 的波长处有最大吸收,其吸光度分别为 0.69~0.74 与 0.56~0.60。

4. 吸光度比值法 二氟尼柳用 0.1mol/L 盐酸的乙醇溶液制成 20μg/ml 的溶液,在 251nm 与 315nm 的波长处有最大吸收,吸光度比值应为 4.2~4.6。

(二)红外分光光度法

红外吸收光谱是由分子振动、转动能级跃迁所产生的分子光谱,与紫外吸收光谱(电子光谱)比较,红外吸收光谱更具指纹特征性。本类药物的原料药均采用红外分光光度法鉴别;亦有少数制剂采用溶剂提取法去除辅料后测定,如布洛芬和对乙酰氨基酚、萘普生、尼美舒利片剂分别用丙酮、甲醇和无水乙醇溶解、滤过、干燥后,采用红外分光光度法鉴别。

阿司匹林的红外吸收图谱(图 6-1)显示的主要特征吸收与解析见表 6-2。

表 6-2　阿司匹林红外吸收图谱的主要特征吸收与解析

峰位（cm⁻¹）	归属	峰位（cm⁻¹）	归属
3300~2300	ν_{O-H}（羧基）	1610,1570,1480,1460	$\nu_{C=C}$（苯环）
1760	$\nu_{C=O}$（羧酸酯）	1310,1230,1180	ν_{C-O}（羧酸酯和羧酸）
1690	$\nu_{C=O}$（羧酸）	775	δ_{Ar-H}（邻位取代苯环）

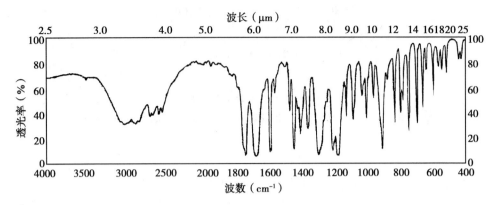

图 6-1 阿司匹林红外吸收图谱

六、色 谱 法

(一) 薄层色谱法

药物制剂中存在大量的辅料,常对原料药所使用的某些鉴别方法,如红外光谱法构成一定的干扰。虽部分药物可用溶剂提取法去除辅料的干扰,但多数药物制剂中辅料的干扰难以有效去除,此时,可采用薄层色谱法(TLC)进行分离与鉴别。如二氟尼柳、美洛昔康等制剂均采用TLC 法鉴别。二氟尼柳胶囊的鉴别:以硅胶 GF₂₅₄ 为固定相,正己烷 - 二氧六环 - 冰醋酸(85:10:5)为展开剂,展开后在紫外光(254nm)灯下检视,供试品溶液所显主斑点的位置和颜色应与对照品溶液的主斑点相同。美洛昔康制剂则以三氯甲烷 - 甲醇 - 二乙胺(60:5:7.5)为展开剂,同法鉴别。

(二) 高效液相色谱法

虽然 TLC 设备简单、操作方便,但随着高效液相色谱法(HPLC)在药物制剂分析,尤其是在含量测定中的大量应用,近年来更多应用 HPLC 进行制剂的鉴别。如美洛昔康制剂采用有关物质检查的 HPLC 色谱条件进行鉴别,而阿司匹林、甲芬那酸、双氯芬酸钠、布洛芬、萘普生、吲哚美辛、对乙酰氨基酚等的多种制剂则均直接取含量测定项下记录的 HPLC 色谱图进行鉴别。如阿司匹林片、泡腾片、肠溶片、肠溶胶囊等制剂均采用本法鉴别,方法如下:在含量测定项下记录的色谱图中,供试品溶液主峰的保留时间应与对照品溶液主峰的保留时间一致。当 TLC 和HPLC 均有收载时,两者可任选其一,如美洛昔康片的鉴别。

第三节 有关物质与检查

一、阿司匹林及双水杨酯中游离水杨酸与有关物质的检查

(一) 阿司匹林及双水杨酯的合成

阿司匹林及双水杨酯的常规合成路线如下:

$$\text{(苯酚钠)} \xrightarrow{CO_2} \text{(水杨酸钠)} \xrightarrow{H^+} \text{(水杨酸)}$$

笔记

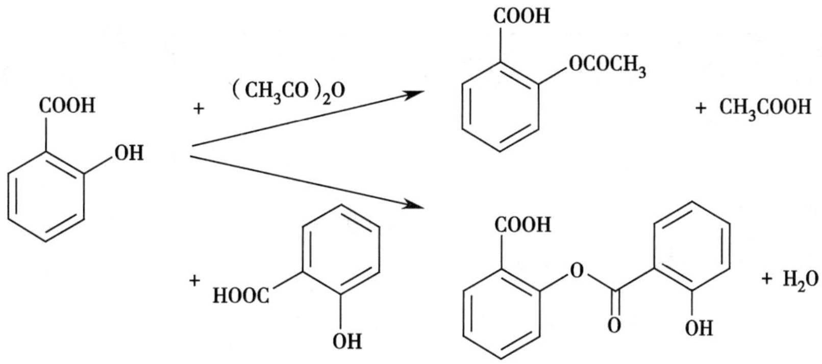

（二）阿司匹林中游离水杨酸与有关物质的检查

阿司匹林中的有关物质包括合成起始原料苯酚及合成中间体与副产物，如游离水杨酸、醋酸苯酯、水杨酸苯酯、水杨酰水杨酸、水杨酸酐、乙酰水杨酸苯酯、乙酰水杨酰水杨酸及乙酰水杨酸酐等杂质。EP8.0收载阿司匹林的有关物质结构信息见表6-3。

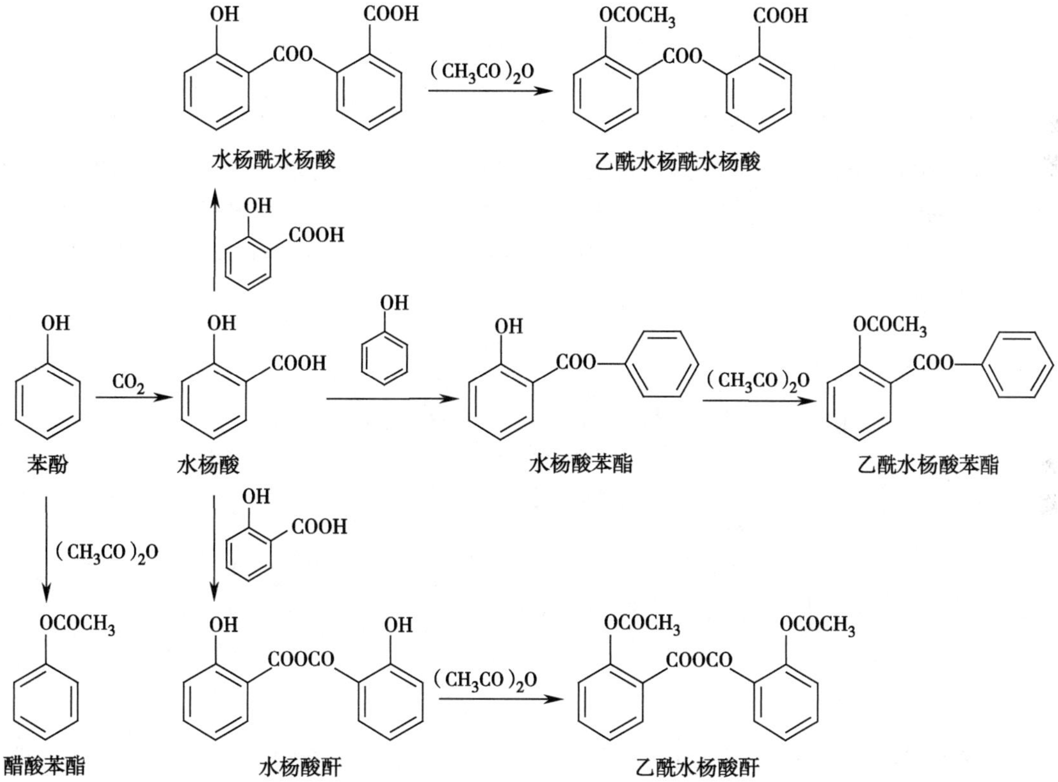

水杨酰水杨酸　　乙酰水杨酰水杨酸

苯酚　　水杨酸　　水杨酸苯酯　　乙酰水杨酸苯酯

醋酸苯酯　　水杨酸酐　　乙酰水杨酸酐

表6-3　阿司匹林有关物质结构信息

基本骨架	R	化学名	杂质代码
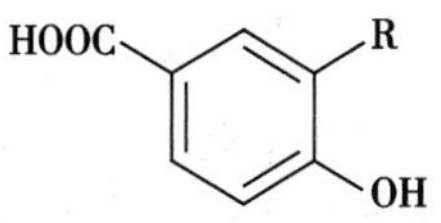 HOOC〜R / OH	H	4-羟基苯甲酸	A
	COOH	4-羟基间苯二甲酸	B
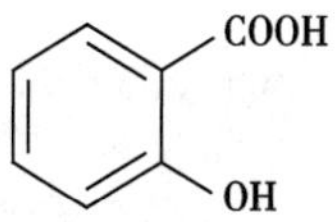 COOH / OH		水杨酸	C

基本骨架	R	化学名	杂质代码
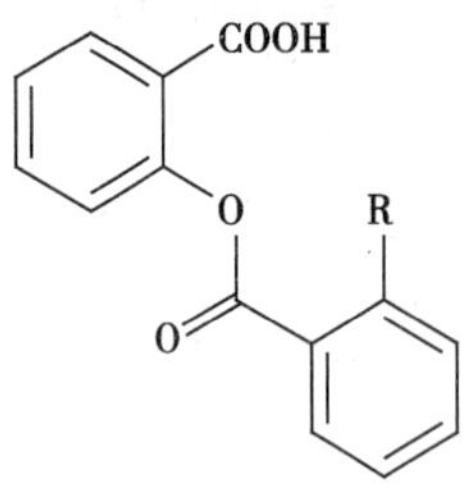	O-CO-CH₃	乙酰水杨酰水杨酸	D
	OH	水杨酰水杨酸	E
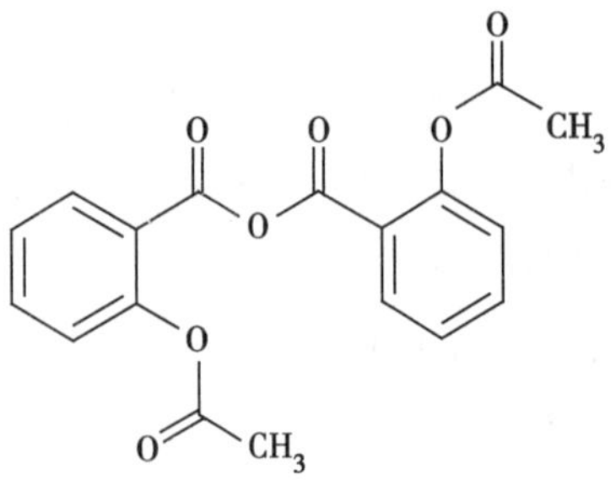		2-(乙酰氧基)苯甲酸酐 (或:乙酰水杨酸酐)	F

1. **游离水杨酸**　阿司匹林为乙酰水杨酸,在生产过程中因乙酰化反应不完全,或在精制过程及贮藏期间的水解而产生水杨酸。游离水杨酸对人体有毒性,且其分子中所含的酚羟基在空气中易被逐渐氧化生成一系列有色(如淡黄、红棕甚至深棕色)醌型化合物而使阿司匹林成品变色,因而需加以控制。

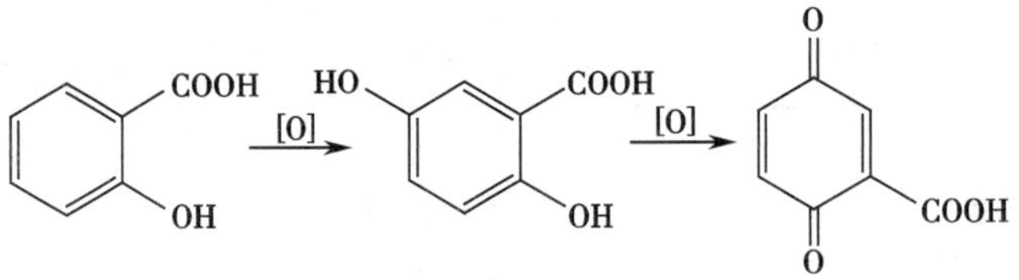

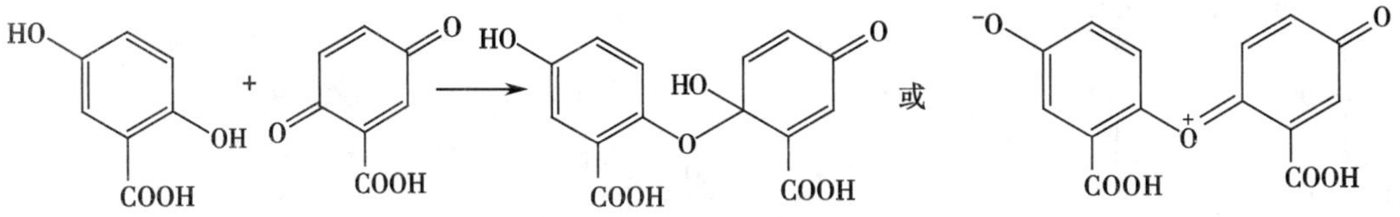

基于水杨酸可在弱酸性溶液中与高价铁盐生成紫堇色配位化合物,而阿司匹林结构中无游离酚羟基,不发生该反应的原理,ChP2005 曾用稀硫酸铁铵溶液显色反应检查游离水杨酸。但由于在供试品溶液制备过程中阿司匹林可发生水解产生新的游离水杨酸,所以自 2010 年版 ChP 起采用 1% 冰醋酸甲醇溶液制备供试品溶液(10mg/ml),以防阿司匹林水解,同时采用 HPLC 检查,用十八烷基硅烷键合硅胶(ODS)为填充剂,以乙腈 - 四氢呋喃 - 冰醋酸 - 水(20：5：5：70)为流动相,检测波长为 303nm。按外标法以峰面积计算,游离水杨酸不得过 0.1%。

通常,制剂不再检查原料药物检查项下的相关杂质,但阿司匹林在制剂过程中易水解生成水杨酸。因此,ChP2015 规定阿司匹林片、肠溶片、肠溶胶囊、泡腾片及栓剂均照原料药方法与色谱条件检查水杨酸,限量分别为 0.3%、1.5%、1.0%、3.0% 和 3.0%。

2. **有关物质**　阿司匹林中的"有关物质"系指除"游离水杨酸"外的其他未命名的相关杂质,如表 6-3 所列杂质 A、B、D、E、F 及其他未知杂质。

ChP2015 采用 RP-HPLC 法检查,其中 ChP2015 方法如下:使用 ODS 色谱柱,以检查"游离水杨酸"的流动相为流动相 A,乙腈为流动相 B,梯度洗脱,检测波长为 276nm。以供试品溶液(10mg/ml)的稀释液(0.5%)为对照溶液,除水杨酸峰外,供试品溶液色谱图中其他各杂质峰面积的和〔小于灵敏度溶液(对照溶液稀释 10 倍,0.05%)主峰面积的色谱峰忽略不计)〕不得大于对照溶液主峰面积(图 6-2)。

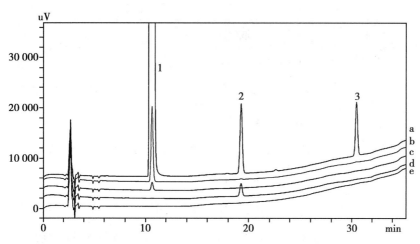

图 6-2　阿司匹林有关物质 HPLC 检查色谱图

a:阿司匹林供试品(10mg/ml);b:0.5% 自身对照(50μg/ml);c:0.05% 自身对照(灵敏度试验 5μg/ml);d:水杨酸对照(10μg/ml);e:空白
1:阿司匹林;2:水杨酸;3:乙酰水杨酰水杨酸

USP37-NF32 与 JP16 均不检查除水杨酸外的有关物质,EP8.0 采用不加校正因子的水杨酸对照法〔以水杨酸峰面积(相当于阿司匹林的 0.1%)为对照〕计算,杂质 A、B、D、E、F 峰面积不得过对照溶液水杨酸峰面积的 1.5 倍(0.15%);未知杂质单个峰面积不得过 0.5 倍(0.05%),面积总和不得过 2.5 倍(0.25%);面积小于 0.3 倍(0.03%)的峰忽略。

(三) 双水杨酯中游离水杨酸的检查

双水杨酯为水杨酰水杨酸,以水杨酸为原料经酯化而成。在生产过程中因酯化反应不完全,或在精制过程及贮藏期间的水解均可产生水杨酸。ChP2010 采用铁盐比色法检查游离水杨酸,检查原理是利用水杨酸可与三价铁生成有色配位化合物的特性。为避免双水杨酯的水解,ChP2015 则以三氯甲烷为溶剂,采用水相萃取比色法检查,方法如下:

以水杨酸为对照,分别用三氯甲烷溶解并稀释制成供试品溶液(50mg/ml)与对照溶液(0.25mg/ml),各精密量取 20ml,分置分液漏斗中,各用硝酸铁的稀硝酸溶液(1mg/ml,0.1% 硝酸溶液)提取 4 次,每次 20ml,滤过,合并提取液于 100ml 量瓶中,用稀硝酸溶液稀释至刻度,摇匀,在 530nm 的波长处测定吸光度,规定供试品溶液的吸光度不得大于水杨酸对照溶液的吸光度,限度为 0.5%。双水杨酯片同法检查,限度为 1.8%。

二、对乙酰氨基酚中对氨基酚和对氯苯乙酰胺的检查

(一) 合成工艺

对乙酰氨基酚的合成工艺主要是:以对硝基氯苯为原料,水解后制得对硝基酚,经还原生成对氨基酚,再经乙酰化制得成品;或以苯酚为原料,经亚硝基化及还原反应制得对氨基酚。

$$Cl-\bigcirc-NO_2 \xrightarrow{\text{水解}} HO-\bigcirc-NO_2 \xrightarrow{\text{还原}} HO-\bigcirc-NH_2 \xrightarrow{\text{酰化}} HO-\bigcirc-NHCOCH_3$$

（二）有关物质检查

由于本品的合成路线较多,不同生产工艺引入的有关杂质不尽相同,其中包括合成中间体、副产物及分解产物,如对硝基酚、对氨基酚、对氯苯乙酰胺、O-乙酰基对乙酰氨基酚、偶氮苯、氧化偶氮苯、苯醌和醌亚胺等。EP8.0收载对乙酰氨基酚的有关物质结构信息见表6-4。

表6-4 对乙酰氨基酚有关物质结构信息

基本母核	取代基				化学名称	杂质代码
	R_1/X/R	R_2	R_3	R_4		
  （结构式：R_3、R_2、R_4、R_1、CH_2、$C=O$、NH 苯环母核）	H	OH	H	H	N-(2-羟基苯基)乙酰胺	A
	CH_3	H	H	OH	N-(4-羟基苯基)丙酰胺	B
	H	H	Cl	OH	N-(3-氯-4-羟基苯基)乙酰胺	C
	H	H	H	H	N-苯基乙酰胺	D
	H	H	H	O-CO-CH_3	O-乙酰基对乙酰氨基酚	H
	H	H	H	Cl	N-(4-氯苯基)乙酰胺/(对氯苯乙酰胺)	J
 （结构式：R_2、R_4、H_3C、X 苯环）	O	H		OH	1-(4-羟基苯基)乙酮	E
	N-OH	H		OH	1-(4-羟基苯基)乙酮肟	G
	O	OH		H	1-(2-羟基苯基)乙酮	I
 （结构式：OH、R 苯酚）	NO_2	—	—	—	4-硝基酚	F
	NH_2	—	—	—	4-氨基酚/(对氨基酚)	K

1. **对氨基酚及有关物质** 因为对氨基酚同时含有游离酚羟基与氨基,具有酸碱两性,在反相色谱条件下易出现峰拖尾或峰分裂现象,可使用离子对色谱法消除这一现象。所以,ChP2015以四丁基氢氧化铵为离子对试剂,采用离子对反相HPLC法检查,色谱条件与方法如下:以磷酸盐缓冲液(含1.2%四丁基氢氧化铵)-甲醇(90:10)为流动相,在C8柱上分离,于245nm波长处检测,柱温40℃。色谱图记录至主成分峰保留时间的4倍,按外标法以峰面积计算。其中,对氨基酚以杂质对照品对照法计算,限量为0.005%;有关物质以主成分自身对照法计算,单个杂质限量为0.1%,总量不得过0.5%。

2. **对氯苯乙酰胺** 因为对氯苯乙酰胺的极性小,无法在同一色谱条件下一并检查,故ChP2015将流动相中甲醇的比例由10%提高至40%后独立检查对氯苯乙酰胺,采用杂质对照品对照法,按外标法以峰面积计算,限量为0.005%。

EP8.0则采用反相离子对色谱法,在同一色谱条件下检查有关物质(包括对氯苯乙酰胺),流动相流速为1.5ml/min,色谱图记录时间为主峰的12倍(图6-3)。其中,杂质K(4-氨基酚,RRT约为0.8)、F(4-硝基酚,RRT约为3)和J(对氯苯乙酰胺,RRT约为7)的含量均采用杂质对照品对照法计算,限量分别为50ppm、0.05%和10ppm;其他未知杂质采用主成分自身稀释对照法计算,限量:单个杂质为0.05%,总量为0.1%,忽略峰面积为0.01%。

笔记

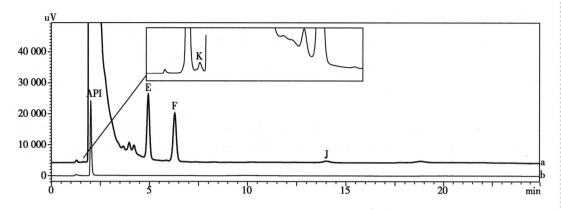

图 6-3 对乙酰氨基酚有关物质 EP8.0HPLC 法检查的色谱图
a:对乙酰氨基酚供试品(20mg/ml);b:0.01% 自身对照(2μg/ml);
API:对乙酰氨基酚;K:4- 氨基酚;E:4- 乙酰基酚;F:4- 硝基酚;J:对氯苯乙酰胺

第四节 含量测定

基于药物结构中游离羧基的酸性和芳环的紫外吸收特性,本类药物原料药的含量测定主要采用酸碱滴定法;制剂的检查性定量测定,如溶出度(释放度)、含量均匀度等主要采用紫外 - 可见分光光度法,而制剂的含量测定则采用紫外 - 可见分光光度法和高效液相色谱法。

一、原料药测定法

本类药物原料药的含量测定,除个别品种,如对乙酰氨基酚采用紫外 - 可见分光光度法、双氯芬酸钠与吡罗昔康采用非水溶液滴定法测定外,ChP2015 主要采用酸碱滴定法。酸碱滴定法包括直接滴定法与剩余量回滴法。

(一) 直接滴定法

直接滴定法系将药物溶于中性乙醇、甲醇或丙酮中,以酚酞、酚红或酚磺酞为指示剂,用氢氧化钠滴定液直接滴定。

以阿司匹林含量测定为例,测定方法与反应原理如下:取本品约 0.4g,精密称定,加中性乙醇(对酚酞指示液显中性)20ml 溶解后,加酚酞指示液 3 滴,用氢氧化钠滴定液(0.1mol/L)滴定。每 1ml 的氢氧化钠滴定液(0.1mol/L)相当于 18.02mg 的 $C_9H_8O_4$。

$$\text{COOH} \quad \text{OCOCH}_3 + NaOH \longrightarrow \text{COONa} \quad \text{OCOCH}_3 + H_2O$$

阿司匹林在水中微溶,易溶于乙醇,故使用乙醇为溶剂。因乙醇对酚酞指示剂可能显酸性,可消耗氢氧化钠而使测定结果偏高。所以,乙醇在使用之前先用氢氧化钠中和至对酚酞指示剂显中性。亦可采用常规的"空白试验校正"法扣除溶剂的影响。

因本法专属性较差。易受阿司匹林的水解及其产物、有机酸类稳定剂的干扰,故本法不适用于阿司匹林制剂的含量测定;原料药测定时,也需要注意规范操作,避免水解引起的偏差。

本类药物中,水杨酸、双水杨酯、二氟尼柳、甲芬那酸、布洛芬、酮洛芬、萘普生、吲哚美辛及尼美舒利等品种均采用本法测定含量。其中,二氟尼柳和萘普生在甲醇中的溶解度较大,使用甲醇 - 水为溶剂;尼美舒利则使用丙酮为溶剂。二氟尼柳使用酚红指示剂,甲芬那酸则使用酚磺酞指示剂。

笔记

(二)返滴定法

美洛昔康含有与羰基共轭的烯醇式羟基,具有羧酸性质,显一价酸性,亦可用氢氧化钠滴定液滴定。但由于本品在甲醇、乙醇及水中极微溶解或几乎不溶,在丙酮中微溶。所以,ChP2015 使用定量过量的氢氧化钠滴定液溶解后,用盐酸滴定液回滴定剩余的氢氧化钠滴定液。方法如下:

取本品约 0.4g,精密称定,精密加氢氧化钠滴定液(0.1mol/L)25ml,微温溶解,放冷,加中性乙醇(对溴麝香草酚蓝指示液显中性)100ml,加溴麝香草酚蓝指示液 10 滴,用盐酸滴定液(0.1mol/L)滴定,并将滴定的结果用空白试验校正。每 1ml 的氢氧化钠滴定液(0.1mol/L)相当于 35.14mg 的 $C_{14}H_{13}N_3O_4S_2$。

(三)水解后剩余量滴定法

阿司匹林的酯结构在碱性溶液中易于水解,直接滴定易引起偏差。采用"水解后剩余量滴定法":加入定量过量的氢氧化钠滴定液,加热使酯键水解后,再用酸滴定液回滴定剩余的氢氧化钠滴定液,可显著提高测定的准确度和精密度。USP37-NF32、EP8.0 等均采用本法测定阿司匹林含量。

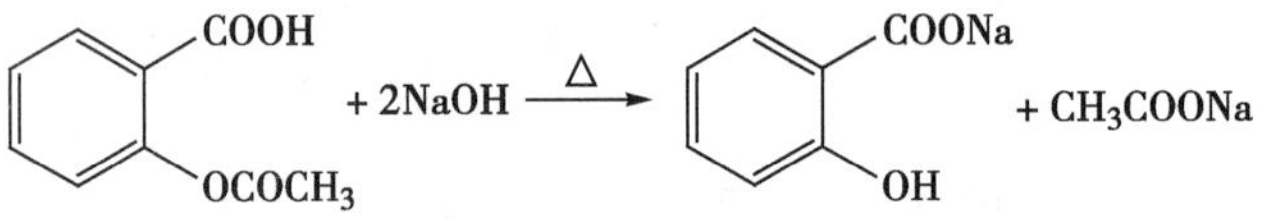

$$2NaOH + H_2SO_4 \longrightarrow Na_2SO_4 + 2H_2O$$

USP37-NF32 方法:取本品约 1.5g,精密称定,加氢氧化钠滴定液(0.5mol/L)50.0ml,缓缓煮沸 10 分钟,加酚酞指示液,用硫酸滴定液(0.25mol/L)滴定过量的氢氧化钠,并将滴定结果用空白试验校正。每 1ml 氢氧化钠滴定液(0.5mol/L)相当于 45.04mg 的 $C_9H_8O_4$。

二、药物制剂分析法

除个别品种,如双水杨酯片的含量测定与原料药同法采用酸碱滴定法外,本类药物制剂的定量性检查与含量测定主要采用紫外 - 可见分光光度法与高效液相色谱法。

(一)紫外 - 可见分光光度法

本类药物制剂的含量均匀度检查与溶出度测定大多采用紫外 - 可见分光光度法,部分制剂的含量测定也采用紫外 - 可见分光光度法。

1. 直接紫外 - 可见分光光度法 如 ChP2015 收载的吡罗昔康与对乙酰氨基酚的主要剂型,以及双氯芬酸钠、吲哚美辛、美洛昔康部分剂型与尼美舒利片的含量测定均采用本法。以二氟尼柳胶囊含量测定为例:取装量差异项下的内容物,以 0.1mol/L 盐酸的乙醇溶液溶解,超声处理,制成每 1ml 中约含 $50\mu g$ 的溶液,于 315nm 的波长处测定吸光度,按标准对照法计算,即得。

2. 柱分配色谱 - 紫外分光光度法 阿司匹林制剂的含量测定,除 ChP2005 曾采用的两步滴定法消除片剂中酸性降解产物及酸性稳定剂的干扰外,USP37-NF32 则采用柱色谱分离法消除阿司匹林丸剂、胶囊和栓剂中辅料及降解产物的干扰。USP37 阿司匹林胶囊柱分配色谱 - 紫外分光光度测定法如下:

色谱柱的制备:于玻璃柱(20cm×2.5cm)下端塞入少量玻璃棉,装入硅藻土 3g 和新制碳酸氢钠液(1→12)2ml 的混合填充剂。

对照溶液的制备:取阿司匹林对照品约 50mg,精密称定,置 50ml 量瓶中,加冰醋酸 0.5ml,加三氯甲烷至刻度,混匀。精密量取 5ml,置 100ml 量瓶中,用冰醋酸三氯甲烷溶液(1→100)稀释至刻度,混匀。制成每 1ml 中约含 $50\mu g$ 的溶液。

供试溶液的制备与测定法:取胶囊不少于 20 粒,尽可能完全倾出内容物并精密称定,混匀;取细粉适量(相当于阿司匹林 50mg),精密称定,置含 1ml 盐酸甲醇溶液(1→50)的 50ml 量瓶中,加三氯甲烷至刻度,混匀。精密量取5ml,移至色谱柱填充剂上,用三氯甲烷5ml、25ml相继洗涤,弃去洗液;再先后用冰醋酸三氯甲烷溶液(1→10)10ml与冰醋酸三氯甲烷溶液(1→100)85ml洗脱,收集洗脱液于100ml量瓶中,并用冰醋酸三氯甲烷溶液(1→100)稀释至刻度,混匀。用1cm吸收池,以三氯甲烷为空白,立即于约280nm的最大吸收波长处测定对照溶液和供试溶液的吸光度,用下式计算所取胶囊内容物细粉中含阿司匹林($C_9H_8O_4$)的量(mg):

$$阿司匹林(mg)=C(A_U/A_S)$$

式中,C为阿司匹林对照溶液浓度(μg/ml);A_U和A_S分别为供试溶液和对照溶液的吸光度。

测定中所用三氯甲烷均应在临用前用水饱和。在硅藻土-碳酸氢钠色谱柱中,阿司匹林及水杨酸成钠盐保留于色谱柱上,先用三氯甲烷洗涤除去中性或碱性杂质,再用少量较高浓度的冰醋酸三氯甲烷溶液(1→10)使阿司匹林酸化游离,进而用大量的低浓度冰醋酸三氯甲烷溶液(1→100)洗脱阿司匹林。因为水杨酸(杂质)的酸性较强,醋酸不能使其游离而被保留于色谱柱上,进而获得分离。

柱分配色谱-紫外分光光度法不需特殊仪器,结果重现性较好,但操作较烦琐。

(二)高效液相色谱法

药物制剂中的有关物质,以及辅料、稳定剂等附加成分常可影响主成分的含量测定。当附加成分在主成分的最大吸收波长处无显著吸收,对主成分的紫外分光光度法测定尚不构成显著干扰时,可采用紫外-可见分光光度法测定含量;但当附加成分显著影响主成分的测定时,除可采用两步滴定法、柱分配色谱-紫外分光光度法外,高效液相色谱法作为在线分离检测技术被广泛应用于本类药物制剂的含量测定。ChP2015收载的典型芳酸类非甾体抗炎药物制剂大多采用离子抑制-反相高效液相色谱法测定,用外标法计算含量。以阿司匹林片的含量测定为例,方法简述如下:

色谱条件:使用ODS柱,以乙腈-四氢呋喃-冰醋酸-水(20:5:5:70)为流动相,检测波长为276nm。

供试品溶液制备:取本品,用1%冰醋酸的甲醇溶液强烈振摇使阿司匹林溶解并稀释制成每1ml中约含0.1mg的溶液。

本法为反相离子抑制色谱,流动相中添加冰醋酸是为抑制阿司匹林的解离,进而消除因色谱柱对阿司匹林的吸附而造成的色谱峰拖尾与分裂现象。同时,流动相及供试品溶液中的醋酸也可抑制阿司匹林的水解,增加溶液的稳定性。

ChP2015收载的典型芳酸类非甾体抗炎药物制剂含量测定的色谱条件见表6-5,它们大多采用反相HPLC"按外标法以峰面积计算"的方式进行定量测定。

表6-5　典型芳酸类非甾体抗炎药物制剂含量测定的HPLC色谱条件

药物制剂	色谱条件		
	色谱柱	流动相	检测波长
水杨酸软膏	ODS	甲醇-水-冰醋酸(50:50:1)	304nm
阿司匹林片/肠溶片/肠溶胶囊/泡腾片/栓	ODS	乙腈-四氢呋喃-冰醋酸-水(20:5:5:70)	276nm
甲芬那酸片/胶囊	ODS	0.05mol/L磷酸二氢铵溶液(用氨试液调节pH至5.0)-乙腈-四氢呋喃(40:46:14)	254nm
双氯芬酸钠肠溶片/肠溶胶囊/滴眼液	ODS	甲醇-4%冰醋酸溶液(70:30)	276nm
布洛芬片/胶囊/缓释胶囊/口服溶液/糖浆	ODS	醋酸钠缓冲液(取醋酸钠6.13g,加水750ml使溶解,用冰醋酸调节pH至2.5)-乙腈(40:60)	263nm

笔记

续表

药物制剂	色谱条件		
	色谱柱	流动相	检测波长
布洛芬混悬滴剂	ODS	甲醇 - 乙腈 - 水 - 磷酸(65：10：25：0.03)	220nm
酮洛芬肠溶胶囊 / 搽剂	ODS	磷酸盐缓冲液(取磷酸二氢钾 68.0g,加水溶解并稀释至 1000ml,用磷酸调节 pH 至 3.5±0.1)-乙腈 - 水(2：43：55)	255nm
萘普生片 / 胶囊 / 栓 / 颗粒	ODS	甲醇 -0.01mol/L 磷酸二氢钾溶液(75：25),用磷酸调节 pH 至 3.0	272nm
吲哚美辛肠溶片 / 胶囊 / 缓释片 / 缓释胶囊 / 乳膏 / 栓	ODS	乙腈 -0.1mol/L 冰醋酸(50：50)	228nm
吡罗昔康注射液	ODS	乙腈 -0.05mol/L 磷酸二氢钾溶液(用磷酸调节 pH 至 3.0)(35：65)	246nm
对乙酰氨基酚泡腾片 / 注射液 / 滴剂 / 凝胶	ODS	磷酸盐缓冲液(取磷酸二氢钠二水合物 15.04g,磷酸氢二钠 0.0627g,加水溶解并稀释至 1000ml,调节 pH 至 4.5)- 甲醇(80：20)	254nm

(沈阳药科大学　于治国)

参考文献

1. 尤田耙,潘显道,苗强,等 . 萘普生重排法合成工艺研究 . 中国医药工业杂志,1996,27(8):340-341
2. 王继东,丁绍明,宋华付 . DL- 萘普生的电还原法合成工艺研究 . 中国医药工业杂志,2001,32(6):243-244

笔记

1. 掌握　苯乙胺类拟肾上腺素类药物的结构和性质;主要苯乙胺类拟肾上腺素类药物的鉴别、检查和含量测定的原理与特点。

2. 熟悉　主要苯乙胺类拟肾上腺素类药物杂质的结构、危害、检查方法与含量限度。

3. 了解　影响苯乙胺类拟肾上腺素类药物稳定性的主要因素、体内样品与临床监测方法。

拟肾上腺素类药物大多具有苯乙胺的基本结构,具有收缩血管、升高血压、散大瞳孔、舒张支气管、弛缓胃肠肌、加速心率、加强心肌收缩力等药理作用。临床上主要用作升压、平喘、充血治疗等,应用广泛。这类药物结构中的苯环常被活泼的酚羟基取代,并具有碱性的脂肪乙胺侧链,因此易被氧化变质,原料药品及其制剂处方工艺的控制要求均较高,又常被滥用。本章主要介绍苯乙胺类拟肾上腺素类药物的性质和分析。

第一节　结构与性质

苯乙胺类拟肾上腺素类药物的基本结构为:

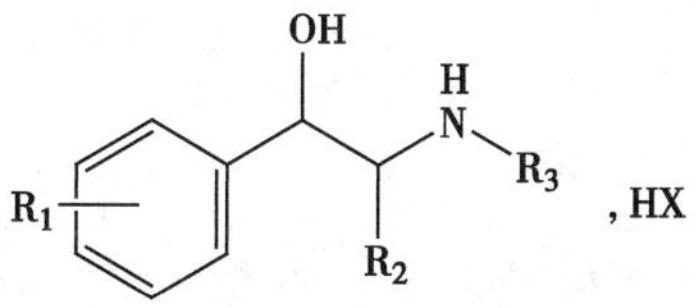

$$R_1 \text{—苯环—CH(OH)—CH(R_2)—NH—R_3, HX}$$

表 7-1 列举了 ChP2015 收载的 14 种本类药物。其中肾上腺素、盐酸异丙肾上腺素、重酒石酸去甲肾上腺素、盐酸多巴胺和硫酸特布他林分子结构中苯环的 3,4 位上都有 2 个邻位酚羟基,与儿茶酚类似,属于儿茶酚胺类药物。

表 7-1　苯乙胺类典型药物

药物名称	结构式 / 分子式 / 分子量	性状
肾上腺素 epinephrine	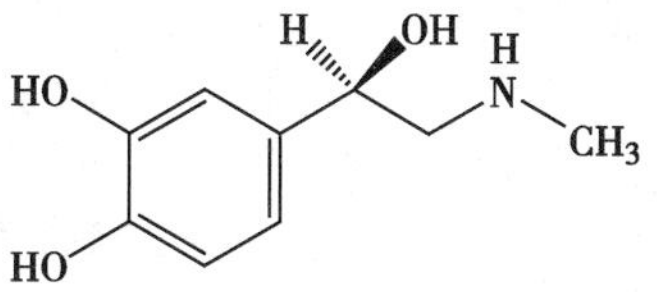 $C_9H_{13}NO_3$　183.21	白色或类白色结晶性粉末;无臭;与空气接触或受日光照射,易氧化变质;在中性或碱性水溶液中不稳定;饱和水溶液显弱碱性反应。 在水中极微溶解,在乙醇、三氯甲烷、乙酸、脂肪油或挥发油中不溶;在无机酸或氢氧化钠溶液中易溶,在氨溶液或碳酸钠溶液中不溶。 熔点为 206~212℃。 比旋度为 -50.0° 至 -53.5°（9→200 盐酸溶液）

续表

药物名称	结构式 / 分子式 / 分子量	性状
盐酸 异丙肾上腺素 isoprenaline hydrochloride	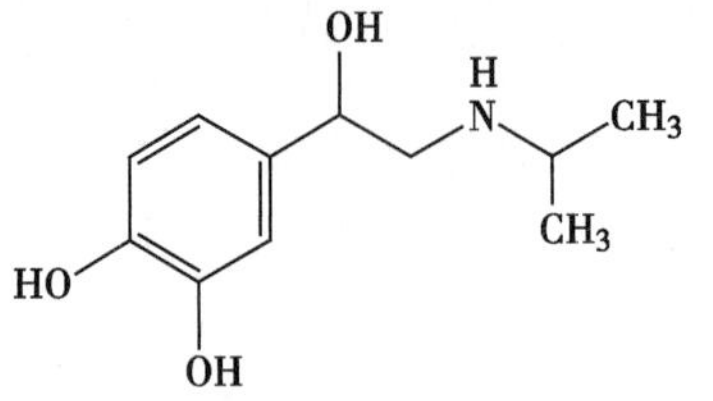 , HCl $C_{17}H_{17}NO_3 \cdot HCl$ 247.72	为白色或类白色的结晶性粉末；无臭；遇光和空气渐变色，在碱性溶液中更易变色。 在水中易溶，在乙醇中略溶，在三氯甲烷或乙醚中不溶。 熔点为 165.5~170℃
重酒石酸 去甲肾上腺素 norepinephrine bitartrate	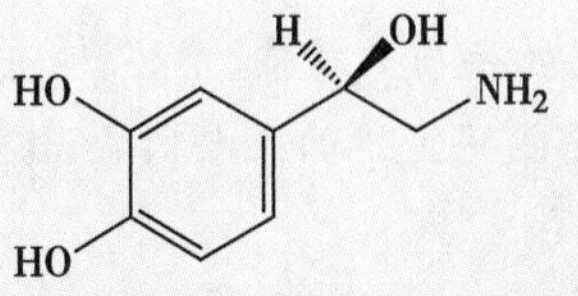 , $C_4H_6O_6$, H_2O $C_8H_{11}NO_3 \cdot C_4H_6O_6 \cdot H_2O$ 337.28	为白色或类白色结晶性粉末；无臭；遇光和空气易变质。 在水中易溶，在乙醇中微溶，在三氯甲烷或乙醚中不溶。 熔点为 100~106℃。 比旋度为 −10.0° 至 −12.0°（水溶液）
盐酸多巴胺 dopamine hydrochloride	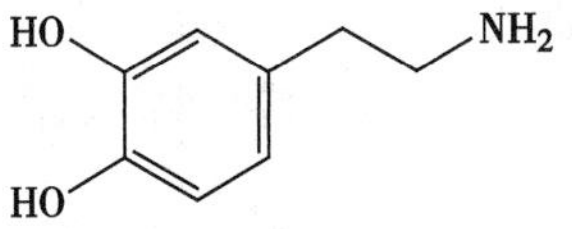 , HCl $C_8H_{11}NO_2 \cdot HCl$ 189.64	为白色或类白色有光泽的结晶或结晶性粉末；无臭；露置空气中及遇光色渐变深。 在水中易溶，在无水乙醇中微溶，在三氯甲烷或乙醚中极微溶解
硫酸特布他林 terbutaline Sulfate	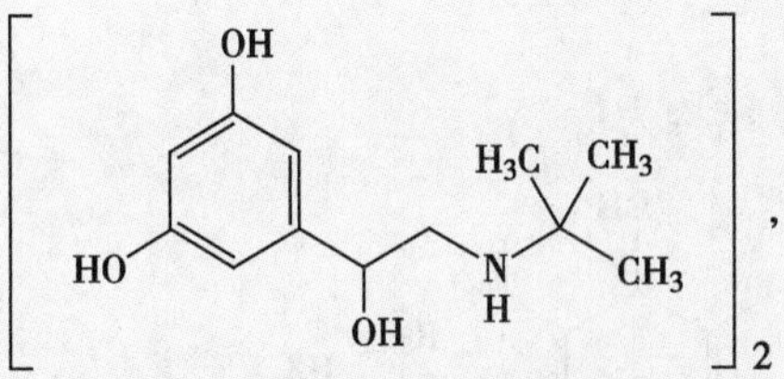 , H_2SO_4 $(C_{12}H_{19}NO_3)_2 \cdot H_2SO_4$ 548.66	为白色或类白色的结晶性粉末；无臭，或微有醋酸味；遇光后渐变色。 在水中易溶，在甲醇中微溶，在三氯甲烷中几乎不溶
盐酸去氧肾上腺素 phenylephrine hydrochloride	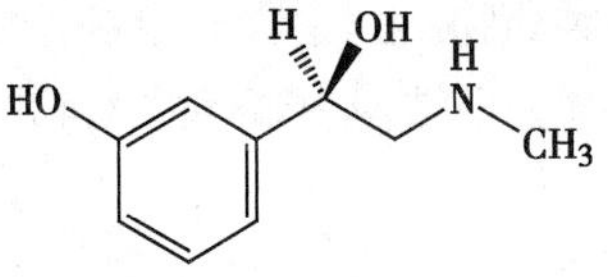 , HCl $C_9H_{13}NO_2 \cdot HCl$ 203.67	为白色或类白色的结晶性粉末；无臭。 在水或乙醇中易溶，在三氯甲烷或乙醚中不溶。 熔点为 140~145℃。 比旋度为 −42° 至 −47°（水溶液）
重酒石酸间羟胺 metaraminol bitartrate	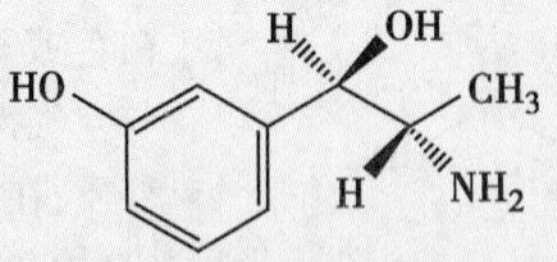 , $C_4H_6O_6$ $C_9H_{13}NO_2 \cdot C_4H_6O_6$ 317.29	为白色结晶性粉末；几乎无臭。 在水中易溶，在乙醇中微溶，在三氯甲烷或乙醚中不溶。 熔点为 171~176℃
硫酸沙丁胺醇 salbutamol Sulfate	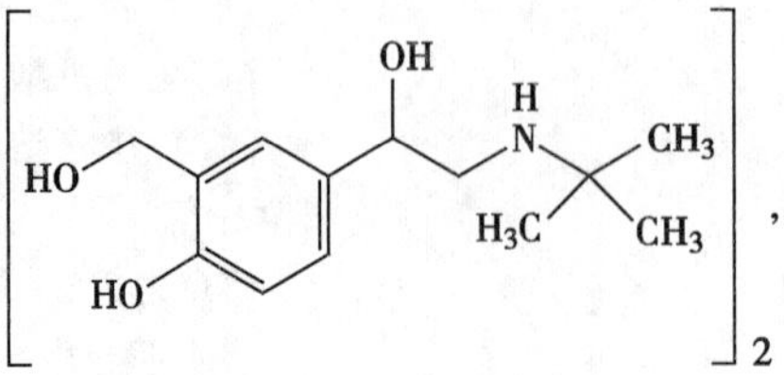 , H_2SO_4 $(C_{13}H_{21}NO_3)_2 \cdot H_2SO_4$ 576.70	为白色或类白色的粉末；无臭。 在水中易溶，在乙醇中极微溶解，在三氯甲烷或乙醚中几乎不溶

笔记

续表

药物名称	结构式 / 分子式 / 分子量	性状
盐酸甲氧明 methoxamine hydrochloride	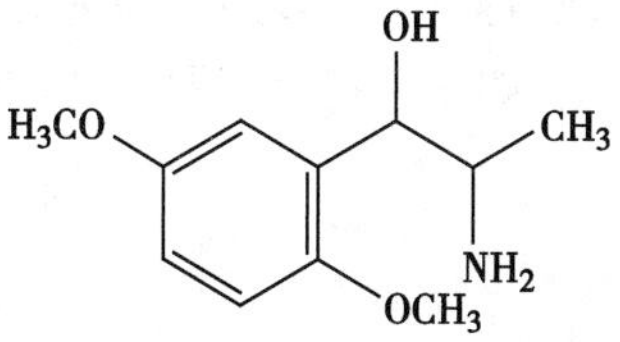 $C_{11}H_{17}NO_3 \cdot HCl$　247.72	为白色结晶或结晶性粉末；无臭或几乎无臭。 本品在水中易溶，在乙醇中溶解，在三氯甲烷或乙醚中几乎不溶。 吸收系数($E_{1cm}^{1\%}$)为133~141(290nm，水溶液)
盐酸氯丙那林 clorprenaline hydrochloride	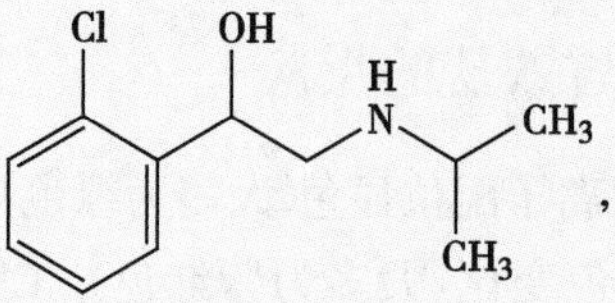 $C_{11}H_{16}ClNO \cdot HCl$　250.17	为白色或类白色结晶性粉末；无臭。 在水或乙醇中易溶，在三氯甲烷中溶解，在丙酮中微溶，在乙醚中不溶。 熔点为165~169℃
盐酸克仑特罗 clenbuterol hydrochloride	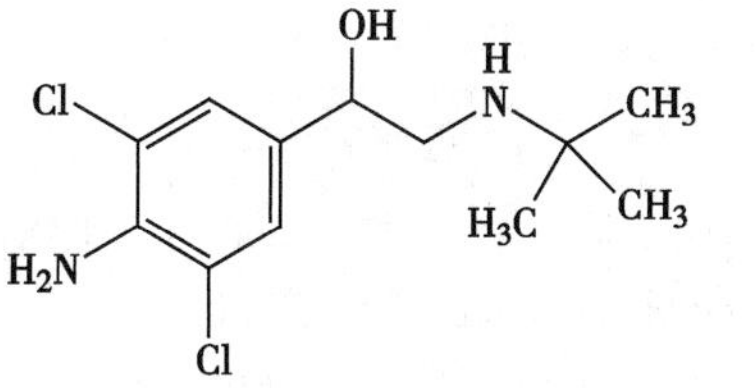 $C_{12}H_{18}Cl_2N_2O \cdot HCl$　313.65	为白色或类白色的结晶性粉末；无臭。 在水或乙醇中溶解，在三氯甲烷或丙酮中微溶，在乙醚中不溶。 熔点为172~176℃
盐酸麻黄碱 ephedrine hydrochloride	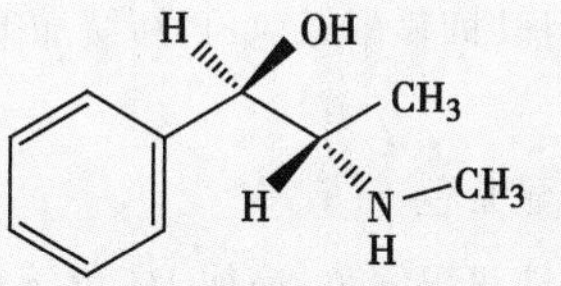 $C_{10}H_{15}NO \cdot HCl$　201.70	为白色针状结晶或结晶性粉末；无臭。 在水中易溶，在乙醇中溶解，在三氯甲烷或乙醚中不溶。 熔点为217~220℃。 比旋度为 –33° 至 –35.5° （水溶液）
盐酸伪麻黄碱 pseudoephedrine hydrochloride	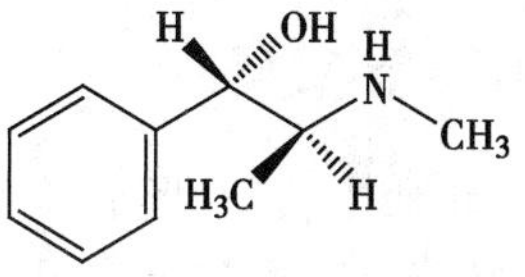 $C_{10}H_{15}NO \cdot HCl$　201.70	为白色结晶性粉末；无臭。 在水中极易溶解，在乙醇中易溶，在二氯甲烷中微溶。 熔点为183~186℃。 比旋度为 +61.0° 至 +62.5°（水溶液）
盐酸氨溴索 ambroxol hydrochloride	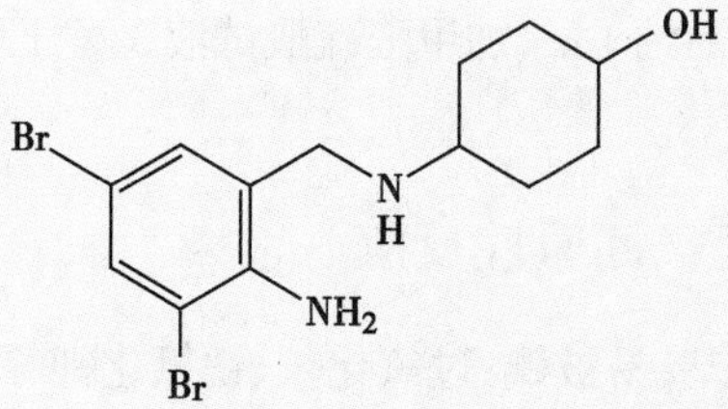 $C_{13}H_{18}Br_2N_2O \cdot HCl$　414.57	为白色至微黄色结晶性粉末；几乎无臭。 在甲醇中溶解，在水中略溶，在乙醇中微溶。 吸收系数($E_{1cm}^{1\%}$)为233~247(244nm，0.1mol/l 盐酸溶液)

苯乙胺类拟肾上腺素类药物的主要理化性质如下：

1. **酚羟基特性**　本类药物的一些药物分子结构中具有邻苯二酚(或酚羟基)结构，可与重金属离子配位呈色，露置空气中或遇光、热易氧化，色泽变深，在碱性溶液中更易变色。

2. **弱碱性**　本类药物分子结构中具有烃氨基侧链，其中氮为仲胺氮，故显弱碱性。其游离碱难溶于水，易溶于有机溶剂，其盐可溶于水。

3. **旋光性**　大多数本类药物苯乙胺基本结构存在手性碳原子，具有光学活性，可利用此特性进行药物分析。

4. 紫外吸收特性　苯乙胺类拟肾上腺素类药物均具有苯环的特征吸收带,根据苯环取代基的电负性,最大吸收波长以254nm为中心红移或者蓝移,可以用于药物的定性鉴别与定量分析。

此外,药物分子结构中苯环上的其他取代基,如盐酸克仑特罗和盐酸氨溴索的芳伯氨基,也各具特性,均可供分析用。

第二节　鉴 别 试 验

一、与铁盐的反应

具有酚羟基取代的本类药物,可与Fe^{3+}离子配位显色(大多为绿色);加入碱性溶液即变色(大多为紫色),随即被高铁离子氧化并发生颜色变化(大多为紫红色)。ChP2015中,部分利用与三氯化铁试液显色反应进行鉴别的苯乙胺类药物及其方法见表7-2。

表7-2　苯乙胺类药物与三氯化铁的显色反应

药物	鉴别方法
肾上腺素	加盐酸溶液(9→1000)2~3滴溶解后,加水2ml与三氯化铁试液1滴,即显翠绿色;再加氨试液1滴,即变紫色,最后变成紫红色
盐酸异丙肾上腺素	加三氯化铁试液2滴,即显深绿色;滴加新制的5%碳酸氢钠溶液,即变蓝色,然后变成红色
重酒石酸去甲肾上腺素	加三氯化铁试液1滴,振摇,即显翠绿色;再缓缓加碳酸氢钠试液,即显蓝色,最后变成红色
盐酸去氧肾上腺素	加三氯化铁试液1滴,即显紫色
盐酸多巴胺	加三氯化铁试液1滴,溶液显墨绿色;滴加1%氨溶液,即转变成紫红色
硫酸沙丁胺醇	加三氯化铁试液2滴,振摇,溶液显紫色;加碳酸氢钠试液,即成橙黄色浑浊液

二、与甲醛‐硫酸反应

具有酚羟基取代的本类药物,可与甲醛在硫酸中反应,形成具有醌式结构的有色化合物。肾上腺素显红色,盐酸异丙肾上腺素显棕色至暗紫色,重酒石酸去甲肾上腺素显淡红色,盐酸去氧肾上腺素为显玫瑰红→橙红→深棕红的变化过程。

示例7-1　盐酸甲氧明的鉴别:取本品约1mg,加甲醛硫酸试液3滴,即显紫色,渐变为棕色,最后成绿色。

三、还原性反应

本类药物分子结构中多数具有酚羟基,易被碘、过氧化氢、铁氰化钾等氧化剂氧化而呈现不同的颜色。ChP2015收载的本类药物中,肾上腺素、盐酸异丙肾上腺素和重酒石酸去甲肾上腺素,均利用还原性反应作为一种定性鉴别方法。

示例7-2　肾上腺素在酸性条件下,被过氧化氢氧化后,生成肾上腺素红显血红色,放置可变为棕色多聚体;盐酸异丙肾上腺素在偏酸性条件下被碘迅速氧化,生成异丙肾上腺素红,加硫代硫酸钠使碘的棕色消退,溶液显淡红色。

示例7-3　重酒石酸去甲肾上腺素在酸性条件下比较稳定,几乎不被碘氧化。为了与肾上腺素和盐酸异丙肾上腺素相区别,ChP2015规定:取本品约1mg,加酒石酸氢钾饱和溶液10ml溶解,加碘试液1ml,放置5分钟后,加硫代硫酸钠试液2ml,溶液为无色或仅显微红色或淡紫色。

笔记

可与肾上腺素或盐酸异丙肾上腺素相区别;肾上腺素和盐酸异丙肾上腺素,在此实验条件下,可被氧化,消除碘的颜色干扰后,溶液分别显深红棕色或紫色。

四、氨基醇的双缩脲反应

盐酸麻黄碱、盐酸伪麻黄碱和盐酸去氧肾上腺素等药物分子结构中,芳环侧链具有氨基醇结构,可显双缩脲特征反应。ChP2015 收载盐酸麻黄碱和盐酸去氧肾上腺素的鉴别之一即为双缩脲反应。

示例 7-4　盐酸麻黄碱的鉴别:取本品约 10mg,加水 1ml 溶解后,加硫酸铜试液 2 滴与 20% 氢氧化钠溶液 1ml,即显蓝紫色;加乙醚 1ml,振摇后,放置,乙醚层即显紫红色,水层变成蓝色。

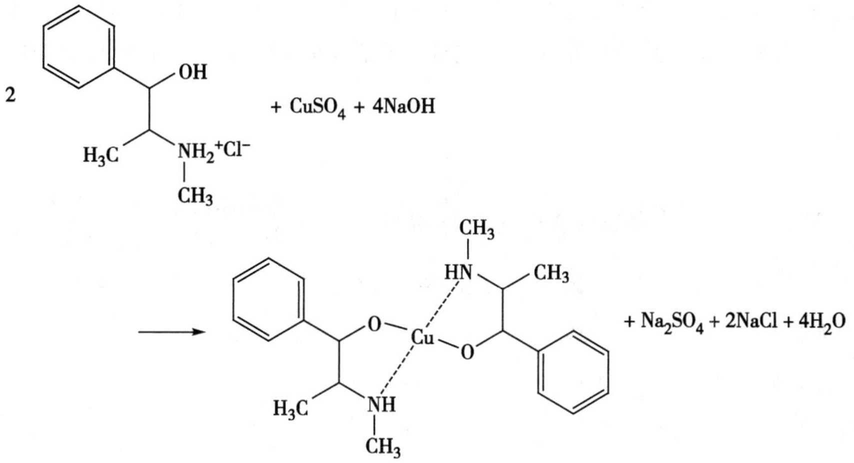

示例 7-5　盐酸去氧肾上腺素的鉴别:取本品 10mg,加水 1ml 溶解后,加硫酸铜试液 1 滴与氢氧化钠试液 1ml,摇匀,即显紫色;加乙醚 1ml 振摇,乙醚层应不显色。可与盐酸麻黄碱相区别。

五、脂肪伯胺的 Rimini 试验

分子结构中具有脂肪伯氨基的化合物,显脂肪族伯胺专属的 Rimini 反应,可用于鉴别。值得注意的是,Rimini 试验中所用的丙酮必须不含甲醛成分。

示例 7-6　ChP2015 中重酒石酸间羟胺选择 Rimini 试验进行鉴别:取本品 5mg,加水 0.5ml 使溶解,加亚硝基铁氰化钠试液 2 滴、丙酮 2 滴与碳酸氢钠 0.2g,在 60℃的水浴中加热 1 分钟,即显红紫色。

六、吸收光谱特征

ChP2015 收载的利用紫外吸收光谱进行鉴别的苯乙胺类拟肾上腺素药物见表 7-3。

表 7-3　用紫外吸收光谱特征鉴别的苯乙胺类药物

药物	溶剂	浓度(mg/ml)	λ_{max}(nm)	吸光度(A)
盐酸异丙肾上腺素	水	0.05	280	0.50
盐酸多巴胺	0.5% 硫酸	0.03	280	
硫酸特布他林	0.1mol/L 盐酸	0.1	276	
重酒石酸间羟胺	水	0.1	272	
硫酸沙丁胺醇	水	0.08	274	
盐酸克仑特罗	0.1mol/L 盐酸	0.03	243,296	
盐酸伪麻黄碱	水	0.5	251,257,263	

红外吸收光谱特征常用于专属鉴别,ChP2015 收载的大多数苯乙胺类药物均采用红外吸收光谱法作为鉴别方法之一。

第三节 特殊杂质与检查

一、酮体杂质的检查

肾上腺素、盐酸异丙肾上腺素、重酒石酸去甲肾上腺素、盐酸去氧肾上腺素和盐酸甲氧明等苯乙胺类拟肾上腺素药物,其生产过程均存在酮体氢化还原制备工艺。若氢化过程不完全,易引入酮体杂质,影响药品质量。为此,ChP2015 对于有关苯乙胺类拟肾上腺素药物,规定检查相应的合成工艺杂质酮体。紫外分光光度法检查苯乙胺类拟肾上腺素药物酮体杂质的条件和要求见表 7-4。

表 7-4 紫外分光光度法检查酮体的条件和要求

药物	检查的杂质	溶剂	样品浓度 (mg/ml)	检测波长 (nm)	吸光度
肾上腺素	酮体	HCl(9→2000)	2.0	310	≤0.05
重酒石酸去甲肾上腺素	酮体	水	2.0	310	≤0.05
盐酸去氧肾上腺素	酮体	0.01mol/L HCl	4.0	310	≤0.20
盐酸甲氧明	酮胺	水	1.5	347	≤0.06
硫酸沙丁胺醇	酮体	0.01mol/L HCl	2.4	310	≤0.10
硫酸特布他林	酮体	0.01mol/L HCl	20	330	≤0.47

二、光学纯度的检查

大多数苯乙胺类拟肾上腺素药物分子结构中存在手性碳原子,具有光学活性特征。ChP2015 收载的苯乙胺类拟肾上腺素药物对映体,采用测定比旋度值进行光学纯度检查,以控制药品的质量。苯乙胺类拟肾上腺素药物比旋度测定的条件和要求见表 7-5。

表 7-5 苯乙胺类拟肾上腺素药物比旋度测定的条件和要求

药物	溶剂	样品浓度(mg/ml)	比旋度
肾上腺素	HCl(9→200)	20	−50.0° ~ −53.5°
重酒石酸去甲肾上腺素	水	50	−10.0° ~ −12.0°
盐酸去氧肾上腺素	水	20	−42° ~ −47°
硫酸沙丁胺醇	水	10	−0.10° ~ +0.10°
盐酸麻黄碱	水	50	−33° ~ −35.5°
盐酸伪麻黄碱	水	50	+61.0° ~ +62.5°

对于手性药物光学纯度检查的最佳方法是实现对映体分离分析,目前常用的方法为色谱法和电泳法。

示例 7-7   盐酸肾上腺素注射液的光学纯度检查:采用未涂层熔融石英毛细管柱 75μm × 57cm(有效长度 50cm),毛细管柱温 25℃;运行缓冲液 50mmol/L 的 Tris-H$_3$PO$_4$(用磷酸调 pH 为 2.42),含 40mmol/L 的羟丙基 -β- 环糊精(HP-β-CD);压力进样 5 秒,分离电压 30kV,检测波长 214nm。通过系统适用性溶液电泳分析,结果显示:(−)- 肾上腺素及 (+)- 肾上腺素的相对迁移时间分别约为 0.97 和 1.0，（−）- 肾上腺素及（+）- 肾上腺素的分离度（R）大于 1.6，为了提高分离度，可以增加运行缓冲液中羟丙基 -β- 环糊精（HP-β-CD）的浓度来实现。通过毛细管区带电泳手性分离，按峰面积归一化法，可以测定盐酸肾上腺素注射液的光学纯度。

示例 7-8　重酒石酸去甲肾上腺素的光学纯度检查：称取重酒石酸去甲肾上腺素消旋体约 50mg 溶于 5ml 蒸馏水中，滴加氨水调 pH 为 7~8；以乙酸乙酯萃取 3 次，所得乙酸乙酯层用蒸馏水洗涤 2 次，再用 1g 硫酸钠脱水，过滤除去硫酸钠，得到溶液置于 50ml 量瓶中，用流动相稀释至刻度，摇匀，即得手性分离系统适用性溶液。同法制备（R）- 重酒石酸去甲肾上腺素供试品溶液。取 20μl 注入液相色谱仪，照高效液相色谱法测定。用 Chiralpak AD-H 色谱柱，以正己烷 - 乙醇 - 乙醇胺（800：200：2）为流动相，检测波长为 280nm，流速 0.8ml/min。对映体的分离因子为 7.2。通过手性高效液相色谱法分离，按峰面积归一化法，可以测定重酒石酸去甲肾上腺素的光学纯度。

采用手性高效液相色谱法考察（R）- 重酒石酸去甲肾上腺素供试品的比旋度 $[\alpha]^{20}$（取 5g 供试品溶解在 100ml 水中）和光学纯度 ee/% 之间的相关性。结果列于表 7-6。

表 7-6　重酒石酸去甲肾上腺素比旋度与光学纯度之间的关系

供试品	1	2	3	4
$[\alpha]^{20}$	−9.8	−10.5	−11.2	−11.6
ee/%	96.4	98.2	98.7	99.4

三、有关物质的检查

在所列典型药物中，除盐酸克仑特罗外，ChP2015 收载的苯乙胺类拟肾上腺素药物均要求进行有关物质检查，其中盐酸去氧肾上腺素选择薄层色谱法，而其他药物均采用高效液相色谱法检查有关物质。

示例 7-9　肾上腺素中有关物质的检查：取本品约 10mg，精密称定，置 10ml 量瓶中，加盐酸 0.1ml 使溶解，用流动相稀释至刻度，摇匀，作为供试品溶液；精密量取供试品溶液 1ml，置 500ml 量瓶中，用流动相稀释至刻度，摇匀，作为对照溶液；另取本品 50mg，置 50ml 量瓶中，加浓过氧化氢溶液 1ml，放置过夜，加盐酸 0.5ml，加流动相稀释至刻度，摇匀，作为氧化破坏溶液；取重酒石酸去甲肾上腺素对照品适量，加氧化破坏溶液溶解并稀释制成每 1ml 含 20μg 的溶液，作为系统适用性试验溶液。照高效液相色谱法试验，用十八烷基硅烷键合硅胶为填充剂；以硫酸氢四甲基铵溶液（取硫酸氢四甲基铵 4.0g，庚烷磺酸钠 1.1g，0.1mol/L 乙二胺四醋酸二钠溶液 2ml，用水溶解并稀释至 950ml）- 甲醇（95：5）（用 1mol/L 氢氧化钠溶液调节 pH 至 3.5）为流动相；流速为每分钟 2ml，检测波长为 205nm。取系统适用性试验溶液 20μl，注入液相色谱仪，去甲肾上腺素峰与肾上腺素峰之间应出现两个未知杂质峰。理论板数按去甲肾上腺素峰计算不低于 3000，去甲肾上腺素峰、肾上腺素峰与相邻杂质峰的分离度均应符合要求。取对照溶液 20μl，注入液相色谱仪，调节检测灵敏度，使主成分色谱峰的峰高约为满量程的 20%，再精密量取供试品溶液和对照溶液各 20μl，分别注入液相色谱仪，记录色谱图。供试品溶液色谱图中如有杂质峰，单个杂质峰面积不得大于对照溶液的主峰面积（0.2%），各杂质峰面积的和不得大于对照溶液主峰面积的 2.5 倍（0.5%）。

示例 7-10　盐酸去氧肾上腺素中有关物质的检查：避光操作。取本品，加甲醇溶解并定量稀释制成每 1ml 中约含 20mg 的溶液，作为供试品溶液；精密量取适量，加甲醇稀释成每 1ml 中约含 0.10mg 的溶液，作为对照溶液。照薄层色谱法试验，吸取上述两种溶液各 10μl，分别点于同一硅胶 G 薄层板上，以异丙醇 - 三氯甲烷 - 浓氨溶液（80：5：15）为展开剂，展开，晾干，喷以重氮苯磺酸试液使显色。供试品溶液如显杂质斑点，与对照溶液的主斑点比较，颜色不得更深（0.5%）。

第四节　含量测定

苯乙胺类拟肾上腺素药物的原料药多采用非水溶液滴定法测定含量,也有一些药物如盐酸去氧肾上腺素和重酒石酸间羟胺选择溴量法,盐酸克仑特罗选择亚硝酸钠法等;其制剂的测定方法较多,包括紫外分光光度法、比色法、高效液相色谱法等。

一、非水溶液滴定法

非水溶液滴定法是在非水溶剂中进行的酸碱滴定测定法。主要用来测定有机碱及其氢卤酸盐、磷酸盐、硫酸盐以及有机酸碱金属盐类药物的含量。也用于测定某些有机弱酸的含量。

非水溶剂的种类有如下四种:

(1) 酸性溶剂:有机弱碱在酸性溶剂中可显著地增强其相对碱度,最常用的酸性溶剂为冰醋酸。

(2) 碱性溶剂:有机弱酸在碱性溶剂中可显著地增强其相对酸度,最常用的碱性溶剂为二甲基甲酰胺。

(3) 两性溶剂:兼有酸、碱两种性能,最常用的为甲醇。

(4) 惰性溶剂:这一类溶剂没有酸、碱性,如甲苯、三氯甲烷、丙酮等。

由于本类药物多为弱碱性,在水溶液中用酸滴定液直接滴定没有明显的突跃,终点难以观测,常不能获得满意的测定结果。而在非水酸性溶剂中,只要其在水溶液中的 pK_b 值小于 10,都能被冰醋酸均化到溶剂醋酸根(AcO$^-$)水平,相对碱强度显著增强,因而使弱碱性药物的滴定能顺利地进行。因此,弱碱性药物及其盐类原料药的含量测定,国内外药典多采用高氯酸非水溶液滴定法。

在本章列举的 14 种苯乙胺类拟肾上腺素药物中,采用非水溶液滴定法测定原料药含量的有肾上腺素、盐酸异丙肾上腺素、重酒石酸去甲肾上腺素、盐酸多巴胺、硫酸特布他林、硫酸沙丁胺醇、盐酸甲氧明、盐酸氯丙那林、盐酸麻黄碱、盐酸伪麻黄碱等,主要条件见表 7-7。

表 7-7　非水溶液滴定法测定苯乙胺类药物的条件

药物	取样量 (g)	加冰醋酸量 (ml)	加醋酸汞液量 (ml)	指示终点	终点颜色
肾上腺素	0.15	10	—	结晶紫	蓝绿色
重酒石酸去甲肾上腺素	0.2	10	—	结晶紫	蓝绿色
硫酸特布他林	0.3	30	—/乙腈(30)	电位法	
硫酸沙丁胺醇	0.4	10	—/醋酐(15)	结晶紫	蓝绿色
盐酸多巴胺	0.15	25	5	结晶紫	蓝绿色
盐酸异丙肾上腺素	0.15	30	5	结晶紫	蓝色
盐酸甲氧明	0.2	10	5	萘酚苯甲醇	黄绿色
盐酸氯丙那林	0.15	20	3	结晶紫	蓝绿色
盐酸麻黄碱	0.15	10	4	结晶紫	翠绿色
盐酸伪麻黄碱	0.3	10	6	结晶紫	蓝绿色

(一) 基本原理

采用非水溶液滴定法测定本类药物时,肾上腺素等为游离碱,直接与高氯酸反应。盐酸多巴胺等盐类(BH$^+$·A$^-$)药物的高氯酸滴定过程,实际上是一个置换滴定,即强酸(HClO$_4$)置换出与有机弱碱结合的较弱的酸(HA)。其反应原理可用下列通式表示:

$$BH^+ \cdot A^- + HClO_4 \longrightarrow BH^+ \cdot ClO_4^- + HA$$

式中，$BH^+ \cdot A^-$ 表示有机弱碱盐；HA 表示被置换出弱酸。

由于被置换出的 HA 的酸性强弱不同，因而对滴定反应的影响也不同。当 HA 酸性较强时，根据化学反应平衡的原理，反应不能定量完成，必须采取措施，除去或降低滴定反应产生的 HA 的酸性，使反应顺利地完成。因此，必须根据不同情况采用相应的测定条件。

（二）一般方法

除另有规定外，精密称取供试品适量［约消耗高氯酸滴定液(0.1mol/L)8ml］，加冰醋酸 10~30ml 使溶解（必要时可温热，放冷），加各品种项下规定的试液（醋酐或醋酸汞试液）、指示液 1~2 滴（或以电位滴定法指示终点），用高氯酸滴定液(0.1mol/L)滴定。终点颜色应以电位滴定时的突跃点为准，并将滴定结果用空白试验校正。

应特别注意的是：加入醋酐应防止氨基被乙酰化，氨基乙酰化后碱性显著减弱。如伯氨基的乙酰化物，以结晶紫为指示剂时不能被滴定，用电位滴定法尚可测定，但突跃很小，这样就会使滴定结果偏低；仲氨基的乙酰化物，以指示剂法和电位滴定法都不能被滴定。选择低温条件可以防止氨基乙酰化，所以实验操作加冰醋酸溶解样品后，应在放冷的条件下再加醋酐。

（三）问题讨论

1. 适用范围　本法主要用于 $pK_b > 8$ 的有机弱碱性药物及其盐类的含量测定。包括有机弱碱，它们的有机酸盐、氢卤酸盐、磷酸盐、硫酸盐、硝酸盐及有机酸的碱金属盐等。

对于碱性较弱的有机药物，只要选择合适的溶剂、滴定剂和终点指示的方法，可使 pK_b 为 8~13 的弱碱性药物采用本法滴定。

一般来说，当碱性药物的 pK_b 为 8~10 时，宜选冰醋酸作为溶剂；碱性更弱，pK_b 为 10~12 时，宜选冰醋酸与醋酐的混合溶液作为溶剂；$pK_b > 12$ 时，应用醋酐作为溶剂。

这是因为：当碱性药物的 $pK_b > 10$ 时，在冰醋酸中没有足以辨认的滴定突跃，不能滴定。在冰醋酸中加入不同量的醋酐为溶剂，随着醋酐量的不断增加，甚至仅以醋酐为溶剂，由于醋酐解离生成的醋酐合乙酰离子［$CH_3CO^+ \cdot (CH_3CO)_2O$］比醋酸合质子［$H^+ \cdot CH_3COOH$］的酸性更强，更有利于碱性药物的碱性增强，使突跃显著增大，而获得满意的滴定结果。

例如，咖啡因（$pK_b = 14.2$）的含量也可采用非水溶液高氯酸滴定法测定，ChP 采用醋酐 - 冰醋酸（5∶1）为溶剂，BP 采用甲苯 - 醋酐 - 冰醋酸（4∶2∶1）为溶剂。

另外，在冰醋酸中加入不同量的甲酸，也能使滴定突跃显著增大，使一些碱性极弱的有机碱性药物获得满意的测定结果。

2. 酸根的影响　有机弱碱盐类药物非水溶液滴定时被置换出的酸类（HA），在醋酸介质中的酸性以下列排序递减：

高氯酸 > 氢溴酸 > 硫酸 > 盐酸 > 硝酸 > 磷酸 > 有机酸

在非水介质中，高氯酸的酸性最强，因此有机弱碱的盐均用高氯酸滴定。若在滴定过程中被置换出的 HA，其酸性较强时，则反应将不能进行到底。如测定有机碱性药物氢卤酸盐时，由于被置换出的氢卤酸的酸性相当强，影响滴定终点，不能直接滴定，需要进行处理。一般处理方法是加入定量的醋酸汞冰醋酸溶液，使其生成在醋酸中难解离的卤化汞，以消除氢卤酸对滴定的干扰与不良影响：

$$2B \cdot HX + Hg(OAc)_2 \longrightarrow 2B \cdot HOAc + HgX_2$$

当醋酸汞加入量不足时，滴定终点仍不准确，而使测定结果偏低，稍过量的醋酸汞（1~3 倍）并不影响测定结果。

大多数苯乙胺类拟肾上腺素药物游离碱均难溶于水，且不太稳定，故常常将游离碱与无机酸成盐制成原料药，其中多数为盐酸盐。所以在用高氯酸滴定液非水溶液滴定法测定时，多加入过量醋酸汞冰醋酸溶液，可以消除盐酸对滴定的干扰。

笔记

　　然而,醋酸汞既是有剧毒的化学品,又是环境重污染物质,应尽量避免使用。因此,越来越多的氢卤酸盐有机碱性药物的非水溶液滴定测定法,采用了更为环保和绿色的醋酐代替冰醋酸作为溶剂,并以更灵敏准确的电位滴定法指示终点,或使用其他更为环保的方法进行测定。

　　供试品如为有机酸盐、磷酸盐,可以直接滴定;硫酸盐也可直接滴定,但滴定至其成为硫酸氢盐为止。硫酸盐滴定时,目视终点常常灵敏度较差;以电位滴定法指示终点时,电位突跃也不够明显,因此用较大量的醋酐代替冰醋酸作为溶剂,可以提高终点的灵敏度。供试品如为硝酸盐时,置换出的硝酸可使指示剂褪色,导致终点极难观察,遇此情况应以电位滴定法指示终点为宜。

　　3. 滴定剂的稳定性　本类药物非水溶液滴定法所用的溶剂为醋酸,具有挥发性,且膨胀系数较大。因此温度和贮存条件影响滴定剂的浓度。

　　若滴定供试品与标定高氯酸滴定液时的温度差超过10℃,则应重新标定;若未超过10℃,则可根据下式将高氯酸滴定液的浓度加以校正:

$$N_1=N_0/[\,1+0.0011(t_1-t_0)\,]$$

式中,0.0011为冰醋酸的体积膨胀系数;t_0为标定高氯酸滴定液时的温度;t_1为滴定供试品时的温度;N_0为t_0时高氯酸滴定液的浓度;N_1为t_1时高氯酸滴定液的浓度。

　　4. 终点指示方法　非水溶液滴定法的终点确定,常用电位滴定法和指示剂法。

　　电位滴定时用玻璃电极为指示电极,饱和甘汞电极(玻璃套管内装氯化钾的饱和无水甲醇溶液)为参比电极。

　　采用高氯酸滴定液滴定时,常用的指示剂为结晶紫(crystal violet)、橙黄IV(orange IV)、萘酚苯甲醇(naphtholbenzein)、喹哪啶红(quinaldine red)、孔雀绿(malachite green)等。在以冰醋酸作溶剂,用高氯酸滴定碱性药物时,结晶紫的酸式色为黄色,碱式色为紫色,而且不同的酸度下变色极为复杂。由碱性区域到酸性区域的颜色变化为紫、蓝紫、蓝绿、绿、黄。滴定不同强度碱性药物时,终点颜色也不同。滴定碱性较强的药物时,应该以蓝色为终点,如盐酸异丙肾上腺素等。碱性次之的以蓝绿色或绿色为终点,如盐酸伪麻黄碱等。碱性较弱的应以黄绿色或黄色为终点,如硝西泮。因此指示剂终点颜色变化,应以电位法终点时指示剂颜色为准,通过电位法确定指示剂变色范围。

　　如果测定药物碱性较弱,终点不够明显,可加入醋酐,以提高其碱性,使终点突跃明显。如滴定突跃不明显,指示剂难以判断,则可以用电位法指示终点。

　　5. 其他干扰　制剂中的其他成分对非水溶液滴定法通常均有干扰。若采用高氯酸滴定液滴定法测定,为了消除干扰,对于有机碱性药物大都可以经碱化处理,有机溶剂提取分离出游离碱后,再用进行测定。

　　示例 7-11　ChP2015 中盐酸异丙肾上腺素的含量测定:取本品约 0.15g,精密称定,加冰醋酸 30ml,微温使溶解,放冷,加醋酸汞试液 5ml 与结晶紫指示液 1 滴,用高氯酸滴定液(0.1mol/L)滴定至溶液显蓝色,并将滴定的结果用空白试验校正。每 1ml 高氯酸滴定液(0.1mol/L)相当于 24.77mg 的 $C_{11}H_{17}NO_3\cdot HCl$。

　　示例 7-12　ChP2015 中的硫酸沙丁胺醇的含量测定:取本品约 0.4g,精密称定,加冰醋酸 10ml,微温使溶解,放冷,加醋酐 15ml 与结晶紫指示液 1 滴,用高氯酸滴定液(0.1mol/L)滴定至溶液显蓝绿色,并将滴定结果用空白试验校正。每 1ml 高氯酸滴定液(0.1mol/L)相当于 57.67mg 的 $(C_{13}H_{21}NO_3)_2\cdot H_2SO_4$。

$$\left[\begin{array}{c} \text{OH} \\ \text{CH}_2\text{OH} \\ \\ \text{CH(OH)CH}_2\overset{+}{\text{NH}}_2\text{C(CH}_3)_3 \end{array}\right] \cdot \text{ClO}_4^- + \left[\begin{array}{c} \text{OH} \\ \text{CH}_2\text{OH} \\ \\ \text{CH(OH)CH}_2\overset{+}{\text{NH}}_2\text{C(CH}_3)_3 \end{array}\right] \cdot \text{HSO}_4^-$$

有机碱的硫酸盐,因硫酸在滴定液中酸性很强,只能滴定至 HSO_4^-。

二、溴 量 法

ChP2015 收载的盐酸去氧肾上腺素和重酒石酸间羟胺原料药采用溴量法测定含量。其测定原理系药物分子中的苯酚结构,在酸性溶液中酚羟基的邻、对位活泼氢能与过量的溴定量地发生溴代反应,再以碘量法硫代硫酸钠滴定测定剩余的溴。根据与药物定量反应消耗的溴滴定液的量,即可计算供试品的含量。

示例 7-13 ChP2015 中盐酸去氧肾上腺素($C_9H_{13}NO_2 \cdot HCl$,MW203.67)溴量法含量测定的原理如下反应式所示:

$$\text{HO} \underset{\text{OH}}{\overset{}{\bigcirc}} \text{CHCH}_2\text{NHCH}_3 + 3Br_2 \longrightarrow Br \underset{Br}{\overset{Br}{\bigcirc}}_{\text{HO}} \underset{\text{OH}}{\text{CHCH}_2\text{NHCH}_3} + 3HBr$$

$$Br_2 + 2KI \longrightarrow 2KBr + I_2$$

$$I_2 + 2Na_2S_2O_3 \longrightarrow 2NaI + Na_2S_4O_6$$

测定方法:取本品约 0.1g,精密称定,置碘瓶中,加水 20ml 使溶解,精密加溴滴定液(0.05mol/L)50ml,再加盐酸 5ml,立即密塞,放置 15 分钟并时时振摇,注意微开瓶塞,加碘化钾试液 10ml,立即密塞,振摇后,用硫代硫酸钠滴定液(0.1mol/L)滴定,至近终点时,加淀粉指示液,继续滴定至蓝色消失,并将滴定的结果用空白试验校正。每 1ml 溴滴定液(0.05mol/L)相当于 3.395mg 的 $C_9H_{13}NO_2 \cdot HCl$。

三、亚硝酸钠法

盐酸克仑特罗分子结构中含有芳伯氨基,在酸性溶液中可与亚硝酸钠定量发生重氮化反应,生成重氮盐,可用永停滴定法(本教材第八章)指示反应终点。

示例 7-14 ChP2015 中盐酸克仑特罗($C_{12}H_{18}C_{12}N_2O \cdot HCl$,MW313.65)原料药采用亚硝酸钠法测定含量:

$$\underset{\text{HO}-\text{CHCH}_2\text{NHC(CH}_3)_3}{\overset{\text{NH}_2}{\underset{Cl}{\overset{Cl}{\bigcirc}}}} + NaNO_2 + 2HCl \longrightarrow \underset{\text{HO}-\text{CHCH}_2\text{NHC(CH}_3)_3}{\overset{\text{N}_2^+\text{Cl}^-}{\underset{Cl}{\overset{Cl}{\bigcirc}}}} + NaCl + 2H_2O$$

取本品约 0.25g,精密称定,置 100ml 烧杯中,加盐酸溶液(1→2)25ml 使溶解,再加水 25ml,照永停滴定法(通则 0701),用亚硝酸钠滴定液(0.05mol/L)滴定。每 1ml 亚硝酸钠滴定液(0.05mol/L)相当于 15.68mg 的 $C_{12}H_{18}Cl_2N_2O \cdot HCl$。

四、紫外分光光度法及比色法

1. **紫外分光光度法** 苯乙胺类拟肾上腺素药物结构中的取代苯环具有特征的紫外吸收,

ChP2015 采用紫外分光光度法测定多种该类药物制剂的含量,例如盐酸甲氧明注射液、重酒石酸间羟胺注射液等的含量测定。

示例 7-15　盐酸甲氧明注射液含量测定:精密量取本品适量(约相当于盐酸甲氧明 100mg),置 250ml 量瓶中,加水稀释至刻度,摇匀;精密量取 10ml,置 100ml 量瓶中,用水稀释至刻度,摇匀,照紫外 - 可见分光光度法(通则 0401),在 290nm 的波长处测定吸光度,按 $C_{11}H_{17}NO_3 \cdot HCl$ 的吸收系数($E_{1cm}^{1\%}$)为 137 计算,即得。

2. 比色法　分子结构中具有芳伯氨基的药物可以进行重氮化 - 偶合反应显色,分子结构中的酚羟基可与亚铁离子配位显色,从而进行高灵敏的比色法测定。ChP2015 选择比色法作为盐酸克仑特罗栓和盐酸异丙肾上腺素气雾剂的含量测定方法。

示例 7-16　盐酸克仑特罗栓含量测定:取本品 20 粒,精密称定,切成小片,精密称取适量(约相当于盐酸克仑特罗 0.36mg),置分液漏斗中,加温热的三氯甲烷 20ml 使溶解,用盐酸溶液(9→100)振摇提取 3 次(20ml、15ml、10ml),分取酸提取液,置 50ml 量瓶中,用盐酸溶液(9→100)稀释至刻度,摇匀,滤过,取续滤液,作为供试品溶液;另取盐酸克仑特罗对照品适量,精密称定,加盐酸溶液(9→100)溶解并稀释制成每 1ml 中含有 7.2μg 的溶液,作为对照品溶液。精密量取对照品溶液与供试品溶液各 15ml,分别置于 25ml 量瓶中,各加盐酸溶液(9→100)5ml 与 0.1% 亚硝酸溶液 1ml,摇匀,放置 3 分钟,各加 0.5% 氨基磺酸铵溶液 1ml,摇匀,时时振摇 10 分钟,用盐酸溶液(9→100)稀释至刻度,摇匀,照紫外 - 可见分光光度法(通则 0401),在 500nm 的波长处分别测定吸光度,计算,即得。

五、高效液相色谱法

高效液相色谱法具有高效分离、高灵敏度和高选择性测定的特点,已越来越广泛地应用于本类药物及其制剂的定量分析,ChP2015 采用高效液相色谱法作为盐酸肾上腺素注射液、重酒石酸去甲肾上腺素注射液、盐酸异丙肾上腺素注射液、盐酸多巴胺注射液、硫酸沙丁胺醇注射液(及其片剂、胶囊、缓释片与缓释胶囊)、盐酸氯丙那林片、盐酸麻黄碱注射液与滴鼻液、盐酸氨溴索(及其口服溶液、片剂、胶囊与缓释胶囊)等的含量测定方法。

示例 7-17　ChP2015 中硫酸沙丁胺醇片的含量测定方法如下:

色谱条件与系统适用性试验:用十八烷基硅烷键合硅胶为填充剂;以 0.08mol/L 磷酸二氢钠溶液(用磷酸调节 pH 至 3.10±0.05)- 甲醇(85:15)为流动相;检测波长为 276nm。理论板数按硫酸沙丁胺醇峰计算不低于 3000。

测定法:取本品 20 片,精密称定,研细,精密称取适量(约相当于硫酸沙丁胺醇 4mg),置 50ml 量瓶中,用流动相适量,振摇使硫酸沙丁胺醇溶解,用流动相稀释至刻度,摇匀,滤过,精密量取续滤液 20μl,注入液相色谱仪,记录色谱图;另取硫酸沙丁胺醇对照品适量,精密称定,加流动相溶解并定量稀释制成每 1ml 中含 96μg 的溶液,同法测定。按外标法以峰面积计算,并将结果与 0.8299 相乘,即得。

ChP2015 规定硫酸沙丁胺醇片含量以沙丁胺醇计,采用硫酸沙丁胺醇为对照品峰面积外标法计算的数值,需要乘以沙丁胺醇与硫酸沙丁胺醇的摩尔质量比,即 0.8299。

六、动物组织中盐酸克仑特罗残留的测定

盐酸克仑特罗是人工合成的 β 肾上腺素能受体兴奋剂类药物,该类药物可以选择性地作用于 β 肾上腺素能受体,引起交感神经兴奋,广泛应用于治疗支气管炎。由于该药具有潜在的滥用风险且临床价值有限,CFDA 于 2011 年停止盐酸克仑特罗片的生产、销售与使用。

然而畜牧业中非法使用者却将该药高剂量添加在饲料中,使得动物体内的脂肪分解代谢增强,蛋白质合成增加,显著提高胴体瘦肉率。这种滥用导致的动物组织,特别是肝脏中盐酸克仑

笔记

特罗残留,当人们食用后,就会发生中毒,所以我国已禁止将其作为生长促进剂使用。

为了加大对盐酸克仑特罗使用的监管,必须有科学快速的方法测定动物组织中盐酸克仑特罗的残留量。农业部针对动物饲料,动物源性食品,牛、猪的可食性组织及动物尿液以中残留的β肾上腺素能受体兴奋剂类药物,制订了一系列的气相色谱 - 质谱联用检测方法,检测灵敏度可以达到 0.5~2μg/kg 或 1ng/ml。

示例 7-18 2006 年中华人民共和国农业行业标准(NY/T 468-2006)"动物组织中盐酸克仑特罗的测定"规定了如下方法:

1. 提取 在碱性环境下进行匀浆,使得克仑特罗呈分子形式有利于有机溶剂提取。称取动物肝脏组织样品 5g±0.05g 于带盖的聚四氟乙烯离心管中,加入乙酸乙酯 15ml,再加入 10.0% 碳酸钠溶液 3ml,然后以 10 000r/min 以上的速度匀质 60 秒,盖上盖子以 5000r/min 的速度离心 2 分钟,吸取上层有机溶剂于离心管中,在残渣中再加入乙酸乙酯 10ml,在涡旋混合器上混合 1 分钟,离心后吸取有机溶剂并合并提取液。在收集的有机溶剂中加入 0.10mol/L 的盐酸溶液 5ml,涡旋混合 30 秒,以 5000r/min 的速度离心 2 分钟,吸取下层水溶液,同样步骤重复萃取一次,合并两次萃取液,用 2.5mol/L 氢氧化钠溶液调节 pH 至 5.2。有机溶剂提取液中加入盐酸溶液酸化后,使得克仑特罗呈盐酸盐进入水层,而脂溶性内源性物质则仍然在有机层中,减少干扰。

2. 净化 SCX(阳离子交换)小柱依次用甲醇 5ml、水 5ml 和 30mmol/L 盐酸 5ml 活化,然后将上述萃取液上样至固相萃取小柱中依次用水 5ml 和甲醇 5ml 淋洗柱子,在溶剂流过固相萃取柱后,抽干 SCX 小柱,再用 4% 氨化甲醇溶液 5ml 洗脱,收集洗脱液。采用阳离子交换小柱对萃取液进一步净化,在酸性条件下,克仑特罗呈阳离子与小柱结合,酸性或中性物质可以用水和甲醇淋洗除去,最后用碱性甲醇溶液洗脱,实现待测成分的净化。

3. 测定

(1) 衍生化:在 50℃水浴中用氮气吹干上述洗脱液,加入甲苯 100μl 和 BSTFA(双三甲基硅烷三氟乙酰胺)100μl,试管加盖后于涡旋混合器上振荡 30 秒,在 80℃的烘箱中加热衍生 1 小时(盖住盖子);同时吸取标准工作液 0.5ml 加入到 4% 氨化甲醇溶液 4.5ml 中,用氮气吹干后同样品操作,待衍生结束后加入甲苯 0.3ml 转入进样小瓶中,进行气相色谱 - 质谱(GC/MS)分析。

(2) GC/MS 测定参数:色谱柱 HP-5MS 5% 苯基甲基聚硅氧烷,30m×0.25mm(内径),0.25μm(膜厚);进样口温度 220℃;进样方式不分流;进样体积 1μl;柱温 70℃(保持 0.6 分钟),以 25℃/min 升温至 200℃(保持 6 分钟),以 25℃/min 升温至 280℃(保持 5 分钟);载气氦气;流速 0.9ml/min(恒流);GC/MS 传输线温度 280℃;溶剂延迟 8 分钟;EM 电压高于调谐电压 200V;离子源(EI)温度 200℃;四极杆温度 160℃;选择离子监测(m/z)86、212、262、277。

4. 定性定量方法

(1) 定性:样品峰与标样的保留时间之差不多于 2 秒,并人工比较选择离子的丰度,其中试样峰的选择离子相对强度(与基峰的比例)不超过标准相应选择离子相对强度平均值的 ±20%(m/z 262)和 ±50%(m/z 212、277)。

(2) 定量:选择试样峰(m/z 86)的峰面积进行单点或多点校准定量。当单点校准定量时根据样品液中盐酸克仑特罗含量情况,选择峰面积相近的标准工作溶液进行定量,同时标准工作溶液和样品液中盐酸克仑特罗响应值均应在仪器检测线性范围内。

5. 分析结果计算 试样中盐酸克仑特罗的含量按下式计算:

$$X = \frac{A \times C_S \times V}{A_S \times m}$$

式中,X 为试样中克仑特罗残留含量(μg/kg);A 为样液中经衍生化盐酸克仑特罗的峰面积;A_S 为标准工作液中经衍生化盐酸克仑特罗的峰面积；C_S为标准工作液中盐酸克仑特罗的浓度(μg/L)；V为样品最终定容体积(ml)；m为最终样液所代表的试样量(g)。

（第二军医大学　范国荣）

参考文献

1. 杭太俊.药物分析.第7版.北京：人民卫生出版社，2011
2. 王维庭，贾庆文，庄严，等.毛细管电泳法拆分肾上腺素手性对映体.中国当代医药，2010，17（17）：125-127
3. 高丽萍，张国庆.高效液相色谱手性固定相法拆分重酒石酸去甲肾上腺素对映体.应用化学，2008，25（11）：1366-1368
4. 中华人民共和国农业部.中华人民共和国农业行业标准：动物组织中盐酸克伦特罗的测定气相色谱/质谱法（NY/T 468-2006).2006

笔记

第八章　对氨基苯甲酸酯和酰苯胺类局麻药物的分析

学习要求

1. 掌握　对氨基苯甲酸酯和酰苯胺类局麻药物的结构和性质;代表性药物的鉴别、检查和含量测定的方法、原理与特点。

2. 熟悉　主要对氨基苯甲酸酯和酰苯胺类局麻药物的杂质结构、危害、检查方法与含量限度。

3. 了解　影响对氨基苯甲酸酯和酰苯胺类局麻药物稳定性的主要因素及体内样品与临床监测方法。

局麻药物是一类能在用药部位局部可逆性地阻断感觉神经冲动发生与传导的药物。局麻药物起源于可卡因的结构改造,1890 年首先证实苯佐卡因具有局部麻醉作用,并进一步于 1904 年开发出低毒性的普鲁卡因,确立了简单结构的局麻药物的基本结构特征。局麻药物的化学结构通常包括三个部分:①亲脂性芳香环;②中间连接功能基;③亲水性胺基。连接芳环和胺基的中间功能基是酯键即为对氨基苯甲酸酯类局麻药物,代表药物为普鲁卡因;中间功能基是酰胺键则为酰苯胺类局麻药物,代表药物为 1943 年合成的利多卡因。

第一节　结构与性质

对氨基苯甲酸酯类药物的基本结构为:

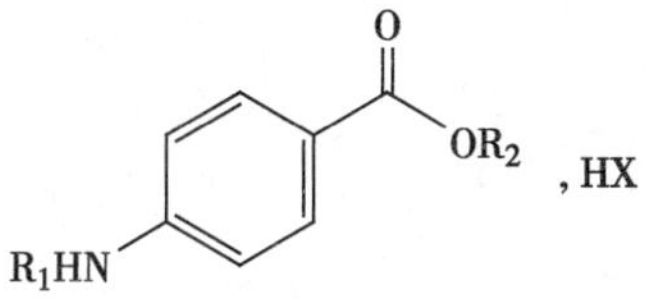

$$R_1HN-\text{（苯环）}-C(=O)-OR_2 \quad ,HX$$

表 8-1 列举了 ChP2015 收载的本类药物,除盐酸丁卡因芳伯氨基上的 1 个氢被正丁基所取代外,其余均具有芳伯氨基。抗心律失常药盐酸普鲁卡因胺与盐酸普鲁卡因的化学结构仅存在羧酸酯与酰胺的差异,化学性质与本类药物很相似,故也在此一并列入讨论。

表 8-1　对氨基苯甲酸酯类典型药物

药物	结构式 / 分子式 / 分子量	性状
苯佐卡因 Benzocaine	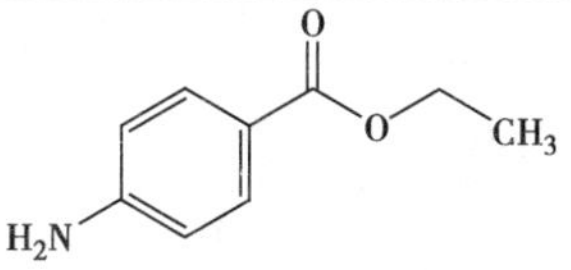 $H_2N-\text{（苯环）}-C(=O)-O-CH_3$ 的乙酯结构 $C_9H_{11}NO_2$　165.19	为白色结晶性粉末;无臭;遇光色渐变黄。 在乙醇、三氯甲烷或乙醚中易溶,在脂肪油中略溶,在水中极微溶解。 熔点为 88~91℃
盐酸丁卡因 Tetracaine Hydrochloride	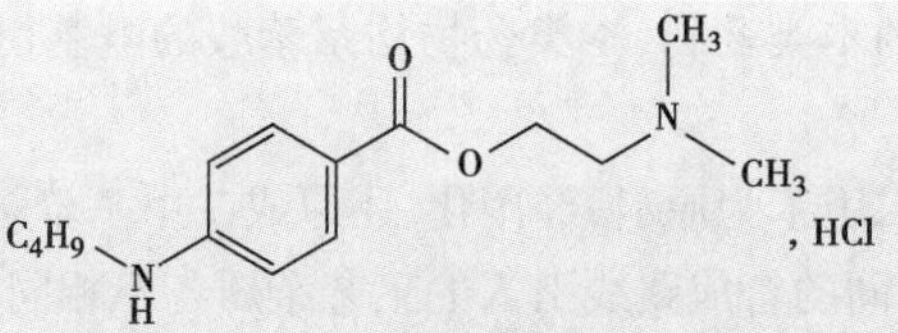 $C_4H_9-NH-\text{（苯环）}-C(=O)-O-CH_2CH_2-N(CH_3)_2$, HCl $C_{15}H_{24}N_2O_2 \cdot HCl$　300.83	为白色结晶或结晶性粉末;无臭。 在水中易溶,在乙醇中溶解,在乙醚中不溶。 熔点为 147~150℃

笔记

247

续表

药物	结构式／分子式／分子量	性状
盐酸普鲁卡因 Procaine Hydrochloride	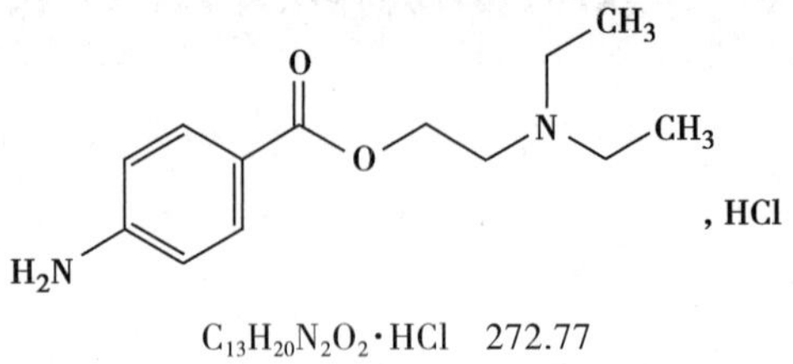 $C_{13}H_{20}N_2O_2 \cdot HCl$　272.77	为白色结晶或结晶性粉末；无臭。 在水中易溶，在乙醇中略溶，在三氯甲烷中微溶，在乙醚中几乎不溶。 熔点为 154～157℃
盐酸氯普鲁卡因 Chloroprocaine Hydrochloride	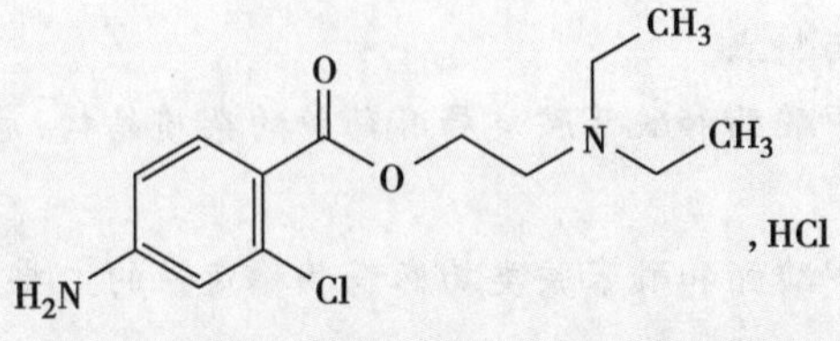 $C_{13}H_{19}ClN_2O_2 \cdot HCl$　307.22	熔点为 173～176℃ （USP38-NF33 收载）
盐酸普鲁卡因胺 Procainamide Hydrochloride	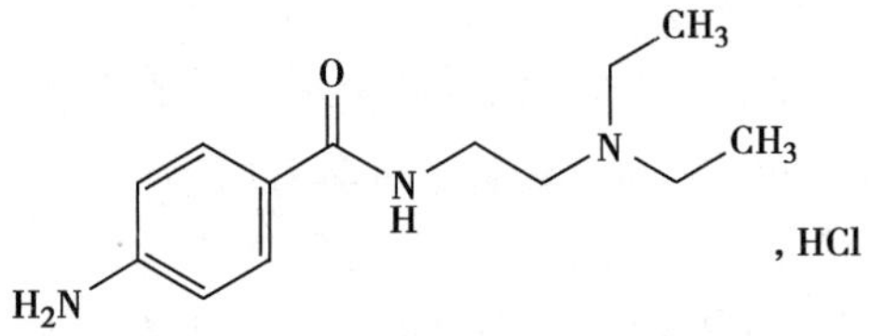 $C_{13}H_{21}N_3O \cdot HCl$　271.79	为白色至淡黄色结晶性粉末；无臭；有引湿性。 本品在水中易溶，在乙醇中溶解，在三氯甲烷中微溶，在乙醚中极微溶解。 熔点为 165～169℃

代表药物盐酸普鲁卡因以对硝基甲苯为原料，经过氧化、酯化得硝基卡因，再经还原、成盐制得，其常规合成工艺如下。不同合成路线引入的工艺杂质不同，而其降解杂质则主要为酯键水解后生成的对氨基苯甲酸。

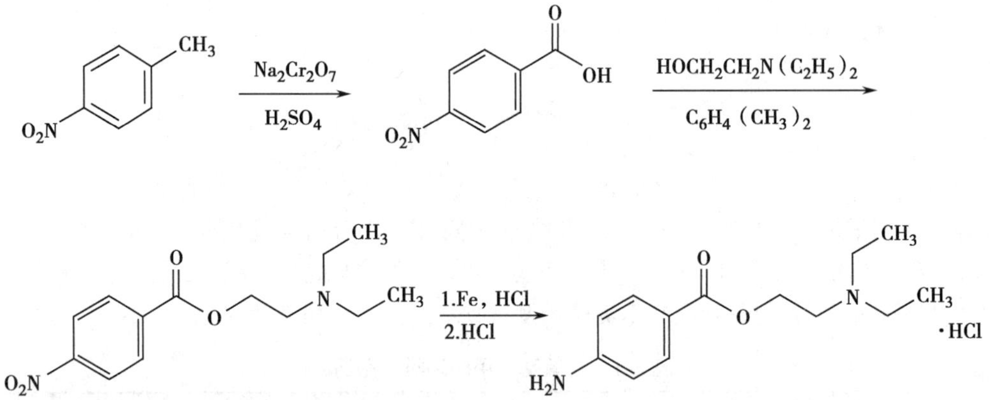

酰苯胺类局麻药物的基本结构为：

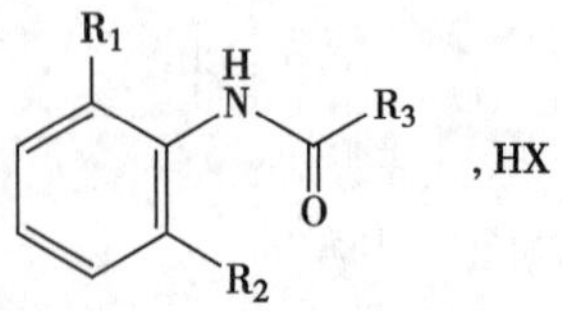

表 8-2 列举了 ChP2015 收载的本类药物，本类药物均系苯胺的酰基衍生物，其结构共性是具有芳酰氨基。

代表药物盐酸利多卡因以间二甲苯为原料，经硝化、还原成二甲基苯胺，再经酰化、缩合、成盐制得，其常规合成工艺如下。不同的合成路线引入的工艺杂质各不相同，表 8-3 列举了 EP8.0 收载盐酸利多卡因的有关物质结构信息。

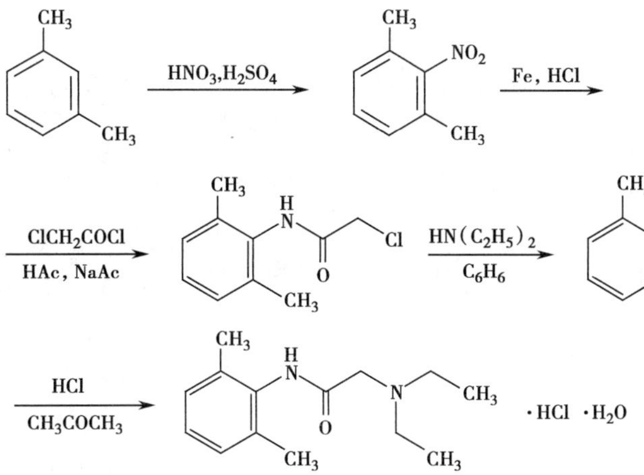

反应式（由间二甲苯经硝化、还原、酰化等步骤合成利多卡因）：

CH₃—（二甲苯）$\xrightarrow{HNO_3,H_2SO_4}$（2,6-二甲基硝基苯）$\xrightarrow{Fe,HCl}$（2,6-二甲基苯胺）

$\xrightarrow[\text{HAc, NaAc}]{ClCH_2COCl}$（N-(2,6-二甲基苯基)-2-氯乙酰胺）$\xrightarrow[C_6H_6]{HN(C_2H_5)_2}$（利多卡因游离碱）

$\xrightarrow[CH_3COCH_3]{HCl}$（利多卡因盐酸盐）· HCl · H₂O

表 8-2　酰苯胺类局麻药典型药物

药物	结构式 / 分子式 / 分子量	性状
盐酸利多卡因 lidocaine hydrochloride	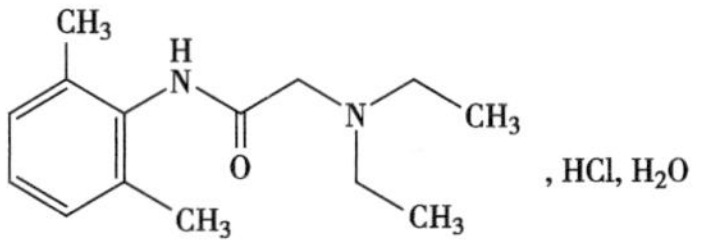 C₁₄H₂₂N₂O·HCl·H₂O　288.82	为白色结晶性粉末；无臭。本品在水或乙醇中易溶，在三氯甲烷中溶解，在乙醚中不溶。熔点为 75~79℃
盐酸布比卡因 bupivacaine hydrochloride	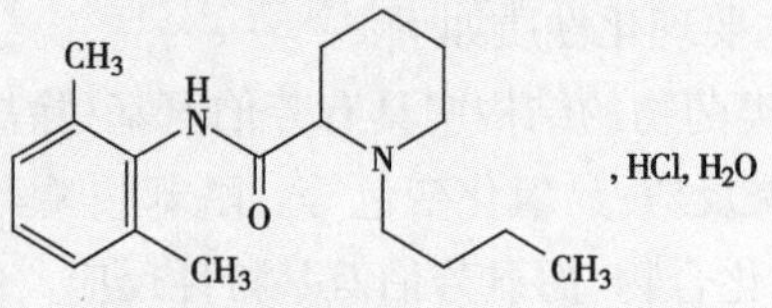 C₁₈H₂₈N₂O·HCl·H₂O　342.91	为白色结晶性粉末；无臭。本品在乙醇中易溶，在水中溶解，在三氯甲烷中微溶，在乙醚中几乎不溶
盐酸罗哌卡因 ropivacaine hydrochloride	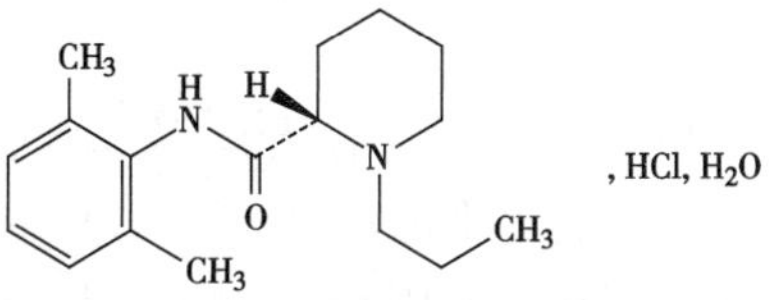 C₁₇H₂₆N₂O·HCl·H₂O　328.88	为白色或类白色结晶或结晶性粉末；无臭。本品在乙醇中易溶，在水中溶解，在乙醚中几乎不溶。比旋度为 –6.5° 至 –9.0°（水溶液）

表 8-3　盐酸利多卡因有关物质结构信息

基本母核	取代基			化学名称	杂质代码
	R₁/R	R₂	R₃		
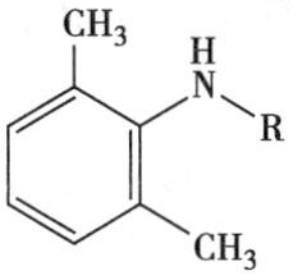 2,6-二甲基苯基—N—R	H	—	—	2,6-二甲基苯胺	A
	CO-CH₃	—	—	N-(2,6-二甲基苯基)乙酰胺	C
	CO-CH₂-NH-C₂H₅	—	—	N-(2,6-二甲基苯基)-2-(乙基氨基)乙酰胺	D
	CO-CH₂-NH-CH(CH₃)₂	—	—	N-(2,6-二甲基苯基)-2-[(1-甲基乙基)氨基]乙酰胺	G
	CO-CH₂-Cl	—	—	2-氯-N-(2,6-二甲基苯基)乙酰胺	H
	CO-CH₂-N(CH₃)C₂H₅	—	—	N-(2,6-二甲基苯基)-2-(乙基甲基氨基)乙酰胺	K

笔记

续表

基本母核	取代基			化学名称	杂质代码
	R₁/R	R₂	R₃		
	CH_3	H	H	2-二乙氨基-N-(2,3-二甲基苯基)乙酰胺	F
	H	CH_3	H	2-二乙氨基-N-(2,4-二甲基苯基)乙酰胺	I
	H	H	CH_3	2-二乙氨基-N-(2,5-二甲基苯基)乙酰胺	J
	—	—	—	2-二乙基氮酰基-N-(2,6-二甲基苯基)乙酰胺(利多卡因氮氧化物)	B
	—	—	—	2,2′-胺双[N-(2,6-二甲基苯基)乙酰胺]	E

对氨基苯甲酸酯和酰苯胺类药物的主要理化性质如下：

1. **芳伯氨基特性**　对氨基苯甲酸酯类药物的结构中具有芳伯氨基(除盐酸丁卡因外)，故显重氮化-偶合反应；与芳醛缩合成 Schiff 碱反应；易氧化变色等。酰苯胺类药物结构中具有芳酰氨基，在酸性溶液中也可水解为芳伯氨基化合物，而显芳伯氨基特性反应。但盐酸利多卡因、盐酸布比卡因和盐酸罗哌卡因在酰氨基邻位存在两个甲基，由于空间位阻影响，较难水解，所以其盐的水溶液比较稳定。

2. **水解特性**　对氨基苯甲酸酯类药物因分子结构中含有酯键，故易水解。药物水解反应的快慢受光、热或碱性条件的影响。苯佐卡因、盐酸普鲁卡因水解产物为对氨基苯甲酸(PABA)，盐酸氯普鲁卡因水解产物为4-氨基-2-氯苯酸，盐酸丁卡因水解产物为对丁氨基苯甲酸(BABA)。

3. **弱碱性**　对氨基苯甲酸酯和酰苯胺类药物分子结构中脂烃胺侧链为叔胺氮原子(除苯佐卡因外)，具有一定碱性，可以成盐；能与生物碱沉淀剂发生沉淀反应；在水溶液中不能用标准酸直接滴定，只能在非水溶剂体系中滴定。

4. **与重金属离子反应特性**　盐酸利多卡因、盐酸布比卡因和盐酸罗哌卡因分子结构中酰氨基上的氮可在水溶液中与铜离子或钴离子络合，生成有色的配位化合物沉淀。此沉淀可溶于三氯甲烷等有机溶剂而呈色。

5. **吸收光谱特性**　对氨基苯甲酸酯和酰苯胺类药物分子结构中均含有苯环及相应的取代基与脂烃胺侧链，具有特征的紫外吸收光谱与红外光谱行为。

6. **其他特性**　基于对氨基苯甲酸酯和酰苯胺类药物分子结构特点，其游离碱多为碱性油状液体或低熔点固体，难溶于水，可溶于有机溶剂；其盐酸盐均系白色结晶性粉末，具有一定的熔点，易溶于水和乙醇，难溶于有机溶剂。

第二节　鉴　别　试　验

一、重氮化-偶合反应

分子结构中具有芳伯氨基或潜在芳伯氨基的药物，均可发生重氮化反应，生成的重氮盐可

与碱性 β- 萘酚偶合生成有色的偶氮染料。

苯佐卡因、盐酸普鲁卡因、盐酸氯普鲁卡因和盐酸普鲁卡因胺在盐酸溶液中,可直接与亚硝酸钠进行重氮化反应。

盐酸丁卡因分子结构中不具有芳伯氨基,无此反应,但其分子结构中的芳香仲胺在酸性溶液中与亚硝酸钠反应,生成 N- 亚硝基化合物的乳白色沉淀,可与具有芳伯氨基的同类药物区别。化学反应式为:

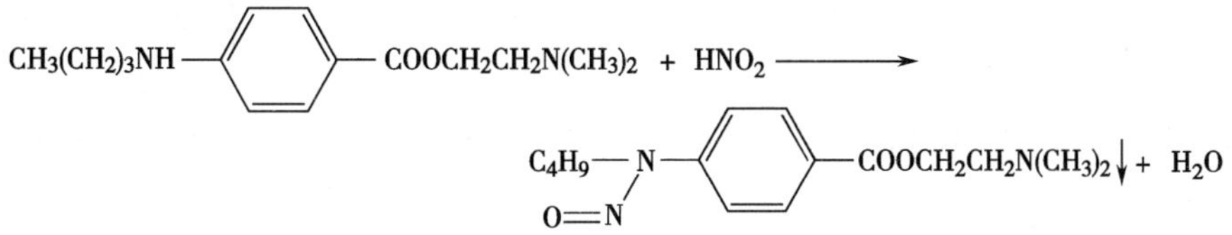

$$CH_3(CH_2)_3NH-\underset{\text{(苯环)}}{\bigcirc}-COOCH_2CH_2N(CH_3)_2 + HNO_2 \longrightarrow$$

$$\underset{O=N}{C_4H_9-N}-\underset{\text{(苯环)}}{\bigcirc}-COOCH_2CH_2N(CH_3)_2\downarrow + H_2O$$

示例 8-1　苯佐卡因和盐酸普鲁卡因的芳香第一胺类鉴别试验:取供试品约 50mg,加稀盐酸 1ml,必要时缓缓煮沸使溶解,放冷,加 0.1mol/L 亚硝酸钠溶液数滴,滴加碱性 β- 萘酚试液数滴,视供试品不同,生成由橙黄到猩红色沉淀。盐酸普鲁卡因鉴别试验的化学反应式为:

$$\underset{COOCH_2CH_2N(C_2H_5)_2}{\overset{NH_2}{\bigcirc}} +NaNO_2+2HCl \longrightarrow \underset{COOCH_2CH_2N(C_2H_5)_2}{\overset{N_2^+Cl^-}{\bigcirc}} +NaCl+2H_2O$$

$$\underset{COOCH_2CH_2N(C_2H_5)_2}{\overset{N_2^+Cl^-}{\bigcirc}} + \underset{}{\overset{}{\bigcirc\bigcirc}}-OH +NaOH \longrightarrow \underset{COOCH_2CH_2N(C_2H_5)_2}{\overset{N=N \overset{OH}{\bigcirc\bigcirc}}{\bigcirc}} \downarrow + NaCl + H_2O$$

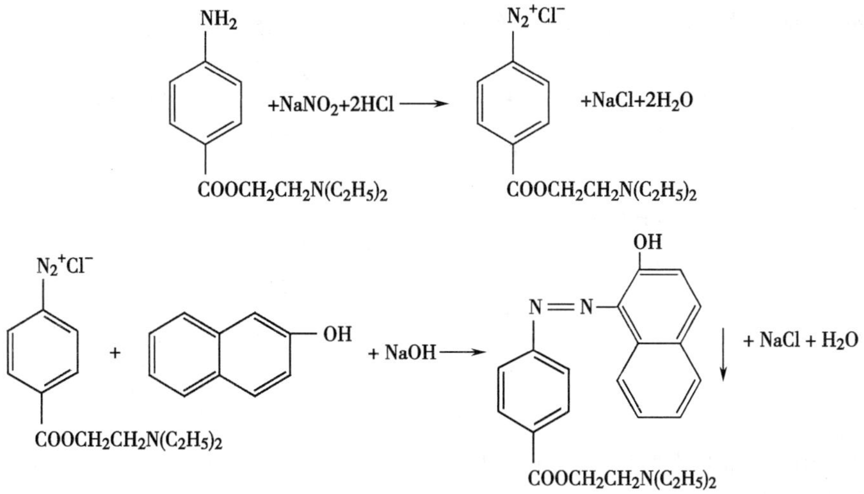

二、与金属离子反应

1. 盐酸利多卡因的鉴别方法　分子结构中具有芳酰胺和脂肪胺的盐酸利多卡因在碳酸钠试液中与硫酸铜反应生成蓝紫色配位化合物,此有色物转溶入三氯甲烷中显黄色。ChP2015 选择此反应作为盐酸利多卡因的鉴别方法之一,即:

取本品 0.2g,加水 20ml 溶解后,取溶液 2ml,加硫酸铜试液 0.2ml 与碳酸钠试液 1ml,即显蓝紫色;加三氯甲烷 2ml,振摇后放置,三氯甲烷层显黄色。盐酸利多卡因鉴别试验的化学反应式为:

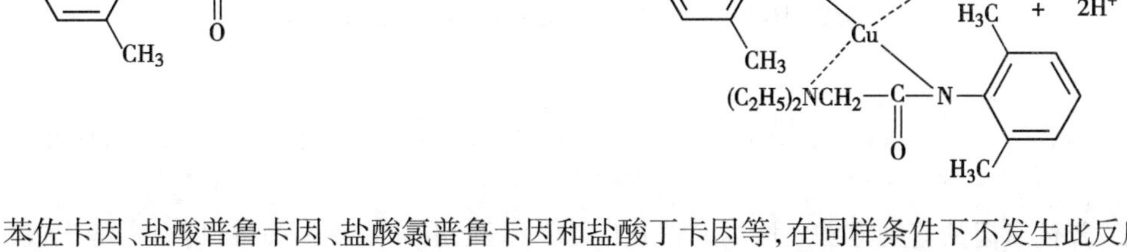

$$2\underset{CH_3}{\overset{CH_3}{\bigcirc}}\underset{}{\overset{H}{N}}\underset{O}{\overset{}{C}}-CH_2N(C_2H_5)_2 + Cu^{2+} \longrightarrow$$

苯佐卡因、盐酸普鲁卡因、盐酸氯普鲁卡因和盐酸丁卡因等,在同样条件下不发生此反应。

盐酸利多卡因,在酸性溶液中与氯化钴试液反应,生成亮绿色细小钴盐沉淀。其化学反应式为：

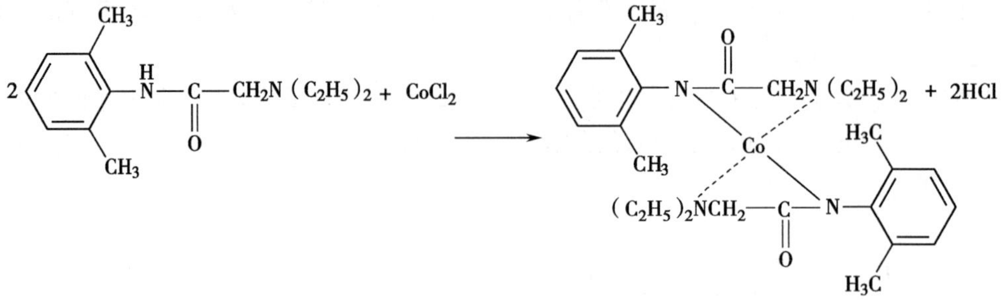

盐酸利多卡因的水溶液加硝酸酸化后，加硝酸汞试液煮沸，显黄色；对氨基苯甲酸酯类药物显红色或橙黄色，可与之区别。

2. 盐酸普鲁卡因胺的鉴别方法　因其分子结构中具有芳酰胺结构，可被浓过氧化氢氧化成羟肟酸，再与三氯化铁作用形成配位化合物羟肟酸铁。ChP2015 选择此反应作为盐酸普鲁卡因胺的鉴别方法之一，即：

取本品 0.1g，加水 5ml，加三氯化铁试液与浓过氧化氢溶液各 1 滴，缓缓加热至沸，溶液显紫红色，随即变为暗棕色至棕黑色。盐酸普鲁卡因胺鉴别试验的化学反应式为：

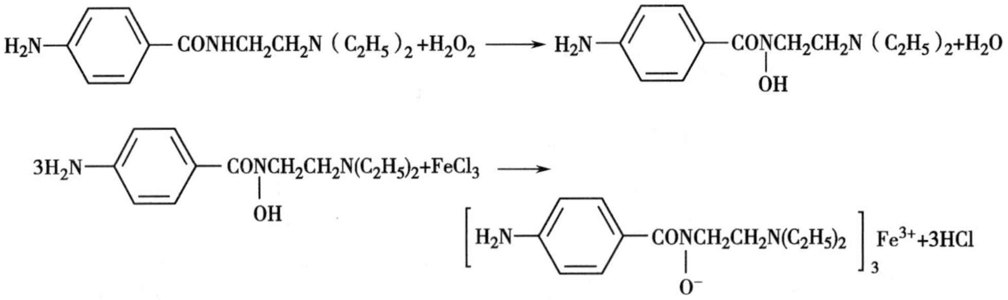

三、水解产物反应

对氨基苯甲酸酯类药物分子中有些具有酯键结构，在碱性条件下可水解，利用其水解产物的特性或与某些试剂的反应可进行鉴别。ChP2015 采用此法鉴别盐酸普鲁卡因和苯佐卡因。

1. 盐酸普鲁卡因的鉴别方法　取本品约 0.1g，加水 2ml 溶解后，加 10% 氢氧化钠溶液 1ml，即生成白色沉淀（普鲁卡因）；加热，变为油状物（普鲁卡因）；继续加热，发生的蒸气（部分普鲁卡因水解，生成溶于水的对氨基苯甲酸钠，以及挥发性的二乙氨基乙醇）能使湿润的红色石蕊试纸变为蓝色；热至油状物消失（全部水解，生成对氨基苯甲酸钠）后，放冷，加盐酸酸化，即析出白色沉淀（对氨基苯甲酸）。此沉淀能溶于过量的盐酸。盐酸普鲁卡因鉴别试验的化学反应式为：

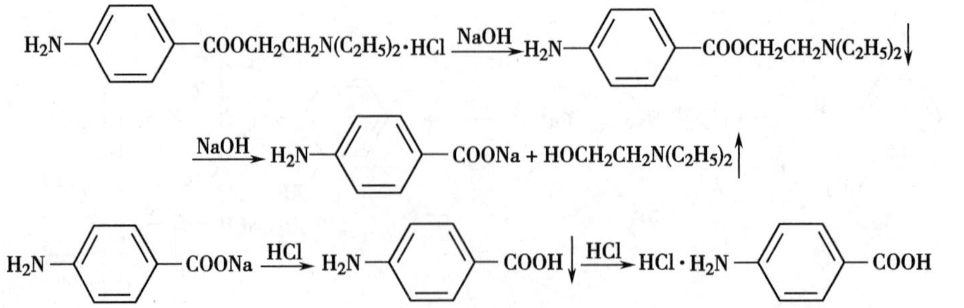

2. 苯佐卡因的鉴别方法　取本品约 0.1g，加氢氧化钠试液 5ml，煮沸，即有乙醇生成，加碘试液，加热，即生成黄色沉淀，并发生碘仿的臭气。苯佐卡因鉴别试验的化学反应式为：

$$H_2N-\langle\ \rangle-COOC_2H_5 + NaOH \longrightarrow H_2N-\langle\ \rangle-COONa + C_2H_5OH$$

$$C_2H_5OH + 4I_2 + 6NaOH \longrightarrow CHI_3\downarrow + 5NaI + HCOONa + 5H_2O$$

四、制备衍生物测定熔点

制备衍生物测熔点是国内外药典常采用的鉴别方法之一。ChP2015、USP37-NF32、BP2015、JP16 等均采用此法鉴别盐酸丁卡因。

盐酸丁卡因的鉴别:取本品约 0.1g,加 5% 醋酸钠溶液 10ml 溶解后,加 25% 硫氰酸铵溶液 1ml,即析出白色结晶;滤过,结晶用水洗涤,在 80℃干燥后,熔点约为 131℃。

五、吸收光谱特征

1. 紫外吸收光谱　本类药物分子结构中均含有苯环,具有紫外吸收光谱特征,因此是国内外药典常采用的鉴别方法之一。ChP2015 采用此法鉴别盐酸布比卡因、盐酸普鲁卡因胺片与注射液。

示例 8-2　盐酸布比卡因的鉴别:取本品,精密称定,按干燥品计算,加 0.01mol/L 盐酸溶液溶解并定量稀释成每 1ml 中约含 0.40mg 的溶液,照紫外 - 可见分光光度法测定,在 263nm 与 271nm 的波长处有最大吸收;其吸光度分别为 0.53~0.58 与 0.43~0.48。

示例 8-3　盐酸普鲁卡因胺片的鉴别:取本品的细粉适量,加水振摇使盐酸普鲁卡因胺溶解,滤过,取续滤液加水制成每 1ml 中含盐酸普鲁卡因胺 5μg 的溶液,照紫外 - 可见分光光度法测定,在 280nm 的波长处有最大吸收。

2. 红外吸收光谱　红外吸收光谱具有特征性强、专属性好的特点。因此,国内外药典均把红外吸收光谱作为一种鉴别方法,ChP2015 对此类药物的鉴别,几乎都用到红外吸收光谱法。该法特别适用于化学结构比较复杂、化学结构相互之间差别较小的药物的鉴别与区别。因为这些药物采用其他理化方法难以进行区别,而用红外吸收光谱法就比较容易区别。盐酸普鲁卡因、盐酸普鲁卡因胺的红外吸收图谱见图 8-1 和图 8-2。

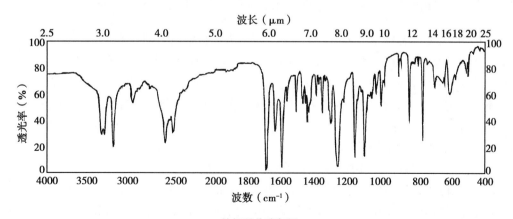

特征吸收峰归属

峰位(cm⁻¹)	归属	峰位(cm⁻¹)	归属
3315,3200	ν_{NH_2}(伯胺)	1645	δ_{N-H}(胺基)
2585	ν_{N^+-H}(胺基)	1604,1520	$\nu_{C=C}$(苯环)
1692	$\nu_{C=O}$(酯羰基)	1271,1170,1115	ν_{C-O}(酯基)

图 8-1　盐酸普鲁卡因的红外吸收图谱(氯化钾压片)及其特征吸收峰归属

笔记

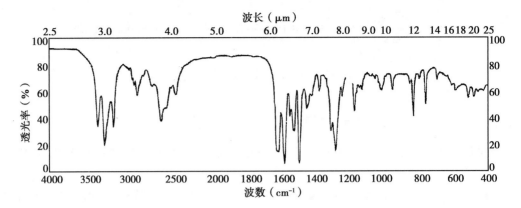

特征吸收峰归属

峰位（cm⁻¹）	归属	峰位（cm⁻¹）	归属
3100~3500	ν_{NH2}（酰胺）	1600,1515	$\nu_{C=C}$（苯环）
2645	ν_{N^+-H}（胺基）	1550	δ_{N-H}（酰胺Ⅱ带）
1640	$\nu_{C=O}$（酰胺Ⅰ带）	1280	ν_{C-N}（酰胺Ⅲ带）

图 8-2   盐酸普鲁卡因胺的红外吸收图谱（氯化钾压片）及其特征吸收峰归属

第三节   特殊杂质与检查

一、对氨基苯甲酸类杂质的检查

对氨基苯甲酸酯类局麻药结构中有酯键，可发生水解反应。特别是在注射液制备过程中受灭菌温度、时间、溶液 pH、贮藏时间以及光线和金属离子等因素的影响，易发生水解反应生成对氨基苯甲酸类的杂质，其中对氨基苯甲酸随贮藏时间的延长或受热，可进一步脱羧转化为苯胺，而苯胺又可被氧化为有色物，使注射液变黄、疗效下降、毒性增加。

盐酸普鲁卡因中杂质对氨基苯甲酸的化学变化反应式：

$$H_2N-\text{〈苯环〉}-COOH \xrightarrow{-CO_2} H_2N-\text{〈苯环〉} \xrightarrow{[O]} O=\text{〈环〉}=O$$

ChP2015 中规定盐酸丁卡因以对丁氨基苯甲酸为对照品，采用薄层色谱法对其中的有关物质进行检查，限量为 0.2%。盐酸普鲁卡因及其注射液以及注射用盐酸普鲁卡因对氨基苯甲酸的检查采用高效液相色谱法。其中盐酸普鲁卡因原料药及注射用灭菌粉末中对氨基苯甲酸的限量不得超过 0.5%，盐酸普鲁卡因注射液中对氨基苯甲酸的限量不得超过 1.2%。USP37-NF32 采用高效液相色谱法测定盐酸氯普鲁卡因中降解产物 4-氨基 -2-氯苯甲酸，规定其限量不得过 0.625%；盐酸氯普鲁卡因注射液中 4-氨基 -2-氯苯甲酸的限量不得过 3.0%。

示例 8-4   盐酸普鲁卡因中杂质对氨基苯甲酸的检查。

取本品，精密称定，加水溶解并定量稀释制成每 1ml 中含 0.2mg 的溶液，作为供试品溶液；另取对氨基苯甲酸对照品，精密称定，加水溶解并定量制成每 1ml 中含 1μg 的溶液，作为对照品溶液；取供试品溶液 1ml 与对照品溶液 9ml 混合均匀，作为系统适用性试验溶液。照高效液相色谱法（通则 0512）试验，用十八烷基硅烷键合硅胶为填充剂；以含 0.1% 庚烷磺酸钠的 0.05mol/L 磷酸二氢钾溶液（用磷酸调节 pH 至 3.0)-甲醇（68∶32）为流动相；检测波长为 279nm。取系统适用性试验溶液 10μl，注入液相色谱仪，理论板数按对氨基苯甲酸峰计算不低于 2000，盐酸普鲁卡因峰和对氨基苯甲酸峰的分离度应大于 2.0。取对照品溶液 10μl，注入液相色谱仪，调节检测灵敏度，使主成分峰高约为满量程的 20%。精密量取供试品溶液与对照品溶液各 10μl，分别

笔记

注入液相色谱仪,记录色谱图。供试品溶液色谱图中如有与对氨基苯甲酸峰保留时间一致的色谱峰,按外标法以峰面积计算,不得过 0.5%。

示例 8-5　盐酸氯普鲁卡因注射液中有关物质及光降解产物的高效液相色谱 / 质谱(LC/MS)联用技术研究。

色谱条件:色谱柱 Zobax SB-C$_{18}$ 柱(5μm, 4.6mm × 150mm),柱温 25℃;流动相 0.5% 醋酸水溶液 -0.5% 乙酸乙腈溶液(87:13, v/v),流速 1ml/min;检测波长 254nm,参比波长 360nm。

质谱条件:电喷雾正离子化,干燥气(N$_2$)流速 9.5L/min,干燥气压力 350kPa,干燥气温度 350℃。喷雾电压 4kV,传输 / 裂解电压 70V,质量扫描范围 80~600。

采用 LC/MS 方法可以分离并检测出盐酸氯普鲁卡因注射液中主要杂质成分为 4-氨基 -2- 氯苯甲酸,其质谱图见图 8-3,加合离子峰[M+H]$^+$ 的 m/z 为 172;而盐酸氯普

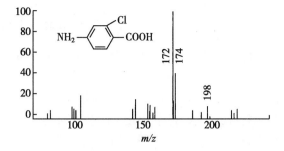

图 8-3　盐酸氯普鲁卡因注射液光照前主要的杂质及其质谱图

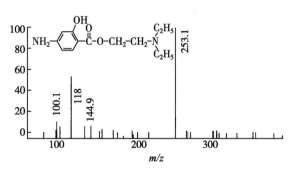

图 8-4　盐酸氯普鲁卡因注射液光照后增加的杂质及其质谱图

鲁卡因注射液经光照试验后,相应 LC/MS 色谱图中除了主成分峰及 4- 氨基 -2- 氯苯甲酸杂质峰外,还有光照后产生的另一杂质峰,其质谱图见图 8-4。该加合离子峰[M+H]$^+$ 的 m/z 为 253,与氯普鲁卡因的[M+H]$^+$ m/z 271 相比少 18(271–253),且没有氯原子同位素峰。故鉴定盐酸氯普鲁卡因在光照过程中苯环上的氯原子发生了水解,氯原子被羟基取代,生成羟基普鲁卡因杂质。

二、酰苯胺类局麻药中 2,6- 二甲基苯胺及其他杂质的检查

酰苯胺类局麻药结构中的酰胺键水解会产生 2,6- 二甲基苯胺等杂质,ChP2015 中规定盐酸利多卡因及其注射液、盐酸罗哌卡因及其注射液以及注射用盐酸罗哌卡因需要检查其中 2,6- 二甲基苯胺等有关物质。

示例 8-6　盐酸利多卡因注射液中有关物质的检查。

精密量取本品适量,用流动相定量稀释制成每 1ml 中约含盐酸利多卡因 2mg 的溶液,作为供试品溶液;精密量取 1ml,置 100ml 量瓶中,用流动相稀释至刻度,作为对照溶液;另取 2,6- 二甲基苯胺对照品,精密称定,加流动相溶解并稀释制成每 1ml 中约含 0.8μg 的溶液,作为对照品溶液。

照高效液相色谱法试验,用十八烷基硅烷键合硅胶为填充剂;以磷酸盐缓冲液(取 1mol/L 磷酸二氢钠溶液 1.3ml 和 0.5mol/L 磷酸氢二钠溶液 32.5ml,置 1000ml 量瓶中,加水稀释至刻度,摇匀,用磷酸调节 pH 至 8.0)- 乙腈(50:50)为流动相;检测波长为 254nm。理论板数按利多卡因峰计算不低于 2000。取对照溶液 20μl,注入液相色谱仪,调节检测灵敏度,使主成分色谱峰的峰高约为满量程的 20%;再精密量取上述三种溶液各 20μl,分别注入液相色谱仪,记录色谱图至主成分峰保留时间的 3.5 倍,供试品溶液的色谱图中如有与 2,6- 二甲基苯胺保留时间一致的色谱峰,其峰面积不得大于对照品溶液主峰面积(0.04%),其他单个杂质峰面积不得大于对照溶液主峰面积的 0.5 倍(0.5%),其他各杂质峰面积的和不得大于对照溶液主峰面积(1.0%)。

笔记

三、盐酸罗哌卡因的光学纯度检查

　　盐酸罗哌卡因是一种新颖的长效酰胺类局麻药,与盐酸布比卡因相比,具有更好的安全性以及更广的高、低浓度之间的临床使用范围,主要用于外科手术麻醉和术后镇痛。其作用持续时间长,优于盐酸布比卡因,心脏毒性也较小。盐酸罗哌卡因分子中有 1 个手性碳原子,存在 2 个对映体,由于 R- 盐酸罗哌卡因心脏毒性较大,目前临床上使用的为 S- 盐酸罗哌卡因对映体。为了严格控制 R- 盐酸罗哌卡因的含量,ChP2015 和 USP37-NF32 分别采用高效液相色谱手性固定相法和毛细管电泳方法进行盐酸罗哌卡因对映体的纯度检查,规定供试品 S- 盐酸罗哌卡因中 R- 盐酸罗哌卡因的限量不得超过 0.5%(图 8-5)。毛细管电泳法测定方法如下:

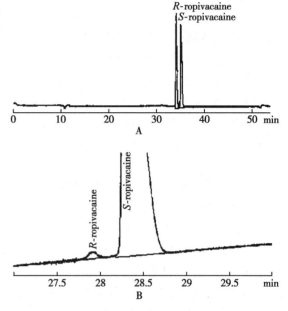

图 8-5　盐酸罗哌卡因光学杂质的 HPCE 检查
A. 光学异构体 RS 分离系统适用性测试图;B. 添加 1.0%R 杂质的供试品检测图

　　1. 分析溶液配制

　　(1)背景电解质溶液:称取 9.31~10.29g 的磷酸,置 1L 量瓶中,用水稀释至刻度,并用三乙醇胺调节 pH 至 2.9~3.1。

　　(2)运行缓冲液:称取 2,6- 二 -O- 甲基 -β- 环糊精适量,用背景缓冲液溶解并稀释,配制成浓度约 13.3mg/ml 的运行缓冲溶液。注意,此溶液必须新鲜配制并用 0.45μm 的微孔滤膜滤过后使用。

　　(3)系统适用性溶液:准确称取 USP 的 S- 盐酸罗哌卡因标准品以及 R- 盐酸罗哌卡因标准品,用水溶解并稀释至浓度各为 15μg/ml 的混合标准品溶液。

　　(4)供试品溶液:准确称取 50mg 的 S- 盐酸罗哌卡因样品,置 25ml 量瓶中,用水溶解并稀释至刻度,摇匀。

　　(5)供试品稀释溶液:精密量取供试品溶液 1.0ml,用水稀释至 200ml,摇匀。

　　2. 毛细管冲洗过程　将运行缓冲液装入缓冲液池中,用于毛细管冲洗及样品电泳分析。毛细管冲洗过程为:先用水冲洗 1 分钟,然后用 0.1mol/L 的氢氧化钠溶液冲洗 10 分钟,最后再用水冲洗 3 分钟。如果使用的是新的或者是干燥的毛细管,则需要延长氢氧化钠溶液的冲洗时间至 30 分钟。两次进样分析之间的毛细管冲洗过程如下:先用水冲洗 1 分钟,然后用 0.1mol/L 的氢氧化钠溶液冲洗 4 分钟,再用水冲洗 1 分钟,最后用运行缓冲液冲洗 4 分钟。毛细管冲洗过程中,选择的冲洗压力为 1×10^5Pa。

　　3. 电泳条件与系统适用性试验　石英毛细管柱(50μm × 72cm),系统温度 30℃;电泳操作以 500V/s 的速度施加电压,最后稳定至 375V/cm,电流为 40~45μA;检测器波长 206nm。供试品稀释溶液的电泳分析:要求信噪比不小于 10。系统适用性溶液电泳分析:R- 盐酸罗哌卡因及 S- 盐酸罗哌卡因的相对迁移时间分别约为 0.96 和 1.0,R- 盐酸罗哌卡因及 S- 盐酸罗哌卡因的分离度(R)不少于 3.7,分析时间约为 30 分钟。为了提高分离度,可以增加运行缓冲液中 2,6- 二 -O- 甲基 -β- 环糊精溶液的浓度,或者降低系统温度来实现。

　　4. 实验步骤　为了确保电泳分离没有干扰峰,分别将运行缓冲液和水以相同体积进样(5000Pa × 5.0s),然后再将运行缓冲液以 5000Pa × 1.0s 进样。供试品溶液进样并进行电泳分析,

笔记

记录电泳图谱并测定 S- 盐酸罗哌卡因及 R- 盐酸罗哌卡因的峰响应值。通过如下公式计算供试品 S- 盐酸罗哌卡因中 R- 盐酸罗哌卡因所占的百分值：

$$100(r_R/M_R)/(r_S/M_S)$$

式中，r_R 和 r_S 分别代表供试品溶液中 R- 盐酸罗哌卡因和 S- 盐酸罗哌卡因的峰响应值；M_R 和 M_S 分别代表 R- 盐酸罗哌卡因和 S- 盐酸罗哌卡因的迁移时间。供试品 S- 盐酸罗哌卡因中 R- 盐酸罗哌卡因的比例不得超过 0.5%。

5. 电泳系统关闭　实验分析结束后，分别用 0.1mol/L 的氢氧化钠溶液和水依次冲洗毛细管柱 10 分钟。毛细管柱贮藏前必须干燥。

示例中添加了 2,6- 二 -O- 甲基 -β- 环糊精作为手性拆分试剂。由于毛细管电泳中组分是以不同的迁移速度通过检测器的，因此在定量过程中需要用迁移时间对组分响应值进行校正。

第四节　含 量 测 定

一、亚硝酸钠滴定法

本类药物分子结构中具有芳伯氨基或水解后具有芳伯氨基，在酸性溶液中可与亚硝酸钠反应，可用亚硝酸钠滴定法测定含量。由于本法适用范围广，常被国内外药典所采用。ChP2015 收载的苯佐卡因、盐酸普鲁卡因、注射用盐酸普鲁卡因、盐酸普鲁卡因胺及其片剂与注射液，可直接用本法测定其含量。

1. 基本原理　芳伯氨基或水解后生成芳伯氨基的药物在酸性溶液中与亚硝酸钠定量发生重氮化反应，生成重氮盐，可用永停滴定法指示反应终点。亚硝酸钠滴定法化学反应式为：

$$Ar-NHCOR+H_2O \xrightarrow[\triangle]{H^+} Ar-NH_2+RCOOH$$

$$Ar-NH_2+NaNO_2+2HCl \longrightarrow Ar-N_2^+Cl^-+NaCl+2H_2O$$

2. 测定的主要条件　重氮化反应的速度受多种因素的影响，亚硝酸钠滴定液及反应生成的重氮盐也不够稳定，因此在测定中应注意以下主要条件：

（1）加入适量溴化钾加快反应速度：在不同无机酸体系中，重氮化反应速度不同，即氢溴酸 > 盐酸 > 硝酸、硫酸，由于氢溴酸昂贵，多用盐酸；但为了加快反应速度，往往加入适量的溴化钾，使体系中的溴化钾和盐酸起到氢溴酸的加速作用。重氮化的反应历程如下：

$$NaNO_2+HCl \longrightarrow HNO_2 + NaCl$$

$$HNO_2 + HCl \longrightarrow NOCl + H_2O$$

$$Ar-NH_2 \xrightarrow[慢]{NO^+Cl^-} Ar-NH-NO \xrightarrow{快} Ar-N=N-OH \xrightarrow{快} Ar-N_2^+Cl^-$$

整个反应的速度取决于第一步，而第一步反应的快慢与含芳伯氨基化合物中芳伯氨基的游离程度有密切关系。如芳伯氨基的碱性较弱，则在一定强度酸性溶液中成盐的比例较小，即游离芳伯氨基多，重氮化反应速度就快；反之，则游离芳伯氨基较少，重氮化反应速度就慢。所以，在测定中一般向供试溶液中加入适量溴化钾（ChP2015 规定加入 2g），使重氮化反应速度加快。

溴化钾与盐酸作用产生溴化氢，后者与亚硝酸作用生成 NOBr。即：

$$HNO_2 + HBr \longrightarrow NOBr + H_2O \qquad ①$$

若供试溶液中仅有盐酸，则生成 NOCl：

$$HNO_2 + HCl \longrightarrow NOCl + H_2O \qquad ②$$

由于①式的平衡常数比②式的约大 300 倍，即生成的 NOBr 量大得多，也就是在供试液中 NO^+ 的浓度大得多，从而加速了重氮化反应。

笔记

(2) 加过量盐酸加速反应：因胺类药物的盐酸盐较其硫酸盐的溶解度大，反应速度也较快，所以多采用盐酸。按照重氮化反应的计量关系式，芳伯胺与盐酸的摩尔比为 1:2，实际测定时盐酸的用量要大得多，尤其是某些在酸中较难溶解的药物，往往要多加一些。因为加过量的盐酸有利于：①重氮化反应速度加快；②重氮盐在酸性溶液中稳定；③防止生成偶氮氨基化合物而影响测定结果。相应化学反应式为：

$$Ar—N_2^+Cl^-+H_2N—Ar \rightleftharpoons Ar—N=N—NH—Ar+HCl$$

酸度加大，反应向左进行，故可防止偶氮氨基化合物的生成。但是酸度过大，又可阻碍芳伯氨基的游离，反而影响重氮化反应速度。在太浓的盐酸中还可使亚硝酸分解。所以，加入盐酸的量一般按芳胺类药物与酸的摩尔比为 1:(2.5~6)。

(3) 反应温度：重氮化反应的速度与温度成正比，但是生成的重氮盐又随温度升高而加速分解。其化学反应式为：

$$Ar—N_2^+Cl^-+H_2O \longrightarrow Ar—OH+N_2\uparrow+HCl$$

一般地，温度每升高 10℃，重氮化反应速度加快 2.5 倍，但同时重氮盐分解的速度亦相应地加速 2 倍；所以滴定一般在低温下进行。由于低温时反应太慢，经试验，可在室温（10~30℃）下进行，其中 15℃ 以下结果较准确。

(4) 滴定速度：重氮化反应速度相对较慢，故滴定速度不宜太快，为了避免滴定过程中亚硝酸挥发和分解，滴定时宜将滴定管尖端插入液面下约 2/3 处，一次将大部分亚硝酸钠滴定液在搅拌条件下迅速加入，使其尽快反应。然后将滴定管尖端提出液面，用少量水淋洗尖端，再缓缓滴定。尤其是在近终点时，因尚未反应的芳伯氨基药物的浓度极稀，须在最后一滴加入后，搅拌1~5 分钟，再确定终点是否真正到达。这样可以缩短滴定时间，也不影响结果。

3. **指示终点的方法**　有电位法、永停滴定法、外指示剂法和内指示剂法等。ChP2015 收载的芳胺类药物亚硝酸钠滴定法均采用永停滴定法指示终点。永停滴定法的装置如图 8-6。

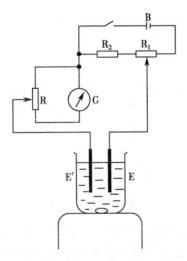

用作重氮化法的终点指示时，先将电极插入供试品的盐酸溶液中，调节 R_1 使加在电极上的电压约为 50mV。滴定过程中，观察滴定过程中电流计指针的变化。终点前，溶液中无亚硝酸，线路无电流通过，电流计指针指零；终点时溶液中有微量亚硝酸存在，电极即起氧化还原反应，线路中遂有电流通过，此时电流计指针突然偏转，并不再回复，即为滴定终点。
用作卡氏水分测定法的终点指示时，可调节 R_1 使电流计的初始电流为 5~10μA，待滴定到电流突增至 50~150μA，并持续数分钟不退回，即为滴定终点。

图 8-6　永停滴定装置图

E 和 E' 为两个惰性铂(Pt)电极，G 为电流计，R 与电流计临界阻尼电阻值近似，R_1 为 2kΩ 可调电阻，R_2 电阻值为 60~70Ω，B 为 1.5V 干电池

4. **滴定法**　取供试品适量，精密称定，置烧杯中，除另有规定外，可加水 40ml 与盐酸溶液（1→2）15ml，置电磁搅拌器上，搅拌使之溶解，再加 KBr 2g，插入铂-铂电极后，将滴定管尖端插入液面下约 2/3 处，用亚硝酸钠滴定液（0.1mol/L 或 0.05mol/L）迅速滴定，随滴随搅拌，至近终点时，将滴定管尖端提出液面，用少量水淋洗尖端，洗液并入溶液中，继续缓缓滴定。

示例 8-7　盐酸普鲁卡因的含量测定：取本品约 0.6g，精密称定，照永停滴定法（通则 0701），

在 15~25 ℃，用亚硝酸钠滴定液（0.1mol/L）滴定。每 1ml 亚硝酸钠滴定液（0.1mol/L）相当于 27.28mg 的 $C_{13}H_{20}N_2O_2 \cdot HCl$。

二、非水溶液滴定法

本类药物中的盐酸布比卡因分子结构含有弱碱性氮原子，故 ChP2010 采用非水滴定法测定其含量。测定时，将供试品溶解在冰醋酸与醋酐溶液中，用高氯酸（0.1mol/L）滴定至终点；以电位法指示滴定终点。其中加入适量醋酐的作用是，在冰醋酸与醋酐溶液中，醋酐解离生成的醋酐合乙酰阳离子比醋酐合质子的酸性还强，有利于布比卡因碱性的增强，使滴定突跃敏锐。

示例 8-8　盐酸布比卡因的含量测定：取本品约 0.2g，精密称定，加冰醋酸 20ml 与醋酐 20ml 溶解后，照电位滴定法（通则 0701），用高氯酸滴定液（0.1mol/L）滴定，并将滴定的结果用空白试验校正。每 1ml 高氯酸滴定液（0.1mol/L）相当于 32.49mg 的 $C_{18}H_{28}N_2O \cdot HCl$。

盐酸布比卡因非水滴定法反应过程如下：

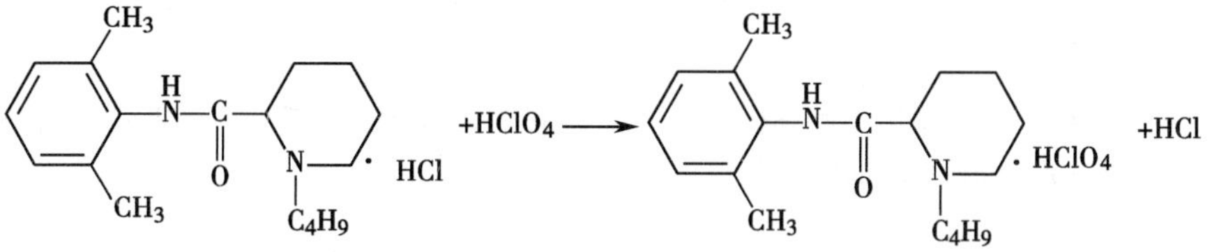

示例 8-9　ChP2015 采用乙醇作为溶剂的非水溶液酸碱滴定法，测定盐酸丁卡因的含量测定：取本品约 0.25g，精密称定，加乙醇 50ml 振摇使溶解，加 0.01mol/L 盐酸溶液 5ml，摇匀，照电位滴定法（通则 0701），用氢氧化钠滴定液（0.1mol/L）滴定，两个突跃点体积的差作为滴定体积。每 1ml 氢氧化钠滴定液（0.1mol/L）相当于 30.08mg 的 $C_{15}H_{24}N_2O_2 \cdot HCl$。

示例中采用在乙醇体系中氢氧化钠滴定盐酸丁卡因含量，采用电位法指示终点可以准确读取两个突跃点，其中第一个突跃滴定溶液中游离酸根，第二个突跃滴定溶液中键合酸根，生成的丁卡因可以溶于乙醇，两个突跃点的体积差即为盐酸丁卡因消耗氢氧化钠的体积。此法可以避免在醋酸 - 醋酐体系中使用的醋酸汞。

三、紫外分光光度法

示例 8-10　ChP2015 采用紫外分光光度法测定注射用盐酸丁卡因的含量：取本品 10 瓶，分别加水溶解，并分别定量转移至 250ml 量瓶中，用水稀释至刻度，摇匀，作为供试品溶液；另取盐酸丁卡因对照品，精密称定，加水溶解并定量稀释制成每 1ml 中约含 0.2mg 的溶液，作为对照品溶液。精密量取供试品溶液与对照品溶液各 3ml，分别置于 100ml 量瓶中，加盐酸溶液（1→200）5ml 与磷酸盐缓冲液（pH 6.0）（取磷酸氢二钾 20g 与磷酸二氢钾 80g，加水溶解并稀释至 1000ml，用 6mol/L 磷酸溶液或 10mol/L 的氢氧化钾溶液调节 pH 至 6.0）10ml，用水稀释至刻度，摇匀，照紫外 - 可见分光光度法（通则 0401），在 310nm 的波长处分别测定吸光度，计算每瓶的含量，求出平均含量，即得。

四、高效液相色谱法

高效液相色谱法具有较强的分离能力，又有较高的灵敏度，故目前国内外药典越来越广泛地采用此法进行本类药物及其制剂的含量测定以及体内药物分析。

示例 8-11　ChP2015 收载的盐酸利多卡因注射液的含量测定方法如下：

色谱条件与系统适用性试验：用十八烷基硅烷键合硅胶为填充剂；以磷酸盐缓冲液（取 1mol/L 磷酸二氢钠溶液 1.3ml 和 0.5mol/L 磷酸氢二钠溶液 32.5ml，置 1000ml 量瓶中，加水稀释至刻度，摇匀）- 乙腈（50∶50）用磷酸调节 pH 至 8.0 为流动相；检测波长为 254nm。理论板数按利多卡因峰计算不低于 2000。

　　测定法：精密量取本品适量（约相当于盐酸利多卡因 100mg），置 50ml 量瓶中，用流动相稀释至刻度，摇匀，作为供试品溶液，精密量取 20μl 注入液相色谱仪，记录色谱图；另取利多卡因对照品约 85mg，精密称定，置 50ml 量瓶中，加 1mol/L 盐酸溶液 0.5ml 使溶解，用流动相稀释至刻度，摇匀，同法测定。按外标法以峰面积计算，并乘以 1.156，即得。

　　示例中对照品为利多卡因，而含量测定是以盐酸利多卡因计算，因此峰面积外标法计算的值需要乘以盐酸利多卡因与利多卡因摩尔质量比，即 1.156。

（第二军医大学　范国荣）

参考文献

1. 杭太俊 . 药物分析 . 第 7 版 . 北京：人民卫生出版社，2011

2. 马仁玲，沈文斌，周红华，等 . 盐酸氯普鲁卡因注射液中有关物质及光降解产物的研究 . 中国药科大学学报，2002，33（1）：35-37

3. 赵卫，杭太俊，葛萍 . 罗哌卡因对映异构体的三甲基 -β- 环糊精 HPCE 手性拆分研究 . 药物分析杂志，2005，25（10）：1183-1185.

第九章 二氢吡啶类钙通道阻滞药物的分析

学习要求

1. 掌握 二氢吡啶类药物的基本结构及主要的理化性质；结构、性质与分析方法间的关系；铈量法测定二氢吡啶类药物含量的原理、方法及注意事项。

2. 熟悉 二氢吡啶类药物的化学鉴别反应及有关物质检查的方法。

3. 了解 二氢吡啶类药物其他的鉴别试验及含量测定方法。

二氢吡啶类(dihydropyridines，DHP)钙通道阻滞药物，也称钙拮抗剂(calcium antagonist)，是目前临床上特异性最高、作用最强的一类钙拮抗剂，广泛应用于缺血性心血管疾病、高血压、脑血管疾病等的治疗。自从第一个DHP类的代表药物硝苯地平上市以来，至今已有数十个品种。ChP2015收载硝苯地平、尼群地平、尼莫地平、尼索地平、非洛地平、苯磺酸氨氯地平等药物及其制剂21种，除此以外其他国家药典还收载了拉西地平(BP2015)、伊拉地平(BP2015、USP38、EP8.0)、尼伐地平(JP16)、盐酸尼卡地平(USP38、JP16)及其制剂。

第一节 二氢吡啶类药物的结构与性质

一、常见药物的结构与物理性质

本类药物的共同特征是均含有苯基-1,4-二氢吡啶的母核，其基本骨架如下：

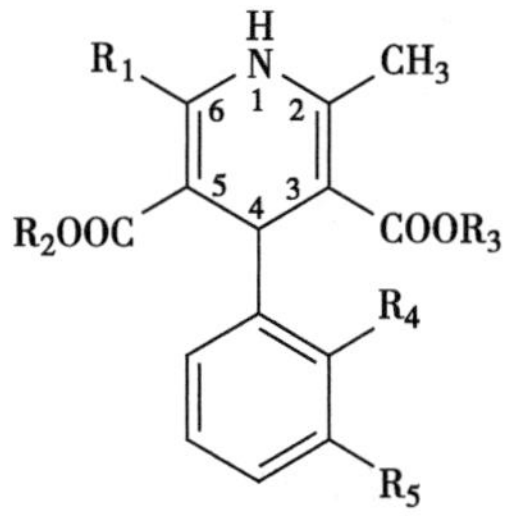

随取代基 R_1、R_2、R_3、R_4、R_5 的不同，形成不同的二氢吡啶类药物，具有不同的理化性质。常见二氢吡啶类药物结构与物理性质如表9-1所示。

表9-1 常见二氢吡啶类药物的结构与物理性质

药物名称	结构式/分子式/分子量	物理性质
苯磺酸氨氯地平 amlodipine besilate	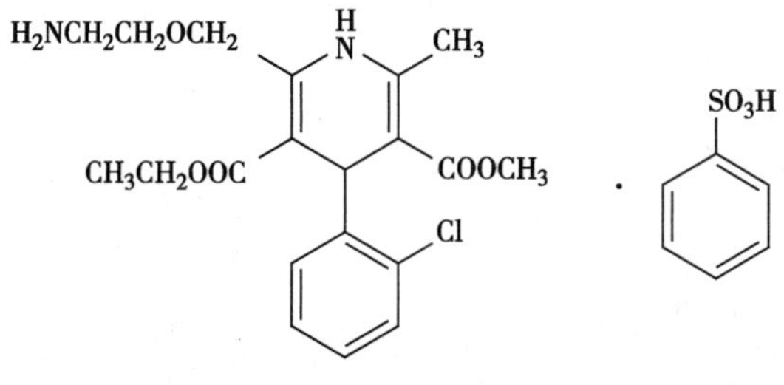 $C_{20}H_{25}ClN_2O_5 \cdot C_6H_6O_3S$ 567.05	白色或类白色粉末。在甲醇或*N*,*N*-二甲基甲酰胺中易溶，在乙醇中略溶，在水或丙酮中微溶。 $[\alpha]_D^{20}$(c=10mg/ml，甲醇)−0.10°～+0.10°

笔记

续表

药物名称	结构式 / 分子式 / 分子量	物理性质
非洛地平 felodipine	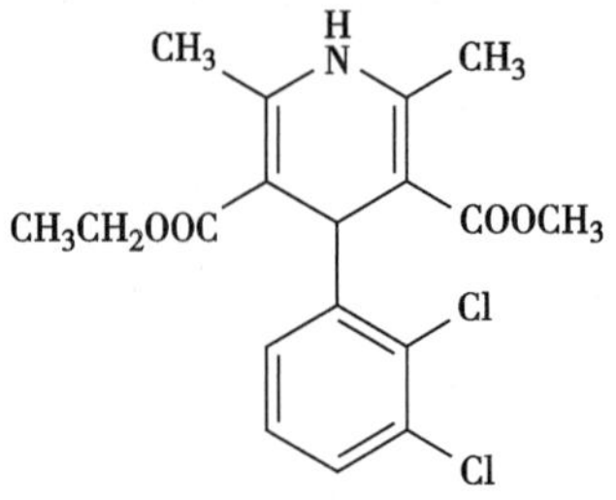 $C_{18}H_{19}Cl_2NO_4$　384.25	白色至淡黄色结晶或结晶性粉末;无臭;遇光不稳定。在丙酮、甲醇或乙醇中易溶,在水中几乎不溶。 熔点 141~145℃
伊拉地平 isradipine	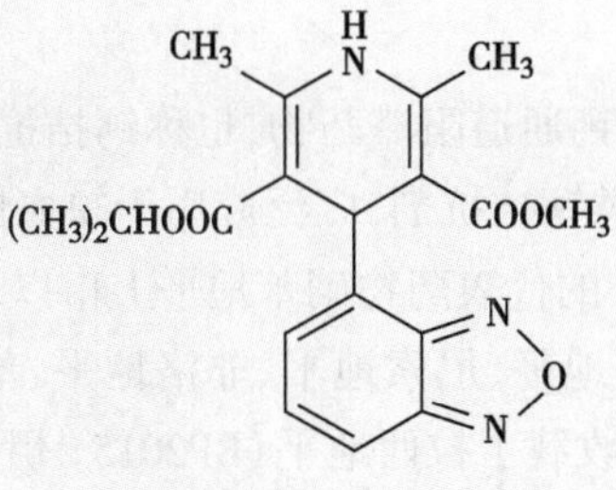 $C_{19}H_{21}N_3O_5$　371.39	黄色结晶性粉末。在丙酮中易溶,在甲醇中溶解,在水中几乎不溶。 熔点约 168℃
拉西地平 lacidipine	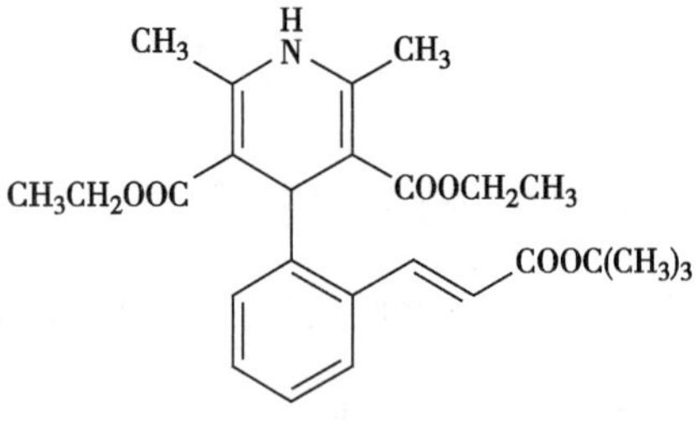 $C_{26}H_{33}NO_6$　455.6	白色至淡黄色结晶性粉末。在丙酮中易溶,在无水乙醇中略溶,在水中几乎不溶。 熔点约 178℃
盐酸尼卡地平 nicardipine hydrochloride	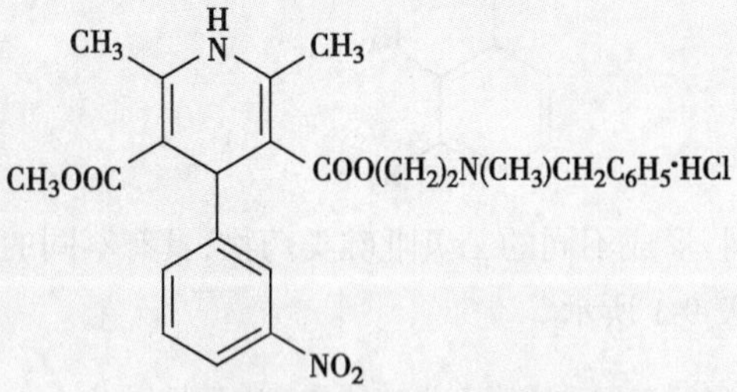 $C_{26}H_{29}N_3O_6 \cdot HCl$　515.99	淡黄绿色结晶性粉末。在甲醇和冰醋酸中易溶,在乙醇中略溶,在水、乙腈和醋酐中微溶。遇光不稳定。 熔点:167~171℃
硝苯地平 nifedipine	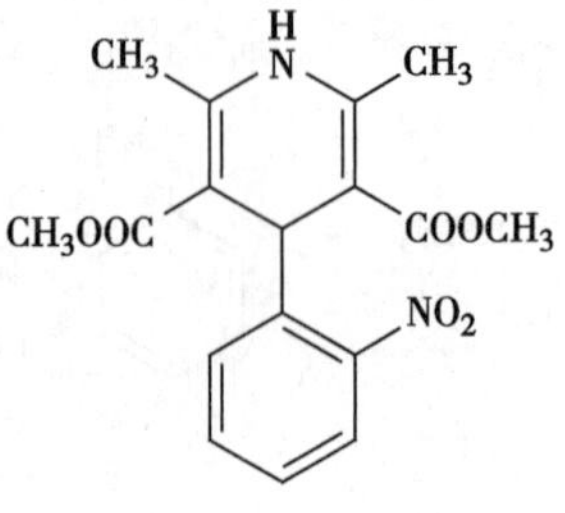 $C_{17}H_{18}N_2O_6$　346.34	黄色结晶性粉末;无臭;遇光不稳定。 在丙酮或三氯甲烷中易溶,在乙醇中略溶,在水中几乎不溶。 熔点 171~175℃

续表

药物名称	结构式 / 分子式 / 分子量	物理性质
尼伐地平 nilvadipine	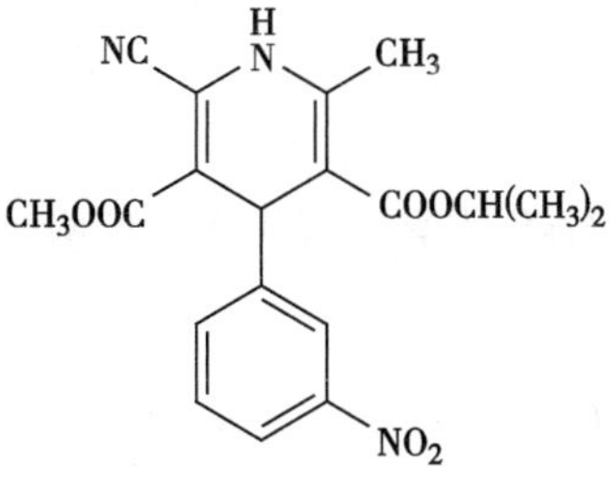 $C_{19}H_{19}N_3O_6$　385.37	黄色结晶性粉末。在乙腈中易溶，在甲醇中溶解，在乙醇中略溶，在水中几乎不溶。 熔点 167~171℃
尼莫地平 nimodipine	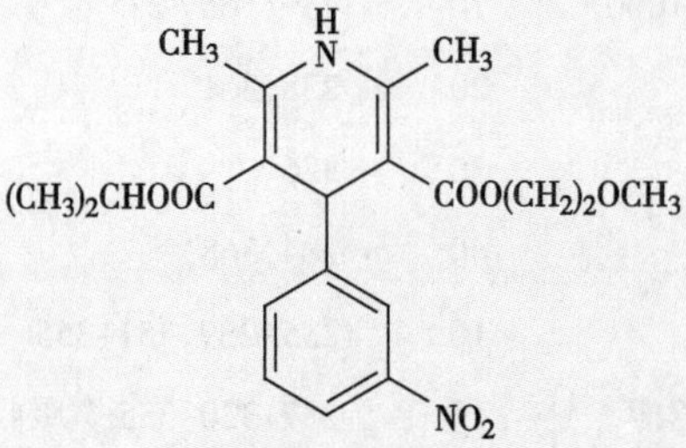 $C_{21}H_{26}N_2O_7$　418.45	淡黄色结晶性粉末或粉末；无臭；遇光不稳定。在丙酮、三氯甲烷或乙酸乙酯中易溶，在乙醇中溶解，在乙醚中微溶，在水中几乎不溶。 熔点 124~128℃。 $[\alpha]_D^{20}(c=50mg/ml，丙酮)-0.10°\sim+0.10°$
尼索地平 nisoldipine	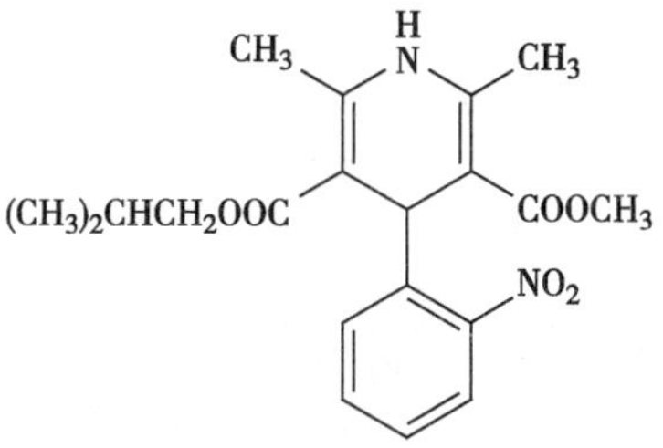 $C_{20}H_{24}N_2O_6$　388.41	黄色结晶性粉末；无臭；遇光不稳定。 在丙酮或三氯甲烷中易溶，在乙醇中略溶，在水中几乎不溶。 熔点 148~152℃
尼群地平 nitrendipine	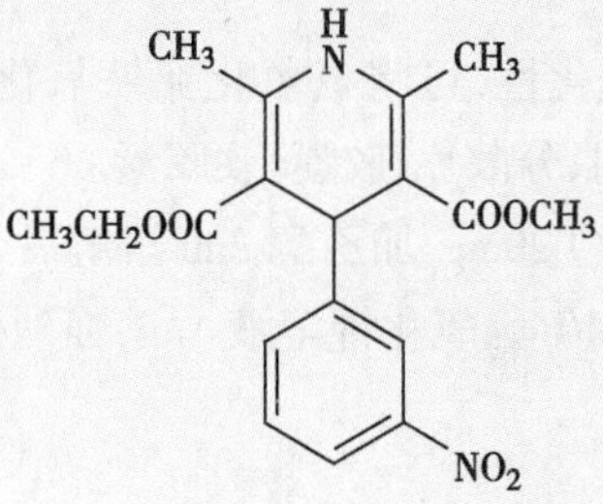 $C_{18}H_{20}N_2O_6$　360.37	黄色结晶或结晶性粉末；无臭；遇光易变质。在丙酮或三氯甲烷中易溶，在甲醇或乙醇中略溶，在水中几乎不溶。 熔点 157~161℃

二、主要理化性质

1. **二氢吡啶环的还原性**　二氢吡啶类药物分子中有二氢吡啶环，具有还原性。利用其还原性，可用氧化还原反应鉴别或氧化还原滴定法进行含量测定。

2. **硝基的氧化性**　苯环上大多有硝基，硝基具有氧化性，可被还原剂还原为芳伯氨基，进一步可用重氮化-偶合反应鉴别。

3. **二氢吡啶环氨基质子解离性**　二氢吡啶类药物与碱作用，二氢吡啶环 1,4- 位氢均可发生解离,形成 p-π 共轭而发生颜色变化,利用该反应可鉴别本类药物。

4. 光不稳定性　二氢吡啶类药物遇光极不稳定,易发生光化学歧化作用,因此二氢吡啶类药物的分析应避光操作,同时应检查引入的特殊杂质。

5. 旋光性　本类药物二氢吡啶环的 C4 位多为手性碳原子,手性对映体具有旋光性;如"左氨氯地平"。但是,临床所用二氢吡啶类药物大多为消旋体。

6. 吸收光谱特性　本类药物均具有芳环,在紫外光区有特征吸收,紫外吸收特征见表 9-2。此外,本类药物均具有特征的红外光谱。

表 9-2　二氢吡啶类药物的紫外吸收特征

药物	溶剂	浓度 (μg/ml)	$\lambda_{max} / \lambda_{min}$ (nm)	吸光度比值
苯磺酸氨氯地平	盐酸溶液(0.9→1000)	10	239,365 / 225	
非洛地平	乙醇	20	238,361	
依拉地平(BP2015)	80% 甲醇	30	326	
拉西地平(BP2015)	乙醇	40	284,368	
盐酸尼卡地平(JP16)	乙醇(99.5%)	10	235~239,351~355	
硝苯地平	三氯甲烷、无水乙醇	15	237,320~355 宽吸收	
尼伐地平(JP16)	乙醇(99.5%)	10	239~243,371~381 宽吸收	
尼莫地平	乙醇	10	237	
尼索地平	无水乙醇	10	237	
尼群地平	无水乙醇	20	236,353 / 303	A_{353}/A_{303} 2.1~2.3

第二节　鉴　别　试　验

一、化学鉴别法

(一) 与亚铁盐反应

二氢吡啶类药物苯环上硝基具有氧化性,可将氢氧化亚铁氧化为红棕色氢氧化铁沉淀。ChP2015 用该反应鉴别尼莫地平及其片剂、分散片、胶囊、软胶囊。

示例 9-1　尼莫地平的鉴别:取本品约 20mg,加乙醇 2ml 溶解后,加新制的 5% 硫酸亚铁铵溶液 2ml,1.5mol/L 硫酸溶液 1 滴与 0.5mol/L 氢氧化钾溶液 1ml,强烈振摇,1 分钟内沉淀由灰绿色变为红棕色。

(二) 与氢氧化钠试液反应

二氢吡啶类药物的丙酮溶液与氢氧化钠试液反应显橙红色。ChP2015 用该反应鉴别尼索地平、尼群地平及其制剂、硝苯地平及其制剂。

示例 9-2　硝苯地平的鉴别:取本品约 25mg,加丙酮 1ml 溶解,加 20% 氢氧化钠溶液 3~5 滴,振摇,溶液显橙红色。

(三) 沉淀反应

本类药物具有 1,4- 二氢吡啶的结构,可与重金属盐类形成沉淀。如尼莫地平与氯化汞反应生成白色沉淀,尼群地平与碘化铋钾反应生成橙红色沉淀,可用于鉴别。

示例 9-3　尼莫地平注射液的鉴别(ChP2015):取本品适量(约相当于尼莫地平 20mg),置分液漏斗中,加乙醚 30ml 振摇提取,静置,分取乙醚层,置水浴上蒸干,放冷,残渣加乙醇 2ml,搅拌

笔记

使溶解,移至试管中,加1%氯化汞溶液3ml,即发生白色沉淀。

示例9-4　尼群地平软胶囊的鉴别(ChP2015):取本品的内容物约4g,加乙醇稀释至10ml,加碘化铋钾试液1ml,即发生橙红色浑浊。

(四) 重氮化 - 偶合反应

二氢吡啶类药物苯环上硝基具有氧化性,在酸性下被锌粉还原为芳伯氨基,可用重氮化 - 偶合反应鉴别。BP2015、EP8.0、JP16均用该反应鉴别硝苯地平。

示例9-5　硝苯地平的鉴别(BP2015):取本品25mg,加10ml盐酸 - 水 - 乙醇混合溶液(1.5∶3.5∶5),微热,加入锌粒0.5g,放置5分钟,滤过,滤液加亚硝酸钠溶液(10g/L)5ml,放置2分钟,再加入氨基磺酸铵溶液(50g/L)2ml,摇匀,加入盐酸萘乙二胺溶液(5g/L)2ml,即显红色(持续5分钟以上)。

二、分光光度法

(一) 紫外分光光度法

本类药物均具有芳环,在紫外光区有特征吸收,可用紫外分光光度法鉴别。各国药典均采用该法鉴别二氢吡啶类药物的原料或制剂。

示例9-6　尼群地平软胶囊的鉴别(ChP2015):避光操作。取本品的内容物约1g,置100ml量瓶中,用无水乙醇稀释至刻度,摇匀,取10ml,置100ml量瓶中,用无水乙醇稀释至刻度,照紫外 - 可见分光光度法(通则0401)测定,在353nm与303nm的波长处分别测定吸光度,在353nm与303nm的吸光度比值应为2.1~2.3。

示例9-7　盐酸尼卡地平的鉴别(JP16):取本品及其对照品,分别加乙醇(99.5%)溶解并稀释制成每1ml中含10μg的供试品溶液和对照品溶液,照紫外 - 可见分光光度法测定,供试品溶液与对照品溶液在相同波长处的吸收光谱一致。

(二) 红外分光光度法

红外分光光度法是一种有效而可靠的定性分析手段,各国药典收载的二氢吡啶类药物原料均采用红外分光光度法鉴别。部分制剂亦用红外分光光度法鉴别。

示例9-8　尼群地平片的鉴别(ChP2015):避光操作。取本品(约相当于尼群地平100mg),研细,加丙酮10ml,振摇使溶解,滤过,滤液暗处挥干,残渣经减压干燥,依法测定。本品的红外光吸收图谱应与对照的图谱(光谱集600,图9-1)一致。

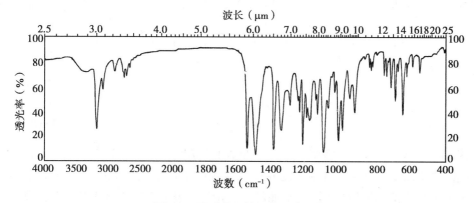

图9-1　尼群地平的红外吸收图谱

三、色 谱 法

二氢吡啶类药物具有不同的分子结构,其色谱行为亦不同,可用于鉴别。常用薄层色谱法和高效液相色谱法。

笔记

(一) 高效液相色谱法

当药物采用高效液相色谱法测定含量,可同时进行鉴别。各国药典均有许多二氢吡啶类药物用 HPLC 鉴别。

示例 9-9　尼莫地平片的鉴别(ChP2015):在含量测定项下记录的色谱图中,供试品溶液主峰的保留时间应与对照品溶液主峰的保留时间一致。

(二) 薄层色谱法

薄层色谱法设备简单、操作简便,具有分离功能,可排除原料中有关物质、制剂中辅料的干扰,可用于药物的鉴别。ChP2015 收载的苯磺酸氨氯地平及其制剂;BP2015 收载的硝苯地平及其制剂、非洛地平及其制剂、尼莫地平片、尼莫地平静脉注射液;EP8.0 收载的非洛地平、硝苯地平;USP38 收载的硝苯地平胶囊均采用 TLC 鉴别。

示例 9-10　苯磺酸氨氯地平的鉴别(ChP2015):取本品与苯磺酸氨氯地平对照品,分别加甲醇溶解并稀释制成每 1ml 中含氨氯地平约 5mg 的溶液,作为供试品溶液与对照品溶液。照薄层色谱法(通则 0502)试验,吸取上述两种溶液各 10μl,分别点于同一硅胶 G 薄层板上,以甲基异丁基酮 - 冰醋酸 - 水(2∶1∶1)的上层液为展开剂,展开后,晾干,喷以稀碘化铋钾试液,供试品溶液所显主斑点的位置和颜色应与对照品溶液主斑点的位置和颜色相同。

第三节　有关物质与检查

二氢吡啶类药物遇光极不稳定,易发生光化学歧化作用,引入杂质,因此各国药典标准中均规定在避光条件下进行有关物质检查,大多采用 HPLC,亦可采用 TLC。

一、硝苯地平中有关物质的检查

硝苯地平在光照和氧化剂存在条件下分别生成两种降解氧化产物[杂质 I :2,6- 二甲基 -4-(2- 硝基苯基)-3,5- 吡啶二甲酸二甲酯;杂质 II :2,6- 二甲基 -4-(2- 亚硝基苯基)-3,5- 吡啶二甲酸二甲酯],其中光催化氧化反应除将二氢吡啶芳构化以外,还能将硝基转化为亚硝基。杂质 II 为硝苯地平的主要光分解物,对人体极为有害。因此 ChP2015、USP38、BP2015、EP8.0 硝苯地平项下均规定采用 HPLC 进行有关物质的检查。

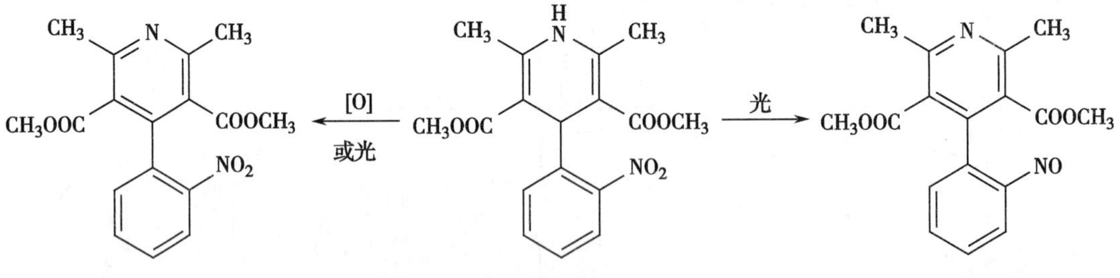

杂质 I　　　　　　　　　　硝苯地平　　　　　　　　　杂质 II

示例 9-11　硝苯地平有关物质的检查(ChP2015):避光操作。取本品,精密称定,加甲醇溶解并定量稀释制成每 1ml 中约含 1mg 的溶液,作为供试品溶液;另取 2,6- 二甲基 -4-(2- 硝基苯基)-3,5- 吡啶二甲酸二甲酯(杂质 I)对照品与 2,6- 二甲基 -4-(2- 亚硝基苯基)-3,5- 吡啶二甲酸二甲酯(杂质 II)对照品,精密称定,加甲醇溶解并定量稀释制成每 1ml 中各约含 10μg 的混合溶液,作为对照品贮备液;分别精密量取供试品溶液与对照品贮备液各适量,用流动相定量稀释制成每 1ml 中分别含硝苯地平 2μg、杂质 I 1μg 与杂质 II 1μg 的混合溶液,作为对照溶液。照高效液相色谱法(通则 0512)试验。用十八烷基硅烷键合硅胶为填充剂;以甲醇 - 水(60∶40)为流动相;检测波长为 235nm。取硝苯地平对照品、杂质 I 对照品与杂质 II 对照品各适量,加甲

笔记

醇溶解并稀释制成每 1ml 中各约含 1mg、10μg 和 10μg 的混合溶液,取 20μl,注入液相色谱仪,杂质Ⅰ峰、杂质Ⅱ峰与硝苯地平峰之间的分离度均应符合要求。精密量取供试品溶液与对照溶液各 20μl,分别注入液相色谱仪,记录色谱图至主成分峰保留时间的 2 倍。供试品溶液的色谱图中如有与杂质Ⅰ峰、杂质Ⅱ峰保留时间一致的色谱峰,按外标法以峰面积计算,均不得过 0.1%;其他单个杂质峰面积不得大于对照溶液中硝苯地平峰面积(0.2%);杂质总量不得过 0.5%。

二、苯磺酸氨氯地平中有关物质的检查

苯磺酸氨氯地平在光照和氧化剂存在条件下光催化氧化将二氢吡啶芳构化成氧化产物[杂质Ⅰ:2-[(2-氨基乙氧基)甲基)-4-(2-氯苯基)-6-甲基-吡啶-3-羧酸乙酯-5-羧酸甲酯],对人体极为有害。因此 ChP2015、USP38 苯磺酸氨氯地平项下分别采用 TLC(正相)和 HPLC(反相)进行有关物质的检查;BP2015、EP8.0、JP16 均规定采用 HPLC 进行有关物质的检查

示例 9-12 苯磺酸氨氯地平的有关物质检查(ChP2015)。

有关物质Ⅰ　取本品适量,加甲醇溶解并稀释制成每 1ml 中含 70mg 的溶液,作为供试品溶液;精密量取适量,用甲醇稀释制成每 1ml 中分别含 0.21mg 和 0.07mg 的溶液,作为对照溶液(1)和(2)。照薄层色谱法(ChP2015 通则 0502)试验,吸取上述三种溶液各 10μl,分别点于同一硅胶 G 薄层板上,以甲基异丁基酮-冰醋酸-水(2:1:1)的上层液为展开剂,展开后,80℃干燥 15 分钟,置紫外光灯(254nm 和 365nm)下检视。供试品溶液如显杂质斑点,与对照溶液(1)的主斑点比较,不得更深(0.3%),深于对照溶液(2)主斑点的杂质斑点不得多于 2 个。

有关物质Ⅱ　取本品适量,加流动相溶解并稀释制成每 1ml 中含 1mg 的溶液,作为供试品溶液;精密量取适量,用流动相定量稀释制成每 1ml 中含 3μg 的溶液,作为对照溶液。照高效液相色谱法(ChP2015 通则 0512)试验,用十八烷基硅烷键合硅胶为填充剂(Phenomenex Luna Cl8 柱,4.6mm×250mm,5μm 或效能相当的色谱柱);以甲醇-乙腈-0.7% 三乙胺溶液(取三乙胺 7.0ml,加水稀释至 1000ml,用磷酸调节 pH 至 3.0±0.1)(35:15:50)为流动相;检测波长为 237nm。取苯磺酸氨氯地平对照品 5mg,加浓过氧化氢溶液 5ml,置 70℃加热 10~30 分钟,作为系统适用性溶液,取系统适用性溶液 20μl 注入液相色谱仪,记录色谱图,氨氯地平峰保留时间约为 18 分钟,氨氯地平峰与氨氯地平杂质Ⅰ峰(相对保留时间约 0.5)的分离度应大于 4.5,理论板数按氨氯地平峰计算不低于 3000。精密量取供试品溶液与对照溶液各 20μl,分别注入液相色谱仪,记录色谱图至主成分峰保留时间的 3 倍。供试品溶液的色谱图中如有杂质峰,氨氯地平杂质Ⅰ的峰面积乘以 2 不得大于对照溶液主峰面积(0.3%),其他各杂质峰面积的和不得大于对照溶液主峰面积(0.3%)。供试品溶液色谱图中小于对照溶液主峰面积 0.1 倍的色谱峰忽略不计。

第四节　含量测定

一、铈量法

利用二氢吡啶类药物的还原性,可用铈量法测定含量。

铈量法也称硫酸铈法(cerium sulphate method),是以 $Ce(SO_4)_2$ 为标准溶液的氧化还原滴定法。由于酸度较低时 Ce^{4+} 易水解,故本滴定在强酸性条件下进行。Ce^{4+} 具有黄色,Ce^{3+} 为无色,故 Ce^{4+} 自身可作指示剂,但不够灵敏,常用邻二氮菲作指示剂,终点敏锐。试剂 $Ce(SO_4)_2\cdot(NH_4)_2SO_4\cdot2H_2O$ 易于提纯,因而可以作为基准物质直接配制标准溶液。$Ce(SO_4)_2$ 标准溶液稳定,长时间放置、曝光、加热都不会引起浓度的变化,且 Ce^{4+} 还原为 Ce^{3+} 是单电子转移,不生成中间

价态的产物,反应简单,副反应少;大部分有机物不与 $Ce(SO_4)_2$ 作用,不干扰测定。因此本法特别适合于糖浆剂、片剂等制剂的测定。

ChP2015 收载的二氢吡啶类原料药,BP2015、EP8.0 收载的尼莫地平、尼群地平、非洛地平、硝苯地平,JP16 收载的尼群地平采用该法测定含量。

示例 9-13　硝苯地平的含量测定(ChP2015):取本品约 0.4g,精密称定,加无水乙醇 50ml,微温使溶解,加高氯酸溶液(取 70% 高氯酸 8.5ml,加水至 100ml)50ml、邻二氮菲指示液 3 滴,立即用硫酸铈滴定液(0.1mol/L)滴定,至近终点时,在水浴中加热至 50℃左右,继续缓缓滴定至橙红色消失,并将滴定的结果用空白试验校正。每 1ml 硫酸铈滴定液(0.1mol/L)相当于 17.32mg 的 $C_{17}H_{18}N_2O_6$。

硝苯地平与硫酸铈反应的摩尔比为 1∶2。用邻二氮菲指示液指示终点。终点时微过量的 Ce^{4+} 将指示液中的 Fe^{2+} 氧化成 Fe^{3+},使橙红色消失,以指示终点。邻二氮菲指示液应临用新制。

二、紫外 - 可见分光光度法

本类药物在紫外光区有特征吸收,因此可用紫外 - 可见分光光度法测定含量。ChP2015 收载的尼群地平软胶囊、JP16 收载的硝苯地平采用该法测定含量。

示例 9-14　尼群地平软胶囊的含量测定(ChP2015):避光操作,取本品 10 粒,置小烧杯中,用剪刀剪破囊壳,加无水乙醇少量,振摇使溶解后,将内容物与囊壳全部转移至具塞锥形瓶中,用无水乙醇反复冲洗剪刀及小烧杯,洗液并入锥形瓶中,将锥形瓶密塞,置 40℃水浴中加热 15 分钟,并时时振摇,将内容物移入 100ml 量瓶中,用无水乙醇反复冲洗囊壳和锥形瓶,洗液并入量瓶中,用无水乙醇稀释至刻度,摇匀,精密量取 2ml,置 100ml 量瓶中,用无水乙醇稀释至刻度,摇匀,照紫外 - 可见分光光度法(ChP2015 通则 0401)在 353nm 的波长处测定吸光度;另取尼群地平对照品适量,精密称定,用无水乙醇溶解并定量稀释制成每 1ml 中约含 20μg 的溶液,同法测定,计算,即得。

三、高效液相色谱法

高效液相色谱法通过分离可消除有关物质及制剂中辅料的干扰,准确测定药物含量,因此各国药典二氢吡啶类药物的原料及制剂大多采用本法测定含量。

示例 9-15　尼莫地平分散片的含量测定(ChP2015)。

色谱条件与系统适用性试验　用十八烷基硅烷键合硅胶为填充剂;以甲醇 - 乙腈 - 水(35∶38∶27)为流动相;检测波长为 235nm。理论板数按尼莫地平峰计算不低于 8000,尼莫地平峰与相邻杂质峰的分离度应符合要求。

测定法　避光操作。取本品 20 片,精密称定,研细,精密称取适量(约相当于尼莫地平 10mg),置 50ml 量瓶中,加流动相适量,超声约 15 分钟使尼莫地平溶解,放冷,用流动相稀释至刻度,摇匀,离心 10 分钟(每分钟 3000 转),精密量取上清液 5ml,置 50ml 量瓶中,用流动相稀释至刻度,摇匀,作为供试品溶液,精密量取 10μl,注入液相色谱仪,记录色谱图;另取尼莫地平对照品,精密称定,用流动相溶解并定量稀释制成每 1ml 中约含 20μg 的溶液,同法测定。按外标法以峰面积计算,即得。

四、非水溶液滴定法

利用二氢吡啶环的弱碱性,JP16 采用非水碱量法测定盐酸尼卡地平含量,以醋酐 - 冰醋酸(7∶3)为溶剂,高氯酸滴定液滴定,电位法指示终点。

(广东药学院　宋粉云)

参考文献

1. 杭太俊.药物分析.第 7 版.北京:人民卫生出版社,2011
2. 国家药典委员会.中华人民共和国药典.2015 年版.北京:中国医药科技出版社,2015

笔记

第十章 巴比妥及苯二氮䓬类镇静催眠药物的分析

巴比妥类是第一代镇静催眠药物，长期用药可产生耐药性和成瘾性，用量大时可抑制呼吸中枢而造成死亡，目前较少用于镇静催眠，主要作为抗癫痫药物应用于临床。苯二氮䓬类是第二代镇静催眠药。两类药物的分析方法体内代谢均具有特色，且易被滥用，须监测，临床也多见抢救，需要快速鉴别分析。

第一节　巴比妥类药物的分析

一、结构与性质

巴比妥类药物均为巴比妥酸的衍生物，为环状酰脲类镇静催眠药，其基本结构通式如下：

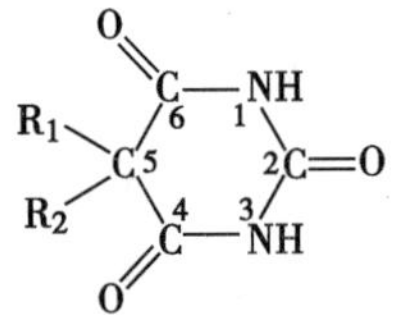

$$R_1 \begin{array}{c} O \\ \| \\ C \end{array} \quad R_2$$

由于 5 位取代基 R_1 和 R_2 的不同，形成不同的巴比妥类药物，具有不同的理化性质。临床上常用的本类药物多为巴比妥酸的 5,5- 二取代衍生物，少数为 1,5,5- 三取代或 C2 位为硫取代的硫代巴比妥酸的 5,5- 二取代衍生物。ChP2015 收载的本类药物有苯巴比妥及其钠盐、异戊巴比妥及其钠盐、司可巴比妥钠以及注射用硫喷妥钠等，而 BP2009 还收载了巴比妥、环己巴比妥、甲苯比妥、戊巴比妥及其钠盐；USP30 还收载了仲丁巴比妥及其钠盐、异丁烯丙巴比妥、美索比妥及其钠盐、司可巴比妥钠。巴比妥酸的 1,5,5- 三取代衍生物，均未被国内外药典收载。常见的巴比妥类药物及其结构列于表 10-1 中。

表 10-1　常见巴比妥类药物的化学结构

药物	R_1	R_2
巴比妥 barbital	$-C_2H_5$	$-C_2H_5$
苯巴比妥 phenobarbital	$-C_2H_5$	$-C_6H_5$
司可巴比妥 secobarbital	$-CH_2CH=CH_2$	$-CH(CH_3)(CH_2)_2CH_3$
戊巴比妥 pentobarbital	$-C_2H_5$	$-CH(CH_3)(CH_2)_2CH_3$

笔记

续表

药物	R_1	R_2
异戊巴比妥 amobarbital	$-C_2H_5$	$-CH_2CH_2CH(CH_3)_2$
硫喷妥钠 thiopental sodium	$-C_2H_5$	$-CH(CH_3)(CH_2)_2CH_3$ C2 上 S 取代物的钠盐

巴比妥类药物的基本结构可分为两部分,一部分为母核巴比妥酸的环状丙二酰脲结构,此结构是巴比妥类药物的共同部分,决定巴比妥类药物的共性,可用于与其他类药物相区别。另一部分是取代基部分,即 R_1 和 R_2,根据取代基的不同,可以形成各种具体的巴比妥类药物,具有不同的理化性质,这些理化性质可用于各种巴比妥类药物之间的相互区别。

巴比妥类药物通常为白色结晶或结晶性粉末;具有一定的熔点;在空气中稳定,加热多能升华。该类药物一般微溶或极微溶于水,易溶于乙醇等有机溶剂;其钠盐则易溶于水,而难溶于有机溶剂。六元环结构比较稳定,遇酸、氧化剂、还原剂时,一般情况下环不会破裂,但与碱液共沸时则水解开环,并产生氨气。

巴比妥类药物的理化特征具体如下:

1. 弱酸性　巴比妥类药物的母核环状结构中含有 1,3- 二酰亚胺基团,因而其分子能发生酮式 - 烯醇式互变异构,在水溶液中发生二级电离。

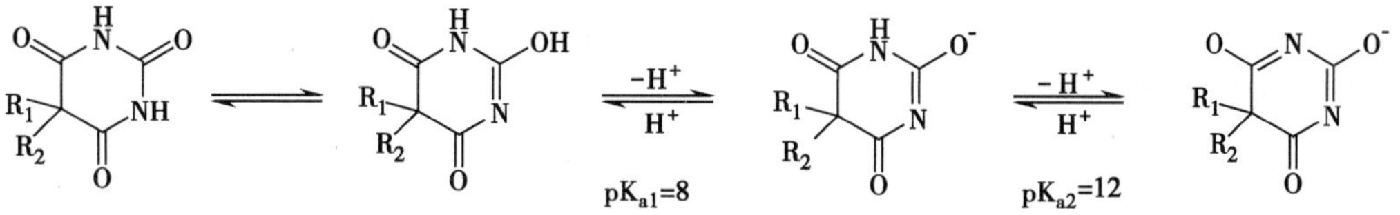

由于本类药物具有弱酸性(pK_a 7.3~8.4),故可与强碱反应生成水溶性的盐类,一般为钠盐。

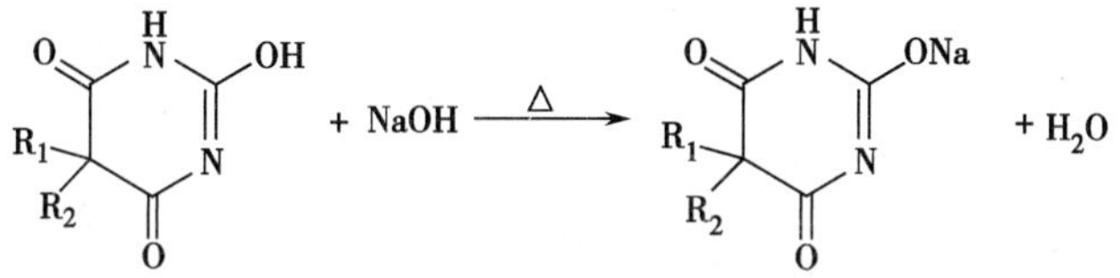

由弱酸与强碱形成的巴比妥钠盐,其水溶液呈碱性,加酸酸化后,则析出结晶性的游离巴比妥类药物,可用有机溶剂将其提取出来。上述这些性质可以用于巴比妥类药物的分离、鉴别、检查和含量测定。

2. 水解反应　巴比妥类药物的分子结构中含有酰亚胺结构,与碱液共沸即水解,释放出氨气,可使红色石蕊试纸变蓝。此反应被用于鉴别异戊巴比妥和巴比妥。

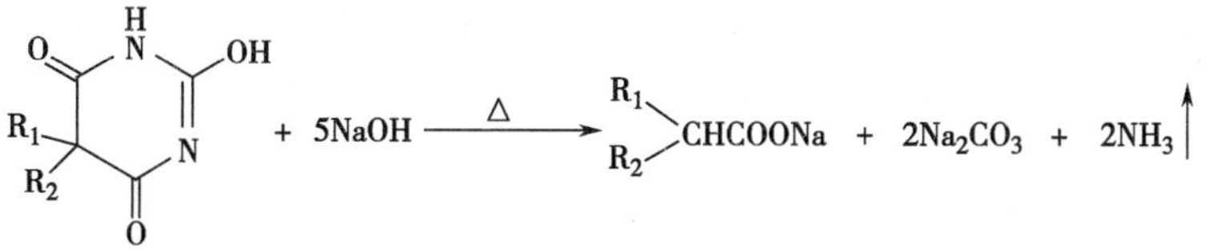

示例 10-1　JP15 巴比妥的鉴别:取巴比妥 0.2g,加氢氧化钠试液 10ml,加热煮沸,则产生具氨臭的气体,可使红色石蕊试纸变蓝。

本类药物的钠盐,在吸湿的情况下也能发生水解。一般情况下,在室温和 pH 10 以下水解较慢;pH 11 以上随着碱度的增加水解速度加快。

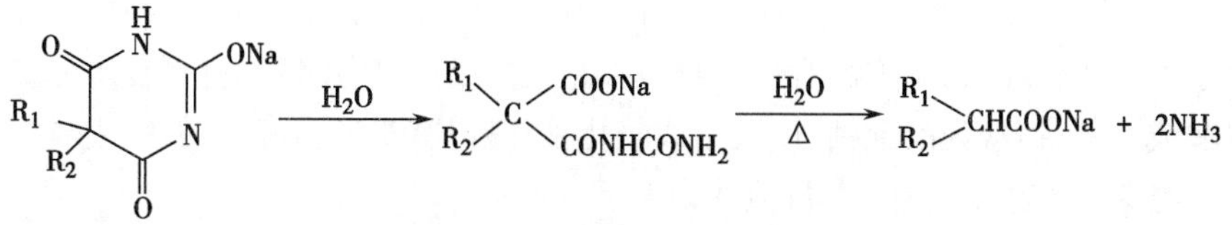

3. 与金属离子的反应　巴比妥类药物分子结构中含有丙二酰脲（—CONHCONHCO—）或酰亚胺基团，在合适 pH 的溶液中，可与某些重金属离子，如 Ag^+、Cu^{2+}、Co^{2+}、Hg^{2+} 等反应显色或产生有色沉淀。虽然这类化学反应的专属性不强，但仍常用于本类药物的鉴别和含量测定。

（1）与银盐的反应：巴比妥类药物分子结构中含有酰亚胺基团，在碳酸钠溶液中，生成钠盐而溶解，再与硝酸银溶液反应，首先生成可溶性的一银盐，加入过量的硝酸银溶液，则生成难溶性的二银盐白色沉淀。此反应可用于本类药物的鉴别和含量测定。

$$\text{（巴比妥钠盐结构）} + AgNO_3 + Na_2CO_3 \longrightarrow \text{（一银盐结构）} + NaHCO_3 + NaNO_3$$

$$\text{（一银盐结构）} + AgNO_3 + Na_2CO_3 \longrightarrow \text{（二银盐结构）}\downarrow + NaHCO_3 + NaNO_3$$

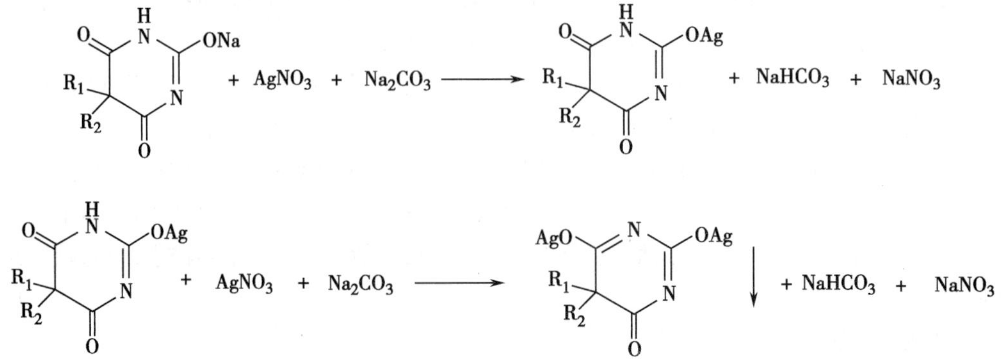

（2）与铜盐的反应：巴比妥类药物在吡啶溶液中生成的烯醇式异构体与铜吡啶试液反应，形成稳定的配位化合物，产生类似双缩脲的呈色反应。

铜吡啶试液的制备：将硫酸铜 4g 溶于 90ml 水中，再加吡啶 30ml，生成硫酰二吡啶络铜，即为铜吡啶试液。本溶液应临用新配。

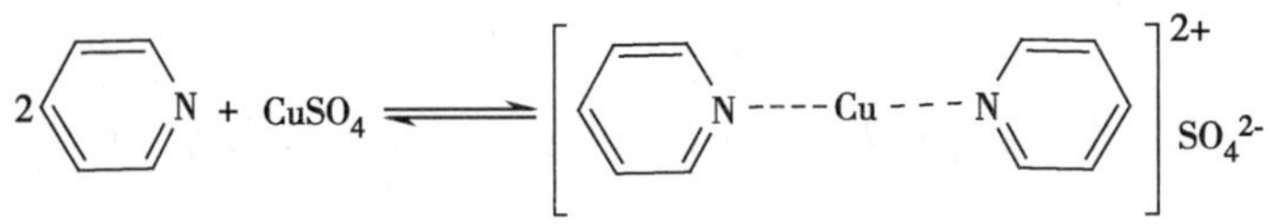

$$2\ \text{（吡啶）} + CuSO_4 \rightleftharpoons \left[\text{（吡啶}-Cu-\text{吡啶）}\right]^{2+} SO_4^{2-}$$

本类药物与铜吡啶试液的反应机制为：

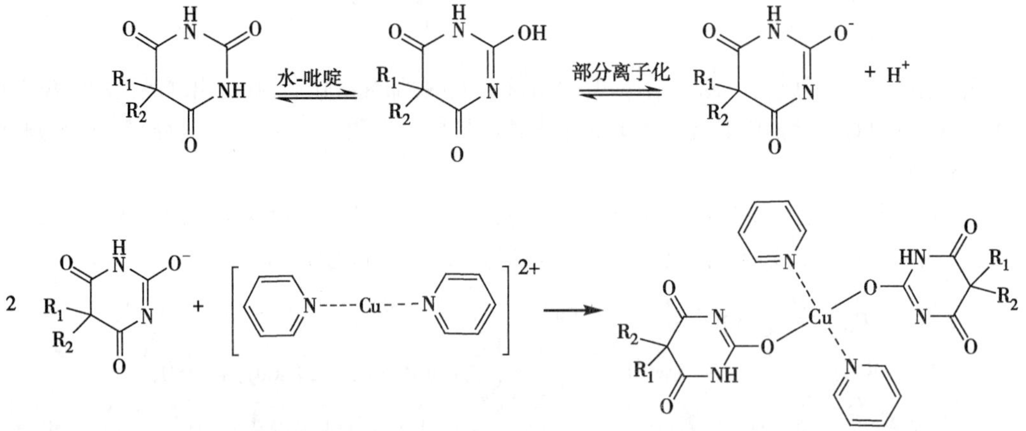

$$\text{（巴比妥酮式）} \underset{\text{水-吡啶}}{\rightleftharpoons} \text{（烯醇式 OH）} \underset{\text{部分离子化}}{\rightleftharpoons} \text{（烯醇负离子 }O^-\text{）} + H^+$$

$$2\ \text{（烯醇负离子）} + \left[\text{（吡啶}-Cu-\text{吡啶）}\right]^{2+} \longrightarrow \text{（铜配位化合物）}$$

在此反应中，巴比妥类药物呈紫堇色或生成紫色沉淀，含硫巴比妥类药物则呈现绿色。在 pH 较高的溶液中，5,5- 二取代基不同的巴比妥类药物与铜盐生成的紫色化合物在三氯甲烷中的溶解度不同；5,5- 二取代基的亲脂性越强，与铜盐生成的紫色化合物越容易溶于三氯甲烷中。故此反应可用于本类药物的鉴别，也可以用来区别巴比妥类和硫代巴比妥类药物。

（3）与钴盐的反应：巴比妥类药物在碱性溶液中可与钴盐反应，生成紫堇色配位化合物。反应在无水条件下比较灵敏，生成的有色产物也较稳定。因此，所用试剂应不含水分。常用溶剂为无水甲醇或乙醇；钴盐为醋酸钴、硝酸钴或氯化钴；碱以有机碱为好，一般采用异丙胺。可用于本类药物的鉴别和含量测定。其反应式如下：

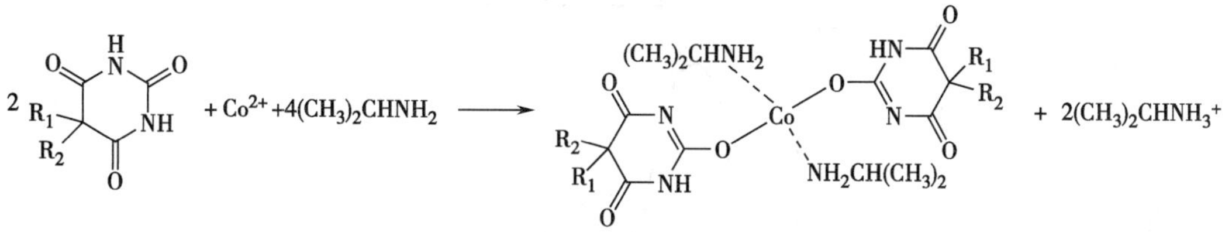

（4）**与汞盐的反应**：巴比妥类药物与硝酸汞或氯化汞溶液反应，可生成白色汞盐沉淀，此沉淀能在氨试液中溶解。反应式为：

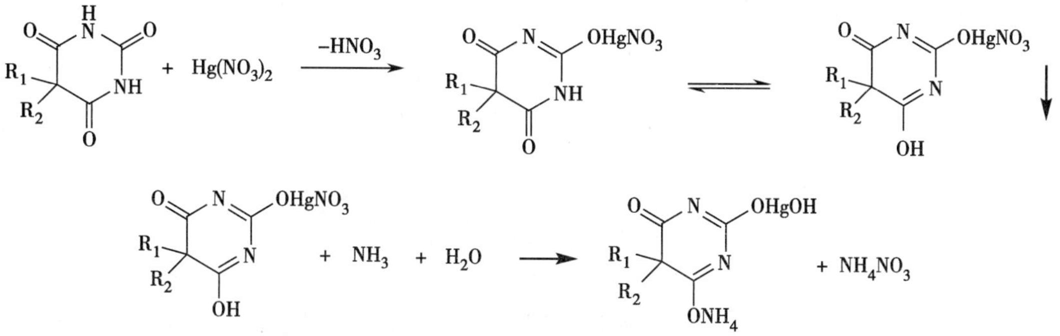

4. 与香草醛（Vanillin）的反应　巴比妥类药物分子结构中，丙二酰脲基团中的氢比较活泼，可与香草醛在浓硫酸存在下发生缩合反应，生成棕红色产物。

示例 10-2　BP2009 戊巴比妥的鉴别：取戊巴比妥 10mg，加香草醛 10mg，再加硫酸 2ml，混合后，水浴加热 2 分钟，显棕红色。放冷，小心加入乙醇 5ml，颜色先变为紫色，再变为蓝色。反应式如下：

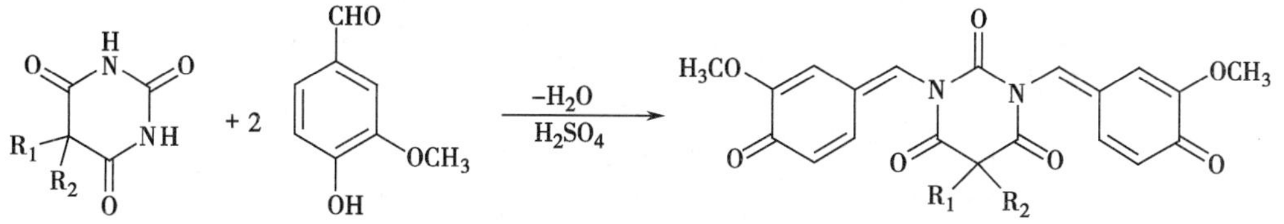

加入乙醇后，其反应产物可转变为：

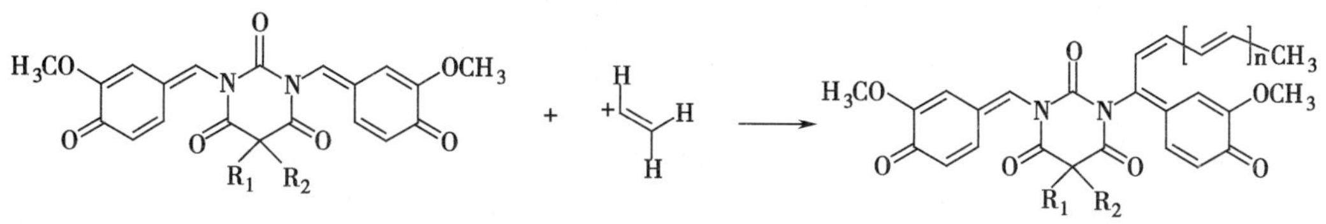

5. 紫外吸收光谱特征　巴比妥类药物的紫外吸收光谱随着其电离级数不同，而发生显著的变化，如图 10-1 所示。在酸性溶液中，5,5- 二取代和 1,5,5- 三取代巴比妥类药物不电离，无明显的紫外吸收峰；在 pH 10 的碱性溶液中，发生一级电离，形成共轭体系结构，在 240nm 波长处有最大吸收峰；在 pH 13 的强碱性溶液中 5,5- 二取代巴比妥类药物发生二级电离，引起共轭体系延长，导致吸收峰红移至 255nm；1,5,5- 三取代巴比妥类药物，因 1 位取代基的存在，故不发生二级电离，最大吸收波长仍位于 240nm。

硫代巴比妥类药物的紫外吸收光谱则不同，在酸性或碱性溶液中均有较明显的紫外吸收。如图 10-2 所示的硫喷妥的紫外吸收光谱：在盐酸溶液（0.1mol/L）中，两个吸收峰分别在 287nm 和 238nm；在氢氧化钠溶液（0.1mol/L）中，两个吸收峰分别移至 304nm 和 255nm。另外，在 pH13 的强碱性溶液中，硫代巴比妥类药物在 255nm 处的吸收峰消失，只存在 304nm 处的吸收峰。

巴比妥类药物在不同 pH 溶液中的紫外吸收光谱发生的特征性变化，可用于本类药物的鉴别、检查和含量测定。

笔记

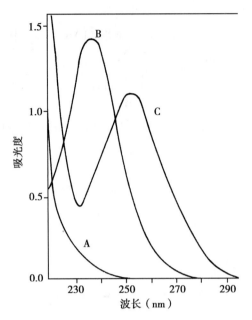

图 10-1　巴比妥类药物的紫外吸收光谱(2.5mg/100ml)

A. 0.05mol/L H_2SO_4 溶液(未电离);B. pH 9.9 缓冲溶液(一级电离);
C. 0.1mol/L NaOH 溶液(二级电离)

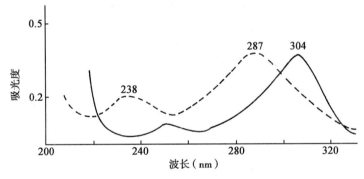

图 10-2　硫喷妥的紫外吸收光谱

——— : 0.1mol/L HCl 溶液;—: 0.1mol/L NaOH 溶液

6. 薄层色谱行为特征　巴比妥类药物具有不同的分子结构,则其色谱行为亦不同,可用于鉴别,常用方法主要为薄层色谱法。

示例 10-3　BP2010 中苯巴比妥的 TLC 鉴别:取苯巴比妥供试品和对照品各适量,分别加乙醇制成每 1ml 中约含 1mg 的溶液作为供试品和对照品溶液,各取 10μl,分别点于同一硅胶 GF_{254} 薄层板上,以三氯甲烷 - 乙醇 - 浓氨水(80∶15∶5)混合液的下层溶液为展开剂,展开后,晾干,立即于 254nm 紫外光下检测。供试品溶液的主斑点位置和大小与对照品溶液的均一致。

7. 显微结晶　巴比妥类药物可根据其本身或与某种试剂的反应产物的特殊晶型,进行同类或不同类药物的鉴别。此法亦适用于生物样品中微量巴比妥类药物的检验。

将加热的 1% 巴比妥类药物的酸性水溶液,置载玻片上,可立即析出其特征结晶,在显微镜下观察结晶形状:巴比妥为长方形结晶;苯巴比妥在开始结晶时呈现球形,后变为花瓣状,如图 10-3。

若供试品为巴比妥类药物钠盐,可取 3~4 滴 5% 水溶液,置于载玻片上,在其液滴边缘加 1 滴稀硫酸,则析出相应的游离巴比妥类药物结晶,可进行鉴别。

某些巴比妥类药物可与重金属离子反应,生成具有特殊晶形的沉淀。例如,巴比妥与硫酸铜 - 吡啶试液反应,生成十字形的紫色结晶,如图 10-4;苯巴比妥反应后,则生成浅紫色细小不

笔记

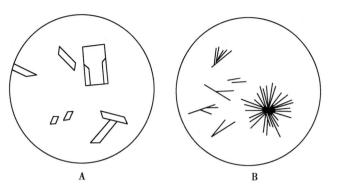

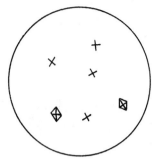

图 10-3　巴比妥与苯巴比妥的显微结晶示意图　　　　图 10-4　巴比妥铜吡啶结晶示意图

A. 巴比妥结晶；B. 苯巴比妥结晶

规则或似菱形的结晶,其他巴比妥类药物则不能形成结晶,可利用这一特征来区别它们。

二、鉴 别 试 验

(一) 丙二酰脲反应

丙二酰脲类反应是巴比妥类药物母核的反应,因而是本类药物共有的反应,收载在 ChP2015 附录 0301 中"一般鉴别试验"项下。丙二酰脲类的鉴别反应有银盐反应和铜盐反应,具体如下:

1. 银盐反应　取供试品约 0.1g,加碳酸钠试液 1ml 与水 10ml,振摇 2 分钟,滤过,滤液中逐滴加入硝酸银试液,即生成白色沉淀,振摇,沉淀即溶解;继续滴加过量的硝酸银试液,沉淀不再溶解。

2. 铜盐反应　取供试品 50mg,加吡啶溶液(1→10)5ml,溶解后,加铜吡啶试液 1ml,即显紫色或生成紫色沉淀。

(二) 特征基团反应

1. 利用硫元素的鉴别试验　硫代巴比妥类分子中含有硫元素,可在氢氧化钠溶液中与铅离子反应生成白色沉淀;加热后,沉淀转变为硫化铅。本试验可供硫代巴比妥类与巴比妥类的区别。

ChP2015 对注射用硫喷妥钠的鉴别采用了此法,其反应式为:

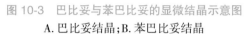

示例 10-4　ChP2015 中注射用硫喷妥钠的鉴别:取本品约 0.2g,加氢氧化钠试液 5ml 与醋酸铅试液 2ml,生成白色沉淀;加热后,沉淀变为黑色。

2. 利用不饱和取代基的鉴别试验　含有不饱和取代基的巴比妥类药物,药典收载的有司可巴比妥钠。因其分子结构中含有烯丙基,分子中的不饱和键可与碘、溴或高锰酸钾作用,发生加成反应或氧化反应,而使碘、溴或高锰酸钾褪色,故可用以下方法进行鉴别:

(1) 与碘试液的反应:取本品 0.10g 加水 10ml 溶解后,加碘试液 2ml,所显棕黄色应在 5 分钟内消失。

司可巴比妥钠与溴试液,也可以发生加成反应,使溴试液褪色。

(2) 与高锰酸钾的反应:司可巴比妥钠分子中的不饱和取代基(烯丙基)具有还原性,可在碱性溶液中与高锰酸钾反应,将紫色的高锰酸钾还原为棕色的二氧化锰。反应式为:

$$3 \quad \text{（反应物）} + 2KMnO_4 + 4H_2O \longrightarrow 3 \quad \text{（产物）} + 2MnO_2 + 2KOH$$

3. **利用芳环取代基的鉴别试验**　具有芳环取代基的巴比妥类药物,ChP2015 收载有苯巴比妥及其钠盐,可用以下方法鉴别:

(1) 硝化反应:含有芳香取代基的巴比妥类药物,与硝酸钾及硫酸共热,可发生硝基化反应,生成黄色硝基化合物。反应式为:

$$\text{（反应物）} + 2KNO_3 + H_2SO_4 \longrightarrow \text{（产物）} + K_2SO_4 + 2H_2O$$

(2) 与硫酸-亚硝酸钠的反应:苯巴比妥可与硫酸-亚硝酸钠反应,生成橙黄色产物,并随即变为橙红色。本反应的原理可能为苯环上的亚硝基化反应,确切的机制尚不明了。经试验,本法对巴比妥不显色,因此,本试验可用于区别苯巴比妥和其他不含芳环取代基的巴比妥类药物。ChP2015 用此方法鉴别苯巴比妥和苯巴比妥片。

示例 10-5　ChP2015 中苯巴比妥的鉴别(1):取本品约 10mg,加硫酸 2 滴与亚硝酸钠约 5mg,混合,即显橙黄色,随即转橙红色。

与甲醛-硫酸的反应:苯巴比妥与甲醛-硫酸反应,生成玫瑰红色产物。巴比妥和其他无芳环取代的巴比妥类药物无此反应,可供区别。

示例 10-6　ChP2015 中苯巴比妥的鉴别(2):取本品约 50mg,置试管中,加甲醛试液 1ml,加热煮沸,冷却,沿管壁缓缓加硫酸 0.5ml,使成两液层,置水浴中加热,接界面显玫瑰红色。

(三) 特征熔点行为

熔点是一种物质在规定的测定方法下,由固态转变为液态的温度。纯物质的熔点是一定的,可作为一项鉴别药物的物理常数,常用于药物的鉴别;熔点也能反映药物的纯杂程度。

巴比妥类药物本身可直接用药典方法测定熔点。其钠盐可利用它易溶于水,酸化后析出相应的游离巴比妥母体,将沉淀过滤干燥后,测定熔点。也可以将本类药物制备成衍生物后,再测定衍生物的熔点。

利用测定熔点的方法可鉴别苯巴比妥及其钠盐以及其制剂、异戊巴比妥及其钠盐以及其制剂、司可巴比妥钠及注射用硫喷妥钠等。

示例 10-7　ChP2015 中司可巴比妥钠的熔点鉴别法:取本品 1g,加水 100ml 溶解后,加稀醋酸 5ml 强力搅拌,再加水 200ml,加热煮沸使溶解成澄清溶液(液面无油状物),放冷,静置待析出结晶,滤过,结晶在 70℃干燥后,依法测定(通则 0612 第一法),熔点约为 97℃。

示例 10-8　ChP2015 中苯巴比妥钠的熔点鉴别法:取本品约 0.5g,加水 5ml 溶解后,加稍过量的稀盐酸,即析出白色结晶性沉淀,滤过,沉淀用水洗净,在 105℃干燥后,依法测定(通则 0612),熔点应为 174~178℃。

(四) 吸收光谱特征

红外吸收光谱是一种有效而可靠的定性分析手段,ChP2015 收载的巴比妥类药物,几乎都

笔记

采用红外光谱(标准图谱对照法)作为鉴别方法。

三、有关物质与检查

(一) 苯巴比妥的特殊杂质检查

苯巴比妥的合成工艺如下:

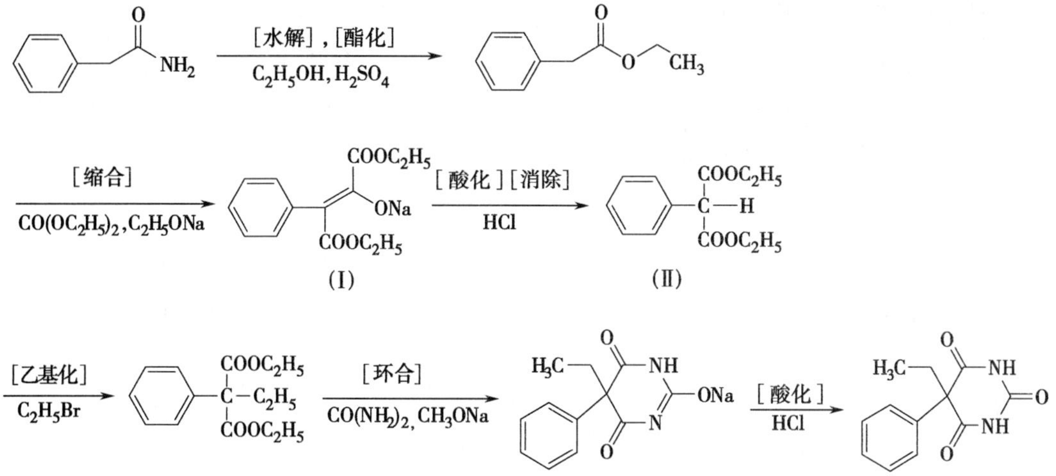

由上述合成工艺过程可以看出,苯巴比妥中的特殊杂质主要是中间体Ⅰ和Ⅱ,以及副反应产物,常通过检查酸度、乙醇溶液的澄清度及中性或碱性物质来加以控制,ChP2015 中还采用HPLC 法来检查苯巴比妥的有关物质。

1. **酸度**　酸度检查主要用于控制副产物苯基丙二酰脲。中间体Ⅱ的乙基化反应不完全时,会与尿素缩合,产生酸性较苯巴比妥强的副产物苯基丙二酰脲,能使甲基橙指示剂显红色,故采用在一定量苯巴比妥供试品水溶液中,加入甲基橙指示剂不得显红色的方法,控制酸性杂质的量。

示例 10-9　ChP2015 苯巴比妥的酸度检查:取本品 0.20g,加水 10ml,煮沸搅拌 1 分钟,放冷,滤过,取滤液 5ml,加甲基橙指示液 1 滴,不得显红色。

2. **乙醇溶液的澄清度**　本项检查主要是控制苯巴比妥中的中间体Ⅰ杂质的量,利用其在乙醇溶液中溶解度小的性质进行检查。

示例 10-10　ChP2015 苯巴比妥的乙醇溶液澄清度检查法:取供试品 1.0g,加乙醇 5ml,加热回流 3 分钟,溶液应澄清。

3. **中性或碱性物质**　这类杂质主要是指中间体Ⅰ的副产物 2- 苯基丁酰胺、2- 苯基丁酰脲或分解产物等杂质,不溶于氢氧化钠试液但溶于乙醚;而苯巴比妥具有酸性,溶于氢氧化钠试液,利用这些杂质与苯巴比妥在氢氧化钠试液和乙醚中的溶解度不同,采用提取重量法测定杂质含量。

示例 10-11　ChP2015 中苯巴比妥的中性或碱性物质检查法:取本品 1.0g,置分液漏斗中,加氢氧化钠试液 10ml 溶解后,加水 5ml 与乙醚 25ml,振摇 1 分钟,分取醚层,用水振摇洗涤 3 次,每次 5ml,取醚液经干燥滤纸滤过,滤液置 105℃恒重的蒸发皿中,蒸干,在 105℃干燥 1 小时,遗留残渣不得超过 3mg。

4. **有关物质**

示例 10-12　ChP2015 中苯巴比妥的有关物质采用 HPLC 法检查:取本品,加流动相溶解并稀释制成每 1ml 中含 1mg 的溶液,作为供试品溶液;精密量取 1ml,置 200ml 量瓶中,用流动相稀释至刻度,摇匀,作为对照溶液。用辛烷基硅烷键合硅胶为填充剂;以乙腈 - 水(25 : 75)为流动相,检测波长为 220nm;理论板数按苯巴比妥峰计算不低于 2500,苯巴比妥峰与相邻杂质峰的分离度应符合要求。取对照溶液 5μl 注入液相色谱仪，调节检测灵敏度，使主成分色谱峰的峰高约为满量程的 15%；精密量取供试品溶液与对照溶液各 5μl，分别注入液相色谱仪，记录色谱图至主成分峰保留时间的 3 倍，供试品溶液色谱图中如有杂质峰，单个杂质峰面积不得大于对照溶液主峰面积(0.5%)，各杂质峰面积的和不得大于对照溶液主峰面积的 2 倍(1.0%)。

(二) 司可巴比妥钠的特殊杂质检查

司可巴比妥钠的合成工艺为：

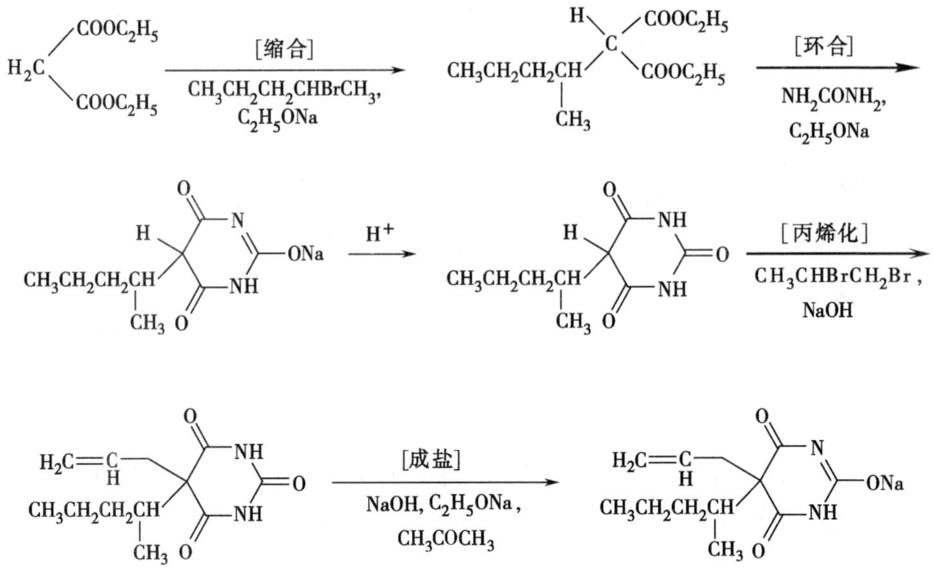

1. 溶液的澄清度　司可巴比妥钠在水中极易溶解，水溶液应该澄清，否则表明含有水不溶性杂质。因司可巴比妥钠水溶液易和二氧化碳作用析出司可巴比妥，故溶解样品的水应事先煮沸以除去二氧化碳。

示例 10-13　ChP2015 中司可巴比妥钠的溶液澄清度检查：取本品 1.0g，加新沸过的冷水 10ml 溶解后，溶液应澄清。

2. 中性或碱性物质　此类杂质主要是指合成过程中产生的副产物，如酰脲、酰胺类物质。这类杂质不溶于氢氧化钠而溶于乙醚，可用乙醚提取后，称重，检查其限量。检查方法同苯巴比妥。

四、含 量 测 定

巴比妥类药物常用的含量测定方法有银量法、溴量法、紫外分光光度法、酸碱滴定法、提取重量法、HPLC 法、GC 法及电泳法等。

(一) 银量法

根据巴比妥类药物在适当的碱性溶液中，易与重金属离子反应，并可定量地形成盐的化学性质，可采用银量法进行本类药物及其制剂的含量测定。ChP2015 采用银量法测定苯巴比妥及其钠盐、异戊巴比妥及其钠盐以及其制剂的含量。

在滴定过程中，巴比妥类药物首先形成可溶性的一银盐，当被测供试品完全形成一银盐后，继续用硝酸银滴定液滴定，稍过量的银离子就与巴比妥类药物形成难溶性的二银盐沉淀，使溶液变浑浊，以此指示滴定终点。

此法操作简便、专属性强，巴比妥类药物的分解产物或其他一些可能存在的杂质不与硝酸银反应。但本法受到温度影响较大，在接近滴定终点时反应较慢，难以准确观察浑浊的出现；同时二银盐沉淀具有一定的溶解度，沉淀的乳光要在化学计量点以后才出现，因此测定结果偏高。

为了减少误差，曾用丙酮作为介质来克服滴定过程中温度变化的影响和改善终点的观察，

笔记

结果不能令人满意。ChP1985 改用甲醇及 3% 无水碳酸钠溶剂系统,采用银 - 玻璃电极系统电位法指示终点,使本法获得显著改善,继续为 ChP2015 所沿用。

示例 10-14 ChP2015 中异戊巴比妥的银量测定法:取本品约 0.2g,精密称定,加甲醇 40ml 使溶解,再加新制的 3% 无水碳酸钠溶液 15ml,照电位滴定法(通则 0701),用硝酸银滴定液 (0.1mol/L)滴定。每 1ml 硝酸银滴定液(0.1mol/L)相当于 22.63mg 的 $C_{11}H_{18}N_2O_3$。

测定中使用的无水碳酸钠溶液需临用新配,因为碳酸钠溶液久置后可吸收空气中二氧化碳,产生碳酸氢钠,使含量明显下降;银电极在临用前需用硝酸浸洗 1~2 分钟,再用水淋洗干净后使用。

(二) 溴量法

凡在 5 位取代基中含有不饱和双键的巴比妥类药物,其不饱和键可与溴定量地发生加成反应,故可采用溴量法进行含量测定。ChP2015 对司可巴比妥钠原料药及其胶囊的测定,即采用此法。其测定原理可用下列反应式表示:

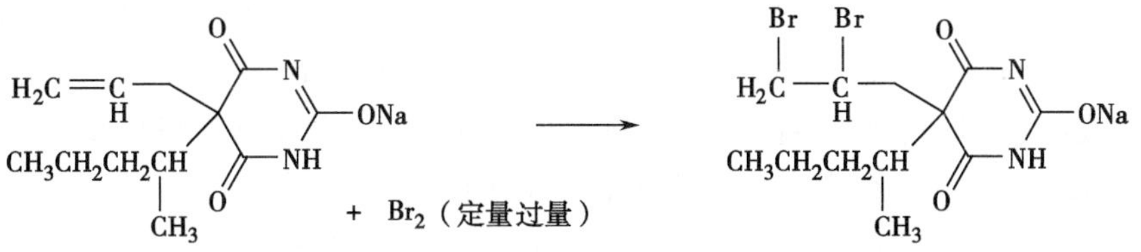

$$Br_2 + 2KI \longrightarrow 2KBr + I_2$$
(剩余)

$$I_2 + 2Na_2S_2O_3 \longrightarrow 2NaI + Na_2S_4O_6$$

示例 10-15 ChP2015 中司可巴比妥钠的溴量测定法(参见示例 4-4):取本品约 0.1g,精密称定,置 250ml 碘瓶中,加水 10ml,振摇使溶解,精密加溴滴定液(0.05mol/L)25ml,再加盐酸 5ml,立即密塞并振摇 1 分钟,在暗处静置 15 分钟后,注意微开瓶塞,加碘化钾试液 10ml,立即密塞,摇匀后,用硫代硫酸钠滴定液(0.1mol/L)滴定,至近终点时,加淀粉指示液,继续滴定至蓝色消失,并将滴定的结果用空白试验校正,即得。每 1ml 溴滴定液(0.05mol/L)相当于 13.01mg $C_{12}H_{17}N_2NaO_3$。

本法操作简便、专属性强,针对结构中的双键特征,可与其他巴比妥类药物区别,不受干扰。

(三) 酸碱滴定法

巴比妥类药物呈弱酸性,可作为一元酸以标准碱液直接滴定。根据所用溶剂的不同,可分为以下三种滴定方法:

1. 在水 - 乙醇混合溶剂中的滴定 由于巴比妥类药物在水中的溶解度较小,生成的弱酸盐易于水解,影响滴定终点的观察,故滴定时多在醇溶液或含水的醇溶液中进行。以麝香草酚酞为指示剂,滴定至淡蓝色为终点。

以异戊巴比妥的含量测定为例,其反应原理如下:

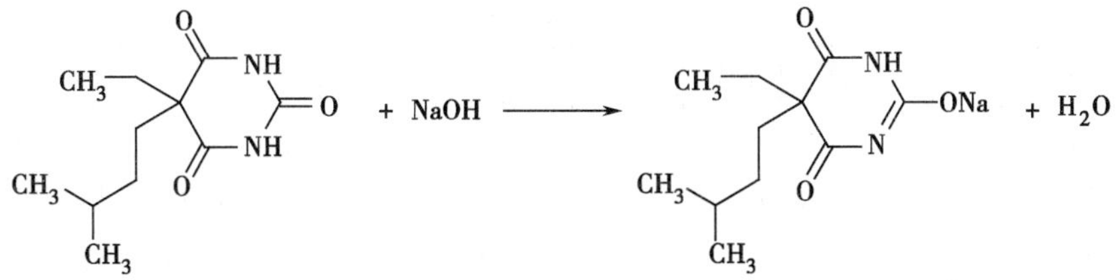

示例 10-16 异戊巴比妥醇溶液的滴定测定法:取本品约 0.5g,精密称定,加乙醇 20ml 溶解后,加麝香草酚酞指示剂 6 滴,用氢氧化钠滴定液(0.1mol/L)滴定,并将滴定结果用空白试验校正,即得。每 1ml 氢氧化钠滴定液(0.1mol/L)相当于 22.63mg 的 $C_{11}H_{18}N_2O_3$。

本法操作简便,但终点较难判断,采用空白对照可帮助终点的确定。由于操作过程中易吸收空气中的二氧化碳,而使终点的淡蓝色褪去,采用空白对照亦难以取得满意的结果,因此,可采用电位法指示终点。

2. 在胶束水溶液中进行的滴定 本法是在有机表面活性剂的胶束水溶液进行滴定,用指示剂或电位法指示终点。因表面活性剂能改变巴比妥类药物的离解平衡,使药物的相对酸度增大(表观 pK_a 减小),使巴比妥类药物酸性增强,因此使滴定终点变化明显。常用的有机表面活性剂有:溴化十六烷基三甲基苄铵(cetyltrimethylbenzylammonium bromide,CTMC)和氯化四癸基二甲基苄铵(tetradacyldim-ethylbenzylammonium chloride,TDBA)。

测定方法:取巴比妥类药物适量,精密称定,加表面活性剂水溶液(0.05mol/L)50ml 溶解后,加 5% 的麝香草酚酞指示液 0.5ml,用氢氧化钠滴定液(0.1mol/L)进行滴定。

本法简便,优于在水 - 乙醇混合溶液中的滴定法。

3. 非水溶液滴定法 巴比妥类药物在非水溶剂中的酸性增强,用碱性标准溶液滴定时,终点较为明显,可获得比较满意的结果。测定时常用的溶剂有二甲基甲酰胺、甲醇、丙酮、三氯甲烷、无水乙醇、苯、吡啶、甲醇 - 苯(15:85)、乙醇 - 三氯甲烷(1:10)等;常用的滴定液有甲醇钾(钠)的甲醇或乙醇溶液、氢氧化四丁基铵的氯苯溶液等;常用的指示剂为麝香草酚蓝,也可用玻璃 - 甘汞电极以电位法指示终点。各国药典中均有应用。

示例 10-17 USP32 中司可巴比妥的测定:取供试品约 0.45g,精密称定,加二甲基甲酰胺 60ml 使溶解后,加麝香草酚蓝指示液 4 滴,在隔绝二氧化碳的条件下,以电磁搅拌器搅拌,用甲醇钠溶液(0.1mol/L)滴定,并将测定结果用空白试验校正。每 1ml 甲醇钠溶液(0.1mol/L)相当于 23.83mg 的 $C_{12}H_{18}N_2O_3$。

示例 10-18 BP2009 中戊巴比妥的测定:取本品约 0.1g,精密称定,溶于 5ml 吡啶溶液中。加 0.5ml 百里酚酞溶液和 10ml 硝酸银的吡啶溶液。用甲醇钠溶液(0.1mol/L)滴定至溶液变为纯蓝色,并将测定结果用空白试验校正。每 1ml 甲醇钠溶液(0.1mol/L)相当于 11.31mg 的 $C_{11}H_{18}N_2O_3$。

示例 10-19 JP15 中巴比妥的测定:取本品约 0.4g,精密称定,溶于 5ml 乙醇 - 三氯甲烷(95:5)。加 1ml 茜素黄 - 百里酚酞试液。用乙醇钾溶液(0.1mol/L)滴定至溶液由黄色转为浅蓝色再转为紫色,并将测定结果用空白试验校正。每 1ml 乙醇钾溶液(0.1mol/L)相当于 18.42mg 的 $C_8H_{12}N_2O_3$。

(四)紫外分光光度法

巴比妥类药物在酸性介质中几乎不电离,无明显的紫外吸收,但在碱性介质中电离为具有紫外吸收特征的结构,因此可采用紫外分光光度法测定其含量。本法专属性强、灵敏度高,被广泛应用于巴比妥类药物及其制剂的测定,以及固体制剂的溶出度和含量均匀度的检查,也常用于体内巴比妥类药物的检测。

巴比妥类药物紫外吸收的有关数据见表 10-2。

表 10-2 一些巴比妥类药物紫外吸收的有关数据

药物	λ_{max}(nm)	$E_{1cm}^{1\%}$	溶剂
巴比妥	240	538	pH 9.4 硼酸盐缓冲液
苯巴比妥	253	320	NaOH 液(0.1mol/L)
戊巴比妥	240	310	pH 9.4 硼酸盐缓冲液
异戊巴比妥	238	440	pH 9.4 硼酸盐缓冲液
司可巴比妥	240	330	pH 9.4 硼酸盐缓冲液
硫喷妥	305	930	pH 9.4 硼酸盐缓冲液

1. 直接测定的紫外分光光度法　本法是将供试品溶解后,根据供试品溶液的 pH,选用其相应的 λ_{max} 处,直接测定对照品溶液和供试品溶液的吸光度,再计算药物的含量。

示例 10-20　ChP2015 注射用硫喷妥钠的含量测定:取装量差异项下的内容物,混合均匀,精密称取适量(约相当于硫喷妥钠 0.25g),置 500ml 量瓶中,加水使硫喷妥钠溶解并稀释至刻度,摇匀,精密量取适量,用 0.4% 氢氧化钠溶液定量稀释制成每 1ml 中约含 5μg 的溶液,照紫外 - 可见分光光度法(通则 0401),在 304nm 波长处测定吸光度;另取硫喷妥对照品,精密称定,用 0.4% 氢氧化钠溶液溶解并定量稀释制成每 1ml 中约含 5μg 的溶液,同法测定。根据每支的平均装量计算。每 1mg 硫喷妥相当于 1.091mg 的 $C_{11}H_{17}N_2NaO_2S$。

供试品中硫喷妥钠的量按下式计算:

$$硫喷妥钠(mg)=1.091 \times C_S \times (A_U/A_S) \times D \times 10^{-3}$$

式中,A_U 和 A_S 分别为供试品溶液和对照品溶液的吸光度;C_S 为对照品溶液的浓度(μg/ml);1.091 为硫喷妥钠和硫喷妥的分子量比值;D 为稀释倍数。

2. 提取分离后的紫外分光光度法　如果巴比妥类药物的供试品中有干扰物质存在时,可采用提取分离的方法除去干扰物质后,再用紫外分光光度法测定。

根据巴比妥类药物具有弱酸性,在三氯甲烷等有机溶剂中易溶,而其钠盐在水中易溶的特点来进行。测定时,取巴比妥类药物适量并使其溶解,加酸酸化后,用三氯甲烷提取巴比妥类药物,三氯甲烷提取液加 pH7.2~7.5 的缓冲溶液(水 10~15ml,加碳酸氢钠 1g,10% 盐酸 3~4 滴),振摇,分离弃去水相缓冲液层,再用氢氧化钠溶液(0.45mol/L)自三氯甲烷中提取巴比妥类药物,调节碱提取液的 pH,然后选用相应的吸收波长进行测定。

示例 10-21　USP24 曾采用此法测定苯巴比妥钠的含量:取本品约 50mg,精密称定,置盛有 15ml 水的分液漏斗中,振摇使溶解。加入盐酸 2ml,振摇,用三氯甲烷提取游离出的苯巴比妥,共提取 4 次,每次 25ml,合并提取液,用棉花或者其他滤器滤过,收集滤液置于 250ml 量瓶中,以少量三氯甲烷洗涤分液漏斗和滤器,洗涤液并入量瓶中,加三氯甲烷稀释至刻度,摇匀。精密量取三氯甲烷提取液 5ml,置烧杯中,在水浴上蒸去三氯甲烷至近干,残渣先用乙醇,再用 pH9.6 硼酸盐缓冲液溶解,移入 100ml 量瓶中,再用硼酸钠缓冲液稀释至刻度,摇匀,作为供试品溶液。另取苯巴比妥对照品适量,精密称定,置于盛有 5ml 乙醇的 100ml 量瓶中,加 pH 9.6 的硼酸盐缓冲液至刻度,摇匀,最后稀释成浓度约为 10μg/ml 作为标准溶液。以每 100ml pH9.6 的硼酸盐缓冲液中含有 5ml 乙醇的溶液为空白液,在 240nm 波长处,用 1cm 吸收池分别测定供试品溶液和对照品溶液的吸光度。测定结果按下式计算:

$$苯巴比妥钠(mg)=5 \times 1.095 \times C_S \times (A_U/A_S)$$

式中,C_S 为对照品溶液的浓度(μg/ml);A_U 为供试品溶液的吸光度;A_S 为对照品溶液的吸光度;1.095 为苯巴比妥钠与苯巴比妥分子量之比;5 为稀释倍数和重量单位的换算因子[即 $250 \times (100/5) \times (1/1000)$]。

(五) 高效液相色谱法

巴比妥类药物也可用高效液相色谱法测定含量。本法尤其适用于复方制剂中巴比妥类药物的分析。

示例 10-22　ChP2015 苯巴比妥片的含量采用 HPLC 测定

色谱条件与系统适用性实验:用辛烷基硅烷键合硅胶为填充剂;以乙腈 - 水(30∶70)为流动相;检测波长为 220nm。理论塔板数按苯巴比妥峰计算不低于 2000,苯巴比妥峰与相邻色谱峰间的分离度应符合要求。

测定法:取本品 20 片,精密称定,研细,精密称取适量(约相当于苯巴比妥 30mg),置 50ml 量瓶中,加流动相适量,超声 20 分钟使苯巴比妥溶解,放冷,用流动相稀释至刻度,摇匀,滤过,精密量取续滤液 1ml,置 10ml 量瓶中,用流动相稀释至刻度,摇匀,作为供试品溶液,精密量取 10μl

笔记

注入液相色谱仪,记录色谱图。另取苯巴比妥对照品,精密称定,加流动相溶解并定量稀释制成每 1ml 中约含苯巴比妥 60μg 的溶液,同法测定,按外标法以峰面积计算,即得。

五、体内巴比妥类药物的分析

目前,临床上为了提高巴比妥类药物的疗效,减少毒副反应,为超剂量中毒诊断治疗提供依据,需要进行血药浓度监测。此外,在当前社会中,药品滥用成为危害社会稳定的一个严重隐患,巴比妥类药物的滥用就是其中的一个主要部分。因此,对于巴比妥类药物中毒患者或者滥用患者进行体内药物及毒物分析,对于控制药物滥用具有重要意义。

巴比妥类药物口服易从碱性肠液吸收,入血后迅速分布全身组织和体液中。巴比妥类药物在体内主要有两种消除方式:一种经肝脏氧化,另一种以原形由肾脏排泄。苯巴比妥有 48% 左右在肝脏氧化,15%~20% 以原形由尿液排出。硫喷妥钠在体内分解、排泄最快,注射后从尿中排出时,大部分已分解为戊巴比妥。

示例 10-23　气相色谱 - 质谱法(GC-MS)同时测定人体液中巴比妥药物。

异戊巴比妥、苯巴比妥、司可巴比妥、环己烯巴比妥、戊巴比妥、扑米酮和甲苯比妥等七种巴比妥类药物有同时测定报道,该方法灵敏、快速、准确和简便,适合于巴比妥类药物的毒物分析。

1. 色谱 - 质谱条件　使用气质联用仪,EI 离子源(70eV),接口温度 240℃,HP-1 毛细管色谱柱,进样器温度 270℃,载气氦气流速 1.1ml/min;程序柱温 100℃保持 1min-20℃/min-280℃,不分流进样。依据保留时间不同和 EI-MS 碎片定性,用选择性离子监测(SIM)模式进行定量。异戊巴比妥、戊巴比妥、司可巴比妥、环己烯巴比妥、甲苯比妥、苯巴比妥和扑米酮的定量 m/z 依次为 156、156、168、221、218、204 和 190。

2. 样品处理　采用直接固相微萃取(SPME)方法提取体液中的待测药物。SPME 萃取头使用前经 300℃老化 120 分钟。精密量取 0.5ml 待测全血样品,加入 0.5mol/L 高氯酸 1.5ml,涡旋 1 分钟,1630×g 离心 10 分钟,沉淀蛋白。精密量取 1.5ml 上清液,置于 2ml 衍生化瓶中,加 0.5g 硫酸钠,用 1mol/L 氢氧化钠试液调节 pH 6.0~7.0,硅橡胶隔垫盖严后,电磁搅拌下于 60℃加热 15 分钟,将 SPME 萃取头插入样品溶液中,继续搅拌加热 60 分钟后,将萃取头退回,并插入 GC 进样器,解吸 10 分钟后进行 GC-MS 分析。每次萃取完成后,需要用蒸馏水清洗 SPME 萃取头,防止盐的聚集。

3. 结果　7 种待测巴比妥类药物 GC-MS 如图 10-5 所示,无互相干扰,专属性良好。尽

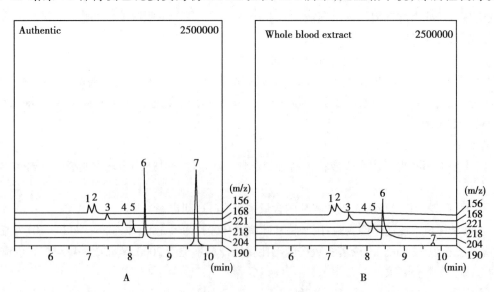

图 10-5　七种巴比妥类药物 GC-MS 图

A. 标准甲醇溶液;B. 全血提取样品

1. 异戊巴比妥;2. 戊巴比妥;3. 司可巴比妥;4. 环己烯巴比妥;5. 甲苯比妥;6. 苯巴比妥;7. 扑米酮

笔记

管 SPME 对各成分的萃取效率均较低(绝对回收率 <1.0%),但是,采用标准血样随行对照,测得上述 7 种药物的线性范围分别为,0.2~40μg/ml、0.2~40μg/ml、0.2~40μg/ml、0.2~40μg/ml、0.2~40μg/ml、0.5~50μg/ml 和 2~200μg/ml;相对回收率(准确度)均为 92.5%~119.6%,日内 *RSD* 为 1.2%~13.4%,日间 *RSD* 为 2.5%~13.8%;体内巴比妥类药物血药浓度往往均在数 μg 以上。所以,方法适宜。

第二节　苯二氮䓬类药物的分析

一、结构与性质

(一)典型药物

苯二氮䓬类药物为苯环与七元含氮杂环稠合而成的有机药物,其中 1,4- 苯并二氮杂䓬类药物是目前临床应用最广泛的抗焦虑、抗惊厥药。典型 1,4- 苯并二氮杂䓬类药物的结构如表 10-3。如地西泮、氯硝西泮、氯氮䓬和三唑仑,在多国药典中均收载。

表 10-3　典型 1,4- 苯并二氮杂䓬类药物的结构与物理性质

药物名称	结构式 / 分子式 / 分子量	物理性质
地西泮 diazepam	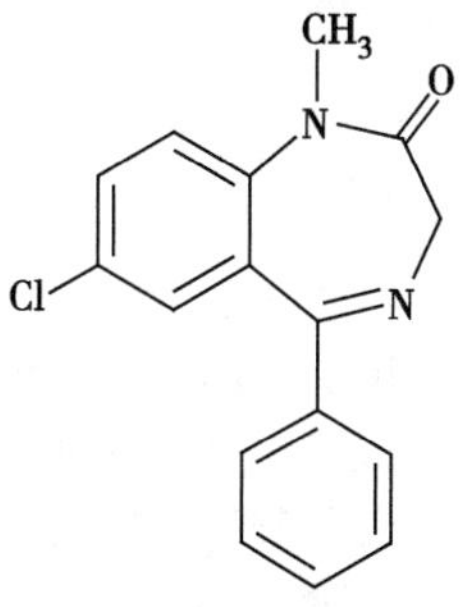 $C_{16}H_{13}ClN_2O$　284.74	白色或类白色的结晶粉末。在丙酮或三氯甲烷中易溶,在乙醇中溶解,在水中几乎不溶。 熔点 130~134℃。 UV(10μg/ml 0.5% 硫酸甲醇溶液) $E_{1cm}^{1\%}$(λ_{max}284nm)440~468
奥沙西泮 oxazepam	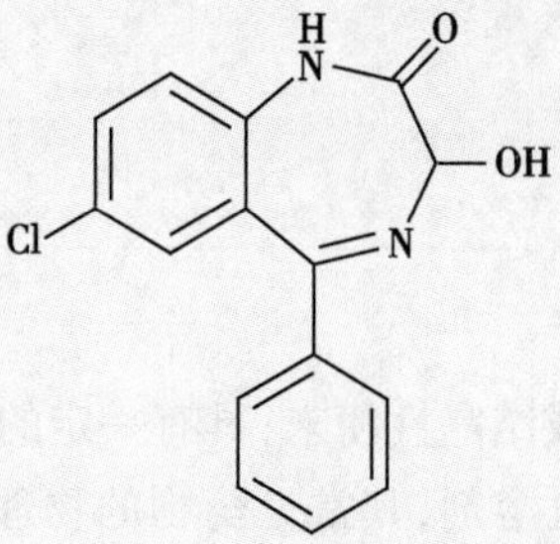 $C_{15}H_{11}ClN_2O_2$　286.72	白色或类白色结晶性粉末。在乙醇、三氯甲烷或丙酮中微溶,在乙醚中极微溶解,在水中几乎不溶。 熔点 198~202℃(dec)。 UV(10μg/ml 乙醇)λ_{max}229nm、315nm
劳拉西泮 lorazepam	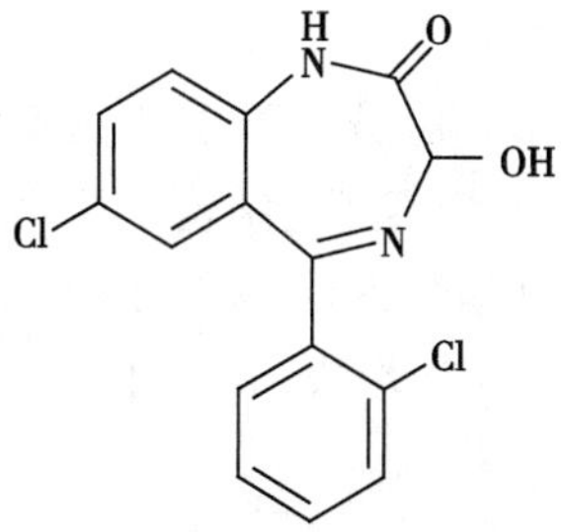 $C_{15}H_{10}Cl_2N_2O_2$　321.16	白色或类白色结晶性粉末。在乙醇中略溶,在水中几乎不溶。 UV(5μg/ml 乙醇)λ_{max}230nm $E_{1cm}^{1\%}$ 1070~1170

药物名称	结构式 / 分子式 / 分子量	物理性质
氯硝西泮 clonazepam	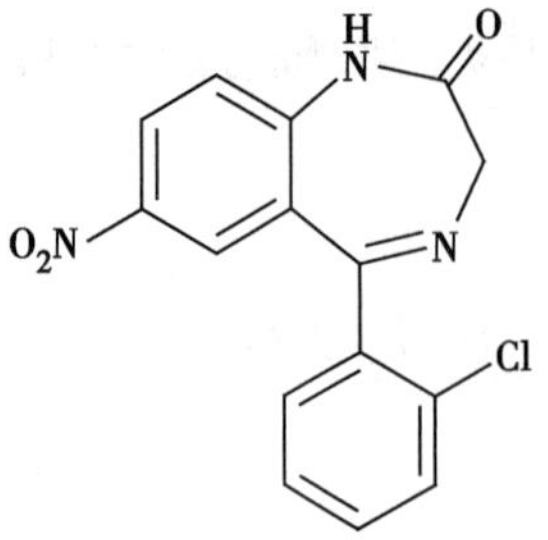 $C_{15}H_{10}ClN_3O_3$　315.72	微黄色或淡黄色结晶性粉末。在丙酮或三氯甲烷中略溶，在甲醇或乙醇中微溶，在水中几乎不溶。 熔点 237~240℃。 UV（10μg/ml 0.5% 硫酸乙醇溶液）λ_{max} 252nm 与 307nm
氯氮䓬 chlordiazepoxide	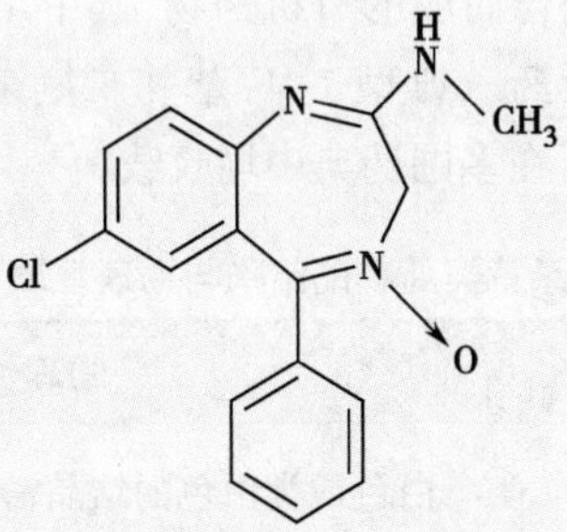 $C_{16}H_{14}ClN_3O$　299.76	淡黄色结晶性粉末。在乙醚、三氯甲烷或二氯甲烷中溶解，在水中微溶。 熔点 239~243℃（dec）。 UV（0.1mol/L HCl）λ_{max}（7μg/ml）245nm 与 308nm； $E_{1cm}^{1\%}$（15μg/ml，λ_{max} 308nm）309~329
三唑仑 triazolam	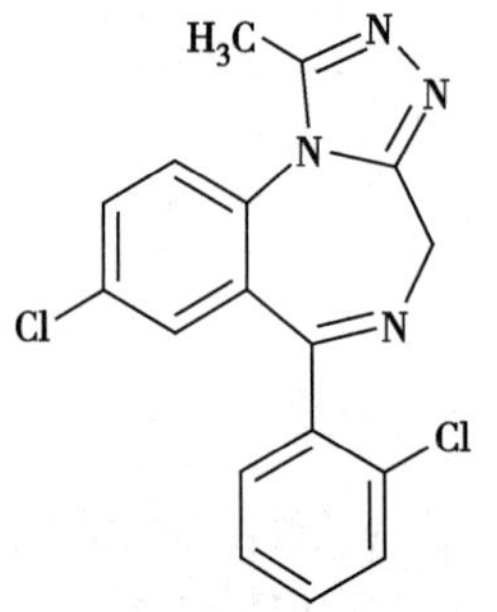 $C_{17}H_{12}Cl_2N_4$　343.21	白色或类白色结晶性粉末。在冰醋酸或三氯甲烷中易溶，在甲醇中略溶，在乙醇或丙酮中微溶，在水中几乎不溶。 熔点 239~243℃。 UV（5μg/ml 无水乙醇）λ_{max} 221nm

（二）主要理化性质

苯二氮䓬类药物通常为白色或微黄色结晶或结晶性粉末；具有一定的熔点。该类药物一般不溶或极微溶于水，溶于丙酮或三氯甲烷等有机溶剂，其常见药物的物理性质如表 10-3 所示。苯二氮䓬类药物的理化特征具体如下：

1. **弱碱性**　本类药物结构中二氮杂䓬环为七元环，环上的氮原子具有碱性，苯基的取代使碱性降低。

本类药物的 pK_a 值与其在不同 pH 时主要是以何种分子形式（质子化分子 H_2A^+；中性分子 HA；去质子化分子 A^-）存在有关。氯氮䓬和奥沙西泮等药物结构中的亚胺基均能与酸形成质子化分子。但上述药物，仅奥沙西泮、劳拉西泮和氯硝西泮，具有仲酰胺结构，能在碱性介质中共振去质子化，而具有两个 pK_a 值。它们的分子结构形式、pK_a 值与溶液 pH 的关系，如下式所示：

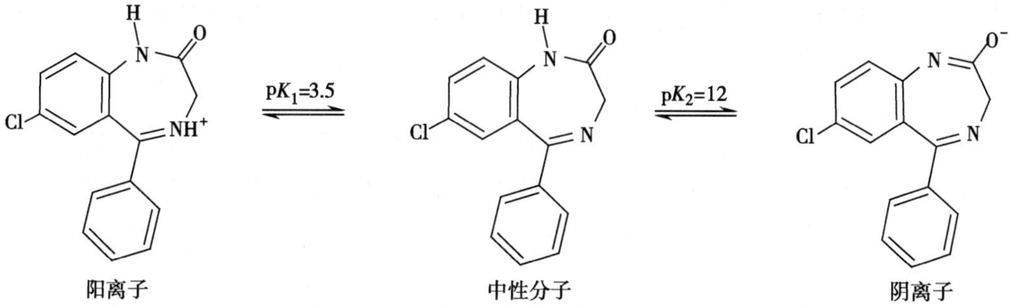

|　阳离子　|　　|　中性分子　|　　|　阴离子　|

2. **水解性**　在强酸性溶液中,本类药物可水解,形成相应的二苯甲酮衍生物,这也是本类药物的主要有关物质。其水解产物所呈现的某些特性,也可用于本类药物的鉴别和含量测定。

3. **UV 吸收特性**　本类药物均含有较大共轭体系,其常见药物的紫外光谱数据见表 10-3。

二、鉴 别 试 验

(一) 化学鉴别反应

1. **沉淀反应**　一些苯二氮䓬药物具有生物碱的性质,可与生物碱沉淀剂作用。如氯氮䓬的盐酸溶液(9→1000),遇碘化铋钾试液,生成橙红色沉淀。阿普唑仑的盐酸溶液遇硅钨酸溶液生成白色沉淀,而与碘化铋钾溶液,生成橙红色沉淀。盐酸氟西泮的水溶液和氯硝西泮的稀盐酸溶液遇碘化铋钾试液,也生成橙红色沉淀。而后者放置后,沉淀颜色变深,可以区别。ChP2015 用此法鉴别氯硝西泮及其注射液、氯氮䓬及其片剂、阿普唑仑及其片剂、盐酸氟西泮及其胶囊剂、三唑仑片等。

2. **硫酸 - 荧光反应**　苯二氮䓬类药物溶于硫酸后,在紫外光(365nm)下,显不同颜色的荧光。如地西泮为黄绿色,氯氮䓬为黄色。若在稀硫酸中,其荧光颜色略有差异,地西泮为黄色,氯氮䓬为紫色。ChP2015 用此法鉴别艾司唑仑及其制剂、地西泮及其片剂。

示例 10-24　地西泮的硫酸 - 荧光反应鉴别:取地西泮约 10mg,加硫酸 3ml,振摇使溶解,在紫外光灯(365nm)下检视,显黄绿色荧光。

(二) 特征基团反应

1. **氯化物的鉴别反应**　本类药物大多为有机氯化合物,用氧瓶燃烧法破坏,生成氯化氢,以5% 氢氧化钠溶液吸收,加稀硝酸酸化,并缓缓煮沸 2 分钟,显氯化物反应。ChP2015 用此法鉴别地西泮。

2. **芳伯胺的反应**　本类药物如 N1 位上未取代者,与盐酸共热水解后,生成芳伯胺,可发生重氮化 - 偶合反应显色。如氯氮䓬和奥沙西泮的盐酸溶液(1→2),缓慢加热煮沸,放冷,依次加入亚硝酸钠和碱性 β- 萘酚试液,生成橙红色沉淀,而后者放置颜色变暗。其反应原理如下:

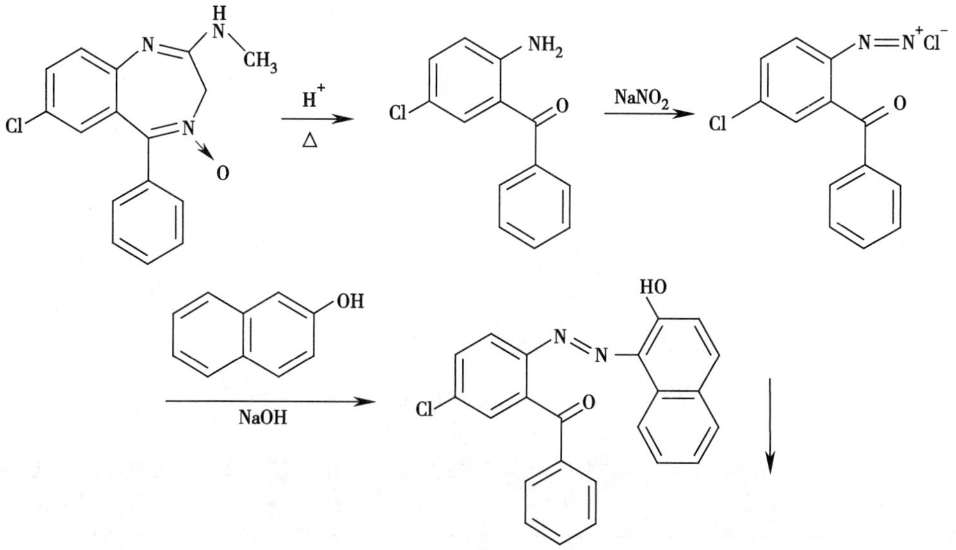

ChP2015用此法鉴别艾司唑仑及其片剂、劳拉西泮、硝西泮及其片剂、氯氮䓬及其片剂、奥沙西泮及其片剂等。

(三)吸收光谱特征

本类药物均含有较大的共轭体系。常利用紫外最大吸收波长,以及最大吸收波长处的吸光度或吸光度比值进行鉴别(表10-3)。红外吸收光谱用于大多数1,4-苯并二氮杂䓬类药物的指纹鉴别。

(四)色谱法

苯二氮䓬类药物发展很快,目前临床应用的品种不断增多。由于本类药物结构与性质相似,不易区分鉴别。因此,色谱法被广泛用于本类药物原料和制剂的专属鉴别。

如:ChP2015中硝西泮片、BP中氯硝西泮及氯氮䓬、USP中地西泮及盐酸氟西泮等,均采用TLC法鉴别。ChP2015中氯硝西泮片、氯氮䓬片和地西泮注射液均采用HPLC法鉴别。

示例10-25   ChP2015中硝西泮片的TLC鉴别法:取硝西泮片的细粉适量,精密称定,置具塞锥形瓶中,精密加三氯甲烷-甲醇(1:1)溶液10ml,振摇使硝西泮溶解,离心,取上清液用三氯甲烷-甲醇(1:1)溶液稀释制成每1ml中含硝西泮2.5mg的溶液作为供试品溶液;另取硝西泮对照品,用三氯甲烷-甲醇(1:1)溶液溶解并制成每1ml中含2.5mg的溶液,作为对照品溶液。吸取供试品溶液和对照品溶液各10μl,分别点于同一硅胶GF$_{254}$薄层板上,以硝基甲烷-乙酸乙酯(85:15)为展开剂,展开后,晾干,置紫外光灯(254nm)下检视,供试品溶液所显主斑点的位置及颜色应与对照品溶液的主斑点相同。

三、有关物质与检查

苯二氮䓬类药物在生产或储藏过程中易引入药物的中间体、副产物和分解产物等有关物质(表10-4)。

表10-4   典型苯二氮䓬类药物的主要有关物质

药物名称	有关物质结构式/代码/名称
氯氮䓬 chlordiazepoxide	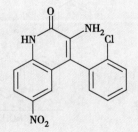 A. 4-氧化-7-氯-5-苯基-1,3-二氢-2H-1,4-苯并二氮杂䓬-2-酮 B. 3-氧化-6-氯-2-(氯甲基)-4-苯基喹唑啉 C. (2-氨基-5-氯苯基)苯甲酮
氯硝西泮 clonazepam	A. (2-氨基-5-硝基苯基)(2-氯苯基)甲酮 B. 3-氨基-4-(2-氯苯基)-6-硝基喹啉-2(1H)-酮

目前国内外药典多采用薄层色谱法或高效液相色谱法对他们进行有关物质检查,而三唑仑在 USP 中则采用气相色谱法进行有关物质检查。

(一)氯氮䓬中有关物质的检查

示例 10-26　USP 中氯氮䓬有关物质的硅胶薄层 TLC 检查法:取本品 50.0mg,加丙酮 2.5ml,振摇,待不溶颗粒下沉后,取上清液 50μl 与(2- 氨基 -5- 氯苯基)苯甲酮对照溶液(10μg/ml)、4-氧化 -7- 氯 -1,3- 二氢 -5 苯基 -2H-1,4- 苯并二氮杂䓬-2 酮对照溶液(100μg/ml)各 10μl,分别点于同一硅胶薄层板上,以乙酸乙酯展开(不必预先饱和),喷以硫酸溶液(1mol/L),在 105℃加热 15分钟后,依次喷以亚硝酸溶液(1→1000)、氨基磺酸铵溶液(1→200)及 N-(1- 萘基)- 乙二胺盐酸溶液(1→1000)。供试品溶液所显杂质斑点,2H-1,4 苯并二氮杂䓬-2- 酮(中间体)含量不得超过0.1%,分解产物(2- 氨基 -5- 氯苯基)苯甲酮含量不得超过 0.01%。

示例 10-27　BP2003 中氯氮䓬有关物质的硅胶 GF$_{254}$TLC 检查法:避光操作,试液临用前配制。取本品 0.10g,加甲苯 - 甲醇(8︰12)溶解并稀释至 15ml,作为供试品溶液;精密量取 0.5ml加甲苯 - 甲醇(8︰12)稀释至 100ml,作为对照溶液(a);取(2- 氨基 -5- 氯苯基)苯甲酮对照品5mg,甲苯 - 甲醇(8︰12)溶解并稀释至 100ml,作为对照溶液(b)。吸取对照溶液各 5μl,供试品溶液 25μl,分别点于同一硅胶 GF$_{254}$ 薄层板上,甲苯 - 乙酸乙酯 - 甲醇 - 二乙胺 - 水(70︰15︰10︰4︰1)展开剂,展开后,晾干,置紫外光灯(254nm)下检视。供试品溶液所显杂色斑点,与对照溶液(a)的主斑点比较,不得更深(0.1%)。喷以 1mol/L 盐酸溶液现制亚硝酸钠溶液(1→100),冷风吹干,再喷以盐酸 N-(1- 萘基)- 乙二胺的乙醇溶液(4→1000),供试品溶液如显(2- 氨基 -4 氯苯基)苯甲酮的紫色斑点,与对照品溶液(b)主斑点比较,不得更深(0.05%)。

示例 10-28　ChP2015 中氯氮䓬有关物质的 HPLC 检查法:避光操作,临用新制。取本品适量,精密称定,加流动相溶解并稀释制成每 1ml 含 0.2mg 的溶液,作为供试品溶液;另取 2- 氨基 -5- 氯二苯酮(杂质Ⅰ)对照品适量,精密称定,加流动相溶解并稀释制成每 1ml 中约含 20μg的溶液,作为对照品溶液;精密量取供试品溶液 0.2ml 与对照品溶液 1ml,置同一 100ml 量瓶中,用流动相稀释至刻度,摇匀,作为对照溶液。照高效液相色谱法测定,用十八烷基硅烷键合硅胶为填充剂;以乙腈 - 水(50︰50)为流动相;检测波长为 254nm。称取氯氮䓬对照品约 20mg,加流动相 5ml 振摇使溶解后,加 1mol/L 盐酸溶液 5ml,室温放置约 20 小时,加 1mol/L 氢氧化钠溶液5ml,用流动相稀释至 100ml,摇匀,作为系统适用性试验溶液,量取 10μl 注入液相色谱仪,记录色谱图。出峰顺序依次为 7- 氯 -5- 苯基 -1,3- 二氢 -1,4- 苯并二氮䓬-2- 酮 -4- 氧化物(杂质Ⅱ)与氯氮䓬,杂质Ⅱ相对保留时间约为 0.7,二者分离度应大于 5.0。精密量取对照溶液和供试品溶液各 10μl,分别注入液相色谱仪,记录色谱图至主成分保留时间的 5 倍。供试品溶液色谱图中如有与杂质Ⅰ峰保留时间一致的色谱峰,按外标法以峰面积计算,不得过 0.1%,如有与杂质Ⅱ保留时间一致的色谱峰,其峰面积不得大于对照溶液中氯氮䓬峰面积(0.2%),其他单个杂质峰面积不得大于对照溶液中氯氮䓬峰面积的 0.5 倍(0.1%),各杂质峰面积的和不得大于对照溶液中氯氮䓬峰面积的 2.5 倍(0.5%)。供试品溶液色谱图中小于对照溶液中氯氮䓬峰面积 0.25 倍的色谱峰忽略不计。

示例 10-29　ChP2015 中氯氮䓬检查项下的"酸性溶液的澄清度",主要控制中间体化合物 3- 氧化 -6- 氯 -2-(氯甲基)-4- 苯基喹唑啉,利用其盐酸溶液(9→200)中的溶解性较低的特征进行检查:取本品 0.50g,加盐酸溶液(9→200)25ml,振摇使溶解,溶液应澄清;如发生浑浊,与对照溶液(取标准铅溶液 10ml,加 5% 碳酸氢钠溶液 1ml,混匀,再加水 14ml)比较,不得更浓。

(二)三唑仑中有关物质的气相色谱法检查

由于不易获得有关物质对照品,ChP2015 中对三唑仑采用 HPLC 法 1% 溶液主成分自身对照法检查,USP32 中则采用 GC 峰面积归一化法检查有关物质的含量。

笔记

示例 10-30　USP32 中三唑仑有关物质的 GC 峰面积归一化检查：取本品，加三氯甲烷溶解并制成每 1ml 中约含 2mg 的溶液，作为供试品溶液。照气相色谱法试验，使用玻璃色谱柱（3mm×120cm），用酸洗并经硅烷化处理的硅藻土（60~80 目）为载体，以三氟丙基甲基聚硅氧烷为固定液，涂布浓度为 3%，检测器温度 275℃，柱温和进样器温度均为 240℃。取供试品溶液 4μl 注入气相色谱仪，记录色谱图至主成分峰保留时间的 3 倍。按峰面积计算，除溶剂峰外，所有杂质峰面积的总和不得超过总面积的 1.5%。

四、含量测定

（一）非水溶液滴定法

1. 非水碱量法　由于本类药物多为弱碱性，在水溶液中用标准酸直接滴定没有明显的突跃，终点难以观测，常不能获得满意的测定结果。而在非水酸性溶剂中，药物的碱度能被溶剂均化到溶剂阴离子水平，相对碱强度显著增强，从而使滴定能顺利地进行。当药物的 pK_b 为 8~10 时，一般选择冰醋酸作为溶剂；碱性更弱的药物，pK_b 为 10~12 时，宜选冰醋酸与醋酐的混合液作为溶剂；$pK_b>12$ 时，应用醋酐作为溶剂。这是因为：当碱性药物的 $pK_b>10$ 时，在冰醋酸中没有足以辨认的滴定突跃，不能滴定。在冰醋酸中加入不同量的醋酐为溶剂，随着醋酐量的不断增加，甚至以醋酐为溶剂，醋酐解离生成的醋酐合乙酰离子［$CH_3CO^+\cdot(CH_3CO)_2O$］比醋酸合质子［$H^+\cdot CH_3COOH$］的酸性更强，更有利于碱性药物的相对碱性增强，使突跃显著增大，而获得满意的滴定结果。对此类药物及其盐类原料药的含量测定，国内外药典多采用高氯酸非水溶液滴定法。ChP2015 收载的本类药物高氯酸非水溶液滴定法的主要条件见表 10-5。

表 10-5　典型苯二氮䓬类药物的高氯酸非水溶液滴定法

药物名称	取样量(g)	溶剂	终点指示	终点颜色
艾司唑仑	0.1	醋酐 50ml	结晶紫	黄色
地西泮	0.2	冰醋酸与醋酐各 10ml	结晶紫	绿色
阿普唑仑	0.12	醋酐 10ml	结晶紫	黄绿色
盐酸氟西泮	0.2	醋酐 20ml，醋酸汞 5ml	玻璃 - 甘汞电极	
硝西泮	0.2	冰醋酸 15ml，醋酐 5ml	结晶紫	黄绿色
氯硝西泮	0.25	醋酐 35ml	电位法	
氯氮䓬	0.3	冰醋酸 20ml	结晶紫	蓝色

2. 非水酸量法　本类药物中仅有奥沙西泮及劳拉西泮能在碱性介质中去质子化，具有一定的酸性，因此对这两种药物可采用氢氧化四丁基铵滴定液（0.1mol/L）非水酸量法进行含量测定，其测定方法及其主要条件见表 10-6。

表 10-6　典型苯二氮䓬类药物的氢氧化四丁基铵非水溶液滴定法

药物名称	取样量(g)	溶剂	终点指示	备注
奥沙西泮	0.4	二甲基甲酰胺 100ml	电位法	USP38 收载
劳拉西泮	0.25	二甲基甲酰胺 30ml	电位法	BP2015 收载
劳拉西泮	0.4	丙酮 50ml	电位法	JP16 收载

笔记

（二）紫外分光光度法

紫外分光光度含量测定法是对于具有特征吸收的药物，在其最大吸收波长处测定吸光度，再利用其百分吸收系数（$E_{1cm}^{1\%}$）或与其对照品同法测定计算含量的方法。常用于制剂含量、含量均匀度及溶出度的测定。

在 ChP2015 中，苯二氮䓬类药物中有多种药物的片剂和胶囊剂均采用本法测定含量。

1. 对照品比较法 分别配制供试品和对照品溶液，在规定波长处分别测定吸光度，按下式计算供试品溶液中被测组分的浓度：

$$c_X = (A_X/A_R)c_R$$

式中，c_X 和 c_R 分别为供试品溶液和对照品溶液的浓度；A_X 和 A_R 分别为供试品和对照品溶液的吸光度。

ChP2015 中采用此法进行含量测定的药物有盐酸氟西泮胶囊、硝西泮片、氯硝西泮片及注射液、氯氮䓬片。各种药物测定所用溶剂与测定波长如表 10-7 所示。

表 10-7 苯二氮䓬类药物的紫外分光光度法测定

药物名称	溶剂	测定波长（nm）	$E_{1cm}^{1\%}$
盐酸氟西泮胶囊	硫酸甲醇溶液（1→36）	239	
硝西泮片	无水乙醇	260	
氯硝西泮片	0.5% 硫酸的乙醇溶液	307	
氯硝西泮注射液	乙醇	310	
氯氮䓬片	盐酸溶液（9→1000）	308	
奥沙西泮片	乙醇	229	1252
艾司唑仑片	盐酸溶液（9→1000）	268	352

2. 吸收系数法 配制供试品溶液，在规定波长处测定其吸光度（A），再根据吸收系数（$E_{1cm}^{1\%}$），按下式计算供试品溶液的浓度（c）。

$$c = \frac{A}{E_{1cm}^{1\%} \cdot l}$$

ChP2015 中采用此法进行含量测定的药物有艾司唑仑片和奥沙西泮片，药物测定所用溶剂与测定波长和百分吸收系数如表 10-7 所示。

（三）高效液相色谱法

高效液相色谱法具有分离模式多样、适用范围广、选择和专属性强、检测手段多样、灵敏、重复性好、分析速度快等优点。利用高效液相色谱法可以十分有效地分离苯二氮䓬类药物及其降解产物。各国药典中采用 HPLC 法对苯二氮䓬类药物的含量进行直接测定及其有关物质检查的比例不断增加。HPLC 法同时也是本类药物的生物样本分析测定的常用方法。

本类药物的分析大多采用反相高效液相色谱法，以不同配比的甲醇 - 水或甲醇（乙腈）- 缓冲液等为流动相，进行测定。

示例 10-31 ChP2015 中阿普唑仑片的 HPLC 含量测定。

色谱条件与系统适用性试验：用十八烷基硅烷键合硅胶为填充剂；以磷酸盐缓冲液（pH 6.0）-乙腈 - 四氢呋喃（78：19：3）为流动相；检测波长为 254nm。取阿普唑仑对照品与三唑仑对照品各适量，用乙腈 - 水（9：1）溶解并定量稀释制成每 1ml 中分别约含 20μg 的混合溶液，作为系统适用性试验溶液，精密量取 20μl，注入液相色谱仪，记录色谱图，理论板数按阿普唑仑峰计算不低于 2000，阿普唑仑峰与三唑仑峰的分离度应符合要求。

笔记

测定法:取本品 20 片,精密称定,研细,精密称取适量(相当于阿普唑仑 1mg),置 50ml 量瓶中,加水 5ml,超声使粉末分散均匀,加乙腈适量,超声使阿普唑仑溶解,放冷,用乙腈稀释至刻度,摇匀,滤过,取续滤液作为供试品溶液,精密量取 20μl 注入液相色谱仪,记录色谱图;另精密称取阿普唑仑对照品适量,用乙腈 - 水(9:1)溶解并稀释制成每 1ml 中约含 20μg 的溶液,同法测定,按外标法以峰面积计算,即得。

五、体内苯二氮䓬类药物的分析

临床常用的苯二氮䓬类药物有二十余种,不同药物之间,抗焦虑、镇静催眠、抗惊厥、肌肉松弛和安定作用各有侧重。一次误服大量或长期内服较大剂量此类药物,可引起毒性反应。在刑事案件中经常遇到投用此类药物的案例,在临床上也常见误服过量药物的病例。假冒伪劣药物中还常常非法添加镇静催眠化学药物成分。因此,对本类药物的专属鉴别检查测定和体内药物分析显得尤为重要。常用方法包括 HPLC 和更专属灵敏的 LC-MS/MS 法。

示例 10-32 人血浆中奥沙西泮、氯硝西泮、硝西泮、三唑仑、艾司唑仑、阿普唑仑和地西泮 7 种苯二氮䓬类药物的 HPLC 同时测定应用报道如下:

1. 色谱条件 色谱柱为 Agilent Zorbax SB-C18(150mm × 4.6mm,5μm);甲醇(A)- 水(B)流动相线性梯度洗脱,0min(2%A-98%B) → 10min(62%A-38%B) →11min(62%A-38B%) → 25min(30%A-70%B);流速 1.0ml/min;检测波长 230nm;进样量 10μl。

2. 血样处理 精密量取血浆样品 0.2ml,精密加入内标溶液 40μl(20μg/ml 非那西丁的甲醇溶液),再加入正己烷 - 异丙醇(9:1)混合溶剂 4ml,涡旋提取 2 分钟,于 10 000r/min 离心 10 分钟,分取有机相层,常温下氮气吹干,残留物用 0.2ml 甲醇涡旋溶解,经 0.22μm 微孔滤膜过滤,得待测样品溶液。

3. 结果 血浆样品中奥沙西泮、氯硝西泮、硝西泮、三唑仑、艾司唑仑、阿普唑仑、地西泮以及非那西丁(内标)分离良好(图 10-6),LOD 约为 0.02μg/ml,线性范围达 0.05~50μg/ml,血浆样品正己烷 - 异丙醇(9:1)提取回收率大于 80%,测定精密度和准确度符合生物样品测定要求。既可满足治疗药物浓度监测或药代动力学研究需要,也可用于中毒药物的定量分析。

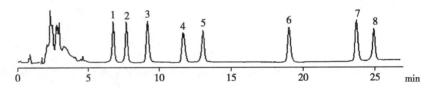

图 10-6 人血浆中 7 种苯并二氮杂䓬类药物的 HPLC 同时测定色谱

1.奥沙西泮;2.氯硝西泮;3.硝西泮;4.非那西丁(内标);5.三唑仑;6.艾司唑仑;7.阿普唑仑;8.地西泮

(复旦大学 段更利)

参考文献

1. 涂厉标,祝永明 .HPLC 法同时测定人血清中苯巴比妥、苯妥英和卡马西平的浓度 . 中国药师,2005,8(11):934-936

2. Iwai M,Hattori H,Arinobu T,et al.Simultaneous determination of barbiturates in human biological fluids by direct immersion solid-phase microextraction and gas chromatography-mass spectrometry.J Chromatogr B Analyt Technol Biomed Life Sci,2004,806(1):65-73

3. Wang QL,Fan LY,Zhang W,et al.Sensitive analysis of two barbiturates in human urine by capillary electrophoresis

with sample stacking induced by moving reaction boundary.Anal Chim Acta,2006,580(2):200-205

4. 卓先义,向平.LC-MS/MS 同时分析血液中五种巴比妥类药物.中国司法鉴定,2007,2:17-19

5. 刘立新,崔一民.RP-HPLC 同时测定人体外血浆中 7 种苯二氮草类镇静催眠药的浓度.药物分析杂志,
   2011,31(2):336-339

第十一章 吩噻嗪类抗精神病药物的分析

学习要求

1. 掌握 吩噻嗪类药物的结构、性质和分析方法。
2. 熟悉 吩噻嗪类药物的鉴别试验及有关物质检查方法。
3. 了解 吩噻嗪类药物的性状及其体内药物分析方法。

吩噻嗪类（硫氮杂蒽类,phenothiazines）药物能够阻断多巴胺受体,在保持意识清醒的情况下控制幻觉及妄想等症状,主要用于治疗 I 型精神分裂症,属于抗精神病药物（antipsychotics）。此外,抗精神病药物还包括噻吨类（硫杂蒽类,thioxanthenes）、丁酰苯类（butyrophenones）及其他类。抗精神病药物又称抗精神分裂症药物（antischizophrinics）或神经安定药物（neuroleptics）。

第一节 结构与性质

吩噻嗪类药物的基本结构及其性质是建立本类药物分析方法的基础。

一、典型药物与结构特点

吩噻嗪类药物具有硫氮杂蒽母核。

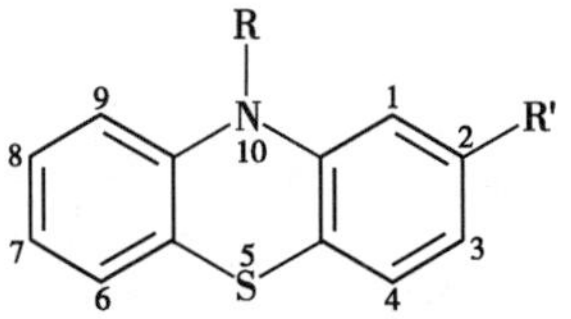

母核上的 2 和 10 位被不同的基团取代,得到一系列吩噻嗪类抗精神病药物。2 位的 R′ 为电负性较大的基团,如—H、—Cl、—CF_3、—SCH_3;10 位的 R 为碱性侧链,如二甲氨基、哌嗪或哌啶的衍生基团。临床上常用本类药物的盐酸盐。

ChP2015 收载了以下本类药物及其制剂:盐酸氯丙嗪、盐酸异丙嗪、盐酸三氟拉嗪、盐酸硫利达嗪、奋乃静、癸氟奋乃静和盐酸氟奋乃静,见表 11-1。其中,盐酸氯丙嗪（chlorpromazine hydrochloride）是本类药物的典型代表。

表 11-1 ChP2015 收载的吩噻嗪类药物

药物	取代基 / 分子式 / 分子量		性状
	R	R′	
盐酸异丙嗪 promethazine hydrochloride	$CH_2CH(CH_3)N(CH_3)_2$	H	白色或类白色的粉末或颗粒;几乎无臭;在空气中日久变质,显蓝色。
	$C_{17}H_{20}N_2S \cdot HCl$　320.89		在水中极易溶解,在乙醇或三氯甲烷中易溶,在丙酮或乙醚中几乎不溶。 吸收系数($E_{1cm}^{1\%}$)883~937(249nm,0.01mol/L 盐酸溶液)

续表

药物	取代基 / 分子式 / 分子量		性状
	R	R'	
盐酸氯丙嗪 chlorpromazine hydrochloride	$CH_2CH_2CH_2N(CH_3)_2$ $C_{17}H_{19}ClN_2S \cdot HCl$　355.33	Cl	白色或乳白色结晶性粉末;有微臭,有引湿性;遇光渐变色;水溶液显酸性反应。 在水、乙醇或三氯甲烷中易溶,在乙醚或苯中不溶。 熔点为194~198℃
奋乃静 perphenazine	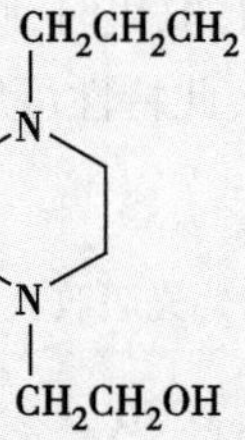 $CH_2CH_2CH_2$（哌嗪环）CH_2CH_2OH $C_{21}H_{26}ClN_3OS$　403.97	Cl	白色至淡黄色结晶性粉末;几乎无臭。 在三氯甲烷中极易溶解,在甲醇中易溶,在乙醇中溶解,在水中几乎不溶;在稀盐酸中溶解。 熔点为94~100℃
盐酸氟奋乃静 fluphenazine hydrochloride	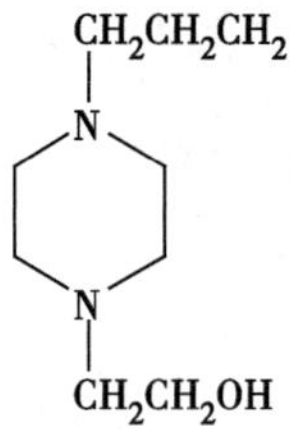 $CH_2CH_2CH_2$（哌嗪环）CH_2CH_2OH $C_{22}H_{26}F_3N_3OS \cdot 2HCl$　510.44	CF_3	白色或类白色的结晶性粉末;无臭;遇光易变色。 在水中易溶,在乙醇中略溶,在丙酮中极微溶解,在乙醚中不溶。 吸收系数($E_{1cm}^{1\%}$)为553~593(255nm,9→1000盐酸溶液)
癸氟奋乃静 fluphenazine decanoate	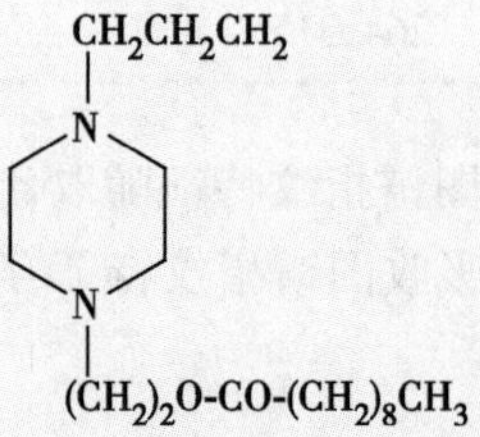 $CH_2CH_2CH_2$（哌嗪环）$(CH_2)_2O-CO-(CH_2)_8CH_3$ $C_{32}H_{44}F_3N_3O_2S$　591.78	CF_3	淡黄色至黄棕色黏稠液体;遇光,色渐变深。 在甲醇、乙醇、三氯甲烷、无水乙醚或植物油中极易溶解,在水中不溶
盐酸三氟拉嗪 trifluoperazine hydrochloride	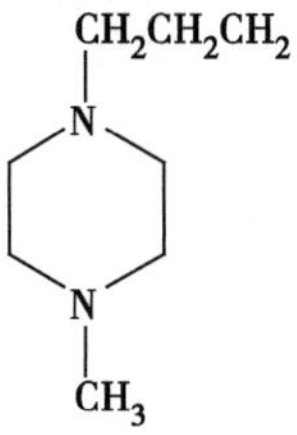 $CH_2CH_2CH_2$（哌嗪环）CH_3 $C_{21}H_{24}F_3N_3S \cdot 2HCl$　480.42	CF_3	白色至微黄色的结晶性粉末;无臭或几乎无臭;微有引湿性;遇光渐变色。 在水中易溶,在乙醇中溶解,在三氯甲烷中微溶,在乙醚中不溶
盐酸硫利达嗪 thioridazine hydrochloride	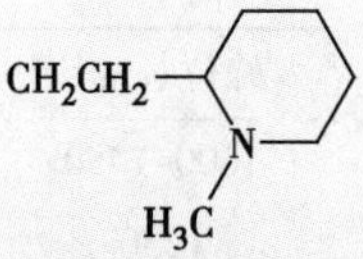 CH_2CH_2（哌啶环）H_3C $C_{21}H_{26}N_2S_2 \cdot HCl$　407.04	SCH_3	白色或类白色的结晶性粉末;微臭。 在三氯甲烷中易溶,在乙醇或水中溶解,在乙醚中几乎不溶。 熔点为159~165℃,熔距不得超过2℃

二、主要理化性质

1. **弱碱性** 硫氮杂蒽母核的氮原子碱性极弱;10位取代的脂烃氨基、哌嗪及哌啶的衍生物所含的氮原子碱性较强,可用于鉴别和含量测定。

2. **易氧化性** 硫氮杂蒽母核具有还原性,易被硫酸、硝酸、过氧化氢、三氯化铁试液等氧化剂氧化,可用于鉴别和含量测定。反应过程及产物较复杂,随取代基及氧化剂不同,产物呈现不同的颜色。由于光照时易氧化变色,本类药物应避光保存。

3. **与金属离子配合呈色** 硫氮杂蒽母核的二价硫可与钯离子配合,生成有色化合物,可用于鉴别和含量测定。其氧化物亚砜和砜则无此反应。

4. **紫外光吸收特性** 硫氮杂蒽母核为共轭体系,能够吸收紫外光,在205、254和300nm三个波长处有最大吸收。通常,在254nm波长处的吸收最强。最大吸收峰的位置与强度受到取代基的影响,例如2位有卤素取代时,吸收峰红移;2位有—SCH_3取代时,吸收峰红移更显著。表11-2列出了ChP2015收载的吩噻嗪类药物的紫外光吸收特性,此特性可用于本类药物的鉴别和含量测定。

表 11-2 ChP2015 收载的吩噻嗪类药物的紫外光吸收特性

药物	溶剂	$\lambda_{max}(nm)$	$E_{1cm}^{1\%}$
盐酸异丙嗪	盐酸(0.01mol/L)	249	883~937
盐酸氯丙嗪	盐酸(9→1000)	254,306	915(254nm)
奋乃静	甲醇	258,313	
盐酸氟奋乃静	盐酸(9→1000)	255	553~593
癸氟奋乃静	乙醇	260	
盐酸三氟拉嗪	盐酸(1→20)	256	630
盐酸硫利达嗪	乙醇	264,315	950(264nm)

5. **红外光吸收特性** 吩噻嗪类药物的红外光吸收图谱指纹特征随取代基不同而不同,可用于鉴别。例如盐酸氯丙嗪与盐酸异丙嗪的红外光吸收图谱指纹特征存在明显差异,见图11-1。

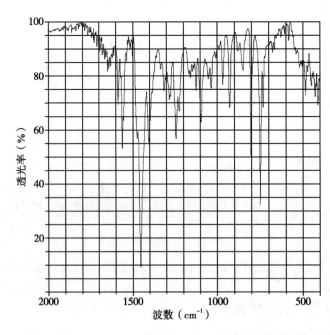

峰位（cm⁻¹）	归属
1600~1450	$\nu_{C=C}$（苯环）
1250	ν_{N-C}（芳氨基）
1100	ν_{N-C}（脂氨基）
950~700	OOP_{C-H}（苯环）

图 11-1A 盐酸氯丙嗪的红外光吸收图谱

笔记

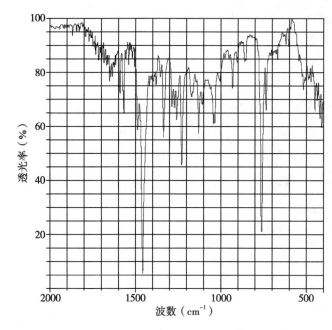

峰位（cm^{-1}）	归属
1600~1450	$\nu_{C=C}$（苯环）
1330,1230	ν_{N-C}（芳氨基）
1130,1030	ν_{N-C}（脂氨基）
950~700	OOP_{C-H}（苯环）

图 11-1B　盐酸异丙嗪的红外光吸收图谱

第二节　鉴　别　试　验

吩噻嗪类药物可依据其不同性质，采用化学法、光谱法、色谱法及其他方法进行鉴别。

各国药典一般选择 2~4 种不同原理的分析方法组成一组鉴别试验，对所收载的吩噻嗪类药物进行鉴别。例如 ChP2015 盐酸异丙嗪片的鉴别试验由氧化显色反应、氯化物的鉴别反应、薄层色谱法（TLC）或高效液相色谱法（HPLC）、提取后红外分光光度法（IR）组成；USP38 盐酸氯丙嗪的鉴别试验由红外分光光度法（IR）、薄层色谱法（TLC）和氯化物的鉴别反应组成；EP8 奋乃静的鉴别试验由熔点测定和红外分光光度法（IR）组成；JP16 盐酸硫利达嗪的鉴别试验由氧化显色反应、红外分光光度法（IR）和氯化物的鉴别反应组成。

本节主要介绍化学法、光谱法、色谱法及其他方法在吩噻嗪类药物及其制剂鉴别中的应用。

一、化　学　法

依据吩噻嗪类药物的弱碱性、易氧化性、与金属离子配合呈色的特性，可采用与生物碱沉淀剂反应、氧化显色反应、与钯离子配合呈色反应鉴别本类药物。另外，对于含有卤素取代基的吩噻嗪类药物和吩噻嗪类药物的盐酸盐，还可分别采用含卤素取代基的反应和氯化物的鉴别反应进行鉴别。

（一）与生物碱沉淀剂反应

吩噻嗪类药物 10 位的含氮取代基具有碱性，可与生物碱沉淀剂发生沉淀反应。测定生成物的熔点，可鉴别本类药物及其制剂。

示例 11-1　JP16 盐酸氯丙嗪鉴别法：取本品约 0.1g，加水 20ml 溶解后，加稀盐酸 3 滴与三硝基苯酚试液 10ml，静置 5 小时，生成沉淀，滤过；沉淀用水洗涤后，以少量丙酮重结晶，于 105℃干燥 1 小时，熔点为 175~179℃。

示例 11-2　JP16 盐酸氯丙嗪片鉴别法：取本品，除去包衣，研细，称取细粉适量（约相当于盐酸氯丙嗪 0.2g），加 0.1mol/L 盐酸溶液 40ml，振摇使盐酸氯丙嗪溶解，滤过；取滤液 20ml，滴加三硝基苯酚试液 10ml,照盐酸氯丙嗪项下的鉴别项试验,显相同的反应。

示例中,采用溶解及过滤的方法排除片剂辅料对分析的干扰。

(二) 氧化显色反应

硫氮杂蒽母核的氧化显色反应被国内外药典用于吩噻嗪类药物及其制剂的鉴别。常用的氧化剂为硫酸、硝酸、过氧化氢、三氯化铁试液和硫酸铈铵试液。随取代基及氧化剂的不同,反应所显的颜色不同,见表 11-3。

表 11-3　常用吩噻嗪类药物的氧化显色反应

药物	硫酸	硝酸	过氧化氢	三氯化铁	硫酸铈铵
盐酸异丙嗪	[1] 显樱桃红色;放置后,色渐变深	[1,2] 生成红色沉淀;加热,沉淀即溶解,溶液由红色变为橙黄色	—	—	—
盐酸氯丙嗪	—	[1] 显红色,渐变淡黄色	—	[3] 显红色。	—
奋乃静	[3] 显红色;加热,变为深紫红色	—	[1] 显深红色;放置后,红色渐褪去	—	—
盐酸氟奋乃静	[1] 显淡红色;温热后变成红褐色	—	—	—	—
癸氟奋乃静	—	—	—	—	—
盐酸三氟拉嗪	[1] 与重铬酸钾的硫酸溶液共热,产生类似油垢物 [2] 加溴水,振摇;滴加硫酸,剧烈搅动,显红色	[1,2] 生成微带红色的白色沉淀;放置后,红色变深,加热后变为黄色	—	—	—
盐酸硫利达嗪	[1,3] 显蓝色	—	—	—	[3] 显蓝色;继续加入试剂,蓝色消失

注 1:[1] 为 ChP2015;[2] 为 EP8;[3] 为 JP16
注 2:多药典收载同一反应时,表中描述来自于 ChP2015,其他药典的描述请查阅相应药典

　示例 11-3　ChP2015 盐酸氯丙嗪鉴别法:取本品约 10mg,加水 1ml 溶解后,加硝酸 5 滴即显红色,渐变淡黄色。

　示例 11-4　ChP2015 盐酸氯丙嗪片鉴别法:取本品,除去包衣,研细,称取细粉适量(约相当于盐酸氯丙嗪 50mg),加水 5ml,振摇使盐酸氯丙嗪溶解,滤过;滤液照盐酸氯丙嗪项下的鉴别(1)、(4)项试验,显相同的反应。

　示例 11-5　JP16 盐酸氯丙嗪鉴别法:取本品,加水溶解并稀释制成 0.1% 的溶液;取上述溶液 5ml,加三氯化铁试液 1 滴,溶液显红色。

　示例 11-6　JP16 盐酸氯丙嗪片鉴别法:取本品,除去包衣,研细,称取细粉适量(约相当于盐酸氯丙嗪 0.2g),加 0.1mol/L 盐酸溶液 40ml,振摇使盐酸氯丙嗪溶解,滤过;取滤液 1ml,加水 4ml 与三氯化铁试液 1 滴,溶液显红色。

　在采用氧化显色反应鉴别盐酸氯丙嗪片时,虽然 ChP2015 和 JP16 所用的氧化剂不同,但均

笔记

采用溶解及过滤的方法排除片剂辅料对分析的干扰。

（三）与钯离子配合呈色反应

硫氮杂蒽母核与钯离子配合呈色的反应可用于吩噻嗪类药物及其制剂的鉴别。由于配合反应发生在硫氮杂蒽母核的硫元素与钯离子之间，该反应不受硫氮杂蒽母核氧化物亚砜和砜的干扰，专属性强。

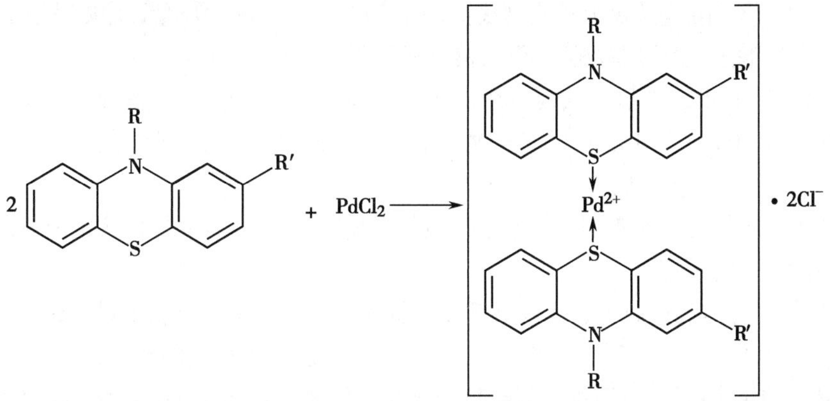

示例 11-7　ChP2015 癸氟奋乃静鉴别法：取本品约 50mg，加甲醇 2ml 溶解后，加 0.1% 氯化钯溶液 3ml，即有沉淀生成，并显红色，再加过量的氯化钯溶液，颜色变深。

ChP2015 癸氟奋乃静注射液也用该法鉴别。

（四）含卤素取代基的反应

含有卤素取代基的吩噻嗪类药物及其制剂可采用焰色反应及显色反应进行鉴别。

1. 焰色反应　卤化物的焰色反应可用于鉴别含卤素取代基的吩噻嗪类药物。

示例 11-8　JP16 奋乃静鉴别法：本品的火焰显绿色［卤化物的焰色反应——取 1.5cm×5cm 的铜网（网孔 0.25mm，丝径 0.174mm），将一段铜线的一端缠绕于铜网上。在无色火焰中剧烈加热铜网，直至火焰不再显示绿色或蓝色，冷却。重复此操作数次，使铜网表面完全被氧化铜覆盖。除另有规定外，置约 1mg 供试品于铜网上，点火燃烧。重复此操作 3 次后，在无色火焰中检视铜网］。

示例中，奋乃静的 2 位有氯元素取代，可用焰色反应进行鉴别。

2. 显色反应　吩噻嗪类药物的 2 位有含氟取代基时，可经有机破坏使共价结合的氟元素分解成氟化物，在酸性条件下与茜素锆试液（取硝酸锆 5mg，加水 5ml 与盐酸 1ml；另取茜素磺酸钠 1mg，加水 5ml；将两溶液混合，即得。茜素磺酸钠与锆盐在酸性条件下形成红色配合物）反应，溶液颜色发生改变，可据此进行鉴别。

示例 11-9　ChP2015 癸氟奋乃静鉴别法：取本品 15~20mg，加碳酸钠与碳酸钾各约 0.1g，混匀，在 600℃炽灼 15~20 分钟，放冷，加水 2ml 使溶解，加盐酸溶液（1→2）酸化，滤过，滤液加茜素锆试液 0.5ml，应显黄色。

示例中，癸氟奋乃静经炽灼破坏生成的氟化物在酸性条件下与茜素锆试液（红色）反应，生成氟化锆配合离子 $[ZrF_6]^{2-}$（无色），释放出茜素磺酸钠（黄色），使溶液由红色变为黄色。

示例 11-10　ChP2015 盐酸氟奋乃静注射液鉴别法：取本品适量（约相当于盐酸氟奋乃静 20mg），加碳酸钠及碳酸钾各约 100mg，混合均匀，先用小火小心加热，并蒸干，然后在 600℃灰化，加水 2ml 使溶解，加盐酸溶液（1：2）酸化，滤过，滤液加茜素锆试液 0.5ml，溶液由红变黄。

示例中，通过小火加热蒸干排除注射液中的溶剂对分析的干扰。

（五）氯化物的鉴别反应

国内外药典均采用氯化物的鉴别反应鉴别吩噻嗪类药物的盐酸盐及其制剂。氯化物的鉴别反应包括与硝酸银的沉淀反应、与二氧化锰等氧化剂的氧化还原反应。

1. 与硝酸银的沉淀反应　氯离子与硝酸银在硝酸酸性条件下的沉淀反应可用于鉴别吩噻嗪类药物的盐酸盐。但是,由于硝酸与硫氮杂蒽母核发生氧化显色反应,干扰对氯化银沉淀的观察。为排除干扰,可在供试品溶液中加氨试液使成碱性,弱碱性的吩噻嗪类药物析出,滤除药物沉淀,取滤液进行试验。

示例 11-11　JP16 盐酸氯丙嗪鉴别法:取本品 0.5g,加水 5ml 溶解后,加氨试液 2ml,水浴加热 5 分钟,冷却,滤过;滤液用稀硝酸酸化,溶液显氯化物的鉴别反应。

示例 11-12　ChP2015 盐酸氯丙嗪片鉴别法:取本品,除去包衣,研细,称取细粉适量(约相当于盐酸氯丙嗪 50mg),加水 5ml,振摇使盐酸氯丙嗪溶解,滤过;滤液照盐酸氯丙嗪项下的鉴别(1)、(4)项试验,显相同的反应。

USP38 也采用氯化物的鉴别反应鉴别盐酸氯丙嗪及其片剂,且同样以溶解及过滤的方法排除片剂辅料对分析的干扰。

2. 与二氧化锰等氧化剂的氧化还原反应　氯离子与二氧化锰等氧化剂的氧化还原反应可用于鉴别吩噻嗪类药物的盐酸盐。由于该反应产生的现象(水湿润的碘化钾淀粉试纸显蓝色)为挥发性氧化物氯气所致,溶液中硫氮杂蒽母核与氧化剂的氧化显色反应不干扰对本反应实验现象的观察。

此外,对于吩噻嗪类药物的盐酸盐,可将硫氮杂蒽母核的氧化显色反应与氯化物的鉴别反应结合进行,以提高鉴别效率。

示例 11-13　EP8 盐酸三氟拉嗪鉴别法:取本品 50mg,加水 5ml 溶解后,加硝酸 2ml,溶液显深红色,后变淡黄色;溶液显氯化物的鉴别反应。

二、光 谱 法

依据吩噻嗪类药物的红外和紫外光吸收特性,可采用红外分光光度法和紫外分光光度法鉴别本类药物及其制剂。

(一) 红外分光光度法

红外分光光度法(IR)被国内外药典用作鉴别吩噻嗪类药物的主要方法。ChP2015 收载的吩噻嗪类原料药均采用红外分光光度法(IR)鉴别。本类药物的制剂可采用提取后红外分光光度法(IR)鉴别。

示例 11-14　ChP2015 盐酸氯丙嗪鉴别法:本品的红外光吸收图谱应与对照的图谱(光谱集 391 图)一致。

示例 11-15　ChP2015 盐酸异丙嗪片鉴别法:取本品,除去包衣,研细,称取适量(约相当于盐酸异丙嗪 100mg),加三氯甲烷 10ml,研磨溶解,滤过,滤液水浴蒸干,残渣经减压干燥,依法测定。本品的红外光吸收图谱应与对照图谱一致。

示例中,采用三氯甲烷提取(盐酸异丙嗪在三氯甲烷中易溶)、过滤、蒸干溶剂的方法排除片剂辅料对红外光吸收图谱测量的干扰。

(二) 紫外分光光度法

硫氮杂蒽母核在 205、254 和 300nm 三个波长附近有最大吸收,可用紫外光谱中这三个波长附近的吸收特征鉴别本类药物及其制剂。但是由于 205nm 波长附近为紫外截止波长,该处的吸收特征一般不用于鉴别;又因为本类药物在 300nm 波长附近的吸光度及吸收系数均较小,该处的吸光度或吸收系数也一般不用于鉴别。

本类药物见光易被氧化,使其紫外光吸收特性发生明显改变,应避光操作。鉴别本类药物的制剂时,常需采用适当的方法排除不溶性辅料对吸光度测量的干扰。

示例 11-16　ChP2015 盐酸氯丙嗪鉴别法:取本品,加盐酸溶液(9→1000)制成每 1ml

笔记

中含 5μg 的溶液,在 254nm 与 306nm 的波长处有最大吸收,在 254nm 的波长处吸光度约为 0.46。

示例 11-17　EP8 盐酸氯丙嗪鉴别法:避光制备供试品溶液,并立即测定吸光度。

供试品溶液:取本品 50.0mg,用 10.3g/L 盐酸溶液溶解并稀释至 500.0ml;量取上述溶液 5.0ml,用 10.3g/L 盐酸溶液稀释至 100.0ml,即得。

光谱范围:230~340nm。

最大吸收波长:254 与 306nm。

最大吸收波长处的吸收系数:254nm 波长处的吸收系数为 890~960。

采用紫外分光光度法鉴别盐酸氯丙嗪时,ChP2015 和 EP8 均未使用 205nm 波长附近的吸收特征,也未使用 300nm 波长附近的吸光度或吸收系数。

示例 11-18　ChP2015 奋乃静片鉴别法:避光操作。取含量测定项下的供试品溶液[避光操作。取本品 20 片,除去包衣后,精密称定,研细,精密称取适量(约相当于奋乃静 10mg),置 100ml 量瓶中,加溶剂(取乙醇 500ml,加盐酸 10ml,加水至 1000ml,摇匀)约 70ml,充分振摇使奋乃静溶解,用溶剂稀释至刻度,摇匀,滤过,精密量取续滤液 5ml,置 100ml 量瓶中,用溶剂稀释至刻度,摇匀,作为供试品溶液],在 255nm 的波长处有最大吸收。

示例中,用于鉴别的紫外光谱特征为最大吸收波长 255nm。采用溶解、过滤、取续滤液制备供试品溶液的方法排除片剂中不溶性辅料对吸光度测量的干扰。

三、色　谱　法

色谱法作为一种常用的分离分析方法,被国内外药典用于吩噻嗪类药物及其制剂的鉴别。当某吩噻嗪类药物已经采用色谱法进行有关物质检查和(或)含量测定时,以该法同时进行鉴别尤为便利。用于本类药物鉴别的色谱法主要包括薄层色谱法(TLC)和高效液相色谱法(HPLC)。

(一) 薄层色谱法

采用薄层色谱法(TLC)鉴别吩噻嗪类药物及其制剂时,供试品溶液主斑点与对照品溶液主斑点的 R_f 值应一致。

示例 11-19　USP38 盐酸氯丙嗪鉴别法:在"其他烷基化吩噻嗪类化合物的检查"中,供试品溶液主斑点与对照品溶液主斑点的 R_f 值应一致。

示例中,在采用薄层色谱法(TLC)检查其他烷基化吩噻嗪类化合物的同时用其鉴别药物,分析效率高。

示例 11-20　USP38 奋乃静注射液鉴别法:取本品 1ml,加甲醇稀释至 5ml,作为供试品溶液;另取奋乃静对照品,加甲醇溶解并稀释制成每 1ml 中含 1mg 的溶液,作为对照品溶液。吸取上述两种溶液各 5μl,分别点于同一硅胶薄层板上(色谱硅胶层厚 0.25mm),以丙酮 - 氢氧化铵 (200∶1)为展开剂,展开至溶剂前沿前移约 15cm,晾干,喷以碘铂酸钾试液(取氯铂酸 100mg,加 1mol/L 盐酸溶液 1ml 溶解后,加 4% 碘化钾溶液 25ml,加水使成 100ml,再加盐酸 0.50ml,摇匀,即得),供试品溶液主斑点与对照品溶液主斑点的 R_f 值应一致。

示例中,展开剂中的氢氧化铵作为扫尾剂,能够抑制弱碱性奋乃静与硅胶酸性基团的结合,减轻色谱斑点的拖尾程度。

USP38 采用此法鉴别奋乃静片时,先用三氯甲烷振摇使奋乃静溶解,滤过,滤液在蒸汽浴上蒸至近干,残渣用甲醇溶解,照奋乃静注射液项下的鉴别项试验。

(二) 高效液相色谱法

采用高效液相色谱法(HPLC)鉴别吩噻嗪类药物及其制剂时,供试品溶液与对照品溶液的主峰保留时间应一致。

笔记

示例 11-21   ChP2015 盐酸氟奋乃静鉴别法:在含量测定项下记录的色谱图中,供试品溶液主峰的保留时间应与对照品溶液主峰的保留时间一致。

示例中,在采用高效液相色谱法(HPLC)测定含量的同时用其鉴别药物,分析效率高。ChP2015 也采用该法鉴别癸氟奋乃静注射液。

此外,ChP2015 采用色谱法鉴别盐酸异丙嗪片和盐酸异丙嗪注射液时,可选择薄层色谱法(TLC)或高效液相色谱法(HPLC)。

四、其 他 方 法

吩噻嗪类药物还可以通过测定熔点进行鉴别。

示例 11-22   EP8 奋乃静鉴别法:照毛细管法测定,本品的熔点为 96~100℃〔毛细管法:本法测定的熔点为供试品全部液化时的温度。当各论项下有规定时,本装置和方法同时适用于测定"初熔(凹液面点)"、"熔距"等描述供试品熔化行为的其他特性。测定装置由以下部分组成:①盛装传温液且可被加热的玻璃容器(传温液为水、液状石蜡或硅油等);②搅拌器(使传温液的温度均匀);③温度计(分浸型,分度不大于 0.5℃,量程不大于 100℃);④一端熔封的中性硬质玻璃毛细管(内径 0.9~1.1mm,壁厚 0.10~0.15mm)。测定方法:取供试品适量,研成细粉,除另有规定外,在无水硅胶上真空干燥 24 小时。分取供试品适量,置毛细管中,使粉末紧密集结在毛细管的熔封端且高度为 4~6mm。加热传温液,当温度升至较规定的熔点低限约低 10℃时,调整加热速度至约 1℃ /min;当温度升至较规定的熔点低限低 5℃时,将装有供试品的毛细管浸入传温液,使毛细管熔封端接近分浸线与传温液液面一致的温度计的汞球中部。记录供试品全部液化时的温度。装置的校正:用熔点测定用对照品校正(例如由世界卫生组织提供的熔点测定用对照品)〕。

第三节   有关物质与检查

吩噻嗪类药物的有关物质主要包括残留的原料、中间产物、副产物、药物的氧化降解产物。由于有关物质在结构和性质上与药物有一定的相似性,有关物质检查宜采用色谱法进行分离分析。吩噻嗪类药物的有关物质检查一般采用高效液相色谱法(HPLC),也可采用薄层色谱法(TLC)。

一、盐酸氯丙嗪及其制剂的有关物质检查

(一) 合成路线与有关物质

1. 合成路线

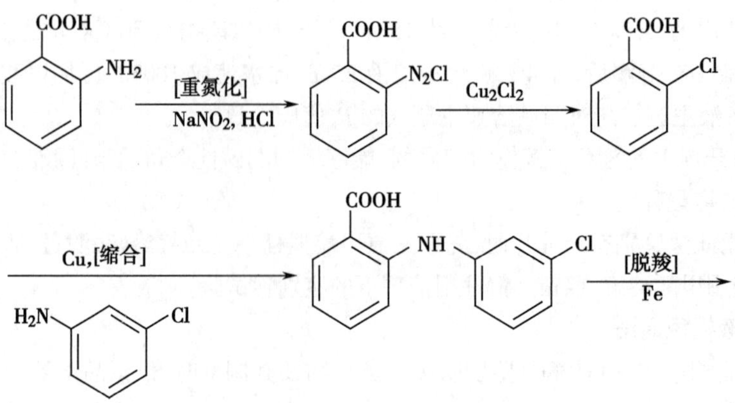

（结构反应式示意图，略）

3-氯二苯胺（Ⅰ） [环合] S,I₂ → 2-氯-10H-吩噻嗪（Ⅱ）

[分离异构体] C₆H₅Cl,C → [缩合] ClCH₂CH₂CH₂N(CH₃)₂, NaOH →

[成盐] HCl, C₂H₅OH →

2. **有关物质** 盐酸氯丙嗪的有关物质主要包括残留的中间产物 3- 氯二苯胺（Ⅰ）和 2- 氯 -10H- 吩噻嗪（Ⅱ）、其他烷基化吩噻嗪类化合物 3-(2- 氯 -10H- 吩噻嗪 -10- 基)-N- 甲基 -1- 丙胺(去甲基氯丙嗪)（Ⅲ）和 N-[3-(2-(2- 氯 -10H- 吩噻嗪 -10- 基) 丙基]-N,N′,N′- 三甲基 -1,3- 丙二胺（Ⅳ）、因贮藏不当或存放时间过长而产生的 3-(2- 氯 -10H- 吩噻嗪 -10- 基)-N,N- 二甲基 -1- 丙胺 S- 氧化物(氯丙嗪亚砜)（Ⅴ）和 3-(2- 氯 -10H- 吩噻嗪 -10- 基)-N,N- 二甲基 -1- 丙胺 N- 氧化物（Ⅵ）等。

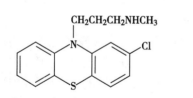

3-(2-氯-10H-吩噻嗪-10-基)-N-甲基-1-丙胺（Ⅲ）

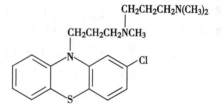

N-[3-(2-氯-10H-吩噻嗪-10-基)丙基]-N,N′,
N′-三甲基-1,3-丙二胺（Ⅳ）

3-(2-氯-10H-吩噻嗪-10-基)-N,N-
二甲基-1-丙胺S-氧化物（Ⅴ）

3-(2-氯-10H-吩噻嗪-10-基)-N,N-
二甲基-1-丙胺N-氧化物（Ⅵ）

（二）有关物质检查

1. 盐酸氯丙嗪的有关物质检查

示例 11-23　ChP2015 检查法：避光操作。取本品 20mg，置 50ml 量瓶中，加流动相溶解并稀释至刻度，摇匀，作为供试品溶液；精密量取适量，用流动相定量稀释制成每 1ml 中含 2μg 的溶液,作为对照溶液。照高效液相色谱法试验,用辛烷基硅烷键合硅胶为填充剂;以乙腈 -0.5%三氟乙酸(用四甲基乙二胺调节 pH 值至 5.3)(50∶50)为流动相;检测波长为 254nm。精密量取对照溶液和供试品溶液各 10μl,分别注入液相色谱仪,记录色谱图至主成分峰保留时间的 4 倍。供试品溶液的色谱图中如有杂质峰,单个杂质峰面积不得大于对照溶液主峰面积(0.5%),各杂质峰面积的和不得大于对照溶液主峰面积的 2 倍(1.0%)。

示例中,由于杂质对照品不易获得,以主成分自身对照法控制有关物质;流动相中的乙腈具有扫尾作用,三氟乙酸可增强杂质在辛烷基硅烷键合硅胶上的保留。

示例 11-24　EP8 检查法:高效液相色谱法,避光操作,且使用新鲜配制的溶液。氯丙嗪各杂质的代码、名称与编号分别为:杂质 A 为 3-(2- 氯 -10H- 吩噻嗪 -10- 基)-N,N- 二甲基 -1- 丙胺 S-氧化物(氯丙嗪亚砜)(Ⅴ),杂质 B 为 N-[3-(2- 氯 -10H- 吩噻嗪 -10- 基)丙基]-N,N′,N′ -三甲基 -1,3-丙二胺(Ⅳ),杂质 C 为 3-(10H- 吩噻嗪 -10- 基)-N,N- 二甲基 -1- 丙胺(丙嗪),杂质 D 为 3-(2- 氯 -10H-吩噻嗪 -10- 基)-N- 甲基 -1- 丙胺(去甲基氯丙嗪)(Ⅲ),杂质 E 为 2- 氯 -10H- 吩噻嗪(Ⅱ)。

供试品溶液:取本品 40mg,加流动相溶解并稀释至 100.0ml。

对照溶液(a):取氯丙嗪杂质 D 对照品 4mg,加流动相溶解并稀释至 10.0ml;取上述溶液1ml,加供试品溶液 1ml,用流动相稀释至 100.0ml。

对照溶液(b):取供试品溶液 1.0ml,加流动相稀释至 20.0ml;取上述溶液 1.0ml,加流动相稀释至 10.0ml。

对照溶液(c):取氯丙嗪杂质 A 对照品 4.0mg,加流动相溶解并稀释至 100.0ml;取上述溶液1.0ml,用流动相稀释至 100.0ml。

对照溶液(d):取氯丙嗪杂质 C(盐酸丙嗪)对照品 4mg 与杂质 E 对照品 4.0mg,加流动相溶解并稀释至 100.0ml;取上述溶液 1.0ml,用流动相稀释至 100.0ml。

色谱条件与系统适用性试验:色谱柱(0.25m×4.0mm,5μm)的填充剂为辛烷基硅烷键合硅胶;流动相为硫二甘醇 - 乙腈 -0.5% 三氟乙酸(四甲基乙二胺调 pH 5.3)(0.2∶50∶50),流速为1.0ml/min;检测波长为 254nm;进样量为 10μl。记录色谱图至氯丙嗪保留时间(约为 8 分钟)的4 倍,以氯丙嗪为参比,杂质 A、B、C、D 和 E 的相对保留时间分别约为 0.4、0.5、0.7、0.9 和 3.4。用对照溶液(a)进行试验,杂质 D 峰与氯丙嗪峰的分离度不得小于 2.0。

限度:供试品溶液中,杂质 A 的峰面积不得大于对照溶液(c)相应峰面积的 1.5 倍(0.15%);杂质 B、C、D 的各峰面积均不得大于对照溶液(b)主峰面积的 0.6 倍(0.3%);杂质 E 的峰面积不得大于对照溶液(d)相应峰面积的 1.5 倍(0.15%);各非特定杂质的峰面积均不得大于对照溶液(b)主峰面积的 0.2 倍(0.10%);杂质总量不得大于 1.0%;任何小于对照溶液(b)主峰面积 0.1 倍的杂质峰面积均可忽略不计(0.05%)。

与 ChP2015 检查法相比,EP8 检查法针对相应的盐酸氯丙嗪制备方法也采用了高效液相色谱法(HPLC),但其具有以下特点:①规定了各杂质峰与主峰的相对保留时间。其中,杂质 D 峰与氯丙嗪峰的保留时间最接近(相对保留时间约为 0.9),故系统适用性试验规定杂质 D 峰与氯丙嗪峰的分离度≥2.0。②采用主成分自身对照法控制杂质 B(0.3%)、杂质 C(0.3%)、杂质 D(0.3%)、非特定杂质(0.10%)、杂质总量(1.0%)和忽略限(0.05%),采用杂质对照品法控制杂质 A(0.15%)和杂质 E(0.15%)。由于采用了杂质对照品,且单个杂质的限量更低(ChP2015 规定单个杂质不得大于 0.5%),控制更严格。③制备溶液时,称取和量取的精度随溶液的用途不同,要求不同。对照溶液(a)用于系统适用性试验,精度要求较低;对照溶液(b)和(c)均用于设置限量,精度要求高;对照溶液(d)中,只有杂质 E 用于设置限量,故其精度要求高,而杂质 C 的精度要求较低。

示例 11-25　USP38 检查法:其他烷基化吩噻嗪类化合物的检查。取干燥供试品 50mg,加甲醇溶解并定容至 10ml,摇匀。照氯丙嗪项下 "其他烷基化吩噻嗪类化合物的检查"操作,从 "取

笔记

盐酸氯丙嗪对照品适量"开始。供试品溶液除主斑点外的其他斑点,其面积和强度均不得大于对照品稀释液的主斑点(0.5%)[氯丙嗪项下"其他烷基化吩噻嗪类化合物的检查"——取本品45.0mg,加10ml甲醇溶解,作为供试品溶液。取盐酸氯丙嗪对照品适量,加甲醇溶解并稀释制成每1ml中含5mg的溶液,作为对照品溶液;用甲醇稀释制成每1ml中含25μg的溶液,作为对照品稀释液。吸取上述三种溶液各10μl,分别点于同一硅胶薄层板上,以新鲜配制的、氢氧化铵饱和的乙醚-乙酸乙酯(1:1)为展开剂,展开至溶剂前沿距离原点约10cm。取出薄层板,空气中干燥20分钟,在短波紫外光下检视。供试品溶液除主斑点外的其他斑点,其面积和强度均不得大于对照品稀释液的主斑点(0.5%)]。

与ChP2015检查法相比,USP38检查法针对相应的盐酸氯丙嗪制备方法,采用薄层色谱法(TLC)检查其他烷基化吩噻嗪类化合物,使用盐酸氯丙嗪对照品制备对照品溶液和对照品稀释液,使用氢氧化铵饱和的展开剂改善色谱斑点的拖尾现象;但未控制杂质总量。

JP16在盐酸氯丙嗪项下无有关物质检查项。

2. 盐酸氯丙嗪片的有关物质检查

示例11-26　ChP2015检查法:避光操作。取本品细粉适量(约相当于盐酸氯丙嗪20mg),置50ml量瓶中,加流动相使盐酸氯丙嗪溶解并稀释至刻度,摇匀,滤过,取续滤液作为供试品溶液;精密量取适量,用流动相定量稀释制成每1ml中含2μg的溶液,作为对照溶液。照盐酸氯丙嗪有关物质项下的方法测定,供试品溶液的色谱图中如有杂质峰,单个杂质峰面积不得大于对照溶液主峰面积(0.5%)。

示例中,与盐酸氯丙嗪的有关物质检查相比,盐酸氯丙嗪片的有关物质检查采用溶解、过滤、取续滤液制备供试品溶液的方法排除了片剂辅料的干扰,取消了对杂质总量的控制。

USP38检查盐酸氯丙嗪片的"其他烷基化吩噻嗪类化合物"时,采用离心法排除片剂辅料的干扰。

3. 盐酸氯丙嗪注射液的有关物质检查

示例11-27　ChP2015检查法:避光操作。量取本品适量,用流动相稀释制成每1ml中含盐酸氯丙嗪0.4mg的溶液,作为供试品溶液;精密量取适量,用流动相定量稀释制成每1ml中含2μg的溶液,作为对照溶液。照盐酸氯丙嗪有关物质项下的方法测定,供试品溶液的色谱图中如有杂质峰,大于对照溶液主峰面积(0.5%)且小于对照溶液主峰面积10倍(5%)的杂质峰不得多于一个。其他单个杂质峰面积均不得大于对照溶液主峰面积(0.5%)。

示例中,与盐酸氯丙嗪片的有关物质检查相比,盐酸氯丙嗪注射液的有关物质检查中允许一个小于5%的杂质大于0.5%,增大了杂质限量。

示例11-28　USP38检查法:氯丙嗪亚砜的限量检查(注意:避免日光照射,尽量少用人工光)。

供试品溶液:量取本品适量(约相当于盐酸氯丙嗪25mg),置10ml量瓶中,加甲醇稀释至刻度,摇匀;精密量取上述溶液4ml,置10ml量瓶中,用甲醇稀释至刻度,摇匀。

对照品溶液:取盐酸氯丙嗪对照品适量,加甲醇溶解并稀释制成每1ml中含50μg的溶液。

操作步骤:吸取上述两种溶液各10μl,分别点于同一硅胶薄层板上(色谱硅胶层厚0.25mm),氮气流干燥后,以新鲜配制的、氢氧化铵饱和的乙醚-乙酸乙酯(1:1)为展开剂,展开至溶剂前沿距离原点约13cm。取出薄层板,空气中干燥30分钟,在短波紫外光下检视。供试品溶液除主斑点外的其他斑点,其面积和强度均不得大于对照品溶液的主斑点(5.0%)。

示例中,氯丙嗪亚砜(V)主要由氯丙嗪在制剂过程中被氧化而产生。为了减少氯丙嗪在检查过程中被氧化而引入误差,一方面要求在检查过程中避免日光照射,且尽量少用人工光;另一方面要求用氮气流干燥薄层板上供试品溶液斑点中的溶剂,以免在空气中干燥时氯丙嗪被氧气氧化。完成氯丙嗪与氯丙嗪亚砜的色谱分离后,氯丙嗪被氧化也不再干扰氯丙嗪亚砜的检查,故可在空气中干燥薄层板。

以上示例表明,由于原料药的有关物质在制剂过程中可能增加,与盐酸氯丙嗪的有关物质限量相比,盐酸氯丙嗪制剂的有关物质限量有所增加。

二、奋乃静及其制剂的有关物质检查

(一) 合成路线与有关物质

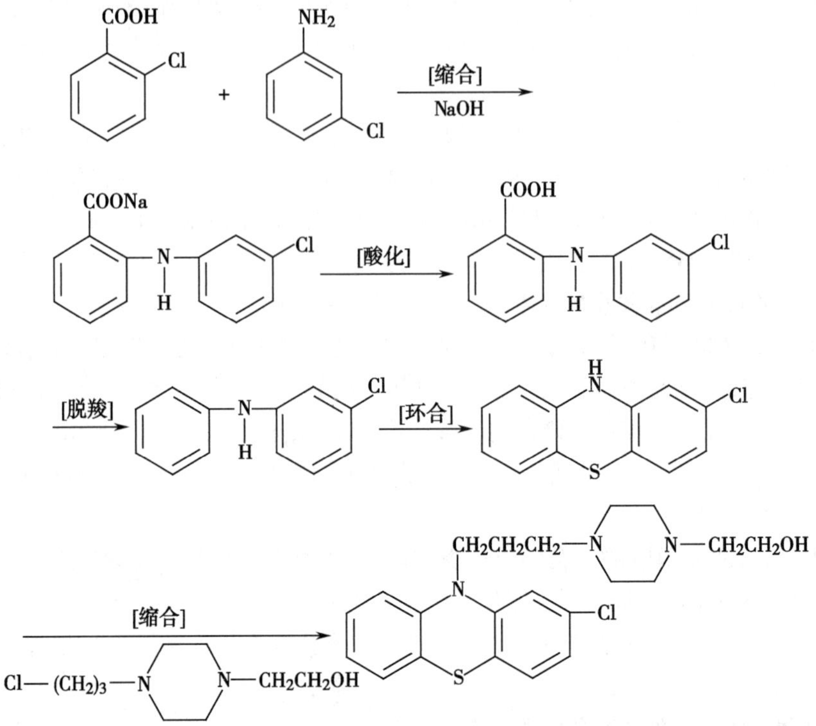

以上示例表明,由于原料药的有关物质在制剂过程中可能增加,与盐酸氯丙嗪的有关物质

(二) 有关物质检查

示例 11-29　ChP2015 奋乃静的有关物质检查法:避光操作。取本品适量,加甲醇溶解并稀释制成每 1ml 中含 1mg 的溶液,作为供试品溶液;精密量取 1ml,置 100ml 量瓶中,用甲醇稀释至刻度,摇匀,作为对照溶液。照高效液相色谱法(通则 0512)试验,用十八烷基硅烷键合硅胶为填充剂;以甲醇为流动相 A,以 0.03mol/L 醋酸铵溶液为流动相 B,按下表进行梯度洗脱,检测波长为 254nm。取奋乃静对照品 25mg,置 25ml 量瓶中,加甲醇 15ml 溶解后,加入 30% 过氧化氢溶液 2ml,摇匀,用甲醇稀释至刻度,摇匀,放置 1.5 小时,作为系统适用性溶液;取系统适用性溶液 20μl 注入液相色谱仪,使奋乃静峰保留时间约为 27 分钟,与相对保留时间约为 0.73 的降解杂质峰的分离度应大于 7.0。精密量取对照溶液与供试品溶液各 20μl,分别注入液相色谱仪,记录色谱图。供试品溶液的色谱图中如有杂质峰,单个杂质峰面积不得大于对照溶液主峰面积的 0.5 倍(0.5%),各杂质峰面积的和不得大于对照溶液主峰面积的 2 倍(2.0%)。供试品溶液色谱图中小于对照溶液主峰面积 0.01 倍的色谱峰忽略不计。

时间(分钟)	流动相 A(%)	流动相 B(%)	时间(分钟)	流动相 A(%)	流动相 B(%)
0~40	67	33	50~60	100	0
40~50	90	10	60~75	67	33

示例中,为制备系统适用性溶液,用少量 30% 过氧化氢溶液氧化部分奋乃静,使溶液中含有奋乃静及其氧化降解产物,以测试系统的分离能力;由于氧化还原反应的速度较慢,该溶液需放置 1.5 小时后使用。示例以主成分自身对照法控制有关物质。

示例 11-30　ChP2015 奋乃静片的有关物质检查法:避光操作。取含量测定项下的细粉适量(约相当于奋乃静 10mg),置 10ml 量瓶中,加甲醇适量,充分振摇使奋乃静溶解,用甲醇稀释至刻度,摇匀,离心,取上清液(必要时滤过)作为供试品溶液;精密量取 1ml,置 100ml 量瓶中,用甲醇稀释至刻度,摇匀,作为对照溶液。照奋乃静有关物质项下的方法测定,供试品溶液色谱图中如有杂质峰,单个杂质峰面积不得大于对照溶液主峰面积的 0.5 倍(0.5%),各杂质峰面积的和不得大于对照溶液主峰面积的 3 倍(3.0%)。供试品溶液色谱图中小于对照溶液主峰面积 0.05 倍的色谱峰忽略不计。

示例中,采用离心法及过滤法排除片剂辅料的干扰;以主成分自身对照法控制有关物质。与奋乃静的有关物质检查相比,奋乃静片的杂质总量及可忽略杂质的限量均有所增加。

第四节　含量测定

吩噻嗪类药物具有弱碱性、紫外光吸收特性及与金属离子配合呈色的特性,常采用酸碱滴定法、分光光度法、高效液相色谱法和液相色谱 - 质谱联用技术测定其含量。

一、酸碱滴定法

吩噻嗪类药物含量测定的酸碱滴定法包括非水溶液滴定法和乙醇 - 水溶液中的氢氧化钠滴定法。

(一) 非水溶液滴定法

吩噻嗪类药物 10 位的含氮取代基具有弱碱性,国内外药典多采用非水溶液滴定法测定本类药物及其盐酸盐的含量。

示例 11-31　ChP2015 盐酸氯丙嗪的含量测定法:取本品约 0.2g,精密称定,加冰醋酸 10ml 与醋酐 30ml 溶解后,照电位滴定法(通则 0701),用高氯酸滴定液(0.1mol/L)滴定,并将滴定的结果用空白试验校正。每 1ml 高氯酸滴定液(0.1mol/L)相当于 35.53mg 的 $C_{17}H_{19}ClN_2S \cdot HCl$。

示例中,氯丙嗪的碱性较弱,滴定突跃范围较小,故以冰醋酸与醋酐的混合溶液为溶剂,以电位法确定滴定终点,用空白试验校正溶剂等对滴定结果的影响。USP38 和 JP16 均采用非水溶液滴定法测定盐酸氯丙嗪的含量。

以冰醋酸与醋酐的混合溶液为溶剂时,由于醋酐解离生成的醋酐合乙酰离子 $[CH_3CO^+ \cdot (CH_3CO)_2O]$ 比醋酸解离生成的醋酸合质子 $[H^+ \cdot CH_3COOH]$ 酸性强,能够显著增大滴定突跃范围。需注意,冰醋酸的膨胀系数较大($1.1 \times 10^{-3}/℃$),使高氯酸滴定液的浓度在较大程度上受到温度变化的影响。若滴定时与标定时的温度差 >10℃,应重新标定高氯酸滴定液的浓度;若温度差 ≤ 10℃,则使用下式校正高氯酸滴定液的浓度:

$$N_1 = \frac{N_0}{1+0.0011\,(t_1-t_0)}$$

式中,0.0011 为冰醋酸的膨胀系数;t_0 为标定高氯酸滴定液时的温度;t_1 为滴定供试品时的温度;N_0 为 t_0 时高氯酸滴定液的浓度;N_1 为 t_1 时高氯酸滴定液的浓度。

以电位法确定非水溶液中和法的滴定终点时,以玻璃电极为指示电极、饱和甘汞电极(玻璃套管内装氯化钾的饱和无水甲醇溶液)为参比电极。

示例 11-32　JP16 盐酸氯丙嗪注射液的含量测定法:精密量取本品适量(约相当于盐酸氯丙嗪 0.15g),置分液漏斗中,加水 30ml 与 20% 氢氧化钠溶液 10ml,用乙醚 30ml 提取 2 次,再用乙醚 20ml 提取 3 次,合并提取液;用水 10ml 逐次洗涤上述提取液,直至水层遇酚酞指示液不再显红色。水浴浓缩乙醚层至 20ml,加无水硫酸钠 5g,静置 20 分钟,脱脂棉过滤,乙醚洗涤,合并洗液与滤液,水浴挥干乙醚。残渣加丙酮 50ml 与冰醋酸 5ml 使溶解,加溴甲

酚绿 - 结晶紫混合指示液 3 滴，用高氯酸滴定液(0.05mol/L)滴定至溶液由紫红色变为蓝紫色，并将滴定的结果用空白试验校正。每 1ml 高氯酸滴定液(0.05mol/L)相当于 17.77mg 的 $C_{17}H_{19}ClN_2S \cdot HCl$。

示例中，注射液的溶剂水干扰非水溶液滴定。经碱化、有机溶剂提取游离碱氯丙嗪，以排除水的干扰。为进一步减少水分对滴定的干扰，在乙醚提取液中加入无水硫酸钠脱水。挥干有机溶剂后，用非水溶液滴定法测定氯丙嗪的含量。

ChP2015 还采用非水溶液滴定法测定奋乃静及其注射液的含量。

(二) 乙醇 - 水溶液中的氢氧化钠滴定法

吩噻嗪类药物盐酸盐的水溶液显酸性，在乙醇 - 水溶液中可采用氢氧化钠滴定液测定其含量。在水中，吩噻嗪类药物的盐酸盐与氢氧化钠发生中和反应，生成的氯丙嗪溶于乙醇，反应可定量进行。

在反应体系中加入适量的盐酸，以电位法确定滴定终点，即可准确读取滴定曲线上两个等当点处的氢氧化钠滴定液的体积，据此可计算吩噻嗪类药物盐酸盐的含量。

第一个等当点：$H^+ + Cl^- + NaOH \rightarrow H_2O + NaCl$

第二个等当点：$BH^+ + Cl^- + NaOH \rightarrow B + H_2O + NaCl$

示例 11-33　ChP2015 盐酸异丙嗪的含量测定法：取本品约 0.25g，精密称定，加 0.01mol/L 盐酸溶液 5ml 与乙醇 50ml 使溶解。照电位滴定法(通则 0701)，用氢氧化钠滴定液(0.1mol/L)滴定，出现第一个突跃点时记下消耗的毫升数 V_1，继续滴定至出现第二个突跃点时记下消耗的毫升数 V_2，V_2 与 V_1 之差即为本品消耗滴定液的体积。每 1ml 氢氧化钠滴定液(0.1mol/L)相当于 32.09mg 的 $C_{17}H_{20}N_2S \cdot HCl$。

EP8 采用该法测定盐酸异丙嗪、盐酸氯丙嗪和盐酸三氟拉嗪的含量。

二、分光光度法

吩噻嗪类药物及其制剂含量测定的分光光度法包括直接分光光度法、提取后分光光度法、提取后双波长分光光度法、二阶导数分光光度法和钯离子比色法。

(一) 直接分光光度法

本法适用于纯度较高、杂质及辅料无干扰或干扰易排除的吩噻嗪类药物制剂的含量测定。

示例 11-34　ChP2015 盐酸氯丙嗪片的含量测定法：避光操作。取本品 10 片，除去包衣后，精密称定，研细，精密称取适量(约相当于盐酸氯丙嗪 10mg)，置 100ml 量瓶中，加溶剂[盐酸溶液(9→1000)]70ml，振摇使盐酸氯丙嗪溶解，用溶剂稀释至刻度，摇匀，滤过，精密量取续滤液 5ml，置 100ml 量瓶中，加溶剂稀释至刻度，摇匀，照紫外 - 可见分光光度法(通则 0401)，在 254nm 的波长处测定吸光度，按 $C_{17}H_{19}ClN_2S \cdot HCl$ 的吸收系数($E_{1cm}^{1\%}$)为 915 计算，即得。

示例中，采用溶解、过滤、取续滤液制备供试品溶液的方法排除片剂中的不溶性辅料对吸光度测量的干扰。

ChP2015 也采用直接分光光度法测定奋乃静片的含量，按对照品比较法计算。

示例 11-35　ChP2015 盐酸氯丙嗪注射液的含量测定法：避光操作。精密量取本品适量(约相当于盐酸氯丙嗪 50mg)，置 200ml 量瓶中，用盐酸溶液(9→1000)稀释至刻度，摇匀；精密量取 2ml，置 100ml 量瓶中，用盐酸溶液(9→1000)稀释至刻度，摇匀，照紫外 - 可见分光光度法(通则 0401)，在 254nm 波长处测定吸光度，按 $C_{17}H_{19}ClN_2S \cdot HCl$ 的吸收系数($E_{1cm}^{1\%}$)为 915 计算，即得。

示例中，注射液的溶剂水对吸光度测量无干扰。

(二) 提取后分光光度法

分光光度法测定吩噻嗪类药物制剂时，可先采用提取法排除辅料等的干扰。

笔记

示例 11-36　USP38 盐酸异丙嗪口服液的含量测定法（注意：使用低光化性玻璃器皿）：精密量取本品适量，约相当于盐酸异丙嗪 25mg，置 250ml 分液漏斗中，加氢氧化铵 10ml，用三氯甲烷 40ml 提取异丙嗪 6 次，合并提取液，用稀盐酸（1→9）25ml 洗涤，酸性洗液用三氯甲烷 25ml 洗涤，三氯甲烷洗液并入提取液中。蒸汽浴上空气流浓缩提取液至 5~10ml，再用空气流蒸发至干。残渣用稀硫酸（1→100）微热溶解，定量转移至 500ml 量瓶中，冷却，用稀硫酸（1→100）定容，摇匀，滤过，弃去前半部分滤液，后半部分滤液作为供试品溶液。取盐酸异丙嗪对照品适量，精密称定，用稀硫酸（1→100）溶解，并稀释制成每 1ml 中约含 50μg 的溶液，作为对照品溶液。取上述两种溶液，分别置于 1cm 石英比色皿中，照紫外 - 可见分光光度法，在最大吸收波长 298nm 处测定吸光度，以稀硫酸（1→100）为空白对照，按公式计算每 1ml 供试品中含盐酸异丙嗪（$C_{17}H_{20}N_2S \cdot HCl$）的量（mg）：

$$500(C/V)(A_U/A_S)$$

式中，C（mg/ml）为对照品溶液的浓度；V（ml）为所取供试品的体积；A_U 和 A_S 分别为供试品溶液及对照品溶液的吸光度。

示例中，口服液所含的盐酸异丙嗪在碱性条件下转化为游离碱异丙嗪，经三氯甲烷提取分离，排除了不溶性辅料等的干扰；挥干三氯甲烷，用稀硫酸溶解异丙嗪残渣使成硫酸异丙嗪，用分光光度法测定。

（三）提取后双波长分光光度法

提取后分光光度法虽然能够排除辅料等的干扰，但是吩噻嗪类药物的氧化物在提取时也能够进入有机相；测定吩噻嗪类药物的吸光度时，结构相似的氧化物在测定波长处产生吸收，干扰测定。可采用提取后双波长分光光度法消除辅料及氧化物的干扰。

示例 11-37　USP38 盐酸氯丙嗪注射液的含量测定法：精密量取本品适量，约相当于盐酸氯丙嗪 100mg，置 500ml 量瓶中，用 0.1mol/L 盐酸溶液稀释至刻度，摇匀；精密量取 10ml，置 250ml 分液漏斗中，加水约 20ml，氢氧化铵碱化，乙醚 25ml 提取 4 次，合并乙醚提取液，用 0.1mol/L 盐酸溶液 25ml 提取 4 次，合并盐酸提取液并置 250ml 量瓶中，挥去残留乙醚，用 0.1mol/L 盐酸溶液稀释至刻度，摇匀。取盐酸氯丙嗪对照品适量，精密称定，用 0.1mol/L 盐酸溶液溶解并稀释制成每 1ml 中约含 8μg 的溶液，作为对照品溶液。取上述两种溶液，分别置于 1cm 石英比色皿中，照紫外 - 可见分光光度法，在最大吸收波长 254 及 277nm 处测定吸光度，以 0.1mol/L 盐酸溶液为空白对照，按公式计算每 1ml 供试品中含盐酸氯丙嗪（$C_{17}H_{19}ClN_2S \cdot HCl$）的量（mg）：

$$12.5C(A_{254}-A_{277})_U/V(A_{254}-A_{277})_S$$

式中，C（mg/ml）为对照品溶液的浓度；V（ml）为所取供试品的体积；括号内的公式分别为供试品溶液（U）和对照品溶液（S）在下标所示波长处的吸光度差。

示例中，注射液所含的盐酸氯丙嗪在碱性条件下转化为游离碱氯丙嗪，经乙醚提取分离后，游离碱氯丙嗪在盐酸酸性条件下转化为盐酸氯丙嗪，进入水相。在 0.1mol/L 盐酸溶液中，氯丙嗪的氧化物在氯丙嗪的最大吸收波长 254nm 处的吸收与其在 277nm 处的吸收相等。测定供试品溶液在 254 和 277nm 处的吸光度差，据此计算注射液中盐酸氯丙嗪的含量，消除了辅料和氧化物的干扰，提高了测定的准确度。

USP38 采用溶解及过滤的方法排除片剂中的不溶性辅料对吸光度测量的干扰后，采用此法测定盐酸氯丙嗪片的含量。

（四）二阶导数分光光度法

提取后分光光度法或提取后双波长分光光度法虽然可以消除吩噻嗪类药物制剂中的辅料和氧化物对含量测定的干扰，但操作烦琐。二阶导数分光光度法在一定条件下可以方便地消除

笔记

吩噻嗪类药物特征吸收峰附近的干扰吸收,见图 11-2。

(五) 钯离子比色法

基于硫氮杂蒽母核的硫元素与钯离子之间的配合呈色反应,可采用钯离子比色法测定吩噻嗪类药物制剂的含量。而且该法不受硫氮杂蒽母核氧化物亚砜和砜的干扰,专属性强。

示例 11-38　USP38 盐酸异丙嗪片的含量测定法。

氯化钯缓冲溶液:取氯化钯 500mg,置 250ml 烧杯中,加盐酸 5ml,蒸汽浴加热,搅拌下逐渐加入热水共 200ml,至溶解完全。冷却,用水稀释至 500ml,摇匀。量取 25ml 上述溶液于 500ml 量瓶中,加 1mol/L 醋酸钠溶液 50ml 与 1mol/L 盐酸溶液 48ml,用水稀释至刻度,摇匀。

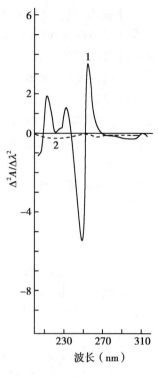

图 11-2　盐酸氯丙嗪与抗氧剂的二阶导数光谱

1. 盐酸氯丙嗪;2. 抗氧剂

对照品溶液:称取盐酸异丙嗪对照品适量,加 0.1mol/L 盐酸溶液溶解并稀释制成每 1ml 中含 0.12mg 的溶液。

供试品溶液:取本品不少于 20 片,精密称定,研细,精密称取适量(约相当于盐酸异丙嗪 6.25mg),置 125ml 低光化性的分液漏斗中,加饱和氯化钾溶液 20ml、1mol/L 氢氧化钠溶液 10ml 与甲醇溶液 10ml,用正庚烷 20ml 提取 3 次,合并正庚烷提取液,无水硫酸钠干燥,滤过;滤液置 125ml 低光化性的分液漏斗中,用 0.1mol/L 盐酸溶液 15ml 提取 3 次,合并酸提取液,置 50ml 低光化性的量瓶中,用 0.1mol/L 盐酸溶液稀释至刻度,摇匀。

空白:0.1mol/L 盐酸溶液。

操作步骤:分别用移液管将对照品溶液、供试品溶液及空白各 2ml 加入 3 只试管中,再在每管中加入氯化钯缓冲溶液各 3.0ml,摇匀。取对照品管溶液和供试品管溶液,以空白管溶液为参比,照紫外 - 可见分光光度法,分别在最大吸收波长 470nm 处测定吸光度,按公式计算所取片粉中盐酸异丙嗪($C_{17}H_{20}N_2S \cdot HCl$)含量的标示量的百分率:

$$(A_U/A_S) \times (C_S/C_U) \times 100$$

式中,A_U 和 A_S 分别为供试品溶液及对照品溶液的吸光度;C_S(mg/ml)为对照品溶液的浓度;C_U(mg/ml)为供试品溶液的浓度。

示例中,片剂所含的盐酸异丙嗪在碱性条件下转化为游离碱异丙嗪,异丙嗪在氯化钾盐析作用下的促进下进入正庚烷,分取有机相,排除不溶性辅料等的干扰;用盐酸溶液提取有机相中的异丙嗪,得到盐酸异丙嗪水溶液,用钯离子比色法测定。

USP38 采用此法测定盐酸异丙嗪栓的含量时,对供试品进行了如下预处理:微温熔融栓剂,加正己烷微温溶解异丙嗪,用稀盐酸溶液提取异丙嗪得盐酸异丙嗪水溶液(轻摇,避免乳化),用稀盐酸溶液润湿的玻璃棉过滤,收集续滤液。USP38 还采用此法测定奋乃静注射液、糖浆及片剂的含量。

三、高效液相色谱法

高效液相色谱法(HPLC)测定吩噻嗪类药物及其制剂的含量时,由于本类药物具有弱碱性及紫外光吸收特性,主要采用反相色谱和离子对色谱进行分离、紫外检测器进行检测。

(一) 反相高效液相色谱法

反相高效液相色谱法(RP-HPLC)是一种常用的分离分析方法,一般以烷基硅烷键合硅胶为固定相,以甲醇或乙腈等有机溶剂与水或缓冲液组成的混合溶剂系统为流动相。

但是,烷基硅烷键合硅胶表面受空间位阻的影响,未烷基化的弱酸性硅醇基与弱碱性吩噻

笔记

嗪类药物能够发生吸附或离子交换作用,使色谱柱的分离性能下降,表现为吩噻嗪类药物的色谱峰拖尾、保留时间过长(甚至不能被洗脱)。除使用特别封端处理的化学键合固定相外,通常在流动相中加入含氮碱性竞争试剂(扫尾剂),以抑制碱性药物与弱酸性硅醇基的作用。常用的扫尾剂有醋酸铵、三乙胺、二乙胺、乙腈等。

示例 11-39　JP16 盐酸氯丙嗪片的含量测定法:避光操作。取本品不少于 20 片,精密称定,研细,精密称取适量(约相当于盐酸氯丙嗪 50mg),加稀磷酸溶液(1→500)-乙醇(99.5%)(1:1)60ml,超声处理 5 分钟,剧烈振摇 20 分钟,加上述混合溶剂至 100ml;用孔径不大于 0.45μm 的滤膜滤过,弃去前 3ml 滤液,精密量取续滤液 2.5ml,精密加入内标溶液 5ml,用混合溶剂稀释至25ml,作为供试品溶液。另取在 105℃干燥 2 小时的盐酸氯丙嗪对照品(测定含量用)约 25mg,精密称定,用混合溶剂溶解并稀释至 100ml;精密量取 5ml,精密加入内标溶液 5ml,用混合溶剂稀释至 25ml,作为对照品溶液。精密量取供试品溶液与对照品溶液各 10μl,注入液相色谱仪,记录色谱图,按公式计算盐酸氯丙嗪的量(mg):

$$(C_{17}H_{19}ClN_2S \cdot HCl) = M_S \times Q_T/Q_S \times 2$$

式中,M_S 为盐酸氯丙嗪对照品的量(mg);Q_T 和 Q_S 分别为供试品溶液及对照品溶液中氯丙嗪与内标物质的峰面积比值。

内标溶液:取对羟基苯甲酸乙酯适量,加混合溶剂[稀磷酸溶液(1→500)-乙醇(99.5%)(1:1)]溶解并稀释制成 1→4500 的溶液。

色谱条件:ODS 柱(15cm×4.6mm,5μm),柱温为 25℃;流动相为 0.05mol/L 磷酸二氢钠溶液的稀释液(1→2)-乙腈(27:13),调整流速使氯丙嗪的保留时间约为 15 分钟;检测波长为256nm。

系统适用性试验:①系统性能。取对照品溶液 10μl,在上述色谱条件下进样分析,内标物质与氯丙嗪被依次洗脱,且两峰间的分离度不得小于 10。②系统重复性。分别取对照品溶液10μl,重复进样分析 6 次,氯丙嗪与内标物质峰面积比值的相对标准偏差不得大于 1.0%。

示例中,采用溶解、过滤、取续滤液制备供试品溶液的方法排除片剂中的不溶性辅料的干扰。流动相中的乙腈具有扫尾作用。

示例 11-40　ChP2015 癸氟奋乃静注射液的含量测定法。

色谱条件与系统适用性试验:用十八烷基硅烷键合硅胶为填充剂(Inertsil ODS-3,4.6mm×250mm,5μm 或效能相当的色谱柱);以[1% 碳酸铵溶液 - 甲醇(75:450),用醋酸调节 pH 值至7.5±0.1]- 乙腈(525:450)为流动相;检测波长为 260nm。取癸氟奋乃静对照品约 5mg,加 30%的过氧化氢溶液 0.1ml,超声混匀,置 50℃的水浴中 20 分钟,使产生氧化降解物Ⅰ、Ⅱ,加乙腈 -三氯甲烷(2:1)溶解并移至 100ml 量瓶中,用乙腈 - 三氯甲烷(2:1)稀释至刻度,摇匀,取 20μl注入液相色谱仪,出峰顺序依次为降解物Ⅰ、Ⅱ与癸氟奋乃静,癸氟奋乃静的保留时间约为 22 分钟,降解物Ⅰ、Ⅱ与癸氟奋乃静的相对保留时间约为 0.50 与 0.56,降解物Ⅰ、Ⅱ两峰间的分离度应大于 2.0。理论板数按癸氟奋乃静峰计算不低于 5000。

测定法:避光操作。用内容量移液管精密量取本品 2ml,置 50ml 量瓶中,加三氯甲烷溶解并稀释至刻度,摇匀;精密量取 5ml,置 100ml 量瓶中,加乙腈 - 三氯甲烷(2:1)稀释至刻度,摇匀,作为供试品溶液,精密量取 20μl 注入液相色谱仪,记录色谱图;另取癸氟奋乃静对照品约 10mg,精密称定,置 100ml 量瓶中,加乙腈 - 三氯甲烷(2:1)适量,振摇使溶解并稀释至刻度,摇匀,精密量取 5ml,置 10ml 量瓶中,加乙腈 - 三氯甲烷(2:1)稀释至刻度,摇匀,同法测定。按外标法以峰面积计算,即得。

示例中,癸氟奋乃静注射液为癸氟奋乃静的灭菌油溶液,黏度较大,精密量取时需使用内容量移液管。流动相中的铵离子和乙腈均具有扫尾作用。

示例 11-41　HPLC/UV 法同时测定人血清中的 12 种吩噻嗪类药物:在 1ml 血清样品中加

入 1mol/L 氢氧化钠溶液 200µl、乙基叔丁基醚 3ml 和 10µg/ml 地西泮（内标物质）溶液 40µl，涡旋混合 3 分钟后，以 1200×g 离心 5 分钟。将有机相转移至锥形管中，氮气流下 40℃水浴蒸干，残渣溶于 200µl 流动相中，取 50µl 进样分析。色谱条件：C_{18} 柱（250mm×4.6mm，5µm）；流动相为乙腈 - 甲醇 -pH 5.6 的 30mmol/L NaH_2PO_4 溶液（300：200：500），流速为 0.9ml/min；检测波长为 250nm。氯丙嗪、异丙嗪、奋乃静、氟奋乃静、三氟拉嗪和硫利达嗪等 12 种吩噻嗪类药物的回收率为 87.6%~99.8%，回归方程线性良好，检测限为 3.2~5.5ng/ml，日间和日内变异系数均低于 8.8%。

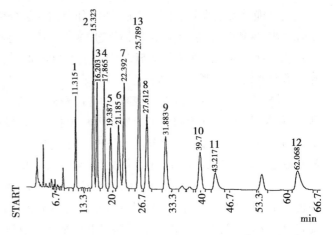

图 11-3　HPLC 检测血清中 12 种吩噻嗪类药物的色谱图

各药物的浓度均为 50ng/ml。1. 哌氰嗪；2. 异丙嗪；3. 普罗吩胺；4. 左美丙嗪；5. 硫丙拉嗪；6. 培哚嗪；7. 氯丙嗪；8. 奋乃静；9. 硫利达嗪；10. 氟奋乃静；11. 丙氯拉嗪；12. 三氟拉嗪；13. 地西泮（内标，40ng/ml）

该法的选择性、准确度和精密度均满足临床和法医的要求（图 11-3）。

示例中，血清中的 12 种吩噻嗪类药物在碱性条件下以游离碱形式进入有机相，分取有机相，排除基质的干扰；挥干有机溶剂，用流动相制备供试品溶液。流动相中的乙腈具有扫尾作用。

（二）离子对高效液相色谱法

极性较强的吩噻嗪类药物在反相色谱固定相中的保留较弱，有时调整流动相的 pH 抑制其解离也不能使这些药物的色谱行为得到有效改善。

离子对高效液相色谱法（ion-pair RP-HPLC）通常在反相色谱流动相的水中加入与待测组分离子电荷相反的离子对试剂，使之在洗脱中与待测组分离子形成离子对，以增强待测组分在非极性固定相中的保留（离子对试剂的非极性部分越大，离子对在非极性固定相中的保留越强），从而改善待测组分的色谱保留与分离行为。

弱碱性吩噻嗪类药物常用烷基磺酸盐阴离子对试剂，如戊烷磺酸钠、庚烷磺酸钠、十二烷磺酸钠等。另外，高氯酸、三氟醋酸、磷酸等也能够与碱性待测组分形成离子对。为促进碱性药物质子化，一般使流动相呈酸性。影响离子对形成的因素（反离子的性质与浓度，流动相的组成、pH 及离子强度等）均影响待测组分的保留。

示例 11-42　USP38 盐酸异丙嗪注射液的含量测定法。

对照品溶液：取盐酸异丙嗪对照品适量，精密称定，用流动相溶解并稀释制成每 1ml 中约含 0.1mg 的溶液。

供试品溶液：精密量取本品适量（约相当于盐酸异丙嗪 50mg），置 50ml 量瓶中，用流动相稀释至刻度，摇匀；精密量取上述溶液 10.0ml，置 100ml 量瓶中，用流动相稀释至刻度，摇匀，即得。

系统适用性试验溶液：取吩噻嗪适量，精密称定，用对照品溶液溶解并稀释制成每 1ml 中约含 10µg 吩噻嗪的溶液。

色谱条件与系统适用性试验：苯基柱（4.6mm×30cm）；0.2% 戊烷磺酸钠溶液 - 乙腈 - 冰醋酸（100：100：1）为流动相（必要时调整比例），流速为 1.5ml/min；检测波长为 254nm。取系统适用性试验溶液进样，异丙嗪与吩噻嗪色谱峰的分离度不得小于 3.0，重复进样的相对标准偏差不得大于 2.0%。

操作步骤：分别精密量取相同体积（约 30µl）的对照品溶液与供试品溶液，注入液相色谱仪，记录色谱图。异丙嗪的相对保留时间为 1.0，吩噻嗪的相对保留时间约为 1.6。按公式计算每

1ml 供试品中含盐酸异丙嗪（$C_{17}H_{20}N_2S \cdot HCl$）的量（mg）：

$$500(C/V)(r_U/r_S)$$

式中，C（mg/ml）为对照品溶液的浓度；V（ml）为所取供试品的体积；r_U 和 r_S 分别为供试品溶液及对照品溶液的主峰响应值。

四、液相色谱 - 质谱联用技术

液相色谱 - 质谱联用技术（LC-MS）集液相色谱和质谱的优点于一体，是目前分析复杂样品中的微量药物的首选方法，可用于吩噻嗪类药物的血药浓度监测。

示例 11-43　液相色谱 - 串联质谱法（LC-MS/MS）同时测定 7 种抗抑郁类和 5 种抗精神病类药物（五氟利多、匹莫齐特、氯普噻吨、硫利达嗪、三氟拉嗪、阿米替林、氯米帕明、氟西汀、丙米嗪、马普替林、地昔帕明和舍曲林）的血药浓度：精密量取血清样品 0.1ml，定量加入内标溶液［0.3μg/ml 还阳酚（西地那非中间体）甲醇溶液］10μl，加 0.2ml 乙腈，涡旋，沉淀法处理样品。色谱柱为 XBridge Phenyl 柱（150mm×2.1mm，5μm）；流动相为 0.02% 甲酸水溶液 -0.02% 甲酸乙腈溶液（35：65），流速为 0.3ml/min；进样量为 20μl。采用电喷雾正离子化多反应监测模式进行检测。7 种抗抑郁类和 5 种抗精神病类药物的线性范围为 2~1000μg/L，线性相关系数均大于 0.990，各浓度的批内和批间 RSD<10%，提取回收率为 102%~112%，方法的准确度为 89.3%~107.9%，见图 11-4。

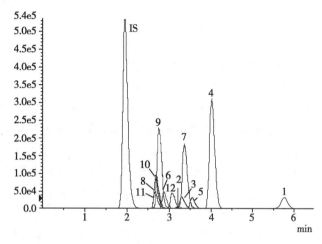

图 11-4　血清中 7 种抗抑郁类和 5 种抗精神病类药物的 LC-MS/MS 典型色谱图

1. 五氟利多；2. 匹莫齐特；3. 氯普噻吨；4. 硫利达嗪；5. 三氟拉嗪；6. 阿米替林；7. 氯米帕明；8. 氟西汀；9. 丙米嗪；10. 马普替林；11. 地昔帕明；12. 舍曲林；IS. 还阳酚

示例中，样品用量少、专属性强、灵敏度和准确度高，可以高通量监测临床常用的 7 种抗抑郁类和 5 种抗精神病类药物的浓度。

（重庆医科大学　范　琦）

参考文献

1. Tanaka E, Nakamura T, Terada M, et al. Simple and simultaneous determination for 12 phenothiazines in human serum by reversed-phase high-performance liquid chromatography. J. Chromatogr. B, 2007, 854: 116-120

2. 贾晶莹, 张梦琪, 桂雨舟, 等. 液相色谱 - 串联质谱法同时测定 7 种抗抑郁类和 5 种抗精神病类药物的血药浓度. 中国药物应用与监测, 2010, 7 (5): 272-275

3. 夏重玉, 刘玲玲. 盐酸氯丙嗪注射液二阶导数光谱测定法. 药物分析杂志, 1984, 4 (1): 50-52

笔记

第十二章 喹啉与青蒿素类抗疟药物的分析

学习要求

1. 掌握 喹啉类和青蒿素类药物的结构、性质和分析测定方法。
2. 熟悉 喹啉类和青蒿素类药物的鉴别试验、有关物质的特点。
3. 了解 喹啉类和青蒿素类药物的含量测定方法。

疟疾是由疟原虫引起的一种传染病，每年全世界死于疟疾的人数约250万。寄生于人体的疟原虫有间日疟原虫、恶性疟原虫、三日疟原虫和卵形疟原虫四种，分别引起间日疟、恶性疟、三日疟和卵形疟。在我国以间日疟和恶性疟为主，其他两种少见。疟原虫有独特的生活史，其不同的发育阶段在生物学上存在明显差异，因而导致对不同的抗疟药的敏感性不同。因此，必须了解疟原虫的生活史及抗疟药的作用环节，以便根据防治目的正确选择药物。

抗疟药(antimalarial drugs)作用于疟原虫生活史的不同环节，从而抑制或杀灭疟原虫。根据用药目的，将抗疟药分为三类：①主要用于控制症状的抗疟药(如磷酸氯喹、硫酸奎宁、磷酸咯萘啶、青蒿素、蒿甲醚、青蒿琥酯、本芴醇等)；②主要用于控制复发和传播的药物(如磷酸伯氨喹等)；③主要用于病因性预防的抗疟药(如乙胺嘧啶、磺胺类等)。

用于预防和治疗疟疾的药物按其结构可以分为喹啉类、青蒿素类和嘧啶类。

第一节 喹啉类药物的分析

喹啉类药物的分子结构中含有吡啶与苯稠合而成的喹啉杂环，环上杂原子的反应性能基本与吡啶相同。现以本类最常用的典型药物硫酸奎宁、二盐酸奎宁、磷酸氯喹、磷酸哌喹、磷酸咯萘啶和磷酸伯氨喹为例，就其鉴别和检查的有关问题进行讨论。

一、结构与性质

(一) 典型药物与结构特点

喹啉类抗疟药物历史悠久、种类较多，按其结构可将喹啉类抗疟药进一步分为4-喹啉甲醇类(代表药物为奎宁)、4-氨基喹啉类(代表药物为氯喹、哌喹、咯萘啶等)和8-氨基喹啉类(代表药物为伯氨喹)。

典型喹啉类药物如表12-1所示。

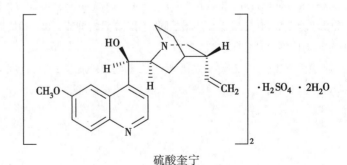

硫酸奎宁

笔记

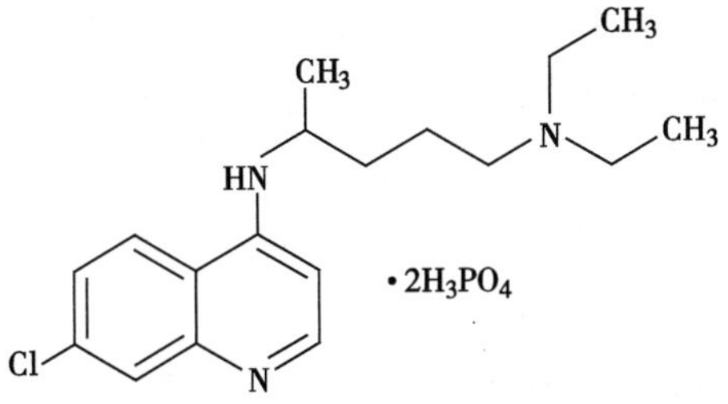

磷酸氯喹

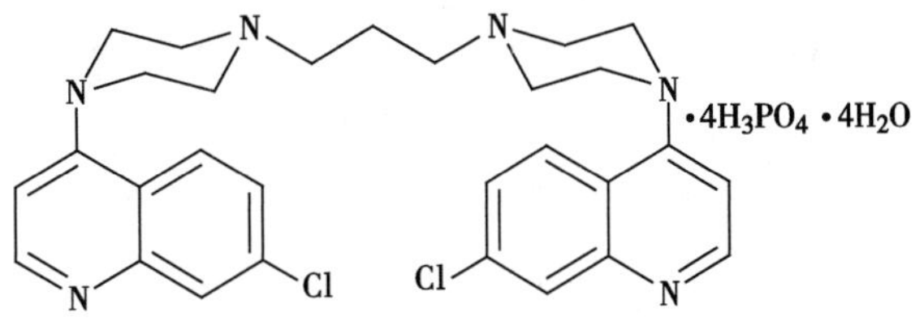

磷酸哌喹

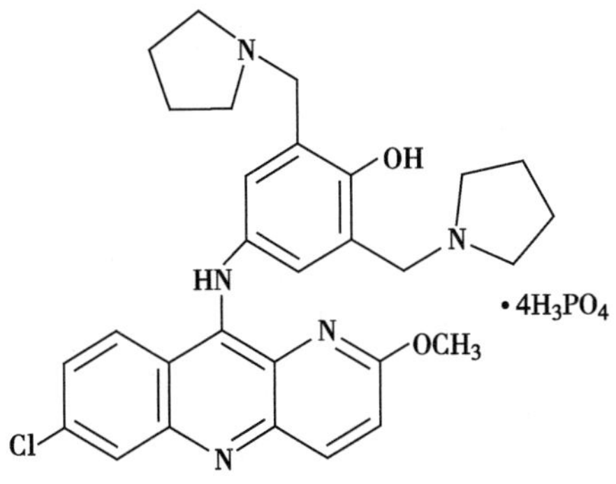

磷酸咯萘啶

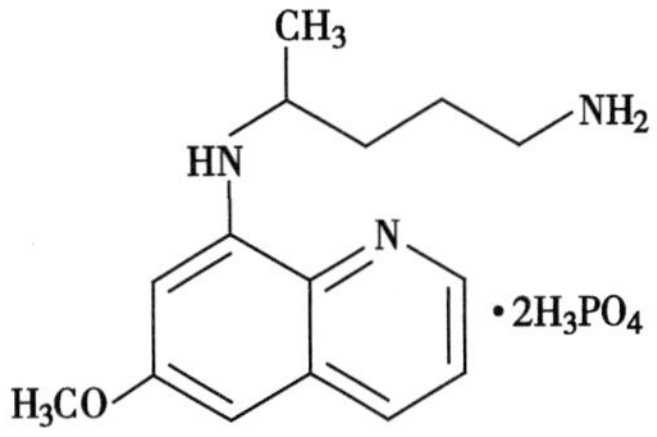

磷酸伯氨喹

表 12-1　典型喹啉类药物的结构与物理性质

药物名称	分子式 / 分子量	物理性质
硫酸奎宁 quinine sulfate	$(C_{20}H_{24}N_2O_2)_2 \cdot H_2SO_4 \cdot 2H_2O$ 782.96	白色细微的针状结晶,轻柔,易压缩;无臭;遇光渐变色;水溶液显中性反应。 在三氯甲烷 - 无水乙醇(2∶1)中易溶,在水、乙醇、三氯甲烷或乙醚中微溶。 $[\alpha]_D$(2%,0.1mol/L HCl 溶液)为 $-237°\sim-244°$
二盐酸奎宁 quinine dihydrochloride	$C_{20}H_{24}N_2O_2 \cdot 2HCl$ 397.34	白色粉末;无臭;遇光渐变色;水溶液显酸性反应。 在水中极易溶解,在乙醇中溶解,在三氯甲烷中微溶,在乙醚中极微溶解。 $[\alpha]_D$(3%,0.1mol/L HCl 溶液)为 $-223°\sim-229°$
磷酸哌喹 piperaquine phosphate	$C_{29}H_{32}Cl_2N_6 \cdot 4H_3PO_4 \cdot 4H_2O$ 999.56	类白色至浅黄色结晶性粉末;遇光易变色。 在水中微溶,在无水乙醇或二氯甲烷几乎不溶
磷酸氯喹 chloroquine phosphate	$C_{18}H_{26}ClN_3 \cdot 2H_3PO_4$ 515.87	白色结晶性粉末,无臭;遇光渐变色;水溶液显酸性反应。 在水中易溶,在乙醇、三氯甲烷、乙醚中几乎不溶
磷酸咯萘啶 malaridine phosphate	$C_{29}H_{32}ClN_5O_2 \cdot 4H_3PO_4$ 910.04	黄色至橙黄色结晶性粉末;无臭,具引湿性。 在水中溶解,在乙醇或乙醚中几乎不溶
磷酸伯氨喹 primaquine phosphate	$C_{15}H_{21}N_3O \cdot 2H_3PO_4$ 455.34	橙红色结晶性粉末,无臭。 在水中溶解,在二氯甲烷或乙醇中不溶

(二) 主要化学性质

1. **碱性**　奎宁为二元生物碱,其中奎宁环上的氮原子的碱性较强(pK_a 8.8),与强酸形成稳定的盐,奎宁和奎尼丁均与二元酸成盐,如与硫酸成盐;而喹啉环上的氮原子碱性较弱(pK_a 4.2),不能与硫酸成盐。磷酸氯喹和磷酸伯氨喹为三元生物碱;磷酸咯萘啶为五元生物碱;磷酸哌喹为六元生物碱。

笔记

2. **旋光性**　喹啉类抗疟药基本都具有手性,硫酸奎宁为左旋体,其比旋度为 –237°~–244°;二盐酸奎宁也为左旋体,其比旋度为 –223°~–229°。而磷酸哌喹和磷酸咯萘啶不具有手性。

3. **荧光特性**　硫酸奎宁和二盐酸奎宁在稀硫酸溶液中均显蓝色荧光。

4. **紫外吸收光谱特征**　由于喹啉类药物的分子结构中含有吡啶与苯稠合而成的喹啉杂环,具有共轭体系,可用紫外吸收光谱特征鉴别该类药物。

二、鉴 别 试 验

(一) 绿奎宁反应

奎宁为 6- 位含氧喹啉衍生物,可以发生绿奎宁反应(thalleioquin reaction)。反应的基本机制是 6- 位含氧喹啉经氯水(或溴水)氧化氯化,再以氨水处理缩合,生成绿色的二醌基亚胺的铵盐。反应式如下:

$$H_3CO\text{—}喹啉 \xrightarrow{Cl_2} HO\text{—}Cl\text{-喹啉} + O\text{=}Cl_2\text{-喹啉}$$

$$\xrightarrow{NH_3} ONH_4\text{-喹啉-}N\text{=喹啉-}O$$

硫酸奎宁和二盐酸奎宁的绿奎宁反应机制同上。取其水溶液,加溴试液 0.2ml 和氨试液 1ml,即显翠绿色,加酸呈中性变成蓝色,呈酸性时则为紫红色。翠绿色可转溶于醇、三氯甲烷中而不溶于醚,因此 ChP2015 采用此反应鉴别硫酸奎宁和二盐酸奎宁。

示例 12-1　ChP2015 硫酸奎宁的绿奎宁反应鉴别:取本品约 20mg,加水 20ml 溶解后,分取溶液 5ml,加溴试液 3 滴与氨试液 1ml,即显翠绿色。

(二) 光谱特征

1. **紫外吸收光谱特征**　由于喹啉类药物的分子结构中含有吡啶与苯稠合而成的喹啉杂环,具有共轭体系,可用紫外吸收光谱特征鉴别该类药物。ChP2015 采用本法鉴别磷酸氯喹、磷酸哌喹、磷酸咯萘啶和磷酸伯氨喹。

示例 12-2　ChP2015 磷酸氯喹的 UV 鉴别:取本品,加 0.01mol/L 盐酸溶液制成每 1ml 中约含 10μg 的溶液,照紫外 - 可见分光光度法(通则 0401)测定,在 222nm、257nm、329nm 与 343nm 的波长处有最大吸收。

示例 12-3　ChP2015 磷酸咯萘啶的 UV 鉴别:取本品,加磷酸盐缓冲溶液(pH 7.0)溶解并稀释制成每 1ml 中约含 10μg 的溶液,照紫外 - 可见分光光度法(通则 0401)测定,在 260nm 与 276nm 的波长处有最大吸收。

示例 12-4　ChP2015 磷酸伯氨喹的 UV 鉴别:取本品,加 0.01mol/L 盐酸溶液溶解并定量稀释制成每 1ml 中约含 15μg 的溶液,照紫外 - 可见分光光度法(通则 0401)测定,在 265nm 与 282nm 的波长处有最大吸收,吸收系数($E_{1cm}^{1\%}$)分别为 335~350 和 327~340。

2. **荧光光谱特征**　利用硫酸奎宁和二盐酸奎宁在稀硫酸溶液中均显蓝色荧光的性质进行鉴别。

示例 12-5　ChP2015 硫酸奎宁的荧光鉴别:取本品约 20mg,加水 20ml 溶解后,分取溶液 10ml,加稀硫酸使成酸性,即显蓝色荧光。

3. **红外吸收光谱特征**　硫酸奎宁、二盐酸奎宁、磷酸氯喹、磷酸哌喹、磷酸咯萘啶和磷酸伯

笔记

氨喹在 ChP2015 中均采用红外光谱的方法进行鉴别。

　　示例 12-6　ChP2015 磷酸氯喹的 IR 鉴别:取本品约 0.5g,置分液漏斗中,加水 25ml 溶解后,加氢氧化钠试液 5ml、乙醚 50ml 振摇提取,醚层用水洗涤后通过置有无水硫酸钠的漏斗滤过,滤液置水浴上蒸干,残渣用五氧化二磷为干燥剂减压干燥至析出结晶,其红外光吸收图谱应与氯喹的对照图谱(光谱集 672 图)一致。

　　示例中,采用碱化、乙醚提取游离碱基是因为有机药物的磷酸盐由于受磷酸酸根的影响,红外光谱十分简单,如磷酸氯喹、磷酸哌嗪、磷酸哌喹、磷酸可待因等,光谱特征极不明显。对这类化合物,鉴别时最好能够将游离碱基提取出来,以游离碱基的红外光谱替代其磷酸盐的红外光谱。

　　示例中选择乙醚提取是由于:①乙醚的比重轻,便于用水洗涤;②乙醚的沸点低,便于真空干燥;③氯喹晶体易析出,色泽较纯。

　　(三) 无机酸盐

　　1. 硫酸盐的鉴别反应　利用硫酸奎宁中的硫酸根显硫酸盐的鉴别反应进行鉴别。

　　(1) 取供试品溶液,滴加氯化钡试液,即生成白色沉淀;分离,沉淀在盐酸或硝酸中均不溶解。

　　(2) 取供试品溶液,加醋酸铅试液,即生成白色沉淀;分离,沉淀在醋酸铵试液或氢氧化钠试液中溶解。

　　(3) 取供试品溶液,加盐酸,不生成白色沉淀(与硫代硫酸盐区别)。

　　2. 氯化物的鉴别反应　利用二盐酸奎宁中具有盐酸根,即显氯化物的鉴别反应进行鉴别。

　　(1) 取供试品溶液,加稀硝酸使成酸性后,滴加硝酸银试液,即生成白色凝乳状沉淀;分离,沉淀加氨试液即溶解,再加稀硝酸酸化后,沉淀复生成。如供试品为生物碱或其他有机碱的盐酸盐,须先加氨试液使成碱性,将析出的沉淀滤过除去,取滤液进行试验。

　　(2) 取供试品少量,置试管中,加等量的二氧化锰,混匀,加硫酸湿润,缓缓加热,即发生氯气,能使用水湿润的碘化钾淀粉试纸显蓝色。

　　3. 磷酸盐的鉴别反应　利用磷酸氯喹、磷酸哌喹、磷酸咯萘啶和磷酸伯氨喹都具有磷酸根,显磷酸盐反应进行鉴别。

　　(1) 取供试品的中性溶液,加硝酸银试液,即生成浅黄色沉淀;分离,沉淀在氨试液或稀硝酸中均易溶解。

　　(2) 取供试品溶液,加氯化铵镁试液,即生成白色结晶性沉淀。

　　(3) 取供试品溶液,加钼酸铵试液与硝酸后,加热即生成黄色沉淀;分离,沉淀能在氨试液中溶解。

三、有关物质与检查

　　(一) 硫酸奎宁有关物质的检查

　　奎宁为茜草科植物金鸡纳树皮及其同属植物的树皮中提取分离的一种生物碱,从中还分离得到奎尼丁(quinidine)、辛可宁(cinchonine)和辛可尼丁(cinchonidine)等其他金鸡纳碱。与奎宁等不同,奎尼丁的主要药理活性则是抗心律失常。

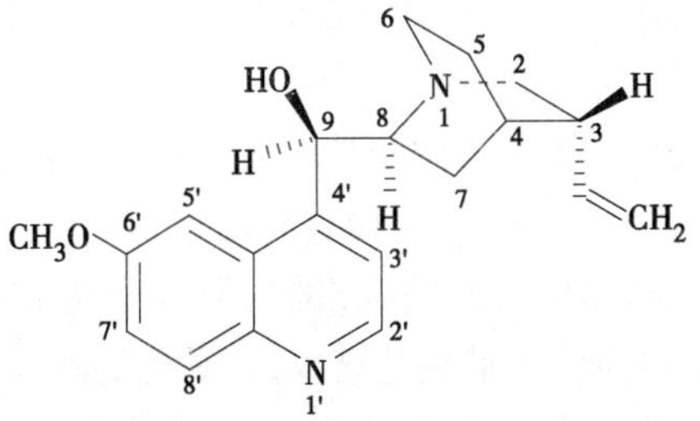

奎宁:(8S,9R);R_1=OCH$_3$
奎尼丁:(8R,9S);R_1=OCH$_3$
辛可宁:(8S,9R);R_1=H
辛可尼丁:(8R,9S);R_1=H

笔记

临床上使用的盐有两种,即硫酸奎宁和二盐酸奎宁。硫酸盐难溶于水,多制成片剂;二盐酸盐的水溶性大,可制成注射剂。

硫酸奎宁为白色细微的针状结晶,轻柔,易压缩;无臭,味极苦;遇光渐变色;水溶液显中性反应。在三氯甲烷 - 无水乙醇(2∶1)中易溶,在水、乙醇、三氯甲烷或乙醚中微溶。

根据硫酸奎宁的制备工艺,产品中的有关物质主要是生产过程中产生的中间体以及副反应产物。通过检查酸度、三氯甲烷 - 乙醇中的不溶物质和其他金鸡纳碱等加以控制。

1. **酸度**   主要是在成盐过程中引入。

ChP2015 检查法:取本品 0.20g,加水 20ml 溶解后,用酸度计进行测定,pH 应为 5.7~6.6。

2. **三氯甲烷 - 乙醇中的不溶物质**   本项检查主要控制药物在制备过程中引入的醇中不溶性杂质或无机盐类等。

ChP2015 检查:取本品 2.0g,加三氯甲烷 - 无水乙醇(2∶1)的混合溶液 15ml,在 50℃加热 10 分钟后,用称定重量的垂熔坩埚滤过,滤渣用上述混合溶液分 5 次洗涤,每次 10ml,在 105℃干燥至恒重,遗留残渣不得过 2mg。

3. **其他金鸡纳碱**   本项检查主要控制硫酸奎宁中的其他生物碱,采用 HPLC 或 TLC 中的主成分自身对照法或杂质对照品对照法进行检查。金鸡纳生物碱的 HPLC 分析系统适用性试验示意图见图 12-1。

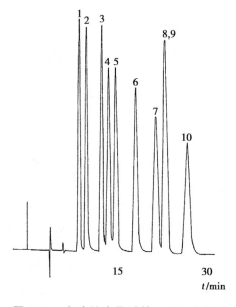

图 12-1   金鸡纳生物碱的 HPLC 分析系统适用性试验示意图

1. 辛可宁(cinchonine);2. 辛可尼丁(cinchonidine);3. 二氢辛可宁(dihydrocinchonine); 4. 二氢辛可尼丁(dihydrocinchonidine);5. 奎尼丁(quinidine);6. 奎宁(quinine);7. 二氢奎尼丁(dihydroquinidine);8. 二氢奎宁(dihydroquinine);9. 表奎尼丁(epiquinidine);10. 表奎宁(epiquinine)

ChP2015 TLC 检查法:取本品,用稀乙醇制成每 1ml 中约含 10mg 的溶液,作为供试品溶液;精密量取适量,用稀乙醇稀释制成每 1ml 中约含 50µg 的溶液,作为对照溶液。照薄层色谱法(通则 0502)试验,吸取上述两种溶液各 5µl,分别点于同一硅胶 G 薄层板上,以三氯甲烷 - 丙酮 - 二乙胺(5∶4∶1.25)为展开剂,展开,微热使展开剂挥散,喷以碘铂酸钾试液使显色。供试品溶液如显杂质斑点,与对照溶液的主斑点比较,不得更深。

BP2014 HPLC 检查法

试液:取本品约 20mg,精密称定,置 10ml 量瓶中,用流动相 5ml 温热溶解后,加流动相稀释至刻度,摇匀,作为供试品溶液;取硫酸奎宁对照品约 20mg,精密称定,置 10ml 量瓶中,用流动相 5ml 温热溶解后,加流动相稀释至刻度,摇匀,作为对照液(a);取硫酸奎尼丁对照品约 20mg,精密称定,置 10ml 量瓶中,用流动相 5ml 温热溶解后,加流动相稀释至刻度,摇匀,作为对照液(b);取对照液(a)1ml 加对照液(b)1ml,混合均匀,作为对照液(c);取对照液(a)1.0ml,加流动相(1→10)定量稀释后,再用流动相(1→50)定量稀释,作为对照液(d);取硫脲约 10mg,用流动相溶解并稀释至 10ml,摇匀,作为对照液(e)。

色谱条件与系统适用性试验:以十八烷基硅烷键合硅胶为填充剂;以磷酸盐 - 乙腈溶液(取磷酸二氢钾 6.8g,加水溶解并稀释至 700ml,加己胺 3.0g,用稀磷酸调节 pH 至 2.8,加乙腈 60ml,加水稀释至 1000ml)为流动相,流速为 1.5ml/min;对照液(e)的检测波长为 250nm,其他均为 316nm。取对照液(b)和对照液(e)各 10µl,分别注入液相色谱仪,记录色谱图。以对照液(e)色谱中的硫脲峰计算死体积,调整流动相中乙腈的浓度,使对照液(b)色谱中奎尼丁峰的容量因子在 3.5~4.5 范围内。取对照液（a）、（b）、（c）和（d）各 10μl，分别注入液相色谱仪，记录色谱图；对照液（a）色谱中有奎宁主峰和在奎宁保留时间约 1.4 倍处的二氢奎宁峰；对照液（b）色谱中有奎尼丁主峰和在奎尼丁保留时间约 1.5 倍处的二氢奎尼丁峰；对照液（c）色谱中有 4 个色谱峰，与对照液（a）和（b）色谱中的峰比较确定，分别与奎尼丁、奎宁、二氢奎尼丁和二氢奎宁相应；对照液（c）色谱中奎尼丁与奎宁色谱峰的分离度不得低于 3.0，奎宁与二氢奎尼丁色谱峰的分离度不得低于 2.0；对照液（d）色谱中主峰的信噪比不得低于 4。

测定法：取供试品溶液 20μl，注入液相色谱仪，记录色谱图至主成分峰保留时间的 2.5 倍。除去供试品溶液色谱图中峰面积小于对照液（d）色谱主峰面积的峰，照峰面积归一化法计算供试品中有关物质的百分含量，二氢奎尼丁的含量不得超过 15%，保留时间小于奎尼丁的有关物质含量均不得超过 5%，其他有关物质的含量均不得超过 2.5%。

归一化法进行有关物质检查时，应该调节检测灵敏度和记录仪量程，既要使主成分的峰高不得超过记录仪信号的响应最大量程，保证所有的色谱峰完整正常积分，又要使记录到的图谱具有足够的灵敏度放大，实现含量较少的微量有关物质的检测，以确保归一化结果的准确可靠。

（二）磷酸咯萘啶有关物质的检查

磷酸咯萘啶（疟乃停）对疟原虫红细胞内期裂殖体有杀灭作用，与氯喹无交叉抗药性，临床上用于治疗抗氯喹株恶性疟和抢救脑型疟等凶险型疟疾。

磷酸咯萘啶在生产和贮藏过程中引入的有关物质通过溶液的澄清度与颜色、有关物质等项目的检查进行控制。合成路线见参考文献。

磷酸咯萘啶为黄色至橙黄色结晶性粉末；无臭，具引湿性。在水中溶解，在乙醇或乙醚中几乎不溶。

1. **酸度**　主要是在成盐过程中引入。本品水溶液的 pH 如小于 2.4，刺激性较大。

检查法：取本品 1.0g，加水 25ml 溶解后，用酸度计进行测定，pH 应大于 2.4。

2. **氯化物**　系生产工艺中带入。检查时为了避免溶液颜色的干扰，先加碱使咯萘啶沉淀析出，然后再对滤液进行检查。

检查法：取本品 0.10g，加水 4ml 使溶解，加 20% 碳酸钠溶液 5ml，摇匀，使沉淀完全，用 5 号垂熔玻璃漏斗滤过，容器用水 15ml 分次洗涤，滤过，合并滤液，加水使成 25ml，依法检查，与标准氯化钠溶液 3.0ml 制成的对照液比较，不得更浓（0.03%）。

3. **水中不溶物**　本品加水溶解后，稍放置即有黄色不溶物产生，影响质量。故质量标准按给药途径不同，规定其不同限量以控制质量。

检查法：取本品 2.0g，加水 25ml 振摇使溶解，放置 30 分钟，用置 105℃ 恒重的 4 号垂熔玻璃坩埚滤过，沉淀用水 15ml 分次洗涤，在 105℃ 干燥 4 小时，遗留残渣不得过 4mg（供注射用）或 7mg（供口服用）。

4. **甲醛**　在合成磷酸咯萘啶的反应中使用了甲醛进行缩合，甲醛具有毒性，应对产品中可能剩余的甲醛进行检查。

检查法：取本品 50.0mg，加水 2ml 使溶解，加 5% 碳酸钠溶液 4ml，搅匀，滤过，滤液加硫酸溶液（1→2）3ml，冷却后加品红亚硫酸试液 5ml，在 20~30℃ 保温 30 分钟，如显色，与新制的甲醛溶液（每 1ml 含甲醛 0.10mg 的水溶液）1.0ml 用同一方法制成的对照液比较，不得更深（0.2%）。

5. **四氢吡咯**　在合成磷酸咯萘啶的反应中使用了四氢吡咯进行缩合，四氢吡咯具有毒性，应对产品中可能剩余的四氢吡咯进行检查。

检查法：取本品 10mg，加水 2ml 溶解后，加 5% 碳酸钠溶液 2ml，搅拌，滤过，滤液加新制的亚硝基铁氰化钠乙醛试液 1ml，摇匀，5 分钟内不得显蓝紫色。

笔记

四、含量测定

(一) 硫酸奎宁的含量测定

硫酸奎宁具有生物碱的性质,很难在水溶液中用酸直接滴定。而在非水酸性介质中碱性显著增强,即可以在冰醋酸或醋酐等酸性溶液中用高氯酸滴定液直接滴定,以指示剂或电位法确定终点。

由于硫酸为二元酸,在水溶液中能进行二级解离,但在冰醋酸介质中只能解离为 HSO_4^-,所以生物碱的硫酸盐在冰醋酸中只能滴定至硫酸氢盐。

$$(BH^+)_2 \cdot SO_4^{2-} + HClO_4 \rightleftharpoons BH^+ \cdot ClO_4^- + BH^+ \cdot HSO_4^-$$

测定时还应注意生物碱分子结构中氮原子碱性的强弱,正确判断反应的摩尔比,以准确计算结果。

示例 12-7　ChP2015 硫酸奎宁的含量测定法:取本品约 0.2g,精密称定,加冰醋酸 10ml 溶解后,加醋酐 5ml 与结晶紫指示液 1~2 滴,用高氯酸滴定液(0.1mol/L)滴定至溶液显蓝绿色,并将滴定的结果用空白试验校正。每 1ml 高氯酸滴定液(0.1mol/L)相当于 24.90mg 的 $(C_{20}H_{24}N_2O_2)_2 \cdot H_2SO_4$。

奎宁为二元碱,喹核氮可与硫酸成盐,喹啉环氮不与硫酸成盐,但在冰醋酸介质中用高氯酸滴定时却能与高氯酸成盐。即:

$$(C_{20}H_{24}N_2O_2 \cdot H^+)_2SO_4 + 3HClO_4 \longrightarrow (C_{20}H_{24}N_2O_2 \cdot 2H^+) \cdot 2ClO_4^- + (C_{20}H_{24}N_2O_2 \cdot 2H^+) \cdot HSO_4^- \cdot ClO_4^-$$

因此,1mol 硫酸奎宁消耗 3mol 高氯酸滴定液,即其中的 2mol 奎宁结合 4mol 质子(1mol 质子是硫酸提供的,其他 3mol 质子是由高氯酸提供的)。USP 中硫酸奎宁的含量测定方法与本法相同。

示例 12-8　ChP2015 硫酸奎宁片的含量测定法:取本品 20 片,除去包衣后,精密称定,研细,精密称取适量(约相当于硫酸奎宁 0.3g),置分液漏斗中。加氯化钠 0.5g 与 0.1mol/L 氢氧化钠溶液 10ml,混匀,精密加三氯甲烷 50ml,振摇 10 分钟,静置,分取三氯甲烷液,用干燥滤纸滤过,精密量取续滤液 25ml,加醋酐 5ml 与二甲基黄指示液 2 滴,用高氯酸滴定液(0.1mol/L)滴定至溶液显玫瑰红色,并将滴定的结果用空白试验校正。每 1ml 高氯酸滴定液(0.1mol/L)相当于 19.57mg 的 $(C_{20}H_{24}N_2O_2)_2 \cdot H_2SO_4 \cdot 2H_2O$。

测定中 1mol 硫酸奎宁可转化为 2mol 奎宁,每 1mol 奎宁消耗 2mol 高氯酸,故 1mol 硫酸奎宁消耗 4mol 高氯酸。反应式为:

$$(C_{20}H_{24}N_2O_2H^+)_2SO_4^{2-} + 2NaOH \rightleftharpoons 2C_{20}H_{24}N_2O_2 + Na_2SO_4 + 2H_2O$$

$$2C_{20}H_{24}N_2O_2 + 4HClO_4 \rightleftharpoons 2\left[(C_{20}H_{24}N_2O_2 \cdot 2H^+) \cdot (ClO_4^-)_2\right]$$

示例中,显然其片剂的分析与原料药有所不同。另外还应注意考察共存物的干扰,片剂中如有较多辅料如硬脂酸盐、苯甲酸盐等,也消耗高氯酸滴定液,故应先用强碱溶液碱化,使之游离,经三氯甲烷提取分离后,再用高氯酸滴定液滴定。

示例 12-9　USP38-NF33 硫酸奎宁片含量的 HPLC 测定法。

色谱条件与系统适用性试验:以十八烷基硅烷键合硅胶为填充剂(30mm × 3.9mm,5μm);以水 - 乙腈 - 甲磺酸溶液(取 35.0ml 甲磺酸加到 20.0ml 的冰醋酸中,用水稀释至 500ml,摇匀)-二乙胺溶液(取二乙胺 10ml,加水至 100ml,摇匀)(860∶100∶20∶20)为流动相;检测波长为 235nm。奎宁和二氢奎宁的分离度 >1.2。

测定法:取供试品 20 片,精密称定,研细,精密称取适量(约相当硫酸奎宁 160mg),置 100ml 量瓶中,加甲醇 80ml,振摇 30 分钟,用甲醇稀释至刻度,摇匀,滤过,弃初滤的 10ml;精密量取续滤液 3ml,至 25ml 量瓶中,加流动相稀释至刻度,摇匀。精密量取 50μl,注入液相色谱,记录色谱图。另取硫酸奎宁对照品约 20mg,精密称定,至 100ml 量瓶中,加流动相溶解并稀释至刻度,同法测定,按外标法以峰面积计算,即得。

(二) 磷酸氯喹制剂的含量测定

磷酸氯喹对疟原虫红细胞内期裂殖体起作用,可能系干扰了疟原虫裂殖体 DNA 的复制与转录过程或阻碍了其内吞作用,从而使虫体由于缺乏氨基酸而死亡。用于治疗对氯喹敏感的恶性疟、间日疟及三日疟,并可用于疟疾症状的抑制性预防。也可用于治疗肠外阿米巴病、结缔组织病、光敏感性疾病(如日晒红斑)等。磷酸氯喹用非水溶液滴定法测定含量,但制剂中由于含有辅料,所采用的含量测定方法不同。

示例 12-10 ChP2015 中磷酸氯喹片的含量的紫外 - 可见分光光度测定法:取本品 10 片,精密称定,研细,精密称取适量(约相当于磷酸氯喹 0.13g),置 200ml 量瓶中,加 0.1mol/L 盐酸溶液适量,充分振摇使磷酸氯喹溶解并稀释至刻度,摇匀,滤过,精密量取续滤液 2ml,置 100ml 量瓶中,用 0.1mol/L 盐酸溶液稀释至刻度,摇匀,照紫外 - 可见分光光度法(通则 0401),在 343nm 的波长处测定吸光度;另取磷酸氯喹对照品适量,精密称定,加 0.1mol/L 盐酸溶液溶解并稀释制成每 1ml 中约含 13μg 的溶液,同法测定,计算,即得。本品含磷酸氯喹($C_{18}H_{26}ClN_3 \cdot 2H_3PO_4$)应为标示量的 93.0%~107.0%。

示例 12-11 ChP2015 中磷酸氯喹注射液[本品为含磷酸氯喹的灭菌水溶液。含磷酸氯喹($C_{18}H_{26}ClN_3 \cdot 2H_3PO_4$)应为标示量的 95.0%~105.0%]的含量的提取酸量测定法:精密量取本品适量(约相当于磷酸氯喹 0.3g),用水稀释至 30ml,加 20% 氢氧化钠溶液 3ml,摇匀,用乙醚提取 4 次,每次 20ml,合并乙醚液,用 10ml 水洗涤,水洗涤液再用 15ml 乙醚提取 1 次,合并前后两次的乙醚液,蒸发至近 2~3ml 时,精密加盐酸滴定液(0.1mol/L)25ml,温热蒸去乙醚并使残渣溶解,冷却,加溴甲酚绿指示液数滴,用氢氧化钠滴定液(0.1mol/L)滴定。每 1ml 盐酸滴定液(0.1mol/L)相当于 25.79mg 的 $C_{18}H_{26}ClN_3 \cdot 2H_3PO_4$。

USP 采用提取后 HPLC 测定磷酸氯喹注射液的含量。

第二节 青蒿素类药物的分析

青蒿素(artemisinin)又名黄蒿素,是我国学者从菊科植物黄花蒿(artemisia annua L.)中提取分离得到的一个含过氧基团的新型倍半萜内酯。青蒿素是一种高效、速效、低毒的新型抗疟药。本品为脂溶性,易透过血脑屏障。在体内代谢很快,排泄也快,有效血药浓度维持时间短。主要用于耐氯喹的恶性疟,包括脑型疟的抢救。因有效血药浓度维持时间短,杀灭疟疾原虫不彻底,复燃率高达 30%,与伯氨喹合用可使复燃率降至 10%。

1986 年屠呦呦等人研制的青蒿素抗疟药获得我国实施新药审批办法以来的第一个新药证书。但是,由于当时中国还没有专利法,所以我国没有申请发明专利。2015 年 10 月,屠呦呦因发现了青蒿素,并成功开发为有效的抗疟药物,拯救了数百万计患者的生命,获得诺贝尔生理学或医学奖,成为首获自然科学诺贝尔奖的中国人。

青蒿素的多种衍生物均是治疗疟疾的有效单体,为国内外公认的首创新药。将青蒿素结构中的 C-10 位羰基还原成羟基得到双氢青蒿素(dihydroartemisinin),进一步烷氧基化得到蒿甲醚(artemether),而进行酯化可得到青蒿琥酯(artesunate)。随着对青蒿素类药物的药理作用研究的不断深入,证实其具有抗疟、抗孕、抗纤维化、抗血吸虫、抗弓形虫、抗心律失常和抗肿瘤细胞毒性等作用。

蒿甲醚是青蒿素的脂溶性衍生物,而青蒿琥酯是青蒿素的水溶性衍生物,后者可经口、静脉、肌内、直肠等多种途径给药。两药的抗疟作用及作用机制同青蒿素,能杀灭红细胞内期的裂殖体,具有速效、高效、低毒等特点,可用于耐氯喹恶性疟的治疗以及危重病例的抢救。双氢青蒿素是青蒿素经还原制得的,同时也是青蒿琥酯的体内活性代谢物。1990 年,为了控制疟疾对

笔记

青蒿素的耐药性,世界卫生组织建议在治疗中必须将青蒿素同别的抗疟药联合使用。2007 年 5 月,在瑞士日内瓦举行的第 60 届世界卫生大会上,世界卫生组织声明,单方青蒿素会引发耐药性,建议在全球范围内推广复方类抗疟药。

　　现以本类最常用的典型药物青蒿素、双氢青蒿素、蒿甲醚和青蒿琥酯等为例,就其鉴别、杂质检查和含量测定的有关问题进行讨论。

一、结构与性质

(一) 典型药物与结构特点

青蒿素类药物是具有过氧桥的倍半萜内酯类化合物。

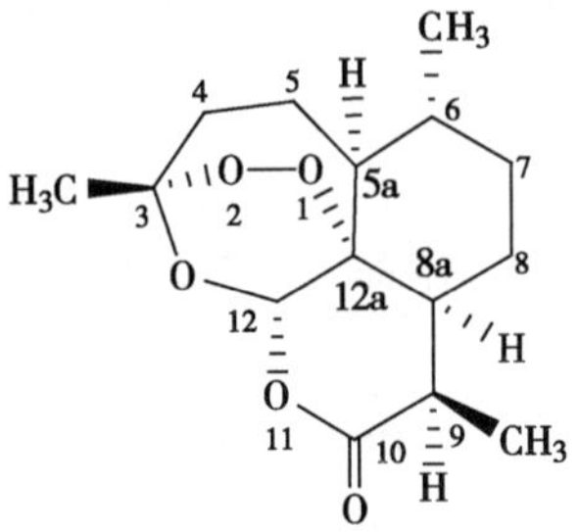

青蒿素

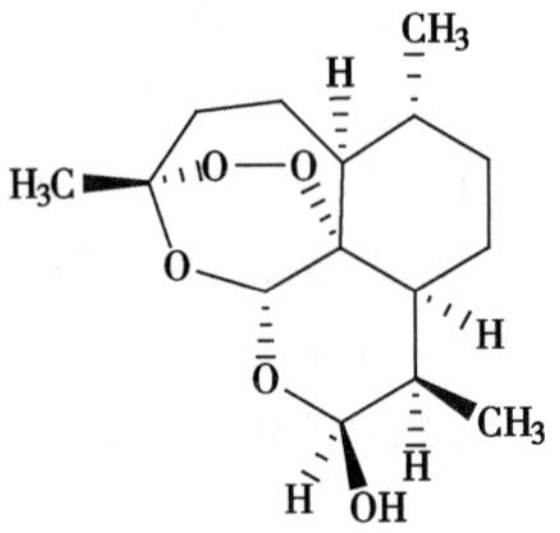

双氢青蒿素

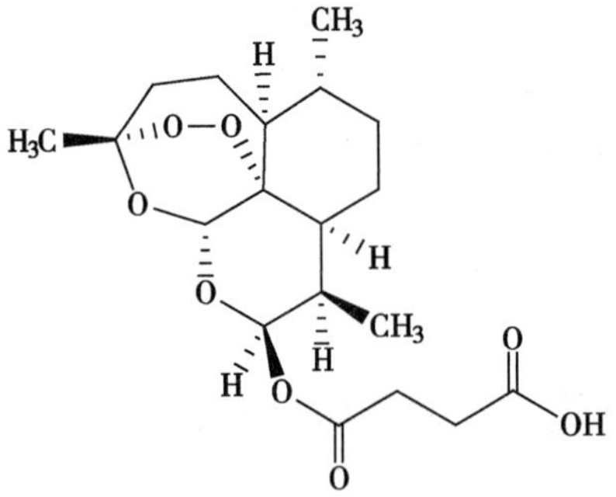

青蒿琥酯

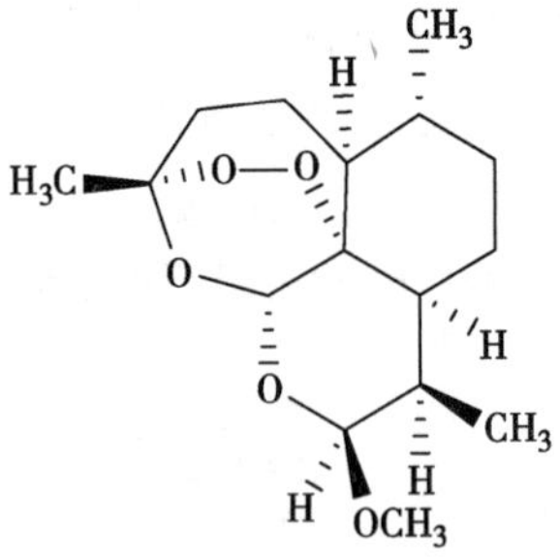

蒿甲醚

典型青蒿素类药物见表 12-2。

表 12-2　青蒿素类药物的结构与物理性质

药物名称	分子式 / 分子量		物理性质
青蒿素 artemisinin	$C_{15}H_{22}O_5$	282.34	无色针状结晶。 在丙酮、乙酸乙酯、三氯甲烷中易溶,在甲醇、乙醇、稀乙醇、乙醚及石油醚中溶解,在水中几乎不溶;在冰醋酸中易溶。 熔点为 150~153℃;$[\alpha]_D$(无水乙醇)为 +75°~+78°
双氢青蒿素 dihydroartemisinin	$C_{15}H_{24}O_5$	284.35	白色或类白色结晶性粉末或无色针状结晶;无臭。 在丙酮中溶解,在甲醇或乙醇中略溶,在水中几乎不溶。 熔点为 145~150℃,熔融时同时分解
青蒿琥酯 artesunate	$C_{19}H_{28}O_8$	384.42	白色结晶性粉末;无臭。 在乙醇、丙酮或二氯甲烷中易溶,在水中极微溶解。 熔点为 131~136℃(口服用)或 132~137℃(注射用);$[\alpha]_D$(二氯甲烷)为 +4.5°~+6.5°
蒿甲醚 artemether	$C_{16}H_{26}O_5$	298.37	白色结晶或结晶性粉末;无臭。 在丙酮或三氯甲烷中极易溶解,在乙醇或乙酸乙酯中易溶,在水中几乎不溶。 熔点为 86~90℃;$[\alpha]_D$(无水乙醇)为 +168°~+173°

（二）主要化学性质

1. **氧化性**　由于青蒿素类是具有过氧桥的倍半萜内酯类化合物,这类化合物具有氧化性。

2. **旋光性**　青蒿素类药物都均有旋光性,且均为右旋体药物。青蒿素的比旋度为 +75°~+78°,蒿甲醚的比旋度为 +168°~+173°。

3. **水解反应**　青蒿素结构中由于有内酯,在碱性条件下发生水解。但其他药物由于母核中没有内酯,不发生水解。

4. **UV 吸收特性**　由于青蒿素类药物分子结构中的母核不具有共轭体系,其紫外吸收光谱主要是末端吸收。但 C-10 位由于取代基的不同,具有一定的吸收特征。

二、鉴别试验

（一）呈色反应

1. **过氧桥的氧化反应(碘化钾试液 - 淀粉)**　由于青蒿素类是具有过氧桥的倍半萜内酯类化合物,这类化合物具有氧化性。在酸性条件能将 I^- 氧化成 I_2,与淀粉指示液生成蓝紫色。

示例 12-12　ChP2015 青蒿素的鉴别:取本品约 5mg,加无水乙醇 0.5ml 溶解后,加碘化钾试液 0.4ml,稀硫酸 2.5ml 与淀粉指示液 4 滴,立即呈紫色。

示例 12-13　ChP2015 双氢青蒿素片的鉴别:取本品的细粉适量(约相当于双氢青蒿素 20mg),加无水乙醇 2ml 使双氢青蒿素溶解,滤过,滤液中加碘化钾试液 2ml 与稀硫酸 4ml,摇匀,加淀粉指示液数滴,溶液即显蓝紫色。

2. **羟肟酸铁反应**　含有内酯的化合物、羧酸衍生物和一些酯类化合物在碱性条件与羟胺作用,生成羟肟酸;在稀酸中与高铁离子呈色。ChP2015 收载了青蒿素的羟肟酸铁鉴别反应。

示例 12-14　ChP2015 青蒿素的鉴别:取本品约 5mg,加无水乙醇 0.5ml 溶解后,加盐酸羟胺试液 0.5ml 与氢氧化钠试液 0.25ml,置水浴中微沸,放冷后,加盐酸 2 滴和三氯化铁试液 1 滴,立即显深紫红色。

（二）吸收光谱特征

1. **红外吸收光谱特征**　青蒿素类抗疟原料药在 ChP2015 中均采用红外光谱的方法进行鉴别,要求所得的红外光吸收图谱应与对照图谱一致。但是制剂的红外光吸收图谱鉴别须经提取分离,残渣干燥后,进行红外光吸收图谱与对照图谱比较。

示例 12-15　ChP2015 青蒿琥酯片的鉴别:取本品的细粉适量(约相当于青蒿琥酯 0.1g),加 15ml 丙酮振摇使溶解,滤过,滤液挥干,残渣用硅胶为干燥剂减压干燥。照红外分光光度法(通则 0402)测定,本品的红外光吸收图谱应与对照的图谱(光谱集 221 图)一致。

2. **紫外吸收光谱特征**　由于青蒿素类药物分子结构中的母核不具有共轭体系,其紫外吸收光谱主要是末端吸收。但 C-10 位由于取代基的不同,具有一定的吸收特征。ChP2015 均未采用本法鉴别所收载的青蒿素类药物。

（三）色谱法

利用比较供试品溶液主峰与对照品溶液主峰的保留时间(t_R)是否一致或比较供试品溶液所显主斑点的位置和颜色与对照品溶液主斑点的位置和颜色是否相同进行鉴别。HPLC 法一般都规定在含量测定项下记录的色谱图中,供试品溶液主峰的保留时间应与对照品溶液主峰的保留时间一致。青蒿素类抗疟原料药在 ChP2015 中均采用 HPLC 法进行鉴别,但部分制剂中也采用 TLC 法进行鉴别。

示例 12-16　ChP2015 双氢青蒿素片的鉴别:取本品的细粉适量(约相当于双氢青蒿素 20mg),加二氯甲烷 10ml,振摇,使双氢青蒿素溶解,滤过,滤液蒸发至约 2ml,作为供试品溶液;另取双氢青蒿素对照品适量,加二氯甲烷溶解并制成每 1ml 含 10mg 的溶液,作为对照品溶液。照薄层色谱法(通则 0502)试验,吸取上述两种溶液各 10μl,分别点于同一硅胶 G 薄层板上,以

甲苯 - 丙酮 - 冰醋酸(90：10：2)为展开剂,展开,晾干,喷以 2% 香草醛硫酸溶液,供试品溶液所显主斑点的位置和颜色应与对照品溶液的主斑点一致。

三、有关物质与检查

目前青蒿素的制备仍以天然药材分离提取为主,并用于其衍生药物的生产,所以药品中通常都存在结构类似的有关物质,主要通过 TLC 和 HPLC 进行检查控制。

示例 12-17 ChP2015 青蒿素有关物质的 TLC 检查:取本品,加丙酮溶解制成每 1ml 中含 15mg 的溶液,作为供试品溶液;精密量取 0.5ml,置 100ml 量瓶中,用丙酮稀释至刻度,作为对照溶液(1);精密量取对照溶液(1)5ml,置 10ml 量瓶中,用丙酮稀释至刻度,作为对照溶液(2);另取青蒿素对照品与双氢青蒿素对照品,加丙酮溶解并稀释制成每 1ml 中含青蒿素 10mg 与双氢青蒿素 0.1mg 的混合溶液,作为系统适用性溶液。照薄层色谱法(通则 0502)试验,吸取上述四种溶液各 10μl,分别点于同一硅胶 G 薄层板上,以石油醚(沸程 60~90℃)- 丙酮 - 冰醋酸(8：2：0.1)为展开剂,展开 15cm 以上,取出,晾干,喷以含 2% 香草醛的 20% 硫酸乙醇溶液,在 85℃加热 10~20 分钟至斑点清晰,系统适用性溶液应显青蒿素与双氢青蒿素各自的清晰斑点。供试品溶液如显杂质斑点,颜色深于对照溶液(2)主斑点(0.25%)且不深于对照溶液(1)主斑点(0.5%)的斑点不得多于 1 个,其他杂质斑点的颜色均不得深于对照溶液(2)所显主斑点的颜色(0.25%)。

示例 12-18 ChP2015 青蒿琥酯有关物质的 HPLC 检查:取本品约 40mg,精密称定,置 10ml 量瓶中,加乙腈溶解并稀释至刻度,摇匀,作为供试品溶液;精密量取 1ml,置 100ml 量瓶中,用乙腈稀释至刻度,摇匀,作为对照溶液。照含量测定项下的色谱条件[C_{18} 柱;乙腈 - 磷酸盐缓冲液(取磷酸氢二钾 1.36g,加水 900ml 溶解,用磷酸调节 pH 至 3.0,加水至 1000ml)(44：56)为流动相,流速为每分钟 1.0ml;柱温为 30℃;检测波长为 216nm],精密量取对照溶液与供试品溶液各 20μl,分别注入液相色谱仪,记录色谱图至主成分峰保留时间的 4 倍。供试品溶液色谱图中如有与双氢青蒿素(呈两个色谱峰)峰保留时间一致的色谱峰,两峰面积的和不得大于对照溶液主峰面积(1.0%),如有与青蒿素保留时间一致的色谱峰,其峰面积不得大于对照溶液主峰面积的 0.5 倍(0.5%),如有与脱水双氢青蒿素(青蒿素的杂质Ⅰ)(相对保留时间约为 2.7)保留时间一致的色谱峰,其峰面积乘以校正因子 0.07 后不得大于对照溶液主峰面积的 0.2 倍(0.2%),其他单个杂质峰面积不得大于对照溶液主峰面积的 0.2 倍(0.2%),各杂质峰面积的和(杂质Ⅰ峰面积乘以校正因子 0.07 计)不得大于对照溶液主峰面积的 2 倍(2.0%)。供试品溶液色谱图中小于对照溶液主峰面积 0.2 倍(0.2%)的色谱峰忽略不计。

示例 12-19 双氢青蒿素的差向异构体转化分析:双氢青蒿素的 10 位—OH 在溶剂中易发生差向异构转化现象,而在溶剂中存在相互转化的平衡过程。

HPLC 分析可得分离良好的 2 个异构体峰(图 12-2),分离度可达 5~6。在溶解后的 30 分钟内,主要是 β 异构体峰,溶液随着放置时间的增加,β 异构体逐渐减少,α 异构体逐渐增多,最后达到一个相对稳定的平衡状态。

LC/MS 测定两者色谱峰的 MS 数据(图 12-3)完全一致,都有 $m/z267$ [$M+H-H_2O$]$^+$ 基峰,其他碎片离子峰为 $m/z163$、249、203 等,可以证明两峰为异构体。

在 ^1H-NMR 中也能证明双氢青蒿素在溶剂中的异构体转化现象。以氘代甲醇为溶剂,分别在其溶解的 30 分钟内和异构体转化达到平衡时进行氢谱检测(图 12-4)。比较两图谱,可发现与 C_{12} 位 -H 和 C_{10} 位 -H 共振峰相

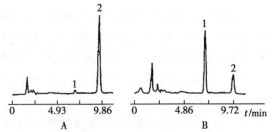

图 12-2　双氢青蒿素的 HPLC 色谱图

A. 溶解初期;B. 转化平衡时

1. α 异构体;2. β 异构体

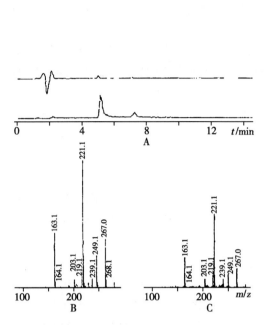

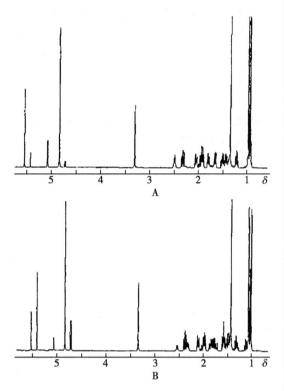

图 12-3 双氢青蒿素的 LC/MS 图谱
A. LC-MS 总离子流色谱图;B. 第一个峰(α 异构体)
的质谱图;C. 第二个峰(β 异构体)的质谱图

图 12-4 双氢青蒿素的 ^{1}H-NMR
A. 溶解初期;B. 平衡时

应的化学位移 δ 值有明显的差异,α 异构体和 β 异构体 C_{12} 位—H 的 δ 分别为 5.42 和 5.55(s),
C_{10} 位—H 的则分别为 4.736/4.717(d) 和 5.075/5.069(d),并存在异构体转化平衡现象。

所以,ChP2015 双氢青蒿素药品标准中的 HPLC 含量测定项下,色谱条件和系统适用性试验
规定双氢青蒿素呈现 2 个色谱峰;测定在 8 小时内完成,否则药物有可能进一步发生异构体转
化以外的其他变化。

四、含量测定

目前 ChP2015 中青蒿素类原料药物均采用 HPLC 法进行含量测定,双氢青蒿素片的溶出量
则采用水解后利用 UV 法测定。

示例 12-20 ChP2015 双氢青蒿素片的紫外 - 分光光度法测定:取溶出液 5ml,滤过,精密量
取续滤液 2ml,置 10ml 量瓶中,用 2% 氢氧化钠溶液稀释至刻度,作为供试品溶液;另精密称取
双氢青蒿素对照品适量,加乙醇溶解并定量稀释成每 1ml 中含 0.4mg 的溶液,静置 2 小时以上,
精密量取 2ml,置 10ml 量瓶中,用 0.15% 氢氧化钠溶液稀释至刻度,置 37℃保温 30 分钟,再精
密量取 2ml,置 10ml 量瓶中,用 2% 氢氧化钠溶液稀释至刻度,作为对照品溶液。将供试品溶液
与对照品溶液置 60℃恒温水浴中反应 30 分钟,同时取出,迅速放冷,照紫外 - 分光光度法(通则
0401),在 241nm 波长处测定吸光度,计算每片的溶出量。

示例 12-21 ChP2015 青蒿琥酯的高效液相色谱法测定。

色谱条件与系统适用性试验:用十八烷基硅烷键合硅胶为填充剂[Phenomenex Luna C_{18}(2),
4.6mm×100mm,3μm 或效能相当的色谱柱];以乙腈 - 磷酸盐缓冲液(取磷酸氢二钾 1.36g,加水
900ml 溶解,用磷酸调节 pH 值至 3.0,加水至 1000ml)(44:56)为流动相,流速为每分钟 1.0ml;
柱温为 30℃;检测波长为 216nm。取双氢青蒿素对照品与青蒿素对照品各 10mg,置 10ml 量瓶中,
加乙腈溶解并稀释至刻度,作为混合杂质对照品溶液;另取青蒿琥酯对照品 10mg,置 10ml 量瓶

中,加混合杂质对照品溶液1ml,加乙腈适量使溶解并稀释至刻度,作为系统适用溶液,取20μl注入液相色谱仪,记录色谱图。青蒿琥酯峰(保留时间约为9分钟)、两个双氢青蒿素峰与青蒿素峰的相对保留时间分别约为1.0、0.58、0.91与1.30。双氢青蒿素第二个色谱峰的峰高与双氢青蒿素第二个色谱峰和青蒿琥酯峰之间的谷高比应大于5.0。

　　测定法:取本品约40mg,精密称定,置10ml量瓶中,加乙腈溶解并稀释至刻度,摇匀,作为供试品溶液,精密量取20μl注入液相色谱仪,记录色谱图;另取青蒿琥酯对照品,同法测定。按外标法以峰面积计算,即得。

(西安交通大学　杨广德)

参考文献

1. Cheomung A,Na-Bangchang K. HPLC with ultraviolet detection for the determination of chloroquine and desethylchloroquine in whole blood and finger-prick capillary blood dried on filter paper. J Pharm Biomed Anal,2011,doi:10.1016/j.jpba.2011.03.001

2. 张晓松. 磷酸氯喹游离碱基的制备及红外光谱图的测定. 药物分析杂志,1995,15(1):58-59

3. 杭州第一制药厂中试室. 抗疟疾新药-磷酸咯萘啶的化学合成. 浙江化工,1979,10(4):15-20

4. 刘静明,倪慕云,樊菊芬,等. 青蒿素(artemisinin)的结构和反应. 化学学报,1979,37(2):129-142

5. 刘宁,杨腊虎,张正行,等. 双氢青蒿素差向异构体转化的研究. 药物分析杂志,2002,22(4):303-306

6. 王仲山,曹秀玲. 二氢青蒿素的变旋作用与差向异构体转化研究. 药学学报,1988,23(8):610-615

7. 刘鸿鸣,李国林,吴慧章,等. 中药青蒿化学成分的研究Ⅰ. 药学学报,1981,16(5):366-369

笔记

第十三章 莨菪烷类抗胆碱药物的分析

1. **掌握** 莨菪烷类抗胆碱药物的结构特征、理化性质与分析方法之间的关系;莨菪烷类药物的鉴别方法与原理;特殊杂质的检查方法与条件。
2. **熟悉** 莨菪烷类药物含量测定的酸性染料比色法、非水酸碱滴定法和 HPLC 法。
3. **了解** 其他分析方法在莨菪烷类药物分析中的应用。

莨菪烷(托烷)类抗胆碱药物是由莨菪烷衍生的氨基醇与不同的有机酸缩合成酯的生物碱,常见的有颠茄生物碱和古柯生物碱等抗胆碱药,具有水解性和旋光性。分子结构中具五元脂环氮原子,碱性较强,易与酸成盐,如阿托品与硫酸成盐。本章围绕莨菪烷类抗胆碱药物的化学结构、理化性质和分析方法的关系,结合《中国药典》重点讲解本类药物的鉴别、检查和含量测定的原理和方法。

第一节 结构与性质

一、典型药物与结构特点

莨菪烷生物碱是从茄科(*Solanaceae*)植物如颠茄(*Atropa belladonna*)、莨菪(*Hyoscyamus niger*)和白曼陀罗(*Datura stramonium*)等中提取的具有 M 受体阻断作用的生物碱。这类生物碱都是由莨菪醇(tropine)与不同的有机酸所成的酯。常见的莨菪烷抗胆碱药物的结构和物理性质如表 13-1 所示。

表 13-1 典型莨菪烷类药物的结构与物理性质

药物名称	结构式 / 分子式 / 分子量	物理性质
硫酸阿托品 atropine sulfate	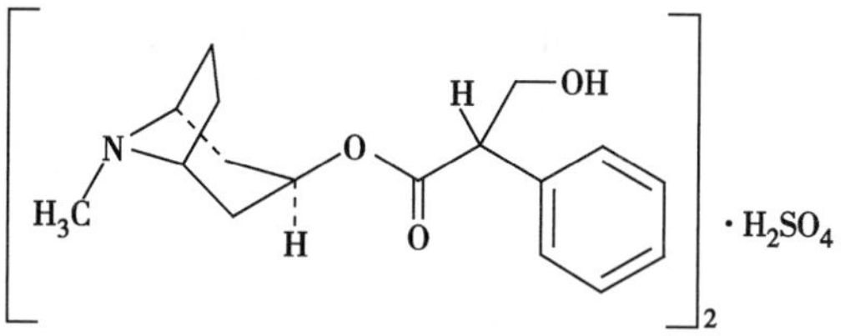 $2(C_{17}H_{23}NO_3)\cdot H_2SO_4 \cdot H_2O$　694.83	无色结晶或白色结晶性粉末。 在水中极易溶解,在乙醇中易溶。 熔点 >189 ℃ (dec,干燥品),114~118℃ (游离碱);$[\alpha]_D(c=10\%,水)$为 $-0.25°$~$+0.25°$
氢溴酸后马托品 homatropine hydrobromide	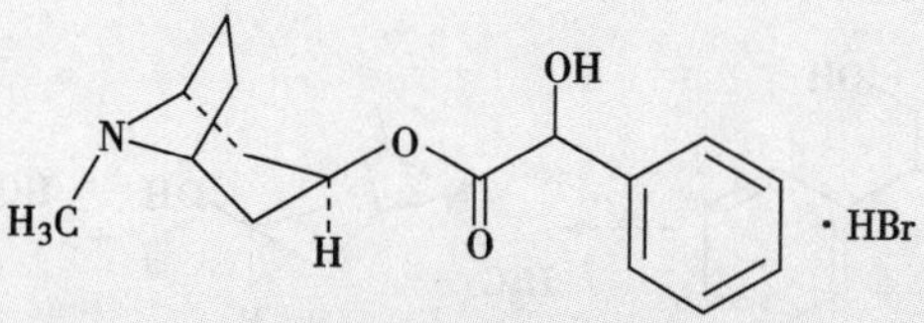 $C_{16}H_{21}NO_3\cdot HBr$　356.25	白色结晶性粉末或无色结晶。 在水中易溶,在乙醇中微溶。 熔点为 214~217℃ (dec)

续表

药物名称	结构式 / 分子式 / 分子量	物理性质
硫酸莨菪碱 hyoscyamine sulfate	$(C_{17}H_{23}NO_3)_2 \cdot H_2SO_4 \cdot 2H_2O$ 676.83（无水）	白色结晶性粉末或无色针状结晶。在水中极易溶，在乙醇中微溶，在乙醚中几乎不溶。熔点为203℃（dec）；$[\alpha]_D$ $[c=5\%（无水）、水]$为 $-24°\sim-29°$
氢溴酸山莨菪碱 anisodamine hydrobromide	$C_{17}H_{23}NO_4 \cdot HBr$ 386.29	白色结晶或结晶性粉末。在水中极易溶解，在乙醇中易溶，在丙酮中微溶。熔点为176~181℃（dec）；$[\alpha]_D(c=10\%，水)$为 $-9.0°\sim-11.5°$
氢溴酸东莨菪碱 scopolamine hydrobromide （BP：hyoscine hydrobromide）	$C_{17}H_{21}NO_4 \cdot HBr \cdot 3H_2O$ 384.27（无水）	无色结晶或白色结晶性粉末；微有风化性。在水中易溶，在乙醇中略溶，在三氯甲烷中极微溶解，在乙醚中不溶。熔点为195~199℃（dec）；$[\alpha]_D$ $[c=5\%（无水）、水]$为 $-24°\sim-26°$
甲溴东莨菪碱 methscopolamin bromide	$C_{18}H_{24}NO_4 \cdot Br$ 398.29	白色结晶性粉末；无臭。易溶于水，不溶于乙醇，在三氯甲烷、乙醚中不溶。$[\alpha]_D(c=5\%，水)$为 $-21°\sim-25°$
丁溴东莨菪碱 scopolamine butylbromide	$C_{21}H_{30}BrNO_4$ 440.38	白色或类白色结晶性粉末；无臭或几乎无臭。在水或三氯甲烷中易溶，在乙醇略溶。$[\alpha]_D(c=5\%，水)$为 $-18°\sim-20°$

二、主要理化性质

1. 水解性　阿托品和东莨菪碱分子结构中具有酯的结构，易水解。例如阿托品可水解生成莨菪醇（Ⅰ）和莨菪酸（Ⅱ），其反应式如下：

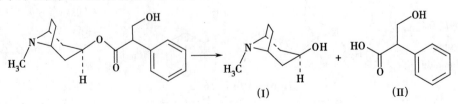

2. 碱性　阿托品和东莨菪碱分子结构中的五元脂环上有叔胺氮原子，因此具有较强的碱

性,易与酸成盐。如阿托品的 pK_{b_1} 为 4.35,可与硫酸成盐。

3. 旋光性 氢溴酸东莨菪碱分子结构中含有不对称碳原子,呈左旋体,比旋度为 –24°~–26°。阿托品中虽然也含有不对称碳原子,但是为外消旋体,无旋光性。利用此性质可区别阿托品和东莨菪碱。

第二节 鉴别试验

一、托烷生物碱类的 Vitali 鉴别反应

Vitali 鉴别反应系托烷生物碱类的特征反应。原理是阿托品、莨菪碱等莨菪烷类生物碱结构中的酯键水解后生成莨菪酸,经发烟硝酸加热处理转变为三硝基衍生物,再与氢氧化钾的醇溶液和固体氢氧化钾作用脱羧,转化成具有共轭结构的阴离子而显深紫色。

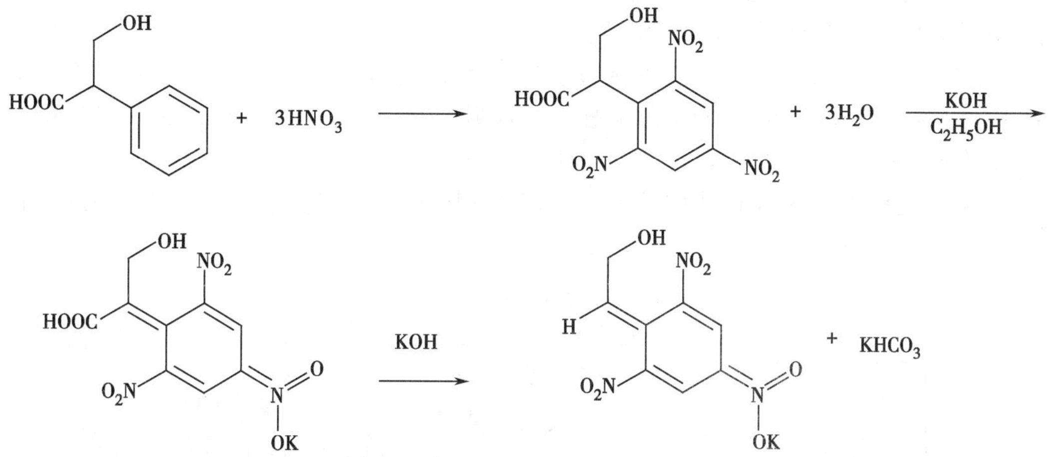

示例 13-1 ChP2015 氢溴酸山莨菪碱的鉴别:显托烷生物碱类的鉴别反应(取本品约 10mg,加发烟硝酸 5 滴,置水浴上蒸干,得黄色残渣,放冷,加乙醇 2~3 滴湿润,加固体氢氧化钾一小粒,即显深紫色)。

二、与硫酸-重铬酸钾的反应

本类药物水解后,生成的莨菪酸可与硫酸-重铬酸钾在加热的条件下发生氧化反应,生成苯甲醛,而逸出类似于苦杏仁的臭味。其反应式如下:

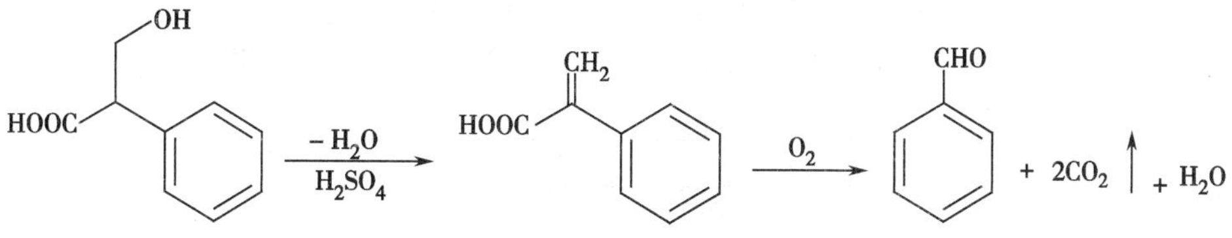

三、与生物碱显色剂或沉淀剂的反应

生物碱在酸性水溶液中可与重金属盐类或大分子酸类等沉淀试剂反应,生成难溶性的盐、复盐或配合物沉淀(表 13-2)。但不同的沉淀试剂与生物碱反应的灵敏度不同。

示例 13-2 ChP2015 氢溴酸东莨菪碱的鉴别:取本品约 10mg,加水 1ml 溶解后,置分液漏斗中,加氨试液使成碱性后,加三氯甲烷 5ml,摇匀,分取三氯甲烷液,置水浴上蒸干,残渣中加二氯化汞的乙醇溶液(取二氯化汞 2g,加 60% 乙醇使成 100ml)1.5ml,即生成白色沉淀(与阿托品及后马托品的区别)。

笔记

表 13-2　常用的生物碱沉淀剂及反应

生物碱沉淀试剂	反应条件及结果
碘化铋钾试液（Dragendorff 试剂）	橙红或棕红色沉淀
碘化钾碘试液（Wagner 试剂）	棕色或棕褐色沉淀
碘化汞钾试液（Mayen 试剂）	在酸性或碱性溶剂中生成白色或淡黄色沉淀
三硝基苯酚试液（Hager 试剂或苦味酸试液）	结晶性沉淀并有特定熔点
硅钨酸试液（Bertrend 试剂）	白色、淡黄色或黄棕色沉淀
磷钨酸试液（Scheibler 试剂）	在酸性或中性溶液中生成淡黄色沉淀

四、光谱鉴别法

1. 紫外光谱法　一般通过比较 λ_{max}、λ_{min} 或吸收光谱的一致性进行鉴别，若不止 1 个峰（谷），也可比较其吸光度或吸收系数的比值来鉴别。

示例 13-3　ChP2015 丁溴东莨菪碱的鉴别：取本品，加 0.01mol/L 盐酸溶液并稀释制成每 1ml 中含 1mg 的溶液，照紫外 - 可见分光光度法（通则 0401）测定，在 252nm、257nm 与 264nm 的波长处有最大吸收。

2. 红外光谱法　ChP2015 中收载的莨菪烷类原料药都采用 IR 法鉴别，如图 13-1 为氢溴酸东莨菪碱的红外光谱图。

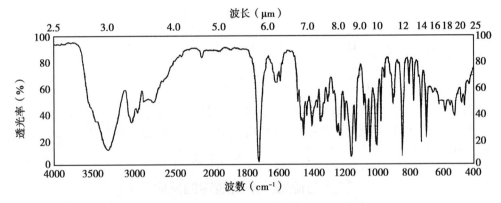

IR 特征吸收峰归属

峰位（cm^{-1}）	归属	峰位（cm^{-1}）	归属
3332	ν_{O-H}	1200~1000	ν_{C-O-C}
2850~2600	ν_{N-H}	950~700	OOP（Ar—C—H）
1731	$\nu_{C=O}$		

图 13-1　氢溴酸东莨菪碱的红外光谱

五、色　谱　法

色谱法一般用于已知生物碱的鉴别，主要有 TLC、HPLC、GC 以及 PC 等，TLC 法最为常用。但应注意，若用硅胶吸附剂时，需在流动相或固定相中加碱，使生物碱游离或中和硅胶表面的弱酸性，以防拖尾。单体生物碱可用其化学对照品为阳性对照物；中药中的生物碱宜用化学对照品和对照药材同时对照。用保留值或相对保留值法定性，以供试品溶液与对照品溶液主峰保留时间的一致性作为鉴别依据。

示例 13-4　ChP2015 氢溴酸山莨菪碱注射液的 TLC 鉴别：取本品 1ml，置水浴上蒸干。取残渣与消旋山莨菪碱对照品,分别加甲醇制成 10mg/ml 的溶液。照薄层色谱法(通则 0502)试验,吸取上述两种溶液各 10μl,分别点于同一氧化铝(中性,活度Ⅱ~Ⅲ级)薄层板上,以三氯甲烷-无水乙醇(95：5)为展开剂,展开,晾干,喷以稀碘化铋钾试液-碘化钾碘试液(1：1)。供试品溶液所显主斑点的位置和颜色应与对照品溶液的主斑点相同。

六、硫酸盐和溴化物的反应

为了改善莨菪烷类生物碱药物的水溶性和稳定性,它们大都制成硫酸盐或氢溴酸盐,所以它们的水溶液则分别显硫酸盐或溴化物的鉴别反应。

示例 13-5　ChP2015 氢溴酸东莨菪碱的鉴别:取供试品溶液,滴加氯试液,溴即游离,加三氯甲烷振摇,三氯甲烷层显黄色或红棕色。

第三节　有关物质与检查

一、氢溴酸东莨菪碱的有关物质与检查

氢溴酸东莨菪碱是从茄科植物颠茄、白曼陀罗、莨菪中提取得到的莨菪碱的氢溴酸盐。我国是从茄科植物曼陀罗的干燥品(洋金花)中提取东莨菪碱,然后制成氢溴酸盐。

制法概要:洋金花粗粉 $\xrightarrow[\text{渗漉}]{+C_2H_5OH}$ 渗漉液 $\xrightarrow{\text{减压蒸流}}$ 浸膏 $\xrightarrow[\text{提取}]{+H_2SO_4}$ 酸性提取液 $\xrightarrow[\text{提取}]{+Na_2CO_3,CHCl_3}$ 总生物碱 $\xrightarrow{\text{分离}}$ 东莨菪碱 $\xrightarrow{+HBr,\text{成盐}}$ 氢溴酸东莨菪碱 $\xrightarrow{+75\%C_2H_5OH,\text{精制}}$ 成品

根据其制备工艺,本品在生产和贮藏过程中可能引入的有关物质可通过酸度、其他生物碱和易氧化物检查进行控制。

1. **酸度**　东莨菪碱的碱性很弱,对石蕊试纸几乎不显碱性反应。氢溴酸东莨菪碱为强酸弱碱盐,通过其 5% 水溶液的 pH 应为 4.0~5.5 来控制本品的酸性杂质。

2. **易氧化物**　主要是检查本品在生产过程中可能引入的杂质阿扑东莨菪碱(aposcopolamine/apohyoscine,脱水东莨菪碱)及其他含有不饱和双键的有机物质。它们的紫外吸收最大波长红移,可使高锰酸钾溶液褪色。

apoatropine　　　　　　　　　aposcopolamine

示例 13-6　ChP2015 氢溴酸东莨菪碱易氧化物的检查:取本品 0.15g,加水 5ml 溶解后,在 15~20℃加高锰酸钾滴定液(0.02mol/L)0.05ml,10 分钟内红色不得完全消失。

示例 13-7　BP2003 采用紫外吸光度限度法检查阿扑东莨菪碱:取 0.10g 加 0.01mol/L 盐酸溶液溶解并稀释至 100.0ml,在紫外光 245nm 波长处测定吸光度。按无水物计算,$E_{1cm}^{1\%}$ 不得大于 3.6(约 0.5%)。

3. **其他生物碱**　本品水溶液加入氨试液不得发生浑浊。当有其他生物碱如阿扑阿托品(apoatropine,脱水阿托品)、颠茄碱(belladonine)等存在时,则产生浑浊。本品水溶液加入氢氧化钾试液,则有东莨菪碱析出,溶液显浑浊;因东莨菪碱在碱性条件下可水解,生成异东莨菪醇和莨菪酸,前者在水中溶解,后者生成钾盐在水溶液中也能溶解,故可使瞬即发生的浑浊消失。

示例 13-8　ChP2015 氢溴酸东莨菪碱其他生物碱的检查:取本品 0.10g,加水 2ml 溶解后,

分成两等份:一份中加氨试液 2~3 滴,不得发生浑浊;另一份中加氢氧化钾试液数滴,只许发生瞬即消失的类白色浑浊。

其他生物碱还常用 TLC 和 HPLC 法检查。其杂质限量判断主要有标准品对照法、自身稀释对照法等方法。

示例 13-9　BP2003 采用 TLC 自身稀释对照法检查氢溴酸东莨菪碱中的其他生物碱和分解产物:取本品 0.2g,加甲醇溶解并稀释至 10ml,作为供试品溶液;精密量取 1ml,加甲醇稀释至 100ml,作为对照液(a);取对照液(a)5ml,加甲醇稀释至 10ml,作为对照液(b)。照薄层色谱法试验,吸取上述溶液各 10μl,分别点于同一硅胶 G 薄层板上,以浓氨水 - 甲醇 - 丙酮 - 三氯甲烷(2∶10∶30∶50)为展开剂展开,晾干,于 105℃ 干燥 15 分钟,冷却后,喷稀碘化铋钾试液显色。供试品溶液除主斑点及起点处的黄色斑点外,其他杂质斑点的颜色与对照液(a)的主斑点比较均不得更深(1.0%),比对照液(b)主斑点颜色更深的杂质斑点数不得多于 1 个(0.5%)。

示例 13-10　ChP2015 采用 HPLC 法检查氢溴酸东莨菪碱中的有关物质。

色谱条件与系统适用性试验:用辛烷基键合硅胶为填充剂;以 0.25% 十二烷基硫酸钠(用磷酸调 pH 至 2.5)-乙腈(60∶40)为流动相;检测波长为 210nm。理论板数按东莨菪碱峰计算不低于 6000。

有关物质检查:取本品适量,加水溶解并制成每 1ml 中含 0.3mg 的溶液,作为供试品溶液;精密量取 1ml,置 100ml 量瓶中,用流动相稀释至刻度,摇匀,作为对照溶液。照含量测定项下的色谱条件,精密量取对照液与供试品溶液各 20μl 注入液相色谱仪,记录色谱图至主成分峰保留时间的 3 倍,供试品溶液的色谱图中如有杂质峰,除溶剂峰附近的溴离子峰外,单个杂质峰的面积不得大于对照溶液主峰面积的 0.5 倍(0.5%),各杂质峰面积的和不得大于对照溶液主峰面积(1.0%)。

二、硫酸阿托品中的有关物质与检查

硫酸阿托品为消旋体,无旋光性,而莨菪碱为左旋体,可以利用旋光度测定法对莨菪碱杂质进行检查。ChP2015 采用 HPLC 法检查硫酸阿托品的有关物质。

示例 13-11　ChP2015 硫酸阿托品中莨菪碱的检查:取本品,按干燥品计算,加水溶解并制成每 1ml 中含 50mg 的溶液,依法测定(通则 0621),旋光度不得过 –0.40°。

示例 13-12　ChP2015 硫酸阿托品中有关物质的检查:取本品,加水溶解并稀释制成每 1ml 中含 0.5mg 的溶液,作为供试品溶液;精密量取 1ml,置 100ml 量瓶中,用水稀释至刻度,摇匀,作为对照溶液。照高效液相色谱法(通则 0512)试验。用十八烷基硅烷键合硅胶为填充剂,以 0.05mol/L 的磷酸二氢钾溶液(含 0.0025mol/L 庚烷磺酸钠)-乙腈(84∶16)(用磷酸或氢氧化钠溶液调 pH 值至 5.0)为流动相,检测波长为 225nm,阿托品峰与相邻杂质峰的分离度应符合要求。精密量取对照溶液与供试品溶液各 20μl,分别注入液相色谱仪,记录色谱图至主成分峰保留时间的 2 倍。供试品溶液的色谱图中如有杂质峰,扣除相对保留时间 0.17 前的色谱峰,各杂质峰的和不得大于对照溶液主峰面积(1.0%)。

第四节　含量测定

莨菪烷类抗胆碱药物的药理活性均较强,临床使用剂量较小(如硫酸阿托品片的规格为 0.3mg、氢溴酸东莨菪碱片的规格为 0.3mg 等),所以需要采用专属灵敏的方法对它们进行含量及均匀度等的测定。

一、酸性染料比色法

酸性染料比色法是针对生物碱药物在一定的 pH 条件下可与某些酸性染料结合显色,而进

笔记

行分光光度法测定药物含量的方法。该法的样品用量少、灵敏度高,特别适用于少量供试品尤其是小剂量药物制剂的定量分析,具有一定的专属性和准确度。

(一) 基本原理

在适当 pH 的水溶液中,碱性药物(B)可与氢离子结合成阳离子(BH$^+$),而一些酸性染料(磺酸酞类指示剂等)如溴甲酚绿(bromocresol green)、溴麝香草酚蓝(bromothymol blue)、溴甲酚紫(bromocresol purple)、溴酚蓝(bromophenol blue)等可解离成阴离子(In$^-$);两种离子定量地结合,即生成具有吸收光谱明显红移的有色离子对(BH$^+$In$^-$),该离子对可以定量地被有机溶剂萃取,测定有机相中有色离子对特征波长处的吸光度,即可以进行碱性药物的含量测定。

其反应示意式如下:

$$B + H^+ \Longleftrightarrow BH^+$$

$$HIn \Longleftrightarrow H^+ + In^-$$

$$BH^+ + In^- \Longrightarrow (BH^+ \cdot In^-)_{水相} \Longleftrightarrow (BH^+ \cdot In^-)_{有机相}$$

也可将呈色的有机相经碱化(如加入醇制氢氧化钠),使与有机碱结合的酸性染料释放出来,测定其吸光度,再计算出碱性药物的含量。

(二) 影响因素

酸性染料比色法的影响因素较多,主要包括水相的 pH、酸性染料的种类、有机溶剂的种类与性质、有机相中的水分及酸性染料中的有色杂质等。

1. 水相最佳 pH 的选择 酸性染料比色法测定时,水相的 pH 选择极为重要。只有选择合适的 pH,使有机碱性药物均呈阳离子(BH$^+$),而同一 pH 条件下酸性染料电离足够的阴离子(In$^-$),碱性药物才能定量生成离子对,并完全溶于有机溶剂中,而过量的染料完全保留在水相中,才能保证定量测定。

从上述平衡式可知,如 pH 过低,抑制了酸性染料的解离,使 In$^-$ 浓度太低,而影响离子对的形成;如 pH 过高,有机碱药物呈游离状态,使离子对的浓度也很低。因此,选择一个最佳 pH,使有机碱药物和酸性染料分别全部以 BH$^+$ 和 In$^-$ 状态存在,是酸性染料比色法至关重要的试验条件。其选择方法一般根据有机药物和酸性染料的 pK 值以及两相中的分配系数而定。

2. 酸性染料及其浓度 可用的酸性染料较多。选用的酸性染料应该不仅能够与有机碱性药物定量地结合,而且生成的离子对要在有机相中有较大的溶解度,同时要求生成的离子对在其最大吸收波长处有较高的吸光度;染料在有机相中则要不溶或很少溶解(不被提取,空白吸收很小)。

常用的酸性染料有溴麝香草酚蓝、溴甲酚绿、甲基橙等,ChP 中托烷类药物的含量测定所选用的酸性染料主要为溴甲酚绿(bromocresol green)。

一般认为酸性染料的浓度对测定结果影响不大,只要有足够量即可。增加酸性染料的浓度可以提高测定的灵敏度。但如果浓度太高,则易产生严重的乳化层,且不易去除,往往影响测定结果。

3. 有机溶剂的选择 应选择对有机碱性药物与酸性染料形成的离子对萃取效率高、能与离子对形成氢键、不与或极少与水混溶的有机溶剂作为萃取溶剂。常用的有机溶剂有三氯甲烷、二氯甲烷等,其中三氯甲烷最为常用,其具有能与离子对形成氢键、萃取效率较高、选择性好、在水中的溶解度小、与其混溶的微量水分易于除去等特点,是较理想的溶剂;其次是二氯甲烷。二氯乙烯、苯、甲苯、四氯化碳等尽管也适宜,由于毒性及环境污染不宜采用。

4. 水分的影响 水相中有过量的有色酸性染料,水分的混入又可能使有机相浑浊,从而均影响比色测定的准确性,所以在萃取过程中应该严防水分混入有机相中。一般多采用加入脱水剂,或经干燥滤纸过滤的方法除去混入的水分。

5. 酸性染料中的有色杂质 酸性染料中的有色杂质混入萃取的有机相中会使测定结果受

笔记

到干扰,为了获得准确的结果,可在加入供试品之前将缓冲液与酸性染料的混合液先用所选用的有机溶剂萃取弃去,以便除去酸性染料中的有色杂质。

（三）应用示例

本法主要适用于紫外吸收弱、标示量低的有机碱性药物（生物碱）制剂的含量或含量均匀度的测定。如 ChP2015 中硫酸阿托品片、氢溴酸山莨菪碱片等,以及一些中药材和中成药中的生物碱成分（如环维黄杨星 D）的测定。

示例 13-13　ChP2015 硫酸阿托品片（0.3mg/ 片）的含量测定:取本品 20 片,精密称定,研细,精密称取适量（约相当于硫酸阿托品 2.5mg）,置 50ml 量瓶中,加水振摇使溶解并稀释至刻度,滤过,取续滤液,作为供试品溶液;另取硫酸阿托品对照品约 25mg,精密称定,置 25ml 量瓶中,加水溶解并稀释至刻度,摇匀,精密量取 5ml,置 100ml 量瓶中,用水稀释至刻度,摇匀,作为对照品溶液。精密量取对照品溶液和供试品溶液各 2ml,分别置预先精密加入三氯甲烷 10ml 的分液漏斗中,各加溴甲酚绿溶液（取溴甲酚绿 50mg 与邻苯二甲酸氢钾 1.021g,加 0.2mol/L 氢氧化钠溶液 6.0ml 使溶解后,再用水稀释成 100ml,摇匀,必要时过滤）2.0ml,振摇提取 2 分钟后,静置使分层,分取澄清的三氯甲烷液,照紫外 - 可见分光光度法（通则 0401）,在 420nm 的波长处分别测定吸光度（图 13-2）,计算,并将结果与 1.027 相乘,即得。

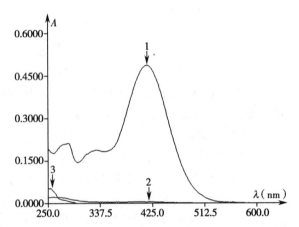

图 13-2　溴甲酚绿 - 阿托品离子对紫外 - 可见分光光谱图

1. 离子对;2. 染料空白（对照品平行测定,空白吸收可被扣除）;3. 阿托品（水溶液在 420nm 附近无吸收）

本品含量用标示量的百分数表示为:

$$\frac{A_X/A_S \cdot C_S \times 50 \times 1.027 \times \overline{W}}{m \times B} \times 100\%$$

式中,A_X 和 A_S 分别为供试品和对照品溶液的吸光度;C_S 为对照品溶液的浓度（mg/ml）;m 为称取片粉的重量（g）;$\overline{W}$ 为平均片重（g）;B 为标示量（mg）;1.027 为硫酸阿托品（$C_{17}H_{23}NO_3)_2 \cdot H_2SO_4 \cdot H_2O$ 与硫酸阿托品对照品［无水硫酸阿托品（$C_{17}H_{23}NO_3)_2 \cdot H_2SO_4$］的分子量换算系数;50 为供试品溶液的稀释倍数。

二、非水溶液滴定法

非水溶液滴定法是在非水溶剂中进行的酸碱滴定测定法,主要用来测定有机碱及其氢卤酸盐、硫酸盐、磷酸盐以及有机酸碱金属盐类的含量。

硫酸是二元酸,在水溶液中可以发生二级解离,生成 SO_4^{2-}。但在冰醋酸非水介质中只能发生一级解离,生成 HSO_4^-,即只提供一个 H^+。所以硫酸盐类药物在冰醋酸中只能滴定至硫酸氢盐,可用高氯酸滴定液直接滴定。

$$(BH^+)_2 \cdot SO_4^{2-} + HClO_4 \rightarrow (BH^+) \cdot ClO_4^- + (BH^+) \cdot HSO_4^-$$

硫酸阿托品与高氯酸反应的化学计量摩尔比为 1:1。

示例 13-14　ChP2015 硫酸阿托品含量的非水溶液滴定测定法:取本品约 0.5g,精密称定,加冰醋酸与醋酐各 10ml 溶解后,加结晶紫指示液 1~2 滴,用高氯酸滴定液（0.1mol/L）滴定至溶液纯蓝色,并将滴定的结果用空白试验校正。每 1ml 高氯酸滴定液（0.1mol/L）相当于 67.68mg 的（$C_{17}H_{23}NO_3)_2 \cdot H_2SO_4$。

三、高效液相色谱法

高效液相色谱法具有分离模式多样、适用范围广、选择和专属性强、检测手段多样灵敏、重复性好、分离速度快等优点。各国药典中采用 HPLC 法对莨菪类生物碱的含量和有关物质进行直接分析测定的比例不断增加。

在反相液相色谱条件下呈离子状态的药物如有机碱类、有机酸类,其色谱保留常常较弱,从而影响它们的含量或有关物质 HPLC 测定的专属性和准确度。通过调整流动相的 pH,抑制它们的解离,以改变色谱保留行为,但并不都能获得满意的结果。采用离子对高效液相色谱法可以改善它们的色谱保留行为,并实现准确测定。

离子对高效液相色谱法是在流动相中加入与呈解离状态的待测组分离子电荷相反的离子对试剂,形成离子对化合物后使待测组分在非极性固定相中的分配与溶解度增大,从而改善其色谱保留与分离行为的色谱法。

分析碱性物质时常用的离子对试剂为烷基磺酸盐阴离子对试剂,如戊烷磺酸钠、庚烷磺酸钠、十二烷基磺酸钠等。另外,高氯酸、三氯醋酸、磷酸、十二烷基硫酸钠等也可与多种碱性样品形成离子对。

分析酸性物质时常用季铵盐阳离子对试剂,如四丁基溴化铵、四丁基氢氧化铵等。

影响离子对形成的条件均影响被测组分的保留,如反离子的种类、性质与浓度,流动相的组成、pH 及离子强度等,均应选择恰当,以利于离子对在色谱柱上的保留与分离。离子对试剂的非极性部分越大,形成的离子对分配系数越大,反相色谱保留则越强。

离子对色谱法常用 ODS 柱,流动相由甲醇-水或乙腈-水溶液等组成,水相由具有适宜 pH 的缓冲溶液所构成,同时含有 3~10mmol/L 的适宜的离子对试剂。

莨菪烷类药物的 HPLC 分析测定时常采用烷基磺酸盐作为离子对试剂,流动相一般呈酸性,以利于碱性药物的质子化。

ChP2015 中采用 HPLC 测定氢溴酸东莨菪碱及其片剂和注射液的含量。测定丁溴东莨菪碱的有关物质及其胶囊和注射液的含量时均采用十二烷基硫酸钠(sodium lauryl sulphate)作为离子对试剂。BP2009 中 HPLC 测定硫酸阿托品制剂(滴眼液、片剂和注射剂)的含量时均采用磺基丁二酸钠二辛酯(dioctyl sodium sulphosuccinate)作为离子对试剂(USP 中称为多库酯钠,docusate sodium)。ChP2015 中硫酸阿托品有关物质的检查采用庚烷磺酸钠(sodium heptanesulfonate)作为离子对试剂。

示例 13-15　ChP2015 丁溴东莨菪碱注射液的含量测定法。

色谱条件与系统适用性试验:用十八烷基硅烷键合硅胶为填充剂;以 0.004% 磷酸溶液-乙腈(50:50)配制的 0.008mol/L 十二烷基硫酸钠溶液为流动相,检测波长为 210nm。取丁溴东莨菪碱和氢溴酸东莨菪碱对照品各适量,加流动相溶解并制成每 1ml 中分别含 0.4mg 和 20μg 的溶液,取 20μl 注入液相色谱仪,记录色谱图,理论板数按丁溴东莨菪碱峰计算不低于 3000,丁溴东莨菪碱峰与氢溴酸东莨菪碱峰的分离度应符合要求。

测定法:精密量取本品适量,加流动相溶解并定量稀释成每 1ml 中约含 0.4mg 的溶液,精密量取 20μl 注入液相色谱仪,记录色谱图;另取丁溴东莨菪碱对照品,精密称定,加流动相溶解并定量稀释成每 1ml 中约含 0.4mg 的溶液,同法测定,按外标法以峰面积计算,即得。

第五节　体内莨菪烷类药物分析

东莨菪碱及阿托品可从茄科植物曼陀罗中提取制得生物碱单体,具有很强的药理活性,所以临床使用的剂量均很小(0.3mg/片)。曼陀罗生物碱的毒性众所周知,长期以来,误食或投毒曼

笔记

陀罗所致的死亡事件时有发生。

由于临床常规使用的剂量小、体内样品的基质复杂、药物浓度低,所以需要采用专属灵敏的方法进行莨菪碱类药物的临床监测或法医鉴定。

已有文献报道,采用 SPE 处理、HPLC-MS 法检测体内样品中的阿托品和东莨菪碱的浓度,适用于临床药动学研究或法医鉴定研究。

示例 13-16　LC-PDA-MS 法用于曼陀罗毒害事件体内样品中的阿托品和东莨菪碱的法医鉴定。

LC-PDA-MS 测定条件:采用 Xterra 苯基柱(150mm×2.1mm,5μm),用乙腈-醋酸铵溶液(0.002mol/L,浓氨水调节 pH 至 10.5)为流动相(10∶90),20 分钟线性梯度洗脱至 80∶20 并维持 4 分钟,流速为 0.2ml/min。电喷雾正离子化(ESI),喷雾电压为 0.4kV,离子源温度为 120℃,雾化氮气温度为 400℃,干燥气氮气的流速为 8.0L/min。

体内组织样品的制备:取法医送检的受害者胃、肝和肾脏组织匀浆(各含 3g 样本),分别与 20ml 磷酸盐缓冲溶液混合,涡旋振荡 30 分钟,离心 15 分钟,上层水溶液分别经 SPE 柱(Oasis HLB)提取,用磷酸缓冲液洗涤,再用 5ml 甲醇洗脱,浓缩至约 0.5ml,分别取 10μl,进行 LC-PDA 和 MS 检查。

分析结果:组织样品中的内源性杂质无干扰,东莨菪碱和阿托品的 t_R 分别约为 20 和 22 分钟,检测限分别为 0.1 和 0.01ng/ml。东莨菪碱和阿托品的一级质谱 [M+H]⁺ 离子 m/z 分别为 304 和 290,源内裂解(ISCID)东莨菪碱的子离子包括 m/z 156 和 138、阿托品的子离子为 m/z 124。适用于法医专属鉴定(图 13-3)。

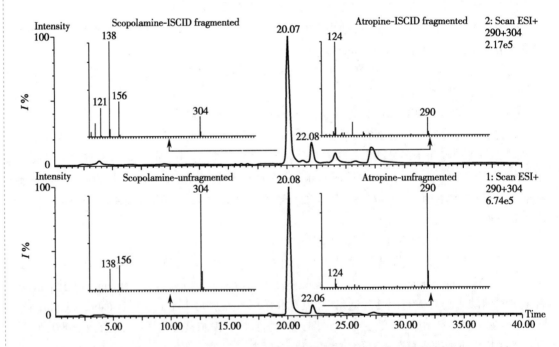

图 13-3　LC-MS/MS 法鉴定胃匀浆样本中的东莨菪碱(scopolamine)和阿托品(atropine)
Unfragmented:未裂解扫描质谱;ISCID fragmented:源内碰撞诱导解离扫描质谱

(安徽中医药大学　吴　虹)

参考文献

1. 杭太俊.药物分析.第 7 版.北京:人民卫生出版社,2011
2. Steenkamp PA,Harding NM,van Heerden FR,et al. Fatal Datura poisoning: identification of atropine and sco-

polamine by high performance liquid chromatography/photodiode array/mass spectrometry. Forensic Science International,2004,145(1):31-39

3. Oertel R,Richter K,Ebert U,et al. Determination of scopolamine in human serum and microdialysis samples by liquid chromatography-tandem mass spectrometry. Journal of Chromatography B,2001,750:121-128

4. Stetina PM,Madai B,Kulemann V,et al. Pharmacokinetics of scopolamine in serum and subcutaneous adipose tissue in healthy volunteers. International Journal of Clinical Pharmacology and Therapeutics,2005,43:134-139

第十四章 维生素类药物的分析

学习要求

1. 掌握 维生素 A、维生素 B_1、维生素 C、维生素 E 的化学结构、理化性质以及与分析方法间的关系,它们的专属鉴别反应、主要的含量测定方法与原理。

2. 熟悉 维生素 A、维生素 B_1、维生素 C、维生素 E 的有关物质、检查方法与原理。

3. 了解 维生素 D 的鉴别与有关物质。

维生素(vitamins)是维持人类机体的正常代谢功能所必需的一类活性物质,主要用于机体的能量转移和代谢调节,体内不能自行合成,须从食物中摄取。从化学结构上看,维生素类均属有机化合物,但并非同属一类化合物,其中有些是醇、酯,有些是酸、胺,还有些是酚和醛类,各具不同的理化性质和生理作用。ChP2015 收载了维生素 A、维生素 B_1、维生素 B_2、维生素 B_6、维生素 B_{12}、维生素 C、维生素 D_2、维生素 D_3、维生素 E、维生素 K_1、叶酸、烟酸、烟酰胺等原料及制剂等共 40 多个品种,按其溶解度分为脂溶性维生素(如维生素 A、维生素 D、维生素 E、维生素 K 等)和水溶性维生素(维生素 B_1、维生素 B_2、维生素 C、烟酸、泛酸、叶酸等)两大类。

维生素类药物的分析方法有生物法、微生物法、化学法和物理化学法,都是依据药物的化学结构、理化性质与生物特性而进行的。目前,常用的分析方法主要是化学法或物理化学法。本章仅对五大类维生素(维生素 A、维生素 B_1、维生素 C、维生素 D 和维生素 E)进行讨论,阐述其化学结构、理化性质以及与分析方法间的关系,结合 ChP2015 重点讲解本类药物的鉴别、杂质检查和含量测定的原理与方法。

第一节 维生素 A 的分析

维生素 A(vitamin A)包括有维生素 A_1(视黄醇,retinol)、去氢维生素 A(dehydroretinol,维生素 A_2)和去水维生素 A(anhydroretinol,维生素 A_3)等。其中维生素 A_1 的活性最高,维生素 A_2 的生物活性是维生素 A_1 的 30%~40%,维生素 A_3 的生物活性是维生素 A_1 的 0.4%,故通常所说的维生素 A 系指维生素 A_1。维生素 A 是一种不饱和脂肪醇,在自然界中主要来自于鲛类无毒海鱼肝脏中提取的脂肪油(通称为鱼肝油),其含量高达 600 000IU/g(国际单位 / 克),目前主要采用人工合成方法制取。在鱼肝油中维生素 A 多以各种酯类混合物的形式存在,其中主要为醋酸酯和棕榈酸酯。

ChP2015 收载的维生素 A 是指人工合成的维生素 A 醋酸酯结晶加精制植物油制成的油溶液,还收载维生素 A 软胶囊、维生素 AD 软胶囊和维生素 AD 滴剂等。USP38-NF33 收载的是维生素 A 及其醋酸酯、棕榈酸酯混合物的食用油溶液。BP2015 收载的人工合成浓缩维生素 A 油是维生素 A 醋酸酯、丙酸酯和棕榈酸酯混合物的植物油溶液。

一、结构与性质

(一)结构

维生素 A 的结构为具有一个共轭多烯醇侧链的环己烯,因而具有多个立体异构体。天然维生素 A 主要是全反式维生素 A,尚有多种其他异构体。R 的不同则决定了维生素 A 的醇式

笔记

或酯式状态(表 14-1)。其他异构体(表 14-2)具有相似的化学性质,但各具不同的光谱特性和生物效价。

表 14-1　维生素 A 醇及其酯

名称	—R	分子式	摩尔质量	晶型及熔点
维生素 A 醇 (retinol)	—H	$C_{20}H_{30}O$	286.44	黄色棱形结晶 62~64℃
维生素 A 醋酸酯 (vitamin A acetate)	—COCH₃	$C_{22}H_{32}O_2$	328.48	淡黄色棱形结晶 57~58℃
维生素 A 棕榈酸酯 (vitamin A palmitate)	—COC₁₅H₃₁	$C_{36}H_{60}O_2$	524.84	无定形或结晶 28~29℃

表 14-2　维生素 A 及其异构体的性质

名称	形式	紫外吸收(乙醇)		相对生物效价 (%)	顺反异构
		λ_{max}(nm)	$E_{1cm}^{1\%}$		
维生素 A	醇	325	1832	100	全反式
	醋酸酯	325.5	1584		
新维生素 A$_a$	醇	328	1686	75	2-顺
	醋酸酯	328	1431		
新维生素 A$_b$	醇	319	1376	24	4-顺
	醋酸酯	320.5	972.7		
新维生素 A$_c$	醇	311	907.8	15	2,4-二顺
	醋酸酯	310.5	858.8		
异维生素 A$_a$	醇	323	1477	21	6-顺
	醋酸酯	323	1199		
异维生素 A$_b$	醇	324	1379	24	2,6-二顺
	醋酸酯	324	806.5		

此外,鱼肝油中尚含有去氢维生素 A(dehydroretinol,维生素 A₂)和去水维生素 A(anhydroretinol,维生素 A₃),其效价均低于维生素 A;鲸醇(kitol)系维生素 A 醇的二聚体,无生物活性。这些物质也有紫外吸收,并能与显色剂产生相近颜色,所以在测定维生素 A 的含量时必须考虑这些因素的干扰。

去氢维生素A（A₂,dehydroretinol）　　　　去水维生素A（A₃,anhydroretinol）

(二) 性质

1. **溶解性**　维生素 A 与三氯甲烷、乙醚、环己烷或石油醚能任意混合,在乙醇中微溶,在水中不溶。

2. 不稳定性　维生素 A 中含有多个不饱和键,性质不稳定,易被空气中的氧或氧化剂氧化,易被紫外光裂解,特别在加热和金属离子存在时更易氧化变质,生成无生物活性的环氧化合物、维生素 A 醛或维生素 A 酸。维生素 A 对酸不稳定,遇 Lewis 酸或无水氯化氢乙醇液可发生脱水反应,生成脱水维生素 A。维生素 A 醋酸酯较维生素 A 稳定,一般将本品或棕榈酸酯溶于植物油中供临床使用。因此,维生素 A 及其制剂除需密封在凉暗处保存外,还需充氮气或加入合适的抗氧剂以提高药物的稳定性。

3. 紫外吸收特性　维生素 A 分子中具有共轭多烯醇的侧链结构,在 325~328nm 范围内有最大吸收,可用于鉴别和含量测定。

4. 与三氯化锑呈色　维生素 A 在三氯甲烷中能与三氯化锑试剂作用,产生不稳定的蓝色,可以此进行鉴别或用比色法测定含量。

二、鉴 别 试 验

(一) 三氯化锑反应(Carr-Price 反应)

1. 原理　维生素 A 在饱和无水三氯化锑的无醇三氯甲烷溶液中即显蓝色,渐变成紫红色。其机制为维生素 A 和氯化锑(Ⅲ)中存在的亲电试剂氯化高锑(Ⅴ)作用形成不稳定的蓝色碳正离子。反应式如下:

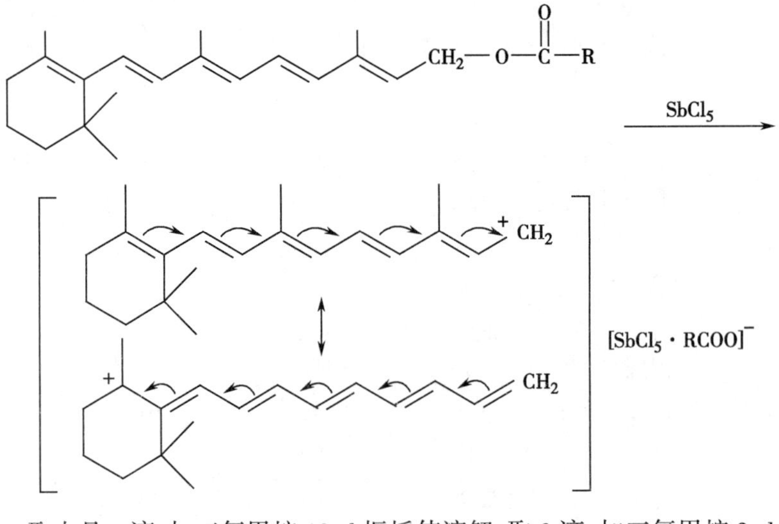

2. 方法　取本品 1 滴,加三氯甲烷 10ml 振摇使溶解;取 2 滴,加三氯甲烷 2ml 与 25% 三氯化锑的三氯甲烷溶液 0.5ml,即显蓝色,渐变成紫红色。

3. 注意事项　反应需在无水、无醇条件下进行,因为水可使三氯化锑水解成氯化氧锑(SbOCl),而乙醇可以和碳正离子作用使其正电荷消失。要求仪器和试剂必须干燥无水,三氯甲烷中必须无醇。

(二) 紫外光谱法

1. 方法　取约相当于 10IU 的维生素 A 供试品,加无水乙醇-盐酸(100∶1)溶液溶解,立即用紫外分光光度计在 300~400nm 波长范围内进行扫描,应在 326nm 波长处有单一的吸收峰。将此溶液置水浴上加热 30 秒,迅速冷却,照上法进行扫描,则应在 348、367 和 389nm 波长处有 3 个尖锐的吸收峰,且在 332nm 波长处有较低的吸收峰或拐点。

2. 讨论　维生素 A 分子中含有 5 个共轭双键,其无水乙醇溶液在 326nm 波长处有最大吸收峰。当在盐酸催化下加热,则发生脱水反应而生成脱水维生素 A。后者比维生素 A 多 1 个共轭双键,故其最大吸收峰向长波长位移(红移),同时在 350~390nm 波长之间出现 3 个吸收峰,见图 14-1。

笔记

（三）薄层色谱法

1. 方法　以硅胶 G 为吸附剂、环己烷 - 乙醚（80：20）为展开剂，分别取供试品与对照品（不同的维生素 A 酯类）的环己烷溶液（5IU/μl）各 2μl，点于薄层板上，不必挥散溶剂，立即展开。取出薄层板后，置空气中挥干，喷以三氯化锑溶液，比较供试品和对照品溶液所显的蓝色斑点位置即可鉴别。

2. 讨论　本法为 BP 鉴别浓缩合成品维生素 A（油剂）的各种酯类的方法。USP 采用硅胶为吸附剂、环己烷 - 乙醚（80：20）为展开剂，以维生素 A 的三氯甲烷溶液（约 1500IU/ml）点样 0.01ml，展开 10cm，空气中挥干，以磷钼酸为显色剂显色。维生素 A 醇及其醋酸酯、棕榈酸酯均显蓝绿色，其 R_f 值分别为 0.1、0.45 和 0.7。

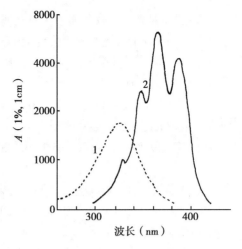

图 14-1　维生素 A 和去水维生素 A 的紫外吸收光谱图
1. 维生素 A；2. 去水维生素 A

三、含　量　测　定

目前，各国药典均收载紫外分光光度法作为维生素 A 法定的含量测定方法，替代了反应专属性差、呈色不稳定的三氯化锑比色法。但由于三氯化锑比色法操作简便、快速，目前仍为食品或饲料中维生素 A 含量测定的常用方法。ChP2015（通则 0721）收载维生素 A 测定法，下面重点介绍收载的第一法（紫外 - 可见分光光度法）和第二法（高效液相色谱法），并简要介绍三氯化锑比色法。

（一）紫外 - 可见分光光度法（三点校正法）

1. 三点校正法的建立　维生素 A 在 325~328nm 波长范围内具有最大吸收，可用于含量测定。但维生素 A 原料中常混有其他杂质，包括其多种异构体、氧化降解产物（维生素 A_2、维生素 A_3、环氧化物、维生素 A 醛和维生素 A 酸等）、合成中间体、副产物等有关物质，且维生素 A 制剂中常含稀释用油，这些杂质在紫外区也有吸收，以致在维生素 A 的最大吸收波长处测得的吸光度并非是维生素 A 所独有的吸收。为了得到准确的测定结果，消除非维生素 A 物质的无关吸收所引起的误差，故采用"三点校正法"测定，即在 3 个波长处测得吸光度后，在规定的条件下以校正公式进行校正，再进行计算，这样可消除无关吸收的干扰，求得维生素 A 的真实含量。

维生素 A 在 325~328nm 波长范围内具有最大吸收峰，其最大吸收峰的位置随溶剂的不同而异，表 14-3 为维生素 A 在不同溶剂中的最大吸收波长、吸收系数和换算因子。

表 14-3　维生素 A 在不同溶剂中的紫外吸收数据

溶剂	维生素 A 醋酸酯			维生素 A 醇		
	λ_{max}（nm）	$E_{1cm}^{1\%}$	换算因子	λ_{max}（nm）	$E_{1cm}^{1\%}$	换算因子
环己烷	327.5	1530	1900	326.5	1755	1900
异丙醇	325	1600	1830	325	1820	1830

2. 测定原理　本法是在 3 个波长处测得吸光度，根据校正公式计算吸光度 A 的校正值后，再计算含量，故称为"三点校正法"。其原理主要基于以下两点：

（1）杂质的无关吸收在 310~340nm 波长范围内几乎呈一条直线，且随波长的增大吸光度下降。

(2) 物质对光的吸收呈加和性的原理。即在某一样品的吸收曲线上,各波长处的吸光度是维生素 A 与杂质的吸光度的代数和,因而吸收曲线也是两者吸收的叠加。

3. 波长选择 三点波长的选择原则为一点选择在维生素 A 的最大吸收波长处(即 λ_1),其他两点在 λ_1 的两侧各选一点(λ_2 和 λ_3)。

(1) 等波长差法:使 $\lambda_3-\lambda_1=\lambda_1-\lambda_2$。ChP2015 规定,测定维生素 A 醋酸酯时,$\lambda_1=328nm$,$\lambda_2=316nm$,$\lambda_3=340nm$,$\Delta\lambda=12nm$。

(2) 等吸收比法:使 $A_{\lambda_2}=A_{\lambda_3}=6/7A_{\lambda_1}$。ChP2015 规定,测定维生素 A 醇时,$\lambda_1=325nm$,$\lambda_2=310nm$,$\lambda_3=334nm$。

4. 杂质的吸收 对维生素 A 测定有影响的杂质主要包括下列几种。

(1) 维生素 A_2(即 3- 去氢维生素 A)和维生素 A_3(即去水维生素 A):维生素 A_2 在 345~350nm 波长范围内有吸收。

(2) 维生素 A 的氧化产物:环氧化物、维生素 A 醛和维生素 A 酸。

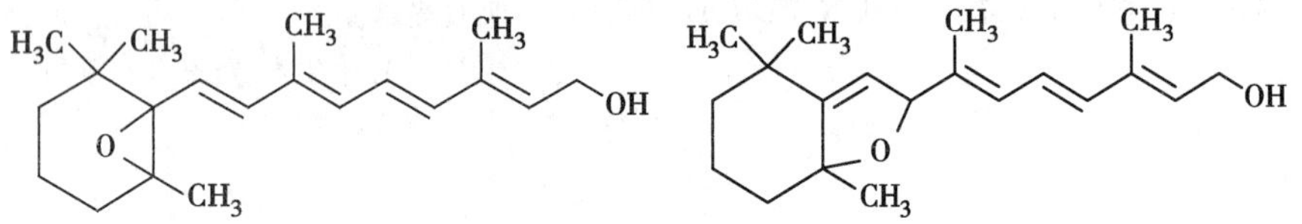

环氧化物

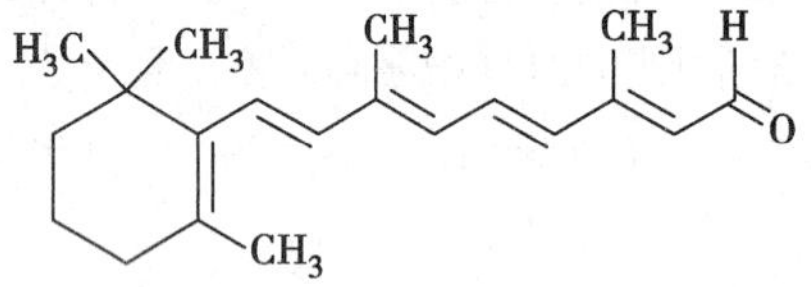

维生素 A 醛 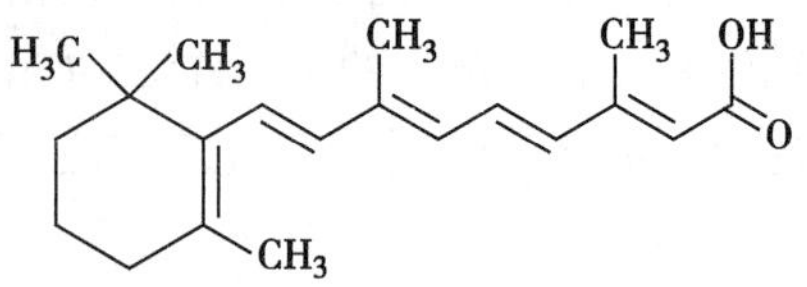   维生素 A 酸

(3) 维生素 A 在光照条件下产生逆 - 阿反应二聚,生成的无活性的聚合物:鲸醇。

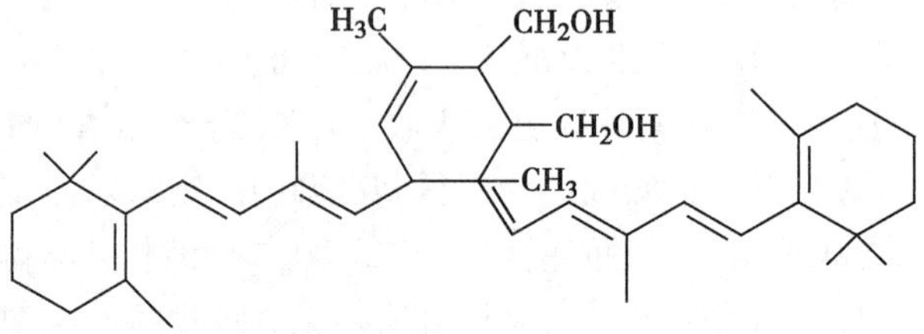

鲸醇

(4) 维生素 A 的异构体及其他:异构体包括新维生素 A_a(2- 顺式)、新维生素 A_b(4- 顺式)、新维生素 A_c(2,4- 二顺式)、异维生素 A_a(6- 顺式)、异维生素 A_b(2,6- 二顺式),以及在合成过程中产生的中间体等。

上述杂质均在 310~340nm 波长范围内有吸收,所以干扰维生素 A 的测定。因此,在测定维生素 A 的含量时,必须排除这些杂质的干扰,三点校正法即可消除这些杂质的影响。

5. 测定方法 合成的维生素 A 和天然鱼肝油中的维生素 A 均为酯式维生素 A,如供试品中干扰测定的杂质较少,能符合下列直接测定法的规定时,可用溶剂溶解供试品后直接测定,否则应按皂化法进行,经皂化提取除去干扰后测定。

(1) 直接测定法:直接测定法适用于纯度高的维生素 A 醋酸酯的测定。

1) 方法:取维生素 A 醋酸酯适量,精密称定,加环己烷制成每 1ml 含 9~15IU 的溶液,然后在 300、316、328、340 与 360nm 波长处分别测定吸光度,确定最大吸收波长(应为 328nm)。计算各波长下的吸光度与 328nm 波长下的吸光度比值。

2) 计算

① 求 $E_{1cm}^{1\%}$：由 $A=E_{1cm}^{1\%}\cdot c\cdot l$ 公式，求得 $E_{1cm}^{1\%}=A/(c\cdot l)$。

式中的 A 值有两种可能，一是直接采用328nm波长下测得的吸光度值，即 A_{328}；二是采用吸光度校正公式计算出的校正值，即 $A_{328(校正)}$，校正式如下：

$$A_{328(校正)}=3.52(2A_{328}-A_{316}-A_{340})$$

② 求效价(IU/g)：效价系指每1g供试品中所含的维生素A的国际单位数(IU/g)，即 IU/g$=E_{1cm}^{1\%}(328nm)\times1900$。

③ 求维生素A醋酸酯占标示量的百分含量。

$$标示量\%=\frac{A\times D\times1900\times\overline{W}}{W\times100\times l\times 标示量}\times100\%$$

式中，A 为直接测得的 A_{328} 或校正后的 $A_{328(校正)}$；D 为供试品的稀释倍数；1900为维生素A醋酸酯在环己烷溶液中测定的换算因子；$\overline{W}$ 为软胶囊的平均内容物重量；W 为称取的内容物重量(即供试品取用量)；l 为比色池厚度(cm)；标示量为处方中规定的每粒软胶囊中含有的维生素A醋酸酯的国际单位数。

3) 换算因子：换算因子的定义为单位 $E_{1cm}^{1\%}$ 数值所相当的效价。即：

$$换算因子=\frac{效价(IU/g)}{E_{1cm}^{1\%}(\lambda_{max})}$$

维生素A的含量用生物效价即国际单位(IU/g)来表示。维生素A的国际单位规定如下：

1IU=0.344μg 全反式维生素A醋酸酯

1IU=0.300μg 全反式维生素A醇

因此，每1g全反式维生素A醋酸酯相当的国际单位数为：

$$\frac{1\times10^{6}μg}{0.344μg/IU}=2\,907\,000IU$$

每1g全反式维生素A醇相当的国际单位数为：

$$\frac{1\times10^{6}μg}{0.300μg/IU}=3\,330\,000IU$$

已知维生素A的 $E_{1cm}^{1\%}$ 值见表14-4。

表14-4 维生素A的 $E_{1cm}^{1\%}$ 值

药物名称	溶剂	λ_{max}	$E_{1cm}^{1\%}$
维生素A醋酸酯	环己烷	328nm	1530
维生素A醇	异丙醇	325nm	1820

因为：

$$换算因子=\frac{IU/g}{E_{1cm}^{1\%}}$$

故全反式维生素A醋酸酯：

$$换算因子=\frac{2\,907\,000}{1530}=1900$$

全反式维生素A醇：

$$换算因子=\frac{3\,330\,000}{1820}=1830$$

4) A 值的选择

① 计算吸光度比值(即 A_i/A_{328})：分别与ChP2015规定的吸光度比值相减，即得到5个差值，判断每个差值是否超过规定的 ±0.02，见下表。

笔记

波长（nm）	实测的吸光度	药典规定的吸光度比值	实测的吸光度比值	两比值的差值（阈值 ±0.02）
300	A_0	0.555	A_0/A_2	
316	A_1	0.907	A_1/A_2	
328	A_2	1.000	A_2/A_2	
340	A_3	0.811	A_3/A_2	
360	A_4	0.299	A_4/A_2	

② 判断法

A. 如果最大吸收波长在 326~329nm，分别计算 5 个波长下吸光度比值的差值，均不超过表中规定的 ±0.02 时，则不用校正公式计算吸光度，而直接用 328nm 波长处测得的吸光度 A_{328} 求得 $E_{1cm}^{1\%}$。

B. 如果最大吸收波长在 326~329nm，分别计算 5 个波长下吸光度比值的差值，如超过表中规定的 ±0.02，这时应按以下方法判断：若 $\dfrac{A_{328(校正)}-A_{328}}{A_{328}}\times100\%$ 所得的数值相差不超过 ±3.0%，则不用校正，仍以未校正的吸光度计算含量，即用 A_{328} 代入 $E_{1cm}^{1\%}=A/(c\cdot l)$ 式中求出 $E_{1cm}^{1\%}$；若 $\dfrac{A_{328(校正)}-A_{328}}{A_{328}}\times100\%$ 所得的数值相差在 −15%~−3%，则以校正吸光度计算含量，即用 $A_{328(校正)}$ 代入 $E_{1cm}^{1\%}=A/(C\cdot L)$ 式中求出 $E_{1cm}^{1\%}$；若 $\dfrac{A_{328(校正)}-A_{328}}{A_{328}}\times100\%$ 所得的数值 <−15% 或 >+3%，则不能用本法测定，而应采用后面的皂化法测定含量。

C. 如果最大吸收波长不在 326~329nm，也不能用本法测定，同样采用皂化法测定含量。上述判断方法的示意图如下：

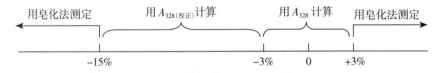

（2）皂化法：皂化法适用于维生素 A 醇的测定。

1）方法：精密称取供试品适量（约相当于维生素 A 的总量 500IU 以上，重量不多于 2g），置皂化瓶中，加乙醇 30ml 与 50% 氢氧化钾溶液 3ml，置水浴中煮沸回流 30 分钟，冷却后，得到的皂化液再经乙醚提取、洗涤、滤过、浓缩等处理后，迅速加异丙醇溶解并定量稀释制成每 1ml 中含维生素 A 为 9~15IU 的溶液，在 300、310、325 与 334nm 4 个波长处测定吸光度，并确定最大吸收波长（应为 325nm）。

2）计算

① 求 $E_{1cm}^{1\%}$：由 $A=E_{1cm}^{1\%}\cdot c\cdot l$ 公式，求得 $E_{1cm}^{1\%}=A/(c\cdot l)$。

式中的 A 值可能是 325nm 波长下测得的吸光度 A_{325}，也可能是用校正公式计算出的吸光度校正值 $A_{325(校正)}$，校正式如下：

$$A_{325(校正)}=6.815A_{325}-2.555A_{310}-4.260A_{334}$$

② 求效价（IU/g）：$IU/g=E_{1cm}^{1\%}$（325nm，校正）×1830。

③ 求维生素 A 醇占标示量的百分含量。

$$标示量 \%=\frac{A\times D\times1830\times\overline{W}}{W\times100\times l\times 标示量}\times100\%$$

式中，A 为直接测得的 A_{325} 或校正后的 $A_{325(校正)}$；1830 为换算因子；D、$\overline{W}$、W 和 1 与直接测定法计算式中的含义相同。

3) A 值的选择

① 如果最大吸收波长在 323~327nm，而且 A_{300}/A_{325} 的比值 ≤ 0.73，按下法判断：若

$\dfrac{A_{325(校正)}-A_{325}}{A_{325}}\times 100\%$ 所得的数值在 $\pm 3\%$，则仍不用 $A_{325(校正)}$，而直接用 A_{325} 代入 $E_{1cm}^{1\%}=A/(c\cdot l)$ 式中

求出 $E_{1cm}^{1\%}$；若 $\dfrac{A_{325(校正)}-A_{325}}{A_{325}}\times 100\%$ 所得的数值超过 $\pm 3\%$，则需用校正公式计算吸光度，用 $A_{325(校正)}$

代入 $E_{1cm}^{1\%}=A/(c\cdot l)$ 式中求出 $E_{1cm}^{1\%}$。

② 如果最大吸收波长不在 323~327nm 或 A_{300}/A_{325} 的比值 >0.73 时，表示供试品中的杂质含量过高，应采用色谱法将未皂化的部分纯化后再进行测定。

6. 讨论

(1) 维生素 A 醋酸酯的吸光度校正公式是用线性方程式法(即代数法)推导而来的；维生素 A 醇的吸光度校正公式是用相似三角形法(几何法或称6/7定位法)推导而来的。详见《药物分析》第 7 版教材。

(2) 采用三点校正法时，除其中一点是在吸收峰波长处测得外，其他两点分别在吸收峰两侧的波长处测定，因此若仪器的波长不够准确时，会有较大误差。故在测定前应校正仪器波长，测定应在半暗室中尽快进行。

(3) ChP2015 收载的维生素 A、维生素 A 软胶囊及维生素 AD 软胶囊中维生素 A 的测定均采用本法测定含量。

示例 14-1 维生素 AD 软胶囊中维生素 A 的含量测定。

(1) 方法：精密称取维生素 AD 软胶囊装量差异项下的内容物重 0.1287g(每粒内容物的平均装量为 0.079 85g，标示量每粒含维生素 A 10 000IU)，置 10ml 烧杯中，加环己烷溶解并定量转移至 50ml 量瓶中，用环己烷稀释至刻度，摇匀；精密量取 2ml，置另一 50ml 量瓶中，用环己烷稀释至刻度，摇匀。以环己烷为空白，测得最大吸收波长为 328nm，并分别于 300、316、328、340 和 360nm 波长处测得吸光度如下，计算软胶囊中的维生素 A 占标示量的百分含量。

波长(nm)	300	316	328	340	360
测得吸光度(A)	0.374	0.592	0.663	0.553	0.228

(2) 计算

1) 计算各波长处的吸光度与 328nm 波长处的吸光度比值，并与规定比值比较。

波长(nm)	300	316	328	340	360
吸光度比值(A_i/A_{328})	0.564	0.893	1.000	0.834	0.344
规定比值	0.555	0.907	1.000	0.811	0.299
比值之差	+0.009	−0.014	0	+0.023	+0.045

其中，比值 A_{360}/A_{328} 与规定比值之差为 +0.045，超过规定的限度(± 0.02)，故需计算校正吸光度。

2) 计算校正吸光度，并与实测值比较。

$$A_{328(校正)}=3.52(2A_{328}-A_{316}-A_{340})$$

$$=3.52(2\times 0.663-0.592-0.553)=0.637$$

$$\frac{A_{328(校正)}-A_{328(实测)}}{A_{328(实测)}}\times 100=\frac{0.637-0.663}{0.663}\times 100=-3.92$$

笔记

因校正吸光度与实测值之差已超过实测值的 −3.0%,故应以 $A_{328(校正)}$ 计算含量。

3) 计算供试品的吸收系数 $E_{1cm}^{1\%}(328nm)$ 值。

$$E_{1cm}^{1\%}(328nm)=\frac{A_{328(校正)}}{100m_s/D}=\frac{0.637}{100\times0.1287/1250}=61.87$$

式中,$A_{328(校正)}$ 为经校正的在 328nm 波长处测得的吸光度;m_s 为取样量;D 为稀释体积。

4) 计算供试品中的维生素 A 效价(IU/g)及占标示量的百分含量。

$$供试品中的维生素 A 效价 =E_{1cm}^{1\%}(328nm)\times1900$$

$$=61.87\times1900=117\,553(IU/g)$$

$$标示量\% =\frac{维生素 A 效价(IU/g)\times 每丸内容物平均装量(g/丸)}{标示量(IU/丸)}\times100\%$$

$$=\frac{117\,553\times0.07985}{10\,000}\times100\%=93.9\%$$

[注]维生素 AD 软胶囊中维生素 D 的测定方法:取装量差异项下的内容物,照维生素 D 测定法(通则 0722)测定,即得。采用的维生素 D_2 或维生素 D_3 对照品应与标签所注的相符。

（二）高效液相色谱法

本法适用于维生素 A 醋酸酯原料及其制剂中的维生素 A 的含量测定。

1. 仪器与色谱条件

(1) 仪器:高效液相色谱仪(紫外检测器)。

(2) 色谱条件与系统适用性试验:以硅胶为填充剂;以正己烷 - 异丙醇(997∶3)为流动相;检测波长为 325nm。取系统适用性试验溶液 10μl,注入液相色谱仪,调整色谱系统,维生素 A 醋酸酯峰与其顺式异构体峰的分离度应大于 3.0。精密量取对照品溶液 10μl,注入液相色谱仪,连续进样 5 次,主成分峰面积的相对标准偏差不得过 3.0%。

2. 系统适用性试验　取维生素 A 对照品适量(约相当于维生素 A 醋酸酯 300mg),置烧杯中,加入碘试液 0.2ml,混匀,放置约 10 分钟,定量转移至 200ml 量瓶中,用正己烷稀释至刻度,摇匀;精密量取 1ml,置 100ml 量瓶中,用正己烷稀释至刻度,摇匀。

3. 测定法　精密称取供试品适量(约相当于维生素 A 醋酸酯 15mg),置 100ml 量瓶中,用正己烷稀释至刻度,摇匀,精密量取 5ml,置 50ml 量瓶中,用正己烷稀释至刻度,摇匀,作为供试品溶液。另精密称取维生素 A 对照品适量(约相当于维生素 A 醋酸酯 15mg),同法制成对照品溶液。精密量取供试品溶液与对照品溶液各 10μl,分别注入液相色谱仪,记录色谱图,按外标法以峰面积计算,即得。

4. 讨论　系统适用性试验中加入碘试液 0.2ml,目的是将对照品中的部分维生素 A 醋酸酯转化成其顺式异构体,进行分离度的考察。若维生素 A 对照品中含有维生素 A 醋酸酯顺式异构体,则可直接用作系统适用性分离度考察,不必再做破坏性实验。

（三）三氯化锑比色法

1. 原理　维生素 A 与三氯化锑的无水三氯甲烷溶液作用,产生不稳定的蓝色,在 618~620nm 波长处有最大吸收,符合 Beer 定律。

2. 方法　取维生素 A 对照品,制成系列浓度的三氯甲烷溶液,加入一定量的三氯化锑三氯甲烷溶液,在 5~10 秒内,于 620nm 波长处测定吸光度,绘制标准曲线。按同法测定供试品溶液的吸光度,根据标准曲线计算含量。

3. 注意事项

(1) 本法产生的蓝色不稳定,要求操作迅速,一般规定加入三氯化锑后应在 5~10 秒内测定。

(2) 反应介质需无水,否则使三氯化锑水解产生 SbOCl 而使溶液浑浊,影响比色。

(3) 温度对呈色强度的影响很大,样品测定时的温度与绘制标准曲线时的温度相差应在

笔记

±1℃以内,否则需重新绘制标准曲线。

(4) 三氯化锑比色并非维生素 A 的专属性反应,在相同条件下,某些有关物质均与三氯化锑显蓝色,干扰测定,常使测定结果偏高。

(5) 三氯化锑试剂有强的腐蚀性,易损坏皮肤和仪器,使用时应严加注意。

第二节　维生素 B₁ 的分析

维生素 B₁(vitamin B₁)广泛存在于米糠、麦麸和酵母中,此外来源于人工合成。本品具有维持糖代谢及神经传导与消化的正常功能,主要用于治疗脚气病、多发性神经炎和胃肠道疾病。ChP2015 收载有维生素 B₁ 及其片剂和注射液。

一、结构与性质

(一) 结构

维生素 B₁(亦称盐酸硫胺,thiamine hydrochloride)是由氨基嘧啶环和噻唑环通过亚甲基连接而成的季铵类化合物,噻唑环上的季铵及嘧啶环上的氨基为 2 个碱性基团,可与酸成盐。化学名称为氯化 4- 甲基 -3〔(2- 甲基 -4- 氨基 -5- 嘧啶基)甲基〕-5-(2- 羟基乙基)噻唑鎓盐酸盐。结构式如下:

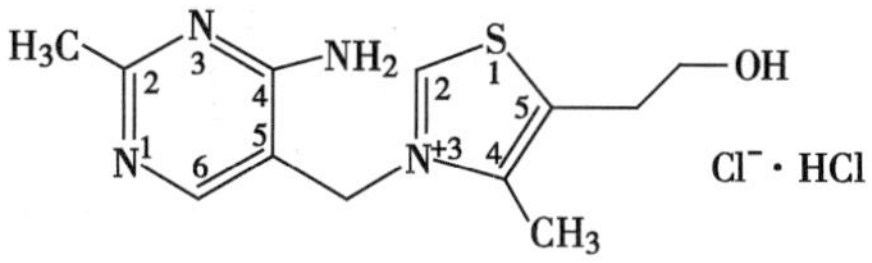

(二) 性质

1. **溶解性**　维生素 B₁ 为白色结晶或结晶性粉末,干燥品在空气中可迅速吸收 4% 的水分。本品在水中易溶,在乙醇中微溶,在乙醚中不溶。本品的水溶液显酸性。

2. **硫色素反应**　噻唑环在碱性介质中可开环,再与嘧啶环上的氨基环合,经铁氰化钾等氧化剂氧化成具有荧光的硫色素,后者溶于正丁醇中呈蓝色荧光。

3. **紫外吸收特性**　本品的 12.5μg/ml 盐酸溶液(9→1000)在 246nm 波长处测定吸光度,故本品的吸收系数($E_{1cm}^{1\%}$)为 406~436。

4. **与生物碱沉淀试剂反应**　分子中含有 2 个杂环(嘧啶环和噻唑环),故可与某些生物碱沉淀试剂(如碘化汞钾、三硝基酚、碘溶液和硅钨酸等)反应生成组成恒定的沉淀,可用于鉴别和含量测定。

5. **氯化物的特性**　维生素 B₁ 为盐酸盐,故本品的水溶液显氯化物的鉴别反应。

二、鉴　别　试　验

(一) 硫色素荧光反应

1. **原理**　维生素 B₁ 在碱性溶液中可被铁氰化钾氧化生成硫色素,硫色素溶于正丁醇(或异丁醇等)中显蓝色荧光。

硫色素反应为维生素 B₁ 的专属性鉴别反应,ChP2015 用于本品的鉴别。反应式如下:

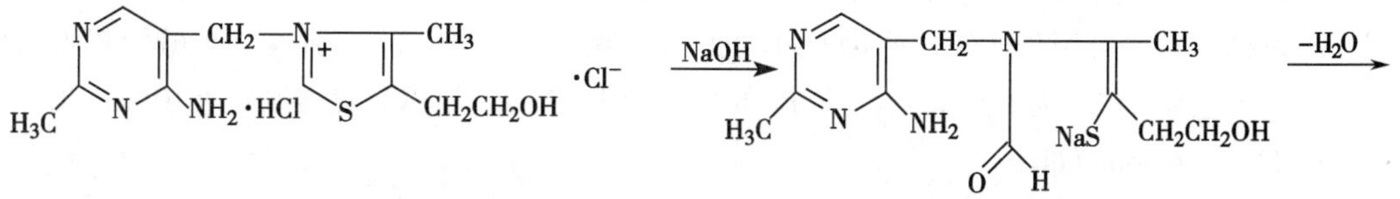

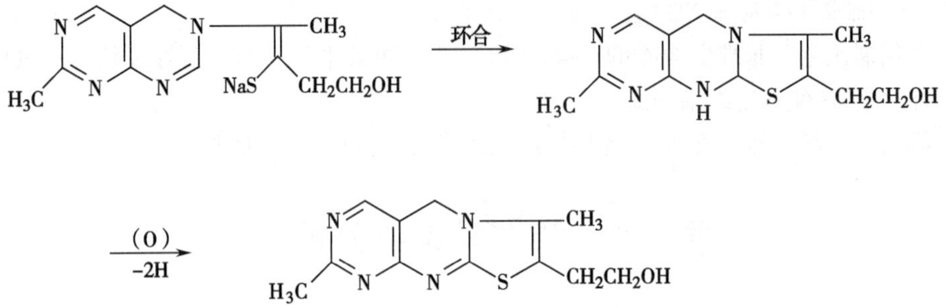

2. 方法　取本品约 5mg,加氢氧化钠试液 2.5ml 溶解后,加铁氰化钾试液 0.5ml 与正丁醇 5ml,强力振摇 2 分钟,放置使分层,上面的醇层显强烈的蓝色荧光;加酸使呈酸性,荧光即消失; 再加碱使呈碱性,荧光又显出。

(二) 沉淀反应

维生素 B_1 结构中具有嘧啶环和氨基,显生物碱的特征,可与多种生物碱沉淀或显色剂反应。

1. 维生素 B_1 与碘化汞钾生成淡黄色沉淀 $[B]\cdot H_2HgI_4$。

2. 维生素 B_1 与碘生成红色沉淀 $[B]\cdot HI\cdot I_2$。

3. 维生素 B_1 与硅钨酸生成白色沉淀 $[B]_2\cdot SiO_2(OH)_2\cdot 12WO_3\cdot 4H_2O$。

4. 维生素 B_1 与苦酮酸生成扇形白色结晶。

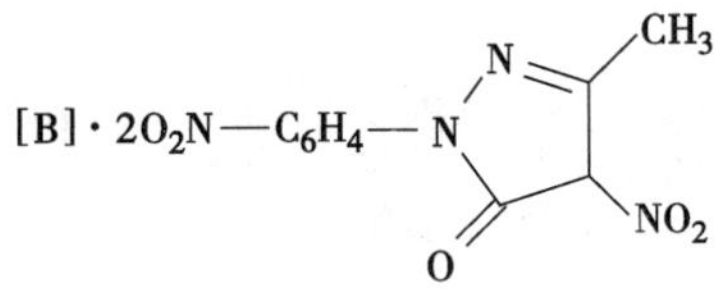

$$[B]\cdot 2O_2N-C_6H_4-N$$

(三) 氯化物反应

本品的水溶液显氯化物的鉴别反应。

(四) 硫元素反应

维生素 B_1 与 NaOH 共热,分解产生硫化钠,可与硝酸铅反应生成黑色沉淀,可供鉴别。

(五) 红外分光光度法

取本品适量,加水溶解,水浴蒸干,在 105℃ 干燥 2 小时测定。本品的红外光吸收图谱应与对照图谱一致。

三、含量测定

维生素 B_1 及其制剂常用的含量测定方法有非水滴定法、紫外分光光度法和硫色素荧光法。 ChP2015 用非水溶液滴定法测定原料药,片剂和注射液均采用紫外分光光度法;USP38-NF33 采用硫色素荧光法。

(一) 非水滴定法

1. 原理　维生素 B_1 分子中含有 2 个碱性的已成盐的伯胺和季铵基团,在非水溶液中均可与高氯酸作用,以电位滴定法指示终点,根据消耗高氯酸的量即可计算维生素 B_1 的含量。

2. 方法　取本品约 0.12g,精密称定,加冰醋酸 20ml 微热使溶解,放冷,加醋酐 30ml,照电位滴定法,用高氯酸滴定液(0.1mol/L)滴定,并将滴定的结果用空白试验校正。每 1ml 高氯酸滴定液(0.1mol/L)相当于 16.86mg 的 $C_{12}H_{17}ClN_4OS\cdot HCl$。

3. 讨论　本法可用于弱碱性药物及其盐类的含量测定。维生素 B_1 具有 2 个碱性基团,故与高氯酸反应的摩尔比为 1:2。维生素 B_1 的分子量为 337.27,所以高氯酸滴定液(0.1mol/L)的滴定度(T)为 16.86mg/ml。

(二) 紫外分光光度法

1. 原理　维生素 B_1 分子中具有共轭双键结构,在紫外区有吸收,根据其最大吸收波长处的吸光度即可计算含量。ChP2015 收载的维生素 B_1 片剂和注射液均采用本法测定。

2. 维生素 B_1 片的测定

(1) 方法:取本品 20 片,精密称定,研细,精密称取适量(约相当于维生素 B_1 25mg),置 100ml 量瓶中,加盐酸溶液(9→1000)约 70ml,振摇 15 分钟使维生素 B_1 溶解,用上述溶剂稀释至刻度,摇匀,用干燥滤纸滤过;精密量取续滤液 5ml,置另一 100ml 量瓶中,再加上述溶剂稀释至刻度,摇匀,照紫外 - 可见分光光度法,在 246nm 波长处测定吸光度,按 $C_{12}H_{17}ClN_4OS \cdot HCl$ 的吸收系数 $(E_{1cm}^{1\%})$ 为 421 计算,即得。

(2) 计算

$$标示量 \% = \frac{A \times D \times \overline{W}}{E_{1cm}^{1\%} \times 100 \times W \times 标示量} \times 100\%$$

式中,A 为供试品在 246nm 波长处测得的吸光度;D 为供试品的稀释倍数;$\overline{W}$ 为维生素 B_1 片的平均片重;W 为称取的维生素 B_1 片粉的质量。

3. 讨论 维生素 B_1 的紫外吸收峰随溶液 pH 的变化而不同,pH 2.0(0.1mol/L HCl)时最大吸收波长在 246nm 处,吸收系数为 421;pH 7.0(磷酸盐缓冲液)时有 2 个吸收峰,在 232~233nm 处的吸收系数为 345,在 266nm 处的吸收系数为 255。可采用差示分光光度法测定其含量,消除背景和辅料的干扰。

(三) 硫色素荧光法

硫色素荧光反应为维生素 B_1 的专属性反应,可用于维生素 B_1 及其制剂的含量测定。硫色素荧光法为 USP 所采用的方法。

1. 原理 维生素 B_1 在碱性溶液中被铁氰化钾氧化成硫色素,用异丁醇提取后,在紫外光 $(\lambda_{ex}$ 365nm)照射下呈现蓝色荧光$(\lambda_{em}$ 435nm),通过与对照品的荧光强度比较,即可测得供试品的含量。

2. 方法

(1) 氧化试剂的制备:取新鲜配制的 1.0% 铁氰化钾溶液 4.0ml,加 3.5mol/L 氢氧化钠溶液制成 100ml,于 4 小时内使用。

(2) 对照品溶液的制备:取维生素 B_1 对照品约 25mg,精密称定,溶于 300ml 稀醇溶液(1→5)中,用 3mol/L 盐酸溶液调节至 pH 4.0,加稀醇稀释成 1000ml,作为贮备液,避光冷藏,每月配制 1 次。取贮备液适量,用 0.2mol/L 盐酸溶液逐步定量稀释至 0.2μg/ml 的溶液。

(3) 供试品溶液的制备:取供试品适量,用 0.2mol/L 盐酸液溶解,制成 100μg/ml 的溶液(若供试品难溶,可在水浴上加热使溶解),精密量取 5ml,逐步定量稀释至 0.2μg/ml 的溶液。

(4) 测定方法:取 40ml 具塞试管 3 支或 3 支以上,各精密加入对照品溶液 5ml,于其中 2 支(或 2 支以上)试管中迅速(1~2 秒内)加入氧化试剂各 3.0ml,在 30 秒内再加入异丁醇 20.0ml,密塞,剧烈振摇 90 秒。于另 1 支试管中加 3.5mol/L 氢氧化钠溶液 3.0ml 以代替氧化试剂,并照上述方法操作,作为空白。

另取 3 支或 3 支以上的相同试管,各精密加入供试品溶液 5ml,照上述对照品溶液管的方法同法处理。

于上述 6 支或 6 支以上试管中各加入无水乙醇 2ml,旋摇数秒钟,待分层后,取上层澄清的异丁醇液约 10ml,置荧光计测定池内测定其荧光强度(输入和输出的最大波长分别为 365 和 435nm)。

$$5ml 供试品溶液中维生素 B_1 的 \mu g 数 = \frac{A-b}{S-d} \times 0.2 \times 5$$

式中,A 和 S 分别为供试品溶液和对照品溶液测得的平均荧光读数;b 和 d 则分别为其相应的空白读数;0.2 为对照品溶液的浓度(μg/ml);5 为测定时对照品溶液的取样体积(ml)。

3. 讨论

(1) 硫色素荧光反应为维生素 B_1 的专属性反应,虽非定量完成,但在一定条件下形成的硫色素与维生素 B_1 的浓度成正比,可用于维生素 B_1 及制剂的含量测定。

(2) 本法以维生素 B_1 特有的硫色素反应为原理,故不受氧化破坏产物的干扰,测定结果较为准确。但操作烦琐,且荧光测定的干扰因素较多。

(3) 本法中使用的氧化剂除铁氰化钾外,尚可用氯化汞或溴化氰。溴化氰能将维生素 B_1 完全定量地氧化为硫色素,在一定浓度范围内与荧光强度成正比,故适用于临床体液分析。

第三节   维生素 C 的分析

维生素 C(vitamin C)又称 L- 抗坏血酸(L-ascorbic acid),在化学结构上和糖类十分相似,有 4 种对映异构体,其中以 L- 构型右旋体的生物活性最强。ChP2015 收载有维生素 C 原料及其片剂、泡腾片、泡腾颗粒、注射液和颗粒剂。

一、结构与性质

(一) 结构

维生素 C 的分子结构中具有烯二醇结构,具有内酯环,且有 2 个手性碳原子(C_4、C_5),不仅使维生素 C 的性质极为活泼,且具旋光性。结构式如下:

(二) 性质

1. 溶解性   维生素 C 在水中易溶,在乙醇中略溶,在三氯甲烷或乙醚中不溶。

2. 酸性   由于维生素 C 的分子结构中有烯二醇基,所以水溶液呈酸性,尤其是 C_3 位的—OH 由于受共轭效应的影响,酸性较强(pK_{a1} 4.17);C_2 位的—OH 由于形成分子内氢键,酸性极弱(pK_{a2} 11.57)。故维生素 C 一般表现为一元酸,可与碳酸氢钠作用生成钠盐。

3. 旋光性   维生素 C 分子中有 2 个手性碳原子,故有 4 个对映异构体,其中 $L(+)$- 维生素 C 的活性最强。维生素 C 的比旋度为 +20.5°~+21.5°。

4. 还原性   维生素 C 分子中的烯二醇基具极强的还原性,易被氧化为二酮基而生成去氢维生素 C,加氢又可还原为维生素 C。在碱性溶液或强酸性溶液中能进一步水解为二酮古洛糖酸而失去活性,此反应为不可逆反应。

$$
\begin{array}{ccc}
\text{CH}_2\text{OH} & \text{CH}_2\text{OH} & \text{CH}_2\text{OH} \\
\text{H—C—OH} & \text{H—C—OH} & \text{HO—C—H} \\
\end{array}
$$

L-维生素C　　　　L-去氢维生素C　　　　L-二酮古洛糖酸
（有生物活性）　　　（有生物活性）　　　　（无生物活性）

5. 水解性   维生素 C 因双键使内酯环变得较稳定,和碳酸钠作用可生成单钠盐,不致发生水解。但在强碱中,内酯环水解生成酮酸盐。反应式如下:

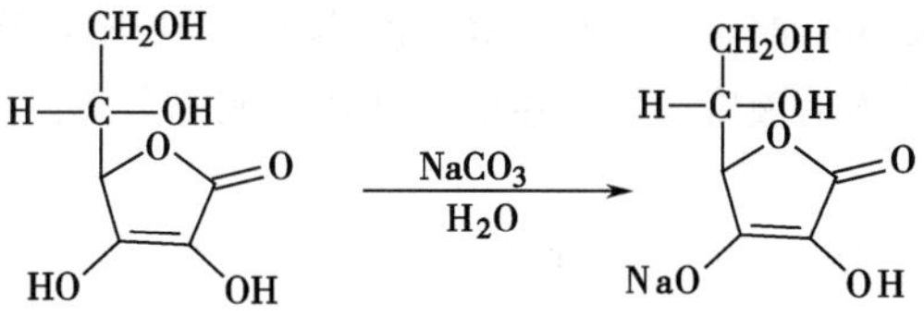

（图：维生素C与 NaCO₃/H₂O 反应生成钠盐结构式）

（图：维生素C与 NaOH/H₂O 反应开环生成结构式）

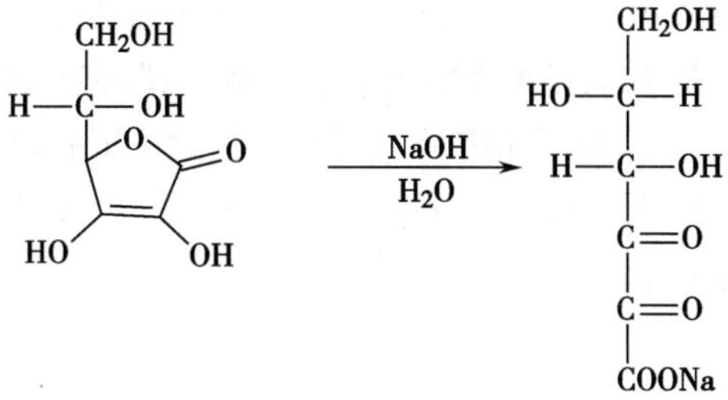

6. 糖类的性质 维生素 C 的化学结构与糖类相似,具有糖类的性质和反应。

7. 紫外吸收特性 维生素 C 具有共轭双键,其稀盐酸溶液在 243nm 波长处有最大吸收,$E_{1cm}^{1\%}$ 为 560,可用于鉴别和含量测定。若在中性或碱性条件下,则最大吸收红移至 265nm 处。

二、鉴 别 试 验

(一) 与硝酸银反应

1. 原理 维生素 C 分子中有烯二醇基,具有强的还原性,可被硝酸银氧化为去氢维生素 C,同时产生黑色的金属银沉淀。反应式如下:

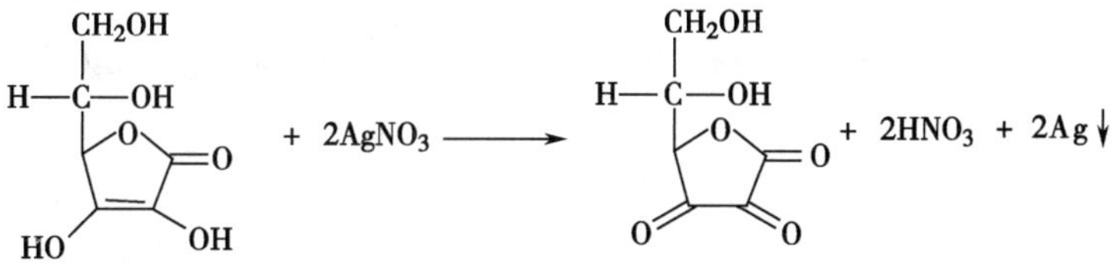

（图：维生素C + 2AgNO₃ → 去氢维生素C + 2HNO₃ + 2Ag↓）

2. 方法 取本品 0.2g,加水 10ml 溶解。取该溶液 5ml,加硝酸银试液 0.5ml,即生成金属银的黑色沉淀。ChP2015 采用该法进行鉴别。

(二) 与二氯靛酚钠反应

1. 原理 2,6- 二氯靛酚为一染料,其氧化型在酸性介质中为玫瑰红色、在碱性介质中为蓝色,与维生素 C 作用后生成还原型的无色的酚亚胺。反应式如下:

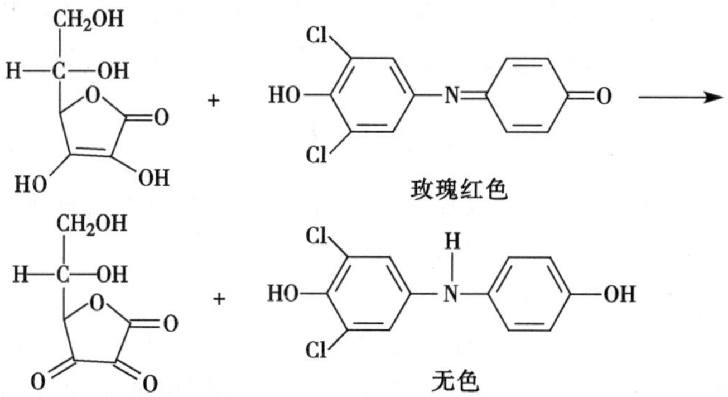

（图：维生素C + 2,6-二氯靛酚（玫瑰红色）反应式）

（图：去氢维生素C + 酚亚胺（无色）反应式）

2. 方法 取本品 0.2g,加水 10ml 溶解。取该溶液 5ml,加二氯靛酚钠试液 1~2 滴,试液的颜色即消失。ChP2015 采用该法进行鉴别。

(三) 与其他氧化剂反应

维生素 C(抗坏血酸)还可被亚甲蓝、高锰酸钾、碱性酒石酸铜试液、磷钼酸等氧化剂氧化为去氢维生素 C,同时维生素 C 可使其试剂褪色,产生沉淀或呈现颜色。

示例 14-2 ChP2015 维生素 C 注射液的鉴别:取维生素 C 注射液,用水稀释制成 1ml 中含维生素 C 10mg 的溶液,取 4ml,加 0.1mol/L 盐酸溶液 4ml,混匀,加 0.05% 亚甲蓝乙醇溶液 4 滴,置 40℃水浴中加热,3 分钟内溶液应由深蓝色变为浅蓝色或完全褪色。

(四) 薄层色谱法

ChP2015 采用薄层色谱法对维生素 C 制剂进行鉴别。

示例 14-3　维生素 C 泡腾片的 TLC 鉴别:取本品细粉适量(约相当于维生素 C10mg),加水 10ml,振摇使维生素 C 溶解,滤过,取滤液作为供试品溶液;另取维生素 C 对照品,加水溶解并稀释成 1ml 中约含 1mg 的溶液,作为对照品溶液。照薄层色谱法试验,吸取上述两种溶液各 2μl,分别点于同一硅胶 GF$_{254}$ 薄层板上,以乙酸乙酯 - 乙醇 - 水(5∶4∶1)为展开剂,展开,晾干,立即(1 小时内)置紫外光灯(254nm)下检视。供试品溶液所显主斑点的位置和颜色应与对照品溶液的主斑点相同。

(五) 糖类的反应

维生素 C 可在三氯醋酸或盐酸存在下水解、脱羧生成戊糖,再失水,转化为糠醛,加入吡咯,加热至 50℃产生蓝色。

糠醛　　　　　　　　　　　　　　　　　　　蓝色

(六) 紫外光谱法

维生素 C 在 0.01mol/L 盐酸溶液中的最大吸收波长在 243nm 处,可采用此特征进行鉴别。BP2015 采用本法对维生素 C 进行鉴别,规定其吸收系数 $E_{1cm}^{1\%}$ 为 545~585。

三、杂 质 检 查

ChP2015 规定应检查维生素 C 及其片剂、注射剂的澄清度与颜色,对维生素 C 原料中的铜、铁离子进行检查,对维生素 C 及其注射液进行草酸检查。

(一) 溶液的澄清度与颜色检查

维生素 C 及其制剂在贮存期间易变色,且颜色随贮存时间的延长而逐渐加深。因为维生素 C 的水溶液在高于或低于 pH 5.0~6.0 时受空气、光线和温度的影响,分子中的内酯环可发生水解,并进一步发生脱羧反应生成糠醛聚合呈色。为保证产品质量,须控制有色杂质的量。ChP2015 采用控制吸光度法进行检查。

示例 14-4　维生素 C 溶液的澄清度与颜色检查:取本品 3.0g,加水 15ml,振摇使溶解,溶液应澄清无色;如显色,将溶液经 4 号垂熔玻璃漏斗滤过,取滤液,在 420nm 波长处测吸光度,不得过 0.03。

示例 14-5　维生素 C 片溶液的颜色检查:取本品的细粉适量(约相当于维生素 C 1.0g),加水 20ml,振摇使维生素 C 溶解,滤过,滤液在 440nm 波长处测定吸光度,不得过 0.07。

示例 14-6　维生素 C 注射液的颜色检查:取本品,用水稀释制成 1ml 中含维生素 C 50mg 的溶液,在 420nm 波长处测定吸光度,不得过 0.06。

维生素 C 制剂在加工过程中有色杂质增加,故限量比原料药稍宽一些。片剂和注射剂中所含的有色杂质的吸收峰略有不同,故测定限量时所用的波长也不同。

(二) 铁、铜离子的检查

维生素 C 中可能存在一定限量的铁和铜离子,所以应该采用标准添加的对照法进行检查。

示例 14-7　维生素 C 中铁离子的检查:取本品 5.0g 两份,分别置 25ml 量瓶中,一份中加 0.1mol/L 硝酸溶液溶解并稀释至刻度,摇匀,作为供试品溶液(B);另一份中加标准铁溶液(精密称取硫酸铁铵 863mg,置 1000ml 量瓶中,加 1mol/L 硫酸溶液 25ml,用水稀释至刻度,摇匀;精密量取 10ml,置 100ml 量瓶中,用水稀释至刻度,摇匀)1.0ml,加 0.1mol/L 硝酸溶液溶解并稀释至刻度,摇匀,作为对照溶液(A)。照原子吸收分光光度法,在 248.3nm 波长处分别测定,应符合规定〔若 A 和 B 溶液测得的吸光度分别为 a 和 b,则要求 $b < (a-b)$〕。

示例 14-8　维生素 C 中铜离子的检查:取本品 2.0g 两份,分别置 25ml 量瓶中,一份中加 0.1mol/L 硝酸溶液溶解并稀释至刻度,摇匀,作为供试品溶液(B);另一份中加标准铜溶液(精密称取硫酸铜 393mg,置 1000ml 量瓶中,加水稀释至刻度,摇匀;精密量取 10ml,置 100ml 量瓶中,加水稀释至刻度,摇匀)1.0ml,加 0.1mol/L 硝酸溶液溶解并稀释至刻度,摇匀,作为对照溶液(A)。照原子吸收分光光度法,在 324.8nm 波长处分别测定,应符合规定(要求同上计算)。

(三) 草酸的检查

草酸与钙等金属离子作用易形成沉淀,所以维生素 C 原料特别是其注射液应该对草酸进行检查和控制。

示例 14-9　维生素 C 中草酸的检查:取本品 0.25g,加水 4.5ml,振摇使维生素 C 溶解,加氢氧化钠试液 0.5ml、稀醋酸 1ml 与氯化钙试液 0.5ml,摇匀,放置 1 小时,作为供试品溶液;另精密称取草酸 75mg,置 500ml 量瓶中,加水溶解并稀释至刻度,摇匀,精密量取 5ml,加稀醋酸 1ml 与氯化钙试液 0.5ml,摇匀,放置 1 小时,作为对照溶液。供试品溶液产生的浑浊不得浓于对照溶液(0.3%)。

维生素 C 注射液中草酸的检查同样参照上述方法进行测定。

四、含 量 测 定

维生素 C 的含量测定大多是基于其具有强的还原性,可被不同的氧化剂定量氧化而进行的。维生素 C 的碘量法、二氯靛酚法等容量分析法操作简便、快速,结果准确,被各国药典所广泛采用。而紫外分光光度法,特别是高效液相色谱法,则适用于制剂和体液中的维生素 C 的测定。

(一) 碘量法

1. 原理　维生素 C 在醋酸酸性条件下可被碘定量氧化,根据消耗的碘滴定液的体积,即可计算维生素 C 的含量。反应式如下:

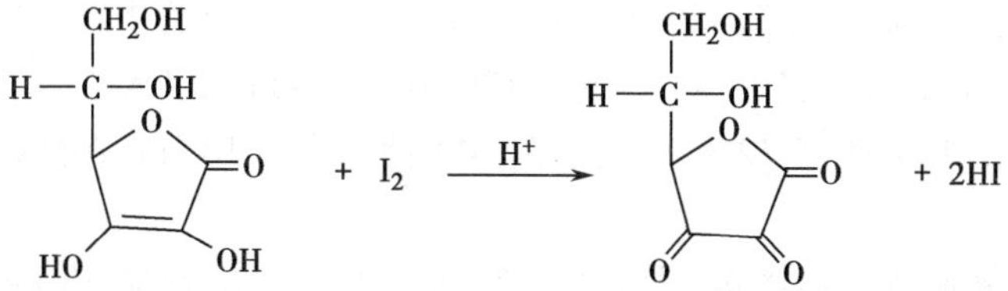

2. 方法　取本品约 0.2g,精密称定,加新沸过的冷水 100ml 与稀醋酸 10ml 使溶解,加淀粉指示液 1ml,立即用碘滴定液(0.05mol/L)滴定,至溶液显蓝色并在 30 秒内不褪。每 1ml 碘滴定液(0.05mol/L)相当于 8.806mg 的 $C_6H_8O_6$。

3. 注意事项

(1) 维生素 C 因在酸性介质中受空气中氧的氧化速度减慢,所以滴定时须加入稀醋酸 10ml 使滴定在酸性溶液中进行。但样品溶于稀酸后仍需立即进行滴定。

(2) 加新沸过的冷水,目的是为减少水中溶解的氧对测定的影响。

(3) ChP2015 采用本法对维生素 C 原料、片剂、泡腾片、颗粒剂和注射剂进行含量测定。为消除制剂中辅料对测定的干扰,滴定前要进行必要的处理。如片剂溶解后应滤过,取续滤液测定;注射剂测定前加丙酮 2ml,使之生成加成物以消除注射剂中的抗氧剂亚硫酸氢钠对测定的影响。

(二) 二氯靛酚滴定法

1. 原理　2,6- 二氯靛酚为一染料,其氧化型在酸性溶液中显红色、在碱性溶液中为蓝色。当与维生素 C 反应后,即转变为无色的酚亚胺(还原型)。因此,维生素 C 在酸性溶液中可用二氯靛酚标准液滴定至溶液显玫瑰红色为终点,无需另加指示剂。本法的专属性较碘量法高,多用于维生素 C 制剂的含量分析。

2. 方法(USP 维生素 C 口服液的含量测定)　精密量取本品适量(约相当于维生素 C 50mg),置 100ml 量瓶中,加偏磷酸 - 醋酸试液 20ml,用水稀释至刻度,摇匀;精密量取稀释液适量(约相当于维生素 C 2mg),置 50ml 锥形瓶中,加偏磷酸 - 醋酸试液 5ml,用二氯靛酚滴定液滴定至溶液显玫瑰红色,并持续 5 秒不褪。另取偏磷酸 - 醋酸试液 5.5ml,加水 15ml,用二氯靛酚滴定液滴定,作为空白试验校正。以二氯靛酚滴定液对维生素 C 的滴定度计算,即得。

3. 注意事项

(1) 本法并非维生素 C 的专一反应,其他还原性物质对测定也有干扰。但由于维生素 C 的氧化速度远比干扰物质的快,故快速滴定可减少干扰物质的影响。多用于含维生素 C 的制剂和食品分析。

(2) 也可用二氯靛酚进行剩余比色测定,即在加入维生素 C 后,在很短的时间内测定剩余染料的吸收强度,或利用醋酸乙酯或醋酸丁酯提取剩余染料后进行比色测定。

(3) 由于二氯靛酚滴定液不够稳定,贮存时易缓缓分解,故须临用前配制并标定。配制方法:取碳酸氢钠 42mg,加水溶解并稀释至 50ml,加二氯靛酚钠二水合物 0.5g,用水稀释至 200ml,滤过,即得。标定方法:取经硅胶干燥器干燥 24 小时的维生素 C 对照品,照上述含量测定方法操作,计算,即得二氯靛酚滴定液对维生素 C 的滴定度。

(三) 高效液相色谱法

维生素 C 具有还原性,参与体内多种成分的代谢与机体功能的正常发挥。所以,临床中经常需要给患者进行维生素 C 的补充和治疗,并需要对人血浆和尿液中的维生素 C 浓度进行监测诊断。体液中维生素 C 浓度的测定通常采用 2,4- 二硝基苯肼比色法和高效液相色谱法。

示例 14-10　人血浆中维生素 C 浓度的 HPLC 测定。

1. 色谱条件　ODS(4.6mm×20cm,5μm)色谱柱;甲醇 -0.5% 偏磷酸溶液(2.5∶97.5)为流动相,流速为 1ml/min;检测波长为 245nm;柱温为 25℃。

2. 血浆样品处理　取受试者静脉血,立即置肝素化的离心试管中,1000×g 离心力 4℃冷冻离心 5 分钟。分取血浆 0.2ml,加入 0.5mol/L HClO$_4$-0.27mmol/L EDTA-0.1% 二硫苏糖醇混合沉淀剂 0.2ml,涡旋振荡 1 分钟,于 12 000×g 离心力 4℃冷冻离心 10 分钟,分取上清液,进样 20μl,按外标法峰面积定量。

3. 血浆样品的稳定性　血浆样品处理后,置 -20℃贮存 5 天、冰箱 2℃冷藏 12 小时、室温存放 4 小时基本稳定,须尽快完成测定。

4. 专属性考察　维生素 C 在血浆中不稳定,在偏酸性的条件下也难以长期保持,因此应尽可能缩短血浆分离、处理和测定时间。经考察未加酸处理,冷冻贮存 2 周以上的血浆中已检测不到维生素 C 色谱峰,可用作空白。在上述色谱条件下,维生素 C 的保留时间约为 3 分钟,与空白血浆的色谱图比较,血浆中的其他内源性物质不干扰测定,见图 14-2a。

5. **方法学考察**　取空白血浆 0.5ml,置 10ml 具塞离心试管中,分别加入维生素 C 标准系列溶液 0.5ml,使血浆中的药物浓度分别相当于 0.5、1、2、5、10、20 和 50μg/ml,按“血浆样品处理”项下的方法操作,制备标准曲线。血浆样品中维生素 C 的线性范围为 0.5~50mg/L,定量限为 0.5mg/L。高、中、低浓度(20、5 和 1mg/L)的质控样品分析的日内和日间 *RSD* 均 ≤15%,回收率和精密度均良好。血浆样品处理后冰箱 2℃冷藏 12 小时、室温存放 4 小时,基本稳定。

6. **样品测定**　12 名健康受试者口服维生素 C 泡腾片 1g,分别于给药前及给药后 0.5、1、1.5、2、3、4、6、8、12、24 和 36 小时于静脉取血 3ml,并分离血浆进行维生素 C 浓度测定,结果见图 14-2b。健康受试者体内维生素 C 的血浆本底浓度约为 8mg/L,单次口服 1g 维生素 C 泡腾片后峰时血浆药物浓度约为 22mg/L,能够满足临床治疗要求。

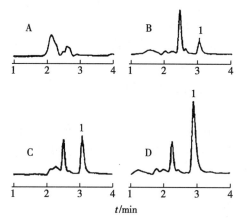

图 14-2a　血浆中维生素 C 的 HPLC 测定色谱图
A. 空白(陈旧)血浆;B. 健康受试者的新鲜空白血浆;C. 空白血浆添加维生素 C;D. 受试者样品;1. 维生素 C

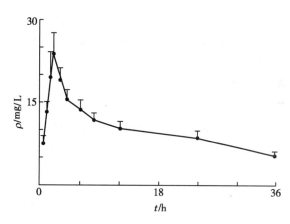

图 14-2b　10 名健康受试者单次口服 1g 维生素 C 泡腾片后的药 - 时曲线

第四节　维生素 D 的分析

维生素 D(vitamin D)是一类抗佝偻病维生素的总称。目前已知的维生素 D 类物质有 10 种之多,都是固醇的衍生物。ChP2015 主要收载有维生素 D_2、维生素 D_3 原料药,维生素 D_2 软胶囊和注射液,维生素 D_3 注射液,USP 收载有片剂、胶囊和口服液等剂型。

一、结构与性质

(一) 结构

维生素 D_2 为 9,10- 开环麦角甾 -5,7,10(19),22- 四烯 -3β- 醇,又名骨化醇(calciferol)或麦角骨化醇(ergocalciferol)。维生素 D_3 为 9,10- 开环胆甾 -5,7,10(19)- 三烯 -3β- 醇,又名胆骨化醇(colecalciferol)。两者的化学结构十分相似,其差别仅是维生素 D_2 比维生素 D_3 在侧链上多一个双键、C_{24} 上多一个甲基。

结构式如下:

笔记

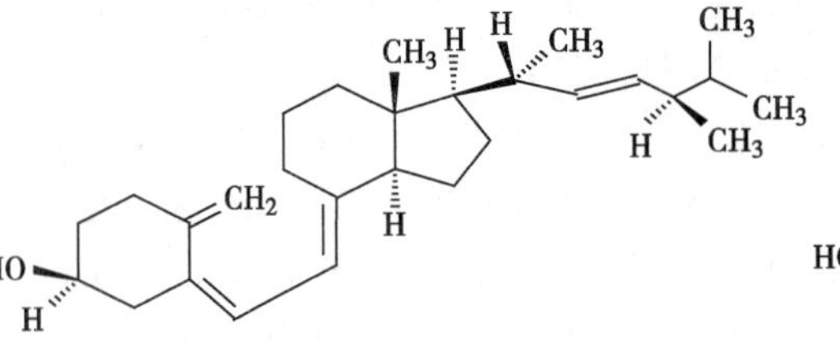

维生素 D₂　　　　　　　　　　　　　　　　　　　维生素 D₃

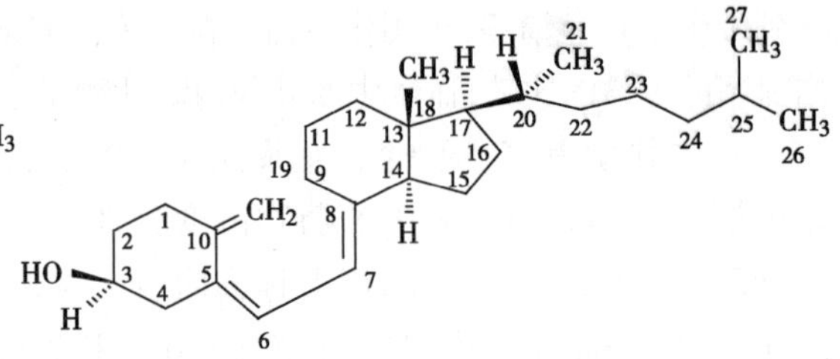

（二）性质

1. **性状**　维生素 D₂、维生素 D₃ 均为无色针状结晶或白色结晶性粉末；无臭，无味；遇光或空气均易变质。

2. **溶解性**　维生素 D₂ 在三氯甲烷中极易溶解，在乙醇、丙酮或乙醚中易溶；维生素 D₃ 在乙醇、丙酮、三氯甲烷或乙醚中极易溶解；两者均在植物油中略溶，在水中不溶。

3. **不稳定性**　维生素 D₂、维生素 D₃ 因含有多个烯键，性质极不稳定，遇光或空气及其他氧化剂均发生氧化而变质，使效价降低、毒性增强。本品对酸也不稳定。

4. **旋光性**　维生素 D₂ 具有 6 个手性碳原子，而维生素 D₃ 有 5 个手性碳原子，两者均具有旋光性。

5. **显色反应**　本品的三氯甲烷溶液加醋酐与硫酸，初显黄色，渐变红色，迅即变为紫色，最后变为绿色。本反应为固醇类化合物的共有反应。

6. **紫外吸收特性**　本品加无水乙醇溶解并定量稀释制成每 1ml 中约含 10μg 的溶液，在 265nm 波长处测定吸光度，维生素 D₂ 的吸收系数（$E_{1cm}^{1\%}$）为 460~490，维生素 D₃ 的吸收系数（$E_{1cm}^{1\%}$）为 465~495。

二、鉴 别 试 验

（一）显色反应

1. **与醋酐-浓硫酸反应**　取维生素 D₂ 或维生素 D₃ 约 0.5mg，加三氯甲烷 5ml 溶解后，加醋酐 0.3ml 与硫酸 0.1ml，振摇，维生素 D₂ 初显黄色，渐变红色，迅即变为紫色，最后呈绿色；维生素 D₃ 初显黄色，渐变红色，迅即变为紫色、蓝绿色，最后变为绿色。

2. **与三氯化锑反应**　取本品适量（约 1000IU），加 1,2-二氯乙烷 1ml 溶解，加三氯化锑试液 4ml，溶液即显橙红色，逐渐变为粉红色。

3. **其他显色反应**　维生素 D 与三氯化铁反应呈橙黄色、与二氯丙醇和乙酰氯试剂反应显绿色，均可用于鉴别，但专属性不强。

（二）比旋度鉴别

取维生素 D₂ 适量，精密称定，加无水乙醇溶解并定量稀释制成每 1ml 中约含 40mg 的溶液，依法测定，比旋度为 +102.5°~+107.5°；取维生素 D₃ 适量，精密称定，加无水乙醇溶解并定量稀释制成每 1ml 中约含 5mg 的溶液，依法测定，比旋度为 +105°~+112°（两者均应于容器开启后的 30 分钟内取样，并在溶液配制后的 30 分钟内测定）。

（三）其他鉴别方法

维生素 D₂、维生素 D₃ 可用薄层色谱法、HPLC 法和制备衍生物测熔点进行鉴别。此外，亦可通过其紫外、红外吸收光谱的吸收特征加以鉴别。

（四）维生素 D₂、维生素 D₃ 的区别反应

取维生素 D 10mg，溶于 96% 乙醇 10ml 中，取此液 0.1ml，加乙醇 1ml 和 85% 硫酸 5ml。维生素 D₂ 显红色，在 570nm 波长处有最大吸收；维生素 D₃ 显黄色，在 495nm 波长处有最大吸收。此反应也用于维生素 D₂ 和维生素 D₃ 的含量测定。

三、杂 质 检 查

(一) 麦角固醇的检查

ChP2015 规定维生素 D_2 检查麦角固醇,而对维生素 D_3 则未做要求。

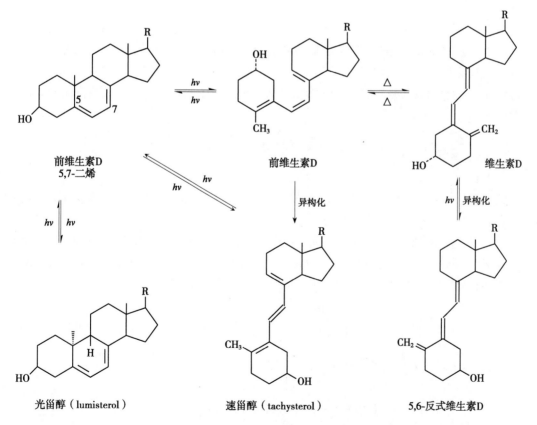

麦角固醇

维生素 D_2 中麦角固醇的检查:取本品 10mg,加 90% 乙醇 2ml 溶解后,加洋地黄皂苷溶液 (取洋地黄皂苷 20mg,加 90% 乙醇 2ml,加热溶解制成)2ml,混合,放置 18 小时,不得发生浑浊或沉淀。

(二) 前维生素 D 光照产物的检查

D 族维生素都是固醇的衍生物,只是侧链有所不同。维生素 D_2、维生素 D_3 分别从各自的 5,7- 二烯固醇前体 7- 脱氢胆固醇和麦角固醇经光照而得。前维生素 D 的光照产物如图 14-3 所示。维生素 D_3 在皮肤上从 7- 脱氢胆固醇光照合成。

图 14-3 前维生素 D 的光照产物(λ=280~320nm)

(三) 有关物质检查

ChP2015 采用 NP-HPLC 检查维生素 D_2 和维生素 D_3 的有关物质。

笔记

取本品约 25mg,置 100ml 棕色量瓶中,加异辛烷 80ml,避免加热,超声处理 1 分钟使完全溶解,放冷,用异辛烷稀释至刻度,摇匀,作为供试品溶液;精密量取 1ml,置 100ml 棕色量瓶中,用异辛烷稀释至刻度,摇匀,作为对照溶液。照含量测定项下的色谱条件,取对照溶液 100µl 注入液相色谱仪,调节检测灵敏度,使主成分色谱峰的峰高约为满量程的 20%;再精密量取供试品溶液与对照溶液各 100µl,分别注入液相色谱仪,记录色谱峰至维生素 D_2 峰保留时间的 2 倍。供试品溶液的色谱图中如有杂质峰,除前维生素 D_2 峰外,单个杂质峰面积不得大于对照溶液主峰面积的 0.5 倍(0.5%),各杂质峰面积的和不得大于对照溶液主峰面积(1.0%)。

四、含量测定

维生素 D 的含量测定方法各国药典各异,有化学法、光谱法、色谱法和微生物法。

ChP2015 采用正相高效液相色谱法测定,包括 3 种测定法,见 ChP2015(通则 0722)。无维生素 A 醇及其他杂质干扰的供试品可用第一法测定,否则应按第二法处理后测定;如果按第二法处理后前维生素 D 峰仍受杂质干扰,仅有维生素 D 峰可以分离时,则应按第三法测定。测定应在半暗室中及避免氧化的情况下进行。

高效液相色谱法测定维生素 D,适用于测定维生素 D(包括维生素 D_2 和维生素 D_3)及其制剂、维生素 AD 制剂或鱼肝油中所含的维生素 D 及前维生素 D 经折算成维生素 D 的总量,以 IU 表示,每 1IU 相当于维生素 D 0.025µg。

第五节　维生素 E 的分析

维生素 E(vitamin E)为 α- 生育酚(α-tocopherol)及其各种酯类,有天然品和合成品之分。天然品为右旋体(d-α),合成品为消旋体(dl-α),右旋体与消旋体的效价比为 1.4:10。ChP2015 收载合成型或天然型维生素 E 和维生素 E 片剂、软胶囊、粉剂与注射液。USP38-NF33 收载右旋或外消旋 α- 生育酚及其醋酸酯和琥珀酸酯。BP2015 和 JP16 收载外消旋 α- 生育酚醋酸酯和 α- 生育酚。

一、结构与性质

(一) 结构

维生素 E 为苯并二氢吡喃醇衍生物,苯环上有一个乙酰化的酚羟基,故又称为生育酚醋酸酯。合成型为(±)-2,5,7,8- 四甲基 -2-(4,8,12- 三甲基十三烷基)-6- 苯并二氢吡喃醇醋酸酯或 dl-α- 生育酚醋酸酯(dl-α-tocopheryl acetate);天然型为(+)-2,5,7,8- 四甲基 -2-(4,8,12- 三甲基十三烷基)-6- 苯并二氢吡喃醇醋酸酯或 d-α- 生育酚醋酸酯(d-α-tocopheryl acetate)。有 α、β、γ 和 δ 等多种异构体,其中以 α- 异构体的生理活性最强。结构式如下:

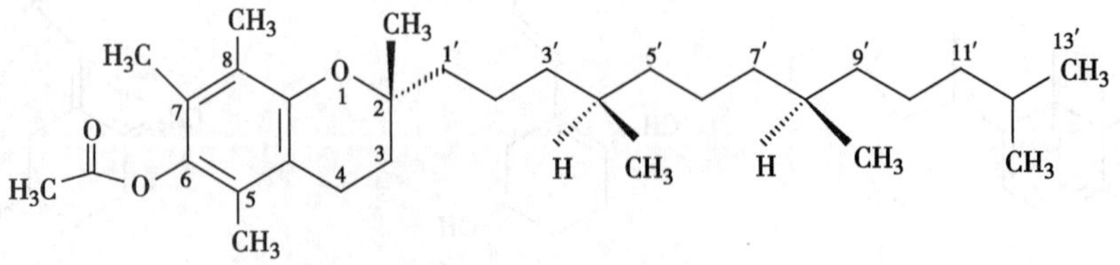

2 位内消旋 = 合成型;2 位手性光学纯 = 天然型

(二) 性质

1. **溶解性**　维生素 E 为微黄色至黄色或黄绿色的澄清的黏稠液体,在无水乙醇、丙酮、乙醚或植物油中易溶,在水中不溶。

2. **水解性**　维生素 E 的苯环上有乙酰化的酚羟基,在酸性或碱性溶液中加热可水解生成游离生育酚,故常将其作为特殊杂质进行检查。

3. 可氧化性　维生素 E 在无氧条件下对热稳定,加热 200℃仍不被破坏,但对氧十分敏感,遇光、空气可被氧化。其氧化产物为 α- 生育醌(α-tocopherol quinone)和 α- 生育酚二聚体。

维生素 E 的水解产物游离生育酚在有氧或其他氧化剂存在时则进一步氧化生成有色的醌型化合物,尤其在碱性条件下氧化反应更易发生,所以游离生育酚暴露于空气和日光中极易被氧化变色,故应避光保存。

4. 紫外吸收特性　维生素 E 结构中的苯环上有酚羟基,故有紫外吸收,其无水乙醇液在 284nm 波长处有最大吸收,其吸收系数($E_{1cm}^{1\%}$)为 41.0~45.0。

二、鉴 别 试 验

(一)硝酸反应

1. 原理　维生素 E 在硝酸酸性条件下水解生成生育酚,生育酚被硝酸氧化为邻醌结构的生育红而显橙红色。

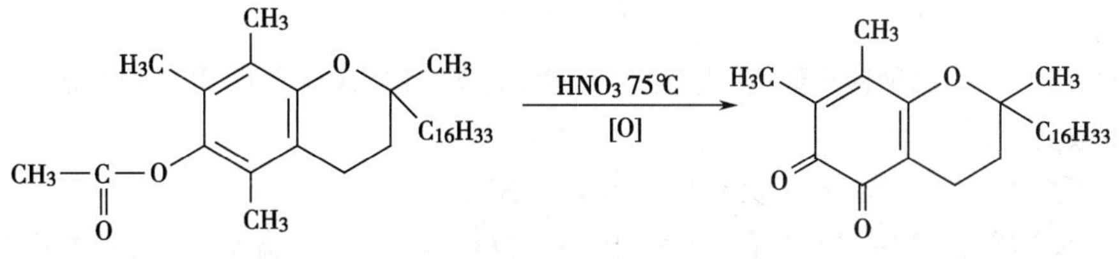

$$\text{维生素 E} \xrightarrow[\text{[O]}]{\text{HNO}_3\ 75℃} \text{生育红(橙红色)}$$

2. 方法　取本品约 30mg,加无水乙醇 10ml 溶解后,加硝酸 2ml,摇匀,在 75℃加热约 15 分钟,溶液应显橙红色。

本法简便、快速,呈色反应明显。ChP2015 和 JP16 均采用本法进行鉴别。

(二)三氯化铁反应

1. 原理　维生素 E 在碱性条件下水解生成游离的生育酚,生育酚经乙醚提取后,可被 $FeCl_3$ 氧化成对 - 生育醌;同时 Fe^{3+} 被还原为 Fe^{2+},Fe^{2+} 与联吡啶生成血红色的配位离子。

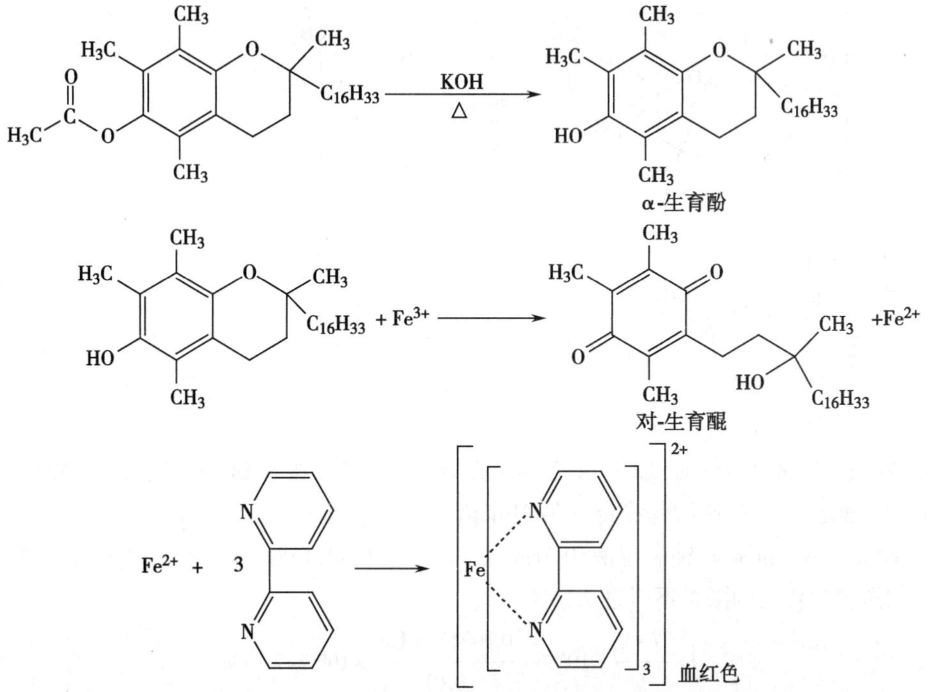

$$\xrightarrow[\triangle]{\text{KOH}} \text{α-生育酚}$$

$$\text{α-生育酚} + Fe^{3+} \longrightarrow \text{对-生育醌} + Fe^{2+}$$

$$Fe^{2+} + 3\ \text{(联吡啶)} \longrightarrow \left[Fe(\text{联吡啶})_3 \right]^{2+} \text{血红色}$$

2. 方法　取本品约 10mg,加乙醇制氢氧化钾试液 2ml,煮沸 5 分钟,放冷,加水 4ml 与乙醚

10ml,振摇,静置使分层;取乙醚液 2ml,加 2,2′- 联吡啶的乙醇溶液(0.5→100)数滴和三氯化铁的乙醇液(0.2→100)数滴,应显血红色。

3. **讨论**　USP 曾将维生素 E 与三氯化铁反应用作维生素 E 的比色测定,但由于测定前需将维生素 E 水解成 α- 生育酚,操作麻烦且专属性也不高,复方维生素中的维生素 A 对测定有干扰,故已被气相色谱法所取代。

(三)紫外光谱法

本品的 0.01% 无水乙醇液在 284nm 波长处有最大吸收,在 254nm 波长处有最小吸收,可供鉴别。

(四)其他鉴别方法

ChP2015 采用红外光谱法鉴别维生素 E,其红外光吸收图谱应与对照光谱图一致;采用气相色谱法鉴别维生素 E 软胶囊和维生素 E 粉,按含量测定项下的方法试验,供试品主峰的保留时间应与维生素 E 对照品主峰的保留时间一致。

三、杂 质 检 查

ChP2015 规定本品须检查酸度、生育酚(天然型)、有关物质(合成型)和残留溶剂。

(一)酸度

目的:检查维生素 E 的制备过程中引入的游离醋酸。

方法:取乙醇与乙醚各 15ml,置锥形瓶中,加酚酞指示液 0.5ml,滴加氢氧化钠滴定液(0.1mol/L)至微显粉红色,加本品 1.0g,溶解后,用氢氧化钠滴定液(0.1mol/L)滴定,消耗的氢氧化钠滴定液(0.1mol/L)不得过 0.5ml。

(二)生育酚(天然型)

ChP2015 采用硫酸铈滴定法检查制备过程中未酯化的生育酚。

1. **原理**　利用游离生育酚的还原性,可被硫酸铈定量氧化,故在一定条件下以消耗的硫酸铈滴定液(0.01mol/L)的体积来控制游离生育酚的限量。游离生育酚被氧化成生育醌后失去 2 个电子,滴定反应的摩尔比为 1∶2,生育酚的分子量为 430.7,即 1mol 的硫酸铈相当于 1/2mol 的生育酚。

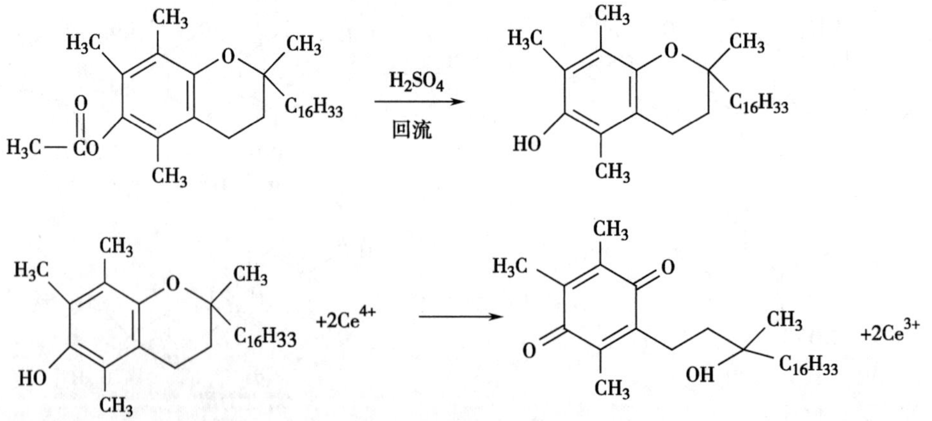

2. **方法**　取本品 0.10g,加无水乙醇 5ml 溶解后,加二苯胺试液 1 滴,用硫酸铈滴定液(0.01mol/L)滴定,消耗的硫酸铈滴定液(0.01mol/L)不得过 1.0ml。

3. **计算**　每 1ml 硫酸铈滴定液(0.01mol/L)相当于 0.002154g 的游离生育酚,所以维生素 E 中所含的游离生育酚的限量不得过 2.15%。

$$L = \frac{T \times V}{S} \times 100\% = \frac{0.002154 \times 1.0}{0.10} \times 100\% = 2.15\%$$

（三）有关物质（合成型）

取本品适量,用正己烷稀释制成每 1ml 中约含 2.5mg 的溶液,作为供试品溶液;精密量取适量,用正己烷定量稀释制成每 1ml 中含 25μg 的溶液,作为对照溶液。照含量测定项下的色谱条件,精密量取供试品溶液与对照溶液各 1μl,分别注入气相色谱仪,记录色谱图至主成分峰保留时间的 2 倍,供试品溶液的色谱图中如有杂质峰,α- 生育酚（杂质Ⅰ）(相对保留时间约为 0.87)的峰面积不得大于对照溶液主峰面积（1.0%）,其他单个杂质的峰面积不得大于对照溶液主峰面积的 1.5 倍（1.5%）,各杂质峰面积的和不得大于对照溶液主峰面积的 2.5 倍（2.5%）。

（四）残留溶剂

正己烷的检查:取本品适量,精密称定,加 N,N- 二甲基甲酰胺溶解并定量稀释制成每 1ml 中约含 50mg 的溶液,作为供试品溶液;另取正己烷,加 N,N- 二甲基甲酰胺定量稀释制成每 1ml 中约含 10μg 的溶液,作为对照品溶液。照残留溶剂测定法（通则 0861 第一法）试验,以 5% 苯基甲基聚硅氧烷为固定液（或极性相近的固定液）,起始柱温为 50℃,维持 8 分钟,然后以每 45℃ /min 的速率升温至 260℃,维持 15 分钟。正己烷的残留量应符合规定（天然型）。

四、含 量 测 定

维生素 E 的含量测定方法很多,主要是利用维生素 E 的水解产物游离生育酚易氧化的特性,用硫酸铈滴定液直接滴定;或将铁（Ⅲ）还原为铁（Ⅱ）后,再与不同的试剂反应生成配位化合物进行比色测定。近年来,ChP2015 和其他国家的药典多采用气相色谱法。该法专属性强、简便快速,适合于维生素 E 及其制剂的分析。

（一）气相色谱法

1. **方法特点**　气相色谱法是集分离与测定于一体的分析方法,适用于多组分混合物的定性、定量分析。该法具有高度选择性,可分离维生素 E 及其异构体,选择性地测定维生素 E,目前为各国药典所采用。维生素 E 的沸点虽高达 350℃,但仍不需衍生化反应,以正三十二烷为内标,直接用气相色谱法测定含量。

2. **测定方法**

（1）色谱条件与系统适用性试验:用硅酮（OV-17）为固定液、涂布浓度为 2% 的填充柱,或用 100% 二甲基聚硅氧烷为固定液的毛细管柱;柱温为 265℃。理论板数按维生素 E 峰计算不低于 500（填充柱）或 5000（毛细管柱）,维生素 E 峰与内标物质峰的分离度应符合要求。

（2）校正因子测定:取正三十二烷适量,加正己烷溶解并稀释成每 1ml 含 1.0mg 的溶液,作为内标溶液。另取维生素 E 对照品约 20mg,精密称定,置棕色具塞瓶中,精密加内标溶液 10ml,密塞,振摇使溶解,作为对照品溶液,取 1~3μl 注入气相色谱仪,计算校正因子。

（3）样品测定:取本品约 20mg,精密称定,置棕色具塞瓶中,精密加内标溶液 10ml,密塞,振摇使溶解,作为供试品溶液,取 1~3μl 注入气相色谱仪,测定,按内标法计算,即得。

维生素 E 片、维生素 E 软胶囊、维生素 E 粉和维生素 E 注射剂均采用气相色谱法测定含量。

（二）高效液相色谱法

JP16 采用高效液相色谱法测定维生素 E（指 *dl-α-* 生育酚）的含量,以外标法定量。

1. **色谱条件**　色谱柱为内径 4mm、长 15~30cm 的不锈钢柱,填充粒径为 5~10μm 的十八烷基硅烷键合硅胶为固定相;流动相为甲醇 - 水（49：1）;紫外检测器,检测波长为 292nm。生育酚与醋酸生育酚两峰的分离度应大于 2.6,生育酚先出峰。峰高的 *RSD* 应小于 0.8%。

2. **方法**　取维生素 E 供试品和生育酚对照品各约 0.05g,精密称定,分别溶于无水乙醇中,并准确稀释至 50.0ml,即得供试品溶液和对照品溶液;精密吸取两种溶液各 20μl,注入高效液相色谱仪,记录色谱图,分别测量生育酚的峰高 H_x 和 H_r,按下式计算含量。

$$供试品中生育酚的量（mg）=m_r×H_x/H_r$$

笔记

式中，m_r 为生育酚对照品的量（mg）；H_x 和 H_r 分别为供试品和对照品中生育酚的峰高。

（三）荧光分光光度法

维生素 E 在生物体内可阻断自由基连锁反应，从而具有保护细胞膜的作用。近年来的研究表明，维生素 E 与人体衰老及动脉粥样硬化有密切的关系。维生素 E 的测定国内外大多采用荧光法，由于维生素 E 的荧光峰和溶剂的拉曼光谱重叠，因而影响测定方法的灵敏度和准确性。采用同步荧光扫描法测定血清中的维生素 E 可有效地消除溶剂拉曼光谱的干扰，提高测定方法的灵敏度和准确性。

1. **仪器与试药**　荧光分光光度计。取 dl-α- 生育酚对照品，用正己烷配成 1mg/ml 的溶液，置 4℃冰箱保存，临用时再用无水乙醇稀释成 4.0mg/L 的对照品溶液。

2. **方法**　取 3 支试管，分别以 U、S 和 B 标记，分别加入待测血清、对照品液和水各 0.1ml。每管再加水 0.1ml、无水乙醇 0.4ml，混匀 30 秒，各加入正己烷 2.0ml，混匀 60 秒，然后 200×g 离心 2 分钟，分别吸取上清液于 1cm 石英比色池中，以发射、激发波长间隔 $\Delta\lambda$ 为 40nm，在 220~400nm 扫描其同步荧光光谱，测定同步荧光峰（337nm）的荧光强度信号值。荧光分光光度计的工作条件为双狭缝 10nm，响应时间为 2 秒，扫描速度为 600nm/min。

3. **计算**

$$V_E = \frac{F_U - F_B}{F_S - F_B} \times 4.0\,(\text{mg/L})$$

式中，F_U、F_S 和 F_B 分别为测定、标准和空白管在 V_E 同步荧光峰 337nm 处的荧光强度。

4. **结果**

（1）维生素 E 的荧光光谱：将对照品液和空白管的上层有机相按方法进行扫描，其荧光光谱见图 14-4。结果表明维生素 E 的激发波长为 295nm、荧光发射波长为 325nm，维生素 E 的荧光峰与溶剂的拉曼峰重叠，因而常规荧光测定受拉曼光谱的影响十分严重。

（2）在 $\Delta\lambda$=40nm 时维生素 E 的同步荧光光谱：从图 14-5 中可以看出，对照品管、测定管的同步荧光光谱完全一致。

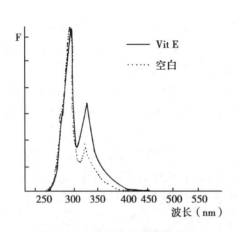

图 14-4　维生素 E 的荧光光谱

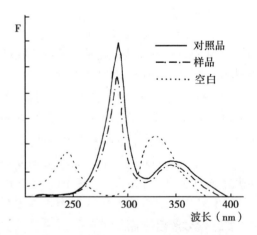

图 14-5　维生素 E 的同步荧光光谱

（3）不同的 $\Delta\lambda$ 对维生素 E 的同步荧光光谱的影响：采用 $\Delta\lambda$ 分别为 5、10、20、30、40 和 50nm，测定维生素 E 和溶剂的同步荧光光谱。$\Delta\lambda$ 为 5~30nm 时，随着 $\Delta\lambda$ 的增加，同步荧光峰的荧光强度逐渐增强；在 $\Delta\lambda$ 为 40nm 以后，同步荧光峰的强度逐渐降低。$\Delta\lambda$ 为 40nm 时，同步荧光峰虽略低于 $\Delta\lambda$ 30nm，但可以消除溶剂拉曼光谱的干扰，因此实际测定中选择了 $\Delta\lambda$ 为 40nm。

（4）线性关系考察：将维生素 E 对照品液配制成一系列不同的浓度，结果浓度在 0.01~

笔记

20.0mg/L 范围内呈线性关系,r=0.999。

（5）回收率试验:在两份维生素 E 含量不同的血清标本中分别加入一定量的维生素 E 对照品液,结果回收率为 99.0%~100.9%。

（6）精密度试验:两份混合血清标本分别进行批内(n=20)、批间(共测定 10 天)测定,结果批内 RSD 为 2.21%~2.41%、批间 RSD 为 2.82%~2.96%。

（7）正常参考值:测定健康体检正常的成年人的血清维生素 E 水平,其中男性 20 名,年龄为 35~55 岁;女性 15 名,年龄为 34~52 岁。血清维生素 E 含量为 10.02mg/L±2.29mg/L,性别之间无显著性差异。

5. **讨论** 应用同步荧光法测定血清维生素 E,选择适当的 Δλ 可有效地消除拉曼光的干扰,获得满意的效果。同步荧光分析法引入新的参数 Δλ,其光谱形状不仅与物质特性有关,且与 Δλ 有关,Δλ 越小,形成的同步光谱峰数越少、峰形越窄;但 Δλ 不能太小,只有当 Δλ 与发射峰、激发峰之间的波长差相配时,才能产生较强的荧光信号,故选择最佳 Δλ 以获得理想图谱是同步荧光分析的关键。

在测定血清维生素 E 时,选择 Δλ 40nm 进行同步荧光扫描,既兼顾测定方法的灵敏度,又消除了溶剂拉曼光的干扰,因而可以提高测定方法的灵敏度和准确度。

关于复方制剂中多种维生素的分析,因化学结构和性质不同,同时分离测定比较困难,因此需选择适合的分析方法和色谱条件,才能消除干扰达到分析测定的目的。复方制剂中维生素的测定方法很多,常用的有高效液相色谱法、离子对色谱法等。

（河北医科大学　张兰桐）

参考文献

1. 杭太俊.药物分析.第 7 版.北京:人民卫生出版社,2011:345-384

2. 缪海均,高守红,范国荣,等.口服大剂量维生素 C 的人体药动学.中国临床药学杂志,2006,15(2):93-95

3. 吴惠毅,陈晋,申海莲,等.同步荧光法测定血清维生素 E.临床检验杂志,1995,13(3):120-121

第十五章　甾体激素类药物的分析

学习要求

1. **掌握**　甾体激素类药物的分类、结构特征、鉴别及分析方法，以及它们之间的关系。
2. **熟悉**　甾体激素类药物的有关物质与检查方法。
3. **了解**　甾体激素类药物的体内分析与应用。

甾体激素类（steroid hormones）药物是一类具有环戊烷并多氢菲母核的激素类药物，有着十分重要的生理功能，包括天然激素类和人工合成品及其衍生物，目前临床使用的主要是后者。本章围绕甾体激素类药物的化学结构、理化性质和分析方法之间的关系，并结合 ChP 重点讲解本类药物的鉴别、检查和含量测定的原理和方法。

第一节　结构与分类

甾体激素类药物均具有环戊烷并多氢菲的母核，其基本骨架及位次编号如下图所示，按 C_{10}、C_{13}、C_{17} 位上取代基的不同，分为雄甾烷（androstane）、雌甾烷（estrane）和孕甾烷（pregnane）。

甾体激素类药物按药理作用可分为肾上腺皮质激素（adrenocortical hormones）和性激素（sex hormones）两大类，性激素又可分为雄激素及蛋白同化激素（androgen and anabolic agent）、孕激素（progestin）和雌激素（estrogen）等。表 15-1 给出了典型甾体激素类药物的结构与物性。

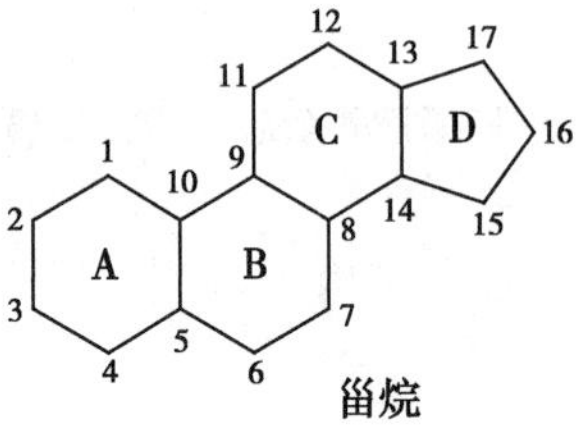

甾烷
gonane

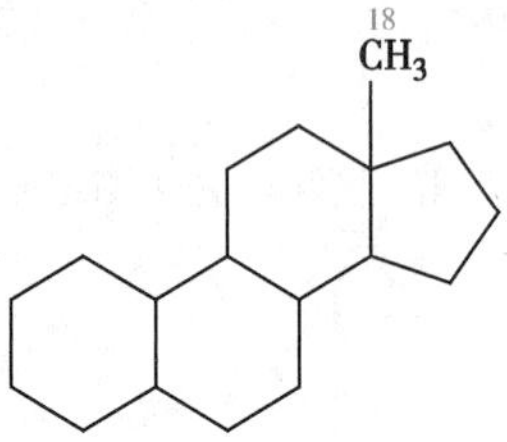

雌甾烷
estrane

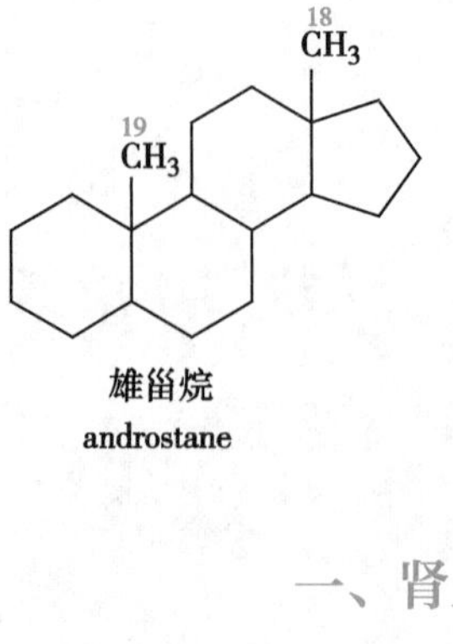

雄甾烷
androstane

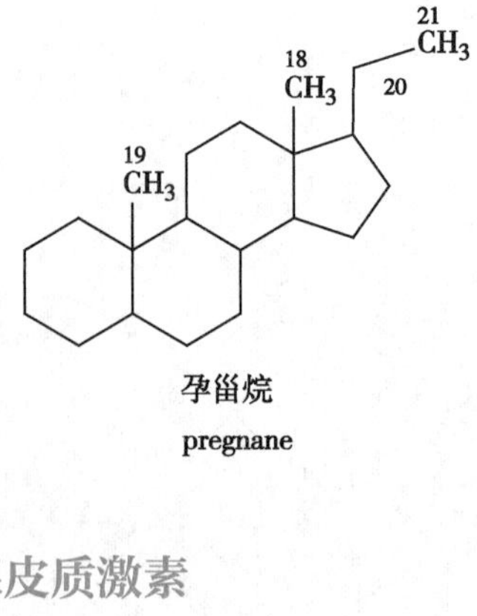

孕甾烷
pregnane

一、肾上腺皮质激素

肾上腺皮质激素（简称皮质激素）在临床上应用广泛，均具有孕甾烷母核。这类药物有的是天然的皮质激素，有的是对天然的皮质激素进行结构改造而成的，代表性药物主要有氢化可

笔记

表 15-1　典型甾体激素类药物的结构与物理性质

药物名称	结构式 / 分子式 / 分子量	物理性质
氢化可的松 hydrocortisone	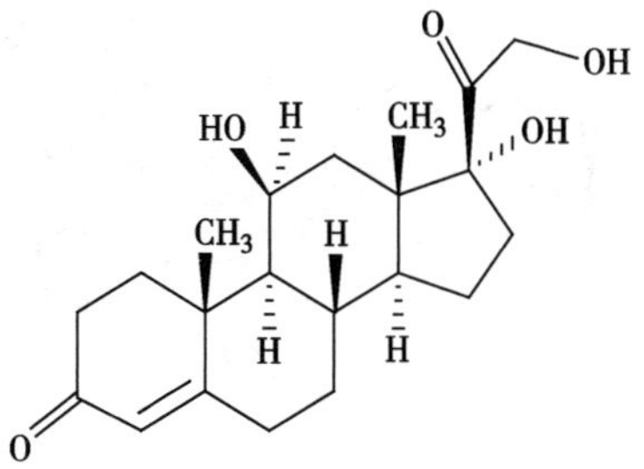 $C_{21}H_{30}O_5$　362.47	白色或类白色结晶性粉末。 在乙醇或丙酮中略溶,在三氯甲烷中微溶,在乙醚中几乎不溶,在水中不溶。 $[\alpha]_D$(10mg/ml 乙醇) 为 +162°~+169°。 UV(10μg/ml 乙醇):$E_{1cm}^{1\%}$(λ_{max}242nm) 为 422~448
地塞米松磷酸钠 dexamethasone sodium phosphate	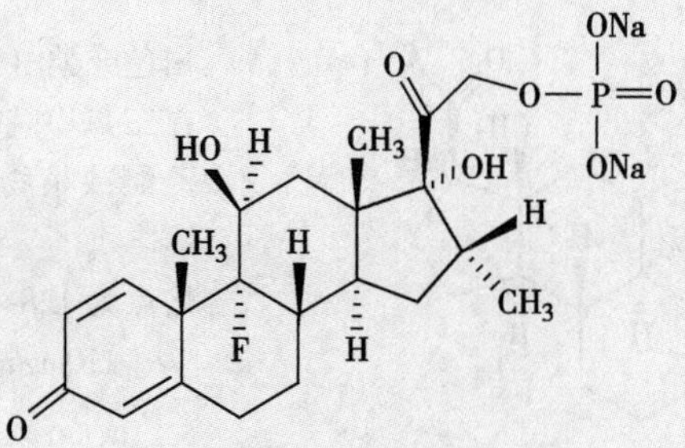 $C_{22}H_{28}FNa_2O_8P$　516.41	白色至微黄色粉末。 在水或甲醇中溶解,在丙酮或乙醚中几乎不溶。 $[\alpha]_D$(10mg/ml 水) 为 +72°~+80°
醋酸去氧皮质酮 desoxycortone acetate	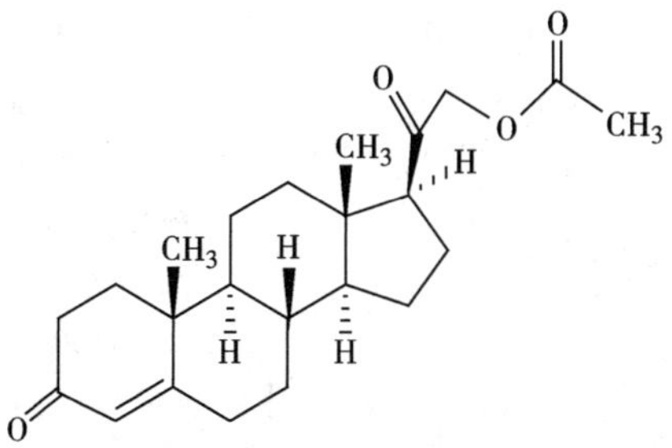 $C_{23}H_{32}O_4$　372.51	白色或类白色结晶性粉末。 在乙醇或丙酮中略溶,在植物油中微溶,在水中不溶。 熔点为 155~161℃。 $[\alpha]_D$(10mg/ml 乙醇) 为 +175°~+185°。 UV(10μg/ml 乙醇):$E_{1cm}^{1\%}$(λ_{max}240nm) 为 430~460
醋酸曲安奈德 triamcinolone acetonide acetate	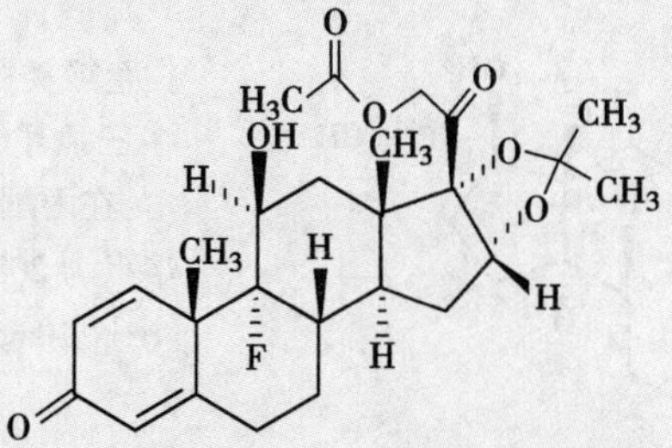 $C_{26}H_{33}FO_7$　476.54	白色或类白色结晶性粉末。 在三氯甲烷中溶解,在丙酮中略溶,在甲醇或乙醇中微溶,在水中不溶。 $[\alpha]_D$(10mg/ml 二氧六环)为 +92°~+98°
甲睾酮 methyltestosterone	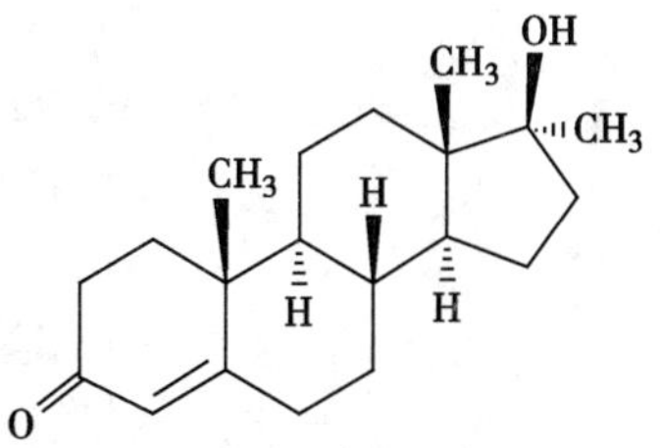 $C_{20}H_{30}O_2$　302.46	白色或类白色结晶性粉末。 在乙醇、丙酮或三氯甲烷中易溶,在乙醚中略溶,在植物油中微溶,在水中不溶。 熔点为 163~167℃。 $[\alpha]_D$(10mg/ml 乙醇)为 +79°~+85°

笔记

续表

药物名称	结构式 / 分子式 / 分子量	物理性质
苯丙酸诺龙 nandrolone phenylpropionate	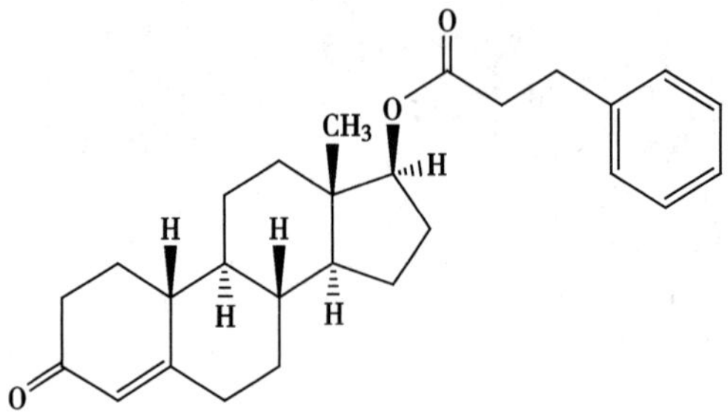 $C_{27}H_{34}O_3$ 406.57	白色或类白色结晶性粉末。 在甲醇或乙醇中溶解,在植物油中略溶,在水中几乎不溶。 熔点为93~99℃。 $[\alpha]_D$(10mg/ml 二氧六环)为 +48°~+51°
黄体酮 progesterone	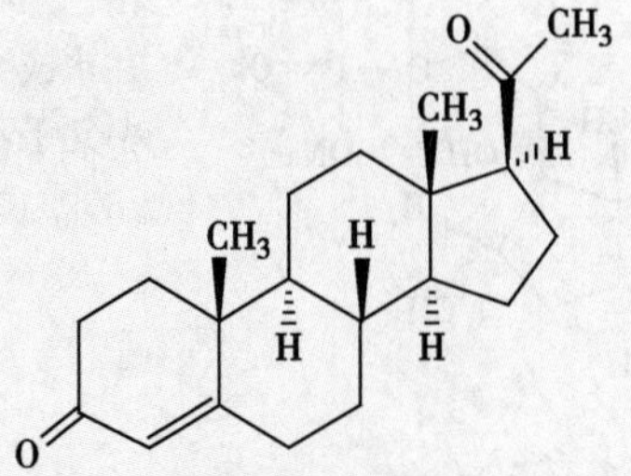 $C_{21}H_{30}O_2$ 314.47	白色或类白色结晶性粉末。 在三氯甲烷中极易溶解,在乙醇、乙醚或植物油中溶解,在水中不溶。 熔点为128~131℃。 $[\alpha]_D$(10mg/ml 乙醇)为 186°~+198°
醋酸甲地孕酮 megestrol acetate	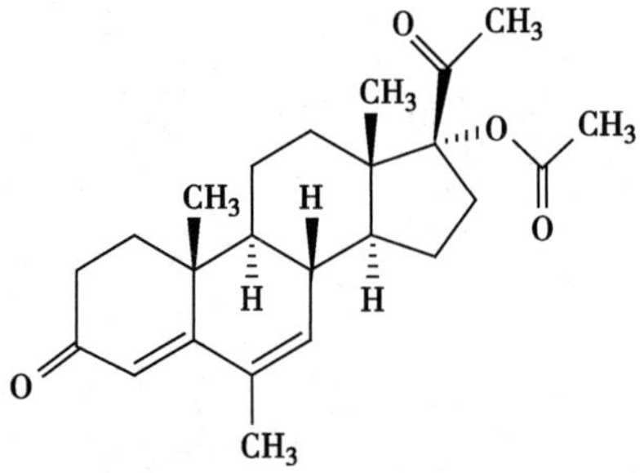 $C_{24}H_{32}O_4$ 384.52	白色或类白色结晶性粉末。 在三氯甲烷中易溶,在丙酮或乙酸乙酯中溶解,在乙醇中略溶,在乙醚中微溶,在水中不溶。 熔点为213~220℃。 $[\alpha]_D$(50mg/ml 三氯甲烷)为 +9°~+12°。
炔诺酮 norethisterone	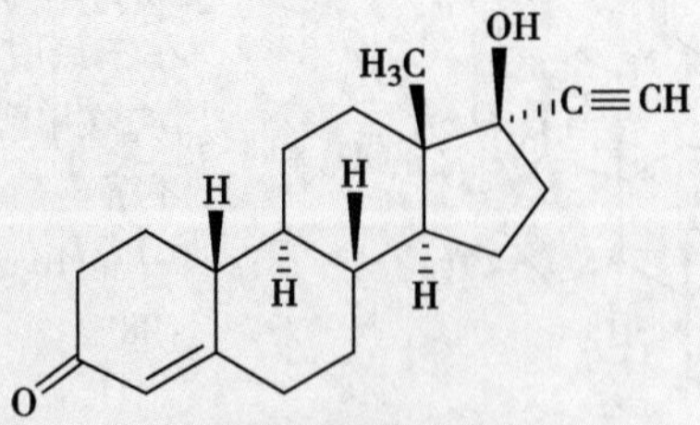 $C_{20}H_{26}O_2$ 298.43	白色或类白色粉末或结晶性粉末。 在三氯甲烷中溶解,在乙醇中微溶,在丙酮中略溶,在水中不溶。 熔点为202~208℃。 $[\alpha]_D$(10mg/ml 丙酮)为 -32°~-37°
左炔诺孕酮 levonorgestrel	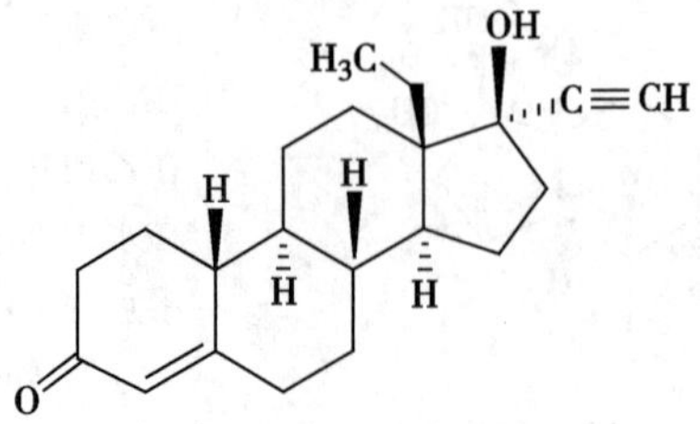 $C_{21}H_{28}O_2$ 312.47	白色或类白色结晶性粉末。 在三氯甲烷中溶解,在甲醇中微溶,在水中不溶。 熔点为233~239℃。 $[\alpha]_D$(20mg/ml 三氯甲烷)为 -30°~-35°

笔记

续表

药物名称	结构式 / 分子式 / 分子量	物理性质
米非司酮 mifepristone	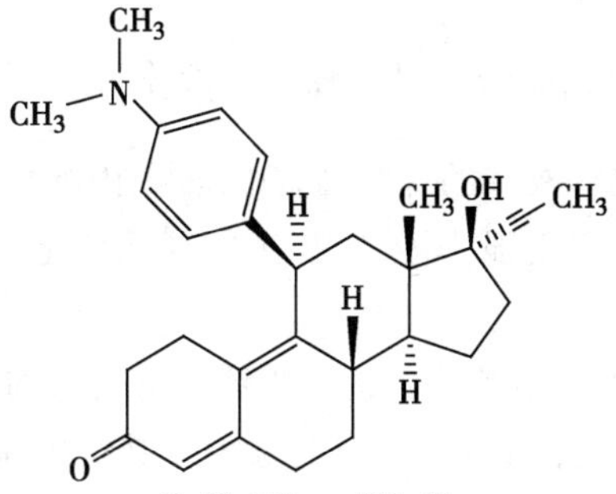 $C_{29}H_{35}NO_2$　429.61	淡黄色结晶性粉末。 在甲醇或二氯甲烷中易溶,在乙醇或乙酸乙酯中溶解,在水中几乎不溶。 熔点为 192~196℃。 $[\alpha]_D$(5mg/ml 二氯甲烷) 为 +124°~+129°。 UV(10μg/ml 乙醇):λ_{max} 为 304 与 260nm
雌二醇 estradiol	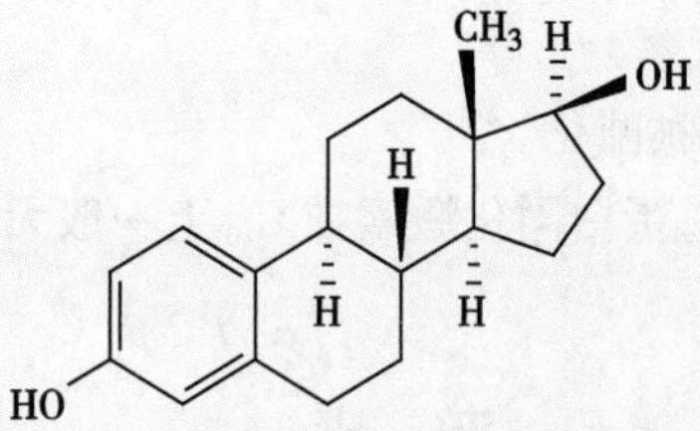 $C_{18}H_{24}O_2$　272.39	白色或乳白色结晶性粉末。 在二氧六环或丙酮中溶解,在乙醇中略溶,在水中不溶。 熔点为 175~180℃。 $[\alpha]_D$(10mg/ml 乙醇) 为 +76°~+83°
炔雌醇 ethinylestradiol	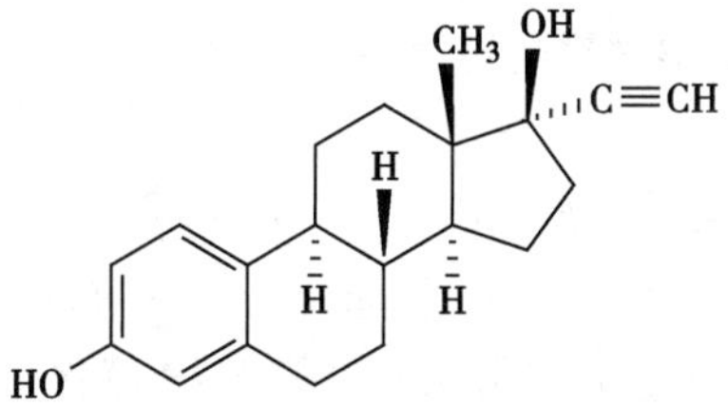 $C_{20}H_{24}O_2$　296.41	白色或类白色结晶性粉末。 在乙醇、丙醇或乙醚中易溶,在三氯甲烷中溶解,在水中不溶。 熔点为 180~186℃。 $[\alpha]_D$(10mg/ml 吡啶) 为 −26°~−31°

的松(hydrocortisone)、醋酸地塞米松(dexamethasone acetate)、地塞米松磷酸钠(dexamethasone sodium phosphate)、醋酸去氧皮质酮(desoxycortone acetate) 和醋酸曲安奈德(triamcinolone acetonide acetate)等。

氢化可的松为天然的皮质激素,在临床上用作抗炎药。地塞米松 A 环的 C_1、C_2 和 C_4、C_5 之间为双键,C_9 的 α 位引入了氟原子,C_{16} 引入了甲基,抗炎作用更强。地塞米松磷酸钠则是地塞米松 C_{21} 位上的羟基与磷酸形成的酯,肌内注射时可延长作用时间,磷酸部分再成钠盐,以增大药物的水溶性。曲安奈德 A 环的结构与地塞米松相同,C_9 上也有 F 原子取代,C_{16}、C_{17} 上的羟基与丙酮缩合形成环状结构(表 15-1)。

本类药物具有以下结构特征:

1. A 环有 Δ^4-3- 酮基,为共轭体系,在波长为 240nm 附近有紫外吸收;部分药物在 C_1 与 C_2 之间如醋酸泼尼松(prednisone)、倍他米松(betamethasone),或 C_6 与 C_7 之间为双键,紫外吸收波长向长波方向移动。

2. C_{17} 位上为 α- 醇酮基,具有还原性。多数药物有 C_{17}-α- 羟基,如氢化可的松、地塞米松磷酸钠;部分药物 α- 醇酮基上的醇羟基与酸成酯,如地塞米松磷酸钠、醋酸去氧皮质酮、醋酸曲安奈德。

3. 部分药物的 C_6 或 C_9 位有卤素取代,如丙酸倍氯米松(beclometasone dipropionate,C_9-Cl)、丙酸氯倍他索(clobetasol propionate,C_9-F)、地塞米松(dexamethasone,C_9-F)、醋酸氟轻松

笔记

（fluocinonide，C_6-F，C_9-F）、哈西奈德（halcinonide，C_9-F，C_{21}-Cl），具有机氟化物或氯化物反应。

4. 部分药物的 C_{11} 位上有羟基或酮基取代，如氢化可的松的 C_{11} 位上有羟基取代。

上述结构特征是皮质激素类药物定性、定量分析的主要依据。

二、雄性激素与蛋白同化激素

天然的雄激素主要是睾酮，经过结构改造的合成品有甲睾酮、丙酸睾酮等。C_{17} 位上加烃基（如甲睾酮）或 C_9 位加氟可使药物的作用更强。将 C_{17} 位上的羟基酯化，可使吸收减缓，作用时间延长。

雄性激素一般同时具有蛋白同化激素的作用。对雄性激素进行结构改造，使雄性激素作用大为减弱，同化作用仍然保留或有所增强，成为蛋白同化激素药物。常用的蛋白同化激素药物有苯丙酸诺龙、癸酸诺龙等。

本类药物具有以下结构特征：

1. A 环有 Δ^4-3- 酮基，具有紫外吸收。

2. C_{17} 位上有羟基，部分药的羟基被酯化。

3. 雄性激素的母核有 19 个碳原子，蛋白同化激素在 C_{10} 上一般无角甲基，母核只有 18 个碳原子。

三、孕　激　素

黄体酮是天然孕激素，在临床上应用广泛。但黄体酮口服后被迅速破坏失效，只能注射给药。醋酸甲地孕酮是经结构改造得到的孕激素药物，在 C_{17} 上引入乙酰氧基使其具有口服活性，在 C_6 上引入双键使孕激素活性增强。

人工合成的孕激素根据结构分为两种类型。C_{17} 位 α- 羟孕酮类，为黄体酮衍生物，如醋酸甲地孕酮（megestrol acetate）、醋酸甲羟孕酮（medroxyprogesterone acetate）；19- 去甲睾酮类，如炔诺酮（norethisterone）、左炔诺孕酮（levonorgestrel）等（少数例外，19 位含甲基，如炔孕酮）（表 15-1），它们与雌激素合用是一类重要的口服避孕药。

本类药物的结构特点如下：

1. A 环有 Δ^4-3- 酮基。

2. C_{17} 位上有甲酮基（17α- 羟孕酮类，如黄体酮、醋酸甲地孕酮、醋酸甲羟孕酮）或乙炔基（19-去甲睾酮类，如炔诺酮、左炔诺孕酮）。

3. 多数在 C_{17} 位上有羟基，部分药物的羟基被酯化（如己酸羟孕酮）。

米非司酮为抗孕激素药物，具有甾体的母核结构，C_{11} 上有对二甲氨基苯基取代，除具有甾体的性质外，二甲氨基还具有碱性。

四、雌　激　素

雌二醇为天然的雌性激素。对雌二醇进行结构修饰，得到一系列高效和长效的雌激素类药物，如炔雌醇、戊酸雌二醇、苯甲酸雌二醇等。代表药物的结构与性质见表 15-1。

本类药物的结构特点如下：

1. A 环为苯环，C_3 位上有酚羟基，有的药物 C_3 位上的酚羟基成酯（如苯甲酸雌二醇）或成醚（如炔雌醚，quinestrol）。

2. C_{17} 位上有羟基，有些药物 C_{17} 位上的羟基成酯（如戊酸雌二醇，estradiol valerate）。

3. 有些药物在 C_{17} 位上有乙炔基，构成 19- 去甲孕甾烷母核，如炔雌醇、炔雌醚。

笔记

第二节　理化性质与鉴别试验

一、性状特征

甾体激素类药物均为具有甾体母核的弱极性有机化合物,所以均具有旋光性、脂溶性和紫外特征吸收。在本类药物的性状项下多收载有药物的熔点、比旋度和吸收系数等物理常数的测定项目,用以区分不同的药物。

1. 性状与溶解度　本类药物为白色至微黄色的粉末或结晶性粉末。除钠盐外,多数在三氯甲烷中微溶至易溶,在甲醇或乙醇中微溶至溶解,在乙醚或植物油中极微溶解至略溶,在水中不溶或几乎不溶。

2. 熔点　熔点是药物重要的物理常数,测定熔点不仅具有鉴定的意义,还可以反映药物的纯度。如 ChP2015 中丙酸睾酮的性状项下规定,本品的熔点为 118~123℃;又如炔诺酮的性状项下规定,本品的熔点为 202~208℃。

3. 比旋度　甾体激素类药物多有手性碳原子,具有旋光性。测定比旋度是鉴别不同的甾体激素药物和检查药物纯杂程度的重要依据(ChP2015 通则 0621)。在二氧六环、三氯甲烷、丙酮或醇等溶剂中多数药物显示右旋特征,而左炔诺孕酮、炔诺酮和炔雌醇为左旋。ChP2015 中多数甾体激素药物的性状项下收载有比旋度的测定项目。

示例 15-1　炔诺酮的比旋度规定:取本品适量,精密称定,加丙酮溶解并定量稀释制成每1ml 约含 10mg 的溶液,依法测定,比旋度为 −37°~−32°。

示例 15-2　地塞米松磷酸钠的比旋度规定:取本品适量,精密称定,加无水乙醇溶解并定量稀释制成每 1ml 约含 10mg 的溶液,依法测定,比旋度为 +72°~+80°。

4. 吸收系数　甾体激素类药物具有紫外吸收,最大吸收波长和吸收系数($E_{1cm}^{1\%}$)可以反映药物的紫外吸收特征,具有鉴别的意义。具 α,β- 不饱和酮基团(Δ^4-3- 酮结构)的药物在 240nm 波长附近最大吸收,A 环为苯环并具有酚羟基的雌激素类药物在 280nm 波长附近有最大吸收。

示例 15-3　曲安奈德的吸收系数规定:取本品适量,精密称定,加乙醇溶解并定量稀释制成每 1ml 约含 10μg 的溶液,照紫外 - 可见分光光度法(ChP2015 通则 0401),在 239nm 波长处测定吸光度,吸收系数($E_{1cm}^{1\%}$)为 340~370。

二、化学鉴别法

甾体激素类药物的甾体母核和官能团具有一些典型的化学反应,常用来对本类药物进行鉴别,如呈色反应、沉淀反应、制备衍生物测定熔点等。

（一）与强酸的显色反应

许多甾体激素类能与硫酸、盐酸、磷酸、高氯酸等强酸反应呈色,其中与硫酸的呈色反应应用广泛。甾体激素与硫酸的反应机制是酮基先质子化,形成正碳离子,然后与 HSO_4^- 作用呈色。一些甾体激素与硫酸呈色的结果列于表 15-2 中。

表 15-2　部分甾体激素与硫酸的呈色反应

药品	颜色	加水稀释后的颜色变化
醋酸可的松	黄色或微带橙色	颜色消失,溶液澄清
氢化可的松	棕黄至红色,并显绿色荧光	黄至橙黄色,微带绿色荧光,有少量絮状沉淀
地塞米松	淡红棕色	颜色消失

笔记

续表

药品	颜色	加水稀释后的颜色变化
泼尼松	橙色	黄至蓝绿
醋酸泼尼松	橙色	黄色渐变成蓝绿色
泼尼松龙	深红色	红色消失,有灰色絮状沉淀
醋酸泼尼松龙	玫瑰红色	红色消失,有灰色絮状沉淀
地塞米松磷酸钠	黄或红棕色	黄色絮状沉淀
炔雌醇	橙红色,并显黄绿色荧光	玫瑰红色絮状沉淀
炔雌醚	橙红色,并显黄绿色荧光	红色沉淀
苯甲酸雌二醇	黄绿色,并显蓝色荧光	淡橙色
雌二醇	黄绿色荧光,加三氯化铁后呈草绿色	红色
己酸羟孕酮	微黄色	由绿色经红色至带蓝色荧光的红紫色
炔孕酮	红色	紫外线灯(365nm)下呈亮红色荧光

甾体激素与硫酸的显色反应操作简便,不同的药物形成不同的颜色或荧光而相互区别,反应灵敏,目前为各国药典所应用。

示例 15-4　ChP2015 醋酸泼尼松的显色鉴别:取本品约 5mg,加硫酸 1ml 使溶解,放置 5 分钟,显橙色;将此溶液倾入 10ml 水中,即变成黄色,渐变为蓝绿色。又如苯甲酸雌二醇的显色鉴别:取本品 2mg,加硫酸 2ml 使溶解后,溶液呈黄绿色,并有蓝色荧光;将此溶液倾入 2ml 水中,溶液显淡橙色。

此外,还有部分药物是以硫酸 - 乙醇或硫酸 - 甲醇作为显色剂进行鉴别的,如醋酸甲羟孕酮、甲睾酮、十一酸睾酮等。

示例 15-5　醋酸甲羟孕酮的显色鉴别:取本品约 5mg,置试管中,加硫酸 5ml 使溶解,沿管壁缓缓加入乙醇 5ml,使成两液层,接界面显蓝紫色。

雌性激素药物也常用与硫酸 - 乙醇溶液的呈色反应进行鉴别、含量测定或作为薄层色谱的显色剂。

(二) 官能团的反应

不同的甾体激素药物具有不同的官能团,利用官能团的反应可以区别不同的药物。甾体激素类药物的官能团及其鉴别反应主要有以下几类:

1. C_{17}-α- 醇酮基的呈色反应　皮质激素类药物分子结构中 C_{17} 位上的 α- 醇酮基具有还原性,能与四氮唑试液、氨制硝酸银试液(多伦试液)以及碱性酒石酸铜试液(斐林试液)反应呈色。与四氮唑盐的反应可应用于皮质激素药物的分析。四氮唑盐具有氧化性,和 C_{17}-α- 醇酮基反应后被还原为有色的甲䐶而显色。此反应除用于鉴别试验外,还用于皮质激素类药物薄层色谱的显色以及比色含量测定,反应原理见本章第四节中的四氮唑比色法。

示例 15-6　ChP2015 醋酸地塞米松的鉴别方法:取供试品约 10mg,加甲醇 1ml,微热溶解后,加碱性酒石酸铜试液 1ml,混匀,置水浴上加热,即生成砖红色沉淀。

示例 15-7　ChP2015 醋酸泼尼松的鉴别方法:取本品约 1mg,加乙醇 2ml 使溶解,加 10% 氢氧化钠溶液 2 滴与氯化三苯四氮唑试液 1ml,即显红色。

示例 15-8　ChP2015 醋酸去氧皮质酮的鉴别方法:取本品约 5mg,加乙醇 0.5ml 溶解后,加氨制硝酸银试液 0.5ml,即生成黑色沉淀。

2. 酮基的呈色反应　皮质激素、孕激素、雄激素和蛋白同化激素药物的结构中含有 C_3- 酮基和 C_{20}- 酮基,可以和一些羰基试剂如 2,4- 二硝基苯肼、硫酸苯肼、异烟肼等反应,形成黄色的

笔记

腙而用于鉴别。该反应在 ChP 曾用于比色含量测定,异烟肼可选择性地作用于 C_3- 酮基,但目前已被高效液相色谱法代替。

示例 15-9　ChP2015 醋酸可的松的鉴别方法:取本品约 0.1mg,加甲醇 1ml 溶解后,加临用新制的硫酸苯肼试液 8ml,在 70℃加热 15 分钟,即显黄色;黄体酮的鉴别方法:取本品约 0.5mg,加异烟肼约 1mg 与甲醇 1ml 溶解后,加稀盐酸 1 滴,即显黄色。

3. C_{17}- 甲酮基的呈色反应　甾体激素类药物的分子结构中含有甲酮基以及活泼亚甲基时,能与亚硝基铁氰化钠 $[Na_2Fe(CN)_5NO]$、间二硝基酚、芳香醛类反应呈色。黄体酮可与亚硝基铁氰化钠反应生成蓝紫色产物,该反应作为黄体酮的专属、灵敏的鉴别方法,在一定条件下黄体酮显示蓝紫色,其他常用的甾体激素均不显蓝紫色,或呈现淡橙色或不显色。

示例 15-10　ChP2015 利用此反应鉴别黄体酮,方法为取供试品约 5mg,加甲醇 0.2ml 溶解后,加亚硝基铁氰化钠的细粉约 3mg、碳酸钠与醋酸铵各约 50mg,摇匀,放置 10~30 分钟,显紫蓝色。

4. 酚羟基的呈色反应　雌激素 C_3 位上的酚羟基可与重氮苯磺酸反应生成红色偶氮染料,JP 利用此反应对苯甲酸雌二醇进行鉴别。

5. 炔基的沉淀反应　一些具有炔基的甾体激素药物如炔雌醇、炔诺酮、炔诺孕酮等遇硝酸银试液即生成白色的炔银沉淀,加以鉴别。

示例 15-11　ChP2015 炔诺酮的鉴别方法:取本品约 10mg,加乙醇 1ml 溶解后,加硝酸银试液 5~6 滴,即生成白色沉淀。

$$R—C \equiv CH + AgNO_3 \longrightarrow R—C \equiv CAg\downarrow + HNO_3$$

6. 卤素的反应　有的甾体激素药物在 C_6、C_9 或其他位置上有氟或氯取代,鉴别时需要对取代的卤原子进行确认。由于卤原子与药物是以共价键连接的,因此需采用氧瓶燃烧法或回流水解法将有机结合的卤原子转化无机离子后再进行鉴别。

示例 15-12　地塞米松磷酸钠、醋酸曲安奈德、丙酸氯倍他索和醋酸氟轻松等药物中含氟原子,ChP 中这些药物的鉴别项下规定"本品显有机氟化物的鉴别反应"。要求按 ChP2015 通则 0301 一般鉴别试验中"有机氟化物"的鉴别方法鉴别,应显正反应。采用有机氟化物的鉴别反应时,应先用氧瓶燃烧法(通则 0703)对样品进行有机破坏处理,使有机结合的氟转变无机 F^-,再与茜素氟蓝试液和硝酸亚铈试液反应,生成蓝紫色的水溶性配合物。

对含有氯原子的药物,若氯原子结合在链烃上,可通过加热水解成为 Cl^-,再与硝酸银反应,生成氯化银的白色沉淀进行鉴别。

示例 15-13　ChP2015 丙酸氯倍他索的氯化物鉴别法:取本品少许,加乙醇 1ml,混合,置水浴上加热 2 分钟,加硝酸$(1→2)2ml$,摇匀,加硝酸银试液数滴,即生成白色沉淀。

若氯原子结合在母核的环上,一般也需采用氧瓶燃烧法破坏才能使氯原子解离下来。如丙酸倍氯米松有 9-α- 氯取代,BP 中用氧瓶燃烧法破坏处理,再按氯化物的鉴别试验进行鉴别。

7. 酯的反应　一些药物为 C_{17} 或 C_{21} 位上有羟基的酯,如醋酸地塞米松、醋酸泼尼松、醋酸甲地孕酮、戊酸雌二醇、己酸羟孕酮等。药物中酯结构的鉴别一般先进行水解,生成相应的羧酸,再根据羧酸的性质来进行鉴别。

醋酸酯类的药物先水解生成醋酸,在硫酸存在下与乙醇形成乙酸乙酯,通过乙酸乙酯的香气进行鉴别。

戊酸或己酸酯类药物如戊酸雌二醇、己酸羟孕酮等先在碱性溶液中水解,经酸化后加热,产生戊酸、己酸的特臭进行鉴别。

示例 15-14　ChP2015 醋酸去氧皮质酮的鉴别法:取本品约 50mg,加乙醇制氢氧化钾试液 2ml,置水浴中加热 5 分钟,放冷,加硫酸溶液$(1→2)2ml$,缓缓煮沸 1 分钟,即产生乙酸乙酯的香气。

笔记

三、紫外-可见分光光度法

甾体激素类药物的结构中有 Δ^4-3-酮、苯环或其他共轭结构,在紫外区有特征吸收,A 环具有 Δ^4-3-酮基的甾体激素类药物在 240nm 附近有最大吸收,C_1 位再引入双键,最大吸收波长没有显著改变,如地塞米松在 C_1 和 C_2 间有双键,其最大吸收波长也为 240nm。但若在 C_6 和 C_7 位间有双键,最大吸收波长会发生明显红移。A 环具有酚羟基的雌激素类药物在 280nm 附近有最大吸收。

甾体激素类药物的上述紫外吸收光谱特性是定性、定量分析的依据。紫外光谱法作为常用的鉴别试验方法之一,收载于各国药典中。可通过核对最大吸收波长、最大吸收波长处的吸光度或某两个波长处的吸光度比值对药物进行鉴别。

示例 15-15　ChP2015 丙酸倍氯米松的 UV 鉴别:取本品,精密称定,加乙醇溶解并定量稀释制成每 1ml 中约含 20μg 的溶液,照紫外-可见分光光度法(通则 0401)测定,在 239nm 的波长处有最大吸收,吸光度为 0.57~0.60;在 239nm 与 263nm 的波长处的吸光度比值应为 2.25~2.45。

四、红外分光光度法

甾体激素类药物的结构复杂,有的药物之间结构上仅有很小的差异,仅靠化学鉴别法难以区别。红外光谱的特征性强,为本类药物鉴别的可靠手段。各国药典中,几乎所有的甾体激素原料药都采用了红外分光光度法进行鉴别。ChP 的鉴别方法是标准图谱对照法,即按规定测定供试品的红外吸收光谱图,与标准图谱对照应一致。ChP 的标准红外图谱收载于《药品红外光谱集》中。

例如炔雌醇和黄体酮的标准红外图谱分别如图 15-1 和图 15-2 所示。甾体激素类药物结构中的特征基团在红外光谱中均显示特征的吸收峰。

五、色　谱　法

薄层色谱法具有简便、快捷、分离效能高等特点,部分甾体激素类药物特别是甾体激素类药物的制剂常采用薄层色谱法鉴别。当进行制剂分析时,为消除干扰,需选择适当的溶剂,将药物成分从制剂中提取分离后再进行 TLC 鉴别。ChP2015 中部分甾体激素药物制剂的 TLC 鉴别条件如表 15-3 所示。

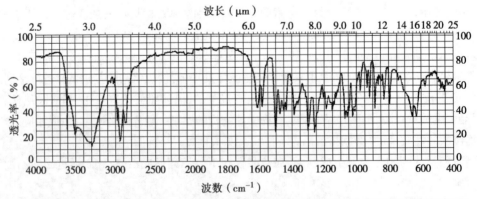

峰位 (cm^{-1})	归属	峰位 (cm^{-1})	归属
3600~3300	ν_{O-H}	1300,1260,1185	ν_{C-O}
1620,1580,1500	$\nu_{C=C}$	885,795	δ_{Ar-H}

图 15-1　炔雌醇的红外吸收光谱

笔记

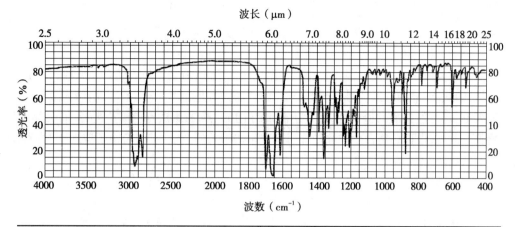

图 15-2 黄体酮的红外吸收光谱

峰位（cm^{-1}）	归属	峰位（cm^{-1}）	归属
1700	$\nu_{C=O}$（20 位酮基）	1615	$\nu_{C=C}$（双键）
1665	$\nu_{C=O}$（3 位酮基）	870	δ_{C-H}（双键）

表 15-3 ChP2015 中部分甾体激素药物制剂的 TLC 鉴别条件

药物制剂	样品处理	薄层板	展开剂	显色方法
十一酸睾酮注射液	正己烷溶解	硅胶 G	正己烷 - 丙酮	2,4- 二硝基苯肼
苯丙酸诺龙注射液	石油醚提取, 丙酮溶解	硅胶 G	正庚烷 - 丙酮	喷硫酸 - 乙醇
己酸羟孕酮注射液	三氯甲烷溶解	硅胶 HF$_{254}$	环己烷 - 乙酸乙酯	UV254
丙酸睾酮注射液	无水乙醇提取	硅胶 GF$_{254}$	二氯甲烷 - 甲醇	UV254
苯甲酸雌二醇注射液	无水乙醇提取	硅胶 G	苯 - 乙醚 - 冰醋酸	喷硫酸 - 乙醇, UV365
醋酸甲羟孕酮片	三氯甲烷溶解	硅胶 G	三氯甲烷 - 乙酸乙酯	喷硫酸 - 乙醇, UV365
醋酸泼尼松片	石油醚提取, 三氯甲烷溶解	硅胶 G	二氯甲烷 - 乙醚 - 甲醇 - 水	碱性四氮唑蓝
哈西奈德软膏	三氯甲烷提取	硅胶 G	三氯甲烷 - 乙酸乙酯	碱性四氮唑蓝

示例 15-16 复方炔诺酮片的鉴别:取本品 2 片,研细,加三氯甲烷 - 甲醇(9:1)5ml,充分搅拌后过滤,滤液置水浴上浓缩至约 0.5ml,作为供试品溶液;另取炔诺酮与炔雌醇对照品,分别加三氯甲烷 - 甲醇(9:1)溶解并稀释制成每 1ml 中含炔诺酮 2.4mg 与每 1ml 含炔雌醇 0.14mg的溶液,作为对照品溶液。照薄层色谱法(通则 0502)试验,吸取上述 3 种溶液各 10μl,分别点于同一硅胶 G 薄层板上,以苯 - 乙酸乙酯(4:1)为展开剂展开,晾干,喷以硫酸 - 无水乙醇(7:3),在 100℃加热 5 分钟使显色。供试品溶液所显的两个成分主斑点的位置与颜色应分别与对照品溶液的主斑点相同。

复方炔诺酮片中炔诺酮和炔雌醇的标示量分别为 0.6 和 0.035mg/ 片。用薄层色谱法将两种成分先分离,再分别与对照品比较,可同时鉴别两种成分,方法的专属性强、灵敏、操作简便。

HPLC 法是甾体激素药物原料和制剂含量测定应用最广的方法,所以可同时进行与对照品保留时间对照的鉴别。ChP 中采用 HPLC 法鉴别的甾体激素类药物包括醋酸可的松、醋酸地塞米松、地塞米松磷酸钠、甲睾酮、丙酸睾酮、炔雌醇、炔诺酮、左炔诺孕酮、醋酸甲地孕酮、醋酸甲羟孕酮等。

笔记

第三节　有关物质与检查

甾体激素类药物多由其他甾体化合物经结构改造而来,有关物质可能是在原料药中引入的合成原料、中间体、异构体以及降解产物等结构类似的"其他甾体"杂质。因此,甾体激素类药物的检测项下,除一般杂质的检查外,通常还需采用 HPLC 或 TLC 法等色谱法进行"有关物质"的限度检查。此外,根据药物在生产和贮存过程中可能引入的杂质,有的药物还需进行"游离磷酸盐"、"硒",以及"残留溶剂"的检查等。

一、有关物质的检查

ChP 收载的多数甾体激素类药物的原料药需做"有关物质"检查。有关物质一般具有相似的甾体母核结构,需采用色谱法进行检查,如薄层色谱法和高效液相色谱法等。

(一) 薄层色谱法

薄层色谱法(TLC 法)具分离效能强、操作简便的特点,在各国药典收载的药物有关杂质检查中广泛应用。各国药典多采用自身稀释对照法进行检查,即采用供试品溶液的稀释液作为对照液检查有关物质。

示例 15-17　ChP2015 炔孕酮中的有关物质检查:取本品适量,加溶剂[三氯甲烷 - 甲醇(3：1)]溶解并稀释制成每 1ml 中约含 10mg 的溶液,作为供试品溶液;精密量取 1ml,置 200ml 量瓶中,用上述溶剂稀释至刻度,摇匀,作为对照溶液。照薄层色谱法(通则 0502)试验,吸取上述两种溶液各 10μl,分别点于同一硅胶 G 薄层板上,以三氯甲烷 - 甲醇(95：5)为展开剂,展开,晾干,喷以硫酸 - 乙醇(2：8)试液,在 120℃加热 5 分钟,置紫外光灯(365nm)下检视。供试品溶液如显杂质斑点,其荧光强度与对照溶液主斑点比较,不得更深(0.5%)。

示例 15-18　ChP2015 醋酸去氧皮质酮的有关物质检查:取本品,加三氯甲烷 - 甲醇(9：1)溶解并稀释制成每 1ml 中约含 10mg 的溶液,作为供试品溶液;精密量取适量,分别加上述溶剂稀释制成每 1ml 中约含 0.1mg 的对照溶液(1)与每 1ml 中约含 0.2mg 的对照溶液(2)。照薄层色谱法(通则 0502)试验,吸取上述三种溶液各 5μl,分别点于同一硅胶 GF$_{254}$薄层板上,以二氯甲烷 - 乙醚 - 甲醇 - 水(77：15：8：1.2)为展开剂,展开,晾干,在紫外光灯(254nm)下检视。供试品溶液如显杂质斑点,与对照溶液(1)所显的主斑点比较,不得更深,如有 1 个杂质斑点深于对照溶液(1)的主斑点,与对照溶液(2)所显的主斑点比较,不得更深。

在本法中,采用两个对照溶液,浓度分别为 0.1 和 0.2mg/ml,对含量大的杂质(超过 1%)控制了数量和限度,但没有规定总杂质量。

(二) 高效液相色谱法

甾体激素类药物多采用高效液相色谱法(HPLC 法)测定含量,一般可在相同的条件下检查有关物质。HPLC 法是 ChP2015 收载的甾体激素类药物中检查有关物质应用最广的方法。

示例 15-19　ChP2015 甲睾酮中的有关物质检查。

色谱条件与系统适用性试验:用十八烷基硅烷键合硅胶为填充剂;以甲醇 - 水(72：28)为流动相;检测波长为 241nm。取甲睾酮和睾酮,加甲醇溶解并定量稀释制成每 1ml 中分别约含 0.1mg 的溶液,取 10μl 注入液相色谱仪,记录色谱图,理论板数按甲睾酮峰计算不得低于 1500,甲睾酮峰与睾酮峰的分离度符合要求。

检查法:取本品,加甲醇溶解并稀释制成每 1ml 约含 0.6mg 的溶液,作为供试品溶液;精密量取 2ml,置 100ml 量瓶中,用甲醇稀释至刻度,摇匀,作为对照溶液。照含量测定项下的色谱条件,精密量取供试品溶液与对照溶液各 10μl,分别注入液相色谱仪,记录色谱图至主成分峰保留时间的 2 倍。供试品溶液色谱图中如有杂质峰,不得多于 3 个,单个杂质峰面积不得大于对照

笔记

溶液主峰面积的 0.5 倍(1.0%),各杂质峰面积的和不得大于对照溶液中主峰面积的 0.75 倍(1.5%)。供试品溶液色谱图中小于对照溶液主峰面积 0.025 倍的峰忽略不计。

甲睾酮与睾酮的分子结构仅相差 C_{17} 位的一个甲基,色谱行为相近,为获得有效分离,系统适用性试验要求两者的分离度应符合要求。本例中采用主成分自身对照法控制未知杂质的限量。

二、硒 的 检 查

有的甾体激素类药物如醋酸地塞米松、醋酸氟轻松、醋酸曲安奈德等在生产工艺中需要使用二氧化硒脱氢,在药物中可能引入杂质硒。硒对人体有毒害,所以需进行检查并严格控制其含量。ChP2015(通则 0804)中收载有"硒检查法",有机药物经氧瓶燃烧破坏后,以硝酸溶液(1→30)为吸收液,用二氨基萘比色法测定硒的含量。

三、残留溶剂的检查

药品中残留溶剂的检查系指在原料药或辅料的生产过程中,以及在制剂制备过程中使用的,但在工艺过程中未完全除去的有机溶剂。除另有规定外,第一、第二和第三类溶剂的残留限度应符合 ChP 残留溶剂测定法(通则 0861)的规定。

示例 15-20　地塞米松磷酸钠在制备过程中使用了甲醇、乙醇和丙酮,需进行残留溶剂检查。ChP2015 检查法:取本品约 0.1g,精密称定,置 10ml 量瓶中,加内标溶液[取正丙醇,用水稀释成 0.02%(ml/ml)的溶液]溶解并稀释至刻度,摇匀,精密量取 5ml,置顶空瓶中,密封,作为供试品溶液;另取甲醇约 0.3g、乙醇约 0.5g 与丙酮约 0.5g,精密称定,置 100ml 量瓶中,用上述内标溶液稀释至刻度,精密量取 1ml,置 10ml 量瓶中,用上述内标溶液稀释至刻度,摇匀,精密量取 5ml,置顶空瓶中,密封,作为对照品溶液。照残留溶剂测定法(通则 0861 第一法)试验,用 6% 氰丙基苯基 -94% 二甲基聚硅氧烷毛细管色谱柱,起始温度为 40℃,以每分钟 5℃的速率升温至 120℃,维持 1 分钟,顶空瓶平衡温度为 90℃,平衡时间为 60 分钟,理论板数按正丙醇峰计算不低于 10 000,各成分峰间的分离度均应符合要求。分别量取供试品溶液和对照品溶液的顶空瓶上层气体 1ml,注入气相色谱仪,记录色谱图。按内标法以峰面积计算,甲醇、乙醇和丙酮的残留量均应符合规定。

根据 ChP2015 通则 0861"残留溶剂测定法",甲醇为第二类溶剂,其限量为 0.3%;丙酮为第三类溶剂,其限量为 0.5%。用内标法加校正因子测定样品中甲醇和丙酮的含量,应符合规定。

四、游离磷酸盐的检查

一些肾上腺皮质激素的磷酸钠盐均是由相应的皮质激素的 C_{21} 位羟基与磷酸酯化后形成的磷酸钠盐,如地塞米松磷酸钠和倍他米松磷酸钠等。在精制过程中有可能残留游离的磷酸盐,同时药物在贮存过程中酯键发生水解也可能产生游离磷酸盐,因此需检查游离磷酸盐。药典采用的检查方法是磷钼酸比色法,以一定浓度的磷酸二氢钾溶液作为标准磷酸盐对照溶液,与磷钼酸显色后,于 740nm 波长处测定吸光度,规定供试品溶液的吸光度不得大于对照溶液的吸光度。倍他米松磷酸钠也按相同的方法检查游离磷酸盐。

示例 15-21　ChP2015 地塞米松磷酸钠游离磷酸盐的检查:精密称取本品 20mg,置 25ml 量瓶中,加水 15ml 使溶解;另取标准磷酸盐溶液[精密称取 105℃干燥 2 小时的磷酸二氢钾 0.35g,置 1000ml 量瓶中,加硫酸溶液(3→10)10ml 与水适量使溶解,并稀释至刻度,摇匀;临用时再稀释 10 倍]4.0ml,置另一 25ml 量瓶中,加水 11ml;各精密加钼酸铵硫酸试液 2.5ml 与 1- 氨基 -2- 萘酚 -4- 磺酸溶液(取无水亚硫酸钠 5g、亚硫酸氢钠 94.3g 与 1- 氨基 -2- 萘酚 -4- 磺酸 0.7g,充分混合,临用时取此混合物 1.5g 加水 10ml 使溶解,必要时过滤)1ml,加水至刻度,摇匀,在 20℃放置 30~50 分钟,照紫外 - 可见分光光度法(通则 0401),在 740nm 的波长处测定吸光度。供试品溶液的吸光度不得大于对照溶液的吸光度。

标准磷酸盐溶液中磷酸二氢钾(KH_2PO_4)的浓度为 0.035mg/ml,相当于磷酸的浓度为 0.025mg/ml,供试品中游离磷酸盐按磷酸计算的限量(%)为 0.5%(=0.025×4/20×100%)。

第四节　含量测定

甾体激素类药物分子中的皮质激素、雄性激素、孕激素及许多口服避孕药具有 Δ^4-3- 酮基结构,在紫外区域有最大吸收。紫外分光光度法曾经广泛应用于甾体激素药物的含量测定,但专属性不强,不能区别药物和有关物质的紫外吸收,制剂中的一些辅料也有干扰,已逐步被高效液相色谱法取代。

一、高效液相色谱法

高效液相色谱法的专属性强,目前已广泛应用于甾体激素类药物原料和制剂的含量测定。各国药典多采用反相高效液相色谱法测定,并要求被测物与色谱行为相近的"其他甾体"有关物质的分离度符合规定。内标法定量时,甾体激素类药物可以互为内标,并要求被测物与内标的分离度符合要求。具体参照 ChP2015(通则 0512)高效液相色谱法测定。

示例 15-22　ChP2015 地塞米松磷酸钠的含量测定。

色谱条件与系统适用性试验:用十八烷基硅烷键合硅胶为填充剂;以三乙胺溶液(取三乙胺7.5ml,加水稀释至 1000ml,用磷酸调节 pH 值至 3.0±0.05)- 甲醇 - 乙腈(55:40:5)为流动相;检测波长为 242nm。取地塞米松磷酸钠,加流动相溶解并稀释制成每 1ml 中约含 1mg 的溶液,另取地塞米松,加甲醇溶液并稀释制成每 1ml 中约含 1mg 的溶液。分别精密量取上述两种溶液适量,加流动相稀释制成每 1ml 含 10μg 的溶液,取 20μl 注入液相色谱仪,记录色谱图;理论板数按地塞米松磷酸钠峰计算不低于 7000,地塞米松磷酸钠峰和地塞米松峰的分离度应大于 4.4。

测定法:取本品约 20mg,精密称定,置 50ml 量瓶中,加水溶解并稀释至刻度,摇匀,精密量取适量,用流动相定量稀释制成每 1ml 中约含 40μg 的溶液,作为供试品溶液,精密量取 20μl 注入液相色谱仪,记录色谱图;另取地塞米松磷酸钠对照品,同法测定。按外标法以峰面积乘以1.0931 计算,即得。

本法属离子对反相液相色谱法。在流动相中加入三乙胺,并调节 pH 至 3.0,三乙胺在此条件下能解离成三乙胺阳离子$[NH(C_2H_5)_3]^+$,与药物离解出来的磷酸根形成电中性的离子对,有利于组分的分离。

示例 15-23　ChP2015 醋酸曲安奈德乳膏的含量测定。

色谱条件与系统适用性试验:用十八烷基硅烷键合硅胶为填充剂;以甲醇 - 水(60:40)为流动相;检测波长为 240nm。理论板数按醋酸曲安奈德峰计算不得低于 2500,醋酸曲安奈德峰与内标峰的分离度应符合要求。

内标溶液的制备:取炔诺酮,加甲醇溶解并稀释成每 1ml 中含 0.15mg 的溶液,即得。

测定法:取本品适量(约相当于醋酸曲安奈德 1.25mg),精密称定,置 50ml 量瓶中,加甲醇约30ml,置 80℃水浴上加热 2 分钟,振摇使醋酸曲安奈德溶解,放冷,精密加内标溶液 5ml,用甲醇稀释至刻度,摇匀,置冰浴上冷却 2 小时以上,取出,迅速滤过,取续滤液放至室温,作为供试品溶液,取 20μl 注入液相色谱仪,记录色谱图;另取醋酸曲安奈德对照品,精密称定,加甲醇溶解并定量稀释制成每 1ml 中约含 0.125mg 的溶液,精密量取 10ml 与内标溶液 5ml,置 50ml 量瓶中,加甲醇稀释至刻度,摇匀,同法测定。按内标法以峰面积计算,即得。

本品为醋酸曲安奈德乳膏,含有较多的脂溶性基质,加入甲醇水浴加热,使醋酸曲安奈德

笔记

溶解,再置冰浴上冷却 2 小时以上,使得脂溶性基质析出,滤过去除,从而消除其对色谱系统的污染。

示例 15-24　ChP2015 复方左炔诺孕酮片的含量测定。

色谱条件与系统适用性试验:用十八烷基硅烷键合硅胶为填充剂;以乙腈 - 水(60∶40)为流动相;检测波长为 220nm。理论板数按左炔诺孕酮峰计算不得低于 5000,左炔诺孕酮峰与炔雌醇峰的分离度应不小于 2.5。

测定法:取本品 10 片,置 10ml 量瓶中,加流动相适量,超声处理 40 分钟并不时振摇使左炔诺孕酮与炔雌醇溶解,放冷,用流动相稀释至刻度,摇匀,滤过,取续滤液作为供试品溶液,精密量取 50μl 注入液相色谱仪,记录色谱图;另取左炔诺孕酮与炔雌醇对照品,精密称定,加乙腈,超声使溶解,放冷,并定量稀释制成每 1ml 含左炔诺孕酮 0.75mg 与炔雌醇 0.15mg 的溶液,精密量取 2ml,置 100ml 量瓶中,用流动相稀释至刻度,摇匀,同法测定。按外标法以峰面积分别计算每片的含量,求出平均含量,即得。

二、紫外 - 可见分光光度法

(一)紫外分光光度法

甾体激素类药物分子中的皮质激素、雄性激素、孕激素及许多口服避孕药具有 Δ^4-3- 酮基结构,在 240nm 附近有最大吸收,雌激素在 280nm 附近有最大吸收,这些特征吸收可用于甾体激素类药物的含量测定。紫外分光光度法曾经广泛应用于甾体激素药物的含量测定,但专属性不强,不能区别药物和有关物质的紫外吸收,制剂中的一些辅料也有干扰。目前已逐步被高效液相色谱法取代,仅有少量药物及制剂采用紫外分光光度法测定含量。

示例 15-25　ChP2015 醋酸泼尼松龙片的含量测定:取本品 20 片,精密称定,研细,精密称取适量(约相当于醋酸泼尼松龙 20mg),置 100ml 量瓶中,加无水乙醇约 60ml,振摇 15 分钟使醋酸泼尼松龙溶解,用无水乙醇稀释至刻度,摇匀,滤过,精密量取续滤液 5ml,置另一 100ml 量瓶中,加无水乙醇稀释至刻度,摇匀,照紫外 - 可见分光光度法(通则 0401),在 243nm 波长处测定吸光度,按醋酸泼尼松龙($C_{23}H_{30}O_6$)的吸收系数($E_{1cm}^{1\%}$)为 370 计算。

$$百分标示量 = \frac{A}{370} \times \frac{100 \times 100}{5 \times 100} \times \frac{1000}{W(\text{mg})} \times \frac{平均片重(\text{mg})}{规格(\text{mg})} \times 100\%$$

式中,A 为测得的供试溶液的吸光度;W 为称样量。

(二)比色法

比色法是指供试品在紫外 - 可见光区没有强吸收,或在紫外光区虽有吸收,但为了避免干扰或提高灵敏度,可加入适当的显色剂显色测定的方法。比色法的影响因素较多,要求供试品和对照品平行操作,采用对照品比较法测定,比色时采用试剂空白。目前多数甾体激素类药物已改用高效液相色谱法测定,仅有少数品种制剂如醋酸去氧皮质酮、醋酸地塞米松注射液等采用比色法测定。用于甾体激素类药物的比色法主要有以下几种类型。

1. **四氮唑比色法**　皮质激素类药物的 C_{17}-α- 醇酮基有还原性,可以定量还原四氮唑盐生成有色甲䐶,此显色反应可用于皮质激素类药物的含量测定。

(1)四氮唑盐的种类:常用的四氮唑盐有两种。

1)氯化三苯四氮唑:即 2,3,5- 三苯四氮唑(2,3,5-triphenyltetrazolium chloride,缩写为 TTC),其还原产物为不溶于水的深红色三苯甲䐶,λ_{max} 在 480~490nm,也称红四氮唑(red tetrazoline)。

2)蓝四氮唑(blue tetrazolium,BT):即 3,3′- 二甲氧苯基 - 双 -4,4′-(3,5- 二苯基)氯化四氮唑(3,3′-dianisole-bis［4,4′-(3,5-dipheny) tetrazolium chlorid］),其还原产物为暗蓝色的双甲䐶,λ_{max} 在 525nm 附近。TTC 和 BT 的结构式如下:

笔记

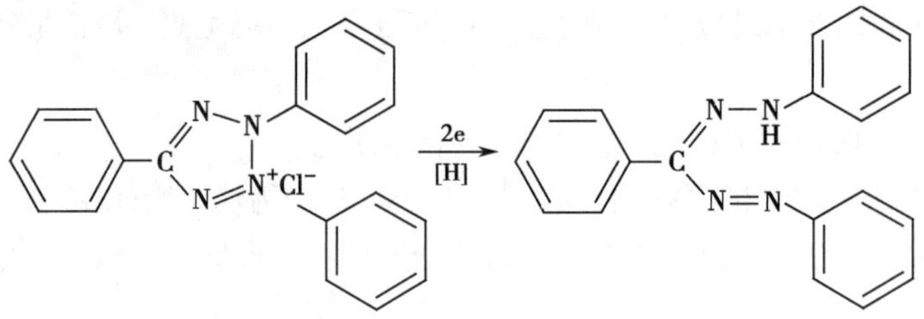

TTC   formazan（红色）

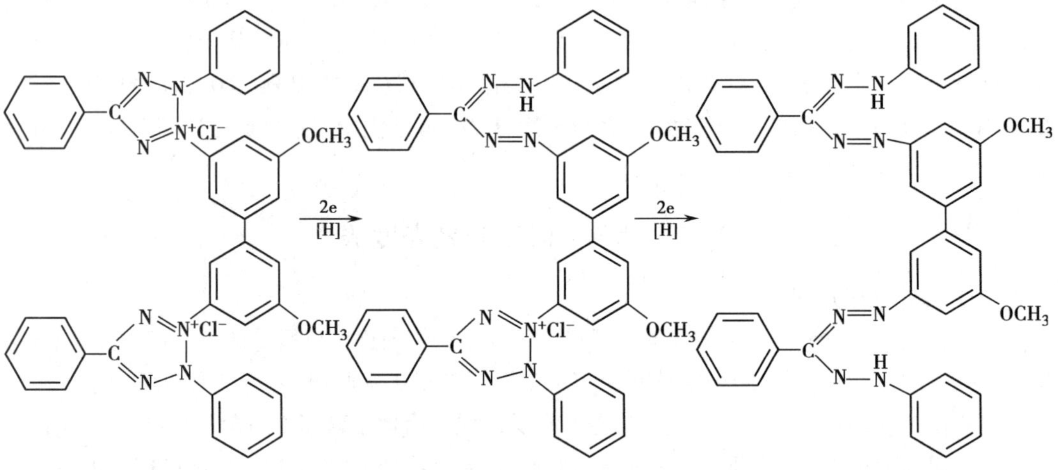

BT   单 formazan（红色）   双 formazan（蓝色）

（2）反应原理：皮质激素 C17-α- 醇酮基（-CO-CH₂OH）具有还原性，在强碱性溶液中能将四氮唑盐定量地还原为甲䐶（formazan），而自身失去 2e 被氧化为 20- 酮 -21 醛。生成的颜色随所用的试剂和条件的不同而不同。

（3）测定方法：以醋酸地塞米松注射液的含量测定为例说明。

示例 15-26   ChP2015 醋酸地塞米松注射液的含量测定法：取本品，摇匀，精密量取 5ml（约相当于醋酸地塞米松 25mg），置 100ml 量瓶中，加无水乙醇适量，振摇，使醋酸地塞米松溶解并稀释至刻度，摇匀，滤过，取续滤液作为供试品溶液；另取醋酸地塞米松对照品约 25mg，精密称定，置 100ml 量瓶中，加无水乙醇溶解并稀释至刻度，摇匀，作为对照品溶液。精密量取供试品溶液与对照品溶液各 1ml，分别置干燥具塞试管中，各精密加无水乙醇 9ml 与氯化三苯四氮唑试液 1ml，摇匀，再各精密加氢氧化四甲基铵试液 1ml，摇匀，在 25℃的暗处放置 40~50 分钟，照紫外 - 可见分光光度法（通则 0401），在 485nm 的波长处分别测定吸光度，计算，即得。

USP 曾采用 BT 为试剂，反应液在暗处放置 90 分钟后，立即于 525nm 波长处测定供试液与对照液的吸光度。

$$百分标示量 = \frac{A_x}{A_r} \times \frac{C_r}{V \times 标示量} \times 100\%$$

式中，A_x 和 A_r 分别为供试品溶液和对照品溶液的吸光度；C_r 为对照品的称样量（mg）；V 为取样量（ml）；标示量的单位为 mg/ml。

（4）讨论：本法测定时各种因素如溶剂、反应温度和时间、水分、碱的浓度、空气中的氧等对甲䐶形成的速度、呈色强度和稳定性、皮质激素的结构都有影响。

1）溶剂和水分的影响：含水量大时会使呈色速度减慢，但含水量不超过 5% 时对结果几无影响，故一般使用无水乙醇作为溶剂。醛具有一定的还原性，会使吸光度增高，所以最好采用无醛乙醇作溶剂。

2）碱的种类及加入顺序的影响：在各种碱性试剂中，采用四甲基氢氧化铵能得到满意结果，故最为常用,反应液的 pH 应在 13.75 以上。

3) 空气中氧及光线的影响:反应及其产物对光敏感,因此必须用避光容器置于暗处进行,同时达到最大显色时间后立即测定吸光度。TTC 形成的甲䐶对空气中的氧敏感,氧能明显影响颜色强度和稳定性,因此《英国药典》规定在加入试剂后要往反应容器中充氮气以除去氧。

4) 温度和时间的影响:呈色反应速度随温度增高而加快,一般在室温或 30℃恒温条件下显色,结果的重现性较好。ChP 用 TTC 的反应条件是在 25℃暗处反应 40~45 分钟。

5) 基团的影响:一般认为,C_{11}- 酮基取代的甾体反应速度快于 C_{17}- 羟基取代的甾体;C_{21}-羟基酯化后其反应速度减慢;当酯化的基团为三甲基醋酸酯、磷酸酯或琥珀酸酯时,反应速度更慢。

本法虽然存在着以上干扰因素,因样品降解最易发生在 C_{17} 位侧链上,而氧化产物和水解产物是不发生四氮唑反应的,故本法能选择性地测定 C_{17} 位未被氧化或降解的药物的含量。

2. 柯柏反应比色法　柯柏(Kober)反应是指雌激素与硫酸 - 乙醇的呈色反应,在 520nm 附近有最大吸收,可用于雌性激素类药物含量的灵敏测定。其反应机制可能是雌激素分子的质子化、重排、硫酸氧化形成共轭双键发色团。随着反应的进行,最大吸收波长发生红移。

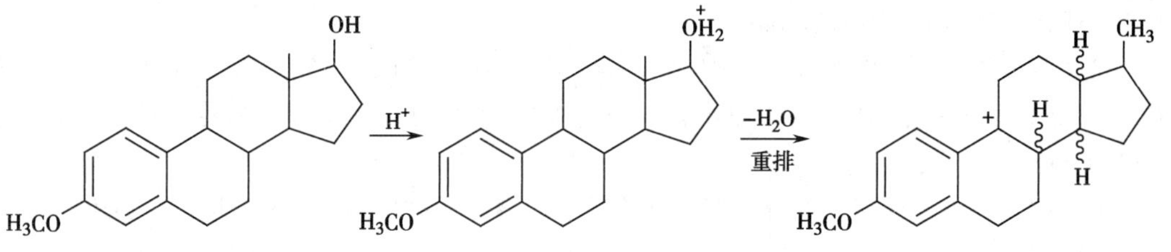

$$\lambda_{max}\ 327nm$$

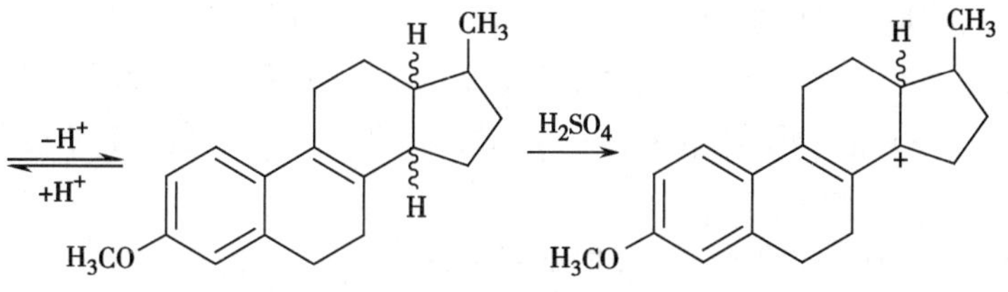

$$\lambda_{max}\ 465nm$$

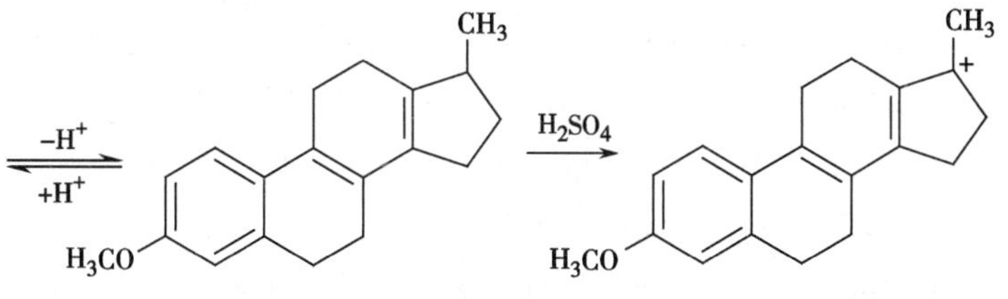

$$\lambda_{max}\ 515nm$$

在 Kober 反应中,加少量铁盐可加速呈色反应的速率和提高稳定性,同时加入苯酚可消除反应产生的荧光,并加速红色产物的形成。改进后的 Kober 反应称为铁 - 酚试剂法。

用本法测定雌激素的各种制剂时,如果在比色法测定前采用分离提取步骤,严格控制反应条件,并扣除背景干扰,以减少误差,可获得良好结果。

示例 15-27　ChP2015 复方炔诺孕酮滴丸的炔雌醇含量测定法:取本品 10 丸,除去包衣后,置 20ml 量瓶中,加乙醇约 12ml,微温使炔诺孕酮和炔雌醇溶解,放冷,用乙醇稀释至刻度,摇匀,滤过,取续滤液作为供试品溶液;另取炔诺孕酮与炔雌醇对照品,精密称定,加乙腈溶解并定量稀释制成每 1ml 中约含炔诺孕酮 0.15mg 与炔雌醇 15μg 的溶液,作为对照品溶液。精密量取供试品溶液与对照品溶液各 2ml,分置具塞锥形瓶中,置冰浴中冷却 30 秒钟后,各精密加硫酸-乙醇(4∶1)8ml(速度必须一致),随加随振摇,加完后继续冷却 30 秒钟,取出,在室温放置 20 分钟,照紫外-可见分光光度法(通则 0401),在 530nm 的波长处分别测定吸光度,计算,即得。

复方炔诺孕酮滴丸含炔诺孕酮和炔雌醇两种药物,采用柯柏反应比色法测定其中炔雌醇的含量,炔诺孕酮不干扰测定;且其中的炔诺孕酮(与碱性三硝基苯酚溶液反应)ChP2015 亦采用比色法测定。

第五节　体内甾体激素类药物的分析

甾体激素类药物的药物代谢研究、生物利用度研究以及违禁药物监测等均需测定生物样品中的甾体激素类药物。由于甾体激素类药物在体内有多种代谢产物以及内源性甾体激素的影响,要求方法的专属性强;甾体激素类药物的给药剂量很小、药物浓度低,要求分析方法的灵敏度较高。采用 LC-MS 和 GC-MS,使分析方法的专属性和灵敏度得到进一步提高。

竞技运动员体内的违禁甾体激素药物或代谢物检测选择尿样检测,是因为在尿样中甾体激素药物或代谢物的浓度相对较高。

有文献报道采用在线固相微萃取(solid-phase microextraction,SPME)技术和 LC-MS 测定法对睾酮、诺龙等 7 种蛋白同化激素进行人体代谢研究,并建立了系统分析和检测尿中违禁同化激素的方法。

蛋白同化激素及代谢物部分与葡萄糖醛酸形成缀合物排出,尿样经葡萄糖醛酸酶水解,使用在线固相微萃取柱,40μl 样品液经分离纯化后直接进入液相色谱系统,采用 LC-MS 分析。

SPME/LC-MS 测定法具自动化、简便、快速、高灵敏度和高选择性的特点,用于检测尿样中的睾酮、诺龙等违禁甾体激素药物,已成为反兴奋剂分析检测的有力工具之一。另有文献报道,采用固相微萃取技术、HPLC-UV 分析检测健康自愿受试者和服用违禁同化激素的运动员的尿液中的睾酮(testosterone,T)和表睾酮(epitestosterone,E)浓度,人尿液中的 T/E 浓度比值作为兴奋剂检测控制指标广泛用于临床。

示例 15-28　尿中违禁同化激素的 SPME/LC-MS 检查。

尿样的采集和 SPME:采集男性健康志愿者和服用了违禁药物甲睾酮 5mg 的受试者的尿液,采集时间为服药前和服药后 5 小时。检测游离型药物的样品液制备:0.1ml 尿样和 0.05ml 内标物溶液混合(Δ^9- 苯丙酸诺龙,100ng/ml),用蒸馏水定容至 1ml。检测结合型药物的样品液制备:在 0.3ml 尿样中加入 0.4ml 磷酸盐缓冲液和 0.3ml β- 葡萄糖醛酸酶(5IU),在 50℃水解 3 小时,离心后,取 0.2ml 上清液,用上述游离型药物的样品液制备方法处理。制备好的样品液采用固相微萃取技术,分离纯化后直接进样,经 LC-MS 分析。

色谱条件:Chromolith-C$_{18}$ 柱(150mm×4.6mm);以甲酸铵(5mmol/L)- 甲醇(35∶65)为流动相,流速为 1.0ml/min;柱温为 30℃。

质谱条件:ESI 正离子化,雾化氮气的压力为 50psi,流速为 11L/min,温度为 350℃,碎片电压为 120V,毛细管电压为 2kV;质量范围 m/z 100~400,[M+H]$^+$ 选择性离子检测(SIM)。

LC-MS 测定法:检测离子分别为十一烯酸去氢睾酮(boldenone)m/z287、苯丙酸诺龙(nandrolone)m/z275、睾酮(testosterone)m/z289、甲睾酮(methyltestosterone)m/z303、异雄酮和雄酮(epiandrosterone and androsterone)m/z308、司坦唑醇(stanozolol,康力龙)m/z329、Δ^9- 苯丙酸诺龙(Δ^9-methyltestosterone)m/z301(内标物)。尿样中的内源性杂质无干扰。采用内标峰面积法,浓度均在 0.5~20ng/ml 范围内色谱响应的线性良好($r>0.995$),检测限($S/N=3$)的浓度范围为 9~182pg/ml,日内和日间精密度分别 <4.0% 和 7.3%,回收率均达到 85% 以上,满足违禁药物监测研究的需要(图 15-3)。

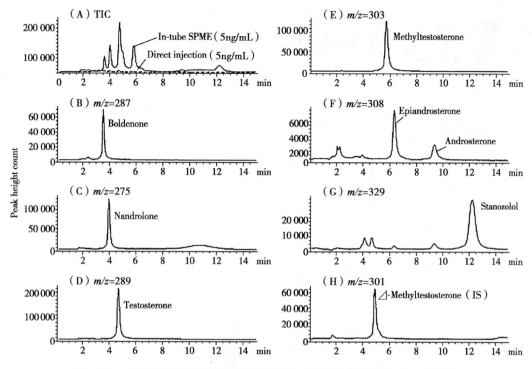

图 15-3　志愿受试者尿样中的睾酮等 7 种违禁甾体激素药物的 LC-MS 测定

A. 总离子流色谱图；B~H. 选择性正离子的色谱图［分别为十一烯酸去氢睾酮、苯丙酸诺龙、睾酮、甲睾酮、异雄酮和雄酮、司坦唑醇、Δ^9- 苯丙酸诺龙(内标)］

（第四军医大学　吴　红）

参考文献

1. 杭太俊. 药物分析. 第 7 版. 北京：人民卫生出版社，2011

2. 肖新月，余振喜. 化学药品对照品图谱集——红外、拉曼、紫外光谱. 北京：中国医药科技出版社，2014

3. Saito K，Yagi K，Ishizaki A，et al. Determination of anabolic steroids in human urine by automated in-tube solid-phase microextraction coupled with liquid chromatography – mass spectrometry. J of Pharmaceutical and Biomedical Analysis，2010，52：727-733

4. Konieczna L，Plenis A，Oledzka I，et al. Optimization of LC method for the determination of testosterone and pitestosterone in urine samples in view of biomedical studies and anti-doping research studies. Talanta，2011，83：804-814

笔记

第十六章　抗生素类药物的分析

学习要求

1. 掌握　抗生素类药物的类型、结构、质量和稳定性特点以及分析方法。
2. 熟悉　各类抗生素药物的有关物质来源、特点和检查方法。
3. 了解　抗生素药物的体内样品分析方法和临床监测应用。

抗生素类(antibiotics)药物是临床上常用的一类重要药物,临床使用的抗生素主要由生物合成,经过发酵和提纯两步制得;也有少数是利用化学合成或半合成方法制得。ChP2015 共收载抗生素类原料药及其各种制剂近 500 个品种。

第一节　概　述

一、抗生素类药物的定义和特点

青霉素于 1929 年被弗莱明发现,至 1943 年链霉素的发现者赛尔曼·瓦克斯曼才给出了抗生素的定义,即微生物代谢产生的能抑制其他微生物生长活动甚至杀灭其他微生物的化学物质。

抗生素的来源不仅限于细菌、放线菌和真菌等微生物,植物和动物也能产生抗生素。抗生素的应用也远远超出了抗菌范围。一般认为,比较确切的抗生素的定义应为抗生素是生物(包括微生物、植物、动物)在其生命活动中产生的(或并用化学、生物或生化方法衍生的),能在低微浓度下有选择性地抑制或影响其他生物功能的化学物质的总称。

抗生素主要由微生物发酵、经化学纯化、精制和化学修饰等过程,最后制成适当制剂。与化学合成药物相比,其结构、组成更复杂,表现为:

1. 化学纯度较低　有三多,即同系物多,如庆大霉素、新霉素等含有多个组分;异构体多,半合成 β- 内酰胺类抗生素、氨基糖苷类抗生素具有旋光性,均存在光学异构体,如药用巴龙霉素为两个立体异构体巴龙霉素 Ⅰ 和巴龙霉素 Ⅱ 的混合物;降解物多,如四环素类存在脱水、差向异构体。

2. 活性组分易发生变异　微生物菌株的变化、发酵条件改变等均可导致产品质量发生变化,如组分的组成或比例的改变。

3. 稳定性差　抗生素分子结构中通常含有活泼基团,而这些基团往往是抗生素的活性中心,如青霉素、头孢菌素类结构中的 β- 内酰胺环,链霉素结构中的醛基等均具有稳定性差的特点。

二、抗生素类药物的分类

抗生素的种类繁多,性质复杂,用途又各异,对其系统分类有一定困难。根据不同的研究目的,抗生素一般有以下几种分类法:

1. 根据产生抗生素的生物来源分类　细菌产生的抗生素、真菌产生的抗生素、放线菌产生的抗生素、高等植物产生的抗生素、动物产生的抗生素。

2. 根据抗生素的作用对象分类　抗革兰阳性菌的抗生素、抗革兰阴性菌的抗生素、广谱抗生素、抗真菌的抗生素、抗肿瘤的抗生素、抗病毒及抗原虫系昆虫的抗生素、抗结核分枝杆菌的

笔记

抗生素。

3. 根据抗生素的作用机制分类　抑制细胞壁合成的抗生素、影响细胞膜功能的抗生素、抑制和干扰细胞蛋白质合成的抗生素、抑制细胞核酸合成的抗生素、抑制细菌生物能作用的抗生素。

4. 根据抗生素的化学结构分类　其中以作用对象、化学结构不同进行分类是较常用的,前者对于临床选用抗生素带来一定方便,后者有利于抗生素的工业生产和质量分析研究。按照化学结构分类共分为以下九大类:

(1) β- 内酰胺类抗生素:这类抗生素的化学结构中都含有一个四元的内酰胺环,属于这类抗生素的有青霉素、头孢菌素以及它们的衍生物。临床常用的青霉素类药物有青霉素钾、青霉素钠、青霉素 V 钠、阿莫西林、阿莫西林钠、哌拉西林、哌拉西林钠、美罗培南、阿洛西林钠、氨苄西林、氨苄西林钠、普鲁卡因青霉素、磺苄西林钠、托西酸舒他西林、氯唑西林钠等。临床常用的头孢菌素类药物有头孢丙烯、头孢尼西钠、头孢他啶、头孢地尼、头孢地嗪钠、头孢西丁钠、头孢曲松钠、头孢克肟、头孢克洛、头孢呋辛钠、头孢呋辛酯、头孢孟多酯钠、头孢拉定(先锋霉素Ⅵ)、头孢泊肟酯、头孢哌酮、头孢哌酮钠、头孢唑肟钠、头孢唑林钠(先锋霉素 V)、头孢氨苄(先锋霉素Ⅳ)、头孢羟氨苄、头孢替唑钠、头孢硫脒、头孢噻吩钠、头孢噻肟钠、拉氧头孢钠、盐酸头孢他美酯、盐酸头孢吡肟等。

(2) 四环类抗生素:这类抗生素的化学结构中都含有一个四并苯的母核,属于这类抗生素的有盐酸四环素、盐酸土霉素、盐酸多西环素、盐酸米诺环素、盐酸金霉素、盐酸美他环素等。

(3) 氨基糖苷类抗生素:这类抗生素的化学结构中都有氨基糖苷和氨基环醇,属于这类抗生素的药物数目很多,常用的有硫酸链霉素、硫酸庆大霉素、妥布霉素、阿米卡星、盐酸大观霉素、硫酸小诺米星、硫酸巴龙霉素、硫酸卡那霉素、硫酸西索米星、硫酸阿米卡星、硫酸依替米星、硫酸核糖霉素、硫酸新霉素等。

(4) 大环内酯类抗生素:这类抗生素的化学结构中都有一个大环内酯作为配糖体,红霉素为本类抗生素的代表。本类抗生素的临床效果显著,如琥乙红霉素、乙酰螺旋霉素、吉他霉素、交沙霉素、麦白霉素、克拉霉素、阿奇霉素、罗红霉素、依托红霉素、乳糖酸红霉素、硬脂酸红霉素等。

(5) 多烯大环类抗生素:这类抗生素的化学结构中不仅有大环内酯,而且在内酯结构中还存有共轭双键,属于这类抗生素的有制霉菌素、两性霉素 B、曲古霉素、戊霉素、菲里平(菲律宾菌素)、球红霉素等。

(6) 多肽类抗生素:这类抗生素是由多种氨基酸经肽键缩合成线状、环状或带侧链的环状多肽类化合物,属于这类抗生素的有盐酸万古霉素、盐酸去甲万古霉素、硫酸多黏菌素 B 等。

(7) 酰胺醇类抗生素:属于这类抗生素的有氯霉素、甲砜霉素、琥珀氯霉素、棕榈氯霉素等。

(8) 抗肿瘤类抗生素:属于这类抗生素的有丝裂霉素、盐酸平阳霉素、盐酸多柔比星、盐酸表柔比星、盐酸柔红霉素等。

(9) 其他抗生素:凡不属于上述八类的抗生素一般均归于其他抗生素,如丙酸交沙霉素、美洛西林钠、盐酸克林霉素、盐酸林可霉素、替考拉宁、磷霉素钙、磷霉素钠、磷霉素氨丁三醇等。

由于抗生素的结构和性质各异,上列的分类远远不能包括所有的抗生素,且某一种抗生素可以同时划分为几个类型,所以此种分类法仅是将常用的重要的抗生素列入几大类。

本章主要讨论 β- 内酰胺类、氨基糖苷类、四环素类抗生素的物理化学性质、鉴别反应、杂质检查、含量测定方法与原理。关于生物学方法(如异常毒性、热原、降压物质、无菌、生物效价测定法等),根据专业要求,在此不赘述(需要进一步了解,参考 ChP2015 四部的附录内容)。

三、抗生素类药物的细菌耐药性

在长期的抗生素选择之后出现的对相应抗生素产生耐受能力的微生物统称耐药菌。所谓细菌耐药性(bacterial resistance)又称抗药性,是指细菌产生的对抗菌药不敏感的现象,是细菌自身生存过程的一种特殊表现形式。天然抗生素是细菌产生的次级代谢产物,用于抵御其他微生物、保护自身安全的化学物质。人类将细菌产生的这种物质制成抗菌药物,用于杀灭感染的微生物。微生物接触到抗菌药,也会通过改变代谢途径或制造出相应的灭活物质,使其避免被抗菌药物抑制或杀灭,形成耐药性。耐药菌的出现增加了感染性疾病治愈的难度,并迫使人类寻找新的对抗微生物感染的方法。

1. 耐药性的种类　耐药性可分为固有耐药性(intrinsic resistance)和获得性耐药性(acquired resistance)。固有耐药性又称天然耐药性,是由细菌的染色体基因决定的,代代相传,不会改变,如链球菌对氨基糖苷类抗生素天然耐药、肠道革兰阴性杆菌对青霉素 G 天然耐药、铜绿假单胞菌对多数抗生素均不敏感。获得性耐药性是由于细菌与抗生素接触后,由质粒介导,通过改变自身的代谢途径,使其不被抗生素杀灭,如金黄色葡萄球菌产生 β- 内酰胺酶类抗生素耐药。细菌的获得性耐药可因不再接触抗生素而消失,也可由质粒将耐药基因转移给染色体而代代相传,成为固有耐药。

2. 耐药的机制

(1) 产生灭活酶,使抗菌药失活:细菌产生灭活的抗菌药物酶使抗菌药物失活是耐药性产生的最重要的机制之一,使抗菌药物作用于细菌之前即被酶破坏而失去抗菌作用。这些灭活酶可由质粒和染色体基因表达。

1) β- 内酰胺酶:β- 内酰胺酶由染色体或质粒介导。对 β- 内酰胺类抗生素耐药的主要原因是细菌产生的 β- 内酰胺酶使 β- 内酰胺环裂解,从而使该抗生素丧失抗菌作用。

2) 氨基糖苷类抗生素钝化酶:细菌在接触到氨基糖苷类抗生素后产生钝化酶使后者失去抗菌作用,常见的氨基糖苷类钝化酶有乙酰化酶、腺苷化酶和磷酸化酶,这些酶的基因经质粒介导合成,可以将乙酰基、腺苷酰基和磷酰基连接到氨基糖苷类的氨基或羟基上,使氨基糖苷类抗生素的结构改变从而失去抗菌活性。

3) 其他酶类:细菌可产生氯霉素乙酰转移酶灭活氯霉素、产生酯酶灭活大环内酯类抗生素;金黄色葡萄球菌产生核苷转移酶灭活林可霉素。

(2) 抗菌药物的作用靶位改变:由于改变了细胞内膜上与抗生素结合部位的靶蛋白,降低与抗生素的亲和力,使抗生素不能与其结合,导致抗菌失败。细菌与抗生素接触之后产生一种新的靶蛋白,使抗生素不能与新的靶蛋白结合,从而高度耐药。靶蛋白的数量会不断增加,即使药物存在时该细菌仍有足够量的靶蛋白维持其正常功能和形态,导致细菌继续生长、繁殖,从而对抗菌药物产生耐药。

(3) 降低细菌外膜通透性:很多广谱抗菌药都对铜绿假单胞菌无效或作用很弱,主要是因为抗菌药物不能进入铜绿假单胞菌菌体内,故产生天然耐药性。细菌接触抗生素后,可以通过改变通道蛋白的性质和数量来降低细菌的膜通透性,阻止抗菌药物进入细菌体内而产生获得性耐药性。

(4) 影响主动流出系统:某些细菌能将进入菌体的药物泵出体外,这种泵因需能量,故称主动流出系统(active efflux system)。由于这种主动流出系统的存在及它对抗菌药物具有选择性的特点,使大肠埃希菌、金黄色葡萄球菌、表皮葡萄球菌、铜绿假单胞菌、空肠弯曲杆菌等对四环素类、氟喹诺酮类、大环内酯类、氯霉素、β- 内酰胺类产生多重耐药。

四、抗生素药物的质量分析

抗生素类药物的质量控制方法与一般化学药品一样,通过鉴别、检查、含量(效价)测定三个主要方面来判断其质量的优劣。由于抗生素类药物的特点,其分析方法可分为理化方法和生物学法两大类。

笔记

（一）鉴别试验

抗生素类药物的鉴别试验主要为理化方法,常用方法有:

1. 官能团的显色反应 如β-内酰胺环的羟肟酸铁反应;链霉素的麦芽酚反应、坂口反应。对于抗生素盐类,通常鉴别酸根或金属离子或有机碱。

2. 光谱法 包括红外光谱与紫外吸收光谱的鉴别。抗生素的红外光谱分析时需注意,由于抗生素存在多晶现象,有时对照品与供试品图谱或对照图谱不一致,最好用相同溶剂同时重结晶供试品和对照品,使处于相同的晶型情况下再进行测定;若多晶效应是由于研磨和压片过程中的晶相转变所致,则应采用溶液法试验。

3. 色谱法 包括 TLC 和 HPLC 法,采用对照品或标准品对照法。

4. 生物学法 是检查抗生素灭活前后的抑菌能力,并与已知含量的对照品对照后进行鉴别,此法已很少应用。

（二）检查

抗生素类药物的检查项目包括:

1. 影响产品稳定性的检查项目 结晶性、酸碱度、水分或干燥失重等。

2. 控制有机和无机杂质的检查项目 溶液的澄清度与颜色、有关物质、残留溶剂、炽灼残渣、重金属等。

3. 与临床安全性密切相关的检查项目 异常毒性、热原或细菌内毒素、降压物质、无菌等。

4. 其他检查项目 对于多组分抗生素还要进行组分分析等(如硫酸庆大霉素的"庆大霉素C组分的测定")。此外,有些抗生素还规定"悬浮时间与抽针试验"(如注射用普鲁卡因青霉素)、"聚合物"(如β-内酰胺类抗生素)、"杂质吸光度"(如四环素类抗生素)等。

（三）含量或效价测定

1. 微生物检定法 本法系在适宜条件下,根据量反应平行线原理设计,通过检测抗生素对微生物的抑制作用,计算抗生素活性(效价)的方法。测定方法可分为管碟法和浊度法。管碟法是利用抗生素在琼脂培养基内的扩散作用,比较标准品与供试品两者对接种的试验菌产生抑菌圈的大小,以测定供试品效价的一种方法;浊度法是利用抗生素在液体培养基中对试验菌生长的抑制作用,通过测定培养后细菌浊度值的大小,比较标准品与供试品对试验菌生长抑制的程度,以测定供试品效价的一种方法。

微生物检定法的优点是灵敏度高、需用量小,测定结果较直观;测定原理与临床应用的要求一致,更能确定抗生素的医疗价值;而且适用范围广,较纯的精制品、纯度较差的制品、已知的或新发现的抗生素均能应用;对同一类型的抗生素不需分离,可一次测定其总效价,是抗生素药物效价测定的最基本的方法。但其存在着操作步骤多、测定时间长、误差大等缺点。随着抗生素类药物的发展和分析方法的进步,理化方法逐渐取代了生物学法,但对于分子结构复杂、多组分的抗生素,生物学法仍然是首选的效价测定方法。

2. 理化方法 是根据抗生素的分子结构特点,利用其特有的化学或物理化学性质及反应而进行的。对于提纯的产品以及化学结构已确定的抗生素,能较迅速、准确地测定其效价,并具有较高的专属性。但本法也存在不足,如化学法通常是利用抗生素化学结构上官能团的特殊化学反应,对含有具同样官能团杂质的供试品就不适用,或需采取适当方法加以校正;而且当该法是利用某一类型抗生素的共同结构部分的反应时,所测得的结果往往只能代表药物的总含量,并不一定能代表抗生素的生物效价。因此,通常在以理化方法测定抗生素含量时,不但要求方法正确可靠、具有专属性、操作简单、省时、试剂易得、样品用量少,而且要求测定结果必须与生物效价相吻合。目前世界各国的药典所收载的抗生素的理化方法主要是 HPLC 法,如β-内酰胺类、四环素类、大环内酯类等抗生素大多采用 HPLC 法测定含量。

3. 抗生素活性的表示方法 抗生素的活性以效价单位表示,即指每毫升或每毫克中含有某种抗生素的有效成分的多少。效价是以抗菌效能(活性部分)作为衡量的标准,因此,效价的高低是衡量抗生素质量的相对标准。效价用单位(U)或微克(μg)表示。各种抗生素的效价基准是人们为了生产科研方便而规定的,如 1mg 青霉素钠定为 1670U、1mg 庆大霉素定为 590U、1mg 硫酸卡那霉素定为 670U。一种抗生素有一个效价基准,同一种抗生素的各种盐类的效价可根据其分子量与标准盐类进行换算,如 1mg 青霉素钾的单位(U)=1670×356.4/372.5=1598U/mg。以上为抗生素的理论效价,实际样品往往低于该理论效价。

第二节 β- 内酰胺类抗生素

本类抗生素包括青霉素类和头孢菌素类,它们的分子结构中均含有 β- 内酰胺环,因此统称为 β- 内酰胺类抗生素。

一、结构与性质

1. 典型药物与结构特点   青霉素和头孢菌素分子中都有一个游离羧基和酰胺侧链,氢化噻唑环或氢化噻嗪环与 β- 内酰胺并合的杂环分别构成两者的母核。青霉素类分子中的母核称为 6- 氨基青霉烷酸(6-aminopenicillanic acid,简称 6-APA),头孢菌素类分子中的母核称为 7- 氨基头孢菌烷酸(7-aminocephalosporanic acid,简称 7-ACA)。由此也可以说,青霉素类的分子结构由侧链 R-CO- 与母核 6-APA 两部分结合而成,头孢菌素类是由侧链 R-CO- 与母核 7-ACA 组成的。

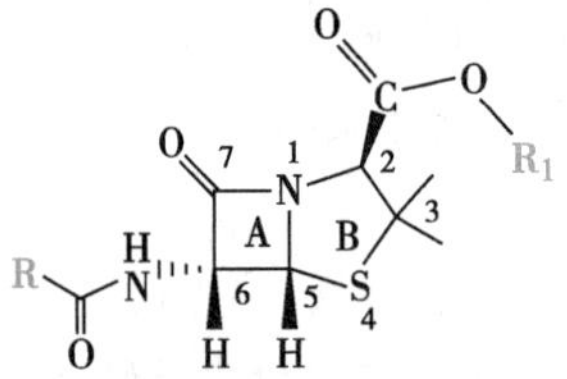

A:β- 内酰胺环

B:氢化噻唑环

青霉素类(penicillins)

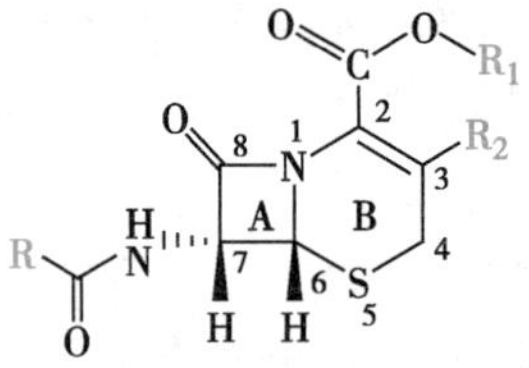

A:β- 内酰胺环

B:氢化噻嗪环

头孢菌素类(cephalosporins)

通常青霉素类分子中含有三个手性碳原子(C_2、C_5、C_6),头孢菌素类分子中含有两个手性碳原子(C_6、C_7)。由于酰胺基上 R 以及 R_1 的不同,构成各种不同的青霉素和头孢菌素。现将 ChP2015 收载的常用青霉素类及头孢菌素类药物列于表 16-1 中。

表 16-1 β- 内酰胺类抗生素原料药的结构和物理性质

药物名称	结构式 / 分子式 / 分子量	物理性质
阿莫西林 amoxicillin	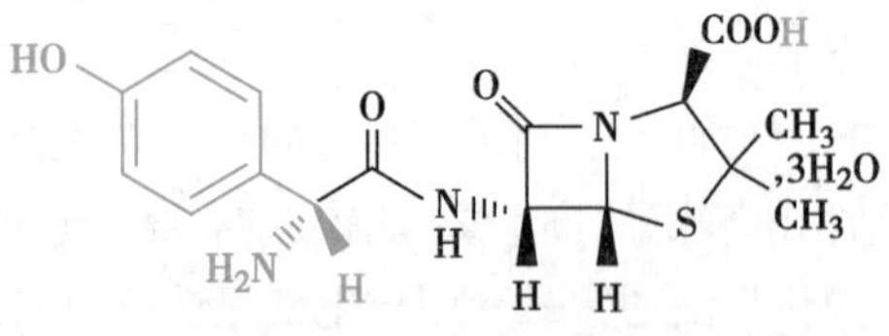 $C_{16}H_{19}N_3O_5S \cdot 3H_2O$ 419.46	白色或类白色结晶性粉末。在水中微溶,在乙醇中几乎不溶。$[\alpha]_D$(水溶液)为 +290°~+315°
阿莫西林钠 amoxicillin sodium	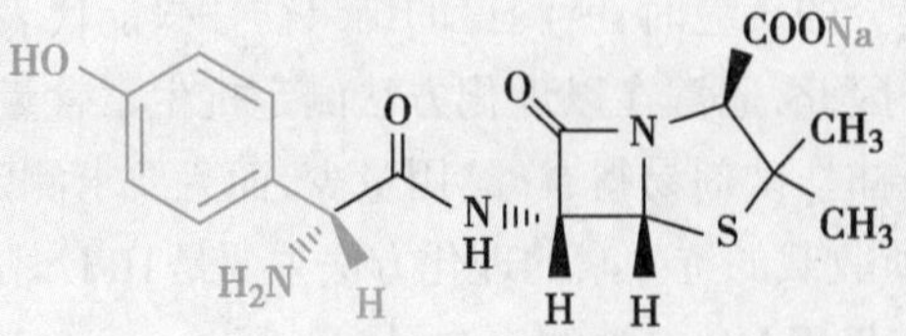 $C_{16}H_{19}N_3NaO_5S$ 387.40	白色或类白色粉末或结晶;无臭或微臭;有引湿性。在水中易溶,在乙醇中略溶,在乙醚中不溶。$[\alpha]_D$(水溶液)为 +240°~+290°

药物名称	结构式 / 分子式 / 分子量	物理性质
青霉素 V 钾 phenoxymethyl penicillin potassium	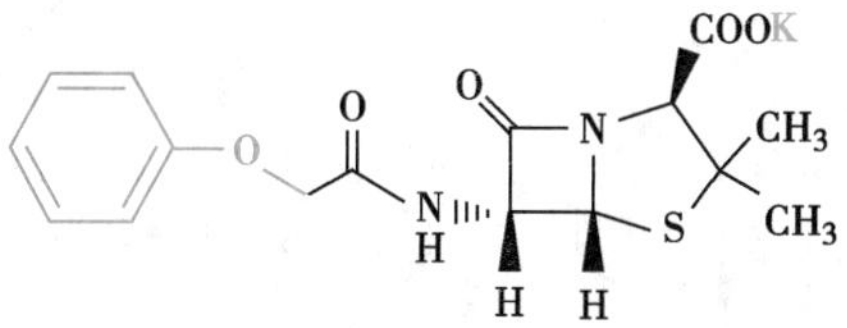 $C_{16}H_{17}KN_2O_5S$　388.49	白色结晶或结晶性粉末；无臭或微臭。 在水中易溶，在乙醚或液状石蜡中几乎不溶。 $[\alpha]_D$（水溶液）为 +215°~+230°
青霉素钠 benzylpenicillin sodium	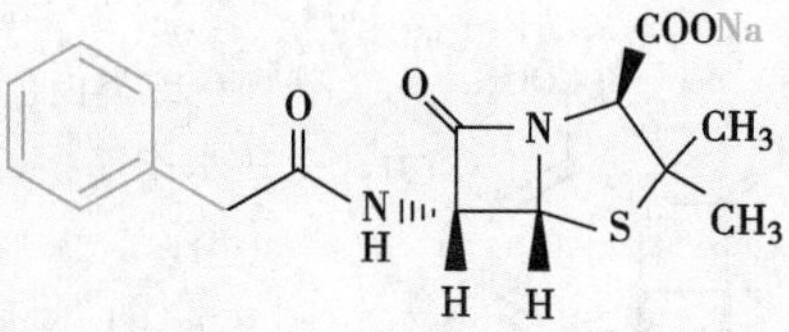 $C_{16}H_{17}N_2NaO_4S$　356.38	白色结晶性粉末；无臭或微有特异性臭味；有引湿性；遇酸、碱或氧化剂等即迅速失效，水溶液在室温放置易失效。 在水中极易溶解，在乙醇中溶解，在脂肪油或液状石蜡中不溶
氨苄西林 ampicillin	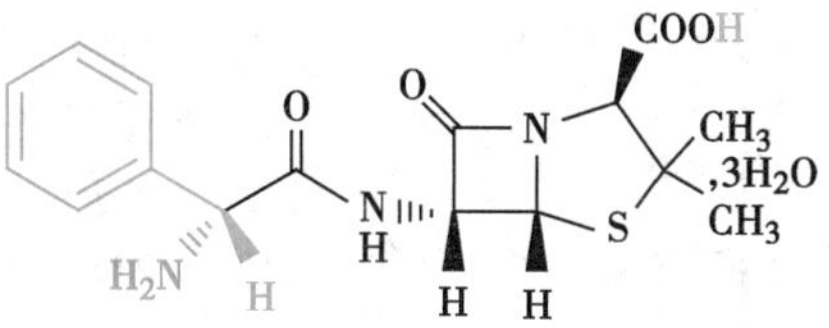 $C_{16}H_{19}N_3O_4S \cdot 3H_2O$　403.45	白色结晶性粉末；味微苦。 在水中微溶，在乙醇、乙醚或不挥发油中不溶；在稀酸溶液或稀碱溶液中溶解。 $[\alpha]_D$（水溶液）为 +280°~+305°
普鲁卡因青霉素 procaine benzylpenicillin	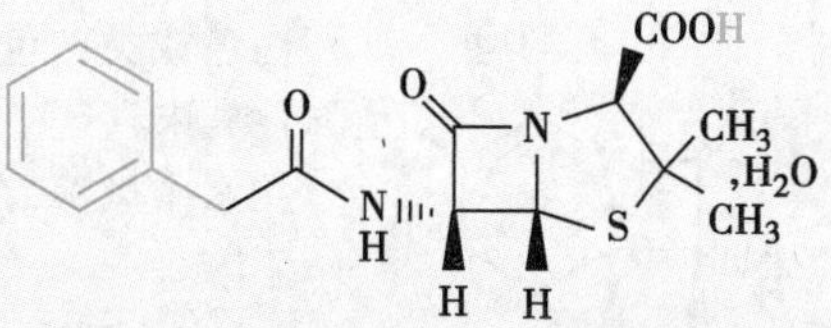 普鲁卡因盐基 $C_{13}H_{20}N_2O_2 \cdot C_{16}H_{18}N_2O_4S \cdot H_2O$　588.72	白色结晶性粉末；遇酸、碱或氧化剂等即迅速失效。 在甲醇中易溶，在乙醇中略溶，在水中微溶。 $[\alpha]_D$（水溶液）为 +280°~+305°
头孢他啶 ceftazidime	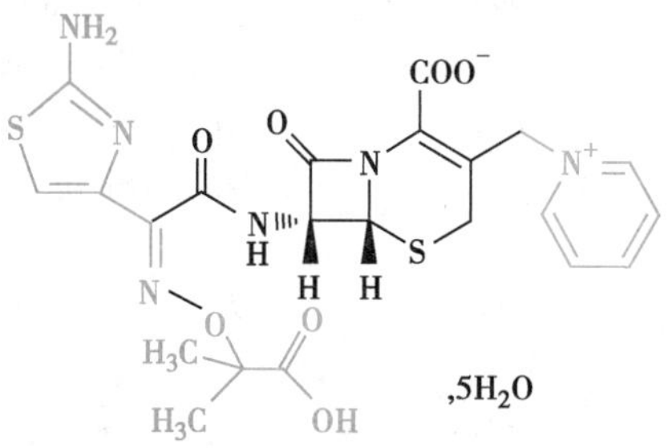 $C_{22}H_{22}N_6O_7S_2 \cdot 5H_2O$　636.65	白色或类白色结晶性粉末；无臭或微有特臭。 在水或甲醇中微溶，在丙酮中不溶，在磷酸盐缓冲液（pH 6.0）中略溶。 $E_{1cm}^{1\%}$（磷酸盐缓冲液，pH6.0）为 400~430
头孢克洛 cefaclor	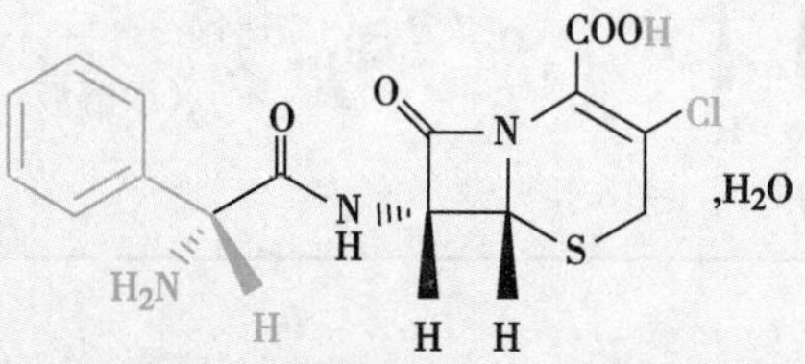 $C_{15}H_{14}ClN_3O_4S \cdot H_2O$　385.82	白色至微黄色的粉末或结晶性粉末，微臭。 在水中微溶，在甲醇、乙醇或二氯甲烷中几乎不溶。 $[\alpha]_D$（水溶液）为 +105°~+120°。 $E_{1cm}^{1\%}$（水溶液）为 230~255

笔记

续表

药物名称	结构式 / 分子式 / 分子量	物理性质
头孢呋辛酯 cefuroxime axetil	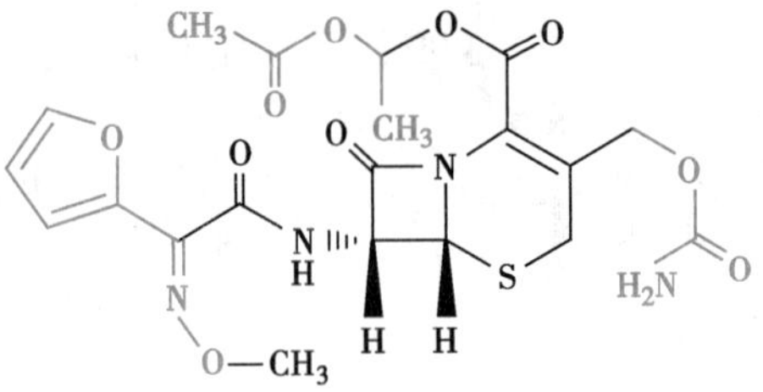 $C_{20}H_{22}N_4O_{10}S$　510.48	白色或类白色粉末；几乎无臭。 在丙酮中易溶，在甲醇或乙醇中略溶，在乙醚中微溶，在水中不溶。 $E_{1cm}^{1\%}$（甲醇）为 390~420
头孢拉定 cephradine	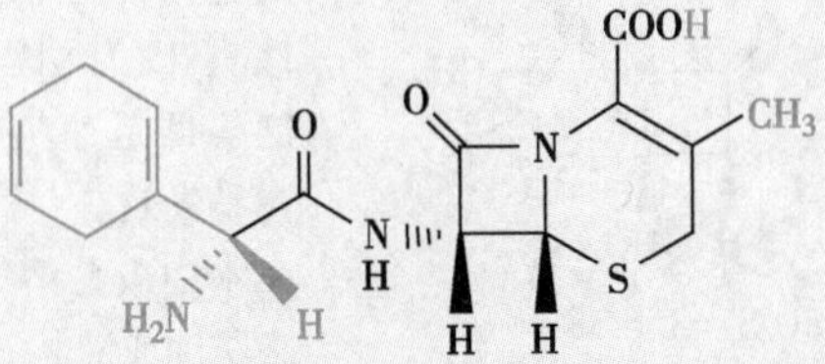 $C_{16}H_{19}N_3O_4S$　349.40	白色或类白色结晶性粉末；微臭。 在水中略溶，在乙醇或乙醚中几乎不溶。 $[\alpha]_D$（醋酸盐缓冲液，pH4.6）为 +80°~+90°
头孢氨苄 cefalexin	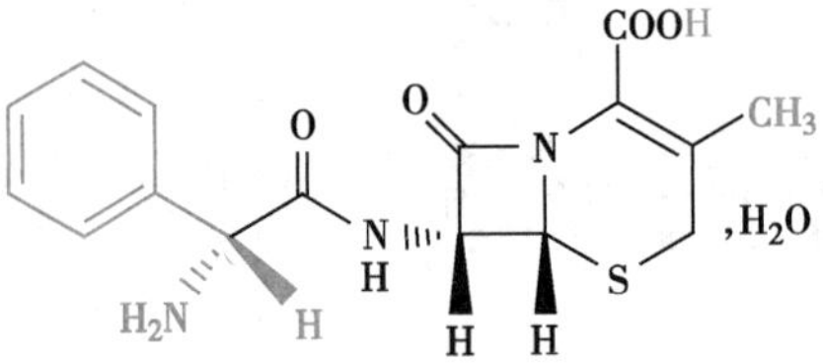 $C_{16}H_{17}N_3O_4S\cdot H_2O$　365.41	白色或乳黄色结晶性粉末；微臭。 在水中微溶，在乙醇或乙醚中不溶。 $[\alpha]_D$（水溶液）为 +149°~+158°。 $E_{1cm}^{1\%}$（水溶液）为 220~245
头孢羟氨苄 cefadroxil	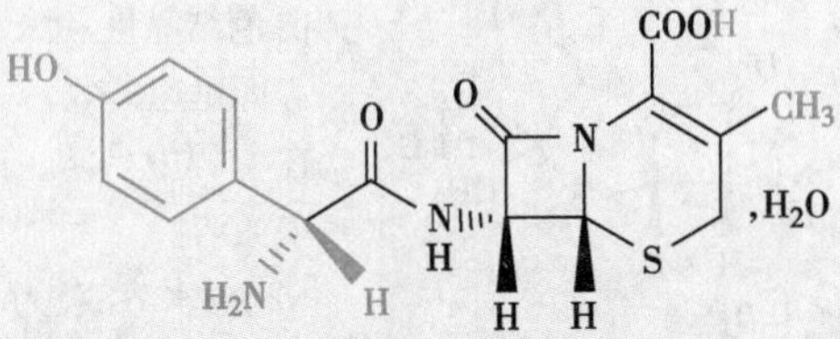 $C_{16}H_{17}N_3O_5S\cdot H_2O$　381.41	白色或类白色结晶性粉末；有特异性臭味。 在水中微溶，在乙醇或乙醚中几乎不溶。 $[\alpha]_D$（水溶液）为 +165°~+178°。
头孢替唑钠 ceftezole sodium	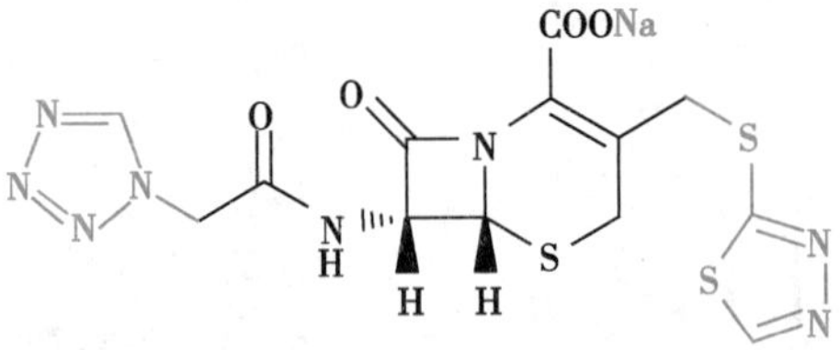 $C_{13}H_{11}N_8NaO_4S_3$　462.47	白色至淡黄色的粉末或结晶性粉末；无臭；有引湿性。 在水中易溶，在甲醇中微溶，在乙醇和乙醚中几乎不溶。 $[\alpha]_D$（水溶液）为 –5°~–9°。 $E_{1cm}^{1\%}$（水溶液）为 270~300
头孢噻吩钠 cefalotin sodium	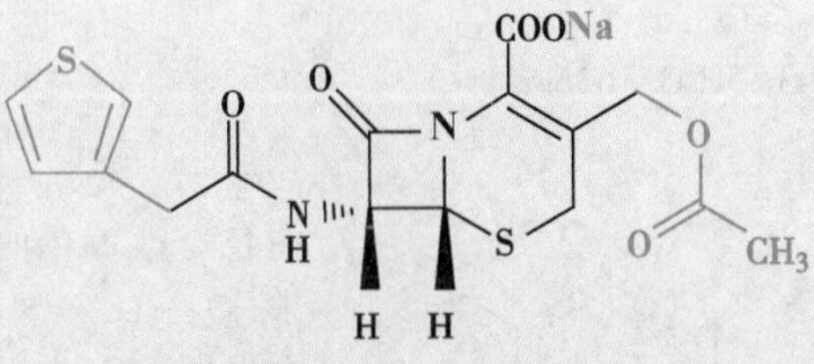 $C_{16}H_{15}N_2NaO_6S_2$　418.43	白色或类白色结晶性粉末；几乎无臭。 在水中易溶，在乙醇中微溶，在乙醚中不溶。 $[\alpha]_D$（水溶液）为 +124°~+134°

2. 主要理化性质

(1) β-内酰胺环的不稳定性：β-内酰胺环是该类抗生素的结构活性中心，其性质活泼，是分子结构中最不稳定的部分,其稳定性与含水量和纯度有很大关系。干燥条件下青霉素和头孢菌素类药物均较稳定,室温条件下密封保存可贮存 3 年以上,但它们的水溶液很不稳定,随 pH 和温度而有很大变化。青霉素水溶液在 pH 6~6.8 时较稳定。本类药物在酸、碱、青霉素酶、羟胺及某些金属离子(铜、铅、汞和银)或氧化剂等作用下易发生水解和分子重排,导致 β- 内酰胺环的破坏而失去抗菌活性。本类药物在不同条件下的降解反应见图 16-1 和图 16-2。

(2) 旋光性:青霉素类分子中含有三个手性碳原子,头孢菌素类含有两个手性碳原子,故都具有旋光性。根据此性质,可用于定性和定量分析。

(3) 酸性与溶解度:青霉素类和头孢菌素类分子中的游离羧基具有相当强的酸性,大多数青霉素类化合物的 pK_a 为 2.5~2.8,能与无机碱或某些有机碱形成盐。其碱金属盐易溶于水,而有机碱盐难溶于水,易溶于甲醇等有机溶剂。青霉素的碱金属盐水溶液遇酸则析出游离基的白色沉淀。

(4) 紫外吸收特性:青霉素类分子中的母核部分无共轭系统,但其侧链酰胺基上的 R 取代基若有苯环等共轭系统,则有紫外吸收特征。如青霉素钾(钠)的 R 为苄基,因而其水溶液在 264nm 波长处具有较强的紫外吸收。而头孢菌素类的母核部分具有 O=C—N—C=C 结构,R 取代基具有苯环等共轭系统,有紫外吸收。

二、鉴别试验

本类药物的鉴别试验,ChP2015、USP38-NF33、BP2014 采用的方法主要为 HPLC、IR 和 TLC 法。

(一) 色谱法

利用比较供试品溶液主峰与对照品溶液主峰的保留时间(t_R)是否一致或比较供试品溶液与

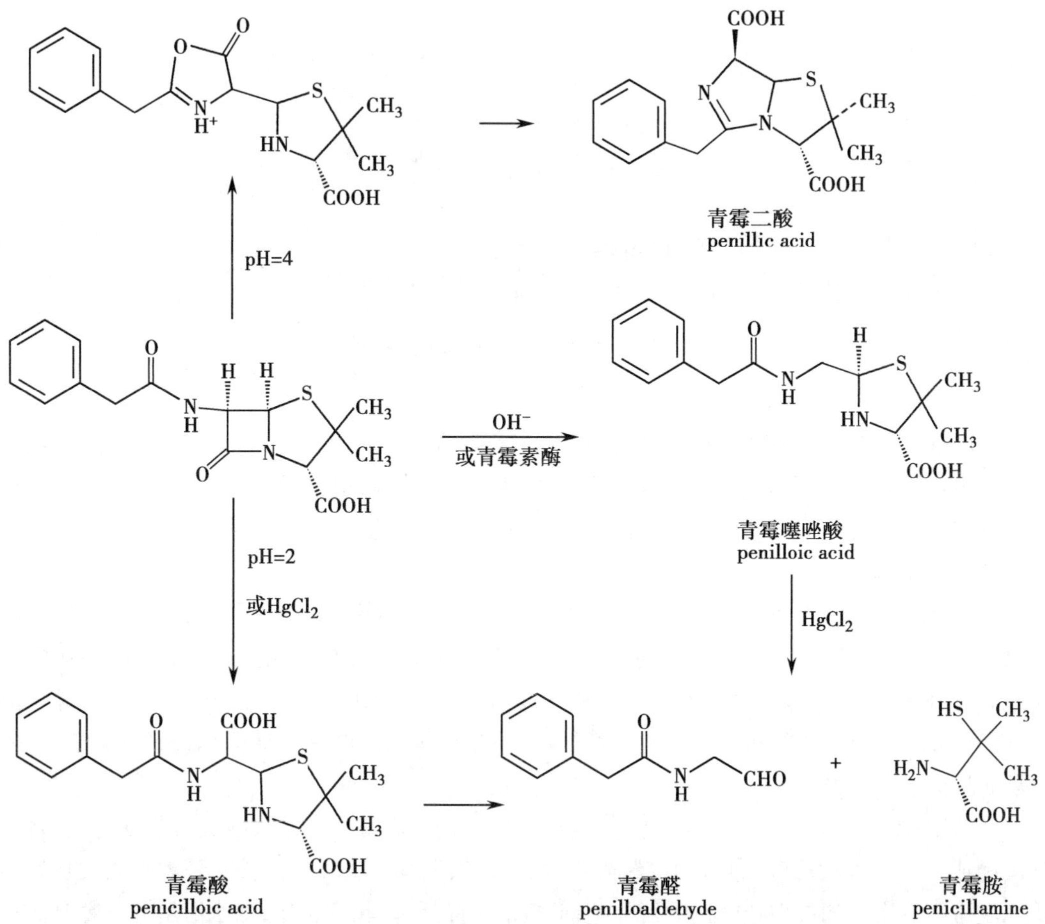

图 16-1　青霉素的降解反应

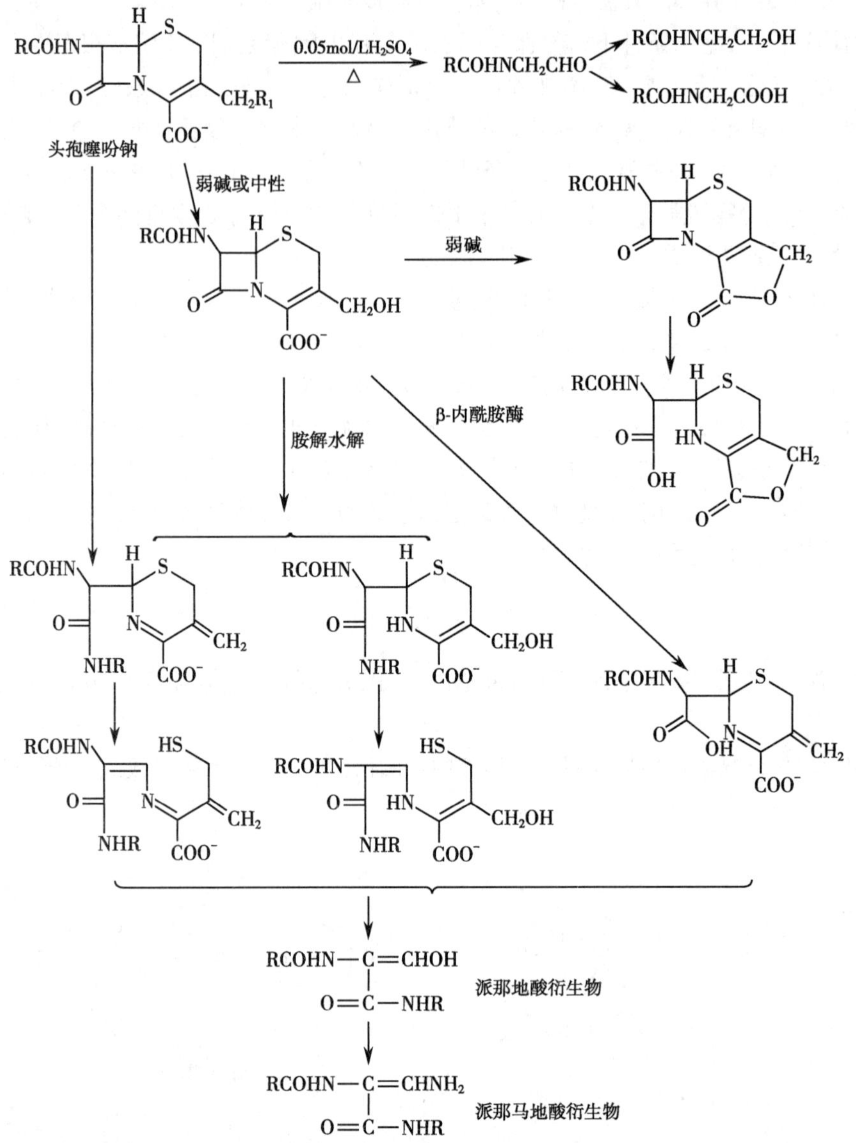

图 16-2　头孢噻吩钠的降解产物图

对照品溶液所显主斑点的位置和颜色是否相同进行鉴别。HPLC 法一般都规定在含量测定项下记录的色谱图中,供试品溶液主峰应与对照品溶液主峰的保留时间一致。《中国药典》对鉴别试验中有 HPLC 法又有 TLC 法的,规定可在两种鉴别方法中选做一种。

　　(二) 光谱法

　　1. **红外吸收光谱**(IR)　红外吸收光谱反映了分子的结构特征,各国药典对收载的 β- 内酰胺类抗生素几乎均采用了本法进行鉴别。该类抗生素的 β- 内酰胺环羰基的伸缩振动(1800~1750cm⁻¹),仲酰胺的氨基、羰基的伸缩振动(3300、1525 和 1680cm⁻¹)、羧酸离子的伸缩振动(1600 和 1410cm⁻¹)是该类抗生素共有的特征峰。如《中国药品红外光谱集》收载的阿莫西林的红外光谱图(图 16-3)。

　　2. **紫外吸收光谱**(UV)　本类药物的紫外光谱鉴别法通常利用最大吸收波长鉴定法:将供试品配成适当浓度的溶液,直接测定紫外吸收光谱,根据其最大吸收波长或最大吸收波长处的吸光度进行鉴定。如头孢唑林钠的紫外鉴别法:取本品适量,精密称定,加水溶解并稀释制成每 1ml 中约含 16μg 的溶液,在 272nm 波长处测定吸光度,吸收系数($E_{1cm}^{1\%}$)为 264~292。

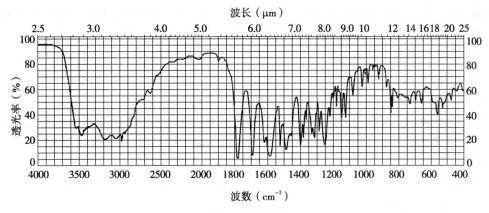

特征吸收峰归属

峰位（cm^{-1}）	归属	峰位（cm^{-1}）	归属
3600~2600	ν_{O-H}	1585，1480	ν_{COO^-}
1780	$\nu_{C=O}$	1250	ν_{C-O}
1690	$\nu_{C=O}$		

图 16-3　阿莫西林的红外光谱图（KBr 压片法）

（三）呈色反应

1. 异羟肟酸铁反应　青霉素及头孢菌素在碱性中与羟胺作用，β- 内酰胺环破裂生成异羟肟酸；在稀酸中与高铁离子呈色。反应式如下：

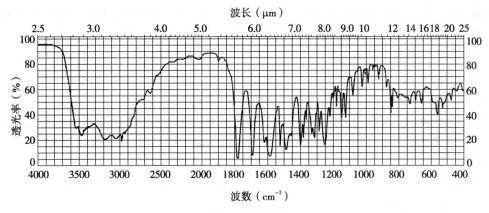

哌拉西林（钠）、头孢哌酮、拉氧头孢钠采用此法鉴别。

2. 类似于肽键的反应　本类药物具有 -CONH- 结构，一些取代基有 α- 氨基酸结构，可显双缩脲和茚三酮反应。

3. 其他呈色反应　侧链含有 -C$_6$H$_5$-OH 基团时，能与重氮苯磺酸试液产生偶合反应而呈色。此外，本类药物还可与变色酸 - 硫酸、硫酸 - 甲醛等试剂反应而呈色。

（四）各种盐的反应

钾、钠离子的火焰反应：青霉素类、头孢菌素类药品中许多制成钾盐或钠盐供临床使用，因而可利用钾、钠离子的火焰反应进行鉴别。如阿莫西林钠、头孢尼西钠、头孢西丁钠、头孢曲松钠等钠离子的鉴别；青霉素 V 钾、青霉素钾等钾离子的鉴别。

三、有关物质与检查

本类抗生素的杂质主要有高分子聚合物、有关物质、异构体等，一般采用 HPLC 法控制其限量，也有采用测定杂质的吸光度来控制杂质量的。此外，有的还进行结晶性、抽针与悬浮时间等有效性试验，部分抗生素还检查有机溶剂残留量。

（一）聚合物

《中国药典》规定需检查聚合物，聚合物的检查采用分子排阻色谱法。

分子排阻色谱法是根据待测组分的分子大小进行分离的一种液相色谱技术。分子排阻色谱法的分离原理为凝胶色谱柱的分子筛机制。色谱柱多以亲水硅胶、凝胶或经过修饰的凝胶如葡聚糖凝胶（Sephadex）和琼脂糖凝胶（Sepharose）等为填充剂,这些填充剂表面分布着不同孔径尺寸的孔,药物分子进入色谱柱后,它们中的不同组分按其分子大小进入相应的孔内,大于所有孔径的分子不能进入填充剂颗粒内部,在色谱过程中不被保留,最早被流动相洗脱至柱外,表现为保留时间较短;小于所有孔径的分子能自由进入填充剂表面的所有孔径,在色谱柱中的滞留时间较长,表现为保留时间较长;其余分子则按分子大小依次被洗脱。

分子排阻色谱法所需的进样器和检测器同高效液相色谱法,液相色谱泵一般分常压、中压和高压。在药物分析中,尤其是分子量或分子量分布测定中,通常采用高效分子排阻色谱法（HPSEC）。应选用与供试品分子大小相适应的色谱柱填充剂。使用的流动相通常为水溶液或缓冲液,其 pH 不宜超出填充剂的耐受力,一般 pH 在 2~8。流动相中可加入适量的有机溶剂,但不宜过浓,一般不应超过 30%;流速不宜过快,一般为 0.5~1.0ml/min。

高效分子排阻色谱法的系统适用性试验中色谱柱的理论板数（n）、分离度、重复性、拖尾因子的测定方法,在一般情况下同高效液相色谱法项下的方法。但在高分子杂质检查时,某些药物分子的单体与其二聚体不能达到基线分离时,其分离度的计算公式为:

$$R= 二聚体的峰高 / 单体与二聚体之间的谷高$$

除另有规定外,分离度应大于 2.0。

定量方法:①主成分自身对照法。一般用于高分子杂质含量较低的品种。②面积归一化法。③限量法。除另有规定外,规定不得检出保留时间小于标准物质保留时间的组分,一般用于混合物中高分子物质的控制。④自身对照外标法。一般用于 Sephadex G-10 凝胶色谱系统中 β-内酰胺类抗生素中高分子杂质的检查。在该分离系统中,除部分寡聚物外,β-内酰胺类抗生素中的高分子杂质在色谱过程中均不保留,即所有的高分子杂质表现为单一的色谱峰,以供试品自身为对照品,按外标法计算供试品中高分子杂质的相对百分含量。

示例 16-1　青霉素 V 钾中青霉素 V 聚合物的测定。

色谱条件与系统适用性试验:以葡聚糖凝胶 G-10（40~120μm）为填充剂,玻璃柱的内径为1.0~1.4cm,柱长为 30~40cm;流动相 A 为 pH 7.0 的 0.1mol/L 磷酸盐缓冲液［0.1mol/L 磷酸氢二钠溶液 -0.1mol/L 磷酸二氢钠溶液（61∶39）］,流动相 B 为水,流速为每分钟 1.5ml;检测波长为254nm。量取 0.1mg/ml 的蓝色葡聚糖 2000 溶液 100~200μl,注入液相色谱仪,分别以流动相 A、B 进行测定,记录色谱图。理论板数以蓝色葡聚糖 2000 峰计算均不低于 400,拖尾因子均应小于 2.0。在两种流动相系统中蓝色葡聚糖 2000 峰保留时间的比值应在 0.93~1.07,对照溶液主峰和供试品溶液中的聚合物峰与相应色谱系统中的蓝色葡聚糖 2000 峰的保留时间的比值均应在 0.93~1.07。称取本品约 0.4g,置 10ml 量瓶中,用 0.04mg/ml 的蓝色葡聚糖 2000 溶液溶解并稀释至刻度,摇匀。量取 100~200μl 注入液相色谱仪,用流动相 A 进行测定,记录色谱图,高聚体的峰高与单体与高聚体之间的谷高比应大于 2.0;另以流动相 B 为流动相,精密量取对照溶液100~200μl,连续进样 5 次,峰面积的相对标准偏差应不大于 5.0%。

对照溶液的制备:取青霉素 V 对照品适量,精密称定,加水溶解并定量稀释制成每 1ml 中约含青霉素 V 0.2mg 的溶液。

测定法:取本品约 0.4g,精密称定,置 10ml 量瓶中,加水溶解并稀释至刻度,摇匀,立即精密量取 100~200μl 注入液相色谱仪,以流动相 A 为流动相进行测定,记录色谱图;另精密量取对照溶液 100~200μl 注入液相色谱仪,以流动相 B 为流动相进行测定,记录色谱图。按外标法以峰面积计算,含青霉素 V 聚合物以青霉素 V 计不得过 0.6%。

（二）有关物质和异构体

β-内酰胺类抗生素中的有关物质和异构体通常采用色谱法检查。本类药物多数规定有关物质检查,部分还检查异构体杂质。

示例 16-2　头孢呋辛酯中有关物质和异构体的检查。

笔记

头孢呋辛酯为口服头孢菌素前药,在体内羧酸酯经酯酶水解后形成头孢呋辛起抗菌作用。头孢呋辛酯异构体的结构式见图 16-4,色谱图见图 16-5。

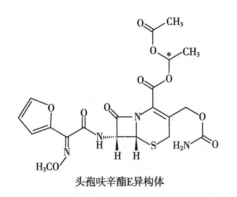

头孢呋辛酯A、B异构体　　　　头孢呋辛酯Δ³-异构体

头孢呋辛酯E异构体

图 16-4　头孢呋辛酯异构体的结构式

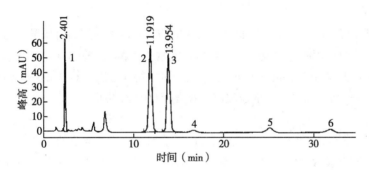

图 16-5　头孢呋辛酯的 HPLC 色谱图

1. 头孢呋辛;2. 异构体 B;3. 异构体 A;4. Δ³-异构体;5 和 6. E 异构体

色谱条件与系统适用性试验:以十八烷基硅烷键合硅胶为填充剂;以 0.2mol/L 磷酸二氢铵溶液 - 甲醇(62:38)为流动相;检测波长为 278nm。取头孢呋辛酯对照品适量,加流动相溶解并稀释制成每 1ml 中约含 0.2mg 的溶液,取此液在 60℃水浴中加热至少 1 小时,冷却,得含头孢呋辛酯 Δ³-异构体的溶液;另取取头孢呋辛酯对照品适量,加流动相溶解并稀释制成每 1ml 中约含 0.2mg 的溶液,经紫外线照射 24 小时,得含头孢呋辛酯两个 E 异构体的溶液。取上述两种溶液各 20μl,分别注入液相色谱仪,记录色谱图。头孢呋辛酯 A、B 异构体,Δ³-异构体及两个 E 异构体峰的相对保留时间分别约为 1.0、0.9、1.2 及 1.7 和 2.1。头孢呋辛酯 A、B 异构体之间,头孢呋辛酯 A 异构体与 Δ³-异构体之间的分离度应符合要求。

测定法:取本品适量,精密称定(约相当于头孢呋辛酯 25mg),置 100ml 量瓶中,加甲醇 5ml 溶解,再用流动相稀释至刻度,摇匀,立即精密量取 20μl 注入液相色谱仪,记录色谱图;

另取头孢呋辛酯对照品适量,同法操作并测定。按外标法以头孢呋辛酯主峰峰面积计算供试品的含量。

异构体:在含量测定项下记录的供试品溶液色谱图中,头孢呋辛酯 A 异构体的峰面积与头孢呋辛酯 A、B 异构体的峰面积和之比应为 0.48~0.55。

有关物质:取本品适量,精密称定(约相当于头孢呋辛酯 50mg),置 100ml 量瓶中,加甲醇 10ml,强力振摇溶解,再用流动相稀释至刻度,摇匀,作为供试品溶液;精密量取供试品溶液 1ml,置 100ml 量瓶中,用流动相稀释至刻度,摇匀,作为对照溶液。照含量测定项下的色谱条件,立即精密量取供试品溶液与对照溶液各 20μl,分别注入液相色谱仪,记录色谱图至头孢呋辛酯 A 异构体峰保留时间的 3.5 倍。供试品溶液色谱图中如有杂质峰,两个 E 异构体峰面积的和不得大于对照溶液两个主峰面积之和(1.0%),Δ^3- 异构体的峰面积不得大于对照溶液两个主峰面积和的 1.5 倍(1.5%),其他单个杂质的峰面积不得大于对照溶液两个主峰面积和的 0.5 倍(0.5%),各杂质峰面积的和不得大于对照溶液两个主峰面积和的 3 倍(3.0%)。供试品溶液色谱图中任何小于对照溶液两个主峰面积和 0.05 倍的峰忽略不计。

此外,一些药物如氨苄西林需检查 N,N- 二甲基苯胺,采用 GC 法测定,限量为"不得过百万分之二十";头孢拉定需检查头孢氨苄等有关物质。

(三) 吸光度

药典也常采用测定杂质吸光度的方法来控制本类抗生素的杂质含量。

示例 16-3　青霉素钠(钾)的吸光度检查:取本品适量,精密称定,加水溶解并定量稀释制成每 1ml 中约含 1.80mg 的溶液,在 280 与 325nm 波长处测定,吸光度均不得大于 0.10;在 264nm 波长处有最大吸收,吸光度应为 0.80~0.88。

此法中,264nm 波长处的吸光度值用来控制青霉素钠(钾)的含量,280 与 325nm 波长处的吸光度值用来控制杂质的量。

(四) 有机溶剂

部分本类药物需检查有机溶剂,如氨苄西林钠需检查丙酮、乙酸乙酯、异丙醇、二氯甲烷、甲基异丁基酮、甲苯与正丁醇(GC 法);头孢哌酮钠需检查丙酮、乙醇、异丙醇、正丙醇、正丁醇、乙酸乙酯、甲基异丁基酮、甲醇、环己烷、四氢呋喃、二氯甲烷与乙腈(GC 法);头孢硫脒需检查甲醇、乙醇、丙酮与二氯甲烷(GC 法);头孢他啶需检查吡啶(HPLC 法)。

(五) 结晶性

固态物质分为结晶质和非结晶质两大类,可用下列方法检查物质的结晶性。

1. 第一法(偏光显微镜法)　许多晶体具有光学各向异性,当光线通过这些透明晶体时会发生双折射现象。

取供试品颗粒少许,置载玻片上,加液状石蜡适量使晶粒浸没其中,在偏光显微镜下检视,当转动载物台时,应呈现双折射和消光位等各品种项下规定的晶体光学性质。

2. 第二法(X 射线粉末衍射法)　结晶质呈现特征的衍射图(尖锐的衍射峰),而非晶质的衍射图则呈弥散状。

《中国药典》对青霉素 V 钾、青霉素钠、头孢丙烯、头孢地尼、头孢曲松钠、头孢呋辛酯、头孢硫脒、头孢拉定、头孢唑肟钠、头孢羟氨苄、氟氯西林钠等规定了结晶性检查。

四、含量测定

各国药典收载的青霉素类和头孢菌素类的含量测定除少数几个样品采用抗生素微生物检定法测定外,大多采用 HPLC 测定方法。

高效液相色谱法

高效液相色谱法是近年来发展最快的方法,它能有效地分离供试品中可能存在的降解产

笔记

物、未除尽的原料及中间体等杂质,并能准确定量,适用于本类药物的原料、各种制剂及生物样本的分析测定。《中国药典》收载的本类抗生素中除磺苄西林钠采用微生物检定法测定含量外,其余均采用 HPLC 法测定含量。

示例 16-4　ChP2015 头孢克洛含量的 HPLC 测定法。

色谱条件与系统适用性试验:用十八烷基硅烷键合硅胶为填充剂;以磷酸二氢钾溶液(取磷酸二氢钾 6.8g,加水溶解并稀释成 1000ml,用磷酸调节 pH 至 3.4)- 乙腈(92∶8)为流动相;检测波长为 254nm。取头孢克洛对照品及头孢克洛 δ-3- 异构体对照品适量,加流动相溶解并稀释制成每 1ml 中分别含头孢克洛及头孢克洛 δ-3- 异构体约 0.2mg 的混合溶液,取 20μl 注入液相色谱仪,记录色谱图,头孢克洛峰与头孢克洛 δ-3- 异构体峰的分离度应符合要求。

测定法:取本品约 20mg,精密称定,置 100ml 量瓶中,加流动相溶解并稀释至刻度,摇匀,精密量取 20μl 注入液相色谱仪,记录色谱图;另取头孢克洛对照品适量,同法测定。按外标法以峰面积计算出供试品中 $C_{15}H_{14}ClN_3O_4S$ 的含量。规定按无水物计算,含 $C_{15}H_{14}ClN_3O_4S$ 不得少于 95.0%。

示例 16-5　USP38-NF33 头孢克洛含量的 HPLC 测定法。

流动相的制备:1g 1- 戊烷磺酸钠溶于 780ml 水与 10ml 三乙胺的混合溶液中,用磷酸调 pH 至 2.5±0.1,再加 220ml 甲醇,混匀。

标准溶液的制备:取头孢克洛对照品约 15mg,精密称定,置 50ml 量瓶中,加流动相溶解并稀释至刻度[注:如标准溶液在室温保存,储存期则为 8 小时;如标准溶液在冷藏保存,储存期则为 20 小时]。

供试品溶液的制备:取头孢克洛约 15mg,精密称定,置 50ml 量瓶中,加流动相溶解并稀释至刻度[注:如样品溶液在室温保存,储存期则为 8 小时;如样品溶液在冷藏保存,储存期则为 20 小时]。

分离度溶液的制备:取头孢克洛对照品及头孢克洛 δ-3- 异构体对照品各适量,加流动相溶解并稀释制成每 1ml 中分别含头孢克洛及头孢克洛 δ-3- 异构体约 0.3mg 的混合溶液。

色谱条件与系统适用性试验:以十八烷基硅烷键合硅胶为填充剂(4.6mm×25cm,5μm);流动相的流速为 1.5ml/min;检测波长为 265nm。头孢克洛及头孢克洛 δ-3- 异构体的相对保留时间分别约为 0.8 和 1.0,头孢克洛及头孢克洛 δ-3- 异构体的分离度不小于 2.5,拖尾因子不大于 1.5,重复进样的相对标准偏差小于 2.0%。

测定法:分别精密量取对照品溶液和供试品溶液各 20μl,注入液相色谱仪,记录色谱图。按外标法以峰面积计算出供试品中 $C_{15}H_{14}ClN_3O_4S$ 的含量。规定按无水物计算,含 $C_{15}H_{14}ClN_3O_4S$ 应为 950~1020μg/mg。

USP38-NF33 与 ChP2015 方法相比,USP 方法更为严谨。

示例 16-6　阿莫西林克拉维酸钾分散片:阿莫西林克拉维酸钾分散片为混合制剂,主要成分是阿莫西林和克拉维酸钾。阿莫西林为广谱青霉素类抗生素,克拉维酸钾本身只有微弱的抗菌活性,但具有强大的广谱 β- 内酰胺酶抑制作用,两者合用,可保护阿莫西林免遭 β- 内酰胺酶水解,为一有效的 β- 内酰胺酶抑制药。

色谱条件与系统适用性试验:用十八烷基硅烷键合硅胶为填充剂;以 0.05mol/L 磷酸二氢钠溶液(取磷酸二氢钠 7.8g,加水 900ml 溶解,用 10% 磷酸溶液或氢氧化钠试液调节 pH 值至 4.4±0.1,加水稀释至 1000ml)- 甲醇(95∶5)为流动相;检测波长为 220nm。取阿莫西林和克拉维酸系统适用性试验对照品,加流动相溶解并稀释制成每 1ml 中约 0.8mg 的溶液,取 20μl 注入液相色谱仪,记录色谱图,应与标准图谱一致。

测定法:取本品 10 片,精密称定,研细,精密称取适量(约相当于平均片重),加水适量,超声使溶解并定量稀释制成每 1ml 中约含阿莫西林(按 $C_{16}H_{19}N_3O_5S$ 计)0.5mg 的溶液,滤过,作为供试品溶液,立即精密量取续滤液 20μl 注入液相色谱仪,记录色谱图;另精密称取阿莫西林对照品与克拉维酸对照品各适量,加水溶解并定量稀释制成与供试品溶液浓度相同的混合溶液,同法测定。按外标法以峰面积分别计算供试品中 $C_{16}H_{19}N_3O_5S$ 和 $C_8H_9NO_5$ 的含量。

讨论:本品为阿莫西林和克拉维酸钾的混合制剂[阿莫西林($C_{16}H_{19}N_3O_5S$)与克拉维酸($C_8H_9NO_5$)的标示量之比为 4∶1 或 7∶1],采用 HPLC 法同时测定两种成分的含量,片中含阿莫西林和克拉维酸均应为标示量的 90.0%~120.0%。

此外,利用本类药物 β- 内酰胺环的不稳定性,药典曾采用降解后剩余碘量法、电位配位滴定法、硫醇汞盐法测定本类药物的含量。

第三节　氨基糖苷类抗生素

氨基糖苷类抗生素的化学结构都是以碱性环己多元醇为苷元,与氨基糖缩合而成的苷,故称为氨基糖苷类抗生素(aminoglicosides antibiotics)。主要有硫酸链霉素、硫酸庆大霉素、妥布霉素、阿米卡星、盐酸大观霉素、硫酸小诺米星、硫酸巴龙霉素、硫酸卡那霉素、硫酸西索米星、硫酸阿米卡星、硫酸依替米星、硫酸核糖霉素、硫酸新霉素等,它们的抗菌谱和化学性质都有共同之处。

一、结构与性质

(一)典型药物与结构特点

以硫酸链霉素、硫酸巴龙霉素、硫酸庆大霉素、硫酸奈替米星为例说明此类抗生素的物理性质,见表 16-2。

表 16-2　部分氨基糖苷类抗生素的结构与物理性质

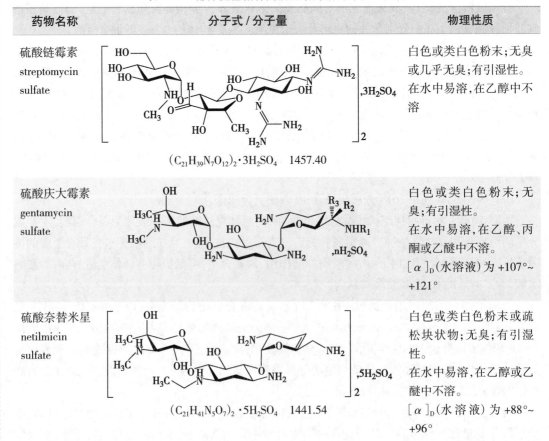

药物名称	分子式／分子量	物理性质
硫酸链霉素 streptomycin sulfate	$(C_{21}H_{39}N_7O_{12})_2 \cdot 3H_2SO_4$　1457.40	白色或类白色粉末;无臭或几乎无臭;有引湿性。在水中易溶,在乙醇中不溶
硫酸庆大霉素 gentamycin sulfate	$,nH_2SO_4$	白色或类白色粉末;无臭;有引湿性。在水中易溶,在乙醇、丙酮或乙醚中不溶。$[\alpha]_D$(水溶液)为 +107°~+121°
硫酸奈替米星 netilmicin sulfate	$(C_{21}H_{41}N_5O_7)_2 \cdot 5H_2SO_4$　1441.54	白色或类白色粉末或疏松块状物;无臭;有引湿性。在水中易溶,在乙醇或乙醚中不溶。$[\alpha]_D$(水溶液)为 +88°~+96°

续表

药物名称	分子式 / 分子量	物理性质
硫酸巴龙霉素 paromomycin sulfate	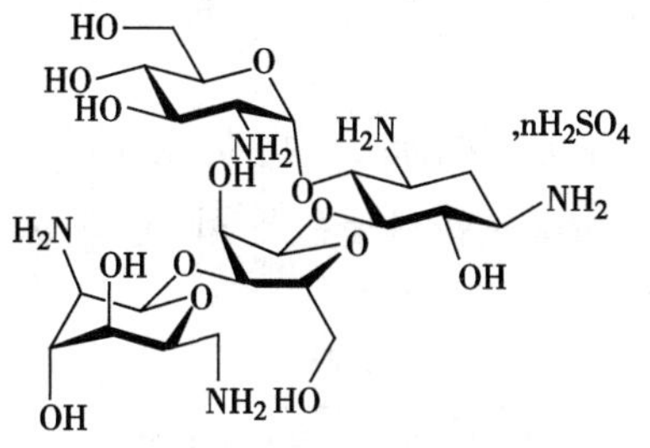 $C_{23}H_{45}N_5O_{14} \cdot nH_2SO_4$	白色或微黄色粉末；无臭；引湿性极强；遇光易变色。在水中易溶，在甲醇、乙醇、丙酮或乙醚中不溶。$[\alpha]_D$（水溶液）为 +50°～+55°

链霉素（streptomycin，即链霉素 A；O-2-Deoxy-2-methylamino-α-L-glucopyranosyl-$(1\rightarrow2)$-O-5-deoxy-3-C-formyl-α-L-lyxofuranosyl-$(1\rightarrow4)$-N,N'-diamidino-D-streptamine）的结构为一分子链霉胍和一分子链霉双糖胺结合而成的碱性苷，其中链霉双糖胺是由链霉糖与 N-甲基 L-葡萄糖胺所组成的。链霉胍与链霉双糖胺间的苷键结合较弱，链霉糖与 N-甲基-L-葡萄糖胺间的苷键结合较牢。

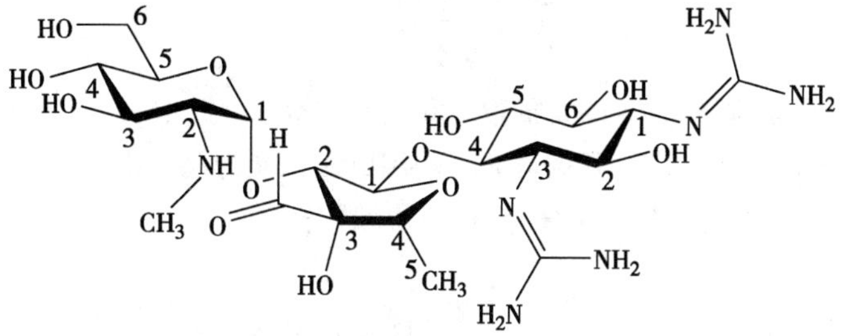

N-甲基-L-葡萄糖胺　链霉糖　链霉胍

链霉双糖胺

庆大霉素（gentamycin）是由绛红糖胺、脱氧链霉胺和加洛糖胺缩合而成的苷。它是庆大霉素 C 复合物，尚有少量次要成分（如庆大霉素 A_1、A_2、A_3、A_4、B、B_1、X…）。主要组分 C_1（O-$(6R)$-2-Amino-2,3,4,6-tetradeoxy-6-methylamino-6-methyl-α-D-$erythro$-hexopyranosyl-$(1\rightarrow4)$-［O-3-deoxy-4-C-methyl-3-methylamino-β-L-arabinopyranosyl-$(1\rightarrow6)$］-2-deoxy-D-streptamine sulfate）、C_2、C_{1a} 及 C_{2a} 的结构如下：

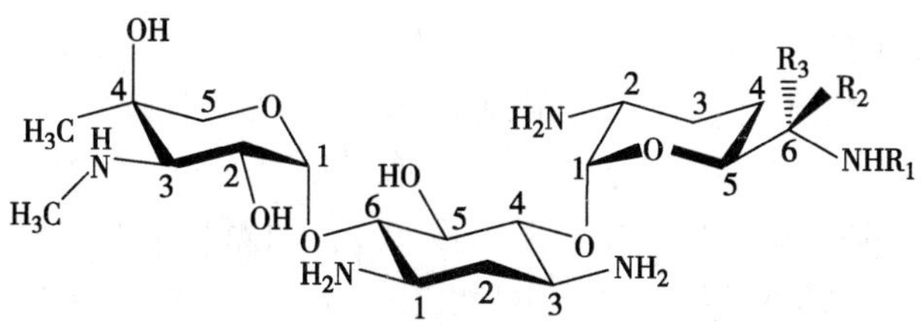

加洛糖胺　2-脱氧链霉胺　绛红糖胺

庆大霉素组分	R_1	R_2	R_3	分子式
C_1	CH_3	CH_3	H	$C_{21}H_{43}N_5O_7$
C_2	H	CH_3	H	$C_{20}H_{41}N_5O_7$
C_{1a}	H	H	H	$C_{19}H_{29}N_5O_7$
C_{2a}	H	H	CH_3	$C_{20}H_{41}N_5O_7$

庆大霉素 C_1、C_2 和 C_{1a} 三者的结构相似,仅在绛红糖胺 C-6 位及氨基上的甲基化程度不同。C_{2a} 是 C_2 的异构体。

奈替米星(netilmicin)的分子结构与庆大霉素 C_{1a} 基本相同,主要差异在于绛红糖胺环的 4',5' 位是双键。

巴龙霉素(paromomycin;*O*-2,6-Diamino-2,6-dideoxy-*β*-*L*-idopyranosyl-(1→3)-*O*-*β*-*D*- ribofuranosyl-(1→5)-*O*-[2-amino-2-deoxy-*α*-*D*-glucopyranosyl-(1→4)]-2-deoxystreptamine) 是由巴龙胺和巴龙二糖胺结合而成的苷,其化学结构如下:

巴龙霉素有两个立体异构体:巴龙霉素 I 和巴龙霉素 II。式中 R_1═CH_2NH_2,R_2═H,为巴龙霉素 I;R_1═H,R_2═CH_2NH_2,为巴龙霉素 II。药用巴龙霉素为巴龙霉素 I 和巴龙霉素 II 的混合物,而以巴龙霉素 I 为主要成分,巴龙霉素 II 为微量成分。

（二）主要理化性质

氨基糖苷类抗生素的分子结构具有一些共同或相似处。庆大霉素、巴龙霉素、奈替米星等分子中的氨基环醇(脱氧链霉胺)结构与链霉素中的链霉胍相近;*D*- 核糖与链霉糖相似;氨基己糖(*D*- 葡萄糖胺)的结构与链霉素中的 *N*- 甲基葡萄糖胺相似。因此,它们具有相似的性质。

1. **溶解度与碱性**　该类抗生素的分子中含有多个羟基(故也称多羟基抗生素)和碱性基团(分子式中有 ＊ 号处),同属碱性、水溶性抗生素,能与矿酸或有机酸成盐,临床上应用的主要为硫酸盐。它们的硫酸盐易溶于水,不溶于乙醇、三氯甲烷、乙醚等有机溶剂。

2. **旋光性**　本类抗生素的分子结构中含有多个氨基糖,具有旋光性。如 ChP2015 二部中硫酸奈替米星的比旋度为 +88°~+96°(水溶液);硫酸庆大霉素的比旋度为 +107°~+121°(水溶液);硫酸巴龙霉素的比旋度为 +50°~+55°（水溶液）。

3. **苷的水解与稳定性**　含有二糖胺结构的抗生素(如链霉素、巴龙霉素、新霉素),分子中的氨基葡萄糖与链霉糖或 *D*- 核糖之间的苷键较强,而链霉胍与链霉双糖胺(苷元与二糖胺)之间的苷键结合较弱,一般的化学反应只能将它们分解为一分子苷元和一分子双糖。链霉素的硫酸盐水溶液一般以 pH 5.0~7.5 最为稳定,过酸或过碱条件下易水解失效。在酸性条件下,链霉素水解为链霉胍和链霉双糖胺,进一步水解则得 *N*- 甲基 -*L*- 葡萄糖胺;碱性也能使链霉素水解为链霉胍及链霉双糖胺,并使链霉糖部分发生分子重排,生成麦芽酚(maltol),这一性质为链霉素所特有,可用于鉴别和定量。

硫酸庆大霉素、硫酸奈替米星等对光、热、空气均较稳定,水溶液亦稳定,pH 2.0~12.0 时,100℃加热 30 分钟活性无明显变化。

4. **紫外吸收光谱**　链霉素在 230nm 处有紫外吸收;庆大霉素、奈替米星等无紫外吸收。

二、鉴别试验

（一）茚三酮反应

本类抗生素为氨基糖苷结构,具有羟基胺类和 α- 氨基酸的性质,可与茚三酮缩合成蓝紫色化合物。《中国药典》采用本法鉴别硫酸小诺霉素及其制剂。其反应原理如下：

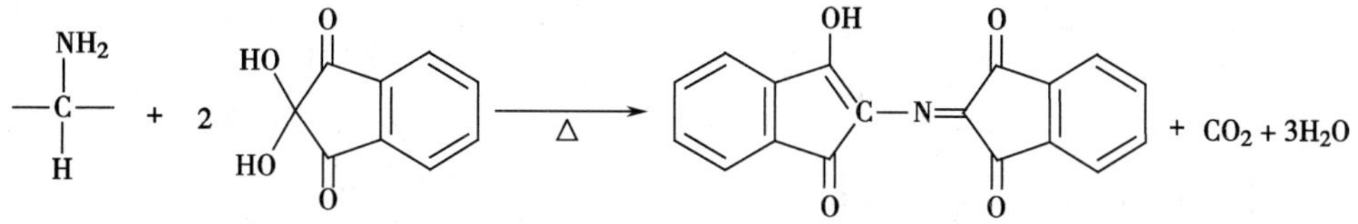

氨基酸　　　　水合茚三酮　　　　　　　蓝紫色缩合物

示例 16-7　硫酸小诺霉素的茚三酮反应鉴别法：取本品约 5mg，加水溶解后，加 0.1% 茚三酮的水饱和正丁醇溶液 1ml 与吡啶 0.5ml，在水浴中加热 5 分钟，即呈紫蓝色。

（二）Molisch 试验

具有五碳糖或六碳糖结构的氨基糖苷类抗生素经酸水解后，在盐酸（或硫酸）作用下脱水生成糠醛（五碳糖）或羟甲基糠醛（六碳糖），这些产物遇 α- 萘酚或蒽酮呈色。

1. α- 萘酚的呈色原理

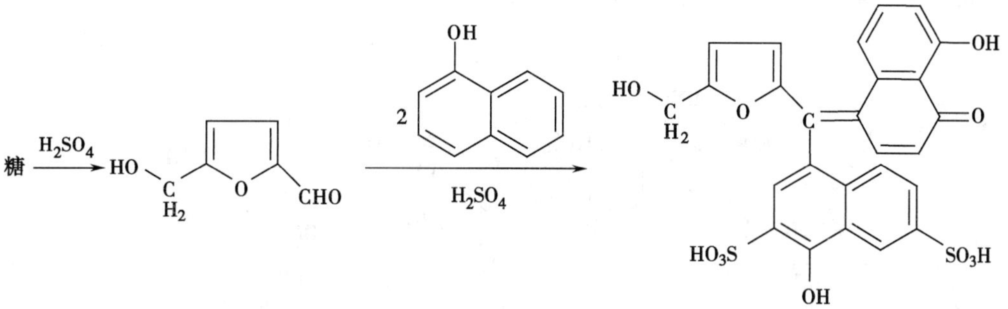

糠醛或羟甲基糠醛　　　　　　　　　　紫红色化合物

2. 蒽酮的呈色原理

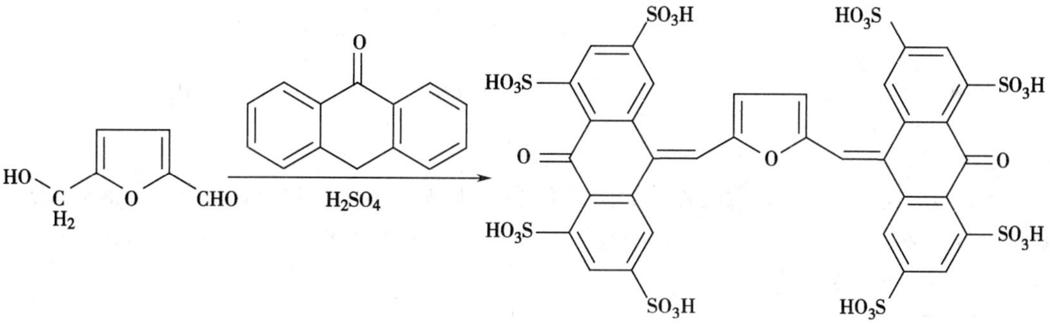

蓝紫色化合物

示例 16-8　阿米卡星的蒽酮呈色鉴别：取本品约 10mg，加水 1ml 溶解后，加 0.1% 蒽酮的硫酸溶液 4ml，即显蓝紫色。

（三）N- 甲基葡萄糖胺反应（Elson-Morgan 反应）

本类药物经水解产生葡萄糖胺衍生物，如链霉素中的 N- 甲基葡萄糖胺，硫酸新霉素、硫酸巴龙霉素中的 D- 葡萄糖胺，在碱性溶液中与乙酰丙酮缩合成吡咯衍生物（Ⅰ），与对二甲氨基苯甲醛的酸性醇溶液（Ehrlich 试剂）反应生成樱桃红色的缩合物（Ⅱ）。

示例 16-9　硫酸新霉素的 N- 甲基葡萄糖胺反应鉴别：取本品约 10mg，加水 1ml 溶解后，加盐酸溶液（9→100）2ml，在水浴中加热 10 分钟，加 8% 氢氧化钠溶液 2ml 与 2% 乙酰丙酮水溶液 1ml，置水浴中加热 5 分钟，冷却后，加对二甲氨基苯甲醛试液 1ml，即呈樱桃红色。

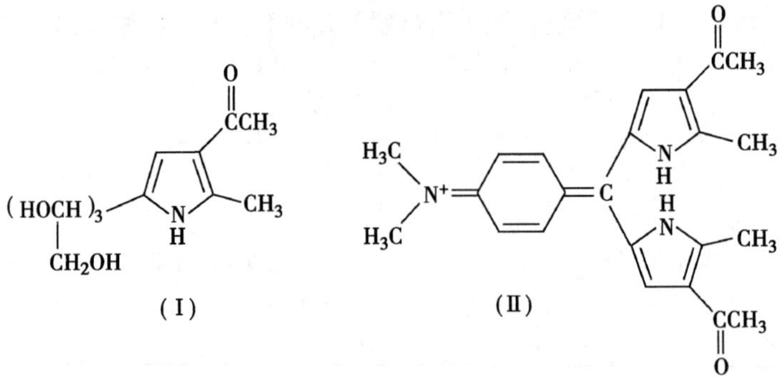

（Ⅰ）   （Ⅱ）

（四）麦芽酚（Maltol）反应

此为链霉素的特征反应。链霉素在碱性溶液中,链霉糖经分子重排使环扩大形成六元环,然后消除 N- 甲基葡萄糖胺,再消除链霉胍生成麦芽酚（α- 甲基 -β- 羟基 -γ- 吡喃酮）,麦芽酚与高铁离子在微酸性溶液中形成紫红色配位化合物。反应原理如下:

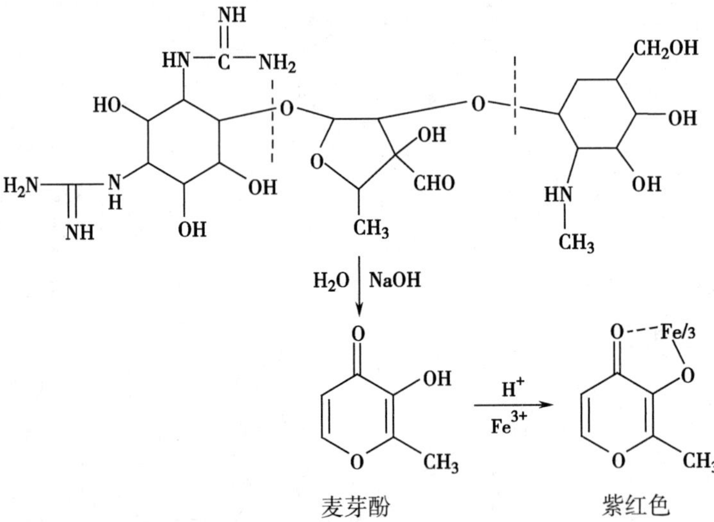

麦芽酚   紫红色

示例 16-10   硫酸链霉素的麦芽酚反应鉴别:取本品约 20mg,加水 5ml 溶解后,加氢氧化钠试液 0.3ml,置水浴上加热 5 分钟,加硫酸铁铵溶液(取硫酸铁铵 0.1g,加 0.5mol/L 硫酸溶液 5ml 使溶解)0.5ml,即呈紫红色。

（五）坂口（Sakaguchi）反应

此为链霉素水解产物链霉胍的特有反应。本品水溶液加氢氧化钠试液,水解生成链霉胍。链霉胍和 8- 羟基喹啉(或 α- 萘酚)分别同次溴酸钠反应,其各自的产物再相互作用生成橙红色化合物。反应原理如下:

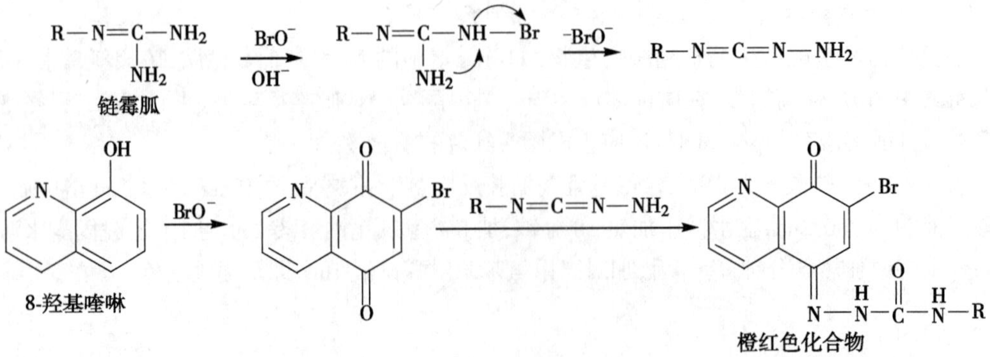

链霉胍

8-羟基喹啉   橙红色化合物

示例 16-11   硫酸链霉素的坂口反应鉴别:取本品约 0.5mg,加水 4ml 溶解后,加氢氧化钠试液 2.5ml 与 0.1% 8-羟基喹啉的乙醇溶液 1ml,放冷至约 15℃,加次溴酸钠试液 3 滴,即显橙红色。

(六) 硫酸盐反应

本类药物多为硫酸盐,因此,各国药典都将硫酸根的鉴定作为鉴别这类抗生素的一个方法。

(七) 色谱法

1. 薄层色谱法　ChP2015、USP38-NF33 和 BP2014 均采用 TLC 法对本类抗生素进行鉴别。多以硅胶为薄层板,三氯甲烷-甲醇-浓氨水为展开剂,茚三酮或碘蒸气为显色剂。

示例 16-12　ChP2015 硫酸庆大霉素注射液的 TLC 鉴别:取本品与硫酸庆大霉素标准品,分别加水制成每 1ml 中含 2.5mg 的溶液,照薄层色谱法(通则 0502)试验,吸取上述两种溶液各 2µl,分别点于同一硅胶 G 薄层板(临用前于 105℃活化 2 小时)上;另取三氯甲烷-甲醇-氨溶液 (1:1:1) 混合振摇,放置 1 小时,分取下层混合液为展开剂,展开,取出于 20~25℃晾干,置碘蒸气中显色,供试品溶液所显的主斑点数、位置和颜色应与标准品溶液的斑点数、位置和颜色相同。

示例 16-13　USP 硫酸庆大霉素注射液的 TLC 鉴别:点样相同体积(含庆大霉素 20µg)的庆大霉素注射剂和硫酸庆大霉素对照品水溶液于 0.25mm 厚、平均粒径为 6nm 的同一硅胶 G 薄层板上,将薄层板置展开缸中,用三氯甲烷-甲醇-氨溶液(20:13:10)混合溶剂的下层进行展开,当展开剂展到薄层板的 3/4 处,取出薄层板晾干,置碘蒸气中显色,供试品溶液所显的 3 个主斑点、R_f 值和颜色应与对照品溶液的斑点数、R_f 值和颜色相同。

示例 16-14　BP 硫酸庆大霉素注射液的 TLC 鉴别:硅胶 G 薄层板(Merck 硅胶 G60 板比较合适),展开剂是等体积的 13.5mol/L 氨水、三氯甲烷和甲醇混合振摇后分层的下层溶液,分别取相当于庆大霉素注射液 30µg 的体积和取 0.1mg 硫酸庆大霉素对照品用水溶解制成相应的溶液,点相同体积于硅胶 G 薄层板上,晾干后展开,取出晾干,喷茚三酮试液(取 1.0g 茚三酮用 50ml 96% 乙醇溶解,加 10ml 冰醋酸,混匀),105℃加热 2 分钟。在供试品色谱中,在与对照品色谱相应的位置上显 3 个相同颜色的斑点。

2. 高效液相色谱法　本类药物也可根据组分检查或含量测定项下的 HPLC 方法,通过比较供试品溶液和对照品溶液的色谱图进行鉴别。如 BP2014 利用本法鉴别庆大霉素,根据组分分析测得的色谱图,供试品溶液色谱图中庆大霉素 C_1、C_{1a}、C_2、C_{2a} 和 C_{2b} 五个组分的色谱峰保留时间应与对照品溶液的色谱峰保留时间一致。

(八) 光谱法

1. 红外吸收光谱　《中国药典》和《英国药典》均采用红外光谱法鉴别本类药物,如硫酸庆大霉素、硫酸巴龙霉素、硫酸卡那霉素、硫酸阿米卡星、硫酸新霉素、硫酸链霉素等。

2. 紫外吸收光谱　本类药物多无紫外吸收,故其鉴别试验中很少采用紫外法。但 BP2012 利用这一性质,采用紫外法对庆大霉素进行鉴别。

示例 16-15　硫酸庆大霉素的 UV 鉴别:取硫酸庆大霉素 10mg,加水 1ml 和 40% 硫酸溶液 5ml,在水浴中加热 100 分钟,冷却,用水稀释至 25ml。取该溶液进行紫外扫描,在 240~330nm 范围内应无最大吸收。

三、有关物质及组分与检查

(一) 有关物质检查

现版各国药典对本类抗生素的有关物质检查主要采用 TLC 和 HPLC 法。

示例 16-16　硫酸链霉素中有关物质的 HPLC 检查:取本品适量,加水溶解并稀释制成每 1ml 中约含链霉素 3.5mg 的溶液,作为供试品溶液;精密量取适量,用水定量稀释制成每 1ml 中约含链霉素 35µg、70µg 和 14µg 的溶液,作为对照溶液(1)、(2) 和 (3)。照高效液相色谱法测定,用十八烷基硅烷键合硅胶为填充剂,以 0.15mol/L 的三氟醋酸溶液为流动相,流速为每分钟

0.5ml,用蒸发光散射检测器检测(参考条件:漂移管温度为110℃,载气流速为每分钟2.8L)。取链霉素对照品适量,加水溶解并稀释制成每1ml中约含链霉素3.5mg的溶液,置日光灯(3000lx)下照射24小时,作为分离度溶液。取妥布霉素标准品适量,用分离度溶液溶解并稀释制成每1ml中约含妥布霉素0.06mg的混合溶液,量取10μl注入液相色谱仪,记录色谱图。链霉素峰保留时间约为10~12分钟,链霉素峰与相对保留时间约为0.9处的杂质峰的分离度和链霉素峰与妥布霉素峰的分离度应分别大于1.2和1.5。精密量取对照溶液(1)、(2)和(3)各10μl,分别注入液相色谱仪,记录色谱图。以对照溶液浓度的对数值与相应峰面积的对数值计算线性回归方程,相关系数(r)应不小于0.99。另取供试品溶液,同法测定,记录色谱图至主成分峰保留时间的2倍,供试品溶液色谱图中如有杂质峰(硫酸峰除外),用线性回归方程计算,单个杂质不得过2.0%,杂质总量不得过5.0%。

链霉素B是指甘露糖链霉素,它是由链霉素分子中 N- 甲基葡萄糖胺的 C_4 位上的羟基连接一个 D- 甘露糖组成的。链霉素B本身是在发酵中由菌种(球形孢子放线菌)产生的,其生物活性仅为链霉素的20%~25%,能被甘露糖链霉素B苷酶水解成甘露糖和链霉素。因此,如果提取、精制不彻底,链霉素中很可能残存活性较低的链霉素B。《欧洲药典》《日本药典》和《英国药典》规定了该项检查,采用薄层色谱法测定。

示例 16-17　EP硫酸链霉素中链霉素B的TLC检查。

供试品溶液:取本品0.2g,精密称定,置回流用圆底烧瓶中,加入新鲜配制的硫酸-甲醇溶液(3:97)5ml溶解,加热回流1小时,冷却,用甲醇冲洗冷凝管,合并冲洗液,并用甲醇稀释至20ml,作为供试品溶液(每1L中含10g的溶液)。

对照溶液:精密称取甘露糖对照品约36mg,置回流瓶中,同法处理后定量制成每1L中含链霉素B相当于0.3g的溶液,作为对照溶液(1mg甘露糖相当于4.13mg的链霉素B)。

薄层操作:硅胶G薄层板;取上述两种溶液各10μl,分别点于同一薄层板上;以冰醋酸-甲醇-丙酮(25:25:50)为展开剂,展开13~15cm,晾干;喷以新鲜配制的显色剂(取2g/L的1,3-萘二酚乙醇溶液与20%硫酸溶液等体积混合),在110℃加热5分钟显色。

限度:供试品溶液所显链霉素B斑点的颜色与对照溶液的主斑点比较,不得更深(3.0%)。

(二) 组分测定

本类抗生素多为同系物组成的混合物,同系物的效价、毒性各不相同,为保证药品的质量,必须控制各组分的相对含量,如ChP2015对硫酸庆大霉素、硫酸小诺霉素等规定了组分分析。现以庆大霉素C的组分测定为例,介绍各国药典收载的分析方法。

庆大霉素 C_1、C_2、C_{1a} 对微生物的活性无明显差异,但其毒副作用和耐药性有差异,导致各组分的多少影响产品的效价和临床疗效,因此中、英、美、日等国的药典均规定控制各组分的相对百分含量。ChP2015、USP38-NF33和BP2014均采用高效液相色谱法测定庆大霉素C各组分的含量。

庆大霉素无紫外吸收,当采用紫外检测器检测时需进行衍生化处理。由于其具有强极性和水溶性,为获得理想的色谱结果,可采用蒸发光散射检测器或利用庆大霉素C组分结构中的氨基与邻苯二醛(o-phthalaldehyde,OPA)、巯基醋酸在pH 10.4的硼酸盐缓冲液中反应,生成1-烷基-2-烷基硫代异吲哚衍生物,在330nm波长处有强吸收。反应式如下:

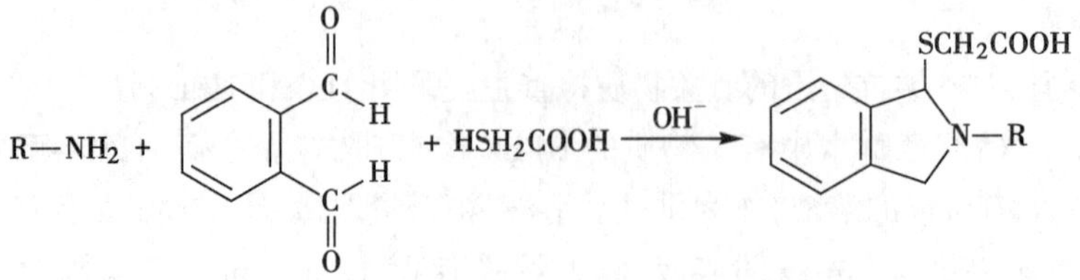

示例 16-18　ChP2015采用蒸发光散射检测器检测庆大霉素中的庆大霉素C组分。

色谱条件与系统适用性试验:用十八烷基硅烷键合硅胶为填充剂(pH 值适应范围 0.8~8.0);以 0.2mol/L 三氟醋酸溶液 - 甲醇(92∶8)为流动相;流速为每分钟 0.6~0.8ml;蒸发光散射检测器(高温型不分流模式:漂移管温度为 105~110℃,载气流量为每分钟 2.5L;低温型分流模式:漂移管温度为 45~55℃,载气压力为 350kPa)测定。取庆大霉素标准品、小诺米星标准品和西索米星对照品各适量,分别加流动相溶解并稀释制成每 1ml 中各约含庆大霉素总 C 组分 2.5mg、小诺霉素 0.1mg 和西索米星 25μg 的混合溶液,分别量取 20μl 注入液相色谱仪,庆大霉素标准品溶液色谱图应与标准图谱一致,西索米星峰和庆大霉素 C_{1a} 峰之间,庆大霉素 C_2 峰、小诺霉素峰和庆大霉素 C_{2a} 峰之间的分离度均应符合规定;西索米星对照品溶液色谱图中主成分峰峰高的信噪比应大于 20;精密量取小诺霉素标准品溶液 20μl,连续进样 5 次,峰面积的相对标准偏差应符合要求。

测定法:精密称取庆大霉素标准品适量,加流动相溶解并定量稀释制成每 1ml 中约含庆大霉素总 C 组分 1.0mg、2.5mg、5.0mg 的溶液,作为标准品溶液(1)、(2)、(3)。精密量取上述三种溶液各 20μl,分别注入液相色谱仪,记录色谱图,计算标准品溶液各组分浓度的对数值与相应的峰面积对数值的线性回归方程,相关系数(r)应不小于 0.99;另精密称取本品适量,加流动相溶解并定量稀释制成每 1ml 中约含庆大霉素 2.5mg 的溶液,同法测定,用庆大霉素各组分的线性回归方程分别计算供试品中对应各组分的量(C_{tCx}),并按下面公式计算出各组分的含量(%,mg/ml),C_1 应为 14%~22%,C_{1a} 应为 10%~23%,$C_{2a}+C_2$ 应为 17%~36%,四个组分总含量不得低于 50.0%。

$$C_x(\%)=\frac{C_{tCx}}{\dfrac{m_t}{V_t}}\times100\%$$

式中,C_x 为庆大霉素各组分的含量(%,mg/ml);C_{tCx} 为由回归方程计算出的各组分的含量(mg/ml);m_t 为供试品重量(mg);V_t 为体积(ml)。

根据所得组分的含量,按下面公式计算出庆大霉素各组分的相对比例,C_1 应为 25%~50%、C_{1a} 应为 15%~40%、$C_{2a}+C_2$ 应为 20%~50%。

$$C'_x(\%)=\frac{C_x}{C_1+C_{1a}+C_2+C_{2a}}\times100\%$$

式中,C'_x 为庆大霉素各组分的相对比例。

示例 16-19　USP 庆大霉素中庆大霉素 C 组分的衍生化紫外检测 HPLC 测定法。

邻苯二醛溶液的制备:取邻苯二醛 1.0g,加 1ml 甲醇溶解,加 0.4mol/L 硼酸溶液 95ml,用 8mol/L 氢氧化钾溶液调 pH 为 10.4,加巯基醋酸 2ml,再用 8mol/L 氢氧化钾溶液调 pH 为 10.4。

流动相的制备:取 1- 庚烷磺酸钠 5.0g,加甲醇 700ml 溶解,并与 250ml 水和 50ml 冰醋酸混合均匀,作为流动相。

对照品溶液的制备:取硫酸庆大霉素对照品适量,加水制成每 1ml 含 0.65mg 的溶液,精密量取 10~25ml 于量瓶中,加 5ml 异丙醇和 4ml 邻苯二醛溶液,混匀,加异丙醇至刻度。60℃水浴加热 15 分钟,放至室温,作为对照品溶液。

供试品溶液的制备:同法制备供试品溶液。

色谱系统适用性试验:检测波长为 330nm,用以十八烷基硅烷键合硅胶为填充剂(5mm×10cm,5μm)的色谱柱,流动相流速约 1.5ml/min。供试品溶液的色谱中,任意两峰之间的分离度均不得低于 1.25,庆大霉素 C_1 的容量因子在 2~7,庆大霉素 C_2 的理论板数 >1200,重复性相对标准偏差 <2.0%。

测定法:精密量取对照品溶液和供试品溶液各 20μl,分别注入液相色谱仪,记录色谱图,洗脱的顺序为庆大霉素 C_1、C_{1a}、C_{2a} 和 C_2,计算各组分的百分含量。庆大霉素 C_1 应为 25%~50%,庆大霉素 C_{1a} 应为 10%~35%,庆大霉素 C_2+C_{2a} 应为 25%~55%。

笔记

示例 16-20　BP 庆大霉素中庆大霉素 C 组分的 HPLC 柱后衍生化电化学检测测定法。

液相色谱：在色谱中主要检查庆大霉素 C_1、C_{1a}、C_2、C_{2a} 和 C_{2b}，用硫酸庆大霉素对照品确定相应的色谱峰。

供试品溶液：取约 50mg，精密称定，置 100ml 量瓶中，加流动相溶解并稀释至 100ml 刻度。

对照品溶液（a）：取硫酸庆大霉素对照品适量，加流动相溶解，并稀释成制成每 1ml 含 0.5mg 的溶液。

对照品溶液（b）：精密量取对照品溶液（a）5.0ml，置 100ml 量瓶中，加流动相稀释至刻度 100ml。

色谱条件与系统适用性试验：用以苯乙烯 - 二乙烯苯共聚物为固定相（250mm×4.6mm，8μm，孔径为 100nm）的色谱柱，柱温为 55℃。用无二氧化碳的水制备每 1L 中含无水硫酸钠 60g、辛烷磺酸钠 1.75g、四氢呋喃 8ml 和 0.2mol/L 磷酸二氢钾溶液 50ml 的混合溶液（用稀磷酸调 pH 3.0）为流动相，用前脱气，流速为 1.0ml/min。预先脱气的氢氧化钠溶液（1→25）为柱后添加溶液，流速为 0.3ml/min。脉冲安培检测器。进样体积为 20μl。运行时间至庆大霉素 C_1 保留时间的 1.2 倍。

限度：庆大霉素 C_1 为 20.0%~40.0%；庆大霉素 C_{1a} 为 10.0%~30.0%；庆大霉素 C_2、C_{2a} 和 C_{2b} 的总和为 40.0%~60.0%。

讨论：应用衍生化方法时（USP 方法），柱效以 C_2 峰计算理论板数不得低于 1200。在此柱效下各组分之间才能达到规定的分离度，否则 C_1 的分离较差。为此对色谱柱可做适当选择，来源不同的 ODS（C_{18}）柱，由于填料表面理化性质的差异，其分离选择性及分离效果可能有差异。流动相的极性应适当控制（调节甲醇的比例），极性过强，出峰快，分离不佳，尤其是 C_1 峰与衍生试剂等杂质峰难分开，导致 C_1 含量偏高；而流动相的极性过弱，则出峰太慢。实验表明，C_2 峰的保留时间控制在 20~30 分钟较适宜。检测器的灵敏度应使标准品溶液中组分 C_1 的峰高为检测器满量程的 75%。衍生化试剂邻苯二醛试液配制后不能久置，时间久了试剂峰的峰高增加，并影响组分测定，一般避光保存可使用 3 天，生成的衍生物不稳定。流动相中的离子对试剂浓度对庆大霉素 OPA 衍生物的保留值有影响。在离子对试剂的浓度较低或较高时，C 组分的容量因子 k' 值增加，但离子对试剂对衍生化试剂的保留值影响不大；当 C_1 组分的 k' 值增加时，衍生化试剂和 C_1 组分间的分离度增大。当离子对试剂的浓度为零时，C 组分吸附在色谱柱上。

ChP 和 BP 也曾采用 USP 同样的方法测定庆大霉素 C 组分，但在现版药典中分别改用了蒸发光散射检测器和电化学检测器。

（三）硫酸盐检查

本类抗生素临床应用的主要为硫酸盐，各国药典规定 EDTA 络合滴定法或 HPLC 法测定硫酸盐含量，作为组分分析。

示例 16-21　硫酸卡那霉素中的硫酸盐测定方法（EDTA 络合滴定法）：取本品约 0.18g，精密称定，加水 100ml 使溶解，加浓氨溶液调节 pH 至 11 后，精密加氯化钡滴定液（0.1mol/L）10ml、酞紫指示液 5 滴，用乙二胺四醋酸二钠滴定液（0.05mol/L）滴定，注意保持滴定过程中的 pH 为 11，滴定至紫色开始消褪，加乙醇 50ml，继续滴定至蓝紫色消失，并将滴定的结果用空白试验校正。每 1ml 氯化钡滴定液（0.1mol/L）相当于 9.606mg 的硫酸盐（SO_4）。本品含硫酸盐的量按无水物计算应为 23.0%~26.0%。

示例 16-22　硫酸依替米星中的硫酸盐测定方法（HPLC 法）：精密量取硫酸滴定液适量，用水定量稀释制成每 1ml 中约硫酸盐（SO_4）0.075mg、0.15mg、0.30mg 的溶液，作为对照溶液（1）、（2）、（3）。用十八烷基硅烷键合硅胶为填充剂（pH 范围为 0.8~8.0）；以 0.2mol/L 三氟醋酸 - 甲醇（84：16）为流动相；流速为每分钟 0.5ml；用蒸发光散射检测器检测（参考条件：漂移管温度 100℃，载气流速为每分钟 2.6L）。取依替米星和奈替米星对照品各适量，加水溶解并稀释制成每 1ml 中各含

0.2mg 的混合溶液,取 20μl 注入液相色谱仪,记录色谱图,依替米星峰和奈替米星峰的分离度应大于 1.2。精密量取对照溶液(1)、(2)、(3)各 20μl,分别注入液相色谱仪,记录色谱图,以对照品溶液浓度的对数值与相应的峰面积的对数值计算线性回归方程,相关系数(r)应不小于 0.99;另精密称取本品适量,加水溶解并定量稀释制成每 1ml 中约含 0.5mg 的溶液,作为供试品溶液,同法测定,用线性回归方程计算供试品中硫酸盐的含量。按无水物计算应为 31.5%~35.0%。

四、含 量 测 定

氨基糖苷类抗生素的效价测定主要有微生物检定法和 HPLC 法。氨基糖苷类抗生素的 HPLC 测定法可分为离子交换(酸性条件下在阳离子交换柱上分离)、离子对(以烷基磺酸盐为反离子)和反相 HPLC 法,由于本类抗生素多数无紫外吸收,不能直接用紫外或荧光检测器,需进行柱前或柱后衍生化,或采用电化学检测器、蒸发光检测器检测。ChP2015 采用 HPLC- 蒸发光散射法测定硫酸卡那霉素、硫酸依替米星等药物的含量。

示例 16-23 HPLC- 蒸发光散射法测定硫酸依替米星的含量。

色谱条件与系统适用性试验:用十八烷基硅烷键合硅胶为填充剂(pH 范围 0.8~8.0);以 0.2mol/L 三氟醋酸 - 甲醇(84∶16)为流动相,流速为每分钟 0.5ml;用蒸发光散射检测器检测(参考条件:漂移管温度 100℃,载气流速为每分钟 2.6L)。取依替米星和奈替米星对照品各适量,加水溶解并稀释制成每 1ml 中各含 0.2mg 的混合溶液,取 20μl 注入液相色谱仪,记录色谱图,依替米星峰和奈替米星峰的分离度应大于 1.2。

测定法:取依替米星对照品适量,精密称定,分别加水溶解并定量稀释制成每 1ml 中约含依替米星 1.0、0.5、0.25mg 的溶液作为对照品溶液(1)、(2)、(3)。精密量取上述三种溶液各 20μl,分别注入液相色谱仪,记录色谱图,以对照品溶液浓度的对数值对相应的峰面积的对数值计算线性回归方程,相关系数(r)应不小于 0.99;另取本品适量,精密称定,加水溶解并定量稀释制成每 1ml 中约含依替米星 0.5mg 的溶液,同法测定,用线性回归方程计算供试品中 $C_{21}H_{43}N_5O_7$ 的含量。

第四节　四环素类抗生素

四环素类抗生素在化学结构上都具有四并苯环构成,故统称为四环素类(tetracyclines)抗生素。

一、结构与性质

(一) 典型结构

四环素类抗生素可以看作四并苯、或萘并萘的衍生物,基本结构如下:

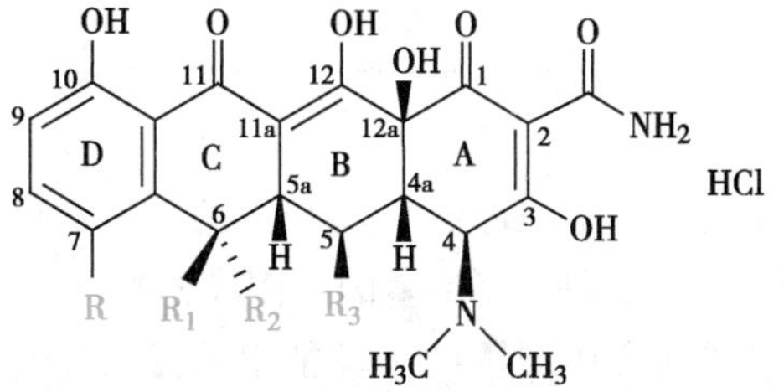

结构中各取代基 R、R_1、R_2 及 R_3 的不同构成各种四环素类抗生素。个别四环素类抗生素如盐酸多西环素的分子结构中含有 1/2 分子乙醇和 1/2 分子水。ChP2015 收载的主要四环素类抗生素见表 16-3。

表 16-3　四环素类抗生素原料药的结构和物理性质

药物名称	取代基				分子式 / 分子量	物理性质
	R	R_1	R_2	R_3		
盐酸土霉素 oxytetracycline hydrochloride	H	OH	CH_3	OH	$C_{22}H_{24}N_2O_9 \cdot HCl$ 496.90	黄色结晶性粉末;无臭,有引湿性;在日光下颜色变暗,在碱溶液中易破坏失效。 在水中易溶,在甲醇或乙醇中略溶,在乙醚中不溶。 $[\alpha]_D[(9 \to 1000)$盐酸水溶液$]$为 $-188° \sim -200°$
盐酸四环素 tetracycline hydrochloride	H	OH	CH_3	H	$C_{22}H_{24}N_2O_8 \cdot HCl$ 480.90	黄色结晶性粉末;无臭;略有引湿性;遇光色渐变深,在碱性溶液中易破坏失效。 在水中溶解,在乙醇中略溶,在乙醚中不溶。 $[\alpha]_D$(0.01mol/L 盐酸溶液)为 $-240° \sim -258°$
盐酸多西环素 doxycycline hydrochloride	H	H	CH_3	OH	$C_{22}H_{24}N_2O_8 \cdot HCl \cdot 1/2C_2H_5OH \cdot 1/2H_2O$ 512.93	淡黄色至黄色结晶性粉末;无臭。 在水或甲醇中易溶,在乙醇或丙酮中微溶。 $[\alpha]_D[$盐酸溶液$(9 \to 1000)$的甲醇溶液$(1 \to 100)]$为 $-105° \sim -120°$
盐酸米诺环素 minocycline hydrochloride	$N(CH_3)_2$	H	H	H	$C_{23}H_{27}N_3O_7 \cdot HCl$ 493.94	黄色结晶性粉末;无臭;有引湿性。 在甲醇中溶解,在水中略溶,在乙醇微溶,在乙醚中几乎不溶
盐酸金霉素 chlortetracycline hydrochloride	Cl	OH	CH_3	H	$C_{22}H_{23}ClN_2O_8 \cdot HCl$ 515.35	金黄色或黄色结晶;无臭;遇光色渐变暗。 在水或乙醇中微溶,在丙酮或乙醚中几乎不溶。 $[\alpha]_D$(水溶液)为 $-235° \sim -250°$
盐酸美他环素 metacycline hydrochloride	H	$=CH_2$		OH	$C_{22}H_{22}N_2O_8 \cdot HCl$ 478.89	黄色结晶性粉末;无臭。 在水或甲醇中略溶

（二）性质

1. **酸碱性与溶解度**　本类抗生素的母核上 C_4 位上的二甲氨基$[—N(CH_3)_2]$显弱碱性;C_{10} 位上的酚羟基(—OH)及两个含有酮基和烯醇基的共轭双键系统(式中虚线内所示的部分)显弱酸性,故四环素类抗生素是两性化合物,遇酸及碱均能生成相应的盐,临床上多应用盐酸盐。

这类抗生素是结晶性物质,具引湿性。其盐酸盐易溶于水,并溶于碱性或酸性溶液中,而不溶于三氯甲烷、乙醚等有机溶剂。四环素类抗生素的游离碱在水中的溶解度很小,其溶解度与溶液的 pH 有关,在 pH 4.5~7.2 时难溶于水;当 pH 高于 8 或低于 4 时,水中的溶解度增加。其盐类在水中会水解,当溶液浓度较大时会析出游离碱。

笔记

2. 旋光性 四环素类抗生素分子中具有不对称碳原子,因此有旋光性,可用于定性、定量分析。各国药典测定该类抗生素的比旋度,如《中国药典》规定盐酸土霉素在盐酸(9→1000)溶液中的比旋度为 $-200°\sim-188°$;盐酸四环素的比旋度为 $-258°\sim-240°$ (0.01mol/L 盐酸溶液);盐酸多西环素的比旋度为 $-120°\sim-105°$ [盐酸溶液(9→1000)的甲醇溶液(1→100)]。

3. 紫外吸收和荧光性质 本类抗生素分子内含有共轭双键系统,在紫外光区有吸收。如《中国药典》中盐酸多西环素的甲醇溶液在 269 和 354nm 波长处有最大吸收,在 234 和 296nm 波长处有最小吸收;盐酸美他环素的水溶液在 345、282 和 241nm 波长处有最大吸收,在 264 和 222nm 波长处有最小吸收。这些抗生素在紫外光照射下产生荧光,它们的降解产物也具有荧光。如盐酸土霉素经酸性降解后,在紫外光下呈绿色荧光;盐酸金霉素经碱降解后在紫外光下呈蓝色荧光;盐酸土霉素经碱降解后呈绿色荧光,加热,荧光转为蓝色;盐酸四环素经碱降解后呈黄色荧光。可用于区别不同的四环素类抗生素,利用这一性质,在 TLC 鉴别法中常用于斑点检出。

4. 稳定性 四环素类抗生素对各种氧化剂(包括空气中的氧在内)、酸、碱都是不稳定的。干燥的四环素类游离碱和它们的盐类在避光条件下保存均较稳定,但其水溶液随 pH 的不同会发生差向异构化、降解等反应,尤其是碱性水溶液特别容易氧化,颜色很快变深,形成色素。

(1) 差向异构化性质:四环素类抗生素在弱酸性(pH 2.0~6.0)溶液中会发生差向异构化。这个反应是由于 A 环上手性碳原子 C_4 构型的改变,发生差向异构化,形成差向四环素类。反应是可逆的,达到平衡时溶液中差向化合物的含量可达 40%~60%。四环素、金霉素很容易差向异构化,产生差向四环素(4-epitetracycline,ETC)和差向金霉素(具有蓝色荧光),其抗菌性能极弱或完全消失。而土霉素、多西环素、美他环素由于 C_5 上的羟基和 C_4 上的二甲氨基形成氢键,因而较稳定,C_4 上不易发生差向异构化。某些阴离子如磷酸根、枸橼酸根、醋酸根离子的存在可加速这种异构化反应的进行。四环素类的差向异构化反应可用下式表示:

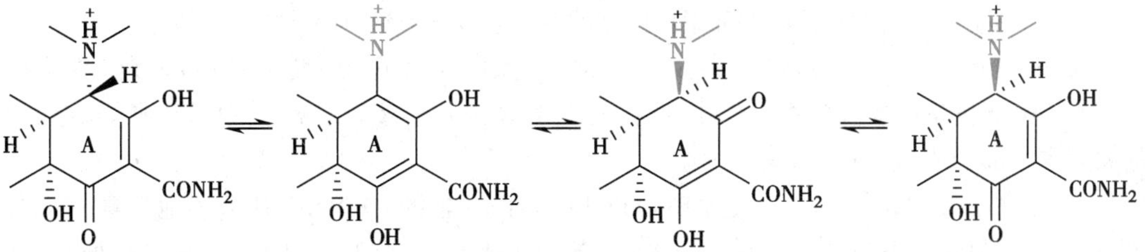

四环素类(TC) 差向四环素类(ETC)

(2) 降解性质

1) 酸性降解:在酸性条件下(pH<2),特别是在加热的情况下,四环素类抗生素 C_6 上的醇羟基和 C_{5a} 上的氢发生反式消去反应生成脱水四环素(anhydrotetracycline,ATC)。反应式如下:

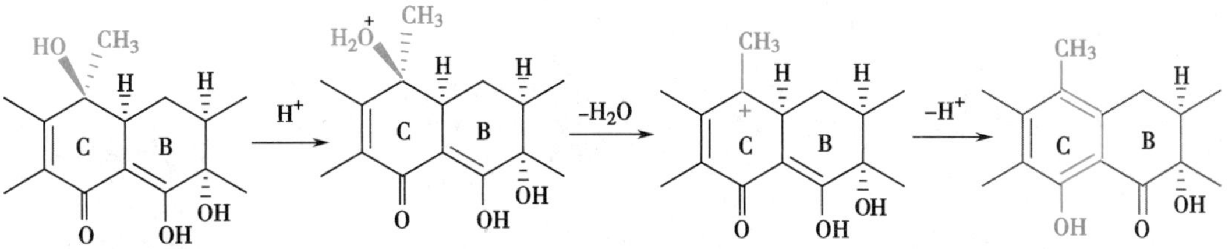

四环素(TC) 脱水四环素(ATC)

金霉素在酸性溶液中也能生成脱水金霉素。在脱水四环素和脱水金霉素的分子中,共轭双键的数目增加,因此色泽加深,对光的吸收程度也增大。橙黄色的脱水金霉素或脱水四环素分别在 435 及 445nm 处有最大吸收。

2) 碱性降解:在碱性溶液中,由于氢氧离子的作用,C_6 上的羟基形成氧负离子,向 C_{11} 发生分子内亲核进攻,经电子转移,C 环破裂,生成无活性的具有内酯结构的异四环素(isotetracycline,

ITC)异构体。反应式如下：

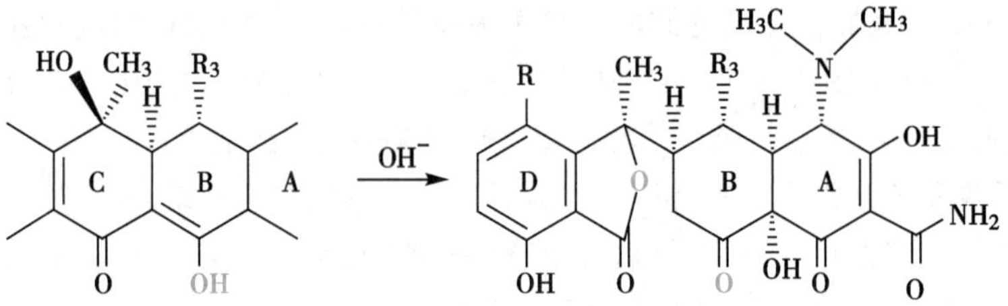

HO　CH₃　R₃
四环素（TC）
→（OH⁻）
异四环素（ITC）

脱水四环素亦可形成差向异构体，称差向脱水四环素（4-epianhydro-tetracycline，EATC）。

二、鉴别试验

1. 高效液相色谱法　ChP2015 和 USP38-NF33 等均采用高效液相色谱法鉴别盐酸土霉素、盐酸四环素、盐酸多西环素、盐酸金霉素等。在含量测定项下记录的色谱图中，供试品溶液主峰的保留时间应与对照品溶液主峰的保留时间一致。

2. 薄层色谱法　由于薄层色谱法设备简单、操作容易、分离效果亦佳，ChP2015、BP2014 都采用本法鉴别四环素类抗生素。

示例 16-24　ChP2015 盐酸土霉素的 TLC 鉴别：取本品与土霉素对照品，分别加甲醇溶解并稀释制成每 1ml 中约含 1mg 的溶液，作为供试品溶液与对照品溶液；另取土霉素与盐酸四环素对照品，加甲醇溶解并稀释制成每 1ml 中各约含 1mg 的混合溶液，照薄层色谱法试验（通则 0502），吸取上述三种溶液各 1μl，分别点于同一硅胶 G(H)F₂₅₄ 薄层板上，以水 - 甲醇 - 二氯甲烷（6∶35∶59）溶液作为展开剂，展开，晾干，置紫外光灯（365nm）下检视，混合溶液应显两个完全分离的斑点，供试品溶液所显主斑点的位置和荧光应与对照品溶液主斑点的位置和荧光相同。

讨论：以盐酸土霉素和盐酸四环素对照品的混合溶液来考察薄层系统的有效性。

3. IR 光谱法　《中国药典》收载的四环素类抗生素中，除土霉素外均采用了红外光谱法鉴别。

4. UV 光谱法　本类药物的紫外鉴别法多以甲醇或水溶液为溶剂，《中国药典》规定最大吸收波长和最小吸收波长。

示例 16-25　ChP2015 盐酸美他环素和盐酸多西环素的 UV 鉴别：盐酸美他环素 10μg/ml 的水溶液在 345nm、282nm 和 241nm 的波长处有最大吸收，在 264nm 和 222nm 的波长处有最小吸收；盐酸多西环素 20μg/ml 的甲醇溶液在 269nm 和 354nm 的波长处有最大吸收，在 234nm 和 296nm 的波长处有最小吸收。

5. 显色法　四环素类抗生素遇硫酸立即产生颜色，不同的四环素类抗生素具有不同的颜色，有的有颜色变化，据此可区别各种四环素类抗生素。本类抗生素的分子结构中具有酚羟基，遇三氯化铁试液即呈色。以上呈色反应见表 16-4。

表 16-4　四环素类抗生素的呈色反应

名称	浓硫酸呈色	三氯化铁呈色
盐酸四环素	紫红色→黄色	红棕色
盐酸金霉素	蓝色、橄榄绿色→金黄色或棕黄色	深褐色
盐酸土霉素	深朱红色→黄色	橙褐色
盐酸多西环素	黄色	褐色
盐酸美他环素	橙红色	
盐酸米诺环素	亮黄色→淡黄色	
盐酸地美环素	紫色→黄色	

笔记

三、有关物质与检查

(一) 有关物质

四环素类抗生素中的有关物质主要是指在生产和贮存过程中易形成的异构杂质、降解杂质 (ETC、ATC、EATC) 等。ChP2015、USP38-NF33 和 BP2014 均采用 HPLC 法控制四环素类抗生素中的有关物质。

示例 16-26　ChP2015 盐酸四环素中有关物质的 HPLC 检查:临用现配。取本品,加 0.01mol/L 盐酸溶液溶解并稀释制成每 1ml 中约含 0.8mg 的溶液,作为供试品溶液;精密量取 2ml,置 100ml 量瓶中,用 0.01mol/L 盐酸溶液稀释至刻度,摇匀,作为对照溶液。取对照溶液 2ml,置 100ml 量瓶中,用 0.01mol/L 盐酸溶液稀释至刻度,摇匀,作为灵敏度溶液。照含量测定项下的色谱条件试验,用十八烷基硅烷键合硅胶为填充剂;以醋酸铵溶液 [0.15mol/L 醋酸铵溶液 -0.01mol/L 乙二胺四醋酸二钠溶液 - 三乙胺 (100:10:1),用醋酸调节 pH 至 8.5]-乙腈 (83:17) 为流动相;检测波长为 280nm。取 4- 差向四环素对照品、土霉素对照品、差向脱水四环素、盐酸金霉素对照品及脱水四环素对照品各约 3mg 与盐酸四环素对照品约 48mg,置 100ml 量瓶中,加 0.1mol/L 盐酸溶液 10ml 使溶解后,用水稀释至刻度,摇匀,作为系统适用性溶液,取 10μl 注入液相色谱仪,记录色谱图,出峰顺序为:4- 差向四环素、土霉素、差向脱水四环素、盐酸四环素、盐酸金霉素、脱水四环素,盐酸四环素峰的保留时间约为 14 分钟。4- 差向四环素峰、土霉素峰、差向脱水四环素峰、盐酸四环素峰、盐酸金霉素峰间的分离度均应符合要求,盐酸金霉素峰及脱水四环素峰的分离度应大于 1.0。量取灵敏度溶液 10μl 注入液相色谱仪,记录色谱图,主成分色谱峰峰高的信噪比应大于 10。再精密量取供试品溶液和对照溶液各 10μl,分别注入液相色谱仪,记录色谱图至主成分峰保留时间的 2.5 倍,供试品溶液色谱图中如有杂质峰,土霉素、4- 差向四环素、盐酸金霉素、脱水四环素、差向脱水四环素按校正后的峰面积计算 (分别乘以校正因子 1.0、1.42、1.39、0.48 和 0.62) 分别不得大于对照溶液主峰面积的 0.25 倍 (0.5%)、1.5 倍 (3.0%)、0.5 倍 (1.0%)、0.25 倍 (0.5%)、0.25 倍 (0.5%),其他各杂质峰面积的和不得大于对照溶液主峰面积的 0.5 倍 (1.0%)。

示例 16-27　USP 盐酸米诺环素中有关物质的 HPLC 检查。

流动相:0.2mol/L 草酸铵溶液、0.01mol/L 乙二胺四乙酸盐溶液、二甲基甲酰胺和四氢呋喃 (600:180:120:80) 的混合液,用氢氧化铵调 pH 到 7.2,过 0.5μm 微孔滤膜。

对照品溶液的制备:取盐酸米诺环素适量,加水制成每 1ml 中含 500μg 米诺环素的溶液,该溶液在 3 小时内使用。

分离度溶液:取盐酸米诺环素对照品 10mg,置 25ml 量瓶中,加 0.2mol/L 草酸铵溶液 20ml,涡旋使溶解。在 60℃水浴加热 180 分钟,放冷,用水稀释至刻度,摇匀。

色谱适用性试验:波长为 280nm,色谱柱以十八烷基硅烷键合硅胶为填充剂 (4.6mm×25cm,5μm),柱温为 40℃,流速为 1.5ml/min。对照品溶液的容量因子在 2.0~11.5,峰的拖尾因子在 0.9~2.0,重复性的相对标准偏差 <2.0%,差向米诺环素和米诺环素的相对保留时间大约分别为 0.7 和 1.0,两者的分离度 >4.6。

供试品溶液 (1):取盐酸米诺环素约 25mg,精密称定,置 100ml 量瓶中,加水至刻度,摇匀 (注:溶液要避光、冷藏,在 3 小时内使用)。

供试品溶液 (2):精密量取供试品溶液 (1)1.0ml,置 50ml 量瓶中,加水稀释至刻度,摇匀 (注:溶液要避光、冷藏,在 3 小时内使用)。

供试品溶液 (3):精密量取供试品溶液 (2)6.0ml,置 50ml 量瓶中,加水稀释至刻度,摇匀 (注:溶液要避光、冷藏,在 3 小时内使用)。

测定法:精密量取供试品溶液 (1)、供试品溶液 (2) 和供试品溶液 (3) 各 20μl,分别注入液相色谱,记录色谱图为米诺环素保留时间的 2.6 倍,测量所有峰的峰面积。按下列公式计算有关物质差向米诺环素的含量。

$$1.2rE1/rM3$$

rE1 是供试品溶液(1)中差向米诺环素的峰面积;rM3 是供试品溶液(3)中米诺环素的峰面积。差向米诺环素不大于 1.2%。

按下列公式计算米诺环素中总杂质的含量:

$$2rs/rM2$$

rs 是供试品溶液(1)中所有杂质峰的峰面积总和;rM2 是供试品溶液(2)中米诺环素的峰面积。总杂质不大于 2.0%。

(二)杂质吸光度

四环类抗生素多为黄色结晶性粉末;而异构体、降解产物颜色较深,如差向四环素为淡黄色,因其不稳定又易变成黑色;脱水四环素为橙红色;差向脱水四环素为砖红色。此类杂质的存在均可使四环素类抗生素的外观色泽变深,因此《中国药典》和 BP2012 均规定了一定溶剂、一定浓度、一定波长下杂质吸光度的限量。

示例 16-28 ChP2015 盐酸四环素的杂质吸光度测定方法:取本品,在 20~25℃时加 0.8% 氢氧化钠溶液制成每 1ml 中含 10mg 的溶液,照紫外 - 可见分光光度法(通则 0401),置 4cm 的吸收池中,自加 0.8% 氢氧化钠溶液起 5 分钟时,在 530nm 波长处测定,其吸光度不得过 0.12。(供注射用)

讨论:测定 530nm 波长处的吸光度是用以控制碱性降解物的含量。在测定时,温度越高,加氢氧化钠溶液后放置的时间越长,则吸光度越高,故应严格控制温度和时间。

(三)残留有机溶剂

一些四环素类药物需要控制残留有机溶剂,如 ChP 和 BP 规定盐酸多西环素检查乙醇,限量均为 4.3%~6.0%。

四、含 量 测 定

四环素类抗生素的含量测定,目前各国药典多采用高效液相色谱法。

示例 16-29 ChP2015 盐酸四环素的 HPLC 含量测定方法。

色谱条件与系统适用性试验:用十八烷基硅烷键合硅胶为填充剂;醋酸铵溶液[0.15mol/L 醋酸铵溶液 -0.01mol/L 乙二胺四醋酸二钠溶液 - 三乙胺(100∶10∶1),用醋酸调节 pH 至 8.5]- 乙腈(83∶17)为流动相;检测波长为 280nm。取 4- 差向四环素对照品、土霉素对照品、差向脱水四环素对照品、盐酸金霉素对照品及脱水四环素对照品各约 3mg 与盐酸四环素对照品约 48mg,置 100ml 量瓶中,加 0.1mol/L 盐酸溶液 10ml 使溶解后,用水稀释至刻度,摇匀,作为系统适用性溶液,取 10μl 注入液相色谱仪,记录色谱图,出峰顺序为 4- 差向四环素、土霉素、差向脱水四环素、盐酸四环素、盐酸金霉素、脱水四环素,盐酸四环素峰的保留时间约为 14 分钟。4- 差向四环素峰、土霉素峰、差向脱水四环素峰、盐酸四环素峰、盐酸金霉素峰间的分离度均应符合要求,盐酸金霉素峰及脱水四环素峰的分离度应大于 1.0。

测定法:取本品约 25mg,精密称定,置 50ml 量瓶中,加 0.01mol/L 盐酸溶液溶解并稀释至刻度,摇匀,精密量取 5ml,置 25ml 量瓶中,用 0.01mol/L 盐酸溶液稀释至刻度,摇匀,精密量取 10μl 注入液相色谱仪,记录色谱图;另取盐酸四环素对照品适量,同法测定。按外标法以峰面积计算供试品中盐酸四环素的量。

第五节 抗生素类药物中高分子杂质的检查

抗菌药物是临床最常用的药物,也是较易发生不良反应的药物之一,其不良反应主要是药

笔记

物所致的过敏反应,尤以 β- 内酰胺类抗生素最为严重。经多年研究证明,抗生素所致的速发型过敏反应主要与药物中存在的高分子杂质有关。本节以 β- 内酰胺类抗生素为例,对高分子杂质的来源、分离分析方法做简要介绍。

一、抗生素药物中高分子聚合物的定义、来源与分类

抗生素药物中的高分子杂质系指药物中分子量大于药物本身的杂质的总称。分子量一般在 1000~5000D,个别可至 10 000D。

高分子杂质的来源:β- 内酰胺类抗生素的高分子杂质有外源性和内源性两种。外源性一般源于发酵工艺,为蛋白、多肽、多糖等杂质与抗生素结合的杂质。内源性系指抗生素药物自身聚合的产物。聚合物既可来自于生产过程,又可在贮藏过程中形成,甚至在用药时也可以产生。如阿莫西林颗粒在采用开水冲服时,其高分子杂质可增加 100 倍。抗生素聚合物的免疫原性通常较弱,但作为多价半抗原可引发速发型过敏反应。随着现代生产工艺的不断改进和提高,目前产品中的外源性杂质日趋减少,因此对内源性聚合物的控制是当前抗生素高分子杂质控制的重点。

二、高分子杂质的基本结构与特点

(一) 杂质的基本结构

1. **青霉素族** 青霉素族抗生素中的高分子杂质有多肽类杂质和聚合物类杂质两大类。

青霉噻唑多肽:是由青霉素的 β- 内酰胺环和多肽上的伯氨基缩合而成,主要在发酵工艺中形成。样品在贮存过程中,多肽类杂质残留的自由氨基仍能与 β- 内酰胺环反应,直至被饱和,其反应速度与样品的含 水量及贮存温度有关。青霉噻唑多肽比较稳定,分子量为 2400~3500D。其结构如下:

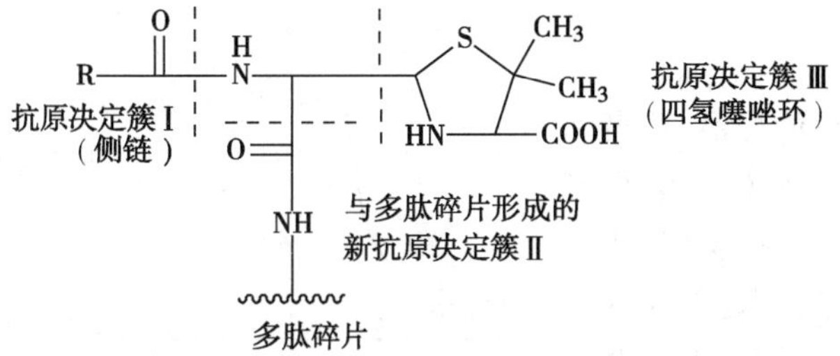

抗原决定簇 I (侧链) 抗原决定簇 III (四氢噻唑环) 与多肽碎片形成的新抗原决定簇 II 多肽碎片

青霉素聚合物:青霉素的聚合反应有两种方式,一是母核参与反应,二是侧链参与反应。侧链上含有氨基的青霉素类,如氨苄西林等,可按两种方式聚合;用质谱法对氨苄西林制剂中分离出来的寡聚物进行分析,证明有多种聚合物存在(表 16-5)。而侧链上无氨基等活泼基团的青霉素,如羧苄西林,只按第一种方式聚合。两种聚合方式所得的聚合物结构如下:

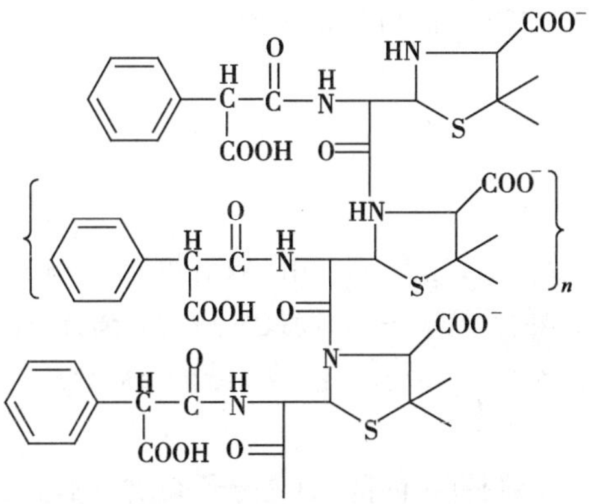

与 β- 内酰胺环母核有关的
青霉素聚合物结构(羧苄西林聚合物)
$n=0$ 二聚物;$n=1$ 三聚物

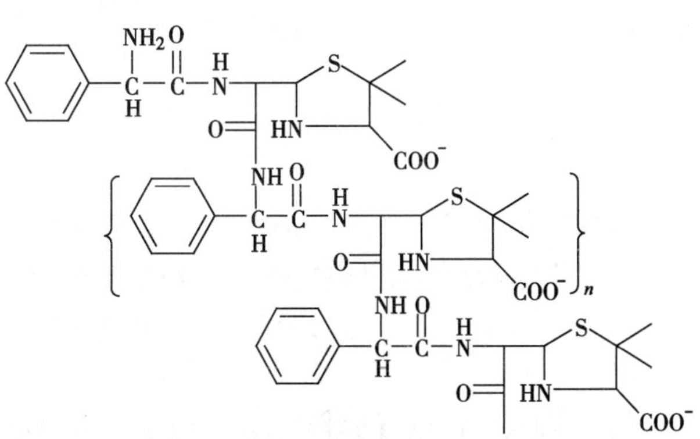

与侧链有关的青霉素聚合物结构
(氨苄西林聚合物)
$n=0$ 二聚物;$n=1$ 三聚物

笔记

表 16-5   FAB-MS* 分析氨苄西林制剂中的寡聚物

m/z	可能的化合物结构	m/z	可能的化合物结构
350	氨苄西林 [M+1]⁺	1046	氨苄西林三聚物 [M+1]⁺
699	氨苄西林二聚物 [M+1]⁺	1064	氨苄西林开环三聚物 [M+1]⁺
717	氨苄西林开环二聚物 [M+1]⁺		

注:*FAB-MS(快原子轰击质谱法,fast atom bombardment mass spectrometry)

青霉素聚合物的反应速度:在固体情况下与样品中的水分有关,在溶液情况下与溶液的酸碱度密切相关。碱性条件下较中性、酸性条件下更易形成聚合物,水分、时间、温度对聚合物的形成有促进作用。

2. 头孢菌素族   头孢菌素中的高分子杂质类型与青霉素一样,分为只与母核有关的 N 型聚合反应和侧链参与反应的 L 型聚合反应两种类型,反应机制与青霉素相似。所不同的主要是不能形成类似于青霉噻唑基(penicilloyl group)的头孢噻嗪基(cephalosporeyl group)结构,而是进一步裂解成以 7 位侧链为主的衍生物。通过对头孢噻啶、头孢噻吩及其聚合物的紫外吸收光谱的比较,发现两者的高聚物的紫外光谱相同,其中头孢噻啶高聚物的光谱图中不再含有 3 位吡啶所致的吸收峰,因此可证明头孢菌素的 N 型聚合物中不再含有 3 位侧链结构。

(二) 高分子杂质的特点

1. 生产工艺中产生的杂质   发酵中产生的任何蛋白及蛋白碎片均可带入产品中,相同的蛋白或蛋白碎片上可以结合不同数目的药物分子,形成青霉噻唑多肽类杂质。

2. 降解作用   有不同的聚合度和不同机制的聚合反应形成的聚合物,且形成的聚合物可发生不同程度的降解作用。

3. 以异构体存在的样品,同聚和异聚反应可同时发生   如羧苄西林,有 L 和 D 型两种异构体,二聚体中发现有 L-L、D-D 和 L-D 三种聚合物(图 16-6)。

4. 高分子杂质的种类和数量与生产工艺密切相关   如氨苄西林的溶媒结晶工艺与喷雾干燥工艺所得样品中的高分子杂质在引发豚鼠被动皮肤过敏(passive cutaneous anaphylaxis,PCA)反应时具有不同的特异性,两者的二聚物含量也明显不同。

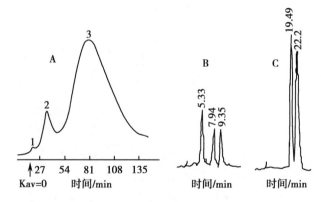

图 16-6   羧苄西林二聚体的分析
A. 羧苄西林的 Sephadex G-10 凝胶色谱图(1. 羧苄西林高聚物;2. 羧苄西林二聚物;3. 羧苄西林);B. 羧苄西林二聚体的 HPLC 色谱图;C. 羧苄西林的 HPLC 色谱图

三、高分子杂质的控制方法

本类药物中高分子杂质的分离分析方法已有不少文献报道,主要有反相高效液相色谱、凝胶色谱和离子交换色谱等,其中根据分子量差异进行分离的凝胶色谱是一种简便易行的分离方法。经研究比较,选定 Sephadex G-10 作为 β- 内酰胺类抗生素高分子杂质分离色谱系统的凝胶介质。

(一) 凝胶色谱法测定高分子杂质的原理

利用凝胶色谱的分子筛作用,让药物分子自由地进入凝胶颗粒内部,而高分子杂质被排阻,不能进入颗粒内部。由于凝胶颗粒内部有较大的比表面积和较小的空间,因而溶质分子在凝胶内部较凝胶颗粒外部更易被吸附。色谱过程中凝胶对药物的吸附作用大于对高分子杂质的吸

笔记

附作用,据此可使高分子杂质与药物分离。

在 Sephadex G-10 凝胶(排阻分子量在 1000 左右)色谱系统中,理论上 β- 内酰胺类抗生素三聚体以上的高分子杂质均集中在 K_{av}(有效分配系数)=0 的色谱峰中,调节色谱条件,可使 β- 内酰胺类抗生素的寡聚物(如二聚物等)和其他高分子杂质分离,也可使两者合一,因此可用于不同的分析目的。

(二) 高分子杂质的控制方法

结构不同的高分子杂质通常具有相似的生物学特性,故一般采用控制药物中高分子杂质的总量。若已知某个杂质与高分子杂质有明确的相关性,则可将该杂质作为"信号杂质",通过控制该信号杂质的量来控制高分子杂质的总量。

对分离出的杂质峰如何定量? 理论上外标法和峰面积归一化法均可用于定量。但 β- 内酰胺类抗生素的高分子杂质具有高度的不均一性和不确定性,故高分子杂质对照品的制备和标定存在许多不易解决的问题,使外标法在实际工作中难以实行;由于高分子杂质在样品中的含量通常较低,且凝胶色谱柱的柱效又较低,因此药物峰与杂质峰相比显得十分宽大,用面积归一化法也很困难。根据特定条件下 β- 内酰胺类抗生素可以缔合形成表观分子量较大的缔合物,该缔合物在 Sephadex G-10 凝胶色谱系统中和高分子杂质一样,都在 K_{av}=0 处表现为单一的色谱峰这一特点,发展了一个新的定量方法,即自身对照外标法。

1. 自身对照外标法的原理　该法是利用特定条件下 β- 内酰胺类抗生素可以缔合成与高分子杂质有相似色谱行为的缔合物,即在 K_{av}=0 处表现为单一的色谱峰。以药物自身为对照品,测定其在特定条件下缔合时的峰响应指标,然后改变色谱条件,测定样品,记录样品色谱图中 K_{av}=0 处的高分子杂质峰的响应指标,按外标法计算,即得样品中高分子杂质相当于药物本身的相对含量。

2. 缔合物的形成条件　在纯水环境下测定,各种 β- 内酰胺类抗生素均可缔合,表现为表观分子量增大,在 Sephadex G-10 凝胶色谱系统中 K_{av}<0.1,所以纯水可以作为缔合峰测定的基本洗脱液。但以纯水为流动相时,溶质和葡聚糖凝胶间也存在着一定的相互作用,导致缔合峰严重拖尾,故需在流动相中加入适当的抑制剂,以改善峰拖尾。经研究,采用一定浓度的葡萄糖溶液或甘氨酸溶液作为流动相,可明显改善峰拖尾现象。这是因为葡萄糖与葡聚糖凝胶有相同的化学性质,葡萄糖与缔合物的相互作用抑制了缔合物与葡聚糖凝胶间的相互作用;而甘氨酸分子中含有氨基和羧基,可封闭葡聚糖凝胶中的羟基等极性作用点,从而抑制了缔合物与葡聚糖凝胶间的相互作用。

(三) 高分子杂质的分析方法

Sephadex G-10 凝胶色谱系统可分为 HPLC 系统和简单测定系统两种。实验发现,不管是 HPLC 系统还是简单的测试系统,应当符合下列两个条件:①蓝色葡聚糖在高分子杂质分离系统中的理论板数 >2500/m,拖尾因子在 0.75~1.5;②缔合峰峰面积的相对标准差(*RSD*)<5% 时,高分子杂质含量平行测定结果的 *RSD* 可控制在 5% 以内。因此为保证不同实验室间测定的精密度符合要求,规定上述两个条件作为 Sephadex G-10 凝胶色谱系统自身对照外标法测定 β- 内酰胺类抗生素高分子杂质含量的系统适用性条件。

1. 柱色谱系统　由恒流泵、紫外检测器、色谱工作站和色谱柱组成。色谱柱为内径 1.3~1.6cm、长 30~40cm 的玻璃柱,内填葡聚糖凝胶(Sephadex)G-10(40~120μm)。

2. HPLC 系统　以内填葡聚糖凝胶 G-10(40~120μm)的不锈钢柱为分析柱。如 HPLC 法测定头孢曲松钠、头孢噻肟钠和头孢哌酮钠中的聚合物。

(1) 色谱柱:以葡聚糖凝胶 G-10 为填料,内径为 1.2cm、长 50cm 的不锈钢柱(定做),湿法装柱,按装柱方向连接,工作压力 <75psi;流动相 A 为 pH 7.0 的磷酸盐缓冲液,流动相 B 为 0.01% 十二烷基硫酸钠溶液;检测波长为 254nm;进样 50μl。用蓝色葡聚糖 2000 溶液进行系统适用性

笔记

试验,测得理论板数约为 1270,拖尾因子为 1.04。

(2) 样品配制:按《中国药典》方法配制成 20mg/ml 的测定液和 0.1mg/ml 的对照品溶液,分别取 50μl 进样。样品测定液用流动相 A 层析分离,对照品溶液用流动相 B 层析分离,记录各自的图谱,按外标法计算聚合物含量。

四、高分子杂质控制中存在的问题和注意事项

目前仍有部分 β- 内酰胺类抗生素未进行聚合物控制,主要原因是一些 β- 内酰胺类抗生素在特定条件下不能完全缔合,无法采用"自身"对照外标法定量;一些系统适用性试验不符合要求,例如对照溶液与蓝色葡聚糖 2000 峰的保留时间不一致、对照溶液峰不能重叠或峰面积的相对标准偏差 >5.0%、分离度不符合要求等。由于 β- 内酰胺类抗生素高分子杂质的含量与制备工艺、贮藏条件和使用方法有关,因此在质量控制研究过程中需注意以下几个方面:

1. 首先要从产品的制备工艺和分子结构特点分析可能产生的高分子杂质,并研究温度、光照、水分及溶液 pH 等对高分子杂质含量的影响,以明确高分子杂质产生的影响因素,用于指导优化制备工艺、选择适宜的贮藏条件、制订有效的质量控制指标和限度,以及确定合适的临床使用方法。

2. 高分子杂质的检查方法　重点考察系统适用性,并要进行方法验证,包括理论板数、拖尾因子、分离度、对照溶液的线性、对照溶液的精密度(RSD)、最低检测限与定量限、聚合物测定结果的重现性等。

3. 对照品的制备　如果某些 β- 内酰胺类抗生素在特定条件下不能完全缔合,无法采用"自身"对照外标法定量时,可以用结构类似且能够完全缔合的其他药物制备对照品,进行"自身"对照外标法定量,但要注意计算结果时应考虑两者分子量的差异。

第十七章 合成抗菌药物的分析

学习要求

1. 掌握 喹诺酮类和磺胺类药物的结构、性质和分析测定方法。
2. 熟悉 喹诺酮类和磺胺类药物有关物质的检查。
3. 了解 喹诺酮类和磺胺类药物的体内分析。

合成抗菌药是一类抑制或杀灭病原微生物的药物(或称化学治疗剂)。由于细菌、病毒等各种病原微生物所致的感染性疾病遍布临床各科,因此在人类与感染性疾病的斗争中,合成抗菌药物得到了广泛应用,抗菌药物的分析成为医学和药学工作者关注的热点之一。合成抗菌药包括喹诺酮类、磺胺类、抗结核药、抗真菌药等。本章主要介绍喹诺酮类和磺胺类药物的结构、理化性质、鉴别、有关物质及含量测定方法等。

第一节 喹诺酮类药物的分析

喹诺酮类抗菌药(quinolone antimicrobial agents)是一类新型的合成抗菌药,它的问世在药物发展史上具有划时代的意义。自1962年发现抗菌药萘啶酸(nalidixic acid)以来,经过50多年的发展,如今已合成并进行药理活性筛选的喹诺酮类化合物达10万多个,已经开发上市的常用药物有数十种,这类药物在临床中的应用仅次于头孢菌素类抗生素药物,有的品种的抗菌作用可与优良的半合成头孢菌素类药物相媲美。

一、结构与性质

(一)典型药物与结构特点

喹诺酮类抗菌药主要是由吡啶酮酸并联苯环、吡啶环或嘧啶环等芳香环组成的化合物,按其基本母核结构特征可分为萘啶羧酸类、吡啶并嘧啶羧酸类、喹啉羧酸类及噌啉羧酸类。其中噌啉羧酸类药物仅有西诺沙星,因其已很少使用,所以喹诺酮类抗菌药也可分为3种结构类型。第一代主要有萘啶酸,第二代主要有吡哌酸,第三代主要有诺氟沙星、培氟沙星、环丙沙星、依诺沙星、氟罗沙星及氧氟沙星等,第四代主要有司帕沙星、莫西沙星、加替沙星及左氧氟沙星等。喹诺酮类药物的结构通式如下:

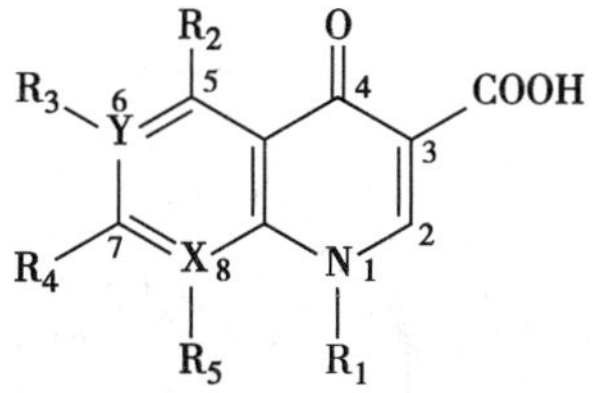

该类药物的结构特点是在其母核结构上通常1位为取代的氮原子、3位为羧基、4位为酮羰基;第三和第四代喹诺酮类抗菌药的6位取代基为氟原子,5、7和8位可有不同的取代基。临床上常见喹诺酮类药物的结构式见表17-1。

笔记

表 17-1　常见喹诺酮类药物的结构与理化性质

药物名称	结构式 / 分子式 / 分子量	理化性质
萘啶酸 nalidixic acid	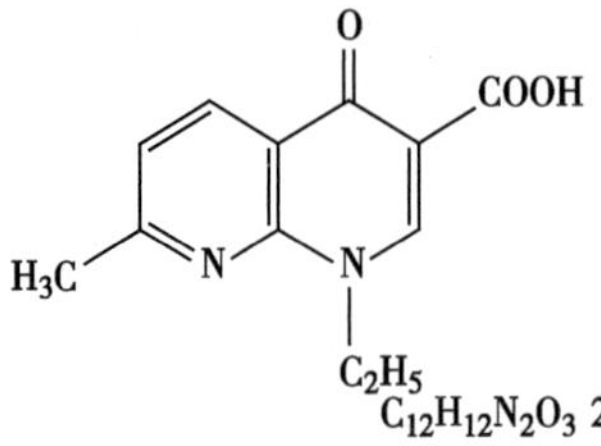 $C_{12}H_{12}N_2O_3$　232.08	为淡黄色结晶性粉末；几乎无臭，味微苦。 在三氯甲烷中溶解，在乙醇中微溶，在乙醚中极微溶解，在水中几乎不溶；在氢氧化钠或碳酸钠溶液中溶解。 熔点为 226~231℃
吡哌酸 pipemidic acid	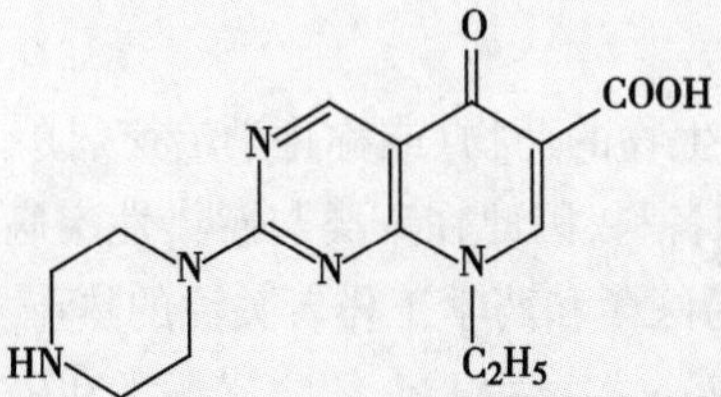 $C_{14}H_{17}N_5O_3 \cdot 3H_2O$　357.36	为微黄色至黄色结晶性粉末；无臭。 在甲醇中微溶，在水中极微溶解，在乙醇或乙醚中不溶；在冰醋酸或氢氧化钠试液中易溶
诺氟沙星 norfloxacin	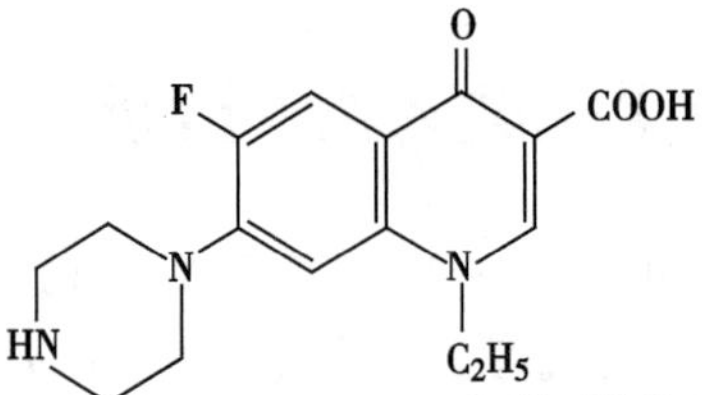 $C_{16}H_{18}FN_3O_3$　319.24	为类白色至淡黄色结晶性粉末；无臭；有引湿性。 在 N,N- 二甲基甲酰胺中略溶，在水或乙醇中极微溶解；在醋酸、盐酸或氢氧化钠溶液中易溶。 熔点为 218~224℃
环丙沙星 ciprofloxacin	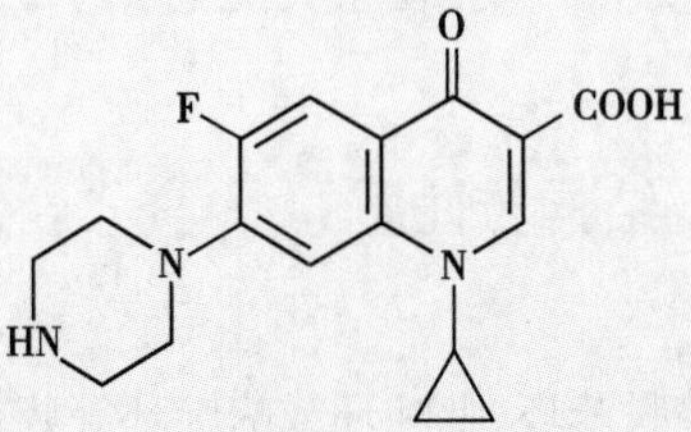 $C_{17}H_{18}FN_3O_3$　331.34	为白色至微黄色结晶性粉末；几乎无臭。 在醋酸中溶解，在乙醇中极微溶解，在水中几乎不溶
依诺沙星 enoxacin	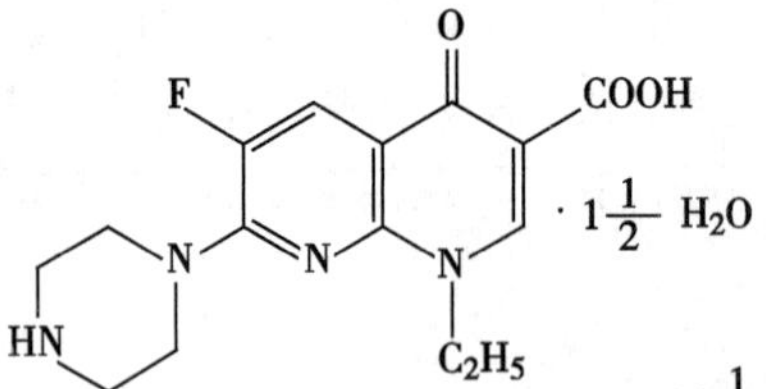 $C_{15}H_{17}FN_4O_3 \cdot 1\frac{1}{2}H_2O$　347.35	为类白色至微黄色结晶性粉末；无臭。 在甲醇中微溶，在乙醇中极微溶解，在水中不溶；在冰醋酸或氢氧化钠试液中易溶
氟罗沙星 fleroxacin	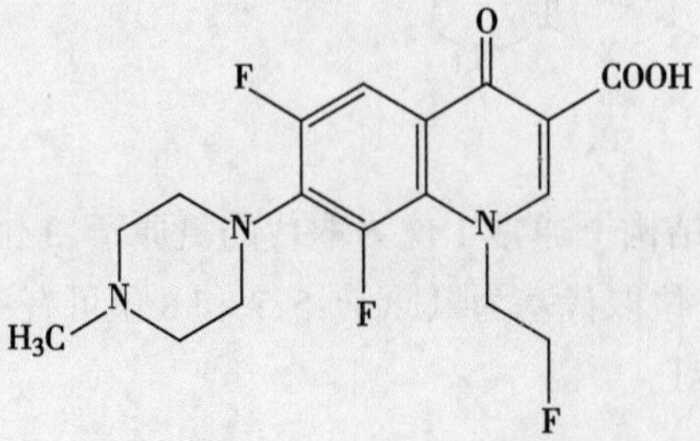 $C_{17}H_{18}F_3N_3O_3$　369.34	为白色至微黄色结晶性粉末；无臭。 在二氯甲烷中微溶，在甲醇中极微溶解，在水中极微溶解或几乎不溶，在乙酸乙酯中几乎不溶；在冰醋酸中易溶，在氢氧化钠试液中略溶

续表

药物名称	结构式/分子式/分子量	理化性质
洛美沙星 lomefloxacin	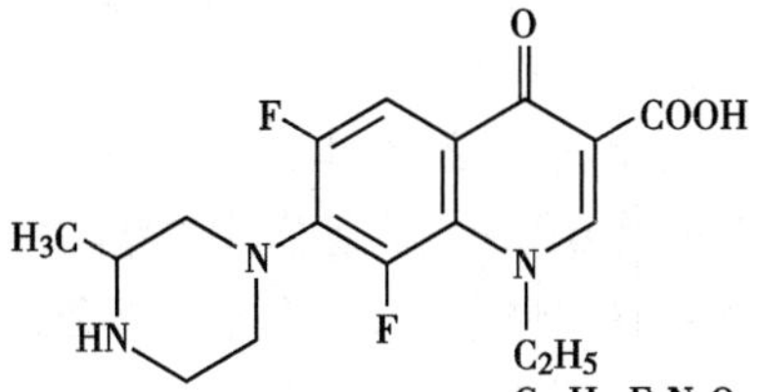 $C_{17}H_{19}F_2N_3O_3$ 351.83	为白色或类白色结晶性粉末；几乎无臭。 在水中微溶，在甲醇和乙醇中几乎不溶；在氢氧化钠试液中易溶，在稀盐酸中极微溶解
甲磺酸培氟沙星 pefloxacin mesylate	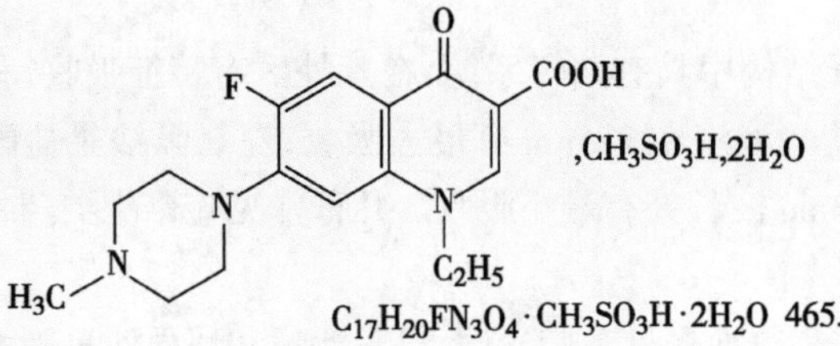 $C_{17}H_{20}FN_3O_4\cdot CH_3SO_3H\cdot 2H_2O$ 465.49	为白色至微黄色结晶性粉末。 在水中易溶，在乙醇中微溶，在二氯甲烷中极微溶解
左氧氟沙星 levofloxacin	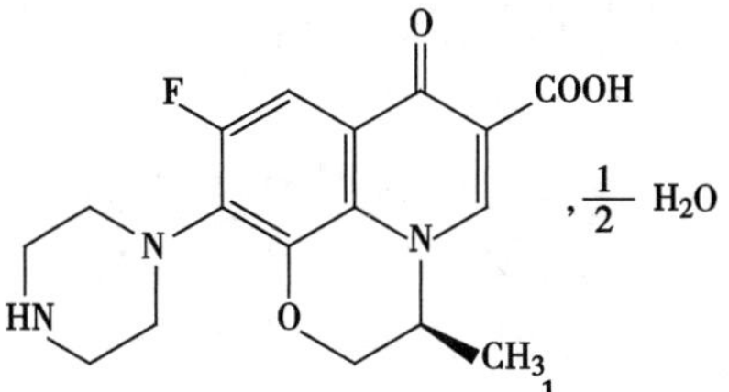 $C_{17}H_{18}FN_3O_4\cdot\frac{1}{2}H_2O$ 370.38	为类白色至淡黄色结晶性粉末；无臭。 在水中微溶，在乙醇中极微溶解，在乙醚中不溶，在冰醋酸中易溶；在 0.1mol/L 盐酸溶液中略溶
加替沙星 gatifloxacin	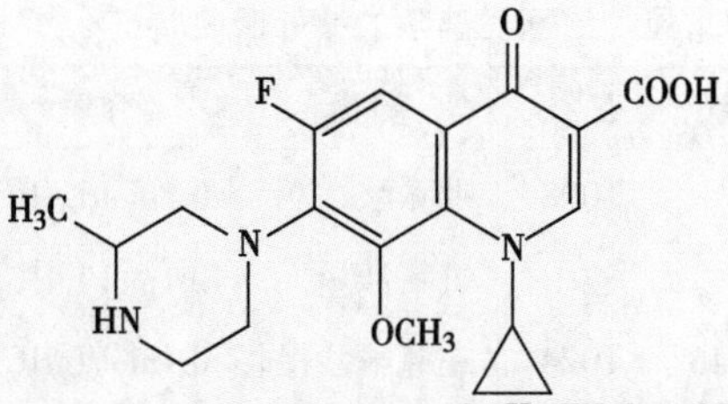 $C_{19}H_{22}FN_3O_4$ 375.16	为类白色或浅黄色结晶性粉末。 在水中几乎不溶，在甲醇中微溶，在乙醇中极微溶解；在 0.1mol/L 盐酸溶液中溶解
司帕沙星 sparfloxacin	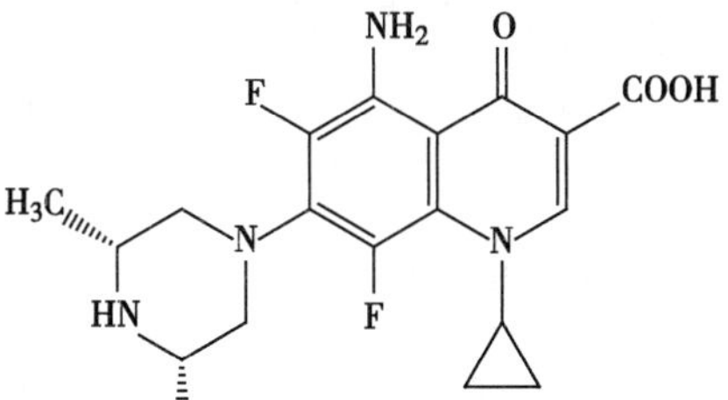 $C_{19}H_{22}F_2N_4O_3$ 392.41	为黄色结晶性粉末；无臭。 在乙腈、甲醇或乙酸乙酯中微溶，在乙醇中极微溶解，在水中几乎不溶；在 0.1mol/L 氢氧化钠溶液中溶解，在冰醋酸中略溶
莫西沙星 moxifloxacin	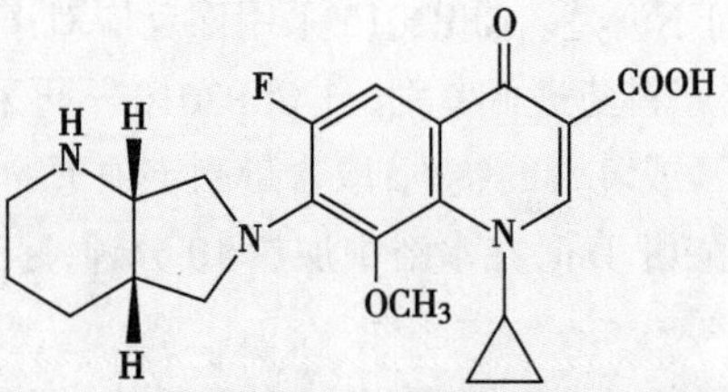 $C_{21}H_{24}FN_3O_4$ 401.18	为微黄色或黄色结晶性粉末。 在水中不溶，在乙醇中极微溶解，在石油醚中不溶；在 0.1mol/L 盐酸溶液中易溶

（二）主要理化性质

喹诺酮类药物一般为类白色或淡黄色结晶，如诺氟沙星为类白色至淡黄色结晶性粉末、环丙沙星为白色至微黄色结晶性粉末;具有一定的熔点,在空气中遇光色渐变深。

1. 酸碱两性 喹诺酮类药物分子中因含有羧基而显酸性,同时又含有碱性氮原子而显碱性,所以喹诺酮类药物显酸碱两性。如环丙沙星可与盐酸、乳酸成盐,也可与氢氧化钠反应生成钠盐。

2. 溶解性 在水和乙醇中的溶解度小,在碱性和酸性水溶液中有一定的溶解度,盐类在水中易溶。如诺氟沙星 25℃时在水中的溶解度约 0.027%,在乙醇中的溶解度约 0.076%。喹诺酮类药物成盐后可在水中溶解。如盐酸环丙沙星在水中溶解,在甲醇中微溶,在乙醇中极微溶解,在三氯甲烷中几乎不溶;氧氟沙星在冰醋酸或氢氧化钠试液中易溶,在 0.1mol/L 盐酸溶液中溶解。

3. 紫外吸收光谱特征 分子结构中具有共轭系统,在紫外区有特征吸收,利用此性质可进行鉴别或含量测定。如吡哌酸盐酸溶液在 275nm 有最大吸收;左氧氟沙星盐酸溶液在 226 与 294nm 波长处有最大吸收,在 263nm 波长处有最小吸收。几种常见喹诺酮类药物的紫外吸收特征见表 17-2。

4. 旋光性 光学单体药物左氧氟沙星具有旋光性,氧氟沙星和环丙沙星等无旋光性。

5. 分解反应 喹诺酮类抗菌药分子结构中的哌嗪基具有还原性,遇光易氧化,对患者会产生光毒性反应,因此应注意避光。

6. 与金属离子反应 分子结构中的 3、4 位为羧基和酮羰基的喹诺酮类药物极易和金属离子(如钙、镁、铁和锌离子等)形成螯合物,降低药物的抗菌活性。这类药物不宜和牛奶等含钙和铁离子的食物或药品同时服用。同时长时间使用会使体内的金属离子流失,尤其对妇女、老年人和儿童可引起缺钙、缺锌和贫血等副作用。

表 17-2   几种常见喹诺酮类药物的紫外吸收特征

药物	介质	λ_{max}(nm)	$E_{1cm}^{1\%}$	药物	介质	λ_{max}(nm)	$E_{1cm}^{1\%}$
诺氟沙星	0.1mol/L NaOH	273	1098	吡哌酸	0.1mol/L HCl	275	1630
司帕沙星	0.025mol/L NaOH	291	691	氧氟沙星	0.1mol/L HCl	226;294	918
依诺沙星	0.1mol/L NaOH	266;346	1024	左氧氟沙星	0.1mol/L HCl	226;294	918
洛美沙星	0.1mol/L HCl	287	975	甲磺酸培氟沙星	0.1mol/L HCl	277	1001
盐酸环丙沙星	0.1mol/L HCl	277	1278	氟罗沙星	0.1mol/L HCl	286;320	408

二、鉴 别 试 验

(一) 与丙二酸的反应

喹诺酮类药物为叔胺化合物,与丙二酸在酸酐中共热时有棕色、红色、紫色或蓝色呈现。此反应对叔胺有选择性,目前反应机制尚不清楚。ChP2015 采用该反应对诺氟沙星软膏和乳膏进行鉴别,ChP2005 也用该反应对吡哌酸原料药进行鉴别,自 ChP2010 不再采用该法鉴别吡哌酸。

示例 17-1   ChP2015 诺氟沙星软膏或乳膏的鉴别:取含量测定项下的供试品溶液 5ml,置水浴上蒸干,残渣中加丙二酸约 50mg 与酸酐 1ml,在水浴中加热 10 分钟,溶液显红棕色。

(二) 紫外 - 可见分光光度法

喹诺酮类药物的分子结构中具有共轭系统,在紫外区有特征吸收光谱,可以用来进行鉴别。ChP2015 利用紫外 - 可见分光光度法对多种喹诺酮类药物进行鉴别,如氧氟沙星制剂(片剂、胶囊、眼膏、滴眼液和滴耳液等)、司帕沙星制剂(片剂和胶囊)、吡哌酸原料药和制剂(片剂和胶囊)、左氧氟沙星原料药及制剂(片剂、滴眼剂)等。ChP2010 采用紫外 - 可见分光光度法对左氧氟沙

笔记

星原料药及片剂进行鉴别。ChP2005 采用紫外 - 可见分光光度法对吡哌酸原料药和制剂、氧氟沙星片剂等进行鉴别。

示例 17-2　ChP2015 左氧氟沙星原料药的鉴别：取本品适量，加 0.1mol/L 盐酸溶液溶解并稀释制成每 1ml 中约含 5μg 的溶液，照紫外 - 可见分光光度法（通则 0401）测定，在 226nm 与 294nm 的波长处有最大吸收，在 263nm 的波长处有最小吸收。

示例 17-3　ChP2015 司帕沙星片的鉴别：取供试品细粉适量，加 0.1% 氢氧化钠溶液使司帕沙星溶解并稀释制成每 1ml 中含司帕沙星约 7.5μg 的溶液，滤过，取续滤液，照紫外 - 可见分光光度法（通则 0401）测定，在 291nm 的波长处有最大吸收。

（三）薄层色谱法（TLC）

ChP2015 对氧氟沙星、诺氟沙星和氟罗沙星用本法鉴别。

示例 17-4　ChP2015 氟罗沙星的薄层色谱法鉴别：取本品与氟罗沙星对照品各适量，分别加二氯甲烷 - 甲醇（4：1）制成每 1ml 含 1mg 的溶液，作为供试品溶液与对照品溶液；另取氟罗沙星对照品与氧氟沙星对照品适量，加二氯甲烷 - 甲醇（4：1）制成每 1ml 含氟罗沙星 1mg 和氧氟沙星 1mg 的混合溶液，作为系统适用性试验溶液。吸取上述三种溶液各 2μl，分别点于同一硅胶 GF$_{254}$ 薄层板上，以乙酸乙酯 - 甲醇 - 浓氨溶液（5：6：2）为展开剂，展开，取出，晾干，置紫外光灯（254nm）下检视，系统适用性试验应显示两个清晰分离的斑点，供试品溶液所显主斑点的位置和荧光应与对照品溶液主斑点的位置和荧光相同。

自 ChP2010 起，薄层色谱鉴别法增加了系统适用性试验，使斑点的检测灵敏度、比移值（R_f）和分离效能符合规定。

（四）高效液相色谱法（HPLC）

利用高效液相色谱图中药物的保留时间可以对喹诺酮类药物进行鉴别。ChP2015 规定，在含量测定项下记录的色谱图中，供试品主峰的保留时间应与相应对照品主峰的保留时间一致。自 ChP2010 起，ChP 收载的喹诺酮类药物均采用高效液相色谱法进行鉴别。

（五）红外光谱法

利用喹诺酮类药物的红外特征吸收峰可对喹诺酮类药物进行鉴别。ChP2015 规定，喹诺酮类药物的红外光吸收图谱应与对照图谱一致。如盐酸环丙沙星的鉴别，供试品的红外光吸收图谱应与对照图谱一致（图 17-1）。

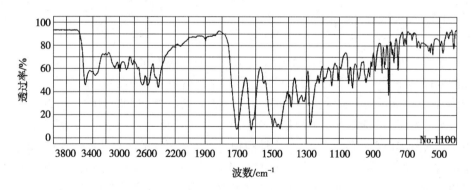

图 17-1　环丙沙星的红外光谱图

三、有关物质与检查

喹诺酮类药物有关物质的来源主要分为两个途径，一是工艺杂质，即生产中可能引入的起始原料、试剂、中间体、副产物和异构体等；二是降解产物，即药品在贮藏、运输、使用过程中由于自身性质不稳定而产生的各种杂质。ChP2015 检查喹诺酮类药物的有关物质主要采用 HPLC 法，如诺氟沙星、环丙沙星、氧氟沙星和左氧氟沙星的有关物质等采用 C$_{18}$ 柱，流动相梯度洗脱，紫外检测的方法;吡哌酸、氟罗沙星的有关物质采用 C_{18} 柱,流动相等度洗脱,紫外检测的方法。

氧氟沙星的工艺杂质主要为最后一步反应的中间体以及副产物。BP 和 EP 均收载了 6 个已知杂质(表 17-3),ChP2015 收载了 2 个已知杂质(杂质 A 和 E)。

表 17-3 氧氟沙星中的主要有关物质

有关物质的结构式	有关物质的名称
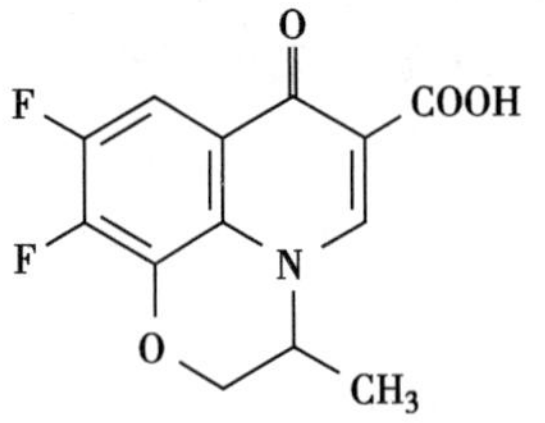	杂质 A.(3RS)-9,10-二氟-3-甲基-7-氧代-2,3-二氢-7H-吡啶并[1,2,3-de]-1,4-苯并噁嗪-6-羧酸
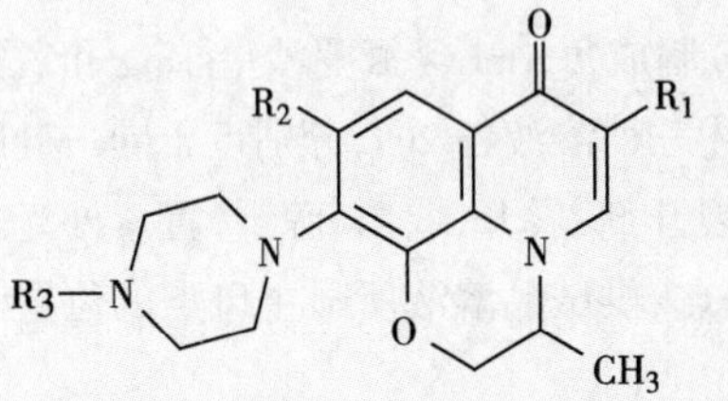	杂质 B. $R_1=H$,$R_2=F$,$R_3=CH_3$:9-氟-3-甲基-10-(4-甲基哌嗪-1-基)-7-氧-2,3-二氢-7H-吡啶[1,2,3-de]-1,4-苯并噁嗪 杂质 C. $R_1=COOH$,$R_2=H$,$R_3=CH_3$:3-甲基-10-(4-甲基哌嗪-1-基)-7-氧-2,3-二氢-7H-吡啶[1,2,3-de]-1,4-苯并噁嗪-6-羧酸 杂质 E. $R_1=COOH$,$R_2=F$,$R_3=H$:(3RS)-9-氟-3-甲基-7-氧代-10-(1-哌嗪基)-2,3-二氢-7H-吡啶[1,2,3-de]-1,4-苯并噁唑-6-羧酸
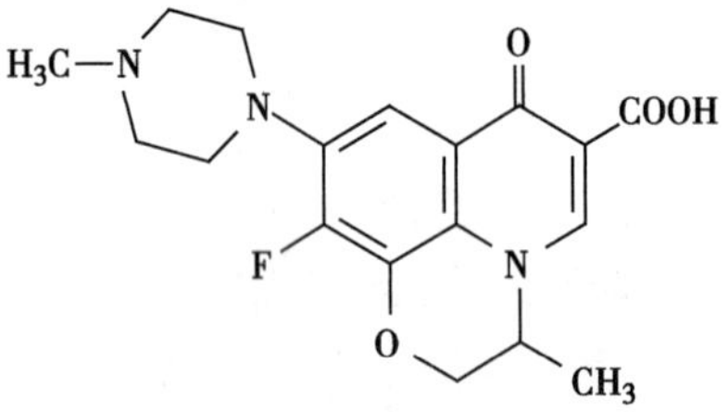	杂质 D. 10-氟-3-甲基-9-(4-甲基哌嗪-1-基)-7-氧-2,3-二氢-7H-吡啶[1,2,3-de]-1,4-苯并噁嗪-6-羧酸
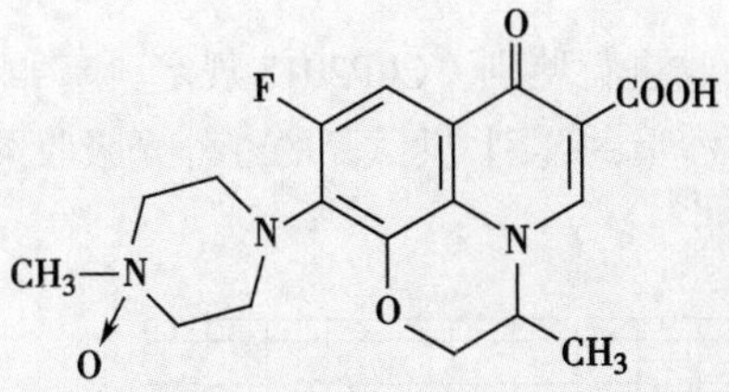	杂质 F. 4-[6-羧基-9-氟-3-甲基-7-氧-2,3-二氢-7H-吡啶[1,2,3-de]-1,4-苯并噁嗪-10-基]-1-甲基哌嗪-1-氧化物

左氧氟沙星为第四代喹诺酮类抗菌药物,是氧氟沙星的左旋光学异构体,其抗菌活性是外消旋体的数倍,抗菌谱广,抗菌作用强,可供口服和静脉给药。由于左氧氟沙星为氧氟沙星的左旋异构体,在其合成过程中必然会产生右旋光学异构体副产物。ChP2010 和 ChP2015 均规定了左氧氟沙星原料药中右氧氟沙星的限量(1.0%),可采用配合交换手性流动相法测定,其原理为将手性试剂添加到 HPLC 的流动相中,与手性药物生成一对可逆的非对映体配合物,根据配合物的稳定性、在流动相中的溶解性以及与固定相的键合力差异而在非手性固定相上实现分离。该法只能用于与过渡金属离子形成相应配合物的药物,常用的金属离子有 Cu^{2+}、Zn^{2+} 和 Ni^{2+} 等,配合剂有 L-脯氨酸和 D-苯丙氨酸等氨基酸。

示例 17-5 ChP2015 左氧氟沙星光学杂质(右氧氟沙星)的检查:取本品适量,加流动相溶解并稀释制成每 1ml 中含 1.0mg 的溶液,作为供试品溶液,精密量取适量,用流动相定量稀释制成每 1ml 中约含 10μg 的溶液,作为对照溶液。精密量取对照溶液适量,用流动相定量稀释制成每 1ml 中约含 0.5μg 的溶液,作为灵敏度溶液。用十八烷基硅烷键合硅胶为填充剂;以硫酸铜-D-苯丙氨酸溶液(取 D-苯丙氨酸 1.32g 与硫酸铜 1g,加水 1000ml 溶解后,用氢氧化钠试液调节 pH 值至 3.5)-甲醇(82:18)为流动相;柱温 40℃;检测波长为 294nm。取左氧氟沙星和氧氟沙星对照品各适量,加流动相溶解并定量稀释制成每1ml中约含左氧氟沙星1mg和氧氟沙星20μg的溶液,取20μl注入液相色谱仪,记录色谱图(图17-2),右氧氟沙星与左氧氟沙星依次流出,右、左旋异构体峰的分离度应符合要求。取灵敏度溶液20μl注入液相色谱仪,主成分色谱峰峰高的信噪比应大于10。再精密量取供试品溶液和对照溶液各20μl,分别注入液相色谱仪,记录色谱图,供试品溶液色谱图中右氧氟沙星峰面积不得大于对照溶液主峰面积(1.0%)。

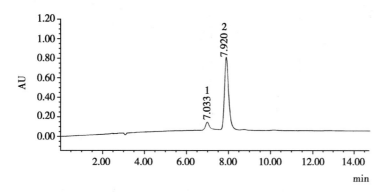

图 17-2 左氧氟沙星中的光学异构体分离典型图谱

1. 右氧氟沙星;2. 左氧氟沙星

ChP2015 和 ChP2010 相比,左氧氟沙星光学杂质(右氧氟沙星)的 HPLC 检查增加了灵敏度试验。

ChP2015 收载了盐酸环丙沙星的 6 个已知杂质,采用 HPLC 法检查有关物质。

示例 17-6 ChP2015 环丙沙星中有关物质的检查:取供试品约 25mg,精密称定,加 7% 磷酸溶液 0.2ml 溶解后,用流动相 A 定量稀释制成每 1ml 中约含 0.5mg 的溶液,作为供试品溶液;精密量取适量,用流动相 A 定量稀释制成每 1ml 中约含 1μg 的溶液,作为对照溶液。精密量取对照溶液适量,用流动相定量稀释制成每 1ml 中约含 0.5μg 的溶液,作为灵敏度溶液。另精密称取杂质 A 对照品约为 15mg,置 100ml 量瓶中,加 6mol/L 氨溶液 0.6ml 与水适量溶解,用水稀释至刻度,摇匀,精密量取 1ml,置 100ml 量瓶中,用流动相 A 稀释至刻度,摇匀,作为杂质 A 对照溶液。用十八烷基硅烷键合硅胶为填充剂;流动相 A 为 0.025mol/L 磷酸溶液 - 乙腈(87 : 13)(用三乙胺调节 pH 3.0 ± 0.1),流动相 B 为乙腈,梯度洗脱,流速为每分钟 1.5ml。取氧氟沙星对照品、环丙沙星对照品和杂质 I 对照品各适量,加流动相 A 溶解并稀释制成每 1ml 中约含氧氟沙星 5μg、环丙沙星 0.5mg 和杂质 I 10μg 的混合溶液,取 20μl 注入液相色谱仪,以 278nm 为检测波长,记录色谱图,环丙沙星的保留时间约 12 分钟。氧氟沙星峰与环丙沙星峰和环丙沙星峰与杂质 I 峰的分离度均应符合要求。取灵敏度溶液 20μl 注入液相色谱仪,以 278nm 为检测波长,记录色谱图,主成分色谱峰峰高的信噪比应大于 10。精密量取供试品溶液、对照溶液和杂质 A 对照品溶液各 20μl,分别注入液相色谱仪,以 278262nm 和 262nm 为检测波长,记录色谱图,杂质 E、杂质 B、杂质 C、杂质 I 和杂质 D 峰的相对保留时间分别约为 0.3、0.6、0.7、1.1 和 1.2。供试品溶液色谱图中(图 17-3)如有杂质峰,杂质 A(262nm 检测)按外标法以峰面积计算,不得过 0.3%;杂质 B、C、D 和 E(278nm 检测)按校正后的峰面积计算(分别乘以校正因子 0.7、0.6、1.4 和 6.7),均不得大于对照溶液主峰面积(0.2%);其他单个杂质(278nm 检测)峰面积不得大于对照溶液主峰面积(0.2%),各杂质(278nm 检测)校正后的峰面积的和不得大于对照溶液主峰面积的 2.5 倍(0.5%)。供试品溶液色谱图中任何小于灵敏度溶液主峰面积的峰可忽略不计。其梯度洗脱见表17-4。

ChP2015 和 ChP2010 相比,环丙沙星中有关物质的 HPLC 检查增加了灵敏度试验。

杂质 A:7- 氯 -1- 环丙基 -6- 氟 -4- 氧代 -1,4- 二氢喹啉 -3- 羧酸;

笔记

杂质 B:1- 环丙基 -4- 氧代 -7-(1- 哌嗪基)- 二氢喹啉 -3- 羧酸;

杂质 C:7-[(2- 氨乙基) 氨基]-1- 环丙基 -6- 氟 -4- 氧代 -1,4- 二氢喹啉 -3- 羧酸;

杂质 D:7- 氯 -1- 环丙基 -4- 氧代 -6-(1- 哌嗪基)-1,4- 二氢喹啉 -3- 羧酸;

杂质 E:1- 环丙基 -6- 氟 -7-(1- 哌嗪基)-4-(1H) 喹啉酮;

杂质 I:1- 环丙基 -7- 氯 -6-[(2- 氨乙基) 氨基]-4- 氧代 -1,4- 二氢喹啉 -3- 羧酸。

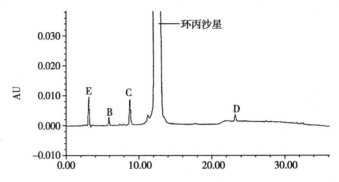

图 17-3　环丙沙星中有关物质的分离图谱

主峰为环丙沙星峰;B、C、D 和 E 为有关物质峰

表 17-4　梯度洗脱表

时间(min)	流动相 A(%)	流动相 B(%)	时间(min)	流动相 A(%)	流动相 B(%)
0	100	0	54	100	0
16	100	0	65	100	0
53	40	60			

四、含 量 测 定

自发现第一个喹诺酮类药物萘啶酸以来,喹诺酮类药物的含量测定方法国内外文献报道较多,有酸碱滴定法、非水溶液滴定法、四苯硼钠法、荧光分光光度法、紫外 - 可见分光光度法、毛细管电泳法和高效液相色谱法等,目前《中国药典》主要采用非水溶液滴定法、紫外 - 可见分光光度法和高效液相色谱法等。

（一）非水溶液滴定法

喹诺酮类药物具有酸碱两性的性质,而且大部分的该类药物为疏水性,在 pH 6~8 范围内的水溶性较差,不能在水溶液中直接滴定。用非水溶剂将供试品溶解,在溶剂的作用下增强了弱碱(酸)的强度,从而在非水介质中进行滴定,其中以碱量法最常用。

示例 17-7　ChP2015 吡哌酸原料药含量的测定:取供试品约 0.2g,精密称定,加冰醋酸 20ml 溶解后,加结晶紫指示液 1 滴,用高氯酸滴定液(0.1mol/L)滴定至溶液显纯蓝色,并将滴定的结果用空白试验校正。每 1ml 高氯酸滴定液(0.1mol/L)相当于 30.33mg 的 $C_{14}H_{17}N_5O_3$。

（二）紫外 - 可见分光光度法

喹诺酮类药物的分子结构中具有共轭系统,在紫外区具有特征性吸收。同时它们又具有酸碱两性特征,在碱性或酸性溶液中皆可溶解,并且稳定性良好。因此,可利用吸收系数法或对照品对照法进行含量测定。具有灵敏度高、精密度好的特点,可用于本类药物原料药及其制剂的含量测定。

示例 17-8　ChP2015 吡哌酸片含量的测定:取供试品 10 片,精密称定,研细,精密称取适量(约相当于 $C_{14}H_{17}N_5O_3 \cdot 3H_2O$ 0.2g),置 500ml 量瓶中,加 0.01mol/L 盐酸溶液适量,超声使吡哌酸溶

笔记

解并稀释至刻度,摇匀,滤过,精密量取续滤液 2ml,置 250ml 量瓶中,用 0.01mol/L 盐酸溶液稀释至刻度,摇匀,在 275nm 的波长处测定吸光度;另精密称取吡哌酸对照品适量,加 0.01mol/L 盐酸溶液溶解并定量稀释制成每 1ml 中约含 $C_{14}H_{17}N_5O_3 \cdot 3H_2O$ 3μg 的溶液,同法测定。计算出供试品中 $C_{14}H_{17}N_5O_3 \cdot 3H_2O$ 的含量。

示例 17-9 ChP2015 诺氟沙星乳膏含量的 UV 测定:精密称取供试品适量(约相当于诺氟沙星 5mg),置分液漏斗中,加三氯甲烷 15ml,振摇后,用氯化钠饱和的 0.1% 氢氧化钠溶液 25ml、20ml、20ml 和 10ml 分次提取,合并提取液,置 100ml 量瓶中,加 0.1% 氢氧化钠溶液稀释至刻度,摇匀,滤过,精密量取续滤液 10ml,用 0.4% 氢氧化钠溶液定量稀释制成每 1ml 中约含诺氟沙星 5μg 的溶液,在 273nm 的波长处测定吸光度;另取诺氟沙星对照品适量,精密称定,加 0.4% 氢氧化钠溶液溶解并定量稀释制成每 1ml 中约含 5μg 的溶液,同法测定,计算,即得。

(三) 高效液相色谱法

近年来,各国药典中采用 HPLC 法对喹诺酮类药物的含量和有关物质进行测定的比例不断增加。ChP2015 对所收载的喹诺酮类药物原料药(吡哌酸除外)均采用 HPLC 法进行含量测定。喹诺酮类药物是具有氨基和羧基的两性化合物,能在水溶液中解离。用常规高效液相色谱法单独以乙腈-水或甲醇-水为流动相洗脱时,常出现色谱峰滞后、拖尾严重、对称性差、分离度低和保留值不稳定等问题。采用离子抑制或离子对色谱等技术可克服上述缺点,所用的离子对试剂主要为戊烷磺酸钠、枸橼酸钠和高氯酸钠等。与 ChP2010 相比,ChP2015 对喹诺酮类药物的 HPLC 测定方法进行了较多改进。

示例 17-10 ChP2015 戊烷磺酸钠离子对 HPLC 测定盐酸洛美沙星的含量。

色谱条件与系统适用性试验:用十八烷基硅烷键合硅胶为填充剂;以戊烷磺酸钠溶液(戊烷磺酸钠 1.5g,磷酸二氢铵 3.5g,加水 950ml 使溶解,用磷酸调节 pH 至 3.0,用水稀释至 1000ml)-甲醇(65:35)为流动相,流速为每分钟 1.2ml,检测波长为 287nm。取有关物质项下系统适用性溶液 20μl 注入液相色谱仪,洛美沙星的保留时间约为 9 分钟,相对保留时间约 0.8 处的杂质峰与洛美沙星峰间的分离度应大于 2.0,洛美沙星峰与相对保留时间 1.1 处杂质峰间的分离度应符合要求。

测定法:取供试品适量,精密称定,加流动相溶解并定量稀释制成每 1ml 中约含洛美沙星 0.1mg 的溶液,作为供试品溶液,精密量取 20μl 注入液相色谱仪,记录色谱图;另取洛美沙星对照品,同法测定。按外标法以峰面积计算供试品中洛美沙星($C_{17}H_{19}F_2N_3O_3$)的含量。

示例 17-11 ChP2015 高氯酸钠离子对 HPLC 测定左氧氟沙星的含量。

色谱条件与系统适用性试验:用十八烷基硅烷键合硅胶为填充剂;以醋酸铵高氯酸钠溶液(取醋酸铵 4.0g 和高氯酸钠 7.0g,加水 1300ml 使溶解,用磷酸调节 pH 至 2.2)-乙腈(85:15)为流动相;检测波长为 294nm。称取左氧氟沙星对照品、环丙沙星对照品和杂质 E 对照品各适量,加 0.1mol/L 盐酸溶液溶解并稀释制成每 1ml 中约含左氧氟沙星 0.1mg、环丙沙星和杂质 E 各 5μg 的混合溶液,取 10μl 注入液相色谱仪,记录色谱图,左氧氟沙星峰的保留时间约为 15 分钟,左氧氟沙星峰与杂质 E 峰和左氧氟沙星与环丙沙星峰的分离度应分别大于 2.0 与 2.5。

测定法:取供试品约 50mg,精密称定,置 50ml 量瓶中,加 0.1mol/L 盐酸溶液溶解并定量稀释至刻度,摇匀,精密量取 5ml,置 50ml 量瓶中,用 0.1mol/L 盐酸溶液稀释至刻度,摇匀,作为供试品溶液,精密量取 10μl 注入液相色谱仪,记录色谱图;另精密称取左氧氟沙星对照品适量,加 0.1mol/L 盐酸溶液溶解并定量稀释制成每 1ml 中含 0.1mg 的溶液,同法测定,按外标法以峰面积计算供试品中 $C_{18}H_{20}FN_3O_4$ 的量。

笔记

第二节   磺胺类药物

磺胺药（sulfonamide，sulfa-drugs）简称磺胺，是一类具有对氨基苯磺酰胺基结构的药物，其抗菌谱较广，对多数球菌及某些杆菌有抑制作用。可用于治疗流行性脑炎、脊髓膜炎、上呼吸道、泌尿道、肠道及其他部位的细菌性感染。磺胺类药物的发现开创了化学治疗的新纪元，使病死率很高的细菌性传染病得到了控制。

一、结构与性质

（一）典型药物与结构与特点

磺胺类药物的母体为对氨基苯磺酰胺，将磺酰氨基的氮原子称为 N_1，芳伯胺基的氮原子称为 N_4。磺胺类药物的结构通式为：

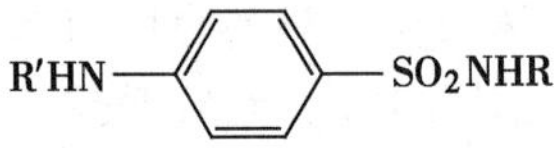

$$R'HN-\text{⟨苯环⟩}-SO_2NHR$$

常见的磺胺类药物有磺胺嘧啶、磺胺异噁唑、磺胺甲噁唑、磺胺多辛和磺胺醋酰钠等，其结构式与理化性质见表 17-5。

表 17-5   磺胺类药物的结构与理化性质

药物名称	结构式 / 分子式 / 分子量	理化性质
磺胺嘧啶 sulfadiazine	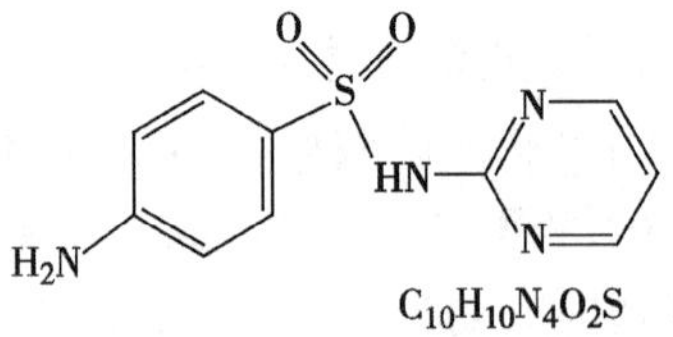 $C_{10}H_{10}N_4O_2S$ 250.28	为白色或类白色结晶或粉末；无臭；遇光色渐变暗。在乙醇或丙酮中微溶，在水中几乎不溶；在氢氧化钠试液或氨试液中易溶，在稀盐酸中溶解。熔点为 126~127℃
磺胺甲噁唑 sulfamethoxazole	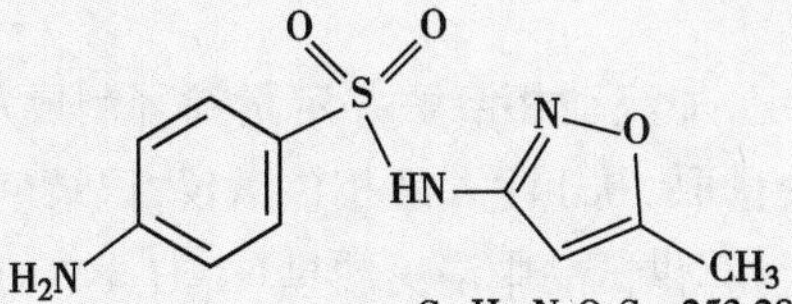 $C_{10}H_{11}N_3O_3S$ 253.28	为白色结晶性粉末；无臭。在水中几乎不溶；在稀盐酸、氢氧化钠试液或氨试液中易溶。熔点为 168~172℃
磺胺多辛 sulfadoxine	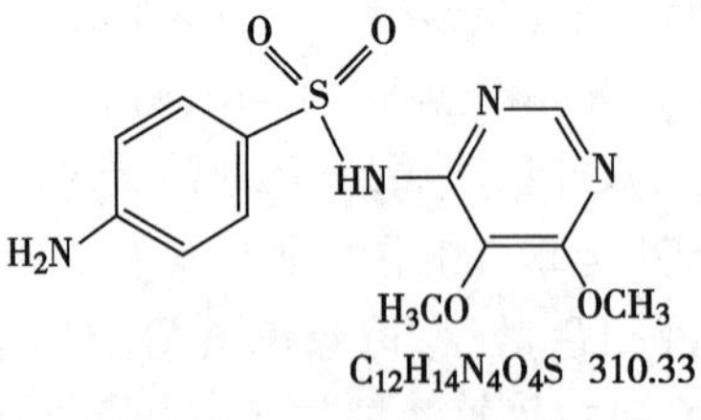 $C_{12}H_{14}N_4O_4S$ 310.33	为白色或类白色结晶性粉末；无臭或几乎无臭；遇光渐变色。在丙酮中略溶，在乙醇中微溶，在水中几乎不溶；在稀盐酸或氢氧化钠溶液中易溶。熔点为 195~200℃
磺胺异噁唑 sulfafurazole	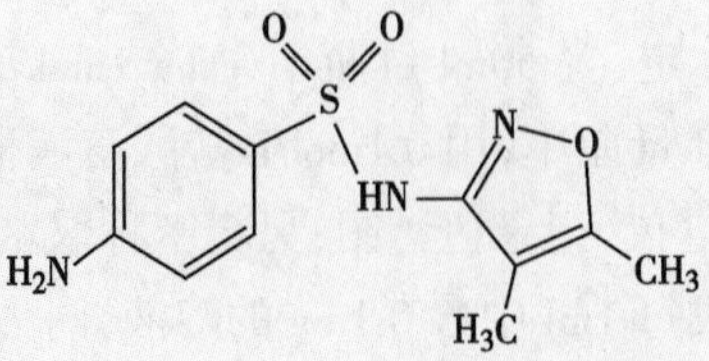 $C_{11}H_{13}N_3O_3S$ 267.30	为白色至微黄色结晶性粉末；无臭。在甲醇中溶解，在乙醇中略溶，在水中几乎不溶；在稀盐酸或氢氧化钠溶液中溶解。熔点为 192~197℃，熔融时同时分解

续表

药物名称	结构式 / 分子式 / 分子量	理化性质
磺胺嘧啶锌 sulfadiazine zinc	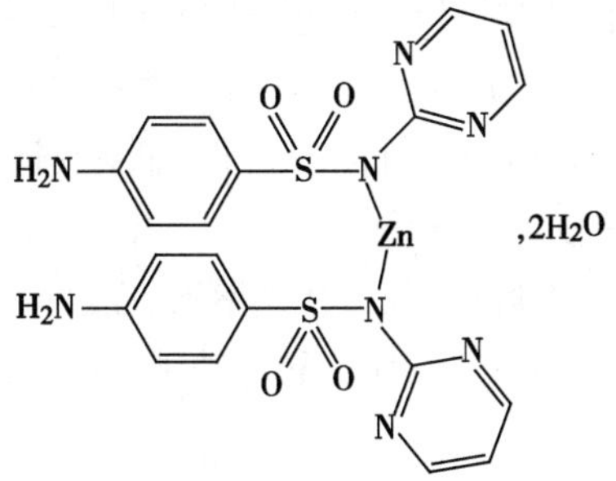 $C_{20}H_{18}N_8O_4S_2Zn \cdot 2H_2O$ 599.94	为白色或类白色结晶性粉末；无臭；遇光或热易变质。 在水、乙醇、三氯甲烷或乙醚中不溶；在稀盐酸中溶解，在稀硫酸中微溶
磺胺嘧啶钠 sulfadiazine sodium	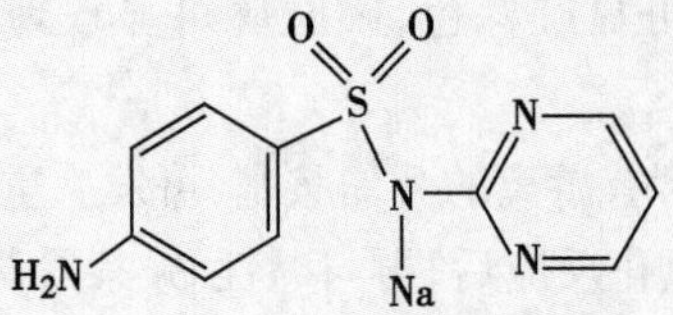 $C_{10}H_9N_4NaO_2S$ 272.26	为白色结晶性粉末；无臭；遇光色渐变暗；久置潮湿空气中，即缓缓吸收二氧化碳而析出磺胺嘧啶。 在水中易溶，在乙醇中微溶
磺胺嘧啶银 sulfadiazine silver	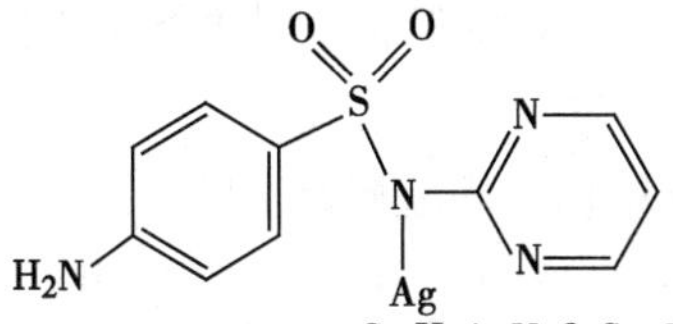 $C_{10}H_9AgN_4O_2S$ 357.14	为白色或类白色结晶性粉末；遇光或遇热易变质。 在水、乙醇、三氯甲烷或乙醚中均不溶；在氨试液中溶解
磺胺醋酰钠 sulphacetamide sodium	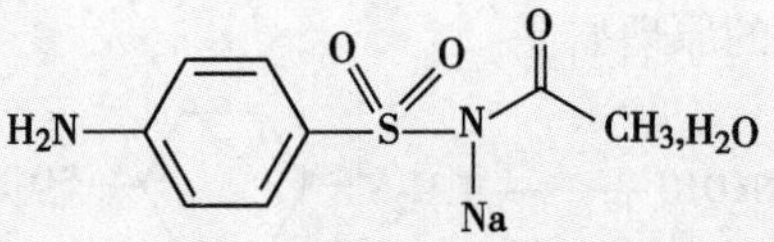 $C_8H_{10}N_2NaO_4S \cdot H_2O$ 254.24	为白色结晶性粉末；无臭。 在水中易溶，在乙醇中略溶
醋酸磺胺米隆 mafenide acetate	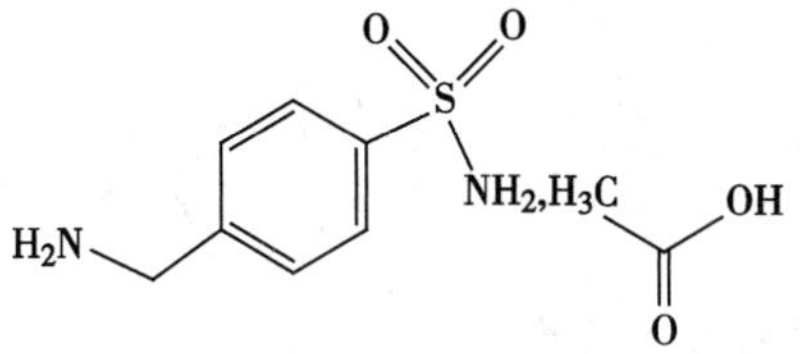 $C_7H_{10}N_2O_2S \cdot C_2H_4O_2$ 246.29	为白色至淡黄色结晶或结晶性粉末；有醋酸臭。 在水中易溶。 熔点为 163~167℃
柳氮磺吡啶 sulfasalazine	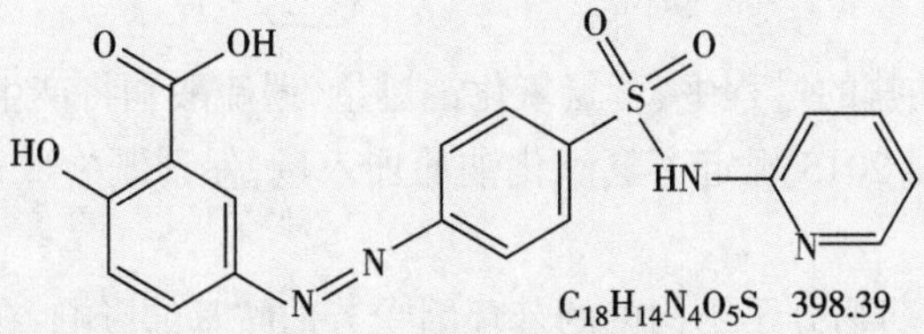 $C_{18}H_{14}N_4O_5S$ 398.39	为暗黄色至棕黄色粉末；无臭。 在乙醇中极微溶解，在水中几乎不溶；在氢氧化钠试液中易溶

目前，磺胺类药物的分类方法有 3 种，分别是按 N_1 和 N_4 上取代基的不同分类、按作用时间长短分类和按作用部位分类。按作用时间长短可分为长效磺胺，如磺胺甲噁唑；中效磺胺，如磺胺嘧啶；短效磺胺，如磺胺异噁唑。按作用部位可分为肠道磺胺，如磺胺脒；眼部磺胺，如磺胺醋酰钠等。

（二）主要理化性质

磺胺类药物多为白色或类白色结晶性粉末，如磺胺嘧啶为白色或类白色结晶或粉末、磺胺多辛为白色或类白色结晶、磺胺甲噁唑为白色结晶性粉末、醋酸磺胺米隆为白色至淡黄色结晶或结晶性粉末；具有一定的熔点，如磺胺嘧啶的熔点为 126~127℃、磺胺甲噁唑的熔点为

笔记

158~160℃。

1. 具有酸碱两性　磺胺类药物显酸碱两性(例外:磺胺脒仅呈碱性,磺胺仅呈极弱的酸性,在水中不易与碱成盐),碱性来源于芳伯胺基,酸性来源于磺酰胺基,可溶于酸性或碱性溶液(氢氧化钠和碳酸钠溶液)。但由于其酸性小于碳酸的酸性(磺胺类药物的 pK_a 一般为 7~8,碳酸的 pK_a 为 6.37),所以其钠盐的水溶液遇 CO_2 会析出沉淀。因此,配制其钠盐的注射剂时要避免与酸性药物配伍。

2. 溶解性　在水中几乎不溶,溶于稀盐酸或氢氧化钠溶液,在乙醇、丙酮中略溶或微溶。如磺胺嘧啶在乙醇或丙酮中微溶,在水中几乎不溶;在氢氧化钠试液或氨试液中易溶,在稀盐酸中溶解。

3. 熔融变色　不同的磺胺类药物以直火加热熔融后,可呈现不同的颜色,产生不同的分解产物。如磺胺可显紫蓝色,磺胺嘧啶可显红棕色,磺胺脒可显玫瑰紫色,磺胺醋酰可显棕色等。

4. 芳伯胺基反应　磺胺类药物一般含有游离的芳伯胺基,可发生重氮化-偶合反应。该类药物在酸性条件下可与亚硝酸钠发生重氮化反应后,再与碱性 β-萘酚偶合,产生橙黄色或猩红色的偶氮化合物沉淀。ChP2015 利用该性质对磺胺类药物进行鉴别。另外,由于芳伯胺基的存在使得磺胺类药物易被氧化变色,在日光和重金属离子等催化下氧化反应能加速进行。因此,该类药物必须避光、密封保存。

5. 磺酰氨基的反应　磺胺类药物分子结构中磺酰氨基上的氢原子比较活泼,可被金属离子(如银、铜、钴等离子)取代,生成不同颜色的金属盐沉淀。ChP2015 利用与硫酸铜的反应对磺胺类药物进行鉴别。

磺胺类药物与铜盐反应形成沉淀的原理如下:

$$H_2N \!-\!\!\bigcirc\!\!-\! SO_2NHR + NaOH \longrightarrow H_2N \!-\!\!\bigcirc\!\!-\! SO_2NR \underset{Na}{|} + H_2O$$

$$2H_2N \!-\!\!\bigcirc\!\!-\! SO_2NR \underset{Na}{|} + CuSO_4 \longrightarrow \begin{array}{c} H_2N \!-\!\!\bigcirc\!\!-\! SO_2NR \\ Cu \\ H_2N \!-\!\!\bigcirc\!\!-\! SO_2NR \end{array} \downarrow + Na_2SO_4$$

注意事项:该反应在生成钠盐的过程中,若氢氧化钠过量,遇硫酸铜将产生蓝色的氢氧化铜沉淀,导致实验失败。因此,ChP2015 规定了氢氧化钠的加入量,保证既生成钠盐,又不使氢氧化钠过量。

6. 苯环上的反应　磺胺类药物分子结构中的苯环因受芳伯胺基的影响,在酸性条件下可发生卤代反应,如易发生溴代反应,生成白色或黄白色的溴化物沉淀。如磺胺、磺胺脒、磺胺醋酰等可生成二溴取代物沉淀。

$$H_2N \!-\!\!\bigcirc\!\!-\! SO_2\text{-}NH\text{-}(\text{pyrimidine}) + 3Br_2 \longrightarrow \underset{Br}{\overset{Br}{H_2N \!-\!\!\bigcirc\!\!-\! SO_2}}\text{-}NH\text{-}(\text{pyrimidine})Br \downarrow + 3HBr$$

7. N_1 和 N_4 上取代基的反应　主要是 N_1 上取代基的反应,取代基为含氮杂环的磺胺类药物在酸性溶液中与生物碱沉淀剂(如苦味酸试液、碘试液、碘化汞钾试液等)反应生成沉淀,可用作鉴别反应。

二、鉴别试验

(一) 金属离子的取代反应

磺胺类药物在碱性溶液中可生成钠盐,这些钠盐与铜、银和钴等金属离子反应生成金属取代物的沉淀。常用的金属盐为硫酸铜,铜盐沉淀的颜色随 N_1 取代基的不同而异,有的还伴有颜色变化过程。这些颜色及其变化常被用作磺胺类药物的鉴别和初步的区分反应。

磺胺甲噁唑的铜盐沉淀为草绿色;磺胺异噁唑的铜盐为淡棕色,放置后,析出暗绿色的絮状沉淀(与磺胺甲噁唑相区别);磺胺嘧啶的铜盐沉淀为黄绿色,放置后变为紫色;磺胺多辛的铜盐沉淀为黄绿色,放置后变为淡蓝色(与磺胺二甲嘧啶相区别);磺胺醋酰钠的铜盐沉淀为蓝绿色。

示例 17-12 ChP2015 磺胺甲噁唑与铜盐反应的鉴别:取本品约 0.1g,加水与 0.4% 氢氧化钠溶液各 3ml,振摇使溶解,滤过,取滤液,加硫酸铜试液 1 滴,即生成草绿色沉淀(与磺胺异噁唑的区别)。

示例 17-13 ChP2015 磺胺异噁唑与铜盐反应的鉴别:取本品约 0.1g,加水与 0.1mol/L 氢氧化钠溶液各 3ml,振摇使溶解,滤过,取部分滤液,加硫酸铜试液 1 滴,即显淡棕色,放置后,析出暗绿色絮状沉淀(与磺胺甲噁唑的区别)。

示例 17-14 ChP2015 磺胺嘧啶与铜盐反应的鉴别:取本品约 0.1g,加水与 0.4% 氢氧化钠溶液各 3ml,振摇使溶解,滤过,取滤液,加硫酸铜试液 1 滴,即生成黄绿色沉淀,放置后变为紫色。

(二) 芳香第一胺反应

磺胺嘧啶、磺胺异噁唑、磺胺甲噁唑和磺胺多辛均具有芳伯胺基,在酸性溶液中可与亚硝酸钠作用形成重氮盐;重氮盐遇碱性 β- 萘酚发生偶合反应,生成橙黄色至猩红色沉淀。ChP2015 规定采用芳香第一胺反应鉴别此类药物。反应式如下:

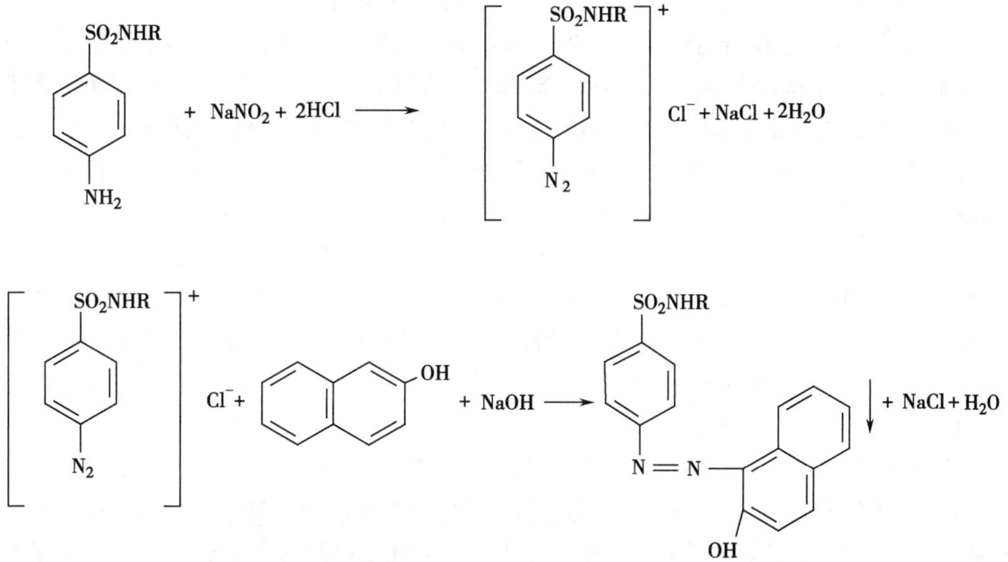

ChP2015 规定芳香第一胺类反应的条件为取供试品约 50mg,加稀盐酸 1ml,必要时缓缓煮沸使溶解,放冷,加 0.1mol/L 亚硝酸钠溶液数滴,滴加碱性 β- 萘酚试液数滴,视供试品不同,生成橙黄色至猩红色沉淀。

(三) 钠盐反应

磺胺嘧啶钠为 N-2- 嘧啶基 -4- 氨基苯磺酰胺钠盐、磺胺醋酰钠为 N-[(4- 氨基苯基) 磺酰基]

乙酰胺钠盐,可利用钠盐反应鉴别磺胺嘧啶钠和磺胺醋酰钠。ChP2015规定钠盐反应:方法一,取铂丝,用盐酸湿润后,在无色火焰中燃烧,火焰即显鲜黄色。方法二,取供试品约100mg,置10ml试管中,加水2ml溶解,加15%碳酸钾溶液2ml,加热至沸,不得有沉淀生成;加焦锑酸钾试液4ml,加热至沸,置冰水中冷却,必要时,用玻璃棒擦拭管内壁,应有致密的沉淀生成。

(四) 红外光谱法

利用红外光谱具有指纹性的特点,ChP2015对所收载的磺胺类药物采用红外光谱法作为鉴别方法之一。

磺胺类药物具有相近的基本母核,它们的红外光谱特征吸收峰也十分相似:在3500~3300cm^{-1}区间有氨基的两个伸缩振动峰;在1650~1600cm^{-1}区间有一个较强的氨基面内弯曲振动峰;在1600~1450cm^{-1}区间有苯环的骨架振动峰;在1350和1150cm^{-1}附近有两个强的吸收峰,此为磺酰基的特征峰;在900~650cm^{-1}区间有苯环芳氢的面外弯曲振动峰;磺胺类药物为对位二取代苯,在850~800cm^{-1}区间有一个强的特征峰。磺胺异噁唑、磺胺甲噁唑、磺胺多辛、磺胺嘧啶、磺胺嘧啶钠、磺胺嘧啶锌、磺胺嘧啶银、磺胺醋酰钠、醋酸磺胺米隆和柳氮磺吡啶等ChP2015采用此法进行鉴别。

(五) 高效液相色谱法(HPLC)

利用供试品主峰与对照品主峰保留时间的一致性进行鉴别,如ChP2015收载的复方磺胺嘧啶片和复方磺胺甲噁唑制剂(片剂、混悬液、注射液、胶囊或颗粒)等采用HPLC法进行鉴别。

三、有关物质与检查

磺胺类药物大多需要进行酸度、碱性溶液的澄清度与颜色、氯化物等一般杂质的检查,还需要进行有关物质的检查。磺胺类药物的有关物质检查一般采用TLC法。

示例17-15　ChP2015复方磺胺甲噁唑(磺胺甲噁唑和甲氧苄啶的灭菌水溶液)注射液中磺胺、对氨基苯磺酸和甲氧苄啶降解产物的TLC检查(杂质对照品法)。

磺胺和对氨基苯磺酸:精密量取注射液1ml(相当于磺胺甲噁唑0.2g),置20ml量瓶中,加1%氨水的无水乙醇-甲醇混合溶液(95:5)稀释至刻度,摇匀,作为供试品溶液;另取磺胺甲噁唑对照品、磺胺对照品与对氨基苯磺酸对照品各适量,精密称定,加1%氨水的无水乙醇-甲醇混合溶液(95:5)溶解,并分别稀释制成每1ml含磺胺甲噁唑10mg、磺胺0.05mg与对氨基苯磺酸0.03mg的溶液,作为对照品溶液(1)、(2)和(3)。吸取上述四种溶液各10μl,分别点于同一硅胶GF$_{254}$薄层板上,以无水乙醇-甲醇-正庚烷-三氯甲烷-冰醋酸(28.5:1.5:30:30:10)为展开剂,展开后,晾干,先置紫外光灯(254nm)下检视,再喷以对二甲氨基苯甲醛溶液(0.1%对二甲氨基苯甲醛的乙醇溶液100ml,加入盐酸1ml制成)显色后,立即检视。供试品溶液如显与磺胺对照品和对氨基苯磺酸对照品相应的杂质斑点,其颜色与对照品溶液(2)、(3)的主斑点比较,不得更深。

甲氧苄啶降解产物:精密量取注射液1ml(相当于甲氧苄啶40mg),置50ml离心管中,加0.06mol/L盐酸溶液15ml,摇匀,加三氯甲烷15ml,振摇30秒钟,高速离心3分钟。转移水层置125ml分液漏斗中,三氯甲烷层再用0.06mol/L盐酸溶液15ml提取,合并水层。加入10%氢氧化钠溶液2ml,分别用三氯甲烷20ml提取3次,合并三氯甲烷层,氮气吹干,残渣中精密加入三氯甲烷-甲醇(1:1)1ml使溶解,作为供试品溶液;另取甲氧苄啶对照品适量,精密称定,加三氯甲烷-甲醇(1:1)溶解并分别稀释制成每1ml中含40mg和0.2mg的溶液,作为对照品溶液(1)和(2)。吸取上述三种溶液各10μl,分别点于同一硅胶GF$_{254}$薄层板上,以三氯甲烷-甲醇-浓氨溶液(97:7.5:1)为展开剂,展开后,晾干,先置紫外光灯(254nm)下检视,再喷以10%三氯

化铁 -5% 铁氰化钾混合溶液（1∶1）（临用前混合）显色后,立即检视。甲氧苄啶主斑点的比移值约为 0.5,供试品溶液如在比移值约为 0.6~0.7 内显杂质斑点,其颜色与对照品溶液（2）的甲氧苄啶主斑点比较,不得更深（0.5%）。

示例 17-16　ChP2015 TLC 检查磺胺异噁唑原料药的有关物质（供试品溶液自身稀释对照法）:取本品,加甲醇 - 浓氨溶液（24∶1）的混合液制成每 1ml 中约含 20mg 的溶液,作为供试品溶液;精密量取适量,用甲醇 - 浓氨溶液（24∶1）的混合液定量稀释制成每 1ml 中约含 0.10mg 的溶液,作为对照溶液。照薄层色谱法试验,吸取上述两种溶液各 5μl,分别点于同一硅胶 GF_{254} 薄层板上,以二氯甲烷 - 甲醇 - 浓氨溶液（75∶25∶1）为展开剂,展开后,晾干,在100~105℃干燥,置紫外光灯（254nm）下检视。供试品溶液如显杂质斑点,与对照溶液的主斑点比较,不得更深。

四、含量测定

磺胺类药物的含量测定方法有高效液相色谱法、滴定法（非水溶液滴定法、永停滴定法和沉淀滴定法）等。

（一）高效液相色谱法

高效液相色谱法的专属性强,目前广泛应用于各类药物的分析,ChP2010 和 ChP2015 采用该方法用于磺胺嘧啶片剂和混悬剂、复方磺胺嘧啶片和复方磺胺甲噁唑制剂（片剂、混悬液、注射液、胶囊和颗粒）的含量测定。而在 ChP2005 中采用永停滴定法测定磺胺嘧啶原料药、混悬液和片剂的含量,该方法的专属性较差。

示例 17-17　ChP2015 HPLC 测定复方磺胺嘧啶片的含量。

色谱条件与系统适用性试验:用十八烷基硅烷键合硅胶为填充剂;以乙腈 –0.3% 醋酸铵溶液（20∶80）为流动相;检测波长为 220nm。理论板数按甲氧苄啶峰计算不低于 3000,磺胺嘧啶与甲氧苄啶峰的分离度应符合要求。

测定法:取供试品 10 片,精密称定,研细,精密称取适量（约相当于磺胺嘧啶 80mg）,置 100ml 量瓶中,加 0.1mol/L 氢氧化钠溶液 10ml,振摇,使磺胺嘧啶溶解,再加甲醇适量,振摇使甲氧苄啶溶解,用甲醇稀释至刻度,摇匀,滤过;精密量取续滤液 5ml,置 50ml 量瓶中,用流动相稀释至刻度,摇匀,作为供试品溶液,精密量取 20μl,注入液相色谱仪,记录色谱图;另取磺胺嘧啶对照品约 80mg 和甲氧苄啶对照品 10mg,精密称定,置同一 100ml 量瓶中,加 0.1mol/L 氢氧化钠溶液 10ml,振摇使磺胺嘧啶溶解,再加甲醇适量,振摇使甲氧苄啶溶解,用甲醇稀释至刻度,摇匀,精密量取适量,再用流动相定量稀释制成每 1ml 中约含磺胺嘧啶 80μg 与甲氧苄啶 10μg 的溶液,同法测定。按外标法以峰面积计算,即得。

复方磺胺嘧啶片为磺胺嘧啶和甲氧苄啶（8∶1）组成的复方制剂,ChP2005 中采用双波长紫外 - 可见分光光度法测定它们的含量。原理是磺胺嘧啶在盐酸溶液中于 308nm 处有最大吸收波长,而甲氧苄啶在该波长处无吸收,故可以直接测定磺胺嘧啶在此波长处的吸光度以计算其含量。甲氧苄啶在盐酸溶液中于 277.4nm 波长处有最大吸收,而磺胺嘧啶在此波长附近也有吸收,且其吸光度与 308nm 波长处的吸光度相等。甲氧苄啶在这两个波长处的吸光度差异大,选定 277.4nm 波长作为测定波长,以 308nm 波长作为参比波长,采用双波长紫外 - 可见分光光度法不经分离即可求出甲氧苄啶的含量。

（二）永停滴定法

ChP2015 规定磺胺嘧啶钠、磺胺嘧啶锌、磺胺甲噁唑、磺胺多辛和磺胺醋酰钠等原料药和制剂及磺胺嘧啶原料药采用永停滴定法进行含量测定。

示例 17-18　ChP2015 永停滴定法测定磺胺多辛原料药的含量:精密称定磺胺多辛约 0.6g,置烧杯中,加水 40ml 与盐酸溶液（1 → 2）15ml,然后置电磁搅拌器上搅拌使溶解,再加溴化钾

2g,插入铂 - 铂电极后,将滴定管的尖端插入液面下约 2/3 处,用亚硝酸钠滴定液(0.1mol/L)迅速滴定,随滴随搅拌,至近终点时,将滴定管的尖端提出液面,用少量水淋洗尖端,洗液并入溶液中,继续缓缓滴定,至电流计指针突然偏转,并不再回复,即为滴定终点。每 1ml 亚硝酸钠滴定液(0.1mol/L)相当于 31.03mg 的 $C_{12}H_{14}N_4O_4S$。

(三) 非水溶液滴定法

ChP2015 规定磺胺异噁唑原料药和片剂均采用非水溶液滴定法进行含量测定。

示例 17-19　ChP2015 非水溶液滴定法测定磺胺异噁唑片的含量:取本品 10 片,精密称定,研细,精密称取适量(约相当于磺胺异噁唑 0.5g),加二甲基甲酰胺 40ml 使溶解,加偶氮紫指示液三滴,用甲醇钠滴定液(0.1mol/L)滴定至溶液恰显蓝色,并将滴定的结果用空白试验校正。每 1ml 甲醇钠滴定液(0.1mol/L)相当于 26.73mg 的 $C_{11}H_{13}N_3O_3S$。

(四) 沉淀滴定法

ChP2015 规定磺胺嘧啶银原料药采用沉淀滴定法进行含量测定,磺胺嘧啶银制剂(磺胺嘧啶银软膏和乳膏)采用永停滴定法测定含量。

示例 17-20　ChP2015 沉淀滴定法测定磺胺嘧啶银原料药的含量:取本品约 0.5g,精密称定,置具塞锥形瓶中,加硝酸 8ml 溶解后,加水 50ml 与硫酸铁铵指示液 2ml,用硫氰酸铵滴定液(0.1mol/L)滴定。每 1ml 硫氰酸铵滴定液(0.1mol/L)相当于 35.71mg 的 $C_{10}H_9AgN_4O_2S$。

(五) 紫外 - 可见分光光度法

ChP2015 规定柳氮磺吡啶原料药和制剂(柳氮磺吡啶肠溶片和柳氮磺吡啶栓)采用紫外 - 可见分光光度法进行含量测定。

示例 17-21　ChP2015 柳氮磺吡啶肠溶片含量的测定:取本品 10 片,除去包衣,研细,精密称取细粉适量(约相当于柳氮磺吡啶 150mg),置 100ml 量瓶中,加 0.1mol/L 氢氧化钠溶液 10ml,振摇使柳氮磺吡啶溶解,用水稀释至刻度,摇匀,滤过,精密量取续滤液 1ml,置 200ml 量瓶中,加水 180ml,用醋酸 - 醋酸钠缓冲液(pH 4.5)稀释至刻度,以水作空白,照紫外 - 可见分光光度法(通则 0401),在 359nm 的波长处测定吸光度,按 $C_{18}H_{14}N_4O_5S$ 吸收系数($E_{1cm}^{1\%}$)为 658 计算,即得。

第三节　水产品中残留喹诺酮和磺胺类药物的检查

一、水产品中残留喹诺酮类药物的检查

喹诺酮类药物是临床上广泛使用的抗菌药,同时也广泛应用于动物和水产养殖业。由于是人兽共用药,除了其毒副作用对人体的直接危害外,食品中低浓度的喹诺酮类药物残留容易诱导致病菌产生耐药性,影响临床治疗效果。近年来,随着喹诺酮类在食源性动物中的广泛使用,其残留问题已引起极大关注。各种机构或组织对动物性食品中喹诺酮类药物的残留量做了具体规定,如欧盟规定沙拉沙星的限量为 10μg/kg(鸡 / 皮肤、脂肪)、30μg/kg(鱼 / 肌肉、皮肤);美国 FDA 规定恩诺沙星的限量为 300μg/kg(鸡肉 / 火鸡肉),环丙沙星为 100μg/kg(牛肝)。喹诺酮类药物残留的主要检测方法有放射免疫方法、高效液相色谱法及液相色谱 - 质谱法等。

1. **提取方法**　从组织中提取喹诺酮类药物可以在碱性、中性和酸性条件下进行。在 pH 中性条件下可以用乙酸乙酯或乙腈等有机溶剂提取。喹诺酮类药物能溶解在强碱中如在 0.1mol/L 氢氧化钠溶液中用乙腈提取,也可在酸性溶液中提取,如在三氯醋酸存在下用甲醇匀浆提取。

2. **净化方法**　经典的液 - 液提取的回收率超过 90%。可以交替利用酸(85% 磷酸三氯甲

笔记

烷溶液)和(或)碱性缓冲液来提纯喹诺酮。喹诺酮能溶解在碱性溶液中,因此有较高的回收率。一般情况下,喹诺酮在酸性溶液中的溶解度较低,可用有机相回收,或者用固相萃取作为纯化或浓缩的方法。

示例 17-22   高效液相色谱法同时检测 8 种喹诺酮类药物的残留量。

样品处理:准确称取样品 5g,置于研钵中,加入 5g C_{18} 填料和适量硅藻土研磨;研磨后转移到 50ml 聚乙烯离心管中,加入冰醋酸 - 乙腈(1∶99)溶液 20ml 和无水硫酸钠 3g 混匀;然后放入微波炉中,微波萃取 10 秒;离心 3000r/min×5 分钟(4℃),取上清液;残渣再加入冰醋酸 - 乙腈(1∶99)溶液 10ml,进行微波萃取,离心后合并上清液;在上清液中加入乙腈饱和正己烷 10ml,振摇 10 分钟,离心 6000r/min×5 分钟,弃去上层正己烷;乙腈层转入蒸发瓶中,40℃旋转蒸发,氮气吹干后,用 1ml 流动相定容,过 0.45μm 滤膜,供液相色谱测定。

色谱条件:C_{18} 色谱柱(4.6mm×150mm,5μm);流动相 A 为 1% 磷酸溶液(用三乙胺调节 pH 3.0),流动相 B 为乙腈,梯度洗脱,流速为 0.8ml/min;进样量为 20μl;柱温为 30℃;荧光检测器,检测吡哌酸、氧氟沙星、环丙沙星、单诺沙星、恩诺沙星及沙拉沙星的激发波长为 285nm、发射波长为 460nm,检测噁喹酸和氟甲喹的激发波长为 325nm、发射波长为 365nm。典型图谱见图 17-4。

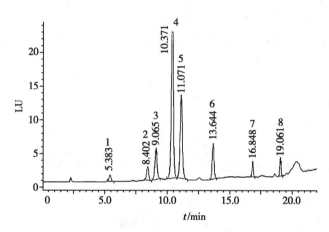

图 17-4   8 种喹诺酮类药物的典型色谱图
1. 吡哌酸;2. 氧氟沙星;3. 环丙沙星;4. 单诺沙星;5. 恩诺沙星;6. 沙拉沙星;7. 噁喹酸;8. 氟甲喹

二、水产品中残留磺胺类药物的检查

磺胺类为常见的合成抗菌药,在畜禽和水产养殖中使用十分普遍,在控制鱼病传染和感染方面有着广泛应用,解决了很多水产养殖中存在的问题。对水产养殖中的细菌性竖鳞病、烂腮病和弧菌病等有良好的治疗效果。但是,由于广泛应用也带来了许多新的问题,如毒性反应、二重感染和细菌产生耐药性以及危害人体健康等不良后果,特别是在滥用的情况下更为严重。磺胺类药物残能破坏人的造血系统,造成溶血性贫血症;磺胺二甲嘧啶等甚至有潜在的致癌性。国际食品法典委员会(CAC)、欧盟和欧美等规定食品和饲料中的磺胺类药物总量不得超过 0.1mg/kg。国内外对水产品中磺胺类残留分析的报道主要集中在磺胺甲噁唑、磺胺嘧啶和磺胺二甲嘧啶等几种常见磺胺类药物的测定,有高效液相色谱法、气相色谱法和液(气)相色谱 - 质谱联用法等。

1. 提取方法   最常用的方法是对样品匀质化后对匀浆进行液 - 液萃取,再进行净化或浓缩处理。匀质化处理和液 - 液分配方法可使药物从基体中完全分离出来。提取溶剂有乙酸乙酯、乙腈和甲醇等。

笔记

2. 净化方法　许多文献使用固相萃取净化方法，以简化样品的提取和净化过程。常将固相萃取方法与匀质化处理、液 - 液分配、沉淀、超声处理和离心等方法相结合。所使用的固相萃取柱包括硅胶柱、氧化铝柱、C_{18}柱、氨基柱和离子交换柱等。

示例 17-23　液相色谱串联质谱法同时测定大黄鱼中的 20 种磺胺类药物残留。

样品处理：准确称取 5.00g 样品于 50ml 离心管中，加入 20ml 乙腈和 10g 无水硫酸钠，匀质 3 分钟（10 000r/min），离心 5000r/min×5 分钟，将乙腈层转移至 50ml 棕色量瓶中。再用 20ml 二氯甲烷重复提取残渣 1 次，合并提取液，用二氯甲烷定容至 50ml。准确移取 10ml 于 40℃ 水浴中，氮气流浓缩至干后，残渣用含 0.2% 醋酸水溶液 - 甲醇（7：3）的混合溶液 1ml 溶解，加 2ml 乙腈饱和的正己烷溶液，涡旋混匀，离心 4000r/min×5 分钟，弃去正己烷层，将底层溶液过 0.2μm 滤膜后移入棕色进样瓶中，供 HPLC-MS/MS 分析，进样量为 20μl。

液相色谱条件：C_8 色谱柱（4.6mm×150mm，5μm），柱温为 30℃；以 0.2% 冰醋酸水溶液 - 甲醇为流动相，流速为 0.2ml/min，梯度洗脱比例如下。

时间（min）	0	10	15	20	21	35
甲醇	30	30	80	80	30	30
0.2% 冰醋酸水溶液	70	70	20	20	70	70

质谱条件：电喷雾（ESI）正离子化，雾化 N_2 气 8L/min（温度为 450℃），喷雾电压为 5.5kV，多反应监测（MRM）。典型图谱见图 17-5。

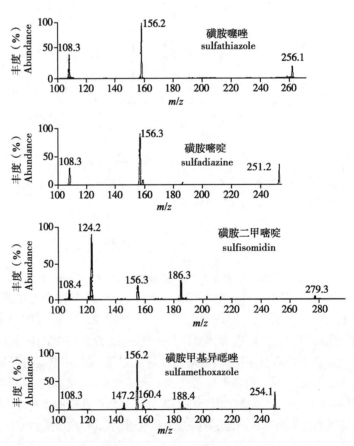

图 17-5　液相色谱 - 串联质谱法同时鉴定大黄鱼中的磺胺类药物残留的典型 MS/MS 图

笔记

（郑州大学　张振中）

参考文献

1. 杭太俊.药物分析.第7版.北京:人民卫生出版社,2011
2. 刘文英.药物分析.第6版.北京:人民卫生出版社,2007
3. 安登魁.药物分析.济南:济南出版社,1992
4. 杜黎明.喹诺酮类药物的分析方法与应用.北京:科学出版社,2006
5. 刘靖靖,林黎明,江志刚,等.高效液相色谱法同时检测8种喹诺酮类兽药残留量.分析试验室,2007,26(8):5-9
6. 张海琪,宋琍琍,徐晓林,等.液相色谱-串联质谱法同时测定大黄鱼中20种磺胺类药物残留.分析化学,2007,35(2):268-272

第十八章　药物制剂分析概论

药物制剂(finished pharmaceutical product, FPP)是原料药物或与适宜的辅料(excipient)制成的供临床使用的剂型(dosage form),是活性药物成分(active pharmaceutical ingredient, API)的临床使用形式。因此,药物制剂分析是药物分析的重要组成部分。

第一节　药物制剂类型及其分析特点

药物制剂可以分为多种制剂类型,即剂型。药物制剂分析具有与原料药物分析不同的特点,而且剂型不同,分析特点也不尽相同。

一、药物制剂类型

各国药典均收载了多种药物制剂类型,其中片剂、胶囊剂、注射剂和软膏剂等被 ChP2015、EP8、USP38 和 JP16 共同收载。

ChP2015 在每种剂型项下收载了多种亚剂型。例如片剂以口服普通片为主,另有含片、舌下片、口腔贴片、咀嚼片、分散片、可溶片、泡腾片、阴道片、阴道泡腾片、缓释片、控释片、肠溶片与口崩片等;注射剂分为注射液、注射用无菌粉末与注射用浓溶液等。

二、药物制剂的分析特点

药物制剂分析通常比原料药物分析困难,主要原因如下:①药物制剂的组成复杂,不但有活性药物成分,常常还有多种辅料,一般需要进行样品预处理以排除辅料对分析的干扰;②药物制剂中活性药物成分的含量(按重量计算)一般较低,原料药物含量测定常用的滴定法不能满足药物制剂含量测定对灵敏度的要求,需要采用更灵敏的方法;③药物制剂需要进行剂型检查。

另一方面,剂型不同时,药物制剂的辅料、制备工艺及质量要求不同,因此其剂型检查等质量控制项与质量指标不同,排除辅料干扰的方法等也多有不同。

示例 18-1　ChP2015 醋酸氢化可的松及其制剂的分析(表 18-1)。

表 18-1 ChP2015 醋酸氢化可的松及其制剂的分析

药品名称	性状	鉴别	检查	含量测定	
				分析方法	样品预处理方法
醋酸氢化可的松	本品为白色或类白色结晶性粉末;无臭。在甲醇、乙醇或三氯甲烷中微溶,在水中不溶。在二氧六环中的比旋度为 +158°~+165°。在无水乙醇中,241nm 波长处的 $(E_{1cm}^{1\%})$ 为 383~407	(1)与硫酸苯肼试液反应显色 (2)与硫酸反应显色 (3)HPLC 法 (4)IR 法	(1)有关物质 (2)干燥失重	HPLC 法	无
醋酸氢化可的松片	本品为白色片	本品细粉用三氯甲烷提取,滤过,滤液蒸干,残渣照醋酸氢化可的松项下的鉴别(1)、(2)项试验	(1)含量均匀度 (2)照片剂项下的有关规定检查:崩解时限	紫外-可见分光光度法	研细,加无水乙醇振摇使醋酸氢化可的松溶解,滤过
醋酸氢化可的松注射液	本品为微细颗粒的混悬液。静置后微细颗粒下沉,振摇后呈均匀的乳白色混悬液	(1)本品用三氯甲烷提取,滤过,滤液蒸干,残渣照醋酸氢化可的松项下的鉴别(1)、(2)项试验 (2)HPLC 法	(1)pH (2)有关物质 (3)细菌内毒素 (4)照注射剂项下的有关规定检查:装量、可见异物、无菌	HPLC 法	加甲醇振摇使醋酸氢化可的松溶解
醋酸氢化可的松眼膏	本品为黄色软膏	(1)取本品加石油醚充分振摇使基质溶解,滤过,滤渣用石油醚分次洗涤后,加无水乙醇,加热搅拌使醋酸氢化可的松溶解,冰浴冷却,滤过,滤液蒸干,残渣按醋酸氢化可的松项下的鉴别(1)、(2)项试验 (2)HPLC 法	照眼用制剂项下的有关规定检查:粒度、金属性异物、装量、无菌	HPLC 法	加甲醇,水浴加热,振摇使基质完全融化,冰浴冷却,迅速滤过

示例中,原料药物分析与药物制剂分析相比:①原料药物的性状项下包括感观、溶解性及理化常数;药物制剂的性状项下仅包括感观。②原料药物的鉴别试验较多;药物制剂的鉴别多经样品预处理后选用部分原料药物的鉴别试验。③原料药物检查有关物质和干燥失重(含量按干燥品计算);药物制剂主要进行剂型检查。④原料药物的含量测定无样品预处理;药物制剂的含量测定须进行样品预处理。

不同的药物制剂相比:①依据给药方式及给药部位不同,药物制剂的质量控制强度不同,口服片剂的最弱,注射液的最强;②依据剂型不同,药物制剂的剂型检查项目及样品预处理方法不同。

笔记

示例 18-2　ChP2015 阿司匹林及其制剂的特殊杂质检查:用 HPLC 法检查游离水杨酸时,游离水杨酸的限量分别为原料药物 0.1%,普通片 0.3%,肠溶胶囊 1.0%,肠溶片 1.5%,泡腾片和栓剂 3.0%。

示例中,采用 HPLC 法控制阿司匹林的特殊杂质游离水杨酸时,原料药物及不同剂型制剂的杂质限量各有不同。

（一）药物制剂性状分析的特点

药物制剂的性状分析是药物制剂质量控制不可缺少的组成部分,能够在一定程度上综合表征药品的质量。在药品的使用中,药物制剂的性状分析具有非常重要的意义。

（二）药物制剂鉴别的特点

药物制剂所使用的原料药物已鉴别且符合规定,因此药物制剂的鉴别方法通常以其原料药物的鉴别方法为基础,且时有弱化。

药物制剂的鉴别常常受其辅料干扰,一般须采用适当的样品预处理方法排除辅料干扰后进行;或取消该鉴别试验;或改用其他方法(如分离分析方法)。药物制剂的辅料不干扰其鉴别时,可直接采用其原料药物的鉴别试验。

示例 18-3　ChP2015 甲苯磺丁脲及其片剂的鉴别。

甲苯磺丁脲的鉴别法:①取本品约 0.3g,加硫酸溶液(1 → 3)12ml,加热回流 30 分钟,放冷,即析出白色沉淀,滤过,沉淀用少量水重结晶后,熔点约为 138℃;②取上述滤液,加 20% 氢氧化钠溶液使成碱性后,加热,即发生正丁胺的特臭;③本品的红外光吸收图谱应与对照的图谱(光谱集 102 图)一致。

甲苯磺丁脲片的鉴别法:①取本品细粉适量(约相当于甲苯磺丁脲 0.5g),加丙酮 8ml,振摇使甲苯磺丁脲溶解,滤过,滤液置水浴上蒸干;取残渣 0.2g,加硫酸溶液(1 → 3)12ml,加热回流 30 分钟,放冷,即析出白色沉淀,滤过,滤液加 20% 氢氧化钠溶液使成碱性后,加热,即发生正丁胺的特臭。②上述残渣的红外光吸收图谱应与对照的图谱(光谱集 102 图)一致。

示例中,片剂的鉴别取消了原料药物的鉴别试验①;预处理后,采用原料药物的鉴别试验②和③。

示例 18-4　ChP2015 阿司匹林及其普通片的鉴别。

阿司匹林的鉴别法:①取本品约 0.1g,加水 10ml,煮沸,放冷,加三氯化铁试液 1 滴,即显紫堇色;②取本品约 0.5g,加碳酸钠试液 10ml,煮沸 2 分钟后,放冷,加过量的稀硫酸,即析出白色沉淀,并发生醋酸的臭气;③本品的红外光吸收图谱应与对照的图谱(光谱集 5 图)一致。

阿司匹林片的鉴别法:①取本品的细粉适量(约相当于阿司匹林 0.1g),加水 10ml,煮沸,放冷,加三氯化铁试液 1 滴,即显紫堇色;②在含量测定项下记录的色谱图中,供试品溶液主峰的保留时间应与对照品溶液主峰的保留时间一致。

示例中,片剂的鉴别直接采用原料药物的鉴别试验①,取消了原料药物的鉴别试验②和③,增加了具有分离分析功能的 HPLC 鉴别试验。

（三）药物制剂检查的特点

药物制剂检查可以分为杂质检查、剂型检查及安全性检查。

1. 杂质检查　药物制剂所使用的原料药物及辅料已检查杂质且符合规定,其中的一般杂质(如砷盐)在制剂的制备和贮藏中多无明显增加,因此药物制剂通常不重复原料药物的一般杂质检查。

药物制剂主要检查在制剂的制备和贮藏中可能产生的杂质(原料药物未控制,例如薄膜包衣片的残留溶剂)和可能增加的特殊杂质(原料药物已控制,例如阿司匹林片中的游离水杨酸)。

药物制剂的杂质检查常常受其辅料干扰,一般须采用适当的样品预处理方法排除辅料干扰后进行。

笔记

2. 剂型检查及安全性检查　为了保证药物制剂的安全性、有效性和均一性,ChP2015四部"制剂通则"项下规定了各种剂型的常规检查项,主要包括剂型检查及安全性检查。此外,药物制剂正文各品种项下规定的剂型检查及安全性检查等也收载于ChP2015四部中。

示例18-5　ChP2015葡萄糖及其注射液的检查。

葡萄糖的检查项:酸度、溶液的澄清度与颜色、乙醇溶液的澄清度、氯化物、硫酸盐、亚硫酸盐与可溶性淀粉、干燥失重、炽灼残渣、蛋白质、钡盐、钙盐、铁盐、重金属、砷盐和微生物限度。

葡萄糖注射液的检查项:pH值、5-羟甲基糠醛、重金属、无菌、细菌内毒素、其他(注射剂项下有关的各项规定)。

示例中,葡萄糖主要进行杂质检查;由于易滋生微生物,须进行安全性检查(微生物限度)。葡萄糖注射液进行杂质检查、剂型检查(其他)及安全性检查(无菌、细菌内毒素)。关于葡萄糖注射液的杂质检查,pH是在原料药物检查酸度的基础上进行的更精确的检查;5-羟甲基糠醛是注射液生产中葡萄糖在高温等条件下脱水产生的杂质,须检查;重金属虽原料药物已检查合格,但在注射液生产中可能增加,须对制剂进行检查。

(四)药物制剂含量测定的特点

药物制剂的含量测定常常受其辅料干扰,一般须采用适当的样品预处理方法排除辅料干扰后进行。缓、控释制剂的含量测定多采用超声等方法促使药物释放完全后进行。药物制剂的辅料不干扰其含量测定时,可直接采用其原料药物的含量测定方法。

药物制剂中活性药物成分的含量(按重量计算)一般较低,原料药物含量测定常用的滴定分析法多不能满足药物制剂含量测定对灵敏度的要求。所以,药物制剂的含量测定方法多不同于其原料药物的含量测定方法。小剂量制剂的含量测定可经浓缩等预处理后进行,或改用灵敏度更高的分析方法;复方制剂的含量测定一般采用专属性强的分离分析方法,如HPLC法。

示例18-6　ChP2015硫酸沙丁胺醇及其制剂的含量测定。

硫酸沙丁胺醇的含量测定法:非水溶液滴定法。

硫酸沙丁胺醇胶囊的含量测定法:HPLC法。内容物用流动相振摇使硫酸沙丁胺醇溶解,滤过,取续滤液作为供试品溶液。

硫酸沙丁胺醇缓释胶囊的含量测定法:HPLC法。内容物用0.1mol/L盐酸溶液超声使硫酸沙丁胺醇溶解,滤过,取续滤液作为供试品溶液。

示例中,药物制剂的含量测定方法与其原料药物的含量测定方法不同,在排除辅料干扰后,采用灵敏度高、专属性强的HPLC法测定。不同剂型的含量测定方法虽然相同,但样品预处理方法不同,缓释制剂的药物定量溶解辅以较普通制剂所用的振摇操作更剧烈的超声处理。

示例18-7　ChP2015硫酸阿托品及其制剂的含量测定。

硫酸阿托品的含量测定法:非水溶液滴定法。

硫酸阿托品片(0.3mg/片)的含量测定法:酸性染料比色法。片粉加水振摇使硫酸阿托品溶解,滤过,取续滤液作为供试品溶液。

示例中,小剂量制剂硫酸阿托品片(0.3mg/片)的含量测定方法与其原料药物的含量测定方法不同,排除辅料干扰后,采用灵敏度高的酸性染料比色法测定。

三、药物制剂的稳定性试验及相容性试验

药物的稳定性(drug stability)是指有效期内,在一定的温度、湿度、光照等条件下,药物保持其物理、化学、微生物学、药理学及毒理学特性的能力,由这些特性的变化率度量,变化率愈小愈

稳定。药物的稳定性直接影响其安全性及有效性,主要由活性药物成分的固有稳定性及药物的相容性决定(图 18-1)。

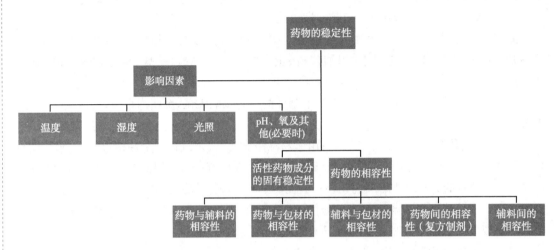

图 18-1　药物的稳定性及其影响因素

根据 ChP2015 原料药物与制剂稳定性试验指导原则,药物的稳定性试验包括:①影响因素试验。在比加速试验更剧烈的条件下考察药物的固有稳定性,了解影响其稳定性的因素及可能的降解途径与降解产物,评价生产工艺、包装、贮藏条件及制剂处方。②加速试验。在加速药物的化学或物理变化的条件下考察药物的稳定性,评价生产工艺、包装、贮藏条件及制剂处方。③长期试验。在接近药物的实际贮藏条件下考察药物的稳定性,制订药物的有效期。原料药物及部分药物制剂的稳定性重点考察项目见表 18-2。

表 18-2　ChP2015 原料药物及部分药物制剂的稳定性重点考察项目

剂型	稳定性重点考察项目
原料药物	性状、熔点、含量、有关物质、吸湿性以及根据品种性质选定的考察项目
片剂	性状、含量、有关物质、崩解时限 / 溶出度 / 释放度
胶囊剂	性状、含量、有关物质、崩解时限 / 溶出度 / 释放度、水分,软胶囊要检查内容物有无沉淀
注射剂	性状、含量、pH、可见异物、不溶性微粒、有关物质,应考察无菌
栓剂	性状、含量、融变时限、有关物质
软膏剂	性状、均匀性、含量、粒度、有关物质
口服溶液剂	性状、含量、澄清度、有关物质
散剂	性状、含量、粒度、有关物质、外观均匀度
气雾剂	递送剂量均一性、微细粒子剂量、有关物质、每瓶总揿次、喷出总量、喷射速率

药物的相容性(drug compatibility)是指组成药物的各部分之间相互兼容,不发生物理、化学或微生物学相互作用的能力,是药物稳定性的重要组成部分。

药物的相容性试验可参照影响因素试验或其他适宜的试验进行。根据药品包装材料与药物相容性试验指导原则,原料药物及部分药物制剂的相容性重点考察项目见表 18-3。

笔记

表 18-3　YBB2015 原料药物及部分药物制剂的相容性重点考察项目

剂型	相容性重点考察项目
原料药物	性状、熔点、含量、有关物质、水分
片剂	性状、含量、有关物质、崩解时限 / 溶出度、脆碎度、水分、颜色
胶囊剂	外观、内容物色泽、含量、有关物质、崩解时限 / 溶出度、水分(含囊材)、粘连
注射剂	外观色泽、含量、pH、澄明度、有关物质、不溶性微粒、紫外吸收、胶塞的外观
栓剂	性状、含量、融变时限、有关物质、包装物内表面性状
软膏剂	性状、结皮、失重、水分、均匀性、含量、有关物质(乳膏还应检查有无分层现象)、膏体易氧化值、碘值、酸败、包装物内表面性状
口服溶液剂、糖浆剂	性状、含量、澄清度、相对密度、有关物质、失重、pH、紫外吸收、包装物内表面性状
散剂	性状、含量、粒度、有关物质、外观均匀度、水分、包装物吸附量
吸入气(粉、喷)雾剂	容器严密性、含量、有关物质、每撤(吸)主药含量、有效部位药物沉积量、包装物内表面性状

注:《直接接触药品的包装材料和容器标准》2015 年版(简称 YBB2015)

根据 ChP2015 药包材通用要求指导原则,药物与包材的相容性试验包括:①包材对药物的影响。包材(如印刷物、黏合物、添加剂、残留单体、小分子化合物以及加工和使用过程中产生的分解物等)的提取试验、迁移试验,以及试验结果的毒理学评估;药物与包材之间发生反应的可能性;包材对活性药物成分及功能性辅料的吸附试验;内容物的逸出及外来物的渗入等。②药物对药包材的影响。包装药物后,药包材的完整性、功能性及质量变化(如玻璃容器内表面的侵蚀及脱片、胶塞的变形等)。③包装药物的稳定性。药物与包材的相容性试验应考虑剂型的风险水平(表 18-4)。

表 18-4　ChP2015 药包材风险程度分类

风险程度	药物制剂与药包材发生相互作用的可能性		
	高	中	低
最高	1. 吸入气雾剂及喷雾剂 2. 注射液、冲洗剂	1. 注射用无菌粉末 2. 吸入粉雾剂 3. 植入剂	
高	1. 眼用液体制剂 2. 鼻吸入气雾剂及喷雾剂 3. 软膏剂、乳膏剂、糊剂、凝胶剂及贴膏剂、膜剂		
低	1. 外用液体制剂 2. 外用及舌下给药用气雾剂 3. 栓剂 4. 口服液体制剂	散剂、颗粒剂、丸剂	口服片剂、胶囊剂

包材或容器的材质不同,需要检查不同的项目。例如玻璃中碱性离子的释放对药液 pH 的影响,有害金属元素的释放,脱片,含着色剂的避光玻璃的透过光使药物分解,吸附活性药物成分及功能性辅料,瓶口歪斜;塑料中的添加剂、加工时的分解产物对药物的影响,与溶剂的作用,吸附活性药物成分及功能性辅料,水分及挥发性药物逸出,水蒸气及氧气渗

笔记

入,密封性等。

四、药物制剂的过程分析

药物制剂的过程分析对于保证药物制剂的质量具有极其重要的作用。

药物制剂的过程分析可以采用离线(off-line)分析方法,从生产流程中抽样,在实验室分析,从而在一定程度上实现生产过程控制。但是,离线分析有两个明显的缺点:①分析结果的时间滞后性使其不能实时反映产品质量;②抽样检验的分析结果对于性质不均匀的产品可能是错误的。

在线(on-line)分析方法比离线分析方法更适合于药物制剂的过程分析。在线分析应用过程分析技术(process analytical technology,PAT)直接从生产的关键环节自动采样分析,从而实现对药物制剂过程的实时、全数、动态、自动监控,提高药物制剂的质量、缩短生产周期、降低成本。例如在连续直接压片制备对乙酰氨基酚片的过程中,Kristiina Järvinen 等利用近红外光谱法(near-infrared spectroscopy,NIRS)在线监测混粉及片剂中活性药物成分的含量。

第二节　片剂分析

片剂(tablet)系指原料药物或与适宜的辅料混匀压制而成的圆形或异形的片状固体制剂。片剂以口服普通片为主,因此本节主要介绍口服普通片的分析。

片剂辅料作为药物片剂的一部分,其质量直接影响药物片剂的质量。此外,片剂包材的质量也在较大程度上影响药物片剂的质量。所以,本节还简要介绍药物片剂常用辅料和包材的分析。

一、性状分析

ChP2015 四部"制剂通则"片剂项下规定,片剂为圆形或异形的片状固体制剂,其外观应完整光洁、色泽均匀。此外,片剂还应符合正文各品种项下的性状描述。

二、鉴别试验

鉴别药物片剂时,各国药典一般采用提取、过滤、取续滤液制备供试品溶液的方法排除片剂辅料的干扰,依据其原料药物的性质,参考其原料药物的鉴别试验,从化学法、光谱法、色谱法及其他方法中选择 2~4 种不同原理的分析方法组成一组鉴别试验。参见示例 18-3 ChP2015 甲苯磺丁脲及其片剂的鉴别和示例 18-4 ChP2015 阿司匹林及其普通片的鉴别。

三、剂型检查

ChP2015 四部"制剂通则"片剂项下规定,除另有规定外,口服普通片应进行两项常规的剂型检查:【重量差异】和【崩解时限】。当原料药物与片剂辅料难以混合均匀时,应以【含量均匀度】替代【重量差异】;当片剂中的活性药物成分难溶于水时,应以【溶出度】替代【崩解时限】。

(一)重量差异与含量均匀度

药物片剂各片中活性药物成分的含量可能因制剂生产中的多种原因(例如颗粒的流动性及均匀性较差、生产设备的性能未达到要求)而产生差异,从而影响药物片剂的疗效。因此,需要控制药物制剂的剂量单位均匀度(uniformity of dosage units),即多个剂量单位中所含活性药物成分的均匀程度,主要以重量差异或含量均匀度表示。

笔记

药物片剂中的原料药物与辅料能够混合均匀时（按重量计算），检查重量差异是检查药物片剂的剂量单位均匀度的简便方法。重量差异（uniformity of mass，weight variation，or mass variation）系指按规定的称量方法称量片剂时，片重与平均片重之间的差异（ChP2015 规定，凡无含量测定的片剂，片重应与标示片重比较）。USP38 用下式描述药物片剂各片的活性药物成分含量与片重的关系：

$$C_i = W_i \times A/\overline{W}$$

式中，C_i 表示片 i 的活性药物成分含量；W_i 表示片 i 的片重；A 表示片剂的活性药物成分含量；$\overline{W}$ 表示片剂的平均片重。

药物片剂中的原料药物与辅料难以混合均匀（按重量计算）时（如小剂量片剂），重量差异便不能准确反映药物片剂的剂量单位均匀度，此时应以含量均匀度替代重量差异。凡检查含量均匀度的制剂，一般不再检查重量差异。含量均匀度（uniformity of content，or content uniformity）系指单剂量的固体、半固体和非均相液体制剂，其含量符合标示量的程度。

ChP2015 规定，除另有规定外，片剂的每一个单剂标示量小于 25mg 或主药含量小于每一个单剂重量的 25% 者均应检查含量均匀度。EP8、USP38 和 JP16 检查片剂的剂量单位均匀度的基本规定见表 18-5。

表 18-5　EP8、USP38 和 JP16 中片剂的剂量单位均匀度检查

片剂类型	片剂亚型	标示量与主药含量	
		≥25mg 及 ≥25%	<25mg 或 <25%
未包衣片		重量差异	含量均匀度
包衣片	薄膜衣片	重量差异	含量均匀度
	其他包衣片	含量均匀度	含量均匀度

ChP2015 重量差异检查法：取供试品 20 片，精密称定总重量，求得平均片重后，再分别精密称定每片的重量，每片重量与平均片重相比较（凡无含量测定的片剂，每片重量应与标示片重比较），按表 18-6 中的规定，超出重量差异限度的不得多于 2 片，并不得有 1 片超出限度的 1 倍。薄膜衣片应在包薄膜衣后检查重量差异并符合规定。糖衣片的片心应检查重量差异并符合规定，包糖衣后不再检查重量差异。

表 18-6　ChP2015 片剂的重量差异检查

平均片重或标示片重	重量差异限度
0.30g 以下	± 7.5%
0.30g 及 0.30g 以上	± 5%

示例 18-8　ChP2015 硫酸阿托品片（0.3mg/ 片）的含量均匀度检查法：取本品 1 片，置具塞试管中，精密加水 6.0ml，密塞，充分振摇 30 分钟使硫酸阿托品溶解，离心，取上清液作为供试品溶液，照含量测定项下的方法测定含量，应符合含量均匀度检查法的规定。

示例中，由于硫酸阿托品片的标示量为 0.3mg/ 片，小于 25mg/ 片，故需进行含量均匀度检查。

（二）崩解时限与溶出度

口服药物片剂在胃肠道中的崩解是药物溶解、被机体吸收及发挥药理作用的前提。而且由于胃肠道的蠕动和排空，口服药物片剂须在一定时间内在胃肠道中崩解。所以，崩解时限也是口服药物片剂的常规剂型检查项。

崩解时限（disintegration time）系指口服固体制剂在规定时间内，于规定条件下全部崩解溶散或成碎粒，除不溶性包衣材料（或破碎的胶囊壳）外，全部通过筛网。如有少量不能通过筛网，应已软化或轻质上漂且无硬心。

但是，对于难溶性药物的片剂，片剂崩解后，药物并不能立即完全溶解。此时，与片剂的崩解相比，药物的溶出与其吸收及产生疗效具有更高的相关性。因此，难溶性药物片剂的崩解时

限检查应以溶出度检查替代。除另有规定外,凡规定检查溶出度/释放度的制剂,不再进行崩解时限检查。

溶出度(dissolution rate)系指活性药物成分从片剂(或胶囊剂等普通制剂)中在规定条件下溶出的速率和程度。在缓释制剂、控释制剂及肠溶制剂等中也称为释放度(releasing rate)。

可见,崩解时限检查与溶出度检查均是模拟药物片剂体内释放过程的体外实验。

示例 18-9　ChP2015 苯巴比妥片的溶出度测定法:取本品,照溶出度与释放度测定法(第二法/桨法),以水 900ml 为溶出介质,转速为每分钟 50 转,依法操作,经 45 分钟时,取溶液滤过,精密量取续滤液适量,加硼酸氯化钾缓冲液(pH 9.6)定量稀释制成每 1ml 中约含 5μg 的溶液,摇匀;另取苯巴比妥对照品,精密称定,加上述缓冲液溶解并定量稀释制成每 1ml 中含 5μg 的溶液。取上述两种溶液,照紫外-可见分光光度法,在 240nm 的波长处分别测定吸光度,计算每片的溶出量。限度为标示量的 75%,应符合规定。

示例中,苯巴比妥在水中极微溶解,故需要检查溶出度。

四、含量测定

药物片剂的含量测定常常受其稀释剂、润湿剂与黏合剂、崩解剂、润滑剂等辅料的干扰,需采用样品预处理方法排除辅料干扰后进行。现以糖类稀释剂和硬脂酸镁润滑剂的干扰排除为例,讨论药物片剂的含量测定。

(一)糖类的干扰及其排除

淀粉、糊精、蔗糖、乳糖等均是药物片剂常用的稀释剂。其中淀粉、糊精、蔗糖水解产生的葡萄糖具有还原性,乳糖是还原糖,它们均可能干扰基于氧化还原反应原理的药物片剂含量测定方法。

使用氧化还原滴定法测定含有糖类稀释剂的还原性药物片剂的含量时,应避免使用高锰酸钾法、溴酸钾法等以强氧化性物质为滴定剂的容量分析方法;同时,应采用阴性对照品(空白辅料)进行阴性对照试验。若阴性对照品消耗滴定剂,须改用其他方法测定药物片剂的含量。

示例 18-10　ChP2015 硫酸亚铁及其片剂的含量测定。

硫酸亚铁的含量测定法:取本品约 0.5g,精密称定,加稀硫酸与新沸过的冷水各 15ml 溶解后,立即用高锰酸钾滴定液(0.02mol/L)滴定至溶液显持续的粉红色。每 1ml 高锰酸钾滴定液(0.02mol/L)相当于 27.80mg 的 $FeSO_4 \cdot 7H_2O$。

硫酸亚铁片的含量测定法:取本品 10 片,置 200ml 量瓶中,加稀硫酸 60ml 与新沸过的冷水适量,振摇使硫酸亚铁溶解,用新沸过的冷水稀释至刻度,摇匀,用干燥滤纸迅速滤过,精密量取续滤液 30ml,加邻二氮菲指示液数滴,立即用硫酸铈滴定液(0.1mol/L)滴定。每 1ml 硫酸铈滴定液(0.1mol/L)相当于 27.80mg 的 $FeSO_4 \cdot 7H_2O$。

示例中,硫酸亚铁采用高锰酸钾滴定液测定含量;但是,硫酸亚铁片需要过滤除去还原性辅料后,采用氧化性较弱的硫酸铈滴定液测定含量。

(二)硬脂酸镁的干扰及其排除

硬脂酸镁是药物片剂常用的润滑剂。其中镁离子(Mg^{2+})可能干扰基于配合反应原理的药物片剂含量测定方法;而硬脂酸根离子($C_{17}H_{35}COO^-$)则可能干扰基于酸碱中和反应原理的药物片剂含量测定方法。

使用配合滴定法测定含有硬脂酸镁润滑剂的含金属药物片剂的含量时,pH 约为 10 的条件下,Mg^{2+} 与 EDTA 可形成稳定的配合物(lgK_{MY} 为 8.64);若被测金属离子与 EDTA 形成的配合物比 EDTA-Mg 更稳定,则 Mg^{2+} 对含量测定的干扰可忽略。否则,Mg^{2+} 消耗的 EDTA 滴定剂使

笔记

含量测定结果偏高,可加入掩蔽剂排除 Mg^{2+} 的干扰。例如 pH 6.0~7.5 时,掩蔽剂酒石酸可与 Mg^{2+} 形成稳定的配合物,排除了片剂中的硬脂酸镁润滑剂对配合滴定法测定药物片剂含量的干扰。

使用非水溶液滴定法测定含有硬脂酸镁润滑剂的弱碱性药物片剂的含量时,硬脂酸根离子($C_{17}H_{35}COO^-$)消耗的高氯酸滴定剂使含量测定结果偏高。若主药的含量显著高于硬脂酸镁的含量,则硬脂酸根离子($C_{17}H_{35}COO^-$)对片剂含量测定的干扰可忽略;对于弱碱性有机药物,可用适当的有机溶剂提取药物后,再用非水溶液滴定法测定含量;或改用其他方法测定含量。

示例 18-11　ChP2015 硫酸奎宁及其片剂的含量测定。

硫酸奎宁的含量测定法:取本品约 0.2g,精密称定,加冰醋酸 10ml 溶解后,加醋酐 5ml 与结晶紫指示液 1~2 滴,用高氯酸滴定液(0.1mol/L)滴定至溶液显蓝绿色,并将滴定的结果用空白试验校正。每 1ml 高氯酸滴定液(0.1mol/L)相当于 24.90mg 的 $(C_{20}H_{24}N_2O_2)_2 \cdot H_2SO_4$。

硫酸奎宁片的含量测定:取本品 20 片,除去包衣后,精密称定,研细,精密称取适量(约相当于硫酸奎宁 0.3g),置分液漏斗中,加氯化钠 0.5g 与 0.1mol/L 氢氧化钠溶液 10ml,混匀,精密加三氯甲烷 50ml,振摇 10 分钟,静置,分取三氯甲烷液,用干燥滤纸滤过,精密量取续滤液 25ml,加醋酐 5ml 与二甲基黄指示液 2 滴,用高氯酸滴定液(0.1mol/L)滴定至溶液显玫瑰红色,并将滴定的结果用空白试验校正。每 1ml 高氯酸滴定液(0.1mol/L)相当于 19.57mg 的 $(C_{20}H_{24}N_2O_2)_2 \cdot H_2SO_4 \cdot 2H_2O$。

示例中,硫酸奎宁采用非水溶液滴定法测定含量;但是,硫酸奎宁片需要在氢氧化钠碱性条件下加氯化钠盐析,采用三氯甲烷提取,得到奎宁的三氯甲烷溶液,排除辅料中的硬脂酸根离子的干扰,再采用非水溶液滴定法测定含量。

示例 18-12　ChP2015 盐酸氯丙嗪及其片剂的含量测定。

盐酸氯丙嗪的含量测定法:非水溶液滴定法(参见第十一章)。

盐酸氯丙嗪片的含量测定法:紫外 - 可见分光光度法(采用溶解、过滤、取续滤液制备供试品溶液的方法排除片剂中的不溶性辅料对吸光度测量的干扰,参见第十一章)。

示例中,盐酸氯丙嗪采用非水溶液滴定法测定含量;但是,盐酸氯丙嗪片的润滑剂硬脂酸镁干扰非水溶液滴定法,故采用紫外 - 可见分光光度法测定盐酸氯丙嗪片的含量,硬脂酸镁因无紫外吸收,不干扰测定。

五、辅料及包材的分析

药用辅料系指生产药品和调配处方时使用的赋形剂和附加剂;是除活性药物成分或前体以外,安全性已评估,且包含在药物制剂中的物质。药用辅料的质量直接影响药物制剂的质量。我国药用辅料的通则及质量标准均收载于 ChP2015 四部中。同一药用辅料可用于不同给药途径、不同剂型、不同功能,故其质量标准须设置相应的质量控制项与质量指标。

药包材系指药品生产企业生产的药品和医疗机构配制的制剂所使用的直接与药品接触的包装材料和容器,由一种或多种材料制成的包装组件组合而成,在药品的包装、贮藏、运输和使用中起到保护药品、方便用药或实现给药(如气雾剂)的作用。药包材的质量也在较大程度上影响药物制剂的质量。我国的药包材通用要求指导原则收载于 ChP2015 四部中。国家药包材标准由药包材标准和产品注册标准组成。药包材的质量标准是为了保证所包装药品在有效期(或使用期)内质量稳定,按照所用材料的性质、产品的结构特性、所包装药物的要求和临床使用要求所制定的药包材的检验方法及技术要求。

药物片剂常用辅料及包材的分析简述如下。

（一）辅料的分析

片剂辅料是对片剂处方中除活性药物成分或前体以外的所有赋形剂和附加剂的总称。现以预胶化淀粉为例，介绍片剂辅料的分析。

示例 18-13　ChP2015 预胶化淀粉的分析。

本品系淀粉通过物理方法加工，改善其流动性和可压性而制得的。

【性状】本品为白色或类白色粉末。

【鉴别】（1）取本品约 1g，加水 15ml，搅拌，煮沸，放冷，即成透明或半透明的类白色凝胶状物。

（2）取本品约 0.1g，加水 20ml，混匀，加碘试液数滴，即显蓝黑色、蓝色、紫色或紫红色，加热后逐渐褪色。

【检查】**酸度**　取本品 10.0g，加中性乙醇（对酚酞指示液显中性）10ml，摇匀，加水 100ml，搅拌 5 分钟，依法测定，pH 值应为 4.5~7.0。

二氧化硫　取本品适量，依法检查，二氧化硫含量不得过 0.004%。

氧化物质　取本品 5.0g，加甲醇 - 水（1∶1）的混合液 20ml，再加 6mol/L 醋酸溶液 1ml，搅拌均匀，离心，精密加新制的饱和碘化钾溶液 0.5ml，放置 5 分钟，上清液和沉淀物不得有明显的蓝色、棕色或紫色。

干燥失重　取本品，在 120℃干燥 4 小时，减失重量不得过 14.0%。

灰分　取本品 1.0g，依法检查，遗留残渣不得过 0.3%。

重金属　取样品 1.0g，依法检查，含重金属不得过百万分之二十。

铁盐　取本品 0.50g，加稀盐酸 4ml 与水 16ml，振摇 5 分钟，滤过，用少量水洗涤，合并滤液与洗液，加适量硫酸铵 50mg，用水稀释成 35ml 后，依法检查，与标准铁溶液 1.0ml 制成的对照液比较，不得更深（0.002%）。

微生物限度　取本品，依法检查，每 1g 供试品中的需氧菌总数不得过 1000cfu，真菌和酵母菌数总不得过 100cfu，不得检出大肠埃希菌。

（二）包材的分析

药包材的质量标准主要包括：①物理性能。考察影响产品使用的物理参数、机械性能及功能性指标。②化学性能。考察影响产品性能、质量和使用的化学指标，如溶出物试验、溶剂残留量等。③生物性能。根据所包装药物的要求制定检验项目，如注射剂类药包材的检验项目包括细胞毒性试验、急性全身毒性试验和溶血试验等。药包材的包装上应注明药包材的使用范围、规格及贮藏条件，并应注明药包材的使用期限。

玻璃具有一定的机械强度、稳定的化学性质（最稳定的材料之一）、对人体无毒，广泛用于各类药物制剂的包装。我国的药用玻璃材料和容器指导原则收载于 ChP2015 四部通则中。药用玻璃材料和容器的生产工艺及质量要求应与所包装药品的制剂类型及质量要求相适应，其包装上应注明使用范围、规格、贮藏要求及使用期。现以钠钙玻璃管制药瓶为例，介绍片剂包材的分析。

示例 18-14　YBB2015 钠钙玻璃管制药瓶的分析。

本标准适用于盛装口服固体制剂的钠钙玻璃管制螺纹口瓶。

【外观】取本品适量，在自然光线明亮处正视目测，应无色透明或棕色透明；表面应光洁、平整，不应有明显的玻璃缺陷；任何部位不得有裂纹。

【鉴别】线热膨胀系数：取本品适量，照平均线热膨胀系数测定法或线热膨胀系数测定法测定，应为 $(7.6~9.0) \times 10^{-6} K^{-1}$（20~300℃）。

【121℃颗粒耐水性】取本品适量，照玻璃颗粒在 121℃耐水性测定法和分级测定，应符合 2 级。

笔记

【内表面耐水性】取本品适量,照 121℃内表面耐水性测定法和分级测定,应不低于 HC 2 级。

【耐热冲击】取本品适量,照热冲击和热冲击强度测定法第一法测定,经受 42℃温差的热震试验后不得破裂。

【内应力】取本品适量,照内应力测定法测定,退火后的最大永久应力造成的光程差不得过 40nm/mm。

【砷、锑、铅、镉浸出量】取本品适量,照砷、锑、铅、镉浸出量测定法测定,每 1L 浸出液中砷不得过 0.2mg、锑不得过 0.7mg、铅不得过 1.0mg、镉不得过 0.25mg。

【垂直轴偏差】取本品适量,照垂直轴偏差测定法测定,应符合规定。

第三节 注射剂分析

注射剂(injection)系指原料药物或与适宜辅料制成的供注入体内的无菌制剂。注射剂可分为注射液、注射用无菌粉末及注射用浓溶液等。本节主要介绍注射液的分析,也简要介绍注射剂常用辅料和包材的分析。

一、性 状 分 析

注射液包括溶液型、乳状液型和混悬型等,可用于皮下注射、皮内注射、肌内注射、静脉注射、静脉滴注、鞘内注射、椎管内注射等。其中,供静脉滴注用的大容量注射液(除另有规定外,一般不小于 100ml,生物制品一般不小于 50ml)也可称为输液。

ChP2015 四部"制剂通则"注射剂项下规定:①溶液型注射液应澄清。②乳状液型注射液(不得用于椎管内注射)不得有相分离现象;静脉用乳状液型注射液中,90% 的乳滴粒径应小于 1μm,且不得有粒径大于 5μm 的乳滴。③除另有规定外,混悬型注射液(不得用于静脉注射或椎管内注射)中,原料药物的粒径应小于 15μm;粒径为 15~20μm(间有个别 20~50μm)者不应超过 10%;若有可见沉淀,振摇时应容易分散均匀。此外,注射剂还应符合正文各品种项下的性状描述。

二、鉴 别 试 验

鉴别溶液型注射液时,辅料一般不干扰活性药物成分的鉴别,可依据活性药物成分的性质,参考注射液的原料药物鉴别方法,从化学法、光谱法、色谱法及其他方法中选用 2~4 种不同原理的分析方法组成一组鉴别试验。

示例 18-15 ChP2015 盐酸氯丙嗪及其注射液的鉴别。

盐酸氯丙嗪的鉴别法:①氧化显色反应(参见第十一章);②紫外 - 可见分光光度法(参见第十一章);③红外分光光度法(参见第十一章);④氯化物的鉴别反应。

盐酸氯丙嗪注射液的鉴别法:①取本品适量(约相当于盐酸氯丙嗪 10mg),照盐酸氯丙嗪项下的鉴别①项试验,显相同的反应;②取含量测定项下的溶液,照盐酸氯丙嗪项下的鉴别②项试验,显相同的结果。

示例中,盐酸氯丙嗪注射液的辅料对盐酸氯丙嗪的鉴别试验①和②均无干扰,故直接选用盐酸氯丙嗪的鉴别试验①和②鉴别盐酸氯丙嗪注射液。

三、剂型检查及安全性检查

ChP2015 四部"制剂通则"注射剂项下规定,除另有规定外,注射液应进行以下常规的剂型检查及安全性检查:【装量】、【渗透压摩尔浓度】、【可见异物】、【不溶性微粒】、【无菌】、【细菌内毒素】或【热原】。此外,ChP2015 四部"指导原则"项下收载了"注射剂安全性检查法应用指导原则"。

（一）装量

每支(瓶)注射液的装量(extractable volume of parenteral preparations)均不得少于其标示装量。

ChP2015 检查法:供试品标示装量不大于 2ml 者,取供试品 5 支(瓶);2ml 以上至 50ml 者(标示装量为 50ml 以上的注射液照最低装量检查法检查),取供试品 3 支(瓶)。开启时注意避免损失,将内容物分别用相应体积的干燥注射器及注射针头抽尽,然后缓慢连续地注入经标化的量入式量筒内(量筒的大小应使待测体积至少占其额定体积的 40%,不排尽针头中的液体),在室温下检视。测定油溶液、乳状液或混悬液时,应先加温(如有必要)摇匀,再用干燥注射器及注射针头抽尽后,同前法操作,放冷(加温时),检视。也可采用重量除以相对密度计算装量。预装式注射器和弹筒式装置的供试品,与所配注射器、针头或活塞装配后,将供试品缓慢连续注入容器(不排尽针头中的液体),按单剂量供试品的要求检查。

（二）渗透压摩尔浓度

生物膜(如人体的细胞膜或毛细血管壁)多具半透膜性质。溶剂通过半透膜由低浓度溶液向高浓度溶液扩散的现象称为渗透。阻止渗透需施加的压力称为渗透压(osmotic pressure)。渗透压是溶液的依数性之一,可按下式计算,通常以渗透压摩尔浓度(osmolality)表示,以每 1kg 溶剂中溶质的毫渗透压摩尔(mOsmol/kg)为单位。

$$毫渗透压摩尔浓度(mOsmol/kg)= \frac{每千克溶剂中溶解的溶质克数}{分子量} \times n \times 1000$$

式中,n 为一个溶质分子溶解或解离时形成的粒子数。理想溶液中,葡萄糖 $n=1$,氯化钠或硫酸镁 $n=2$,氯化钙 $n=3$。

稀溶液中及生理范围内(正常人体血液的渗透压摩尔浓度范围为 285~310mOsmol/kg),溶液的渗透压摩尔浓度与理想状态下的计算值较为接近;随溶液浓度增加,有效粒子数减少,实际渗透压摩尔浓度低于计算值。由于复杂混合物(如水解蛋白注射液)的理论渗透压摩尔浓度不易计算,一般通过测量其冰点下降间接获得实测值。凡处方中添加了渗透压调节剂的注射剂,均应控制其渗透压摩尔浓度。除另有规定外,静脉输液及椎管内注射用注射液应检查渗透压摩尔浓度,并应符合各品种项下的规定。

（三）可见异物

可见异物(foreign insoluble matter)系指存在于注射剂等药物中,在规定条件下目视可以观测到的不溶性物质,其粒径或长度通常大于 50μm。注射剂等液体制剂中如有可见异物,使用后可引起静脉炎、过敏反应、堵塞毛细血管等。所以出厂前应逐一检查,剔除不合格品;临用前在自然光下(避免阳光直射)目视检查,不得有可见异物。

可见异物检查法包括灯检法和光散射法,一般使用灯检法。灯检法不适用时,如用深色透明容器包装或液体色泽较深(深于各标准比色液 7 号)时,可用光散射法。乳状液型和混悬型注射液不使用光散射法。实验室检查时,应避免引入可见异物。当供试品溶液需转移至适宜容器中检查时,如原容器的透明度不够或形状不规则等,应在 B 级洁净环境(如层流净化台)中进行。用于本试验的供试品必须按规定随机抽样。

（四）不溶性微粒

静脉用注射剂(溶液型注射液等)需检查比可见异物更小的不溶性微粒(sub-visible particles 或 insoluble particulate matter)的大小及数量。

不溶性微粒检查法包括光阻法和显微计数法。当光阻法的测定结果不符合规定或供试品不适于用光阻法(黏度过高、易析出结晶、进入传感器时易产生气泡)时,应采用显微计数法。采

笔记

用两种检查方法都无法直接测定的高黏度注射液,可用适宜溶剂稀释后测定。不溶性微粒检查的操作环境不得引入外来微粒,测定前的操作应在层流净化台进行。玻璃仪器和其他用品均应洁净、无微粒。微粒检查用水(或其他适宜溶剂)使用前须经不大于1.0μm的微孔滤膜滤过,按规定的方法检查,应符合光阻法或显微计数法的要求。

(五) 无菌

注射剂照无菌(sterility)检查法检查,应符合规定。此时,仅表明供试品在该检查条件下未发现微生物污染。

无菌检查法包括薄膜过滤法和直接接种法。供试品的检查方法(供试品的性质允许时,首选薄膜过滤法)及条件须经方法适用性试验确认。无菌检查的操作环境须满足以下要求:单向流空气区、工作台面及环境的洁净度应定期按医药工业洁净室(区)悬浮粒子、浮游菌和沉降菌的测试方法(现行国家标准)确认。隔离系统应定期按相关要求验证,其内部环境的洁净度须符合无菌检查的要求。试验环境应进行日常监控。检查的全过程均应严格执行无菌操作,防止微生物污染的措施应证明有效,且不得影响供试品中微生物的检出。

(六) 细菌内毒素或热原

热原(pyrogen)系指能引起动物体温异常升高的物质,包含细菌内毒素。使用热原超过限量的注射剂可能发生热原反应而造成严重的不良后果。

细菌内毒素(bacterial endotoxin)是革兰阴性菌细胞壁的脂多糖与蛋白的复合物,具有热原活性。

除另有规定外,静脉用注射剂按各品种项下的规定,照细菌内毒素检查法或热原检查法检查,应符合规定。

细菌内毒素检查法:用鲎试剂检测或量化细菌内毒素。细菌内毒素的量用内毒素单位(EU)表示,1EU与1个内毒素国际单位(IU)相当。细菌内毒素检查法包括凝胶法(通过鲎试剂与内毒素产生凝集反应的原理进行内毒素的限度检测或半定量检测)和光度测定法。当测定结果有争议时,除另有规定外,以凝胶限度试验的结果为准。检查过程应防止内毒素的污染。

热原检查法:将一定剂量的供试品静脉注入(符合要求且已按规定准备好的)家兔体内,在规定时间观察家兔体温升高的情况,以判定供试品中所含的热原是否符合规定。与供试品接触的试验用器皿应无菌、无热原。去除热原通常采用干热灭菌法(250℃、30分钟以上),也可采用其他适宜的方法。

四、含量测定

注射剂在制剂生产过程中常加入溶剂和其他辅料。注射剂所用的溶剂主要包括水性溶剂(如注射用水)和非水性溶剂(如供注射用的大豆油)。其他辅料主要包括渗透压调节剂、pH调节剂、增溶剂、助溶剂、乳化剂、助悬剂、抗氧剂、抑菌剂(多剂量包装的注射液)等。

测定注射剂的含量时,若辅料不干扰,可直接采用其原料药物的含量测定方法;否则,经预处理排除辅料干扰后再测定。现以溶剂和抗氧剂的干扰排除为例,讨论注射剂的含量测定。

(一) 溶剂水的干扰及其排除

采用非水溶液滴定法测定注射液的含量时,注射用水干扰测定。对于碱性药物及其盐类,可经碱化、有机溶剂提取游离药物、挥干有机溶剂后用非水溶液滴定法测定药物含量。JP16采用此法测定盐酸氯丙嗪注射液的含量(参见第十一章)。

(二) 溶剂油的干扰及其排除

脂溶性药物的注射液(如丙酸睾酮注射液)常以注射用植物油(主要为大豆油)为溶剂。注射液中的溶剂油干扰以水为溶剂的分析方法(如容量法、反相高效液相色谱法)和其他分析方法,可用以下方法排除其干扰。

1. 有机溶剂稀释法　注射液的药物含量较高时,若其含量测定所需的供试品溶液浓度较低,可用有机溶剂(如甲醇)稀释供试品,降低注射液中溶剂油的干扰后再测定药物含量。

示例 18-16　ChP2015 己酸羟孕酮注射液的含量测定。

色谱条件与系统适用性试验:用十八烷基硅烷键合硅胶为填充剂;以甲醇 - 水(85:15)为流动相;检测波长为 254nm。取己酸羟孕酮对照品与戊酸雌二醇对照品适量,用甲醇溶解并制成每 1ml 中各约含 20μg 的混合溶液,取 10μl 注入液相色谱仪,记录色谱图,己酸羟孕酮峰与戊酸雌二醇峰的分离度应符合要求。

测定法:用内容量移液管精密量取本品适量,加甲醇定量稀释制成每 1ml 中约含 20μg 的溶液,作为供试品溶液,精密量取 10μl,注入液相色谱仪,记录色谱图;另取己酸羟孕酮对照品,精密称定,加甲醇溶解并定量稀释制成每 1ml 中约含 20μg 的溶液,同法测定,按外标法以峰面积计算,即得。

示例中,己酸羟孕酮注射液是标示量为 0.125 或 0.25g/ml 的油溶液。由于其药物含量较高,可用甲醇稀释制成较低浓度(约 20μg/ml)的供试品溶液,再用 RP-HPLC 法测定含量。此时,溶剂油对 RP-HPLC 法的影响可忽略不计。

2. 萃取法　注射液中的药物可用适当的溶剂提取,排除注射液中的溶剂油的干扰后再测定药物含量。

示例 18-17　ChP2015 丙酸睾酮注射液的含量测定。

色谱条件与系统适用性试验:用十八烷基硅烷键合硅胶为填充剂;以甲醇 - 水(80:20)为流动相,调节流速使丙酸睾酮峰的保留时间约为 12 分钟;检测波长为 241nm。取本品约 50mg,加甲醇适量使溶解,加 1mol/L 氢氧化钠溶液 5ml,摇匀,室温放置 30 分钟后,用 1mol/L 盐酸溶液调节至中性,转移至 50ml 量瓶中,用甲醇稀释至刻度,摇匀,取 10μl 注入液相色谱仪,记录色谱图,丙酸睾酮峰与降解物峰(相对保留时间约为 0.4)间的分离度应不小于 20。理论板数按丙酸睾酮峰计算不低于 4000。

测定法:用内容量移液管精密量取本品适量(约相当于丙酸睾酮 50mg),置 50ml 量瓶中,用乙醚分数次洗涤移液管内壁,洗液并入量瓶中,用乙醚稀释至刻度,摇匀,精密量取 5ml,置具塞离心管中,在温水浴上使乙醚挥散,用甲醇振摇提取 4 次(5ml、5ml、5ml、3ml),每次振摇 10 分钟后离心 15 分钟,合并甲醇提取液,置 25ml 量瓶中,用甲醇稀释至刻度,摇匀,作为供试品溶液,精密量取 10μl,注入液相色谱仪,记录色谱图;另取丙酸睾酮对照品,同法测定。按外标法以峰面积计算,即得。

示例中,丙酸睾酮注射液为油溶液,其中的丙酸睾酮可用甲醇提取,排除注射液中的溶剂油的干扰后再用 RP-HPLC 法测定。

3. 柱色谱法　注射液中的药物与溶剂油可经柱色谱分离,排除溶剂油的干扰后再测定药物含量。

示例 18-18　USP38 庚酸睾酮注射液的含量测定。

色谱溶剂的制备:乙醇 - 水 - 正庚烷(95:5:50)(可分层)。

异烟肼试液的制备:取异烟肼约 375mg,加盐酸 0.47ml 和甲醇 500ml 使溶解,摇匀。

对照品溶液的制备:取庚酸睾酮对照品适量,精密称定,加甲醇溶解并稀释制成每 1ml 中约含 40μg 的溶液。

供试品溶液的制备:用内容量移液管精密量取本品适量(约相当于庚酸睾酮 100mg),置 10ml 量瓶中,用正庚烷稀释至刻度,摇匀;精密量取 5ml,置 100ml 量瓶中,用正庚烷稀释至刻度,摇匀。

操作步骤:取色谱用硅烷化硅藻土 3g,置烧杯中,加上层色谱溶剂 3ml,混合均匀,填装入

笔记

250mm×25mm 的色谱柱(出口上方装少量玻璃棉)中;取色谱用硅烷化硅藻土 3g,置烧杯中,加供试品溶液 2.0ml,混合均匀,加入上述色谱柱中,压紧,烧杯用色谱用硅烷化硅藻土 1g 干洗,加入上述色谱柱中,并在上方装少量玻璃棉。用下层色谱溶剂 35ml 洗脱,用 50ml 量瓶收集洗脱液,加乙醇至刻度,摇匀;精密量取上述溶液 10ml,置 50ml 具塞锥形瓶中,水浴蒸干,残渣用 5.0ml 甲醇漩涡溶解;精密量取对照品溶液 5ml,置另一 50ml 具塞锥形瓶中。分别加异烟肼试液 10.0ml 于上述两个具塞锥形瓶中,摇匀,放置约 45 分钟。在最大吸收波长约 380nm 处平行测定两个溶液的吸光度,以甲醇 5ml(加异烟肼试液 10.0ml)为空白,按下式计算每 1ml 供试品中含庚酸睾酮($C_{26}H_{40}O_3$)的量(mg):

$$2.5(C/V)(A_U/A_S)$$

式中,C(μg/ml)为对照品溶液的浓度;V(ml)为所取供试品的体积;A_U 和 A_S 分别为供试品溶液及对照品溶液的吸光度。

示例中,庚酸睾酮注射液为油溶液,采用紫外-可见分光光度法测定含量时,溶剂油干扰注射液的吸光度测定。为排除溶剂油的干扰,以色谱用硅烷化硅藻土上涂布的上层色谱溶剂(95%乙醇饱和的正庚烷)为固定相,以下层色谱溶剂(正庚烷饱和的 95% 乙醇)为流动相,进行庚酸睾酮注射液的色谱分离。结果弱极性的溶剂油滞留在弱极性的固定相上,而极性较强的庚酸睾酮被极性较强的流动相洗脱,收集洗脱液。

(三) 抗氧剂的干扰及其排除

还原性药物的注射剂中常加入抗氧剂提高注射剂的稳定性。注射剂常用的抗氧剂包括亚硫酸钠、亚硫酸氢钠和焦亚硫酸钠等,一般浓度为 0.1%~0.2%。由于这些抗氧剂均具有较药物强的还原性,采用氧化还原滴定法测定注射剂中还原性药物的含量时,抗氧剂消耗滴定剂使测定结果偏高。排除抗氧剂干扰的方法通常有以下几种:

1. 加掩蔽剂　掩蔽剂丙酮或甲醛能够与注射剂中的抗氧剂亚硫酸氢钠等发生亲核加成反应,从而消除抗氧剂的干扰。但是,须注意甲醛具有较弱的还原性,滴定液的氧化性较强时不宜以甲醛为掩蔽剂。

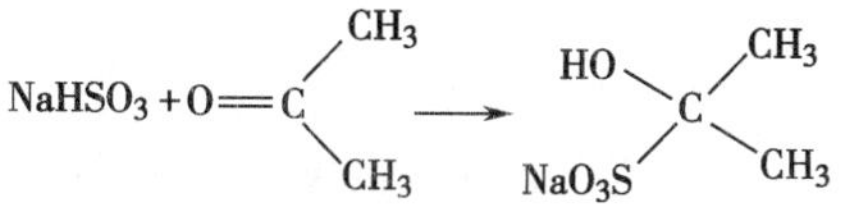

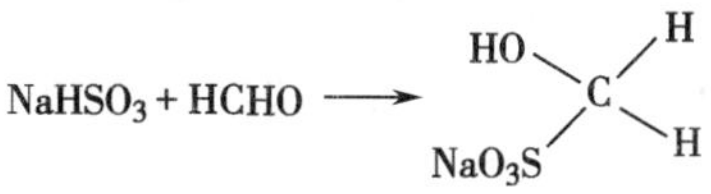

$$NaHSO_3 + O=C\begin{matrix}CH_3\\CH_3\end{matrix} \longrightarrow \begin{matrix}HO\\NaO_3S\end{matrix}C\begin{matrix}CH_3\\CH_3\end{matrix}$$

$$NaHSO_3 + HCHO \longrightarrow \begin{matrix}HO\\NaO_3S\end{matrix}C\begin{matrix}H\\H\end{matrix}$$

示例 18-19　ChP2015 维生素 C 注射液的含量测定法:精密量取本品适量(约相当于维生素 C 0.2g),加水 15ml 与丙酮 2ml,摇匀,放置 5 分钟,加稀醋酸 4ml 与淀粉指示液 1ml,用碘滴定液(0.05mol/L)滴定,至溶液显蓝色并持续 30 秒不褪。每 1ml 碘滴定液(0.05mol/L)相当于 8.806mg 的 $C_6H_8O_6$。

示例中,维生素 C 具有还原性,易被氧化变质。制备维生素 C 注射液时,添加还原性更强的亚硫酸氢钠作为抗氧剂,提高维生素 C 注射液的稳定性。若直接采用碘量法测定注射液中维生素 C 的含量,由于亚硫酸氢钠具有更强的还原性,将优先消耗碘滴定液,使含量测定结果偏高。故在滴定前加入丙酮作为掩蔽剂,消除了抗氧剂亚硫酸氢钠对碘量法的干扰。

2. 加酸分解　加入强酸可使注射剂中的抗氧剂亚硫酸钠、亚硫酸氢钠或焦亚硫酸钠等分解,产生的二氧化硫气体经加热可全部逸出。

$$NaHSO_3 + HCl \longrightarrow NaCl + H_2O + SO_2$$

示例 18-20　ChP2015 磺胺嘧啶钠注射液的含量测定法:本品中虽然添加了抗氧剂亚硫酸

氢钠,但采用亚硝酸钠滴定法测定含量时抗氧剂不干扰测定,无需另行处理。因为亚硝酸钠滴定法在盐酸酸性条件下使用,亚硫酸氢钠在此酸性条件下被分解。

3. 加弱氧化剂氧化　利用抗氧剂的还原性强于药物,加入弱氧化剂过氧化氢或硝酸,选择性氧化还原性强的抗氧剂亚硫酸钠、亚硫酸氢钠或焦亚硫酸钠等,排除了抗氧剂的干扰。

$$Na_2SO_3+H_2O_2 \longrightarrow Na_2SO_4+H_2O$$

$$NaHSO_3+H_2O_2 \longrightarrow NaHSO_4+H_2O$$

$$Na_2SO_3+2HNO_3 \longrightarrow Na_2SO_4+H_2O+2NO_2\uparrow$$

$$2NaHSO_3+4HNO_3 \longrightarrow Na_2SO_4+2H_2O+H_2SO_4+4NO_2\uparrow$$

五、辅料及包材的分析

辅料及包材对注射剂质量的影响常常大于其对片剂质量的影响,所以对注射剂的辅料及包材一般均实施更严格的控制。

(一)辅料的分析

注射用水是注射剂最常用的水溶性溶剂或稀释剂。现以注射用水为例,介绍注射剂辅料的分析。

示例 18-21　ChP2015 注射用水的分析。

本品为纯化水经蒸馏所得的水。

【性状】本品为无色的澄明液体;无臭。

【检查】**pH 值**　取本品 100ml,加饱和氯化钾溶液 0.3ml,依法测定,pH 值应为 5.0~7.0。

氨　取本品 50ml,照纯化水项下的方法检查,但对照用氯化铵溶液改为 1.0ml,应符合规定(0.000 02%)。

硝酸盐与亚硝酸盐、电导率、总有机碳、不挥发物与重金属　照纯化水项下的方法检查,应符合规定。

细菌内毒素　取本品,依法检查,每 1ml 中含内毒素的量应小于 0.25EU。

微生物限度　取本品不少于 100ml,经薄膜过滤法处理,采用 R2A 琼脂培养基,30~35℃培养不少于 5 天,依法检查,100ml 供试品中需氧菌总数不得过 10cfu。

R2A 琼脂培养基处方、制备及适用性检查试验　照纯化水项下的方法检查,应符合规定。

表 18-7 列出了 ChP2015、EP8、USP38、JP16 注射用水检查项。从表 18-7 可知,电导率是注射用水的重要检查项目,因为它在较大程度上综合反映了水的纯度。一定温度下,电导率越小,水的纯度越高;反之亦然。

表 18-7　ChP2015、EP8、USP38、JP16 注射用水检查项

ChP2015	EP8	USP38	JP16
pH、氨、硝酸盐、亚硝酸盐、电导率、总有机碳、不挥发物、重金属、细菌内毒素、微生物限度	硝酸盐、铝、细菌内毒素(生产过程控制:微生物限度、总有机碳、电导率)	细菌内毒素、电导率、总有机碳	总有机碳、电导率、细菌内毒素

(二)包材的分析

注射剂的常用容器有玻璃安瓿、玻璃瓶、塑料安瓿、塑料瓶(袋)、预装式注射器等。容器的密封性须用适宜的方法确证。容器应具有较好的热稳定性,保证高温灭菌或冷冻干燥中不破裂;应有足够的机械强度,能耐受热压灭菌时产生的较高压力差,并避免在生产、运输和贮藏过程中所造成的破损;应具有良好的临床使用性,如安瓿的折断力应符合标准规定;应有一定的化学稳定性,不与药品发生影响药品质量的物质交换,如不发生玻璃脱片、不引起药液的 pH 变化等。

笔记

容器用胶塞特别是多剂量包装注射液用的胶塞要有足够的弹性和稳定性。除另有规定外,容器应足够透明,以便检视内容物。容器的热原或细菌内毒素、无菌等应符合所包装制剂的要求。现以玻璃安瓿为例,介绍注射剂包材的分析。

示例 18-22 YBB2015 低硼硅玻璃安瓿的分析。

本标准适用于色环和点刻痕易折低硼硅玻璃安瓿。

【外观】取本品适量,在自然光线明亮处正视目测,应无色透明或棕色透明;不应有明显的玻璃缺陷;任何部位不得有裂纹;点刻痕易折安瓿的色点应标记在刻痕上方中心,与中心线的偏差不得过 ±1.0mm。

【鉴别】(1) 线热膨胀系数:取本品适量,照平均线热膨胀系数测定法或线热膨胀系数测定法测定,应为 $(6.2~7.5) \times 10^{-6} K^{-1}(20~300℃)$。

(2) 三氧化二硼含量:取本品适量,照三氧化二硼测定法测定,含三氧化二硼应不得小于 5%。

【121℃颗粒耐水性】取本品适量,照玻璃颗粒在 121℃耐水性测定法和分级测定,应符合 1 级。

【内表面耐水性】取本品适量,照 121℃内表面耐水性测定法和分级测定,应符合 HC 1 级。

【内应力】取本品适量,照内应力测定法测定,退火后的最大永久应力造成的光程差不得过 40nm/mm。

【圆跳动】取本品适量,照垂直轴偏差测定法测定,应符合规定。

【折断力】取本品适量,照规定的方法检测,安瓿折断力应符合规定值,安瓿折断后,断面应平整(断面不得有尖锐凸起、豁口及长度超过肩部的裂纹)。

【砷、锑、铅、镉浸出量】取本品适量,照砷、锑、铅、镉浸出量测定法测定,每 1L 浸出液中砷不得过 0.2mg、锑不得过 0.7mg、铅不得过 1.0mg、镉不得过 0.25mg。

第四节 复方制剂分析

复方制剂是含有 2 种或 2 种以上活性药物成分的制剂。复方制剂分析较单方制剂分析复杂,一方面,复方制剂的待测组分多,建立多组分同时测定的高通量(high-throughput)分析方法有利于提高分析效率;另一方面,复方制剂的基质更复杂,不仅要考虑辅料、杂质对活性药物成分测定的干扰,还要考虑活性药物成分之间的相互干扰。如果这些干扰不存在或可忽略,按原料药物或单方制剂进行分析;否则,应适当分离后再进行分析。

色谱法具有分离和分析功能,一定条件下能同时分析多个组分(如用 TLC 法同时鉴别复方制剂中的 2 个组分)和(或)多个项目(如用 HPLC 法测定某活性药物成分的含量,同时鉴别该成分),是目前复方制剂分析最常用的方法。计算分光光度法在一定条件下也可用于活性药物成分相互干扰的复方制剂的分析。此外,化学计量学的应用在较大程度上促进了复方制剂中相互干扰的多组分的高通量分析。

复方制剂的剂型检查按各剂型项下的要求,仅检查复方制剂中要求检查的组分。多种维生素或微量元素一般不检查含量均匀度。

示例 18-23 ChP2015 复方磺胺甲噁唑片的分析。

处方:磺胺甲噁唑 400g,甲氧苄啶 80g,辅料适量,制成 1000 片。

本品含磺胺甲噁唑($C_{10}H_{11}N_3O_3S$)与甲氧苄啶($C_{14}H_{18}N_4O_3$)均应为标示量的 90.0%~110.0%。

两种活性药物成分的结构式如下:

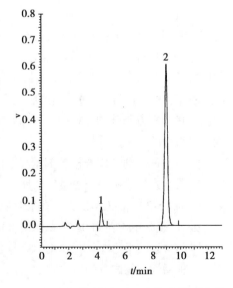

磺胺甲噁唑（SMZ）　　　　　　　甲氧苄啶（TMP）

【性状】本品为白色片。

【鉴别】（1）取本品的细粉适量（约相当于甲氧苄啶 50mg），加稀硫酸 10ml，微热使甲氧苄啶溶解后，放冷，滤过，滤液加碘试液 0.5ml，即生成棕褐色沉淀。

（2）取本品的细粉适量（约相当于磺胺甲噁唑 0.2g），加甲醇 10ml，振摇，滤过，取滤液作为供试品溶液；另取磺胺甲噁唑对照品 0.2g 与甲氧苄啶对照品 40mg，加甲醇 10ml 溶解，作为对照品溶液。吸取上述两种溶液各 5μl，分别点于同一硅胶 GF₂₅₄ 薄层板上，以三氯甲烷 - 甲醇 -N,N- 二甲基甲酰胺（20∶2∶1）为展开剂，展开，晾干，置紫外光灯（254nm）下检视。供试品溶液所显两种成分的主斑点的位置和颜色应分别与对照品溶液的两个主斑点相同。

（3）在含量测定项下记录的色谱图中，供试品溶液两主峰的保留时间应与对照品溶液相应的两主峰的保留时间一致。

（4）取本品的细粉适量（约相当于磺胺甲噁唑 50mg），显芳香第一胺类的鉴别反应。

以上（2）、（3）两项可选做一项。

【检查】（1）溶出度：取本品，照溶出度与释放度测定法，以 0.1mol/L 盐酸溶液 900ml 为溶出介质，转速为每分钟 75 转，依法操作，经 30 分钟时，取溶液适量，滤过，精密量取续滤液 10μl，照含量测定项下的方法，依法测定，计算每片中磺胺甲噁唑和甲氧苄啶的溶出量。限度均为标示量的 70%，应符合规定。

（2）其他：应符合片剂项下有关的各项规定。

【含量测定】照高效液相色谱法测定。

色谱条件与系统适用性试验：用十八烷基硅烷键合硅胶为填充剂；以乙腈 - 水 - 三乙胺（200∶799∶1）（用氢氧化钠试液或冰醋酸调节 pH 至 5.9）为流动相；检测波长为 240nm。理论板数按甲氧苄啶峰计算不低于 4000，磺胺甲噁唑峰与甲氧苄啶峰间的分离度应符合要求。

测定法：取本品 10 片，精密称定，研细，精密称取适量（约相当于磺胺甲噁唑 44mg），置 100ml 量瓶中，加 0.1mol/L 盐酸溶液适量，超声使两主成分溶解，用 0.1mol/L 盐酸溶液稀释至刻度，摇匀，滤过，取续滤液作为供试品溶液，精密量取 10μl，注入液相色谱仪，记录色谱图（图 18-2）；另取磺胺甲噁唑对照品和甲氧苄啶对照品各适量，精密称定，加 0.1mol/L 盐酸溶液溶解并定量稀释制成每 1ml 中含磺胺甲噁唑 0.44mg 与甲氧苄啶 89μg 的溶液，摇匀，同法测定。按外标法以峰面积计算，即得。

含量测定结果的计算公式为：

$$含量（mg/片）=\frac{A_S \times C_R \times 100 \times \overline{W}}{A_R \times W}$$

式中，A_S 和 A_R 分别为供试品溶液和对照品溶液中测定成分的峰面积；C_R 为对照品溶液中测定成分的浓度（mg/ml）；W 为供试品的称量（g）；$\overline{W}$ 为平均片重（g/片）。

笔记

图 18-2　复方磺胺甲噁唑片含量测定的高效液相色谱图

示例中,复方磺胺甲噁唑片的鉴别包括 SMZ 和 TMP 两种活性药物成分的鉴别。鉴别试验(1)和(4)直接采用 TMP 和 SMZ 原料药物的鉴别试验,分别鉴别复方制剂中的 TMP 和 SMZ;鉴别试验(2)和(3)均采用色谱法分离,同时鉴别复方制剂中的 SMZ 和 TMP 两种成分,故可选做一项。

检查时,复方磺胺甲噁唑片中的 SMZ 和 TMP 两种成分在水中均几乎不溶,故 SMZ 和 TMP 均需检查【溶出度】。此外,按 ChP2015 四部片剂和含量均匀度检查法项下的规定,复方磺胺甲噁唑片中 TMP 的含量 <25%,需检查【含量均匀度】;SMZ 的含量 >25%,检查【重量差异】。USP38 的规定相同。

测定含量时,由于 SMZ 分子结构中有芳伯胺基,可采用亚硝酸钠滴定法测定其含量,TMP 不干扰;TMP 分子结构中有氮杂原子,具有碱性,可采用非水溶液滴定法测定其含量,但 SMZ 也具有弱碱性,干扰测定,故不宜直接采用容量法测定复方磺胺甲噁唑片的含量。尽管可以考虑采用提取后容量法测定,但该法烦琐费时、误差较大。因此,采用具有分离分析功能的 HPLC 法同时测定复方磺胺甲噁唑片中 SMZ 和 TMP 两种成分的含量,专属性强、准确度高、方便快捷。USP38 采用相同的原理与方法测定。

此外,由于 SMZ 和 TMP 的分子结构中均具有共轭体系,可吸收紫外光,可考虑采用紫外 -可见分光光度法测定复方磺胺甲噁唑片的含量。但是,SMZ 与 TMP 的紫外吸收光谱彼此重叠(图 18-3),需采用双波长分光光度法,经计算扣除共存成分的吸光度,则可不经分离测定复方磺胺甲噁唑片中 SMZ 和 TMP 两种成分的含量。

示例 18-24　ChP2000 复方磺胺甲噁唑片的含量测定。

供试品溶液的制备:取本品 10 片,精密称定,研细,精密称取适量(约相当于磺胺甲噁唑 50mg、甲氧苄啶 10mg),置 100ml 量瓶中,加乙醇适量,振摇 15 分钟,使药物溶解,加乙醇稀释至刻度,摇匀,滤过,取续滤液备用。

对照品溶液的制备:精密称取经 105℃ 干燥至恒重的磺胺甲噁唑对照品 50mg,置 100ml 量瓶中,加乙醇溶解并稀释至刻度,摇匀,作为对照品溶液(1);精密称取经 105℃ 干燥至恒重的甲氧苄啶对照品 10mg,置 100ml 量瓶中,加乙醇溶解并稀释至刻度,摇匀,作为对照品溶液(2)。

磺胺甲噁唑的含量测定:精密量取供试品溶液与对照品溶液(1)、(2)各 2ml,分别置 100ml 量瓶中,加 0.4% 氢氧化钠溶液稀释至刻度,摇匀,照分光光度法,取对照品溶液(2)的稀释液,以 257.0nm 为测定波长(λ_2),在 304nm 波长附近(每间隔 0.5nm)选择等吸收点波长为参比波长(λ_1),要求 $\Delta A=A_{\lambda_2}-A_{\lambda_1}=0$。再在 λ_2 与 λ_1 波长处分别测定供试品溶液稀释液与对照品溶液(1)稀释液的吸光度,求出各自的吸光度差值(ΔA),计算,即得。

甲氧苄啶的含量测定:精密量取供试品溶液与对照品溶液(1)、(2)各 5ml,分别置 100ml 量瓶中,各加盐酸 - 氯化钾溶液稀释至刻度,摇匀,照分光光度法,取对照品溶液(1)的稀释液,以 239.0nm 为测定波长(λ_2),在 295nm 波长附近(每间隔 0.2nm)选择等吸收点波长为参比波长(λ_1),要求 $\Delta A=A_{\lambda_2}-A_{\lambda_1}=0$。再在 λ_2 与 λ_1 波长处分别测定供试品溶液稀释液与对照品溶液(2)稀释液的吸光度,求出各自的吸光度差值(ΔA),计算,即得。

含量测定结果的计算公式为:

$$含量(mg/片) = \frac{\Delta A_X \times m_R \times \overline{W}}{\Delta A_R \times W}$$

式中,ΔA_X 为供试品溶液稀释液的吸光度差值;ΔA_R 为对照品溶液稀释液的吸光度差值;m_R 为对照品的称量(mg);W 为供试品的称量(g);$\overline{W}$ 为平均片重(g/ 片)。

双波长分光光度法是在两个波长 λ_2 和 λ_1 处分别测定供试品溶液的吸光度 A_2 和 A_1,采用对照品比较法,以 A_2 和 A_1 的差值 ΔA 计算受干扰的待测成分含量的方法。用该法准确测定的关键是选择适当的 λ_2 和 λ_1。通常,测定波长 λ_2 选择待测成分的最大吸收波长 λ_{max},使 ΔA 较大;

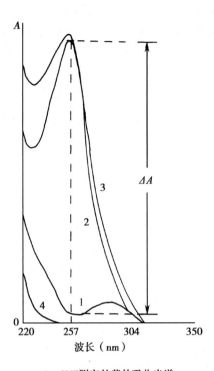
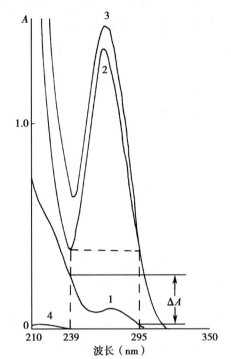

A   SMZ测定的紫外吸收光谱
1. TMP(2.0μg/ml)
2. SMZ(10.0μg/ml)
3. SMZ+TMP
4. 辅料

B   TMP测定的紫外吸收光谱
1. TMP（5.0μg/ml）
2. SMZ（25.0μg/ml）
3. SMZ+TMP
4. 辅料

图 18-3   复方磺胺甲噁唑片含量测定的紫外吸收光谱图

参比波长 λ_1 选择干扰成分在此处的吸光度 A_1^2 与其在 λ_2 处的吸光度 A_2^2 相等的波长。将待测成分在 λ_2 和 λ_1 处的吸光度分别表示为 A_2^1 和 A_1^1，则有：

$$\Delta A = A_2 - A_1 = (A_2^1 + A_2^2) - (A_1^1 + A_1^2) = A_2^1 - A_1^1 \ (因为\ A_2^2 = A_1^2) = E_2^1 cl - E_1^1 cl = \Delta Ecl$$

式中，一定条件下，ΔE 为常数，即 ΔA 与浓度 c 之间呈线性关系，可采用对照品比较法测定待测成分的含量。

示例中，测定 SMZ 含量时，由于复方磺胺甲噁唑片处方中 SMZ 的量远大于 TMP 的量，SMZ 的含量测定受 TMP 的干扰较小。在选择 SMZ 的测定波长 λ_2 时，主要考虑增大 SMZ 的吸收。在 SMZ 的 λ_{max} 257nm（图 18-3A）处，干扰成分 TMP 的吸收较小、辅料无吸收，故选择 257nm 为测定波长 λ_2。TMP 的 257nm 等吸收点波长在 304nm 附近，此处 SMZ 的吸收较小、辅料无吸收，故在 304nm 附近选择等吸收点波长为参比波长 λ_1（仪器等试验条件不同，等吸收点可能漂移，用对照品确定）。

测定 TMP 含量时，由于复方磺胺甲噁唑片处方中 TMP 的量远小于 SMZ 的量，TMP 的含量测定受 SMZ 的干扰较大。在选择 TMP 的测定波长 λ_2 时，主要考虑减小 SMZ 的吸收。在干扰成分 SMZ 的 λ_{min} 239nm（图 18-3B）处，TMP 的吸收较大、辅料无吸收，故选择 239nm 为测定波长 λ_2。SMZ 的 239nm 等吸收点波长在 295nm 附近，此处 TMP 的吸收较小、辅料无吸收，故在 295nm 附近选择等吸收点波长为参比波长 λ_1（用对照品确定）。由于 TMP 的 λ_2 未位于其极值吸收处，TMP 含量测定的结果受仪器性能等因素的影响较大。

（重庆医科大学   范   琦）

笔记

参考文献

1. 杭太俊. 药物分析. 第 7 版. 北京: 人民卫生出版社, 2011
2. Järvinen K, Hoehe W, Järvinen M, et al. In-line monitoring of the drug content of powder mixtures and tablets by near-infrared spectroscopy during the continuous direct compression tabletting process. Eur. J. Pharm. Sci., 2013, 48: 680-688

笔记

第十九章 中药材及其制剂分析概论

学习要求

1. 掌握 中药材及其制剂的质量标准、中药分析常用的方法和技术、中药样品的主要制备方法。
2. 熟悉 各类中药的质量分析要点。
3. 了解 中药的特色和中药分析的特点、体内中药分析研究现状。

中药分析是以中医药理论为指导,应用现代分析方法研究中药材和饮片、提取物和中药制剂质量的一门学科,是药物分析学科中的一个重要的组成部分,也是药物分析学科中的一个独具特色的分支学科。

几千年的临床实践证明中药在防治疾病方面有确切的疗效。中药大部分来源于植物,小部分来源于动物和矿物。与化学药物的不同在于仅单味中药中即含有多种类型的化学成分,临床又多使用复方,且中药作用的特点是多成分以"整体"的形式作用于机体。因此,中药的质量评价和质量控制是多年来困扰药物分析工作者的难题,也是中药现代化发展的瓶颈。显然,完全套用化学药物的质量控制方法不能客观、全面地反映中药的质量,因此一套符合中医药特色的用以科学评价中药质量的完整体系亟待建立。近10多年来,中药分析及质量控制研究发展迅速,并呈现整体性、系统性、专属性及先进性的特点。

目前,最新版的 ChP2015 中收载了符合中药特点,能够从整体上有效反映中药安全性、有效性、质量均一稳定等特征的中药质量标准,并大量应用了中药指纹和特征图谱、DNA 分子鉴定、一测多评等新的分析方法和检测技术。同时,通过完善内源性有毒成分和外源性有害物质的限度控制,加强了中药的安全性控制。

虽然药典收载的中药标准已有大幅提高,但中药分析还有很多问题需要解决。在中医药理论指导下,构建和完善科学的中药质量评价和控制体系是今后中药分析的主要任务。

本章就中药分析的概述,中药及其制剂的鉴别、检查、含量测定和质量的整体控制等几个方面进行论述,并介绍了体内中药分析研究现状及最新进展。

第一节 概　　述

一、中药的特色与分析特点和对策

(一) 中药及其制剂的生产和使用有中医理论的指导

中药是指在中医理论指导下,用于预防、治疗、诊断疾病并具有康复和保健作用的物质。

整体观是中医理论体系中的重要概念,从中药的药性理论到组方的君臣佐使无不体现着中医的整体观和辨证施治的理论原则。中医视人体为一个统一的整体,且与自然界密不可分,因此在论治的过程中要分析病变的部位、原因、性质以及邪正关系,反映疾病发展过程中某一阶段的病理变化的本质。例如感冒是一种疾病,但是由于引发疾病的原因和机体的反应性有所不同,又表现为风寒感冒、风热感冒、暑湿感冒等不同的证型,须分别采用辛温解表、辛凉解表或清暑祛湿的药物施治。因此中药及其制剂都是在中医理论的指导下作用于机体的。

笔记

中医临床多以复方治疗疾病。中医的组方遵循"君臣佐使"的原则,而不是若干单味药的简单组合。君药是方中针对主病或主证起主要作用的、必不可少的药物;臣药在方中既要辅助君药治疗主病或主证,还要对兼病或兼证起重要作用;佐药和使药分别具有辅佐作用和调剂作用。同一中药在不同的方中地位不同,如中药吴茱萸在著名的古方吴茱萸汤中为君药,而在左金丸中是起辅助作用的臣药。

中药药性理论也是中医的重要理论之一。寒、热、温、凉四性是药性理论的核心内容。近年来有学者尝试通过应用生物热动力学法对中药进行定性和定量分析,揭示了中药寒热药性差异的客观性及"寒者热之,热者寒之"的科学内涵。

因此,在中药及其制剂的分析中,也要遵循"用中医药理论指导"的原则创立分析方法、选择分析目标。通常依据如下 3 个原则:

1. 运用整体观理论对中药进行化学成分的定性轮廓分析　单纯模仿化学药品的分析模式,选定一两个有效成分、活性成分或指标成分进行鉴别和含量测定,或者只选择组方中的某一味药进行分析,不能反映中医用药所体现的整体观念。近年来色谱指纹图谱分析模式的提出使得中药的研究方法和分析手段由针对一个或者少数几个活性成分(指标成分)的分析,发展为对整味中药色谱指纹图谱的综合分析,是中医整体观的化学表征。而以基因组学、转录组学、蛋白组学和代谢组学为核心的系统生物学方法更加体现了中医的整体观和辨证施治的思想。

2. 运用组方的"君臣佐使"理论　对制剂中的君药及贵重药中的主要成分进行定量分析。

3. 运用中药药性理论　针对中药药性的化学表征发展科学的分析方法。

（二）中药及其制剂的质量有多环节、多因素的影响

中药及其制剂的质量受多环节、多因素的影响。中药材的种类繁多、成分复杂、产地分散、替代品(代用品)多,加之生长环境、采收季节、加工炮制等因素,造成其所含的化学成分及临床疗效的差异;而中药制剂又受到生产工艺、包装运输、储藏等因素的影响,质量控制的环节更为复杂。

例如党参在我国有 39 种之多,ChP2015 收载的党参为桔梗科植物党参 *Codonpsis pilosula*（Franch.）Nannf.、素花党参 *Codonpsis pilosula* Nannf. Var. *modesta*（Nannf.）L. T. Shen 或川党参 *Codonpsis tangshen* Oliv 的干燥根。

中药制剂方面,根据 CFDA 国产药品数据查询,临床上常用的板蓝根颗粒有约 1000 个厂家企业生产、复方丹参片有约 600 个厂家企业生产、银杏叶片有约 100 个厂家企业生产。这些处方相同的制剂,原料、产地、设备和工艺的差异均会带来活性成分含量的差异,进而导致临床药效的波动。而目前的质量标准还不能全面反映和评价这些药品整体上的差异。

因此,我们不仅要从中药的品种基源、生长环境、采收时间、加工炮制、生产工艺、包装材料、储藏运输等各个方面进行严格把关,还要建立健全科学的中药质量分析体系来满足实际生产、市场流通及临床应用的需要。

（三）中药及其制剂的成分有复杂多变的特点

1. 单一植(动)物中含有多类不同结构的多种成分　植(动)物由于发生二次代谢过程,通过不同的生物合成途径产生了多类不同结构的多种成分。如中药大黄中包括蒽醌类衍生物、蒽酮类衍生物、二苯乙烯类、鞣质类等多种类型的化合物;中药人参中含有几十种三萜皂苷类成分,它们都有相同或类似的母体,同时人参中又有黄酮类、多糖及挥发油等多类成分。中药成分的复杂性构成了中药功效的多样性,这是中药常具有多个方面的功效或多种药理作用的物质基础,也是中药与化学合成药品质量标准的根本区别。

因此,仅以其中某一成分或某类成分为指标进行分析不能完全反映该药物的质量优劣。基于整体性和模糊性的中药化学(成分)指纹图谱在很大程度上体现了中药化学成分的整体或轮廓信息,是一种综合的、可量化的分析手段,并且随着各种新技术的出现,其势必会有更加深入

笔记

的发展。

2. 不同来源的中药中的同一待测成分的含量差异巨大　生长环境、采收季节、生长年限及部位差异等因素造成了不同来源的同种中药成分的含量差异显著。

（1）不同植物来源中药的相同成分含量差异显著：《中国药典》收载的中药有些是多基源品种，如大黄、麻黄、党参、百部、细辛等均有3种植物来源，而不同植物种间化学成分的含量是有差异的。如ChP2015收载的"麻黄"的3种基源植物中，麻黄碱的含量在中麻黄（*Ephedra intermedia* Schrenk et C. A. Mey）中最低，在木贼麻黄（*Ephedra equisetina* Bge.）中最高，在草麻黄（*Ephedra sinica* Stapf）中的含量居中。

（2）不同产地中药的相同成分含量差异显著：这是中药中普遍存在的问题。如不同产地的黄芩中黄芩苷的含量范围为6%~14%；提取物中的差别更为显著，为18%~30%。草麻黄不同地区样品中的麻黄碱含量为1.5%~15.4%，5种生物碱的总量范围为3.5%~26.6%。

（3）不同采收期中药的相同成分含量差异显著：不同采收期植物代谢水平的变化造成化学成分的含量不同。如丹参中丹参酮的含量为11、12月最高，而薄荷中的薄荷脑在秋季叶变黄时含量最高。

（4）不同生长年限和不同药用部位中药的相同成分含量差异显著：人参中的野山参生长年限很长，而栽培的园参生长年限短，这两类样品所含的人参皂苷的指纹图谱（化学成分轮廓）有很大的不同。另外人参皂苷在人参周皮、木质部和韧皮部中的含量有显著性差异。

基于上述特点，在中药分析的过程中要充分重视以上因素的影响，注意品种、产地、生长年限、部位的不同情况，在取样过程中样品要具有一定的代表性，并严格按照规定的取样方法均匀合理地取样。建立分析方法、进行方法学验证时要注意线性范围、检测限、灵敏度等要求。

3. 中药在煎煮炮制和制剂过程中化学成分有量和质的变化　中药从药材加工到临床应用的整个过程会对其成分产生量和质的变化。

方剂在水煎煮过程中，有些成分会结合形成单味药中不含的新成分；有些成分却在煎煮的过程中分解；一些成分的量会发生变化。

能溶于水的化学成分有季铵生物碱、水溶性的叔胺类生物碱、生物碱盐类、强心苷、皂苷、香豆素苷、氨基酸、蛋白质、多肽及酶、低分子有机酸及有机酸盐类、鞣质、单糖、低聚糖、水溶性色素、某些多糖、某些黄酮苷和蒽醌苷类等。

某些难溶或微溶于水的成分随水温的升高而溶解度增大，例如难溶于水的芦丁（1∶8000），在沸水中其溶解度可增大40倍（1∶200）。此外，还有一些药材中的黄酮苷和香豆素苷均极微溶于水，但随水温的升高溶解度增大。

当群药共煎时，某些溶出的成分会相互作用而产生各种化学反应。当含鞣质的中草药与含生物碱的药材共煎煮时，除少数特殊生物碱外，大多数生物碱皆能与鞣质反应生成大分子盐而发生沉淀；当含苷类的中草药与含生物碱的中草药共煎煮时，因许多苷类的苷元部分含有酚羟基、羟基或其糖部分含有羟基，故可与生物碱结合成某种难溶性盐类而发生沉淀。例如栀子与黄连、黄柏配伍时，栀子中的环烯醚萜苷类化合物可与黄连、黄柏中的生物碱反应发生沉淀。另外，在炮制、干燥等环节其化学成分亦可发生量和质的变化。

因此，在确定分析煎液和制剂的目标成分及分析方法的过程中，均要考虑成分变化的特性，特别是对有效成分和毒性成分的控制，以保证药品的质量稳定和用药安全。

（四）中药不同工艺和不同制剂中同一成分的质量标准有不同的要求

制剂工艺及辅料会对有效成分产生影响。例如不同制剂工艺下的三黄泻心汤干浸膏，其大黄酸葡萄糖苷在常压浓缩、减压浓缩和逆浸透喷雾后的含量分别为41.1%、51.6%和98.6%，小檗碱的含量分别为34.5%、37.5%和94.5%。

中药制剂的剂型繁多，有丸、散、片、合、酒、酊、膏、露、栓等多种剂型，使用的辅料各不相同，如蜡丸中使用蜂蜡,糊剂中使用糯米粉、黄米粉等,多种辅料的应用增加了分析的复杂度和难度。

针对不同的剂型,应制定相应合理的质量标准。如口服用灯盏花素中含野黄芩苷不得低于90%,而注射用灯盏花素的野黄芩苷不得低于98%。

二、中药及其制剂的分类与质量分析要点

ChP2015 一部共收载中药品种 2598 种,其中新增品种 440 种,修订品种 517 种,2010 版的 7 个品种未收载。

一部正文分为药材和饮片、植物油脂和提取物、成方制剂和单味制剂 3 个部分。各部分的质量控制应严格执行国家药品标准。

中药的传统剂型有丸、散、膏、丹、酒、汤、茶和锭等,现代剂型有口服液、片剂、软胶囊剂、颗粒剂、滴丸、气雾剂和注射剂等。中药分析应根据每一类中药的特点进行。

(一)中药材和饮片

药材是中药的生产原料,药材的质量控制是中药生产过程中质量保证的首要环节。饮片系指药材经过炮制后可直接用于中医临床或制剂生产的处方药品。

显微鉴定是药材和饮片的特色鉴别方法,是一种简便、准确、快速和经济的直接分析方法。药材和饮片的含量测定应强调专属性,不要选择广泛存在于多种药材中的成分。应提倡和推广指纹图谱和特征图谱作为质量控制的手段。

(二)植物油脂和提取物

植物油脂和提取物系指从植物、动物中制得的挥发油、油脂、有效部位和有效成分。用水或醇为溶剂提取制成的流浸膏、浸膏或干浸膏、含有一类或数类有效成分的有效部位和含量达到90%以上的单一有效成分均称为提取物。

植物油脂和提取物仅有少部分直接用于临床,大部分用于中药制剂的原料。因一般是针对中药中的某一类或单一成分提取而得到,如人参总皂苷、三七总皂苷、丹参总酚酸提取物、丹参酮提取物等,因此其分析方法和质量标准都是围绕该类或该成分而建立的,强调方法的专属性。药典收载的多种提取物均有特征图谱或指纹图谱标准。

(三)中药成方和单方制剂

1. 丸剂 丸剂是中药的主要传统、特色剂型之一,系指饮片细粉或提取物加适宜的黏合剂或其他辅料制成的球形或类球形制剂。

根据所用黏合剂的不同,丸剂又可分为蜜丸、水蜜丸、水丸、糊丸、蜡丸、浓缩丸和滴丸等,具有崩解缓慢、作用持久、可减小药物的刺激性和毒副作用等特点,至今仍广泛使用。

蜂蜜是中药丸剂中常用的黏合剂,且自身具有润燥和解毒的功能,用于制备中药丸剂,既可以与中药发挥协同作用,又可矫味,构成了独具特色的中药丸剂。

由于丸剂往往含有处方中的某些药材细粉,所以可采用显微组织观察作为鉴别方法之一。丸剂所用的蜂蜜、蜂胶和蜂蜡等均应符合药典规定。

丸剂的检查项目包括水分(过多易霉变)、重(装)量差异、溶散时限和微生物限度检查等。按水分测定法测定,除另有规定外,蜜丸和浓缩蜜丸中所含的水分不得过 15.0%;水蜜丸和浓缩水蜜丸不得过 12.0%;水丸、糊丸和浓缩水丸不得过 9.0%;蜡丸不检查水分。

丸剂的含量测定应按照君臣佐使的方剂配伍原则,选择君药、贵重药、毒性大等药物中的成分测定,并注意蜂蜜等辅料对测定的影响。

2. 散剂 散剂系指饮片或提取物经粉碎、均匀混合制成的粉末状制剂,分为内服散剂和外用散剂。散剂具有制备简便、显效快、稳定、便于携带贮藏等优点,是古老的传统剂型之一,至今仍广泛应用。

笔记

散剂为药材的粉末,适宜采用显微鉴别的方法。散剂的检查项目有粒度、外观均匀度、水分和装量差异、装量、无菌、微生物限度检查等。理化鉴别或含量测定时,需用溶剂将有效成分提取出后进行。分析方法可采用与药材相同的方法。

3. **颗粒剂**　颗粒剂系指提取物与适宜的辅料或饮片细粉制成具有一定粒度的颗粒状制剂,分为可溶颗粒、混悬颗粒和泡腾颗粒。

颗粒剂是在传统汤剂基础上的一种现代创新剂型,是可以携带的汤剂,它既保留了中药煎剂"一锅汤"的特点,又易于保存和携带,具有良好的发展前景。

只有含有药材细粉的颗粒剂才可采用显微鉴别的方法。颗粒剂应做粒度、水分、溶化性、装量差异、装量和微生物限度等项检查。目前颗粒剂的含量测定方法常采用 HPLC 等色谱方法。

4. **合剂与口服液**　合剂系指饮片用水或其他溶剂采用适宜方法提取制成的口服液体制剂(单剂量灌装者也可称"口服液")。合剂和口服液为汤剂的改进剂型,既保持了汤剂的特点,又可免去临时煎煮的麻烦,便于服用、携带和保存。

合剂中常含有糖类、蛋白质等,微生物容易繁殖,所以常加入适宜的防腐剂,如苯甲酸、苯甲酸钠和尼泊金酯类等,必要时可加入矫味剂和适量的乙醇。

ChP2015 规定,合剂不得有发霉、酸败、异物、变色、产生气体或其他变质现象。在质量标准中一般应制定相对密度、pH 检查项目。对单剂量灌装的合剂(即口服液)还应进行装量检查。

合剂中的溶剂水和矫味剂蔗糖以及其他附加剂对检验常有干扰,所以在测定前一般需用有机溶剂将待测组分从制剂中萃取出来再进行检验。若其他共存组分有干扰,需采用柱色谱或其他纯化方法处理。

5. **其他中药制剂**　其他中药传统制剂还有酒剂和酊剂、煎膏剂(膏滋)、贴膏剂、膏药等,应按照药典规定控制其质量。

中药制剂中还有数量众多的现代剂型,如片剂、胶囊和注射剂等。有些片剂和胶囊剂中有中药的细粉,可利用其显微特征作为鉴别方法之一。

中药注射剂的分析与质量控制应与化学药品的注射剂有同样严格的要求。由于中药材的来源、采收时间、栽培条件、炮制加工、制剂工艺等过程的复杂性,容易造成中药制剂的质量不稳定。

为了加强中药注射剂的质量管理,确保中药注射剂的质量稳定、可控,中药注射剂在固定中药材品种、产地和采收期的前提下,需制定中药材、有效部位或中间体、注射剂的特征指纹图谱,并获得指纹图谱之间的相关性研究结果。

申报临床的中药注射剂必须提供 3 批以上中试产品的指纹图谱,申报生产的中药注射剂必须提供 10 批以上中试产品的指纹图谱,以体现该品种指纹图谱的重现性,从而保证产品的质量稳定与可控。中药注射剂质量和安全性评价的研究将是近期中药分析的重点和热点课题之一。

三、中药分析用样品制备方法

(一) 取样与样品保存

中药及其制剂的分析检验一般多采取估计取样,即将整批中药抽出一部分具有代表性的供试样品进行分析、观察,得出规律性"估计"的一种方法。对检测结果进行数据处理和分析,最后作出科学的评价。取样时应注意以下两点:

(1) 取样要具有一定的代表性:取样的基本原则应该是均匀、合理。为使供试品能准确地反映整批中药及其制剂的质量,取样时必须抽取具有高度代表性的样品,以便得出正确的结论。

(2) 应严格按照规定的取样方法进行取样:如取样的部位不当、操作方法不合理,则会影响取样的代表性。对外观性状已发生变化者,应分别取样,并装入不同的容器内。

笔记

1. **中药材和饮片取样法**

（1）抽取样品前,应核对品名、产地、规格等级及包件式样,检查包装的完整性、清洁程度以及有无水迹、霉变或其他物质污染等情况,详细记录。凡有异常情况的包件,应单独检验并拍照。

（2）从同批药材包件中抽取供检验用样品的原则:药材总包件数不足 5 件的,逐件取样;5~99 件,随机抽 5 件取样;100~1000 件,按 5% 的比例取样;超过 1000 件的,超过部分按 1% 的比例取样;贵重药材,不论包件多少均逐件取样。

（3）每一包件至少在 2~3 个不同部位各取样品 1 份;包件大的应从 10cm 以下的深处在不同部位分别抽取;对破碎的、粉末状的或大小在 1cm 以下的药材和饮片,可用采样器（探子）抽取样品;对包件较大或个体较大的药材,可根据实际情况抽取有代表性的样品。每一包件的取样量:一般药材和饮片抽取 100~500g;粉末状药材和饮片抽取 25~50g;贵重药材和饮片抽取 5~10g。

（4）将抽取的样品混匀,即为抽取样品总量。若抽取样品总量超过检验用量数倍时,可按四分法再取样。

（5）最终抽取的供检验用样品量一般不得少于检验所需用量的 3 倍,即 1/3 供实验室分析用,另 1/3 供复核用,其余 1/3 留样保存。

2. **中药制剂取样法**　各类中药制剂的取样量至少为检测用量的 3 倍,贵重药可酌情取样。

（1）粉状中药制剂（散剂或颗粒剂）:一般取样 100g,将取出的供试品混匀,然后按四分法从中取出所需的供试量。

（2）液体中药制剂（口服液、酊剂、酒剂、糖浆）:一般取样数量为 200ml,同时须注意容器底是否有沉渣,应彻底摇匀,均匀取样。

（3）固体中成药（丸剂、片剂、胶囊）:一般片剂取样 200 片,未成片前已制成颗粒者可取100g,丸剂一般取 10 丸,胶囊按药典规定取样不得少于 20 粒。

（4）注射剂:取样要经过 2 次,配制后在灌注、熔封、灭菌前进行一次取样,经灭菌后的注射剂按原方法进行,分析检验合格后方可供药用。已封好的安瓿取样量一般为 200 支。

（5）其他剂型的中药制剂:可根据具体情况随意抽取一定数量作为随机抽样。

（二）中药分析用样品的制备

1. **样品的提取**

（1）超声提取法:超声波是频率高于 20 000Hz,人耳听不到的高频声波。超声波具有助溶作用,因此可用于样品中待测组分的提取。由于超声波的助溶作用,超声提取较冷浸法速度快,一般仅需数十分钟浸出即可达到平衡。超声提取过程中溶剂可能会有一定的损失,所以进行含量测定时,应于超声振荡前先称定重量,提取完毕后,放冷至室温,再称重,并补足减失的重量,滤过,取续滤液备用。

超声提取法简便,不需加热,提取时间短,适用于固体制剂中待测组分的提取。应用于药材粉末的提取时,由于提取组分是由细胞内逐步扩散出来的,速度较慢,加溶剂后先放置一段时间,再进行超声振荡提取。

（2）回流提取法:回流提取法是将样品粉末置烧瓶中,加入一定量的有机溶剂,加热进行回流提取的方法。在加热条件下组分的溶解度增大,溶出速率加快,有利于提取。回流提取法主要用于固体制剂的提取,提取前应将样品粉碎成细粉,以利于组分的提出。提取溶剂的沸点不宜太高,对热不稳定或具有挥发性的组分不宜采用回流提取法提取。回流提取法的提取速度快,但操作稍烦琐。

（3）连续回流提取法:连续回流提取法使用索氏提取器连续进行提取,操作简便,节省溶剂,蒸发的溶剂经冷凝流回样品管,因其中不含待测组分,所以提取效率高。本法应选用低沸点的溶剂如乙醚、甲醇等,提取组分对热应稳定。

（4）萃取法:萃取法是利用溶质在两种互不相溶的溶剂中的溶解度不同,使物质从一种溶剂

笔记

转移到另一种溶剂中,经过多次萃取,将测定组分提取出来的方法。萃取法主要用于液体制剂中待测组分的提取分离。

萃取用溶剂应根据组分的溶解性来选择,测定组分在溶剂中的溶解度要大,而杂质在其中的溶解度要小。溶质在有机相和水相的分配比越大,萃取效率越高。根据相似相溶的原理,极性较强的有机溶剂正丁醇等适用于提取皂苷类成分;乙酸乙酯多用于提取黄酮类成分;三氯甲烷分子中的氢可与生物碱形成氢键,多用于提取生物碱类成分;挥发油等非极性组分则宜用非极性溶剂乙醚、石油醚等提取。

水相的 pH 可影响弱酸、弱碱性物质在两相中的分配。酸性组分提取的 pH 一般应比其 pK_a 低 1~2 个 pH 单位,碱性组分提取的 pH 则应比其 pK_a 高 1~2 个 pH 单位。

酒剂和酊剂在萃取前应先挥去乙醇,否则乙醇可使有机溶剂部分或全部溶解于水中。

(5)水蒸气蒸馏法:部分具有挥发性并可随水蒸气流出的组分可采用水蒸气蒸馏法提取,收集馏出液供分析使用。挥发油,一些小分子的生物碱如麻黄碱、槟榔碱,某些酚类化合物如丹皮酚等可以采用本法提取。用本法提取的组分对热应稳定。

(6)超临界流体萃取法(supercritical fluid extraction,SFE):超临界流体是指当压力和温度达到物质的临界点时所形成的单一相态。如 CO_2 的临界温度为 31℃、临界压力为 7390kPa,当压力和温度超过此临界点时,CO_2 便成为超临界流体。

最常使用的超临界流体是 CO_2,因为 CO_2 具有较低的临界温度和临界压力,同时还具有惰性、无毒、纯净、价格低廉等优点。本法适合于中药及其制剂中待测组分的提取分离,目前应用日益广泛。

使用超临界流体萃取仪提取时,将样品置于萃取池中,萃取池应恒定在实验温度下,用泵将超临界流体送入萃取池,萃取完毕后,再将溶液送入收集器中(图 19-1)。

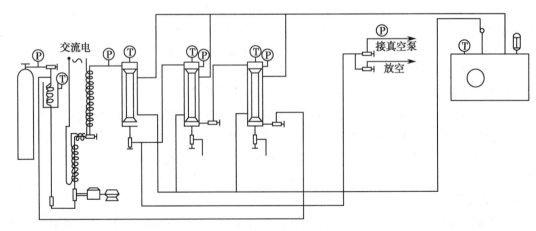

图 19-1 超临界流体萃取的流程示意图
T:温度测控;P:压力测控

影响萃取的因素主要有温度、压力、改性剂和提取时间等。由于 CO_2 为非极性化合物,因此超临界 CO_2 对极性组分的溶解性较差。在提取极性组分时,可在超临界流体中加入适量的有机溶剂作为改性剂,如甲醇、三氯甲烷等。改性剂的种类可根据萃取组分的性质来选择,加入量一般通过实验来确定。

(7)高速逆流色谱法(high-speed countercurrent chromatography,HSCCC):

HSCCC 不需要任何固相载体,系利用互不相溶的两相溶剂体系,其中的一相为固定相,另一相由恒流泵连续输入的液体为流动相,在高速旋转的螺旋管内建立起一种特殊的单向性流体动力学平衡,依据其在两相中的分配系数不同而实现物质分离的色谱方法。本方法特别适合于中药成分的分离。由于没有固体载体,可避免因吸附引起的样品损失,且分离量大。

笔记

2. 样品的分离和纯化 目前中药分析大多采用色谱法,因其兼具分离和分析功能,样品经提取后可不经分离直接分析。当有些样品分析前仍需分离纯化和富集时,一般也多采用色谱法如柱色谱法或固相萃取等方法。固相萃取所用的预处理小柱现已实现商品化,内装的填料除硅胶、氧化铝等吸附剂和大孔吸附树脂外,还有各类化学键合相如 C_{18}、氰基、氨基化学键合相等,可适于各种极性化学成分的分离。预处理小柱一般为一次性使用,方便,但价格稍贵。

第二节 中药的鉴别

中药及其制剂的鉴别主要是根据中药材、中药制剂的性状、组织学特征以及所含化学成分的理化性质,采用一定的分析方法来判断该中药材及其制剂的真伪。可以通过确认其中所含药味的存在或某些特征性成分的检出从而达到鉴别的目的。中药及其制剂的鉴别主要包括性状鉴别、显微鉴别和理化鉴别等方法,各鉴别项目之间相互补充、相互佐证。

中药及其制剂的鉴别药味的选取原则如下:①单味制剂没有选择余地,直接选取单一药味进行鉴别;中药复方制剂应按照君、臣、佐、使依次选择药味。②当药味较多时,应首选君药、臣药、贵重药、毒性药进行鉴别研究。③凡有原粉入药者,应该做显微鉴别;有显微鉴别的,可同时进行其他方法的鉴别。④原则上处方中的每一药味均应进行鉴别研究,选择尽量多的药味制定在标准中,但最少也要超过处方的 1/3 药味。

一、性状鉴别法

中药及其制剂的性状鉴别是利用其外观、形状及感官性质等特征作为真伪鉴别的依据。如药材和饮片的形状、大小、色泽、表面特征、质地、折断面特征以及气味等,中药制剂的外观及内容物的形状、颜色、气味等,均可作为描述的内容。性状鉴别是评价药材及其制剂质量的一项重要指标。

中药的常用药材以植物来源占大多数,也有少数来源于动物和矿物。各类药材和炮制品在外形上有一定的共同点,即有一般的形态规律。

但各类药材由于来源不同及药材本身所含的不同的化学成分等因素,在性状上又各具特异点。

掌握各类药材的一般形态规律和形态特异点,并参照国家药典、药品标准和中药鉴定学等有关专著所描述的性状,遵循药材检定通则规定操作,就能正确鉴定药材的真伪。中药制剂的性状鉴别也可参照药材鉴别的方法进行。

示例 19-1 ChP2015 对人参(为五加科植物人参 *Panax ginseng* C. A. Mey. 的干燥根和根茎)的"性状"进行鉴别规定(图 19-2A,彩色照片):主根呈纺锤形圆柱形,长3~15cm,直径 1~2cm。表面灰黄色,上部或全体有疏浅断续的粗横纹及明显的纵纹,下部有支根 2~3 条,并着生多数细长的须根,须根上常有不明显的细小疣状突出。根茎(芦头)长 1~4cm,直径 0.3~1.5cm,多拘挛而弯曲,具不定根(芋)和稀疏的凹窝状茎痕(芦碗)。质较硬,断面淡黄白色,显粉性,形成层环纹棕黄色,皮部有黄棕色的点状树脂道及多放射状裂隙。香气特异,味微苦,甘。

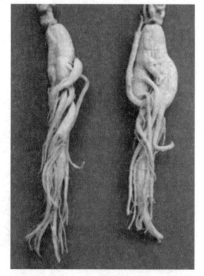

图 19-2A 人参的生药特征图

笔记

二、显微鉴别法

显微鉴别法系指用显微镜对药材(饮片)切片、粉末、解离组织或表面制片及含饮片粉末的制剂中饮片的组织、细胞或内含物等特征进行鉴别的一种方法。鉴别时选择具有代表性的供试品,根据各品种鉴别项的规定制片。制剂根据不同剂型适当处理后制片。

处方中的主要药味及化学成分不清楚或尚无化学鉴别方法的药味应做显微鉴别,选择专属性与特征性较强的方法进行鉴别。处方中多味药物共同具有的显微特征不能作为定性的鉴别方法,否则只投其中一味也为阳性。如左金丸由黄连、吴茱萸两味药组成,因为它们均含有石细胞,所以不能采用石细胞作为鉴别的显微特征。

显微特征应明显、易查见,否则可能作出假阴性的判定。多来源的药材应选择其共有的显微特征。如黄连有黄连、三角叶黄连、云连三种,其中前两种含有石细胞,云连不含,所以黄连的鉴别不能选石细胞,而选其黄色纤维束作为显微鉴别的特征。

取样时应注意代表性,一般取 10 片(丸)研成细粉,混匀后取样。水丸可粉碎后直接取样;蜜丸、含浸膏的片剂和冲剂等含糖较多的制剂,可先加水搅拌洗涤,离心后取沉淀装片;蜡丸可加极性小的有机溶剂搅拌,倾去溶剂,反复处理尽蜡质后再装片检视。

显微鉴别除用光学显微镜外,也可用电子显微镜,特别是用扫描电镜进行观察,可获得更多的微观信息和形态特征,使显微鉴别方法发展到更高的水平。

示例 19-2   六味地黄丸的"显微"鉴别规定:取本品,置显微镜下观察(图 19-2B),淀粉粒三角状卵形或矩圆形,直径 24~40μm,脐点短缝状或人字状(山药)。不规则分枝状团块无色,

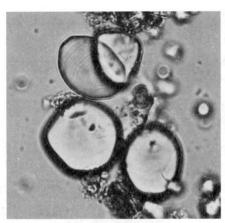
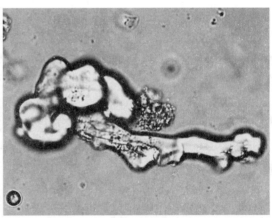

山药淀粉粒   茯苓菌丝

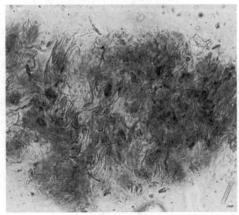
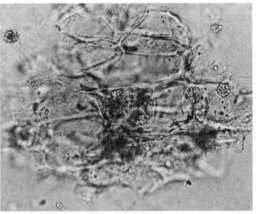

地黄薄壁组织   牡丹皮草酸钙簇晶

图 19-2B   六味地黄丸的显微特征图

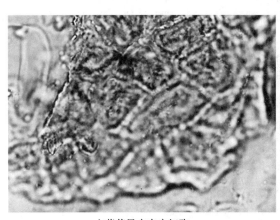
山茱萸果皮表皮细胞

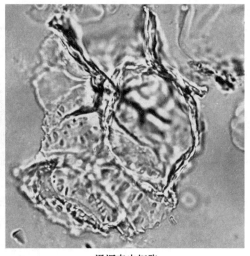
泽泻表皮细胞

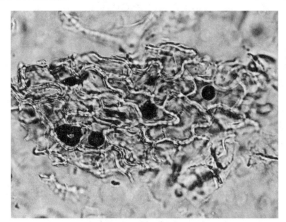
泽泻内皮层细胞

图 19-2B（续） 六味地黄丸的显微特征图

遇水合氯醛试液溶化；菌丝无色，直径 4~6μm（茯苓）。薄壁组织灰棕色至黑棕色，细胞多皱缩，内含棕色核状物（熟地黄）。草酸钙簇晶存在于无色薄壁细胞中，有时数个排列成行（牡丹皮）。果皮表皮细胞橙黄色，表面观类多角形，垂周壁连珠状增厚（酒茱萸）。薄壁细胞类圆形，有椭圆形纹孔，集成纹孔群；内皮层细胞垂周壁波状弯曲，较厚，木化，有稀疏细孔沟（泽泻）。

三、理化鉴别法

理化鉴别法是根据中药及其制剂中所含的主要化学成分的理化性质，采用物理、化学或物理化学的方法进行鉴别，从而判断其真伪。显色反应和沉淀反应因易被植物药中众多的成分干扰，现一般被薄层色谱法代替，但是它们在矿物药及一些特殊鉴别反应中仍有使用。一些药材和制剂中应用了微量升华法。

1. 微量升华法 微量升华试验适宜于一些具有升华性成分的中药材及其制剂的鉴别。如大黄升华物为黄色棱柱状或羽毛状结晶的蒽醌类化合物；牡丹皮升华后得到白色丹皮酚的簇晶；薄荷为无色针晶簇（薄荷醇）；斑蝥为片状斑蝥素结晶。

2. 化学鉴别反应

（1）矿物药的主要成分为无机化合物，可用化学方法鉴别。

示例 19-3 ChP2015 朱砂的鉴别反应：方法 1：取本品（朱砂）粉末，用盐酸湿润后，在光洁的铜片上摩擦，铜片表面显银白色光泽，加热烘烤后（**警示：在通风橱中操作！防止汞中毒**），银白

笔记

色即消失;方法 2:取本品(朱砂)粉末 2g,加盐酸 - 硝酸(3∶1)的混合溶液 2ml 使溶解,蒸干,加水 2ml 使溶解,滤过,滤液显汞盐与硫酸盐的鉴别反应(ChP2015 通则 0301)。

(2) 生物碱的特征鉴别:含有莨菪碱的颠茄草和华山参均利用托烷生物碱类的特征进行鉴别。

示例 19-4　ChP2015 华山参和颠茄草的鉴别:取本品细粉 4g,加 85% 乙醇 15ml,振摇 15 分钟,滤过,滤液蒸干,加 1% 硫酸溶液 2ml,搅拌,滤过,滤液加氨试液使呈碱性,再加三氯甲烷 2ml,振摇提取,分取三氯甲烷液,蒸干,残渣加发烟硝酸 5 滴,蒸干,放冷,残渣加乙醇制氢氧化钾试液 3~4 滴与氢氧化钾一小块,即显紫堇色(ChP2015 通则 0301)。

(3) 有机成分的鉴别反应。

示例 19-5　ChP2015 冰片的鉴别:方法 1:取本品 10mg,加乙醇数滴使溶解,加新制的 1% 香草醛硫酸溶液 1~2 滴,即显紫色;方法 2:取本品 3g,加硝酸 10ml,即产生棕红色的气体,待气体产生停止后,加水 20ml,振摇,滤过,滤渣用水洗净后,有樟脑臭。

四、色谱鉴别法

色谱鉴别法具有分离度好、灵敏度高、专属性强、应用范围广等特点,特别适用于中药及其制剂的鉴别。色谱法常用的方法有纸色谱法、薄层色谱法、气相色谱法、高效液相色谱法和高效毛细管电泳法等。

薄层色谱法不需特殊的仪器,操作简便,具有分离和鉴定的双重功能,有多种专属的检测方法及丰富的文献资料,是中药制剂中最常用的鉴别方法。

另外,纸色谱、气相色谱和高效液相色谱法在定性鉴别中亦有不少应用。气相色谱法适用于药材与制剂中含挥发性成分的鉴别,如冰片、麝香等。

高效液相色谱法也可用于鉴别,一般情况下,若含量测定采用了高效液相色谱法,可同时用于鉴别。

以下主要介绍薄层色谱法在鉴别中的应用。

(1) 供试品溶液的制备:常用的制备方法有溶剂提取法、蒸馏法、升华法和柱色谱法等。商品化的氧化铝小柱、聚酰胺小柱、硅胶小柱及大孔吸附树脂小柱等具有良好的分离净化功能,可获得满意的薄层色谱效果。

(2) 色谱条件的选择:用薄层色谱法进行中药的鉴别,其目的是鉴别而不是提取分离,不是将检品分离成某一单体成分,因而在条件的选择方面应考虑如何在规定条件下将检品制成清晰、圆整、比移值稳定和可重复的色谱图,以便与对照品或对照药材进行比较。一般按要求规定一种活度的吸附剂,选用 1~2 种通用展开剂,将中药中的各类化学成分按其极性大小进行分离,获得一个可供鉴别的色谱图是完全可能的。实践证明,选用一定的吸附剂与展开剂均可达到此目的。

薄层色谱法应进行色谱条件的选择和方法学研究。色谱条件主要有固定相和展开系统的选择等。

1) 固定相的选择:薄层色谱鉴别中使用最多的固定相是硅胶 G、硅胶 GF_{254} 等。一般情况下,生物碱类成分使用氧化铝板较多,鉴别黄酮类和酚类化合物可使用聚酰胺板,氨基酸可使用纤维素板。

2) 展开系统的选择:在吸附薄层色谱中,展开系统的选择原则应突出主斑点,有利于主斑点的分析比较。理想的分离是得到一组 R_f 值在 0.2~0.8 的清晰的斑点。在同一吸附剂上所用展开剂的极性越大,对同一化合物的洗脱能力就越强,即 R_f 值越大。展开系统一般为两种或两种以上的混合溶剂,有利于极性的调整。一般可选择通用展开剂,如无水乙醇 - 苯(1∶4)、苯 - 三氯甲烷(1∶3)和丙酮 - 甲醇(1∶1)三个系统。

笔记

3）系统适用性试验：按各品种项下要求对实验条件进行系统适用性试验，即用供试品和对照品对实验条件进行试验和调整，应达到规定的检测灵敏度、分离度和重复性的要求。

（3）对照物的选择：薄层鉴别法通常采用对照法进行鉴别，方法有对照品对照法、对照药材对照法、阳性对照法及阴性对照法。薄层色谱法对照物的选择原则是有对照品的须采用对照品作对照，无对照品的须采用对照药材，既无对照品也无对照药材的也可直接使用药材对照。对照物可选择中药的有效成分、有效部位（如总黄酮、总生物碱和总皂苷等）或对照药材，并可用薄层标准图谱定性。标准品、对照品和对照药材均由中国食品药品检定研究院提供。

（4）显色与检视方法：供试品含有可见光下有颜色的成分可直接在日光下检视，也可用喷雾法或浸渍法以适宜的显色剂显色或加热显色，在日光下检视。有荧光的物质或遇某些试剂可激发荧光的物质可在 365nm 紫外线灯下观察荧光色谱。对于可见光下无色，但在紫外光下有吸收的成分可用带有荧光剂的硅胶板（如硅胶 GF$_{254}$ 板），在 254nm 紫外线灯下观察荧光板面上的荧光淬灭物质形成的色谱。然后计算 R_f 值，给出鉴别或测定结果。

（5）测定方法

1）鉴别：薄层色谱鉴别时，分别取适宜浓度的供试品、对照品或对照药材溶液在同一薄层板上点样、展开与检视，供试品溶液所显主斑点的颜色（或荧光）和位置应与对照溶液的斑点一致。

2）限度检查：采用定量配制的对照品对照或对照品稀释对照。供试品溶液色谱中待检查的斑点与相应的对照品溶液或系列对照品溶液的相应斑点比较，颜色（或荧光）不得更深；或照薄层色谱扫描法操作，峰面积值不得大于对照品的峰面积值。必要时应规定检查的斑点数和限量值。

（6）应用示例

示例 19-6　ChP2015 复方丹参片和颗粒中三七的薄层色谱鉴别。

供试品溶液： 取本品 10 片，除去包衣，精密称定，研细，取约 1.0g，精密称定，置具塞锥形瓶中，精密加入 70% 甲醇 50ml，称定重量，超声处理（功率 250W，频率 33kHz）30 分钟，放冷，再称定重量，70% 甲醇补足减失的重量，摇匀，滤过；精密量取续滤液 45ml，蒸干，残渣加水 10ml 使溶，滤过，滤液至 C$_{18}$ 小柱上（0.5g，分别用甲醇和水 5ml 预处理），分别用水、25% 甲醇 10ml 洗脱，弃去洗脱液，再用甲醇 10ml 洗脱，收集洗脱液，蒸干，残渣加甲醇 2ml 使溶解，作为供试品溶液。

对照药材溶液： 取三七对照药材 1g，加 70% 甲醇 20ml，超声处理 30 分钟，滤过，滤液蒸干，残渣照"供试品溶液"制备方法，自"加水 10ml 使溶解"起同法操作，制成对照药材溶液。

对照品溶液： 取三七皂苷 R$_1$ 对照品、人参皂苷 Rb$_1$ 对照品、人参皂苷 Rg$_1$ 对照品及人参皂苷 Re 对照品各适量，加甲醇制成每 1ml 各含 1mg 的混合溶液，作为对照品溶液。

测定法： 照薄层色谱法（通则 0502）试验，吸取上述 3 种溶液各 2μl，分别点于同一高效预制硅胶 G 薄层板上，以二氯甲烷 - 无水乙醇 - 水（70：45：6.5）为展开剂展开，取出，晾干，喷以 10% 硫酸乙醇溶液，在 105℃加热至斑点显色清晰，分别置日光和紫外光灯（365nm）下检视。供试品色谱中（图 19-3），在与对照药材色谱和对照品色谱相应的位置上，显相同颜色的斑点或荧光斑点。

ChP2010 三七薄层鉴别的展开条件为三氯甲烷 - 甲醇 - 水（13：7：2），检视条件仅为日光。

经试验，薄层板在显色后如仅在日光下检视，则由于人参皂苷 Re 和三七皂苷 R$_1$ 两者的 R_f 值比较接近且斑点颜色相同，在观察结果时容易将人参皂苷 Re 斑点与下方的斑点相混淆；而在紫外线灯（365nm）下检视时，由于人参皂苷 Re 的荧光斑点与其下方的荧光斑点颜色不同，因此能将两者区分辨识。另外，在日光下检视时，阴性对照色谱中的三七皂苷 R$_1$ 和人参皂苷 Rb$_1$ 斑点处显示有干扰；但在紫外线灯（365nm）下检视后便能很好地排除。

故在 ChP2015 选定的色谱条件下分离效果好，最终将检视条件定为日光和紫外光（365nm）两种光源。斑点显色清晰，阴性对照无干扰，专属性强，重现性好。

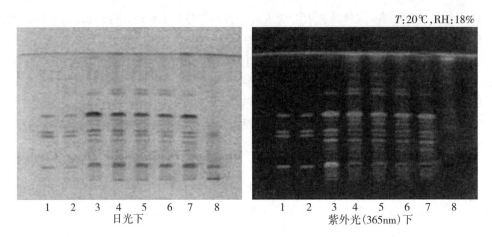

图 19-3 复方丹参片和复方丹参颗粒中三七的薄层色谱鉴别图

1~2. 混合对照品（自上而下依次为人参皂苷 Rg_1、三七皂苷 R_1、人参皂苷 Re、人参皂苷 Rb_1）；

3. 三七对照药材；4~5. 复方丹参片；6~7. 复方丹参颗粒；8. 阴性对照

展开缸预平衡 30 分钟，在相对湿度 18% 以下、室温 20℃条件下上行展开展距约 10cm

五、指纹图谱与特征图谱鉴别法

中药色谱指纹图谱或特征图谱常用于中药材及制剂的鉴别，特别是当中药材及制剂缺乏用于鉴别的专属性成分或活性成分不清楚时，可通过表征其化学成分轮廓的指纹图谱鉴定该中药材或制剂。除可用对照成分外，还可用来源确定的对照药材作标准，达到鉴别的目的。

常用技术有 HPLC 和 TLC 指纹图谱或特征图谱技术。在 ChP2015 中有丹参总酚酸提取物、丹参酮提取物、莪术油、颠茄流浸膏等"植物油脂和提取物"和银黄片等成方制剂的约 80 多个标准中建立了特征图谱。

典型示例应用见本章第四节（二、中药质量的整体控制和中药指纹图谱）。

第三节 中药的检查项目与内容

中药的检查对象是指药品或在加工、生产和贮藏过程中可能含有并需要控制的物质或物理参数，内容包括安全性、有效性、均一性与纯度要求 4 个方面。

近年来中药的安全性问题备受重视。ChP2015 在 ChP2010 的基础上，新增加了 4 个与中药安全性相关的指导原则，修订了 7 种与安全性相关的检测方法。制定了中药材及饮片中的二氧化硫残留量限度标准，建立了珍珠、海藻等海洋类药物标准中的有害元素限度标准，制定了人参、西洋参标准中的有机氯等 16 种农药残留的检查，对柏子仁等 14 味易受黄曲霉毒素感染的药材及饮片增加了"黄曲霉毒素"检查项目和限度标准。本节重点对有中医药特色的检查项目做介绍。

一、水分测定法

中药及其制剂、提取物都要检查水分，因为水分含量过高可引起结块、霉变或有效成分的分解。ChP2015 通则 0832 收载了 5 种水分测定法，其中第 2~5 种的 4 种方法可用于中药的水分测定。

1. 烘干法 本法适用于不含或少含挥发性成分的药品。烘干法根据中药制剂的特点与干燥失重测定法略有不同。

测定法：取供试品 2~5g，平铺于干燥至恒重的扁形称量瓶中，厚度不超过 5mm，疏松供试品不超过 10mm，精密称定，开启瓶盖在 100~105℃干燥 5 小时，将瓶盖盖好，移置干燥器中，放冷

30 分钟,精密称定,再在上述温度干燥 1 小时,放冷,称重,至连续两次称重的差异不超过 5mg 为止。根据减失的重量,计算供试品中的含水量(%)。

2. **减压干燥法**　本法适用于含有挥发性成分的贵重药品。中药测定用的供试品一般先破碎并需通过二号筛。

测定法:取供试品 2~4g,混合均匀,分取 0.5~1g,置已在供试品同样条件下干燥并称重的称量瓶中,精密称定,打开瓶盖,放入上述减压干燥器中,抽气减压至 2.67kPa(20mmHg)以下,并持续抽气半小时,室温放置 24 小时。在减压干燥器出口连接无水氯化钙干燥管,打开活塞,待内、外压一致时,关闭活塞,打开干燥器,盖上瓶盖,取出称量瓶迅速精密称定重量,计算供试品中的含水量(%)。

3. **甲苯法**　本法适用于含挥发性成分的药品。本法是利用水可与甲苯在 69.3℃共沸蒸出,收集馏出液,待分层后由刻度管测定出所含水的量。甲苯法的装置如图 19-4 所示。

图中 A 为 500ml 短颈圆底烧瓶;B 为水分测定管;C 为直形冷凝管,外管长 40cm。使用前,全部仪器应清洁,并置烘箱中烘干。

测定用的甲苯须先加水少量充分振摇后放置,将水层分离弃去,经蒸馏后使用。

中药测定用的供试品,一般先破碎成直径不超过 3mm 的颗粒或碎片;直径和长度在 3mm 以下的可不破碎。

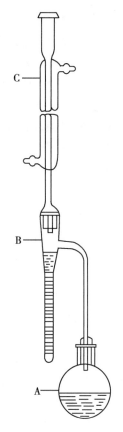

图 19-4　甲苯法测定水分的装置

测定法:取供试品适量(相当于含水量 1~4ml),精密称定,置 A 瓶中,加甲苯约 200ml,必要时加入干燥、洁净的无釉小瓷片数片或玻璃珠数粒,连接仪器,自冷凝管顶端加入甲苯至充满 B 管的狭细部分。将 A 瓶置电热套中或用其他适宜方法缓缓加热,待甲苯开始沸腾时,调节温度,使每秒钟馏出 2 滴。待水分完全馏出,即测定管刻度部分的水量不再增加时,将冷凝管内部先用甲苯冲洗,再用饱蘸甲苯的长刷或其他适宜的方法将管壁上附着的甲苯推下,继续蒸馏 5 分钟,放冷至室温,拆卸装置,如有水黏附在 B 管的管壁上,可用蘸甲苯的铜丝推下,放置使水分与甲苯完全分离(可加亚甲蓝粉末少量,使水染成蓝色,以便于分离观察)。检读水量,并计算供试品中的含水量(%)。

4. **气相色谱法**

测定法:取纯化水约 0.2g,精密称定,置 25ml 量瓶中,加无水乙醇至刻度,摇匀,即得对照溶液;取供试品适量(含水量约 0.2g),剪碎或研细,精密称定,置具塞锥形瓶中,精密加入无水乙醇 50ml,密塞,混匀,超声处理 20 分钟,放置 12 小时,再超声处理 20 分钟,密塞放置,待澄清后倾取上清液,即得供试品溶液。用直径为 0.18~0.25mm 的二乙烯苯 - 乙基乙烯苯型高分子多孔小球作为载体,或采用极性与之相应的毛细管柱,柱温为 140~150℃,热导检测器检测,注入无水乙醇,照气相色谱法测定,用外标法计算样品中的含水量(%)。

气相色谱法具有简便、快速、灵敏度高等特点。无论样品是否含挥发性成分、含水量从微量到常量,都不会影响测定。

二、膨胀度测定法

膨胀度是药品膨胀性质的指标,系指每 1g 药品在水或其他规定的溶剂中,在一定的时间与温度条件下膨胀后所占有的体积(ml)。主要用于含黏液质、胶质和半纤维素类的天然药品的检查。

三、杂质检查法

药材和饮片中混存的正常成分之外的物质称为杂质。包括下列各类物质:①来源与规定相同,但其性状或部位与规定不符;②来源与规定不同的物质;③无机杂质,如砂石、泥块、尘土等。

1. 杂质检查方法(ChP2015 通则 2301)　①取适量的供试品,摊开,用肉眼或借助放大镜(5~10 倍)观察,将杂质拣出;如其中有可以筛分的杂质,则通过适当的筛将杂质分出。②将各类杂质分别称重,计算其在供试品中的含量(%)。

2. 注意事项　①药材或饮片中混存的杂质如与正品相似,难以从外观上鉴别时,可称取适量,进行显微、化学或物理鉴别试验,证明其为杂质后,计入杂质重量中;②个体大的药材或饮片必要时可破开,检查有无虫蛀、霉烂或变质的情况;③杂质检查所用的供试品量,除另有规定外,按药材和饮片取样法称取。

示例 19-7　薄荷检查项下规定:"叶不得少于 30%";酸枣仁检查项下规定:"杂质(核壳等)不得超过 5%";地龙检查项下规定:"杂质不得过 6%";蒲黄检查项下规定"杂质检查方法"为取本品 10g,称定重量,置七号筛中,保持水平状态过筛,左右往返,边筛边轻叩 2 分钟,取不能通过七号筛的杂质,称定重量,计算,不得过 10.0%。

四、灰分测定法

ChP2015 通则 2302 规定了中药中的灰分测定法。

总灰分系指药材或制剂经加热炽灼灰化后残留的无机物。总灰分除包含药物本身所含的无机盐(称为生理灰分)外,还包括泥土、砂石等药材外表黏附的无机杂质。

因此,测定总灰分的目的主要是控制药材中泥土、砂土的量,同时还可以反映药材生理灰分的量。各国药典均收载药材总灰分的检查方法,并不得超过一定的限量。

1. 总灰分测定法　测定用的供试品须粉碎,使能通过二号筛,混合均匀后,取供试品 2~3g(如需测定酸不溶性灰分,可取供试品 3~5g),置炽灼至恒重的坩埚中,称定重量(准确至 0.01g),缓缓炽热,注意避免燃烧,至完全炭化时,逐渐升高温度至 500~600℃,使完全灰化并至恒重。根据残渣重量,计算供试品中总灰分的含量(%)。如供试品不易灰化,可将坩埚放冷,加热水或10% 硝酸铵溶液 2ml,使残渣湿润,然后置水浴上蒸干,残渣照前法炽灼,至坩埚内容物完全灰化。

有些中药材的生理灰分差异较大,特别是组织中含草酸钙较多的药材,由于生长条件不同,总灰分含量有的可达 8%~20% 以上,所以药材的总灰分就不能说明外来杂质的量,因此需要测定酸不溶性灰分。

2. 酸不溶性灰分测定法　取上项所得的灰分,在坩埚中小心加入稀盐酸约 10ml,用表面皿覆盖坩埚,置水浴上加热 10 分钟,表面皿用热水 5ml 冲洗,洗液并入坩埚中,用无灰滤纸滤过,坩埚内的残渣用水洗于滤纸上,并洗涤至洗液不显氯化物反应为止。滤渣连同滤纸移置同一坩埚中,干燥,炽灼至恒重。根据残渣重量,计算供试品中酸不溶性灰分的含量(%)。

测定过程中加盐酸后加热,碳酸盐等生理灰分即能溶解,但泥土、砂石等硅酸盐则不能溶解,成为酸不溶性灰分。因此,酸不溶性灰分能更准确地反映出外来杂质的量。

中药材检查以上项目的品种较多,而中药制剂以合格的中药材为原料,原则上可以不再检查。但对于某些以根、茎等中药材粉末为原料的制剂,为控制外来杂质,仍需要检查。

示例 19-8　ChP2015 九味羌活丸检查项下的灰分检查(ChP2015 通则 2302)规定:总灰分不得过 7.0%;酸不溶性灰分不得过 2.0%。

五、重金属及有害元素测定法

重金属铅、汞、镉、铜等对人体均有严重的毒害。药材由于环境污染和使用农药等原因,容易引入重金属杂质,所以中药制剂中重金属的限量同样需要控制,特别是新研制的中药制剂和出口产品。根据我国现行标准要求,重金属及有害元素的限度为铅不得过百万分之五;镉不得

笔记

过千万分之三;砷不得过百万分之二;汞不得过千万分之二;铜不得过百万分之二十。

ChP2015 四部收载有重金属检查法,具体操作方法可参见本教材"药物的杂质检查"中的有关内容。由于中药制剂组成复杂,部分制剂含有药材原粉,因此需进行有机破坏后方能检查。有机破坏的方法有干法和湿法两类,参见本教材第四章的相关内容。

六、农药残留量测定法

药用植物在栽培、生产过程中为减少病虫害,常需要喷洒农药,土壤中残存的农药也可能引入药材中。因此,药用植物、中药材及其制剂中的农药残留量测定日益引起人们的高度重视。

常用的农药主要有三大类:有机氯类(如六六六、滴滴涕、五氯硝基苯等)、有机磷类(如对硫磷、甲基对硫磷、乐果、氧化乐果、甲胺磷、敌敌畏等)、拟除虫菊酯类(氯氰菊酯、氰戊菊酯、溴氰菊酯等)。此外,还有氨基甲酸酯类(如西维因)、二硫代氨基甲酸酯(如福美铁)、无机农药(如磷化铝、砷酸钙等)和苯氧羧酸类除草剂等。

大多数农药的残留期较短,但有机氯类和少数有机磷类农药可能长期残留,所以需要加以控制。对接触农药不明的样品,一般可以测定总有机氯和总有机磷的限量。

如甘草、黄芪中有机氯农药残留的检查,规定总六六六(BHC)与总滴滴涕(DDT)均不得过 0.2mg/kg(千万分之二);五氯硝基苯(PCNB)不得过 0.1mg/kg(千万分之一)。

ChP 2015 通则 2341 规定了 4 种农药残留量测定法,分别适用于有机氯类、有机磷类、拟除虫菊酯类及农药多残留的测定。除另有规定外,均采用气相色谱和质谱法测定有关农药残留量。

示例 19-9　9 种有机氯类农药残留量测定法(ChP 2015 通则 2341 第一法 1)。

(1) 色谱条件与系统适用性试验:以(14%-氰丙基-苯基)甲基聚硅氧烷或(5% 苯基)甲基聚硅氧烷为固定液的弹性石英毛细管柱(30m×0.32mm×0.25μm),^{63}Ni-ECD 电子捕获检测器。进样口温度为 230℃,检测器温度为 300℃,不分流进样。程序升温:初始 100℃,每分钟 10℃升至 220℃,每分钟 8℃升至 250℃,保持 10 分钟。理论板数按 α-BHC 峰计算应不低于 $1×10^6$,两个相邻色谱峰的分离度应大于 1.5。

(2) 对照品贮备溶液的制备:精密称取六六六(BHC)(α-BHC、β-BHC、γ-BHC、δ-BHC)、滴滴涕(DDT)(p,p′-DDE、p,p′-DDD、o,p′-DDT、p,p′-DDT)及五氯硝基苯(PCNB)农药对照品适量,用石油醚(60~90℃)分别制成每 1ml 含 4~5μg 的溶液,即得。

(3) 混合对照品贮备溶液的制备:精密量取上述各对照品贮备液 0.5ml,置 10ml 量瓶中,用石油醚(60~90℃)稀释至刻度,摇匀,即得。

(4) 混合对照品溶液的制备:精密量取上述混合对照品贮备液,用石油醚(60~90℃)制成每 1L 分别含 0、1、5、10、50、100 和 250μg 的溶液,即得。

(5) 供试品溶液的制备

1) 药材或饮片:取供试品,粉碎成粉末(过三号筛),取约 2g,精密称定,置 100ml 具塞锥形瓶中,加水 20ml 浸泡过夜,精密加丙酮 40ml,称定重量,超声处理 30 分钟,放冷,再称定重量,用丙酮补足减失的重量,再加氯化钠约 6g,精密加二氯甲烷 30ml,称定重量,超声 15 分钟,再称定重量,用二氯甲烷补足减失的重量,静置(使分层),将有机相迅速移入装有适量无水硫酸钠的 100ml 具塞锥形瓶中,放置 4 小时。精密量取 35ml,于 40℃水浴上减压浓缩至近干,加少量石油醚(60~90℃)如前反复操作至二氯甲烷及丙酮除净,用石油醚(60~90℃)溶解并转移至 10ml 具塞刻度离心管中,加石油醚(60~90℃)精密稀释至 5ml,小心加入硫酸 1ml,振摇 1 分钟,离心(3000r/min)10 分钟,精密量取上清液 2ml,置刻度的浓缩瓶中,连接旋转蒸发器,40℃下(或用氮气)将溶液浓缩至适量,精密稀释至 1ml 即得。

2) 制剂:取供试品,研成细粉(蜜丸切碎,液体直接取),精密称取适量(相当于药材 2g),以下按上述供试品溶液的制备法制备,即得供试品溶液。

笔记

（6）测定法：分别精密吸取供试品溶液和与之相对应浓度的混合对照品溶液各 1μl，注入气相色谱仪，按外标法计算供试品中 9 种有机氯农药的残留量（图 19-5）。

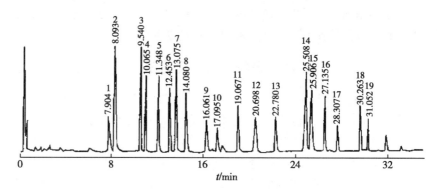

图 19-5　农药残留测定标准品色谱图

1. 四氯苯胺（tetrachloro aniline，TCA）；2. 六氯苯（hexachlorobenzene，HCB）；3. 甲体 - 六六六（α-benzen-ehexaclhloride，BHC）；4. 五氯硝基苯（pentachloronitrobenzene，PCNB）；5. 丙体 - 六六六（γ-dichloro-diphenyl-dichloroethylene，o,p′BHC）；6. 七氯（heptachlor，HEPT）；7. 五氯苯胺（pentachloroaniline，PCA）；8. 艾氏剂（aldrin）；9. 百菌清（chlorothalonil，CTO）；10. 乙体 - 六六六（β-benzenehexaclhbride，BHC）；11. 丁体 - 六六六（δ-benzene hexaclhloride，BHC）；12. 环氧七氯（heptachlor epoxide，HCE）；13. 邻，对′ - 滴滴依（o,p′-dichloro-diphenyl-dichloroethylene，o,p′-DDE）；14. 对，对′ - 滴滴依（p,p′-dichloro-diphenyl-dich loroethylene，p,p′-DDE）；15. 狄氏剂（diedrin）；16. 异狄氏剂（endrin）；17. 邻，对′ - 滴滴涕（o,p′-dichloro-diphenyl-trich loroethane；o,p′-DDT）；18. 对，对′ - 滴滴滴 p,p′-dichloro-diphenyl-dichloroethane（p,p′-DDD）；19. 对，对′ - 滴滴涕（p,p′ dichloro-diphenyl-trichloroethane；p,p′-DDT）

七、有关毒性物质的检查

为了提高用药的安全性，药典中规定了一些中药中与生俱来的、共存的或加工次生的毒性物质（有关毒性物质）的检查项目。

1. 吡咯里西啶类生物碱阿多尼弗林碱为肝毒性成分，所以阿多尼弗林碱为千里光药材安全性评价需检查的重要指标成分。ChP2015 千里光药材中的阿多尼弗林碱检查法与限度：照高效液相色谱 - 质谱法（ChP2015 通则 0512 和通则 0431）测定；本品按干燥品计算，含阿多尼弗林碱（$C_{18}H_{23}NO_7$）不得过 0.004%。

2. 银杏酸是银杏叶提取物（EGb）及其制剂中的主要毒性物质，具有免疫毒性和胚胎毒性作用，会引起漆毒样皮炎，因此银杏酸的限量是评价银杏叶制剂质量的关键指标之一。ChP2015 银杏叶提取物中的总银杏酸检查法与限度：ODS 柱 HPLC 法，以含 0.1% 三氟醋酸的乙腈和水溶液为流动相，梯度洗脱，310nm 波长处检测；以白果新酸为对照品按外标法计算总银杏酸含量；本品含总银杏酸不得过 10mg/kg。

3. 近年来临床上有些患者使用双黄连注射液等中药注射剂后出现皮疹、过敏性休克等过敏反应，所以 ChP2015 针对中药注射剂规定了“注射剂有关物质检查法（通则 2400）”，设置了蛋白质、鞣质、树脂、草酸盐和钾离子的检查项目，以保障安全性。注射用双黄连还另外规定了重金属、砷盐、无菌、溶血与凝聚等与安全性相关的检查项目；并规定了用指纹特征图谱（图 19-6）控制药效物质基础的一致性，以保障其临床用药的有效性。

4. 附子在处方中常为君药，其有效成分中，双酯型生物碱的毒性很强。因此，含有附子的药品中，对双酯型生物碱的检测和控制非常重要。ChP2015 对附子、附子饮片和制草乌中的双酯型生物碱均采用 HPLC 法进行了限量检查，并规定以新乌头碱（$C_{33}H_{45}NO_{11}$）、次乌头碱（$C_{33}H_{45}NO_{10}$）和乌头碱（$C_{34}H_{47}NO_{11}$）的总量计，分别为不得过 0.020%、不得过 0.010% 和不得过

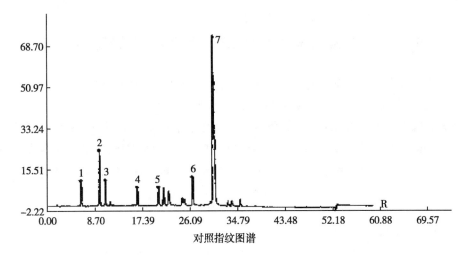

图 19-6　注射用双黄连的 HPLC 指纹特征图谱

0.040%。

5. 以大黄入药的三黄片、牛黄解毒片等均已成为清热解毒的常用中成药。由于土大黄苷属二苯乙烯苷类成分,为大黄伪品的特征性成分,其泻下作用微弱,如作为大黄药用,非但难以达到治疗目的,反而会引起不良反应。因此被视为大黄的伪品,统称"大黄伪品",必须与正品大黄严格区分。ChP2015 采用聚酰胺薄层色谱法,对于土大黄苷进行限量检查;通过紫外线灯(365nm)下检视,与对照品色谱相应位置上特征的亮蓝色荧光斑点比较,规定土大黄苷不得过 1.0%。

6. 复方苦参肠炎康片处方中有颠茄流浸膏,活性成分含有莨菪碱,其可引起中枢神经系统先兴奋、后抑制的功能改变。莨菪碱过量可引起麻疹、过敏性休克、喉头水肿、胸腔积液、肠梗死、中枢神经系统毒性等不良反应。ChP2015 采用高效液相色谱法,以硫酸阿托品为对照,对复方苦参肠炎康片进行"莨菪碱限量"检查,不得过 0.05mg/ 片。

7. 速效牛黄丸、牛黄解毒丸、牛黄解毒片这 3 种药中均含有雄黄,雄黄系含砷化合物(二硫化二砷)。现代药理研究认为,雄黄中残留的三氧化二砷(即砒霜)毒性较强。主要是三氧化二砷易与组织细胞内酶系中的巯基结合,抑制酶的活性,引起细胞代谢障碍,从而导致中枢神经、心血管、胃肠道、肝、肾等组织中毒。临床表现为恶心、呕吐、腹痛、腹泻、大便出血,口腔、食管、胃糜烂,黏膜肿胀出血,肝萎缩,肾损伤者少尿、蛋白尿、血尿等肾损伤症状;心肌脂肪浸润;神经症状有头痛、烦躁、意识模糊等神经症状;眼睑水肿,皮肤潮红、发绀,四肢冰冷,虚脱,中枢和周围血管麻痹等。ChP2015 采用砷盐检查法(通则 0822 第一法)对雄黄中的三氧化二砷进行限量(2ppm)检查。

八、黄曲霉素测定法

ChP2015 通则 2351 系用高效液相色谱法或高效液相色谱 - 串联质谱法测定药材、饮片及制剂中的黄曲霉毒素(以黄曲霉毒素 B_1、黄曲霉毒素 B_2、黄曲霉毒素 G_1 和黄曲霉毒素 G_2 的总量计)。

九、酸败度测定法

酸败是指油脂或含油脂的种子类药材和饮片在贮藏过程中发生复杂的化学变化,生成游离脂肪酸、过氧化物和低分子醛类、酮类等产物,出现特异性臭味,影响药材和饮片的感观和质量。

酸败度测定法(ChP2015 通则 2303)通过测定酸值、羰基值和过氧化值,以检查药材和饮片中油脂的酸败度。

笔记

第四节　中药有效成分的含量测定和质量整体控制

中药常常含有众多不同类别的化学成分,各成分之间以一定的比例共存。正是众多化学成分的相同作用,使中药常常能够发挥独特的防治疾病的疗效。

如何客观地评价中药的质量一直是药学工作者致力解决的难题。近年来,中药指纹图谱已经成为表征中药的整体性、模糊性和特异性的良好方法。利用指纹图谱技术,可实现中药的定性分析和特定目标成分定量分析的有机结合,达到对中药质量进行全面控制的目标。

一、中药化学成分的含量测定

(一)指标成分的选择原则

1. 中药成方制剂应首选君药及贵重药(人参、三七、熊胆等)建立含量测定方法;若上述药物的物质基础研究薄弱,或无法进行特征成分的含量测定,也可依次选臣药或其他药味的特征成分进行含量测定。中药和化学药品组成的复方制剂不仅要求建立中药君药的测定项目,而且所含的化学药品也必须建立含量测定项目。

2. 有毒药物如马钱子、川乌、草乌、蟾酥、斑蝥等必须建立含量测定项目。若含量太低无法测定时,则应在检查项下规定限度检查项,或应制定含量限度范围。

3. 应选择中药中专属性强的有效成分或指标成分进行含量测定。有效成分类别清楚的,可测定某一类总成分的含量,如总黄酮、总生物碱、总皂苷、总有机酸和总挥发油等。

4. 测定成分应尽量与中医理论、用药的功能主治相近。例如山楂在制剂中若以消食健胃功能为主,应测定其有机酸含量;若以治疗心血管疾病为主,则应测定其黄酮类成分。又如制何首乌具有补肝肾、益精血、乌须发之功能,以蒽醌类成分中的大黄素为定量指标就不合适,应选择二苯乙烯苷类成分为定量指标。另外板蓝根一直缺少合适的含量测定指标,研究发现喹唑酮成分具有抗病毒活性,且溶于水与乙醇,含量稳定,有代表性,适合于作为板蓝根的质量控制指标。

5. 测定成分应与生产工艺和功效相关。例如含何首乌的复方制剂,以水提工艺制成的制剂中大黄素的含量很低,而以二苯乙烯苷类成分为含量测定指标较好。对于在炮制、加工、制备和贮藏过程中易损失或破坏的成分,应进行含量测定或限量检查,以控制药品质量稳定、疗效可靠。

6. 测定成分应专属于单一药味,两味或两味以上药材均含有的成分则不宜选作定量指标。例如处方中同时含有黄连和黄柏,则不应仅选小檗碱作为定量的成分。

7. 若确实无法进行含量测定的,可测定药物的总固体量,如测定水溶性浸出物、醇溶性浸出物和挥发性醚浸出物等以间接控制其质量。溶剂的选择应有针对性,如挥发油和脂溶性成分可测定挥发性醚浸出物含量,皂苷类成分可用正丁醇为溶剂测定浸出物含量。

(二)含量测定的主要方法

目前,色谱法也是中药及其制剂含量测定中应用最多的方法,尤其是 HPLC 和 GC 法,其他方法如高效毛细管电泳法(HPCE)、电化学方法、化学分析法和生物学方法等也有应用。下面对常用的含量测定方法做简要介绍,主要包括高效液相色谱法、气相色谱法、薄层色谱扫描法、分光光度法和化学分析法等。

1. **高效液相色谱法**　高效液相色谱(HPLC)法因对含有众多成分的复杂体系具有强大的分离功能,且分析速度快,应用范围广,其重现性和准确度均优于薄层色谱扫描法,是中药及其制剂含量测定的首选方法。目前药典收载的中药材及其制剂大多采用高效液相色谱法进行含量测定。

(1) 色谱条件的选择:在中药及其制剂的分析中多采用反相高效液相色谱法(RP-HPLC),使

笔记

用非极性的固定相、极性的流动相,其中以十八烷基硅烷键合硅胶(ODS)应用最多。甲醇-水或乙腈-水的混合溶剂作为流动相应用在反相色谱法中时,制剂中极性的附加剂或其他干扰组分先流出,不会停留在柱上污染色谱柱。

对于黄酮类、酚酸类成分可参考选择乙腈-水-酸系统的流动相;对皂苷类成分参考选择乙腈-水系统的流动相;对生物碱类成分可参考选择乙腈-水-三乙胺等系统的流动相。

对于混合体系复杂的多组分同时分析,可采用梯度洗脱与波长切换的分析方法,既能达到基线分离,又可提高检出的灵敏度。若分离弱酸性成分,如丹参素、黄芩苷和甘草酸等,可在流动相中加入适量的醋酸等作为改性剂,以抑制其离解;对酸性较强的组分,也可使用离子对色谱法,常用的反离子试剂有氢氧化四丁基铵等;若为碱性较强的组分,如测定小檗碱、麻黄碱等,多采用反相离子对色谱法,在酸性流动相中加入烷基磺酸盐、有机酸盐,也可使用无机阴离子如磷酸盐作为反离子。

HPLC法应用最普遍的检测器是紫外检测器(UVD),目前主要是可变波长型检测器(VWD)和二极管阵列检测器(PDAD)。紫外检测器的灵敏度高、线性范围宽,因此适用于在紫外区具有吸收物质的测定。蒸发光散射检测器(ELSD)是通用型检测器,可以检测挥发性低于流动相的任何样品,适用于无生色团的物质的检测,如碳水化合物(多糖)、类脂类(磷脂)、皂苷等,与紫外检测器互相补充。

(2) 供试品溶液的制备:HPLC分析前,一般需要对样品进行提取分离预处理。对于组成复杂的制剂,仍需采用萃取法或柱色谱等预处理方法对供试品进行纯化处理。中药制剂中多含有糖等附加剂,制备供试品时,宜使用高浓度的醇或其他有机溶剂提取测定组分。

(3) 测定方法的选择:ChP2015一部收载的中药品种大多采用HPLC法测定,定量方法有外标法和内标法。

采用紫外检测器时,多采用外标一点法;采用蒸发光散射检测器时,应采用外标二点法。

因中药制剂测定组分的含量波动范围较大,所以外标法最好采用标准曲线法定量,中药及其制剂的含量测定一般情况下不提倡使用内标法。因中药制剂组成复杂,若使用内标法会增加分离的难度,其他成分很容易干扰内标峰。只有当制剂中的组成相对简单、杂质不干扰内标峰时,才能使用内标法定量。

示例 19-10 ChP2015采用HPLC法对"十全大补丸"的特征成分进行含量测定,方法如下。

色谱条件与系统适用性试验:以十八烷基硅烷键合硅胶为填充剂;以乙腈-水(17:83)为流动相;检测波长为230nm。理论板数按芍药苷峰计算应不低于3000。

对照品溶液的制备:取芍药苷对照品适量,精密称定,加稀乙醇制成每1ml含40μg的溶液,即得。

供试品溶液的制备:取本品水蜜丸适量,研细,取约1g,精密称定;或取重量差异项的小或大蜜丸,剪碎,混匀,取约1.2g,精密称定,置具塞锥形瓶中,精密加入稀乙醇25ml,密塞,称定重量,超声处理(功率为250W,频率为30kHz)1小时,放冷,再称定重量,用稀乙醇补足减失的重量,摇匀,离心,取上清液,即得。

测定法:分别精密吸取对照品溶液和供试品溶液各10μl,注入液相色谱仪,测定,即得。

限度要求:本品含酒白芍以芍药苷($C_{23}H_{28}O_{11}$)计,水蜜丸(6g/次)每1g不得少于0.55mg,小蜜丸(9g/次)每1g不得少于0.40mg,大蜜丸每丸(9g)不得少于3.6mg。

2. 气相色谱法 气相色谱(GC)法为中药制剂分析的常规分析方法之一,主要用于测定药材和饮片、制剂中含挥发油及其他挥发性组分的含量,例如冰片中的龙脑(不得少于55%)、八角茴香中的反式茴香脑(不得少于4%)、广藿香中的百秋李醇(不得少于0.1%)、丁香中的丁香酚(不得少于11.0%)等。还可用于中药提取物及中药制剂中的含水量或含醇量测定,例如紫苏叶油、肉桂油、麝香风湿胶囊、牡荆油胶丸、活血止痛膏等的测定。

笔记

气相色谱法分析中药常用的定量方法有内标法、外标法、归一化法等。

内标法是中药及其制剂含量测定最常用的方法,适用于样品的所有组分不能全部流出色谱柱,或检测器不能对每个组分都产生信号或只需测定样品中的某几个组分含量时的情况。内标法对进样量的一致性、进样速度等操作要求不高,因而适合于中药及其制剂中的某些有效成分或微量杂质的含量测定。内标法可抵消仪器稳定性差、进样量不够准确等原因带来的误差;不足之处是样品的配制较麻烦,有些内标物不易找到。内标法又分为内标加校正因子法、内标对比法及内标工作曲线法。

外标法操作简便,计算方便,不需用校正因子,不论样品中的其他组分是否出峰,均可对被测组分定量。但是要求进样量准确,且实验条件恒定。外标法又分为标准曲线法及外标一点法。

归一化法的优点是简便,定量结果与进样的重复性无关,操作条件略有变化对结果影响较小。但其缺点是要求所有组分均要产生色谱峰,不适于微量杂质的含量测定。

近年来,中药定量分析多采用毛细管气相色谱法、气质联用(GC-MS)等技术。因方法灵敏、分离效能高,在中药分析中应用广泛。

示例 19-11　十六味冬青丸中含有贵重药材丁香,故 ChP2015 采用气相色谱法(通则 0521)测定其有效成分丁香酚的含量。规定如下:

色谱条件与系统适用性试验:以聚乙二醇 20 000(PEG-20M)为固定相,涂布浓度为 10%;柱温为 190℃。理论板数按丁香酚峰计算应不低于 1000。

对照品溶液的制备:取丁香酚对照品适量,精密称定,加正己烷制成每 1ml 含 2mg 的溶液,即得。

供试品溶液的制备:取重量差异项下的本品,剪碎,混匀,取约 6.5g,精密称定,置 1000ml 圆底烧瓶中,加水 300ml 与玻璃珠数粒,连接挥发油测定器,自测定器上端加水使充满刻度部分,再加正己烷 2ml,再连续回流冷凝管,加热回流 5 小时,放冷,分取正己烷液,测定器用正己烷洗涤 3 次,每次 2ml,合并正己烷液于 10ml 量瓶中,加正己烷至刻度,摇匀,即得。

测定法:分别精密吸取对照品溶液与供试品溶液各 1μl,注入气相色谱仪,测定,即得。

限度要求:本品每丸含丁香以丁香酚($C_{10}H_{12}O_2$)计,不得少于 12mg。

3. 薄层色谱扫描法(thin layer chromatography scanning,TLCS)　TLCS 系指用一定波长的光照射在薄层板上,对薄层色谱中吸收紫外光和可见光的斑点,或经激发后能发射出荧光的斑点进行扫描,将扫描得到的图谱及积分数据用于鉴别、检查或含量测定的一种方法。

薄层色谱扫描法具有分离效能较好、操作简便等特点,因而适用于中药制剂的分析。

本法的准确度和精密度虽不及高效液相色谱法,但是可以作为高效液相色谱法的补充,用于无紫外吸收或不能采用高效液相色谱法分析的组分。

示例 19-12　ChP2010 和 2015 中中药材牛黄中的胆酸、枸杞子中的甜菜碱,中药提取物或成方制剂益母草流浸膏中的盐酸水苏碱、大山楂丸和山楂化滞丸中的熊果酸、九分散和马钱子散中士的宁等特征活性成分的含量均分别采用 TLCS 法测定。二妙丸和三妙丸中的小檗碱、及猪胆粉中的猪去氧胆酸的含量测定 ChP2010 中均为 TLCS 法,ChP2015 则均已修订为 HPLC 法。

(1) 实验条件的选择

1) 色谱条件:首先应选择好薄层色谱条件,在选定条件下组分应能完全分离,斑点对称、均匀、不拖尾,这是取得准确的测定结果的先决条件。

2) 测定方式:根据光测定方式,TLCS 可分为反射法和透射法。反射法是将光束照射到薄层斑点上,测量反射光的强度;透射法则是测量透射光的强度。

在薄层扫描法中大多采用反射法,反射法受薄层厚度的影响较小、基线较稳,因而应用较多。透射法受薄层厚度的影响较大,且玻璃对紫外光有吸收,所以实际应用较少。

测定时,可根据不同薄层扫描仪的结构特点,按照规定的方式扫描测定。一般选择反射测

笔记

定法,检测方式有吸收程度或荧光强度测定两种。在紫外 - 可见区有吸收的组分采用吸收法测定。有荧光的组分选定激发光波长(λ_{ex})和发射光波长(λ_{em})用荧光法测定,荧光法具有专属性强、灵敏度高和线性范围宽等特点。

3) 扫描方法:扫描方法分为直线式扫描和锯齿状扫描两种,定量分析时多采用锯齿状扫描。另外,根据光学系统的不同,扫描方法又可分为单波长扫描或双波长扫描,定量分析时一般采用双波长扫描法。双波长扫描法是采用两束不同波长的光,一束测量样品为测定波长(λ_S),另一束作为对照参比波长(λ_R),两束不同波长的光通过斩光器交替照射到斑点上,以吸光度之差(ΔA)进行定量。

双波长扫描法应选用待测斑点无吸收或最小吸收的波长为参比波长,供试品色谱中待测斑点的比移值(R_f值)和光谱扫描得到的吸收光谱图或测得的光谱最大吸收与最小吸收应与对照品相符,以保证测定结果的准确性。双波长法可以消除薄层不均匀的影响,使基线变得平稳。单波长扫描法通常用于斑点吸收光谱的测定。

4) 散射参数(SX):散射参数(scattering parameter,SX)与薄层厚度、散射系数有关。由于薄层对光的散射,其吸光度 A 和浓度 KX 之间不服从比尔定律,而符合 K-M 方程,使其吸光度由于散射而减小,A-KX 曲线偏向横轴,不呈直线,其形状与 SX 有关。为方便测定,薄层扫描仪均装有线性化器,用以对工作曲线进行校正使其成为直线。因此,测定时需输入 SX 值。不少薄层板的 SX 已知,如 Merck 预制硅胶板的 SX 为 3、氧化铝板的 SX 为 7、青岛海洋化工厂的硅胶板的 SX 为 3。若 SX 未知,可根据校正结果自行判断。

(2) 定量方法的选择:薄层扫描定量测定应保证供试品斑点的量在线性范围内,必要时可适当调整供试品溶液的点样量,供试品与对照品同板点样、展开、扫描、测定和计算。

1) 外标法:外标法是薄层色谱扫描法最常用的定量方法,方法简单,但点样量必须准确。由于薄层板间的差异较大,为克服这一差异,应采取随行标准法,测定时将供试品和对照品溶液应交叉点于同一薄层板上。

若标准曲线经过原点,可用外标一点法定量,只需点一种浓度的对照品溶液,与供试品溶液同板展开测定;若标准曲线不通过原点,通常采用线性回归二点法计算,如线性范围很窄时,可采用多点法校正多项式回归计算。供试品和对照品溶液应交叉点于同一薄层板上,供试品点样不得少于 2 个,对照品的每一浓度不得少于 2 个。

2) 内标法:内标法是将内标物加入供试品和对照品溶液中,以其峰面积的比值作为定量的依据,目前应用较少。

(3) 注意事项:薄层色谱扫描法的影响因素较多,测定应注意以下几点:①薄层的厚度应均匀,表面应均匀平整,最好使用预制板;②点样量必须准确,多用定量毛细管点样,且原点大小应一致;③喷洒显色剂应均匀,量应适中;④某些斑点的颜色易挥发或对空气不稳定,可用洁净的玻板盖在薄层板上,并用胶布加以固定;⑤扫描时应沿展开方向扫描,不得横向扫描;⑥本法的线性范围一般较窄,应在其线性范围内测定。

(4) 应用示例

示例 19-13　二妙丸由苍术(炒)和黄柏(炒)2 味中药组成,是燥湿清热的方剂。ChP2010 选取黄柏中的有效成分小檗碱作为指标成分,采用 TLCS 法进行含量测定。方法如下:取本品适量,研细,取约 1g,精密称定,置索氏提取器中,加乙醚适量,加热回流 1~2 小时,弃去乙醚液,残渣挥去乙醚,加甲醇适量,回流提取至提取液无色,将提取液(必要时适当浓缩)转移至 50ml 量瓶中,用甲醇稀释至刻度,摇匀,作为供试品溶液;另取盐酸小檗碱对照品适量,精密称定,加甲醇制成每 1ml 含 60μg 的溶液,作为对照品溶液。照薄层色谱法试验,精密吸取供试品溶液 1μl、对照品溶液 1 与 3μl,分别交叉点于同一硅胶板 G 薄层板上,以苯 - 乙酸乙酯 - 异丙醇 - 甲醇 - 浓氨试液(12∶6∶3∶3∶1)为展开剂,置用氨蒸气与展开剂同时预平衡 15 分钟的展开缸内展开,取出,晾干,照薄层色谱扫描法进行荧光扫描,激发波长 λ=365nm,测量供试品的吸光度积分值与对照品的吸光度积分值,计算,即得。

限度要求:本品每 1g 含黄柏以盐酸小檗碱($C_{20}H_{17}NO_4 \cdot HCl$)计,不得少于 3.0mg。

ChP2015 二妙丸药品标准中小檗碱的定量测定已经修订为精密度和准确度更好的 HPLC 法:ODS 柱;以含 0.4% 十二烷基硫酸钠的 0.05mol/L 磷酸盐缓冲溶液(pH 4.0)-乙腈(50:50)为流动相;检测波长为 345nm。盐酸性甲醇溶解制样,外标对照品对照定量。

(三)中药的多指标成分的含量测定

中药中含有众多成分,仅以单一成分作为质量控制的指标不能全面地反映药材的质量,更不能保证药效。目前,中药成方制剂分析大都选择多指标成分进行含量测定,力求更客观地表征其内在质量。

示例 19-14　复方丹参片由丹参的乙醇提取物和水提物加三七的细粉和冰片制成,有效成分主要包括丹参酮、酚酸和三七皂苷等。ChP2015 中采用 HPLC 法针对多指标成分分别进行含量测定控制(规格:①每 1g 相当于生药量 1.80g;②每 1g 相当于生药量 2.57g)。方法如下:

(1)丹参酮 II_A 的 HPLC 测定法

色谱条件与系统适用性试验:以十八烷基硅烷键合硅胶为填充剂;以甲醇-水(73:27)为流动相;检测波长为 270nm。理论板数按丹参酮 II_A 峰计算应不低于 2000。

对照品溶液的制备:取丹参酮 II_A 对照品适量,精密称定,置棕色量瓶中,加甲醇制成每 1ml 含 20μg 的溶液,即得。

供试品溶液的制备:取本品适量,研细,取约 0.2g,精密称定,置具塞棕色瓶中,精密加入甲醇 25ml,密塞,称定重量,超声处理(功率为 250W,频率为 33kHz)15 分钟,放冷,再称定重量,用甲醇补足减失的重量,摇匀,滤过,取续滤液,即得。

测定法:分别精密吸取对照品溶液与供试品溶液各 1μl,注入液相色谱仪,测定,即得。

限度要求:本品每 1g 含丹参以丹参酮 II_A($C_{19}H_{18}O_3$)计,不得少于 0.60mg(规格①)或 0.86mg(规格②)。

(2)丹酚酸 B 的 HPLC 测定法

色谱条件与系统适用性试验:以十八烷基硅烷键合硅胶为填充剂;以乙腈-甲醇-甲酸-水(10:30:1:59)为流动相;检测波长为 286nm。理论板数按丹酚酸 B 峰计算应不低于 4000。

对照品溶液的制备:取丹酚酸 B 对照品适量,精密称定,加 75% 甲醇制成每 1ml 含 60μg 的溶液,即得。

供试品溶液的制备:取本品适量,研细,取约 0.1g,精密称定,置 25ml 量瓶中,加 70% 乙醇约 20ml,密塞,超声处理(功率为 300W,频率为 50kHz)20 分钟,放冷,加 70% 乙醇至刻度,摇匀,滤过,取续滤液,即得。

测定法:分别精密吸取对照品溶液与供试品溶液各 10μl,注入液相色谱仪,测定,即得。

限度要求:本品每 1g 含丹参以丹酚酸 B($C_{36}H_{30}O_{16}$)计,不得少于 15.0mg(规格①)或 21.4mg(规格②)。

(3)三七的 HPLC 测定法

色谱条件与系统适用性试验:以十八烷基硅烷键合硅胶为填充剂;以乙腈为流动相 A,以水为流动相 B,进行线性梯度(A:B)洗脱 0 分钟(19:81)→35 分钟(19:81)→55 分钟(29:71)→70 分钟(29:71)→100 分钟(40:60);检测波长为 203nm。理论板数按人参皂苷 Rg_1 峰计算应不低于 6000,人参皂苷 Rg_1 与人参皂苷 Re 的分离度应大于 1.5。

对照品溶液的制备:取三七皂苷 R_1 对照品、人参皂苷 Rg_1 对照品、人参皂苷 Re 对照品和人参皂苷 Rb_1 对照品各适量,精密称定,加 70% 乙醇制成每 1ml 含三七皂苷 R_1 0.1mg、人参 Rg_1 0.4mg、人参 Re 0.1mg 和人参 Rb_1 0.4mg 的混合溶液,即得。

笔记

供试品溶液的制备:取本品适量,研细,取约 0.5g,精密称定,置具塞锥形瓶中,精密加入 70% 乙醇 25ml,密塞,称定重量,超声处理(功率为 250W,频率为 33kHz)30 分钟,放冷,再称定重量,用 70% 乙醇补足减失的重量,摇匀,滤过,取续滤液,即得。

测定法:分别精密吸取对照品溶液 10μl 与供试品溶液 10~20μl,注入液相色谱仪,测定,即得。

限度要求:本品每 1g 含三七以三七皂苷 R_1($C_{47}H_{80}O_{18}$)、人参皂苷 Rg_1($C_{42}H_{72}O_{14}$)、人参皂苷 Re($C_{48}H_{82}O_{18}$)和人参皂苷 Rb_1($C_{54}H_{92}O_{23}$)的总量计,不得少于 17.7mg(规格①)或 25.3mg(规格②)。

(四) 中药多成分含量的单对照品同时测定法

中药单一成分的定量检测难以体现中药的整体质量,目前中药分析多采用多个指标成分同时测定的模式进行质量控制。但是这种模式常常需要使用多个对照品,由于中药单体对照品来源困难、成本高昂,所以多对照品同时定量方法通常难以实现。

中药中常含有同一类别的多种成分,如人参、三七中均含有多种人参皂苷;大黄中含有多种蒽醌类成分;麻黄中含有多种生物碱等。由于这些同类的多成分有相似的母核结构,因此可以在选定的测定条件下,以易得的单一对照品为参比,测定并计算出其他各成分的相对响应系数(校正因子),并以单一对照品对照法,通过测得供试品中目标成分响应的校正,计算得出这些目标待测有效成分的含量。这种质量控制方法称为一测多评法(quantitative analysis of multi-components by single-marker, QAMS)或一标多测法或替代对照品法等。

该方法适用于对照品难得、制备成本高或不稳定的情况下的同类多成分的同时测定。其原理是在一定的线性范围内,成分的量(质量或浓度)与检测器响应成正比。用于多指标质控的各成方应为药物中的特征性有效成分或指标性成分,并具有相对较高的含量(原则上应 ≥ 1mg/g);用作参照物的对照品同时应是含量相对较高、性质稳定并相对易得。

样品收集要具有代表性,样本数应满足统计学的相关要求,以保障制定的多组分含量限度指标具有良好的质量控制意义。多成分同时测定时,要按照药典的要求完成准确度、精密度、专属性、定量限、检测限、线性范围、耐用性等各项内容的验证,结果应符合要求。

示例 19-15 生物碱是黄连的主要有效成分,除小檗碱之外,还含有巴马汀、黄连碱、表小檗碱、药根碱等成分,特别是表小檗碱是甄别黄连与其他掺假品的特征性成分。因此,ChP2015 选取表小檗碱、黄连碱、巴马汀、小檗碱 4 个成分作为指标评价黄连的质量;小檗碱为黄连中的主要药效成分,且定量用对照品价廉易得,故采用盐酸小檗碱单一对照的 HPLC 法进行同时测定。由于这些生物碱具有相同的共轭母核结构,取代基和分子量差异较小,在 UV 检测的最大吸收波长处的相对校正因子接近,所以可以采用峰面积直接进行计算测定含量。方法如下:

色谱条件与系统适用性试验:以十八烷基硅烷键合硅胶为填充剂;以乙腈 –0.05mol/L 磷酸二氢钾溶液(50:50)(每 100ml 中加十二烷基硫酸钠 0.4g,再以磷酸调节 pH 为 4.0)为流动相;检测波长为 345nm。理论板数按盐酸小檗碱峰计算应不低于 5000。

对照品溶液的制备:取盐酸小檗碱对照品适量,精密称定,加甲醇制成每 1ml 含 90.5μg 的溶液,即得。

供试品溶液的制备:取本品粉末(过二号筛)约 0.2g,精密称定,置具塞锥形瓶中,精密加入甲醇 - 盐酸(100:1)的混合溶液 50ml,密塞,称定重量,超声处理(功率为 250W,频率为 40kHz)30 分钟,放冷,再称定重量,用甲醇补足减失的重量,摇匀,滤过;精密量取续滤液 2ml,置 10ml 量瓶中,加甲醇至刻度,摇匀,滤过,取续滤液,即得。

测定法:分别精密吸取对照品溶液与供试品溶液各 10μl,注入液相色谱仪,测定(图 19-7),以盐酸小檗碱对照品的峰面积为对照,分别计算小檗碱、表小檗碱、黄连碱和巴马汀的含量,用待测成分色谱峰与盐酸小檗碱色谱峰的相对保留时间[表小檗碱(0.71)、黄连碱(0.78)、巴马汀(0.91)、小檗碱(1.00)]确定峰位(应在规定值的 ±5% 范围之内),即得。

笔记

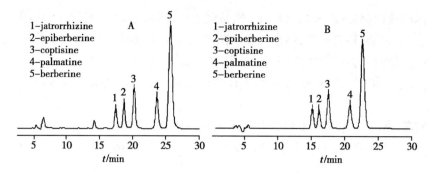

图 19-7　黄连药材中 5 种生物碱的色谱图

A. 黄连药材样品；B. 对照品：1. 药根碱（jatrorrhizine）；2. 表小檗碱（epiberberine）；3. 黄连碱（coptisine）；4. 巴马汀（palmatine）；5. 小檗碱（berberine）

限度要求（味连）：本品按干燥品计算，以盐酸小檗碱（$C_{20}H_{18}ClNO_4$）计，含小檗碱（$C_{20}H_{17}NO_4$）不得少于 5.5%、表小檗碱（$C_{20}H_{17}NO_4$）不得少于 0.80%、黄连碱（$C_{19}H_{13}NO_4$）不得少于 1.6%、巴马汀（$C_{21}H_{21}NO_4$）不得少于 1.5%。

二、中药质量的整体控制和中药指纹图谱

根据中医药整体观的思想，中药的药效是通过多种成分作用于机体的多个靶点而实现的。即使同时以几个成分作为质量控制的指标成分，仍不足以全面客观地评价中药的质量。

中药"指纹图谱"或称为"特征图谱"，特别是色谱指纹图谱，是目前最能满足表征中药成分整体特性的技术。

中药指纹图谱作为天然药物的质量控制方法，目前在国内外已被广泛接受。《美国药典》、《英国药典》、《印度药典》及《WHO 草药评价指南》均收载了指纹图谱。

《中国药典》也对一些品种采用了 HPLC 色谱指纹图谱技术，以科学控制中药的质量。

（一）中药指纹图谱的含义和研究意义

1. 中药指纹图谱的含义　中药指纹图谱（traditional Chinese medicine fingerprint）系指药材、饮片、提取物或中药成方制剂等经适当处理后，采取一定的分析技术和方法得到的能够标示其化学的、生物学的或其他特性的图谱。

中药指纹图谱可通过多维分析测定手段对中药复杂多源物质体系进行检测，并尽可能全面地获得中药的化学成分群等整体（轮廓）特征信息，用于中药的质量评价、质量控制和新药研究。整体性和模糊性是中药指纹图谱的两个基本属性。

2. 中药指纹图谱研究的意义　理想的指纹图谱不仅能用于定性鉴别，也可用于定量分析。因此，指纹图谱是对中药质量控制的补充和提高。指纹图谱也有利于控制中间体、成品的一致性，减少批间差异。

运用中药指纹图谱定性与指标成分定量相结合的质量标准控制模式，可以在中药材的种植、采收加工、生产、临床、贮存和流通等各个环节全面控制中药的质量，提供质量优良、均一和特异的中药用于临床。

3. 中药指纹图谱的类别及特点　中药指纹图谱一般按测定手段和应用对象分类。狭义的中药指纹图谱是指中药化学（成分）指纹图谱；广义的中药指纹图谱则可按测定手段和应用对象的不同进行分类。

（1）按测定手段分类：中药指纹图谱分为中药化学（成分）指纹图谱和中药生物指纹图谱。

1）中药化学（成分）指纹图谱：系指采用光谱、色谱和其他分析方法建立的，用以表征中药化学成分特征的指纹图谱。其中，光谱法最常用的是红外光谱（IR）；色谱法最常用的是高效液相色谱（HPLC）、薄层色谱（TLC 或 TLCS）、气相色谱（GC）和高效毛细管电泳（HPCE）。近期，色

谱与质谱(MS)、核磁共振谱(NMR)联用技术(GC-MS、HPLC-MS、HPLC-NMR)的指纹图谱也有报道。动物和矿物药则常采用 X 射线衍射指纹图谱用于鉴定和鉴别。

中药化学(成分)指纹图谱首选色谱方法和色谱联用技术。HPLC 方法是目前运用最广泛的方法,中药中的大部分化学成分均可用 HPLC 法得出良好的指纹图谱。TLC 法简便易行,但提供的信息量有限,很难反映几十种、上百种化学成分组成的复杂体系。GC 适用于挥发性化学成分。HPCE 多适用于生物大分子、肽和蛋白质的分离,但其重现性有待于提高。联用技术是最有效的建立指纹图谱的方法,如 GC-MS、HPLC-MS、HPLC-MS-MS 等可提供各种信息,符合中药复杂体系的要求,但仪器价格昂贵,不易推广使用。

2) 中药生物指纹图谱:包括中药材 DNA 指纹图谱、中药基因组学指纹图谱和中药蛋白组学指纹图谱等。中药材 DNA 指纹图谱主要是测定各种中药材的 DNA 图谱。由于每个物种基因的唯一性和遗传性,中药材 DNA 指纹图谱可用于对中药材的种属鉴定、植物分类研究和品质研究。

中药基因组学和中药蛋白组学指纹图谱系指中药或中药制剂作用于某特定的细胞或动物后,引起基因和蛋白的复杂变化,这两种指纹图谱可称之为生物活性指纹图谱。

(2) 按应用对象分类:中药指纹图谱分为中药材指纹图谱、中药原料药(包括饮片、配伍颗粒)指纹图谱、生产工艺过程中间产物(中间体或提取物)指纹图谱和中药制剂(中成药)指纹图谱。

（二）中药指纹图谱研究的技术关键

1. 研究对象的确定 首先必须调研相关的文献、新药申报资料(质量部分和工艺部分)及其他研究结果,尽可能详尽地了解药材、中间体及成品中所含成分的种类及其理化性质,经综合分析后找出成品中的药效成分或有效成分,作为成品及中间体指纹图谱的研究对象,即分析检测目标。

例如黄芪含黄酮、皂苷及多糖三类有效组分,黄芪多糖注射剂是以黄芪中的多糖为原料。因此,对黄芪多糖注射剂进行指纹图谱研究时应以多糖作为研究对象;同时,研究其中间体的指纹图谱时也应以多糖作为研究对象;而研究原药材的指纹图谱时应把黄酮、皂苷及多糖都作为研究对象。

中药复方注射剂是由两味或两味以上的药味组成,所含的组分种类较多,化学成分复杂。研究复方注射剂的指纹图谱时,应根据君臣佐使的原则,以君、臣药中的有效成分作为主要研究对象,佐、使药中的成分可采用其他指纹图谱方法进行辅助、补充研究。

2. 样品的选择与收集 样品的收集要强调真实性和代表性。中药材应收集各产地、规格的品种正确、具代表性的样品。

中药制剂用药材的选择应遵循以下原则:①药材应尽可能固定产地(如道地药材)、采收期和炮制加工方法等;②对已往生产中使用过的药材,应结合临床使用情况选择性收集样品,对工艺稳定、疗效恒定、临床使用中很少出现异常的药材批次应重点选择。

3. 供试品的制备 在指纹图谱研究过程中,供试品溶液的制备应根据所含化学成分的理化性质和检测方法的需要,选择适宜的方法进行制备。制备方法须确保尽可能多的化学成分在指纹图谱中反映出来。

4. 参照物的制备 制订指纹图谱必须设立参照物,应根据供试品中所含化学成分的性质选择适宜的对照品作为参照物。如果没有适宜的对照品,可选择适宜的内标物作为参照物。参照物的制备应根据检测方法的需要,选择适宜的方法进行。

5. 研究方法的选择和方法验证 方法的选择主要包括测定方法、仪器与试剂、测定条件等。指纹图谱建立时,应根据所含化学成分的理化性质选择适宜的测定方法,建议优先考虑色谱方法。对于成分复杂的中药材及其制剂,特别是中药复方注射剂,必要时可以考虑采用多种检测方法,建立多张指纹图谱。

笔记

以色谱法制订指纹图谱,所采用的色谱柱、薄层板、试剂、测定条件等必须固定。采用 HPLC 和 GC 法制订指纹图谱,其指纹图谱的记录时间一般为 1 小时;采用薄层色谱扫描来制订指纹图谱,必须提供从原点至溶剂前沿的图谱。

当一个指纹图谱初步建立后,尚需进一步优化。首先应选择不同的操作者、不同型号的仪器进行测试。成熟的指纹图谱在形成法规之前,应当选择不同的检测机构进行复核,以保证所建立的指纹图谱稳定与可靠。

指纹图谱的色谱条件选择是整个研究检测方法的过程中最重要的、关键性的内容。以 HPLC 法为例,色谱柱、流动相、检测器、柱温和进样量等均是影响指纹图谱建立的重要因素,其中色谱柱的选择和比较尤为重要。

选择流动相时,对于反相高效液相色谱法,乙腈 - 水系统比较适合梯度洗脱,而醇 - 水系统由于热力学和可压缩性因素,在梯度洗脱时易导致基线漂移。

对黄酮类、酚酸类成分可参考选择乙腈 - 水 - 酸系统,对皂苷类成分可选择乙腈 - 水系统,对生物碱类成分可选择乙腈 - 水 - 三乙胺等系统作流动相。

HPLC 法应用最多的是紫外检测器(可变波长型和二极管阵列),适用于在紫外区具有吸收的物质的测定。蒸发光散射检测器适用于无生色团的物质的检测,如碳水化合物(多糖)、类脂类(磷脂)、皂苷等,与紫外检测器互相补充。联用技术中质谱检测器是最有效的检测手段,如 GC-MS、HPLC-MS 等可提供大量的结构信息,符合解决中药复杂性的要求。荧光检测器比紫外检测器的灵敏度高,但只适用于具有荧光或其衍生物能产生荧光的物质的测定,在指纹图谱研究中应用较少。

中药色谱指纹图谱的测定方法应进行仪器精密度、方法重现性和样品稳定性等方法验证项目,以确保方法的可靠性、可重复性和耐用性。

6. 指纹特征的选择与技术参数

(1) 共有指纹峰的标定:采用色谱法制订指纹图谱,必须根据参照物的保留时间计算指纹峰的相对保留时间。根据 10 批次以上供试品的检测结果标定共有指纹峰。色谱法采用相对保留时间标定指纹峰。

(2) 共有指纹峰面积的比值:以对照品作为参照物的指纹图谱,以参照物的峰面积作为 1,计算各共有指纹峰面积与参照物峰面积的比值。

以内标物作为参照物的指纹图谱,则以共有指纹峰中的一个峰(要求峰面积相对较大、较稳定的共有峰)的峰面积作为 1,计算其他各共有指纹峰面积的比值。各共有指纹峰的峰面积比值必须相对固定。

中药材供试品的图谱中,各共有峰面积的比值与指纹图谱中各共有峰面积的比值比较,单峰面积占总峰面积大于或等于 20% 的共有峰,其差值不得大于 ±20%;单峰面积占总峰面积大于或等于 10%,而小于 20% 的共有峰,其差值不得大于 ±25%;单峰面积占总峰面积小于 10% 的共有峰,峰面积比值不做要求,但必须标定相对保留时间。未达基线分离的共有峰,应计算该组峰的总峰面积作为峰面积,同时标定该组各峰的相对保留时间。

注射剂及其有效部位或中间体供试品的图谱中,各共有峰面积的比值与指纹图谱中各共有峰面积的比值比较,保留时间小于或等于 30 分钟的共有峰:单峰面积占总峰面积大于或等于 20% 的共有峰,其差值不得大于 ±20%;单峰面积占总峰面积大于或等于 10%,而小于 20% 的共有峰,其差值不得大于 ±25%;单峰面积占总峰面积大于或等于 5%,而小于 10% 的共有峰,其差值不得大于 ±30%;单峰面积占总峰面积小于 5% 的共有峰,峰面积比值不做要求,但必须标定相对保留时间。保留时间超过 30 分钟的共有峰:单峰面积占总峰面积大于或等于 10% 的共有峰,按上述规定执行;单峰面积占总峰面积小于 10% 的共有峰,峰面积比值不做要求,但必须标定相对保留时间。未达基线分离的共有峰,应计算该组峰的总峰面积作为峰面积,同时标定该组各峰的相对保留时间。

（3）非共有峰面积：中药材供试品的图谱与指纹图谱比较，非共有峰总面积不得大于总峰面积的10%。注射剂及其有效部位或中间体供试品的图谱与指纹图谱比较，非共有峰总面积不得大于总峰面积的5%。

（4）特征指纹图谱：系指由一系列特征指纹峰所组成的固定峰群，可用于中药或提取物的鉴定和质量评价。

（5）相似度评价：相似度（similarity extent）是评价样品和对照品图谱一致性程度的参数。相似度的计算可借助软件完成，如国家药典委员会推荐的《中药色谱指纹图谱相似度评价系统》。

（三）应用示例

ChP2015一部中收载的"药材和饮片"及"成方制剂和单味制剂"中使用指纹图谱进行质量控制的品种，除羌活、沉香、银黄（金银花 - 黄芩）和颠茄酊成方制剂等外，尚不多见。而在"植物油脂和提取物"的质量标准中已经广泛应用。

如果"银杏叶提取物"及"银杏叶片"的质量标准中均使用"特征图谱"进行质量控制，假冒伪劣的"银杏叶事件"就有可能不会发生。

所以，特征指纹图谱技术在中药的质量控制中既有专属的针对性，又有十分重要的现实价值。

"特征图谱"的检查通常均使用"对照提取物"进行随行测定，并参考药典提供的典型图谱进行测定与比较控制。

示例 19-16　ChP2015对羌活采用HPLC特征图谱检查进行质量控制，规定如下：

色谱条件与系统适用性试验：以十八烷基硅烷键合硅胶（非亲水性）为填充剂（柱长为250mm，内径为4.6mm，粒度为μm）；以乙腈为流动相A，以0.1%磷酸溶液为流动相B，按下表中的规定进行线性梯度洗脱；柱温为25℃；检测波长为246nm。理论板数按羌活醇峰计算应不低于18 000。

时间（min）	流动相A（%）	流动相B（%）	时间（min）	流动相A（%）	流动相B（%）
0	48	52	20	80	20
6	53	47	30	80	20
12	53	47			

对照提取物溶液的制备：取羌活对照提取物10mg，精密称定，置5ml量瓶中，加甲醇溶解并稀释至刻度，摇匀，即得。

供试品溶液的制备：取本品粉末（过三号筛）约0.4g，精密称定，置具塞锥形瓶中，精密加入甲醇50ml，称定重量，超声处理（功率为250W，频率为50kHz）30分钟，放冷，再称定重量，用甲醇补足减失的重量，摇匀，滤过，取续滤液，即得。

测定法：分别精密吸取对照提取物溶液与供试品溶液各10μl，注入液相色谱仪，测定，记录色谱图，即得。

特征图谱要求：供试品特征图谱中应呈现与对照提取物中的4个主要特征峰保留时间相对应的色谱峰（图19-8）。

示例 19-17　银黄片由金银花提取物100g和黄芩提取物40g加淀粉适量，混匀，压制成1000片，包糖衣或薄膜衣制得。ChP2015对银黄片采用HPLC特征图谱检查进行质量控制，规定如下：

色谱条件与系统适用性试验：以十八烷基硅烷键合硅胶为填充剂；以乙腈为流动相A，以0.4%磷酸溶液为流动相B，按下表中的规定进行线性梯度洗脱；检测波长为327nm。理论板数按绿原酸峰计算应不低于2000。

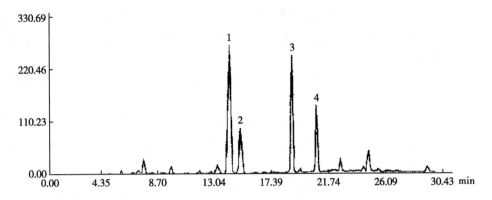

图 19-8　羌活对照提取物的 HPLC 特征图谱

峰 1:羌活醇　峰 2:阿魏酸苯乙醇酯　峰 3:异欧前胡素　峰 4:镰叶芹二醇

时间(min)	流动相 A(%)	流动相 B(%)	时间(min)	流动相 A(%)	流动相 B(%)
0	5	95	30	30	70
15	20	80	40	30	70

参照物溶液的制备:同【含量测定】金银花提取物对照品溶液的制备项下。

供试品溶液的制备:同【含量测定】金银花提取物项下。

测定法:分别精密吸取参照物溶液 10μl、供试品溶液 20μl,注入液相色谱仪,记录色谱图,即得。

特征图谱要求:供试品特征图谱中(图 19-9)应呈现 7 个特征峰,与参照物峰相对应的峰为 S 峰,计算各特征峰与 S 峰的相对保留时间,其相对保留时间应在规定值的 ±5% 之内。规定值为 0.76(峰 1)、1.00(峰 2)、1.05(峰 3)、1.80(峰 4)、1.87(峰 5)、2.01(峰 6)和 2.33(峰 7)。

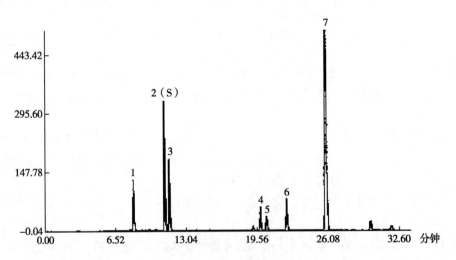

图 19-9　银黄片的 HPLC 特征图谱

峰 1:新绿原酸　峰 2:绿原酸　峰 3:隐绿原酸　峰 4:3,4-*O*-二咖啡酰奎宁酸　峰 5:3,5-*O*-二咖啡酰奎宁酸　峰 6:4,5-*O*-二咖啡酰奎宁酸　峰 7:黄芩苷

第五节 中药的体内分析研究

药代动力学(简称药动学)是定量研究药物在生物体内的吸收、分布、代谢和排泄(ADME)的动态变化规律及其时量-时效关系的一门学科。中药药代动力学是指在中医药理论指导下,利用动力学的原理与数学处理方法,定量地描述中药有效成分、有效部位、单味中药和中药复方通过各种给药途径进入机体后的吸收、分布、代谢和排泄等过程的动态变化规律。

中药药动学研究对阐明中药的药效物质基础和作用机制,指导临床合理用药及评价药物安全性,促进新药开发,实现中医中药现代化均具有重要意义。

目前中药的药代动力学主要是从中药有效成分、单味中药和中药复方制剂 3 个层面进行。通过与单体特征成方的药代动力学比较研究,可以揭示中药多组分的协同作用机制。

示例 19-18 丹参提取物有效成分与特征单体成分在大鼠体内的药代动力学比较研究和多组分药代动力学的相互影响分析。

研究方法:大鼠分别灌胃丹参水溶性成分(原儿茶醛和丹酚酸 B)、脂溶性成分(丹参酮 II$_A$ 和隐丹参酮)的单体或含有相同剂量有效成分的丹参水溶性、脂溶性提取物后,采集给药后不同时间的血浆样本,分别采用专属的 LC-MS/MS 法测定各成分的药代动力学参数,比较有效成分单体和提取物中相应有效成分的药代动力学差异,研究丹参水溶性、脂溶性提取物中的其他共存成分对各有效成分在大鼠体内过程的影响。

药代动力学试验:SD 大鼠 36 只,平均分为 6 组,每组雌雄各半,于受试的前晚起禁食,不禁水,于灌药 4 小时后给食。I 组(group I)灌胃给予原儿茶醛 62mg/kg,II 组(group II)灌胃给予丹酚酸 B 260mg/kg,III 组(group III)灌胃给予丹参水提物(其中相当于丹酚酸 B 260mg/kg 和原儿茶醛 62mg/kg),IV 组(group IV)灌胃给予丹参酮 II$_A$ 单体 8.0mg/kg,V 组(group V)灌胃给予隐丹参酮单体 5.7mg/kg,VI 组(group VI)灌胃给予丹参脂溶性提取物(相当于分别含隐丹参酮、丹参酮 II$_A$ 为 5.7 和 8.0mg/kg)。I ~ III 组分别于给药后 2、5、10、15、20、30、40、60、90、120 和 180 分钟,

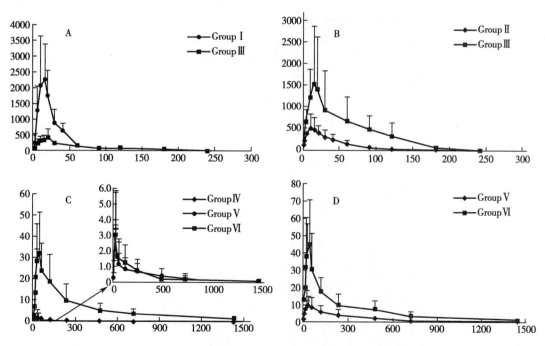

图 19-10 大鼠给予丹参提取物有效成分与特征单体成分后的药代动力学行为比较

纵坐标:浓度(ng/ml);横坐标:时间(min)

A. 原儿茶醛;B. 丹酚酸 B;C. 丹参酮 II$_A$;D. 隐丹参酮

笔记

Ⅳ～Ⅵ组分别于给药后 5、10、15、20、30、40、60、120、240、480、720 和 1440 分钟从眼底静脉丛取血 0.5ml,置肝素钠抗凝处理过的试管中,900×g 离心 10 分钟,分取血浆,置 –20℃ 保存待测。

结果表明(图 19-10),丹参水溶性提取物中的其他成分使原儿茶醛在大鼠体内的吸收减少、消除变快,却促进丹酚酸 B 的吸收,并使其在体内的消除减缓;丹参脂溶性提取物中的其他成分促进药效成分丹参酮 Ⅱ_A 和隐丹参酮的吸收,使隐丹参酮在大鼠体内的吸收速度加快,同时使其从中央室向周边室分布,也促进隐丹参酮向丹参酮 Ⅱ_A 的转化。提示丹参提取物中的其他成分对其"标识成分"或"药效成分"的体内过程有较大的影响,可能同时存在拮抗、协同或转化等作用。

(北京大学   王   璇)

参考文献

1. 杭太俊 . 药物分析 . 第 7 版 . 北京:人民卫生出版社,2011

2. 国家药典委员会 . 中华人民共和国药典(2015 版). 北京:中国医药科技出版社,2015

3. 肖小河 . 中药药性寒热差异的生物学表征 . 北京:科学出版社,2010

4. 肖辉 . 中药材煎煮对其化学成分的影响 . 现代医学研究,2010,26(5):40

5. 王智民,钱忠直,张启伟 . 一测多评法建立的技术指南 . 中国中药杂志,2011,36(6):657-658

6. 匡艳辉,朱晶晶,王智民,等 . 一测多评法测定黄连中小檗碱、巴马汀、黄连碱、表小檗碱、药根碱含量 . 中国药学杂志,2009,44(5):390-394

7. 宋敏,杭太俊,张正行 . 丹参提取物有效成分在大鼠体内的药代动力学和相互影响研究 . 药学学报,2007,42(3):301-307

8. 张丝韵,宋敏,卢俊钢,等 . 丹参与三七配伍对主要活性成分药代动力学行为的影响 . 药学学报,2010,45(11):1433-1439

第二十章 生物制品分析

学习要求

1. **掌握** 生物制品的分类、质量特点和要求。
2. **熟悉** 生物制品的鉴别方法、质量检查的主要内容。
3. **了解** 生物制品质量控制的主要手段。

ChP2015 凡例中指出,生物制品(biological products)是以微生物、细胞、动物或人源组织和体液等为起始原材料,用生物学技术制成,用于预防、治疗和诊断人类疾病的制剂,如疫苗、血液制品、生物技术药物、微生态制剂、免疫调节剂、诊断制品等。

第一节 生物制品的分类

ChP2015 根据生物制品的用途,将其分为三大类:预防类、治疗类和诊断类。预防类生物制品:细菌类疫苗、病毒类疫苗和联合疫苗;治疗类生物制品:抗毒素及抗血清、血液制品、生物技术制品等;诊断类生物制品:体内诊断类和体外诊断类。另外根据所采用的材料、制法或用途,将生物制品分为以下几类:

一、疫苗类药物

指用病毒或立克次体接种于动物、鸡胚,或经组织培养后加以处理制造而成。分为细菌类疫苗、病毒类疫苗、联合疫苗、双价疫苗和多价疫苗等。

1. **细菌类疫苗** 由有关细菌、螺旋体或其衍生物制成的减毒活疫苗、灭活疫苗、重组 DNA 疫苗和亚单位疫苗等,如吸附破伤风疫苗、皮内注射用卡介苗、伤寒 Vi 多糖疫苗、冻干乙型脑炎灭活疫苗、乙型脑炎减毒活疫苗、森林脑炎灭活疫苗和冻干人用狂犬病疫苗等。

2. **病毒类疫苗** 由病毒、衣原体、立克次体或其衍生物制成的减毒活疫苗、灭活疫苗、重组 DNA 疫苗和亚单位疫苗等,如脊髓灰质炎减毒活疫苗、风疹减毒活疫苗、腮腺炎减毒活疫苗和流感全病毒灭活疫苗等。

3. **联合疫苗** 指两者或两种以上不同病原的抗原按特定比例混合,制成预防多种疾病的疫苗,如吸附百白破联合疫苗、麻疹腮腺炎联合减毒活疫苗和麻腮风联合减毒活疫苗等。

4. **双价疫苗及多价疫苗** 由单一群(或型)抗原成分组成的疫苗统称为单价疫苗;由同种病原的两个或两个以上群或型别的抗原成分组成的疫苗则分别称为双价疫苗或多价疫苗,如双价肾综合征出血热灭活疫苗。

二、抗毒素及抗血清类药物

凡用细菌类毒素或毒素免疫马或其他大动物所取得的免疫血清叫抗毒素(或抗毒血清),如破伤风抗毒素、白喉抗毒素和肉毒抗毒素等;凡用细菌或病毒本身免疫马或其他大动物所取得的免疫血清叫抗菌或抗病毒血清,如抗蝮蛇毒血清、抗银环蛇毒血清、抗眼镜蛇毒血清和抗狂犬病毒血清等。

三、血 液 制 品

源自于人类血液或血浆的治疗产品叫血液制品,如人血白蛋白、人免疫球蛋白和人凝血因子等。

四、重组 DNA 蛋白制品

重组 DNA 蛋白制品系采用遗传修饰,将所需制品的编码 DNA 通过一种质粒或病毒载体引入适宜的宿主细胞表达的蛋白质,再经提取和纯化制得的。

1. **细胞因子类**   如 ChP2015 收载的重组人干扰素(IFN-α1b、IFN-α2a、IFN-α2b、IFN-γ)、重组人白介素 -2(IL-2)、重组人促红素(EPO)和重组人粒细胞刺激因子等。

2. **生长因子类**   如重组人表皮生长因子和重组牛碱性成纤维细胞生长因子。

3. **激素类**   如重组人生长激素和重组人胰岛素。

4. **酶类**   如重组链激酶等

5. **疫苗类**   如重组乙型肝炎疫苗。

6. **单克隆抗体类**   指采用各种单克隆抗体筛选技术、重组 DNA 技术及细胞培养技术制备的单克隆抗体药物,包括完整免疫球蛋白、具有特异性靶点的免疫球蛋白片段、基于抗体结构的融合蛋白、抗体偶联药物等,如尼妥珠单抗。

7. **生物类似药**   指在质量、安全性和有效性方面与已获准注册的参照药具有相似性的治疗用生物制品。一般指结构和功能明确的治疗用重组蛋白质制品。

五、诊 断 制 品

用于检测相应的抗原、抗体或机体免疫状态的制品,如毒素、诊断血清、分型血清和因子血清等。诊断制品分为体外制品和体内诊断制品。

第二节   生物制品的质量要求

生物制品作为药品不同于一般商品,药品是用于患者,尤其预防类生物制品是用于健康人群,特别是用于儿童的计划免疫,其质量的优劣直接关系到亿万人尤其是下一代的健康和生命安危。质量好的制品可以使危害人类健康的疾病得到控制或消灭;质量不好或者有问题的制品不仅在使用后得不到应有的效果,造成大量的人力和物力的浪费,甚至可能带来十分严重的后果。

为保证生物制品的质量,满足安全、有效的要求,世界卫生组织(WHO)要求各国生产的生物制品必须有专门的检定机构负责成品的质量检定,并规定检定部门要有熟练的高级技术人员、精良的设备条件,以保证检定工作的质量。未经指定的检定部门正式发给检定合格证的制品不准出厂使用。所以,生物制品的质量标准有别于其他商品,强调其特殊性,即安全性、有效性和可接受性。必须进行原材料、生产过程(其中包括培养和纯化工艺过程)和最终产品的全程质量控制,以确保产品符合质量标准的要求。

1. **安全性**   即使用安全,副作用小。生物制品不应存在不安全因素,否则使用后不仅收不到应有的效果,反而会对使用者造成危害。

2. **有效性**   即使用后能产生相应的效力。预防制品使用后,对控制疫情、减少发病应有明显作用;治疗制品使用后应产生一定的疗效;诊断制品用于疾病诊断,结果应该可靠。生物制品的质量突出体现在安全性和有效性。

3. **可接受性**   即制品的生产工艺、储运条件、成品的药效、稳定性、外观、包装、使用方法和

笔记

价格是可接受的。

第三节 鉴 别 试 验

鉴别就是依据生物制品的化学结构、理化性质和生物学特点,利用化学法、物理法及生物学方法等来判断与确证产品的真伪。下面仅介绍利用生物学方法进行鉴别试验的免疫学方法。

一、免疫双扩散法

系在琼脂糖凝胶板上按一定距离打数个小孔,在相邻的两孔内分别加入抗原和抗体,若抗原、抗体互相对应,浓度、比例适当,则一定时间后,在抗原与抗体孔之间形成免疫复合物的沉淀线,以此对供试品的特异性进行检查。如 ChP2015 收载的伤寒 Vi 多糖疫苗、狂犬病患者免疫球蛋白和人血白蛋白等,均采用该方法进行鉴别。

示例 20-1 ChP 人血白蛋白的鉴别:将完全溶胀的 1.5% 琼脂糖溶液倾倒于水平玻板上(每 1cm² 加 0.19ml 琼脂糖),凝固后打孔,直径为 3mm,孔距为 3mm(方阵型)。中央孔加入抗血清,周边孔加入供试品溶液,并留一孔加入相应的阳性对照血清。每孔加样 20μl,然后置水平湿盒中,37℃水平扩散 24 小时。用生理氯化钠溶液充分浸泡琼脂糖凝胶板,以除去未结合的蛋白质。将浸泡好的琼脂糖凝胶板放入 0.5% 氨基黑溶液中染色,用脱色液脱色至背景无色、沉淀线呈清晰的蓝色为止。应仅与抗人血清或血浆产生沉淀线,与抗马、抗牛、抗猪、抗羊血清或血浆不产生沉淀线。

二、免疫电泳法

系将供试品通过电泳分离成区带的各抗原,然后与相应的抗体进行双相免疫扩散,当两者的比例合适时形成可见的沉淀弧。将沉淀弧与已知标准抗原、抗体生成的沉淀弧的位置和形状进行比较,即可分析供试品中的成分及其性质。ChP2015 收载的人血白蛋白和冻干人免疫球蛋白等均采用该方法进行鉴别。

示例 20-2 ChP 冻干人免疫球蛋白的鉴别:将 1.5% 琼脂糖溶液倾倒于大小适宜的水平玻板上,厚度约 3mm,静置,待凝胶凝固成无气泡的均匀薄层后,于琼脂糖凝胶板负极 1/3 处的上、下各打 1 孔,孔径为 3mm,孔距为 10~15mm。测定孔加供试品溶液 10μl 和溴酚蓝指示液 1 滴,对照孔加正常人血清或人血浆 10μl 和溴酚蓝指示液 1 滴。用 3 层滤纸搭桥和巴比妥缓冲液(电泳缓冲液)接触,100V 恒压电泳约 2 小时(指示剂迁移到前沿)。电泳结束后,在两孔之间距离两端 3~5mm 处挖宽 3mm 的槽,向槽中加入血清抗体或人血浆抗体,槽满但不溢出。放湿盒中 37℃扩散 24 小时。扩散完毕后,用生理氯化钠溶液充分浸泡琼脂糖凝胶板,以除去未结合的蛋白质。将浸泡好的琼脂糖凝胶板放入 0.5% 氨基黑溶液染色,再用脱色液脱色至背景基本无色。与正常人血清或血浆比较,主要沉淀线应为 IgG。

三、免疫印迹法

系以供试品与特异性抗体结合后,抗体再与酶标抗体特异性结合,通过酶学反应的显色,对供试品的抗原特异性进行检查。如 ChP2015 收载的重组人促红素注射液(CHO 细胞)和注射用重组人干扰素 α1b 等,均采用该方法进行鉴别。

示例 20-3 ChP 注射用重组人促红素(CHO 细胞)的鉴别:采用 SDS- 聚丙烯酰胺凝胶电泳法,供试品与阳性对照品的上样量应大于 100ng。取出凝胶,切去凝胶边缘,浸于 EBM 缓冲液中 30 分钟。另取与凝胶同样大小的厚滤纸 6 张、硝酸纤维素膜 1 张,用 EBM 缓冲液浸透。用半干

笔记

胶转移仪进行转移:在电极板上依次放上滤纸 3 张、硝酸纤维素膜 1 张、电泳凝胶、湿滤纸 3 张,盖上电极板,按 0.8A/cm^2 硝酸纤维素膜恒电流转移 45 分钟。

取出硝酸纤维素膜浸入封闭液(10% 新生牛血清的 TTBS 缓冲液或其他适宜的封闭液)中封闭 60 分钟。弃去液体,加入 TTBS 缓冲液 10ml,摇动加入适量的供试品抗体,室温过夜。硝酸纤维素膜用 TTBS 缓冲液淋洗 1 次,再用 TTBS 缓冲液浸洗 3 次,每次 8 分钟。弃去液体,再加入 TTBS 缓冲液 10ml,摇动加入适量的生物素标记的第二抗体,室温放置 40 分钟。硝酸纤维膜用 TTBS 缓冲液淋洗 1 次,再用 TTBS 缓冲液浸洗 3 次,每次 8 分钟。弃去液体,更换 TTBS 缓冲液 10ml,摇动,加入适量的亲和素溶液和生物素标记的辣根过氧化物酶溶液,室温放置 60 分钟。硝酸纤维素膜用 TTBS 淋洗 1 次,再用 TTBS 缓冲液浸洗 4 次,每次 8 分钟。弃去液体,加入适量的底物缓冲液,置于室温避光条件下显色,显色程度适当时水洗终止反应。应显明显的色带。

四、免疫斑点法

所用原理同免疫印迹法,但具体操作有所不同。如 ChP2015 收载的注射用重组人干扰素 α2a 等均采用该方法进行鉴别。

五、酶联免疫法

ChP2015 规定抗毒素和抗血清制品的鉴别试验采用酶联免疫法,如冻干乙型脑炎灭活疫苗(Vero 细胞)、冻干人用狂犬病疫苗(Vero 细胞)和重组乙型肝炎疫苗(酿酒酵母)等均采用该方法鉴别。

第四节　生物制品的检查内容

生物制品的质量检定包括安全性和效力检定两个方面:前者包括毒性试验、防腐剂试验、热原质试验和有关安全性的特殊试验等;后者包括浓度测定(含菌数或纯化抗原量)、活菌率或病毒滴度测定、动物保护率试验、免疫抗体滴度测定和稳定性试验等。

依据以上要求,将生物制品的质量检测大致分为理化检定、安全检定和效力检定三个方面。检测的项目在质量标准中均有具体规定。

一、物理性状的检查

1. **外观**　外观虽反映的是表面现象,但外观异常往往涉及制品的安全和效力问题,必须认真检查。通过特定的人工光源进行目测,对外观类型不同的制品有不同的要求标准。

2. **真空度及溶解速率**　真空封口的冻干制品应测定真空度,瓶内应出现蓝紫色辉光,溶解速度应在规定时限以下。

3. **装量**　各种装量规格的制品应通过容量法测试,其实际装量不得少于标示量。

二、蛋白质含量测定

类毒素、抗毒素、血液制品和基因工程产品等常常需要测定蛋白质含量,以检查有效成分,计算纯度和比活性。常用的测定方法有凯氏定氮法(钨酸沉淀法和三氯醋酸沉淀法)、酚试剂法(Lowry 法)和双缩脲法(紫外 - 可见分光光度法)等,如 ChP2015 规定乙型肝炎人免疫球蛋白蛋白质含量采用凯氏定氮法进行测定。

三、防腐剂和灭活剂含量测定

生物制品在生产中为了脱毒、灭活和防止杂菌污染,常加入适量的苯酚、甲醛、三氯甲烷和汞制剂等作为防腐剂和灭活剂,对这些非有效成分,ChP2015 中规定其含量应控制在一定限度内。

四、纯 度 检 查

生物制品在经过精制后,要检查纯度是否达到规定的要求。检查纯度通常采用电泳法和高效液相色谱法。

示例 20-4 ChP 注射用重组人促红素(CHO 细胞)的纯度测定:亲水硅胶体积排阻色谱柱,排阻极限为 300kD,孔径为 24nm,粒度为 10μm,直径为 7.5mm,长 30cm;流动相为 3.2mmol/L 磷酸氢二钠 -1.5mmol/L 磷酸二氢钾 -400.4mmol/L 氯化钠,pH 7.3;上样量应为 20~100μg。在波长 280nm 处检测,以人促红素色谱峰计算的理论板数应不低于 1500。按面积归一化法计算人促红素的纯度,应不低于 98.0%。

五、相对分子质量或分子大小测定

对提纯的蛋白质制品如白蛋白、丙种球蛋白或抗毒素,在必要时需测定其单体、聚合体或裂解片段的相对分子质量及分子大小;提纯的多糖疫苗需测定多糖体的分子大小及其相对含量。常用的方法有凝胶层析法、SDS-PAGE 法和超速离心分析法。

六、其　　他

如水分含量测定、酸碱度和氯化钠测定等。

七、安 全 检 查

1. 安全检查的对象　主要包括菌毒种和主要的原材料、半成品(包括原液)和成品三个方面。

(1) 菌毒种和主要的原材料:用于生产的菌、病毒种,投产前必须按药典或有关规定要求,进行毒力、特异性和培养特性等试验,检查其生物学特性是否存在异常。用于生产血液制品的血液,采血前必须对献血者进行严格的体检和血样化验,采集血后还应进行必要的复查,以防止将含有病原物质(如 HBV、HCV 和 HIV 等)的血液投入生产。

(2) 半成品(包括原液):在生产过程中,主要检查对活菌、活毒或毒素的处理是否完善,半成品是否有杂菌或有害物质的污染,所加的灭活剂、防腐剂是否过量等。若发现问题应及时处理,避免造成更多损失。

(3) 成品:成品在分装或冻干后,必须进行出厂前的安全检查。逐批按药典三部或有关规定要求,进行无菌试验、纯菌试验、毒性试验、热原试验和安全试验等检查,以确保制品的安全性。

2. 安全检查的内容　一般包括以下四个方面:过敏性物质的检查;杀菌、灭活和脱毒检查;残余毒力和毒性物质的检查;外源性污染的检查。

(1) 过敏性物质的检查

1) 过敏性试验(变态反应试验):采用异体蛋白为原料制成的治疗制剂如治疗血清和代人血浆等,需检查其中变应原的去除是否达到允许限度。一般用豚鼠进行试验。

2) 牛血清含量的测定:主要用于检查组织培养疫苗(如乙型脑炎疫苗、麻疹疫苗和狂犬疫苗等),要求其含量不超过 50ng/ 剂。由于牛血清是一种异体蛋白,如制品残留量偏高,多次使用能引起机体变态反应。

　　3）血型物质的检测：用人胎盘血或静脉血制备的白蛋白和丙种球蛋白常有少量 A 或 B 血型物质，可使受试者产生高滴度的抗 A、抗 B 抗体，O 型血的孕妇使用后可能引起新生儿溶血症。

　　(2) 杀菌、灭活和脱毒检查：一些死菌苗、灭活疫苗以及类毒素等制品的毒种多为致病性强的微生物，若未被杀死或解毒不完全，就会在使用时发生严重感染，故须做以下三项检查试验：无菌试验、活毒检查和解毒试验。

　　(3) 残余毒力和毒性物质的检查

　　1）残余毒力检查：所谓残余毒力是指生产这类制品的毒种本身是活的减毒（弱毒）株，允许有一定的轻微毒力存在，并能在接种动物机体后反映出来。此项测定目的是控制活疫苗的残余毒力在规定范围内。

　　2）无毒性检查（一般安全试验）：一般制品在没有明确规定的动物安全试验项目时，或不明了某制品是否会有何种不安全因素时，常采较大剂量给小鼠或豚鼠做皮下或腹腔注射，观察动物有无不良反应。

　　3）毒性检查：死菌苗、组织培养疫苗或白蛋白等制品经杀菌、灭活和提纯等制造工艺后，其本身所含的某种成分可能仍具有毒性，当注射一定量时可引起机体的有害反应，严重的可使动物死亡，故对此类制品必须进行毒性检查。

　　4）防腐剂检查：除活菌苗、活疫苗及输注用血液制品外，其他凡加有一定量防腐剂的制品，除用化学方法做定量测定外，还应做动物实验。含有苯酚防腐剂者，采用小鼠试验，观察注射后的战栗程度及局部反应，以便控制产品中防腐剂的含量。应尽可能避免在注射剂中的中间品和成品中添加防腐剂，尤其是含汞类的防腐剂，单剂量注射用冻干制剂和供静脉用的注射液中不得添加任何防腐剂；对于多剂量制品，根据使用时可能发生的污染与开盖后推荐的最长使用时间来确定是否使用有效的防腐剂。如需使用，应证明防腐剂不会影响制品的安全性与效力。其他成品中含防腐剂的量应为有效抑菌范围内采用最小量，且应在设定控制范围。成品中严禁使用抗生素作为防腐剂。

　　(4) 外源性污染的检查：除无菌与纯菌试验外，还需进行以下项目的检查。

　　1）野毒检查：组织培养疫苗有可能通过培养病毒的细胞（如鸡胚细胞、地鼠肾细胞和猴肾细胞等）带入有害的潜在病毒，这种外来病毒亦可在培养过程中繁殖，使制品污染，故应进行野毒检查。

　　2）热原试验：血液制品、抗毒素和多糖菌苗等制品其原材料或在生产过程中有可能被细菌或其他物质污染并带入制品中，引起机体的致热反应。因此，这些制品必须按照药典或有关标准的规定，以家兔试验法作为检查热原的基准方法，对产品时行热原检查。

　　3）乙型肝炎表面抗原（HBsAg）：血液制品除了对原材料（献血员的血液、胎盘血液）要严格进行 HBsAg 检查外，对成品亦应进行该项检查。

八、生物制品的效力测定

　　生物制品是具有生物活性的制剂，其效力一般采用生物学方法测定。生物学测定是利用生物体来测定待检品的生物活性或效价的一种方法，通过在一定条件下比较待检品和相应标准品或对照品所产生的特定生物反应的剂量间的差异，来测定待检品的效价。主要效力试验包括以下五个方面的内容：免疫力试验、活菌疫苗的效力测定、抗毒素和类毒素的单位测定、血清学试验和其他有关效力的检定和评价。

　　1. 免疫力试验　将制品对动物进行自动（或被动）免疫后，用活菌、活毒或毒素攻击，从而判定制品的保护力强弱。

（1）定量免疫定量攻击法：用豚鼠或小鼠，先以定量制品（抗原）免疫 2~5 周后再以相应的定量毒种或毒素攻击，观察动物的存活数或不受感染的情况，以判定制品的效力。

（2）变量免疫定量攻击法：即 50% 有效免疫剂量（ED_{50}、ID_{50}）测定法。疫苗经系列稀释制成不同的免疫剂量，分别免疫各组动物，间隔一定日期后，各免疫组均用同一剂量的毒种攻击，观察一定时间，计算出能使 50% 的动物获得保护的免疫剂量。此法多用小鼠进行，其优点是较为敏感和简便，有不少制品（如吸附百日咳白喉联合疫苗）常用此法进行效力检定。

（3）定量免疫变量攻击法：即保护指数（免疫指数）测定法。动物经制品免疫后，共耐受毒种的攻击量相当于未免动物耐受量的倍数，称为保护指数。实验时，将动物分为对照组和免疫组，每组又分为若干试验组。免疫组动物先用同一剂量制品免疫，间隔一定时期后，与对照组同时以不同稀释度的毒菌或活毒攻击，观察两组动物的存活率。

（4）被动保护力测定：从其他免疫机体（如人体）获得某制品的相应抗血清，用以注射动物，待 1 至数日后，用相应的毒种攻击，观察血清抗体的被动免疫所引起的保护作用。

2. 活菌数和活病毒滴度测定

（1）活菌数（率）测定：卡介苗、鼠疫苗活菌苗、布氏菌病活菌苗和炭疽活菌苗等多以制品中抗原菌的存活数（率）表示其效力。一般先用比浊法测出制品的含菌浓度，然后做 2 或 10 倍系列稀释，取一定量的稀释菌液涂布接种于适宜的平皿培养基上，培养后计菌落数，并计算活菌率（%）。

（2）活病毒滴度测定：活疫苗（如麻疹疫苗）多以病毒滴度表示其效力。常用组织培养法或鸡胚感染法测定。

3. 血清学试验　主要用来测定抗体水平或抗原活性。预防性生物制品接种机体后，可产生相应抗体，并可保持较长时间。接种后抗体形成的水平也是反映生物制品质量的一个重要方面。基于抗原和抗体的相互作用，常以血清学方法检查抗体或抗原活性，并多在体外进行试验，包括沉淀试验、凝集试验、间接血凝抑制试验、反向血凝试验、补体结合试验和中和试验等。

九、杂质与检查

生物制品的杂质检查主要包括一般杂质检查、特殊杂质检查。一般杂质检查同化学药物中的一般杂质检查，不再详述。本节仅介绍生物制品中的特殊杂质检查。根据生物制品的生产工艺特点和产品稳定性，其特殊杂质可分为生物污染物、产品相关杂质和工艺添加剂三大类。生物污染物包括微生物污染、细胞成分［宿主细胞（菌）蛋白质］、外源性 DNA、培养基成分（如牛血清白蛋白）、产品制备和纯化过程中残留的有关大分子物质（如单克隆抗体）等；产品相关杂质包括二聚体和多聚体、脱氨或氧化产物和突变物等；工艺添加剂包括残余抗生素、蛋白分离剂聚乙二醇、佐剂氢氧化铝、产品稳定剂辛酸钠和肝素、防腐剂苯酚、硫柳汞和三氯甲烷等。

对于生物制品的特殊杂质，世界各国和世界卫生组织（WHO）、国际药品注册协调组织（ICH）均制订严格的检查项目。例如根据 WHO 颁布的有关规定，在生物制品原液和成品检定中应该至少列入外源性 DNA、外源蛋白质等检测项目，并且建议通过对生产过程的严格管理和认证，消除最终产品中的细菌、病毒、培养基成分以及防腐剂等有害物质的潜在威胁。ChP2015 严格规定了生物制品中某些不应存在的污染物检测项目。

1. 宿主细胞（菌）蛋白质残留量的检查　宿主细胞（菌）的残留蛋白质是与生物制品生产应用细胞、工程菌相关的特殊杂质。所有的重组药物很难做到绝对无宿主细胞（菌）的残留蛋白质的污染，需控制异源蛋白质的含量以防超量后引起机体免疫反应。特别是对于临床使用中需要反复多次注射（肌注）的药品，必须进行宿主细胞（菌）蛋白质残留量的测定，并符合现行《中国药典》的规定。

宿主细胞（菌）蛋白质残留量的测定方法 ChP2015 中均采用酶联免疫法,如大肠埃希菌菌体蛋白质残留、假单胞菌菌体蛋白质残留和酵母工程菌菌体蛋白质残留的检测。

2. 外源性 DNA 残留量的检查　生物制品的宿主细胞（菌）残留 DNA（外源性 DNA）是生物制品中的特殊杂质之一,ChP2015 规定注射用重组人促红素（CHO 细胞）每 10 000IU 人促红素应不高于 100pg。

ChP2015 收载的外源性 DNA 残留量的测定方法有第一法　DNA 探针杂交法;第二法　荧光染色法。在进行外源性 DNA 残留量测定时,可根据供试品的具体情况选择上述两种方法中的任何一种进行测定。

第一法　DNA 探针杂交法:供试品中的外源性 DNA 经变性为单链后吸附于固相膜上,在一定条件下可与相匹配的单链 DNA 复性而重新结合成为双链 DNA,称为杂交。将特异性单链 DNA 探针标记后,与吸附在固相膜上的供试品单链 DNA 杂交,并使用与标记物相应的显示系统显示杂交结果,与已知含量的阳性 DNA 对照比对后,可测定供试品中的外源性 DNA 残留量。

第二法　荧光染色法:应用双链 DNA 荧光染料与双链 DNA 特异性结合形成复合物,在480nm 波长激发下产生超强的荧光信号,可用荧光酶标仪在 520nm 波长处进行检测,在一定的 DNA 浓度范围内以及在该荧光染料过量的情况下,荧光强度与 DNA 浓度成正比,根据供试品的荧光强度计算供试品中的 DNA 残留量。

3. 残留抗生素的检查　对于生物制品的生产工艺,原则上不主张使用抗生素,如果在生产过程中了使用了抗生素,则不仅要在纯化工艺中去除,而且要在原液检定中增加残余抗生素活性的检查。如 ChP2015 收载的大肠埃希菌表达系统生产的重组生物制品注射用重组人干扰素α2a、注射用重组人干扰素 α1b、注射用重组人干扰素 α2b、注射用重组人干扰素 γ 和注射用重组人白介素 -2 等,在原液制造的种子液制备过程中使用了含适量抗生素的培养基,常用的抗生素是氨苄西林或四环素。ChP2015 三部通则 3408 抗生素残留量检查法（培养法）可以检测氨苄西林或四环素的活性。该法依据在琼脂培养基内抗生素对微生物的抑制作用,比较对照品与供试品对接种的试验菌产生的抑菌圈的大小,检查供试品中的氨苄西林或四环素残留量。如注射用重组人抗生素 α1b 不应有残余氨苄西林或其他抗生素活性。

该试验应在无菌条件下进行,使用的玻璃仪器和钢管等应无菌。

4. 产品相关杂质的检查　产品相关杂质是生物制品在生产制造、分离纯化和贮藏过程中产生的与产品结构类似的同系物、异构体、突变物、氧化物、聚合体和降解产物等。产品相关杂质在生物制品中可能被认为是活性成分,而且经验表明许多产品相关杂质是均匀的和非免疫原性的,但由于生物效应没有经过严格的安全性评价,应制定允许的限度加以控制。如破伤风抗毒素中痕量的白蛋白的检查。

第五节　生物制品质量控制实例

ChP2015 三部在通则中增加了《生物制品生产用原材料及辅料质量控制规程》,在总论中增加了重组生物药总论(包括《人用重组 DNA 蛋白制品总论》和《人用重组单克隆抗体制品总论》)等,对于加强生物制品全过程质量控制,突出对重组大分子生物药的特性及质控要求具有指导意义。

ChP2015 三部收载的生物制品有人血白蛋白、人免疫球蛋白、乙型肝炎人免疫球蛋白、狂犬病患者免疫球蛋白、破伤风人免疫球蛋白、乙型脑炎减毒活疫苗、甲型肝炎灭活疫苗等。单克隆抗体类生物治疗药物因其特异靶向性、明确的作用机制和疗效等优势,在自身免疫性、肿瘤、感染性疾病的治疗领域应用广泛,成为近年来快速发展的生物药。ChP2015 三部首次收载了采用重组技术生产的人源化单抗产品(尼妥珠单抗注射液)。现以人血白蛋白和尼妥珠单抗注射液为例,围绕其质量标准,介绍生物制品的质量检定项目和一些特殊的质量检定方法。

示例 20-5 ChP 人血白蛋白的质量控制规程。

人血白蛋白由健康人的血浆,经低温乙醇蛋白分离法或经批准的其他分离法分离纯化,并经 60℃ 10 小时加温灭活病毒后制成。

1. 原料血浆 血浆的采集和质量应符合"血液制品生产用人血浆"的规定。

2. 原液 系指采用低温乙醇蛋白分离法或经批准的其他分离法制备而得到的产品。

(1) 双缩脲法测定蛋白质含量:依据蛋白质肽键在碱性溶液中与 Cu^{2+} 形成紫红色络合物,其颜色深浅与蛋白质含量成正比,利用标准蛋白质溶液作对照,采用紫外 - 可见分光光度法测定。

(2) 电泳法测定蛋白质纯度:采用醋酸纤维素薄膜电泳法测定白蛋白纯度。取醋酸纤维素薄膜,裁成 2cm×8cm 的膜条,将膜条的无光泽面向下,浸于巴比妥缓冲液(pH 8.6)中,待完全浸透,取出夹于滤纸中,轻轻吸去多余的缓冲液后,将膜条的无光泽面向上,置电泳槽架上,通过滤纸浸入巴比妥缓冲液(pH 8.6)中。于膜条上距负极端 2cm 处,条状滴加供试品溶液 2~3μl,在 0.4~0.6mA/cm 的电流条件下电泳;同时取新鲜人血清作对照,电泳时间以白蛋白与丙种球蛋白之间的电泳展开距离约 2cm 为宜。电泳完毕,将膜条取下浸于氨基黑或丽春红染色液中,2~3 分钟后,用漂洗液浸洗数次,直至脱去底色为止。将洗净并完全干燥的膜条浸于透明液中,待全部浸透后,取出平铺于洁净的玻板上,干燥后即成透明薄膜。将干燥的醋酸纤维素薄膜用色谱扫描仪采用反射(未透明的薄膜)或透射(已透明的薄膜)方式在记录器上自动绘出各蛋白质组分的曲线图,以人血清作对照,按峰面积计算各蛋白质组分的含量(%)。

(3) pH:用生理氯化钠溶液将供试品蛋白质含量稀释成 10g/L,按照 ChP2015 三部通则 0631 规定的方法测定。

(4) 残余乙醇含量:采用 ChP2015 三部通则 3201 康卫扩散皿法测定,依据乙醇在饱和碳酸钠溶液中加热逸出,被重铬酸钾 - 硫酸溶液吸收呈黄绿色至绿色,用比色法测定血液制品中的乙醇残留量。

3. 半成品检定

(1) 无菌检查:采用 ChP2015 三部通则 1101 规定的方法进行检查,应符合规定。如半成品立即分装,可在除菌过滤后留样做无菌检查。

(2) 热源检查:注射剂量按家兔体重每 1kg 注射 0.6g 蛋白质,应符合规定;或采用"细菌内毒素检查法"。

4. 成品检定

(1) 鉴别试验

1) 免疫双扩散法:将完全溶胀的 1.5% 琼脂糖溶液倾倒于水平玻板(每 1cm² 加 0.19ml 琼脂糖)上,凝固后打孔,直径为 3mm,孔距为 3mm。中央孔加入抗血清,周边孔加入供试品溶液,并留下一孔加入相应的阳性对照血清。每孔加样 20μl,然后置水平湿盒中,37℃水平扩散 24 小时。用生理盐水充分浸泡琼脂糖凝胶板,以除去未结合的蛋白。将浸泡好的琼脂糖凝胶板放入 0.5% 氨基黑溶液中染色,用脱色液脱色至背景无色、沉淀线呈清晰的蓝色为止。仅与抗人血清或血浆产生沉淀线,与抗马、抗牛、抗猪、抗羊血清或血浆不产生沉淀线。

2) 免疫电泳法:将 1.5% 琼脂糖溶液倾倒于大小适宜的水平玻板上,厚度约 3mm,静置,待凝胶凝固成无气泡的均匀薄层后,于琼脂糖凝胶板负极 1/3 处的上、下各打 1 孔,孔径为 3mm,孔距为 10~15mm。测定孔加供试品溶液 10μl 和溴酚蓝指示液 1 滴。用 3 层滤纸搭桥和巴比妥缓冲液(电泳缓冲液)接触,100V 恒压电泳约 2 小时(指示剂迁移到前沿)。电泳结束后,在两孔之间距离两端 3~5mm 处挖宽 3mm 的槽,向槽中加入血清抗体或人血浆抗体,槽满但不溢出。放湿盒中 37℃ 扩散 24 小时。扩散完毕后,用生理氯化钠溶液充分浸泡琼脂糖凝胶板,以除去未结合的蛋白。将浸泡好的琼脂糖凝胶板放入 0.5% 氨基黑溶液中染色,再用脱色液脱色至背景基本无色。与正常人血清或血浆比较,供试品的主要沉淀线应为白蛋白。

(2) **热稳定试验**:取供试品置 57℃ ±0.5℃ 水浴中保温 50 小时后,用可见异物检查装置,与同批未保温的供试品比较,除允许颜色有轻微变化外,应无肉眼可见的其他变化。

(3)化学检定

1) **pH**:用生理氯化钠溶液将供试品蛋白质含量稀释成 10g/L,用酸度计测定,pH 应为6.4~7.4。

2) **蛋白质含量**:采用凯氏定氮法第一法　钨酸沉淀法;第二法　三氯醋酸沉淀法。

第一法　钨酸沉淀法:本法系通过供试品的总氮量以及经钨酸沉淀去除蛋白质的供试品滤液中的非蛋白氮含量计算出蛋白质的含量。

精密量取总氮测定溶液 1ml,置凯氏定氮瓶中,加消化剂约 0.3g、硫酸 1ml 消化至澄明,呈蓝绿色,继续消化约 60 分钟。

量取 2% 硼酸吸收液 10ml 置 100ml 锥形瓶内,将凯氏蒸馏器冷凝管末端浸入硼酸吸收液内,将消化好的供试品移入凯氏蒸馏器内,用水洗定氮瓶 3~4 次,将洗液移入蒸馏器中,再加入 50% 氢氧化钠溶液 5ml,然后进行蒸馏,待接收液总体积为 35~50ml 时,将冷凝管末端移出液面,使蒸气继续冲洗约 1 分钟,用水淋洗尖端后停止蒸馏。接收液用硫酸滴定液进行滴定,至溶液由蓝绿色变为灰紫色,并将滴定的结果用空白试验校正。

第二法　三氯醋酸沉淀法:本法系指将供试品经三氯醋酸沉淀,通过测定该沉淀中的蛋白氮含量计算出蛋白质的含量。

精密量取适宜体积的供试品(每 1ml 含蛋白质 4~10mg)于适宜的尖底离心管中,加等体积的 12% 三氯醋酸(12 → 100)混匀,静置 30 分钟后,以每分钟 4000 转离心,弃上清液,用约 3ml水分数次将沉淀洗入凯氏定氮瓶中,然后照第一法进行测定。

(4) **无菌检查**:采用 ChP2015 三部通则 1101 规定的方法进行检查,应符合规定。

(5) **异常毒性检查**:采用 ChP2015 三部通则 1141 规定的方法进行检查,应符合规定。

(6) **热原检查**:采用 ChP2015 三部通则 1142 规定的方法进行检查,应符合规定。

示例 20-6　ChP 尼妥珠单抗注射液的质量控制规程。

本品系由含有高效表达抗人表皮生长因子受体单克隆抗体基因的小鼠骨髓瘤(NS0)细胞,经细胞培养、分离和高度纯化后获得的重组人表皮生长因子受体单克隆抗体制成。

一、基 本 要 求

生产和检定用设施、原材料及辅料、水、器具、动物等应符合"凡例"的有关要求。

二、制　造

(一)工程细胞

1. 名称及来源　尼妥珠单抗的工程细胞系由编码尼妥珠单抗重链的 pSV2-gpt 质粒和编码轻链的 pSV-hyg 质粒转入 NS0 宿主细胞构建而成的。

2. 细胞库的建立、传代及保存　由原始细胞库的细胞经无血清培养液驯化、细胞传代、扩增后冻存于液氮中,作为主细胞库;从主细胞库的细胞传代、扩增后冻存于液氮中,作为工作细胞库。各级细胞库的细胞传代应不超过批准的代次。细胞冻存于液氮中,检验合格后方可用于生产。

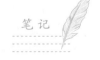
笔记

3. **主细胞库和工作细胞库的检定**　应符合"生物制品生产检定用动物细胞基质制备及检定规程"的规定。

(1) 支原体检查:依法检查,应符合规定。

(2) 抗体表达量测定:细胞库的抗体表达量应不低于 5μg/ml。

(二) 原液

1. **细胞的复苏与扩增**　从工作细胞库来源的细胞复苏后,进行传代、扩增,供转瓶或细胞培养罐接种用。

2. **生产用细胞培养液**　生产用细胞培养液应不含任何血清与抗生素。

3. **细胞培养**　采用经批准的工艺进行细胞培养,收集含目的产物的培养液,即"收获液"。细胞培养的全过程应严格按照无菌操作。

4. **分离纯化**　收获液按经批准的工艺进行纯化和病毒灭活,制得高纯度的尼妥珠单抗,即为尼妥珠单抗原液。除菌过滤后保存于适宜温度,并规定其有效期。

三、检　　定

(一) 原液检定

1. **鉴别试验**

(1) 等电点:依法检查,应符合规定。

(2) 肽图:依法测定。供试品经变性、还原和烷基化,按 1:50(mg/mg)加入测序级胰蛋白酶(酶切缓冲液:50mmol/L 三羟甲基氨基甲烷、1mmol/L 氯化钙、1mol/L 尿素,pH 8.1),37℃ ±0.5℃ 保温 16 小时,加入 0.1% 三氟醋酸终止酶切。上样前每分钟 16 000 转离心 15 分钟,取上清液作为供试品溶液。色谱柱以四烷基硅烷键合硅胶为填充剂(如 Vydac C_4 柱,25cm×4.6mm,粒度为 5μm 或其他适宜的色谱柱),柱温为 35℃ ±0.5℃;流速为每分钟 0.8ml;检测波长为 214nm。取供试品溶液 20μl 注入液相色谱仪,以 0.1% 三氟醋酸和 0.1% 三氟醋酸 -90% 乙腈水溶液为流动相进行梯度洗脱;对照品同法操作。肽图应与尼妥珠单抗对照品一致。

(3) N 端氨基酸序列(至少每年测定 1 次):用氨基酸序列分析仪或质谱法测定。N 端序列应为 轻 链:Asp-Ile-Gln-Met-Thr-Gln-Ser-Pro-Ser-Ser-Leu-Ser-Ala-Ser-Val;重 链:(p)Gln-Val-Gln-Leu-Gln-Gln-Ser-Gly-Ala-Glu-Val-Lys-Lys-Pro-Gly。

2. **pH**　应为 6.5~7.5。

3. **纯度和杂质**

(1) 高效液相色谱法

1) 分子排阻色谱法:依法测定。色谱柱以适合分离分子量为 10~500kD 的蛋白质的色谱用凝胶为填充剂(如 TSK3000SW 凝胶色谱柱或其他适宜的色谱柱);流动相为 0.1mol/L 磷酸氢二钠 -0.1mol/L 氯化钠 -0.01% 叠氮钠缓冲液,pH 6.7;检测波长为 280nm。用流动相将供试品稀释至每 1ml 中约含 4mg,作为供试品溶液,取供试品溶液 25μl 注入液相色谱仪。按面积归一化法计算,免疫球蛋白单体的含量应不低于 95.0%。

2) 弱阳离子色谱法:依法测定。色谱柱为弱阳离子交换柱(如 ProPac WCX-10,4mm×250mm 或其他适宜的色谱柱);以 A 相(精密量取 200mmol/L 磷酸氢二钠 61.0ml、200mmol/L 磷酸二氢钠 39.0ml,加水至 2000ml,充分混匀)、B 相(精密量取 200mmol/L 磷酸氢二钠 61.0ml、200mmol/L 磷酸二氢钠 39.0ml、1mol/L 氯化钠 1000ml,加水 900ml,充分混匀)为流动相,梯度洗脱;检测波长为 280nm。用 A 相将供试品和对照品分别稀释至每 1ml 中约含 0.5mg,作为供试品溶液和对照品溶液,取供试品溶液和对照品溶液各 60μl,分别注入液相色谱仪。供试品图谱应与对照品图谱一致。

(2) 毛细管凝胶电泳法(CE-SDS)

1）CE-SDS 还原电泳：依法测定，免疫球蛋白重链和轻链的含量应不低于 90.0%，非糖基化重链不得高于 5.0%。

2）CE-SDS 非还原电泳：依法测定，免疫球蛋白单体不得低于 92.0%。

(3) 蛋白质 A 残留量：用酶联免疫法测定，蛋白质 A 残留量应不高于蛋白质总量的 0.001%。

(4) 外源性 DNA 残留量：1 支 / 瓶应不高于 100pg。

(5) 宿主细胞蛋白质残留量：用酶联免疫法测定，应不高于蛋白质总量的 0.01%。

4. 相对结合活性　依法测定，相对结合活性应为标准品的 80%~150%。

5. 蛋白质含量　依法测定。用磷酸盐缓冲液（称取磷酸二氢钠 0.45g、磷酸氢二钠 1.8g、氯化钠 8.6g、聚山梨酯 80 0.2g，加水适量使溶解成 1000ml）将供试品稀释至每 1ml 中约含 0.5mg，作为供试品溶液，以磷酸盐缓冲液作为空白，测定供试品溶液在 280nm 波长处的吸光度，以吸收系数（$E_{1cm}^{1\%}$）为 14.04 计算供试品溶液的蛋白质含量，再乘以稀释倍数即得。应不低于 4.8mg/ml。

6. 细菌内毒素检查　依法检查，每 1mg 应小于 1EU。

（二）半成品检查

1. pH　应为 6.5~7.5。

2. 蛋白质含量　照原液项下的方法测定，应为 4.6~5.5mg/ml。

3. 无菌检查　依法检查，应符合规定。

4. 细菌内毒素检查　依法检查，每 1mg 应小于 1EU。

（三）成品检定

1. 鉴别试验

(1) 等电点：依法测定，供试品的等电点图谱应与对照品的一致。

(2) 相对结合活性：依法测定，应符合规定。

2. 理化检定

(1) 外观：应为无色澄明液体，可带轻微乳光。

(2) 溶液的澄清度：取本品，溶液应澄清。如显浑浊，与 2 号浊度标准液比较，不得更浓。

(3) 可见异物：依法测定，应符合规定。

(4) 不溶性微粒：依法测定，应符合规定。

(5) 装量：依法测定，应不低于标示量。

(6) pH：应为 6.5~7.5。

(7) 渗透压摩尔浓度：依法检查，应为 240~360mOsmol/kg。

3. 纯度和杂质

(1)和(2)分别照原液的高效液相色谱法和毛细管凝胶电泳法检查。

(3) 聚山梨酯 80 含量：依法检查，应为 0.1~0.3mg/ml。

4. 效价

(1) 生物学活性鉴别：依法测定（通则 3531），应符合规定。

(2) 相对结合活性：依法测定，相对结合活性应为标准品的 60%~140%。

5. 蛋白质含量　照原液项下方法进行，应为 4.6~5.5mg/ml。

6. 无菌检查　依法测定，应符合规定。

7. 细菌内毒素检查　依法检查，每 1mg 应小于 1EU。

8. 异常毒性检查　依法测定，应符合规定。

（四川大学华西医学院　钱广生）

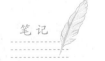

笔记

参考文献

1. 杭太俊.药物分析.第7版.北京:人民卫生出版社,2011
2. 齐香君.现代生物制药工艺学.北京:化学工业出版社,2003
3. 周国安,唐巧英.生物制品生产规范与质量控制.北京:化学工业出版社,2004
4. 何华.生物药物分析.北京:化学工业出版社,2003
5. 王军志.生物技术药物研究开发和质量控制.北京:科学出版社,2002
6. 陈树君.生物药物基础.北京:人民卫生出版社,2003
7. 杨跃梅,张伯彦,黎燕,等.靶向抗肿瘤抗体-药物偶联物研究进展.国际药学研究杂志,2014,41(1):45-50

笔记

第二十一章　药品质量控制中现代分析方法的进展

随着我国对药品质量的日益重视和自主创新药物研制的迫切需要,色谱分析和光谱分析已成为药物研究中最重要的分析方法,色谱分析和光谱分析技术相结合的联用技术更是必不可少,发展亦十分迅速。应该说,现代药物分析方法与技术为现代药学的发展提供了适时而有效的辅佐和动力。

本章选取几种有应用前景的现代分析方法与技术,有些方法为国内外近版药典附录中新增者,这里就其基本原理、基本方法和应用示例予以简述,旨在使这些现代分析方法与技术能够被更有效地用于药品质量研究与控制。

第一节　毛细管电泳及其应用

毛细管电泳(capillary electrophoresis,CE)又称高效毛细管电泳(high performance capillary electrophoresis,HPCE),其是经典电泳技术和现代微柱分离相结合的产物。该方法借助高压电场为驱动力,以毛细管为分离通道,主要依据各组分样品之间淌度的差异或分配系数的不同而实现分离的一种分离技术。该方法有多种分离模式,具有仪器操作可自动化、样品用量少且成本低等特点;但是 CE 检出的灵敏度和精密度通常不及 HPLC,CE 和 HPLC 的适用范围在很大程度上互为补充。因此,毛细管电泳法已被美国、中国等国家的药典收录,这为毛细管电泳在药物分析中的更广泛的应用奠定了基础。

CE 具有如下优点:

1. **高效**　理论板数为每米几十万,高者可达几百万乃至几千万,而 HPLC 一般为几千到几万。

2. **高速**　最快可在约 1 分钟内完成分离。有文献报道,在 4 分钟内可分离 10 种蛋白质、1.7 分钟内分离 19 种阳离子及 3 分钟内分离 30 种阴离子。

3. **微量**　只需纳升级的进样量,仅为 HPLC 的几百分之一。

4. **低消耗**　只需少量(毫升)溶剂和价格低廉的毛细管。

CE 使用的检测器主要为紫外 - 可见分光光度检测器,此外还有激光诱导荧光检测器、电化学检测器和质谱检测器等。以下重点讨论毛细管电泳的主要分离模式及其在药物分析中的应用。

一、CE 的主要分离模式

采用 CE 作为药物分离的手段时,首先需要根据待分离物质的存在状态来选择不同的分离模式。

(一) 毛细管区带电泳

毛细管区带电泳(capillary zone electrophoresis,CZE)又称毛细管自由电泳,是毛细管电泳中

笔记

最基本、应用最广泛的一种分离模式,主要适用于以离子状态存在的样品。

CZE 工作原理示意如图 21-1。在电解质溶液中,带电粒子在电场作用下,以不同速度向其所带电荷相反的方向迁移,产生电泳流。CZE 通常采用的是石英毛细管柱,在一般情况下(pH>3)内表面带负电,和溶液接触时形成了一双电层。在高电压作用下,双电层中的水合阳离子整体地朝负极方向移动,产生电渗流。在多数情况下,电渗流的速度是电泳流速度的 5~7 倍。

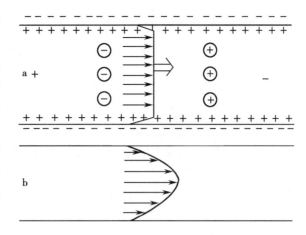

图 21-1　电渗流流型与压力驱动流型的比较
a. 毛细管中电渗流呈"塞子流"流型;b. HPLC 柱中压力驱动呈抛物线流型

既然同时存在电泳流和电渗流,那么在不考虑相互作用的前提下,粒子在毛细管内电解质中的运动速度应当是电泳流速度(v_{ep})和电渗速度(v_{eo})的矢量和,即:

$$v = v_{eo} + v_{ep} = (\mu_{eo} + \mu_{ep})E$$

式中,E 为电场强度;μ 为淌度。正离子的运动方向和电渗流一致,因此最先流出;中性粒子的电泳流速度为"零",其移动速度相当于电渗流速度;而负离子的运动方向和电渗流方向相反,但因电渗流速度一般都大于电泳流速度,故它将在中性粒子之后流出,从而因各种粒子的移动速度不同而实现了分离。

电渗流是 HPCE 中推动流体前进的驱动力,它使整个流体像塞子一样以均匀的速度向前运动,整个流型呈近似扁平形的"塞子流",使溶质区带原则上在毛细管内不会扩张。而在 HPLC 中,采用的压力驱动方式使柱中的流体呈抛物线形,其中心处的速度是平均速度的 2 倍,导致溶质区带的扩张,引起柱效下降。因此,HPLC 的分离效能不如 HPCE。为了降低电渗流和减少吸附现象,可将毛细管内壁涂层。

CZE 既可以使用水相缓冲溶液,也可以使用有机相缓冲溶液进行分离。在有机溶剂中进行的 CZE 分离被称为非水毛细管电泳(nonaqueous capillary electrophoresis,NACE)。目前,常用的有机溶剂主要有甲醇、乙醇、正丙醇、异丙醇、醋酸、甲酰胺、N- 甲基甲酰胺、N,N- 二甲基甲酰胺、二甲基亚砜和乙腈等。

有机溶剂种类繁多,而且它们的物理、化学性质各不相同。NACE 可以针对被分析物的性质,选择不同的有机溶剂或混合有机溶剂。与水相 CZE 相比,NACE 具有如下的一些优势:可使用超大内径的毛细管柱,实现快速分析;能够减少吸附以及提高分离选择性等。另外,它在分析难溶于水的物质、在水中不稳定的物质、中性物质以及手性物质方面有一些的优势。但是,CE 的工作机制决定了其运行的主流模式仍然是水溶液电解质。

（二）胶束电动毛细管色谱

胶束电动毛细管色谱(micellar electrokinetic capillary chromatography,MECC 或 MEKC)是采用 CZE 技术并结合色谱原理而形成的,主要用于非离子状态的样品,亦称电中性物质的分离分析。MECC 法的原理是在缓冲液中加入离子型表面活性剂如十二烷基硫酸钠(SDS)(阴离子型)、十二烷基三甲基氯化铵(DTCA)(阳离子型),形成胶束,被分离物质在水和胶束两相中分配,各溶质因分配系数的差别而实现分离。

通常疏水性较强的物质与胶束的作用亦较强,结合较稳定,在两相之间的分配系数大,相对于疏水性较弱物质的迁移亦较慢,未结合者则随电渗流流出。因此,中性物质按疏水性的不同而实现分离。

在 MECC 的基础上，环糊精电动色谱（cyclodextrins electrokinetic chromatography，CDEKC）、离子交换电动色谱（ion-exchange electrokinetic chromatography，IEEKC）和微滴乳状液电动色谱（microemulsion electrokinetic chromatography，MEEKC）均获得发展。环糊精修饰的胶束电动色谱（CD-MEKC）也呈现了良好的应用前景，构成了电动色谱很重要的一个分支。

（三）毛细管凝胶电泳

毛细管凝胶电泳（capillary gelelectrophoresis，CGE）是毛细管中装入单体和引发剂引发聚合反应生成凝胶作支持物进行的电泳。凝胶具有多孔性，起到类似于分子筛的作用，使生物大分子如蛋白质、DNA 片段按分子量大小逐一分离。由于凝胶的黏度大，可减少溶质的扩散，限制谱带展宽，因此被分离组分的峰形尖锐，能达到 CE 中最高的柱效。该方法主要用于分析蛋白质、DNA 等生物大分子。

若采用黏度低的线性聚合物，如葡聚糖、聚环氧乙烷或甲基纤维素等的筛分作用进行分析，则称为毛细管无胶筛分。有时将它们统称为毛细管筛分电泳，包括凝胶电泳和无胶筛分电泳两类。

（四）毛细管等速电泳

毛细管等速电泳（capillary isotachophoresis，CITP）采用前导电解质和尾随电解质，在毛细管中充入前导电解质后进样，电极槽中换用尾随电解质进行电泳分析，带不同电荷的组分迁移至各个狭窄的区带，然后依次通过检测器。

（五）毛细管等电聚焦电泳

毛细管等电聚焦电泳（capillary isoelectric focusing，CIEF）将毛细管内壁涂覆聚合物减小电渗流，再将供试品和两性电解质混合进样，两个电极槽中分别加入酸液和碱液，施加电压后毛细管中的操作电解质溶液逐步形成 pH 梯度，各溶质在毛细管中迁移至各自的等电点（pI）时变为中性形成聚焦的区带，而后用压力或改变检测器末端电极槽储液的 pH 的方法使溶质通过检测器。

（六）毛细管电色谱

毛细管电色谱（capillary electrochromatography，CEC）是融合 CE 和 HPLC 的又一类分析技术。按分离原理，可以把 CEC 列为 CE 的一种具体应用模式。CEC 的分析对象扩展至蛋白、多肽类药物、中药复杂成分。其中柱制备技术是 CEC 研究的一个重要领域方向，并直接决定了 CEC 应用的广度。该技术主要有如下几种柱类型：开管柱、填充柱、整体柱。采用电渗流驱动、压力驱动或电渗流结合压力驱动的模式进行分离。利用样品与固定相之间的相互作用，同时结合一般毛细管电泳的分离机制，增加了分离的选择性，同时大大提高了液相色谱的分离效率。因此，CEC 技术具有较好的发展前景。

（七）微芯片毛细管电泳

微芯片毛细管电泳（microchip electrophoresis，MEC）技术具有微型化、高效的特点，近年得到了快速发展。其制作技术在微型化、集成化、高通量和接口设计等几个方面不断成熟，已经成为基因序列分析的主要手段，并在疾病生物标记物的临床诊断分析中不断得到成功应用。

（八）毛细管阵列电泳

毛细管阵列电泳（capillary array electrophoresis，CAE）一次只能分析一个样品，要高通量地分析样品就需要毛细管阵列，毛细管阵列电泳仪主要采用激光诱导荧光检测。

以上分离模式中 CZE 和 MECC 模式在药物分析中的应用最广。MECC 和 CEC 两种模式的分离机制以色谱为主，但对荷电溶质则兼有电泳作用。

操作缓冲液中加入各种添加剂可获得多种分离效果。如加入环糊精、衍生化环糊精、冠醚、血清蛋白、多糖、胆酸盐或某些抗生素等可拆分手性化合物；加入有机溶剂可使电渗流变小进而改善某些组分的分离效果，甚至可在非水溶液中进行分析，使得非水毛细管电泳与质谱联用成为可能。

笔记

二、应　用

CE 分析法已成为药物分析的一种重要工具，已被多个先进国家的药典收载。

示例 21-1　栀子及其混淆品水栀子的蛋白高效毛细管电泳法鉴别：由于 CE 的理论柱效与溶质扩散系数成反比，结合其分离原理及特点，使得它尤其适合于蛋白质、多肽及核酸等生物大分子的分析。

中药栀子是茜草科植物栀子（又名山栀）（*Gardenia jasminoides* Ellis）的干燥成熟果实，其味苦、寒，入心、肝、肺、三焦经，具有清热利尿、泻火除烦、凉血解毒之功效；中药水栀子又名伏尸栀子，是茜草科植物大花栀子（又名栀子花）（*Gardenia jasminoides* Ellis var. grandiflora Nakai）的干燥成熟果实，其性味苦、寒，一般用作染料，药用多作外伤敷料。近年来，由于栀子及其复方制剂的临床应用逐渐广泛，市场上的栀子生药供不应求，致使大量的栀子次品及水栀子生药涌入市场，以次充好、以假乱真。该研究以受遗传基因控制的蛋白多肽分子为指标，用 HPCE 法来探索鉴别栀子的可行性。

电泳条件：电解缓冲液为 50mmol/L 硼酸盐溶液（pH=8.5）；电压为 25kV；温度为 20℃；紫外检测波长为 200nm；重力进样，时间为 3 秒。开机后先用 0.1mol/L 氢氧化钠冲洗毛细管 2 分钟，再用去离子水冲洗 5 分钟，然后用缓冲液冲洗至基线平稳后开始进样；每两次进样之间设定 0.1mol/L 氢氧化钠冲洗毛细管 2 分钟，再用去离子水冲洗 3 分钟，然后用缓冲液冲洗 5 分钟。

样品溶液的配制：取生药样品 0.5g，加入蛋白提取液 5ml，在冰浴中研磨成匀浆状，转移至离心管内，以 5000r/min 离心 20 分钟，取上清液备用。Tris- 甘氨酸提取液：Tris 0.6g、甘氨酸 2.9g，加蒸馏水溶解至 1000ml；碱性蛋白提取液：Tris-HCl 0.1mol/L、维生素 C 56.8mmol/L、巯基乙醇 10mmol/L，pH 8.0；酸性蛋白提取液：枸橼酸 80mmol/L、Na_2HPO_4 32mmol/L、维生素 C 5mmol/L、巯基乙醇 10mmol/L，pH 2.8。

对比三种提取液的图谱，可以看出栀子与水栀子酸性提取液的 HPCE 图谱基本一致，而中性提取液和碱性提取液的 HPCE 图谱有一定差异，可用以区分上述两种药材。结果见图 21-2 和图 21-3。

示例 21-2　血浆样品中盐酸多奈哌齐对映体的分离测定：盐酸多奈哌齐（donepezil hydrochloride）为新一代中枢乙酰胆碱酯酶抑制剂，其分子结构中有 1 个手性中心，一般以外消旋体的形式供临床治疗早、中期阿尔茨海默综合征。本文采用高效毛细管电泳法，以磺化 -β- 环糊精作为手性添加剂，实现了盐酸多奈哌齐对映体的拆分，在缺乏对映体对照品的情况下，用手性柱 HPLC 收集了两对映体，确定了对映体的位置并建立了家兔血浆样品中盐酸多奈哌齐对映体

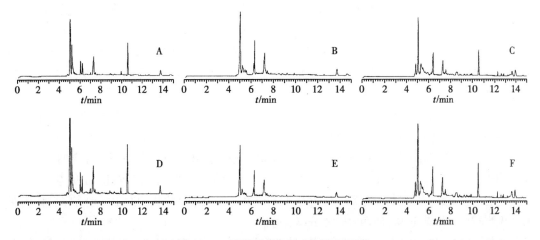

图 21-2　栀子蛋白多肽 CE 指纹图谱

A、D：碱性蛋白；B、E：中性蛋白；C、F：酸性蛋白

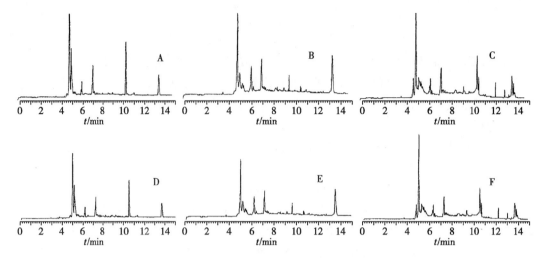

图 21-3　水栀子蛋白多肽 CE 指纹图谱

A、D:碱性蛋白；B、E:中性蛋白；C、F:酸性蛋白

的测定方法。与手性柱 HPLC 相比,前者具有高效、简捷、快速、低廉和有机溶剂消耗少等优点。

(1) 毛细管电泳条件:未涂层的熔融石英毛细管柱:70cm×50μm ID;运行缓冲液:20mmol/L 磷酸 - 三乙胺(pH 2.5),2.5% 磺化 β - 环糊精为手性添加剂。

(2) 实验方法

1) 毛细管电泳法:开机后,毛细管依次用 1mol/L NaOH 溶液、0.1mol/L NaOH 溶液、水和缓冲液各冲洗约 5 分钟;进样前用缓冲液冲洗 2 分钟,静止平衡 2 分钟;采用电迁移进样或压力进样方式,进样电压和运行电压均为 –20kV;进样时间为 15 秒;分离柱温为 25℃;紫外检测波长为 214nm。

2) 血浆样品的处理:取血浆 1ml,置 10ml 具塞离心管中,精密加入内标 L- 酒石酸布托啡诺溶液(100μg/ml)50μl、0.1mol/L NaOH 溶液 0.2ml,涡旋 10 秒后,精密加入异丙醇 - 正己烷(3∶97)5ml,涡旋 3 分钟,于 3500r/min 离心 10 分钟。精密吸取有机相 4ml,在 40℃水浴中氮气吹干。残留物连同离心管置于冰箱中冷藏,待分析。测试时,残渣加稀释 20 倍的背景缓冲液 300μl 溶解,离心(15 000r/min)5 分钟,上层液经 0.22μm 的微孔滤膜过滤,吸取滤液适量用于分析。

(3) HPCE 法测定条件的选择

1) 缓冲液的选择:①缓冲液种类的影响。分别考察了磷酸二氢钠缓冲液、磷酸二氢钾缓冲液、Tris- 磷酸缓冲液和磷酸 - 三乙胺缓冲液的分离效果。结果表明,用磷酸 - 三乙胺作运行缓冲液时,电流值低、基线平稳、迁移时间较短、对映体良好分离,故选择磷酸 - 三乙胺缓冲液。②缓冲液浓度的影响。缓冲液的浓度增加,离子强度增大,明显改变缓冲液的容量,电流值增大、迁移时间延长且分离度增大;缓冲液浓度过大也会引起背景电导增大、灵敏度下降、工作电流增大及噪声增加等负面效应,故选择缓冲液的浓度为 25mmol/L。③缓冲液 pH 的影响。缓冲液的pH 不仅影响电渗流的大小,同时决定待测组分是否带电荷及其有效迁移率的大小。结果表明,pH 2.5 时的分离度与峰面积均最大。

2) 手性添加剂的影响:分别考察了 β - 环糊精、羟丙基 - β - 环糊精及磺化 - β - 环糊精等 3 种手性添加剂对盐酸多奈哌齐两对映体的分离效果。

添加 2.5~15mmol/L β - 环糊精或 10~32mmol/L 羟丙基 - β - 环糊精,在正电压条件下,两对映体均未达基线分离。添加磺化 - β - 环糊精后,由于磺化 - β - 环糊精带负电,在负电压下(进样端为阴极),使原本向进样端迁移的呈正电性的碱性药物与手性添加剂发生强包容络合作用而改向检测器端(阳极)迁移,使两对映体分离良好。

考察了 0.5%~3.0% 磺化 - β - 环糊精对分离度的影响。随着环糊精浓度的增加,迁移时间变长,分离度相应增大,但当浓度增加到一定值时,对分离度的改善不再明显,反而因电流增大而

笔记

引起基线不稳。故选择 2.5% 磺化 - β - 环糊精作为手性添加剂,此时 R_s 为 2.13。

3）内标物的选择:分别考察了苯磺酸左氨氯地平、酒石酸右托特罗定及酒石酸左布托啡诺。结果表明,酒石酸左布托啡诺作内标物时,其与多奈哌齐对映体及血浆中的内源性物质分离良好(图 21-4)。

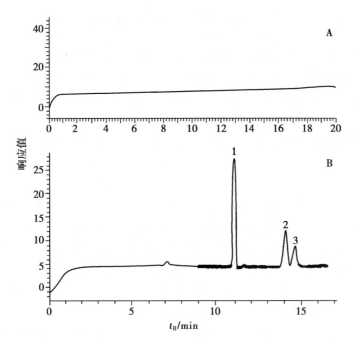

图 21-4　家兔血浆中盐酸多奈哌齐对映体的毛细管电泳分离图
A. 空白血浆;B. 给药 3 小时后的兔血浆
1. 内标(L- 布托啡诺);2. R(−)异构体;3. S(+)异构体

（4）对映体的鉴定:由于缺乏盐酸多奈哌齐对映体的对照品,试验采用文献报道的手性柱 HPLC 法色谱条件分离盐酸多奈哌齐对映体,测得保留时间分别为 7.72 和 8.95 分钟。文献已确定首先出峰的组分为 R- 多奈哌齐,后出峰的组分为 S- 多奈哌齐。

通过不断收集两对映体的流分并测定各自的旋光度,以确定其旋光性。结果表明,R- 多奈哌齐为左旋体,S- 多奈哌齐为右旋体。

将上述流分中的流动相分别用氮气挥干后,测定残渣与盐酸多奈哌齐对照品的毛细管电泳图谱以确定 HPCE 中对映体的归属。结果表明,第 1 峰为 R(−)- 多奈哌齐,第 2 峰为 S(+)- 多奈哌齐。电泳图见图 21-5。

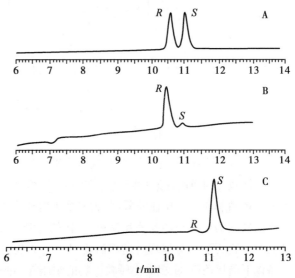

（5）结论:以磺化 - β - 环糊精作为手性添加剂的高效毛细管电泳法和以 3,5- 二甲苯氨基甲酸酯纤维素为填料的手性柱法均可实现盐酸多奈哌齐对映体的拆分。手性柱 HPLC 法具有特异性强、灵敏度高等优点,但价格昂贵。而高效毛细管电泳具有高效、快速、灵敏和经济等优点,在家兔血浆样品测定的方法学评价中线性良好、精密度高且重现性

图 21-5　盐酸多奈哌齐对映异构体分离图
A. 消旋体;B. R(−)异构体;C. S(+)异构体

笔记

好,可满足家兔血浆样品的测定和药动学研究。

由上述应用示例可见,CE分析法在中药、西药以及体内药物的质量分析中发挥了重要的作用。除此之外,在酶活性分析等生命科学研究领域中的应用亦日趋广泛[2]。

第二节 超高效液相色谱及其应用

液相色谱是现代色谱技术中最活跃的分析方法之一。随着研究的不断深入,大批量、复杂样品的分析需要在短时间内完成,例如代谢组学分析、生化样品及天然产物样品的分析,因此样品的复杂性对分离能力提出了更高的要求。此外,在与MS及MS/MS等检测技术联用时,对高效快速分析提出了更高的要求。因此,诞生了一种基于小颗粒填料的液相色谱技术——超高效液相色谱(ultra performance liquid chromatography,UPLC®),2004年美国的Waters公司首先研发并发布Acquity UPLC®系统和Acquity UPLC® H-Class系统,成功地应用于各种分析领域。各仪器公司也基于类似技术纷纷推出自己的超高效液相色谱产品,例如Agilent公司的高分离度快速液相色谱仪(RRLC)、岛津公司的Prominenece UFLC、Accela高速液相色谱系统(Accela high speed LC)、Jasco Xtreme-LC。由于成功地使用亚2μm小颗粒填料技术,色谱分析由此进入了一个新的领域,其迅速地普及应用并同时带动了相关法规的修改。例如USP30对色谱填料的粒径规定有了重大调整,对小粒径填料进行了认可。如L1为十八硅烷键合在多孔硅胶或陶瓷微粒上,粒径为1.5~10μm,或单晶硅杆;L7为辛硅烷键合在多孔硅胶颗粒上,粒径为1.5~10μm;L11为苯基化学键合在多孔硅胶颗粒上,粒径为1.5~10μm。

UPLC概念的引入是基于Van Deemter的著名理论——Van Deemter曲线及其方程式。如果只考虑理论塔板高度(H)与流速(u)及填料颗粒度(dp)之间的关系,可以把该方程式简化如下:

$$H=A(dp)+B/u+C(dp)^2u$$

式中,A项反映了颗粒度和柱床填装的优良程度;B项代表了轴向扩散;而C项则代表了传质。由不同颗粒度的曲线中可以看到如图21-6所示的现象。

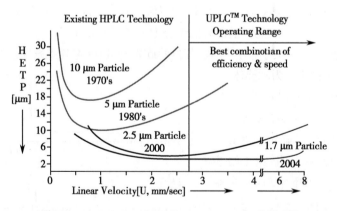

图21-6 UPLC与HPLC的Van Deemter曲线对比

首先颗粒度越小柱效越高,其次每个颗粒度尺寸有自己的最佳柱效的流速,更小的颗粒度使最高柱效点向更高流速(线速度)方向移动,而且有更宽的线速度范围。但更高的流速会受到色谱柱填料和仪器耐压性的限制(大多数HPLC仪器的最大操作限压是400bar)。另外,要达到更高的柱效需要更小的系统死体积、更快的检测速度等一系列条件的支持,否则小颗粒度填料的高柱效也无法充分体现。这就需要建立一个全新的分离方法——UPLC,该方法的建立必须具备以下前提条件:①提高小颗粒填料的耐压性,并解决小颗粒填料的装填问题,包括颗粒度的分布、筛板的结构以及色谱柱的结构,以便大幅提高色谱柱的柱效;②设计超过15 000psi的高压溶剂输送系统;③完善系统整体性设计,减小死体积,提高超高压下仪器部件的耐压性及密封

笔记

性;④分析时间大大缩短,样品用量减少,需设计快速自动进样器,并降低进样的交叉污染;⑤设计高速检测器和流动池以解决高速检测及扩散问题;⑥解决高速数据的采集、仪器的控制问题。

一、UPLC 技术与特点

(一) 新型色谱填料及装填技术

色谱柱技术应该涵盖几个方面的内容:首先是新填料的合成,以得到高质量的填料颗粒,包括耐高压、耐酸碱等;其次是颗粒的筛选,选出颗粒度分布尽可能窄的填料;最后是装填技术,以保证既堵住颗粒不使其外流,又不至于引起背压的大幅升高。

传统色谱柱的填料颗粒度分布一般较宽,例如 $5\mu m$ 颗粒度填料中会有大量的 $4\mu m$ 以下和 $6\mu m$ 以上的颗粒,因此,通常使用 $2\mu m$ 筛板在色谱柱的出口拦截填料,阻止其外漏;其次,如果使用低于 $2\mu m$ 的筛板,筛板的反压升高很快,甚至超过了填料所产生的反压。

因此对于 UPLC 色谱柱,需采用更严格的筛分技术,使 $1.7\mu m$ 填料的分布更窄,并且需要使用全新筛板和其他色谱柱硬件(柱管及其连接件),以实现在超过 20 000psi 的压力下装填。例如 Waters 公司发明的第二代杂化有机硅填料,其机械强度有了极为显著的提高,耐压超过了 20 000psi,且粒径、孔径均一,耐压性好,传质性能优异。

(二) 超高压液相色谱泵

除了密封、高压动力之外,还须解决超高压下溶剂的压缩性及绝热升温问题(adiabatic heating)。

(三) 自动进样器

在超高压液相色谱中,进样系统的设计尤为困难。因为它要求进样阀在高压下不仅要密封良好,还要有较小的死体积,同时要保证塞型进样,以减小峰展宽。为了减小死体积、减少交叉污染,自动进样器的设计可采用一些新技术,例如针内针样品(XYZZ′)探头(利用液相色谱管路充当进样针以减少死体积,而"外管"是一小段硬管,用来扎破样品瓶盖)、压力辅助进样,一强一弱的双溶剂进样针清洗步骤等。

(四) 高速检测器

在新的色谱柱技术支持下的高压、高速 UPLC 对检测器提出了挑战。①检测必须高速度,以满足在短时间内对柱分离出现的众多色谱峰的采集,需要更快的数据采集频率;②检测池体积必须微量($<1\mu l$),以降低样品在检测池内的驻留时间,适应 UPLC 非常窄色谱峰的检测,同时还要降低信噪比;③检测器的光学通道需要满足 UPLC 高灵敏度的检测要求。例如 ACQUITY UPLC™ 使用新型光纤引导、Teflon AF 池壁的流动池有 10mm 的光程(与普通 HPLC 相同)而体积只有 500nl(为普通 HPLC 的 1/20)。光束通过光纤完全引入流动池后,利用 Teflon AF 的特征在池壁内全折射,不损失光能量;同时采样速率达到 20~40 点 / 秒。

(五) 优化系统综合性能的设计

系统的整体设计必须优化使之具有超低的系统体积及死体积的特点,才能保障 UPLC 所带来的低扩散、高速检测优点,这也使其更易适应质谱检测器的电喷雾离子化接口的要求。

(六) 超高效液相色谱的优点

1. 高分离度　色谱工作者正面临分离复杂混合物的挑战,如中药复杂体系、药物微量杂质及体内代谢物样品等。为了使分离能完全优化,就需要一个超高性能的色谱系统。理论上 $1.7\mu m$ 颗粒提供的柱效比 $5\mu m$ 颗粒提高了 3 倍。因为分离度与粒度的平方根成反比,$1.7\mu m$ 颗粒的分离度比 $5\mu m$ 颗粒提高了 70%。在梯度分离中也具有同样的优越性,此时分离能力用峰容量衡量。UPLC 用 $1.7\mu m$ 颗粒提高了分离能力,可以分离出更多的色谱峰,从而使样品提供的信息达到了一个新的水平,并大幅缩短了开发方法所需的时间。

2. 高速度　高通量实验室要求在单位时间内提供更多的信息和处理更多的样品并保证提供高质量的数据。较小的颗粒能超乎寻常地提高分析速度而不降低分离度。因为颗粒度减小后,

笔记

柱长可以按比例缩短而保持柱效不变,而且 Van Deemter 理论表明最佳流速与粒度成反比。柱长缩短会加快分离速度,而颗粒度越小,最佳流速也越大,进而可以通过提高流速来加速分离。由于使用 1.7μm 颗粒,柱长可以比用 5μm 颗粒时缩短 3 倍而保持柱效不变,并使分离在提高 3 倍的流速下进行,结果使分离过程快了 9 倍而分离度保持不变。UPLC 的快速分析也使方法认证变得简单快速。

3. **高灵敏度**　由于待测药物的浓度越来越低,使得灵敏度成为很多分析对象的关键。UPLC 使用小颗粒技术可以得到更高的柱效从而改善了分离度、更窄的色谱峰宽,即更高的灵敏度。因此,UPLC 技术可以在改善分离度的同时提高峰高,较大地改善灵敏度。

4. **方法转换简便**　UPLC 与 HPLC 基于相同的分离机制,故相互之间的方法转换非常简易。现有 HPLC 方法可以按照比例直接转换成 UPLC 方法;相反,UPLC 方法也可以很容易转换成 HPLC 方法供常规 HPLC 系统使用。

5. **易与质谱串联**　UPLC 与质谱联用,可以实质性地改善质谱检测的结果。由于 UPLC 较 HPLC 流速低,其色谱峰扩散不大,增加了峰浓度,有利于提高离子源的效率,因而使灵敏度提高了至少 3 倍。除 UPLC 技术本身带来的速度、灵敏度和分离度的改善外,UPLC 的超强分离能力有助于提高目标化合物和与之竞争电离的杂质之间的分离,从而解决了质谱检测器因离子抑制导致灵敏度降低的问题。故使用 UPLC-MS 联用技术,理论上可以获得较 HPLC-MS 更高的灵敏度、更好的分离结果,获得更丰富的质量信息。

(七) 存在的问题

过去被认为是不变的参数,如色谱填料颗粒的大小,色谱柱总孔隙率、死体积、压力梯度,流动相的密度、黏度、扩散系数等,在一定程度上随着压力的改变而改变。在实验压力只有几十兆帕的常规仪器上,这些因素通常可以忽略;但在 UPLC 中,实验压力往往超过 100MPa,通常需要考虑压力对这些参数以及对色谱分离的影响。①溶剂的压缩性:由于溶剂可压缩,升高压力后导致流量降低,需要根据设定流量与实际流量进行流量补偿;②摩擦热效应:流动相以相对较高的速度流过固定相时因摩擦可产生热量,加之流动相和固定相的导热性能较差,导致温度梯度的出现,从而造成峰展宽和柱效下降;③安全因素:在超高压下运行的色谱柱可能发生高流速液体喷射、管壁迸裂和筛板脱离,系统中的其他元件如进样阀、冲洗阀、压力传感器和连接管件在高压下长时间使用后脱落也可能产生液体喷射。因此,使用 UPLC 时必须考虑安全因素。

二、应　　用

由于 UPLC 是一个新兴的领域,与传统的 HPLC 相比,UPLC 的速度、灵敏度及分离度理论上分别是 HPLC 的 9、3 和 1.7 倍。因此 UPLC 目前主要用来解决高通量分析和复杂体系的分离问题,如代谢组学分析、天然产物的分析。使用 UPLC 与 TOF 或 Q-TOF 等质谱检测器连接,极大地促进了复杂体系中多组分分析的发展。

示例 21-3　HPLC、UPLC、CZE 测定淫羊藿中黄酮类成分含量的比较研究[3]:

淫羊藿(*Herba Epimedii*)是我国使用最为悠久的中药之一。具有补肾阳、强筋骨、祛风湿的功效,其主要用于阳痿遗精、筋骨痿软、风湿痹痛、麻木拘挛以及更年期高血压的治疗。淫羊藿中的主要活性成分为黄酮类,因此,黄酮类成分的含量常作为评价淫羊藿质量和提取分离工艺的指标。本实验分别采用高效液相色谱法(HPLC)、超高效液相色谱法(UPLC)和毛细管区带电泳法(CZE)测定了淫羊藿中 15 种黄酮类成分的含量,并对其方法学和测定结果进行了比较。分析条件如下:

HPLC 色谱条件:Zorbax SB-C$_{18}$(4.6mm × 250mm,5μm)分析柱;流动相为水(A)- 乙腈(B)梯度洗脱(0~15 分钟,22% B~28% B;15~20 分钟,28% B~35% B;20~40 分钟,35% B~39% B;40~50 分钟,39% B~100% B),流速为 1.0ml/min;柱温为 25℃;紫外检测波长为 270nm;进样体积为

10μl。对照品的 HPLC 色谱图见图 21-7A。

UPLC 色 谱 条 件:Waters Acquity UPLC BEH-C$_{18}$(2.1mm×50mm,1.7μm) 色谱柱;流动相为 50mmol/L 醋酸水溶液(A)-乙腈(B)梯度洗脱(0~2 分钟,20% B~24% B;2~4 分钟,24% B~26% B;4~5 分钟,26% B~32% B;5~12 分钟,32% B~35% B;12~15 分钟,35% B~100% B),流速为 0.25ml/min;柱温为 25℃;紫外检测波长为 270nm;进样体积为 1μl。对照品的 UPLC 色谱图见图 21-7B。

CZE 分 析 条 件:毛 细 管 柱(64.5cm×75μm),有效长度为 56cm。以芦丁(质量浓度为 200mg/L)为内标,运行缓冲液为含 20% 乙腈的 50mmol/L 硼砂溶液(pH=10.0),用前以 0.45μm 滤膜滤过。每次进样前分别用 0.11mol/L 氢氧化钠溶液、水和运行缓冲液冲洗 5 分钟,5×10^{3}Pa 压力进样 2 秒,工作电压为 25kV,温度为 30℃,检测波长为 270nm,运行时间为 30 分钟,每运行 2 次更换 1 次缓冲液。对照品的 UPLC 色谱图见图 21-7C。

通过比较发现 UPLC 法的塔板数和分离度大大提高,并且缩短了分析时间,它在精密度、准确性等方面与 HPLC 相近,灵敏度高于 HPLC,且分析时间短,流动相消耗较少。而 CZE 方法虽然分辨率也较高,但重现性较差,需要采用内标法。

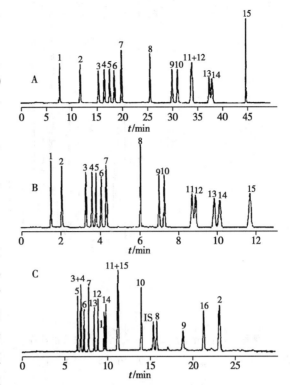

图 21-7　对照品的 HPLC(A)、UPLC(B)和 CZE(C)图谱

1. 温哥华苷 E;2. 山奈酚 -3-O- 鼠李糖苷;3. 温哥华苷 F;4. 朝藿定 A;5. 朝藿定 B;6. 朝藿定 C;7. 淫羊藿苷;8. 淫羊藿苷 C;9. 宝藿苷 II;10. 朝藿苷 C;11. 宝藿苷 VII;12. 箭藿苷 A;13. 箭藿苷 B;14. 鼠李糖基淫羊藿次苷 II;15. 宝藿苷 I;16. 金丝桃苷;IS. 芦丁

示例 21-4　UPLC/TOF-MS 用于双龙方给药大鼠血清的代谢指纹图谱分析及标记物的鉴定[4]:中药双龙方对于心肌梗死具有明确的治疗作用。双龙方是在中医理论指导下,经过大量研究和对比精选,采用人参、丹参进行复方配伍,具有"益气养血、活血通脉"功能,主治"胸痹"(气虚血瘀型),适用于冠心病(心绞痛、心肌梗死)。但对于双龙方药效作用的机制尚不明确,该研究拟采用 UPLC/TOF-MS 方法,利用其高分辨特性,结合生物学技术,来证实和阐释其作用机制。

研究将 30 只雄性大鼠手术后随机分成 5 组:假手术组、模型组、人参组(PG)、丹参组(SM)和双龙方组(SLF,SM:PG=3:7)。其中,人参组、丹参组、双龙方组分别给对应的水提物每周 5g/kg,连续给药 21 天;模型组、假手术组均用 0.9% 生理盐水灌胃。采用超高效液相色谱 / 飞行间质谱(UPLC/TOF-MS)建立大鼠尿样代谢指纹图谱,并结合血清生化指标测定心脏病理切片数据。对比各组大鼠尿样的代谢物指纹图谱,发现大鼠尿样中众多代谢物的相对浓度发生了较大的变化。通过 PCA 和 PLS-DA 分析结果,得到对分类贡献显著的 18 个化合物,即潜在的生物标志物,并对这 18 个化合物进行了鉴定,见图 21-8 及表 21-1。给药前后内源性代谢产物的整体改变反映了大鼠体内三羧酸循环与戊糖磷酸途径发生的变化,证实两味药在 SLF 中具有协同治疗作用,其效果较单方好。结果表明 SLF 在调节心肌能量代谢上具有潜在的药理作用,可能减少心肌梗死造成的心脏损伤。

笔记

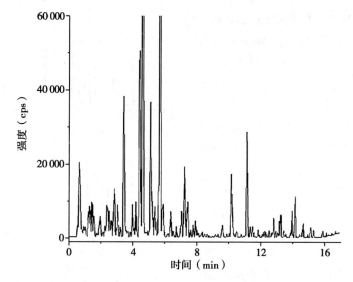

图 21-8　大鼠尿样的 UPLC/TOF/MS 负离子模式检测基峰色谱图

表 21-1　大鼠尿样中有显著性变化的内源性代谢物

峰号	t_R(min)	m/z	选择的离子	元素组成	推测结构
1	4.42	178.0490	[M–H]⁻	$C_9H_9NO_3$	马尿酸 *
2	4.60	273.0058	[M–H]⁻	$C_6H_{11}O_{10}P$	1- 磷酸 -D- 葡萄糖醛酸 *
3	0.86	191.0216	[M–H]⁻	$C_6H_8O_7$	枸橼酸盐 *
4	4.65	275.0215	[M–H]⁻	$C_6H_{13}O_{10}P$	6- 磷酸葡萄糖酸 *
5	2.32	188.9854	[M–H]⁻	$C_6H_6O_7$	草酰琥珀酸盐 *
6	4.62	245.0112	[M–H]⁻	$C_{13}H_{14}NO_3$	N- 乙酰 -DL- 色氨酸 *
7	10.22	201.0213	[M–H]⁻	$C_7H_7O_5P$	苯甲酰磷酸酯
8	11.23	297.2981	[M–H]⁻	$C_{19}H_{38}O_2$	十九烷酸 *
9	11.22	595.2036	[M–H]⁻	$C_{36}H_{40}N_2O_6$	尿胆素原
10	5.96	187.0060	[M–H]⁻	$C_7H_{12}N_2O_4$	N- 乙酰谷氨酰胺 *
11	5.34	336.0726	[M–H]⁻	$C_{11}H_{19}N_3O_7S$	S-(羟甲基)谷胱甘肽
12	7.33	283.0822	[M–H]⁻	$C_{10}H_{12}N_4O_6$	黄嘌呤核苷 *
13	6.44	338.0891	[M+HCOO]⁻	$C_{10}H_{13}N_5O_5$	鸟嘌呤核苷 *
14	11.22	442.0197	[M–H]⁻	$C_{10}H_{15}N_5O_{11}P_2$	二磷酸鸟嘌呤核苷
15	2.37	242.0121			未知
16	10.17	333.0065	[M–H]⁻	$C_{11}H_{15}N_2O_8P$	烟酰胺核苷酸
17	1.54	227.9975	[M–H]⁻	$C_5H_{12}NO_7P$	5- 磷酸核糖胺
18	2.25	239.9968	[M+HCOO]⁻	$C_6H_{13}NO_6$	氨基葡萄糖

注:* 确证

第三节　手性 HPLC 技术与应用

　　临床应用的手性药物除天然和半合成药物外,人工合成的手性药物仍以外消旋体供药为主,占全部合成手性药物的 87% 以上。而近 20 年以来随着药学研究工作的深入,已表明药物对映体具有不同的药动学和药效学行为[5],如熟知的 DL-(±)合霉素的疗效仅为 D-(–)氯霉素的一半;普萘洛尔(propranolol)L- 异构体的药物活性比 D- 异构体大 100 倍;D- 天门冬素是甜味,而 L-

笔记

天门冬素则是苦味;(−)美沙酮是强止痛剂,而(+)美沙酮无效。另外药物对映体的毒性也存在很大差别,如沙利度胺(thalidomide)的两个对映体对小鼠的镇静作用相近,但只有 S-(−)异构体及其代谢物才有胚胎毒及致畸作用;氯胺酮为麻醉药、镇痛药,但存在幻觉等副作用,研究发现,S-(+)体的作用比 R-(−)体强 3~4 倍,而毒副作用明显与后者有关。由此可见,建立和发展快速而灵敏的分离(或拆分)和测定对映体药物的方法,以有效地进行以下 4 个主要方面的工作是十分重要和必要的:①对某些手性药物进行对映体的纯度检查;②生物体液中药物对映体的分离分析研究可探索血药浓度与临床疗效的关系;③在研制手性药物过程中,可分别评价单个对映体的效价、毒性、不良反应以及药动学性质;④必要时,可进行手性药物对映体的制备分离(或拆分)。

一、手性药物拆分方法与机制

对映体化合物之间除了对偏振光的偏转方向恰好相反外,其理化性质是完全相同的,因而难于分离。

1950 年 Dalgliesh 采用纸色谱拆分了手性药物芳族氨基酸,由此提出三点相互作用的理论概念。在其后的 20 年中,该法在用于分离其他 D-、L- 氨基酸方面取得了极大成功。这就是在对映体拆分理论中颇为流行的"三点手性识别模式",Dalgliesh 认为至少要有 3 个作用力,其中一个要有立体选择性,可以是吸引的,也可以是排斥的。如图 21-9 所示。

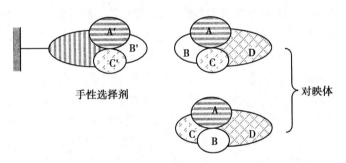

图 21-9　三点手性相互作用模式示意图

这些相互作用可以是氢键、偶极 - 偶极作用、π-π 作用、静电作用、疏水作用或空间作用。图 21-9 中,对映体(Ⅰ)与 CSP 相互作用的部位为 A⋯A′、B⋯B′和 C⋯C′;而它的对映体(Ⅱ)缺少 C⋯C′作用部位。如果 C⋯C′是相互吸引部位,则对映体(Ⅰ)比(Ⅱ)在柱上的保留时间长;如果 C⋯C′是相互排斥部位,则(Ⅰ)可被先洗脱;如果 C⋯C′之间的相互作用极弱或完全没有作用,则观察不到分离。这就是三点模型的关键概念。

因此,手性 HPLC 拆分法通常分为直接法和间接法两大类。对映体混合物以手性试剂做柱前衍生,形成一对非对映异构体(diastereoisomer,DSTM),然后以常规(偶尔也见手性)固定相分离,称为间接法,也称手性衍生试剂(chiral derivatization reagent,CDR)法;未做上述处理,使用手性流动相(chiral mobile phase,CMP)或手性固定相(chiral stationary phase,CSP)拆分者即是直接法。其共同特点是均以现代 HPLC 技术为基础,并引入不对称中心(或光活性分子);不同的是CDR 法将其引入分子(溶质)内,而 CMP 和 CSP 则引入分子间。引入手性环境使对映异构体间呈现物理特征的差异是手性 HPLC 进行光学异构体拆分的基础。

(一)柱前手性衍生化法

对映异构体[(R,S)-SA]与手性试剂[(R/S)-SE]反应,如醇类与手性酸或酰氯酯类、胺类或氨基酸与手性异硫氰酸酯类或硫脲等反应,其产物为相应的非对映异构体(diastereoisomer,DSTM),所以也称为非对映异构化衍生。

笔记

| (R)-SE + | (R)-SA | $\longrightarrow$ | (R)-SE -(R)-SA |
| | (S)-SA | $\longrightarrow$ | (R)-SE-(S)-SA |

SE 为光活性试剂,也称"选择器";SA 为手性溶质,也称"选择靶"。本法需要高光学纯度的手性衍生化试剂,衍生化反应往往比较烦琐费时;各对映体衍生化反应的速率有时也有不同。尽管如此,由于可以采用价格便宜、柱效较高的非手性柱和通过适当的衍生化反应可提高检测灵敏度,以及衍生化过程中可伴随样品的纯化等优点,柱前衍生化的方法仍然是当前手性药物拆分,尤其是生物样品中药物对映体分离和测定的常用方法。常用的 CDR 有羧酸衍生物类、胺类、异硫氰酸酯、异氰酸酯类、萘衍生物类、光学活性氨基酸类及固相衍生化试剂等,其结构以及可分离的对映体类型可参阅有关总结。

(二)手性流动相拆分法

手性流动相(CMP)拆分法也称手性洗脱法或手性流动相添加剂法。它与 CDR 法的不同之处在于不必事先将样品制备成衍生物,而只需将手性试剂加入流动相中,手性添加剂(chiral mobile phase additives,CMPA)与样品所形成的各种手性络合物虽然不及 CDR 法那样牢固,但它所依据的手性识别作用和络合物的非对映异构性质却基本类同。

常用的手性添加剂为:

1. 配基交换型手性添加剂(chiral ligand-exchange complexes,CLEC)　在众多的手性添加剂中以该类添加剂的基础理论研究较成熟,应用也较广。在 CLEC 中,手性配基多为光活性氨基酸(AA)或其衍生物。它们和二价金属离子螯合,以适当的浓度分布于流动相中,遇到药物消旋体,共同形成配位络合物对,然后在反相或正相柱上完成拆分。

2. 环糊精类添加剂　环糊精(cyclodextrins,CD)是由吡喃葡萄糖通过 α-(1,4)糖苷键连接构成的环状低聚糖。CD 分子呈截头圆锥体状,边缘排列有许多羟基,内部则是相对疏水的空腔。如果待分析化合物的分子大小与空腔相符合,则可形成 CD 包合物。常用的 CD 主要为 β-CD、γ-CD 和新型改性 CD。对溶质分子基团体积(直径)的选择性及其手性识别作用亦颇有应用前景。

3. 手性离子对络合剂(chiral ion pair complex,CIPC)　荷电药物能与手性离子对缔合成电中性络合物,即离子对分布于固定相上,其保留特征(如 k')除可采用手性离子对浓度及其种类调节外,同时还可由外加的手性络合剂控制。常用的手性离子对络合剂有(+)-10- 樟脑磺酸、奎宁和奎尼丁等。

除了上述三类添加剂外,环糊精即环型葡聚糖及其衍生物对溶质分子基团体积(直径)的选择性及其手性识别作用颇有应用价值。

(三)手性固定相拆分法

手性固定性分离法是基于样品与固定相表面的手性选择剂形成暂时的非对映异构体配合物,因其能量差异或稳定性不同而达到手性分离,是不经过转变成非对映体的直接拆分方法。

目前市售的手性固定相品种很多,其分类方法亦较多。根据拆分过程中固定相与对映体之间的相互作用,可分为吸附型、模拟酶移植型、电荷转移型、配体交换型等;根据固定相的材料,又可分为 Pirkle 型("刷型")手性固定相、蛋白质手性固定相、手性聚合物固定相、环糊精类手性固定相、大环抗生素手性固定相、配体交换手性固定相、冠醚手性固定相等。下面讨论 4 种常用的手性固定相。

1. Pirkle 型手性固定相　在手性固定相的制备与应用方面,Pirkle 实验室自 20 世纪 70 年代起就做了大量工作,先后研制出一系列的 Pirkle 型手性固定相,主要有 π- 碱型(带推电子取代基)手性固定相、π- 酸型(带吸电子取代基)手性固定相,以及氨基酸类手性固定相等。前两种分别为 π- 电子给予体固定相和 π- 电子接受体固定相,在手性识别过程中,固定相分子与化合物对映体分子之间发生 π-π 电荷转移相互作用,均为电荷转移型手性固定相;后者如

Pirkle 型 DNBPG-CSP 柱,即是(R)-N-3,5- 二硝基苯甲酰苯基甘氨酸(dinitrobenzyl phenylglycin,DNBPG)键合到 γ- 氨丙基硅胶上的。采用 Pirkle 型 CSP 柱时,不仅可以按正相方式操作,也可使用反相分离系统,从而扩大了应用范围。

2. **蛋白质类手性固定相** 蛋白质为高分子量聚合物。目前使用较多的蛋白质类键合手性固定相是以牛血清蛋白(BSA)和人血中的主要成分 $α_1$- 酸性糖蛋白(AGP)通过氨基酸键合到微粒硅胶上制成的,商品名为 Resolvosil、Enantio Pac 和 Chiral AGP 等。如 Enantio Pac 色谱柱可以对酸类、胺类和 β- 氨基醇类药物如萘普生、麻黄碱、可卡因、阿托品等几十种药物对映体进行有效的拆分。该柱的稳定性良好,对温度和有机溶剂有较好的耐受性。

卵黏蛋白是一种酸性的糖蛋白,相对分子量为 28 000,等电点为 3.9~4.3。将卵黏蛋白中的糖蛋白以共价键的形式结合在硅胶上制成手性固定相,其商品化色谱柱如 ES-OVM。该柱用于化合物对映体拆分的原理主要是基于固定相与疏水性溶质之间发生的较强的疏水作用。

蛋白质类手性固定相的应用范围较广,拆分效果良好,但色谱柱容量小,上样量仅为 1~2mmol/L。

3. **环糊精类** 环糊精(cyclodextrin,CD)在 HPLC 中可将其键合到合适的载体上制备 CSP,CD 空腔内部只有氢原子及糖苷氧原子具有疏水性,空腔端口的羟基使 CD 外部具有亲水性,每个葡萄糖单元又有 5 个手性碳原子,因此 CD 具有手性识别作用。端口的羟基又可衍生化,改变亲水性,而且对 CD 空腔的形状也有很大影响。人们根据欲分离化合物的结构特点有目的地合成或选择相应的衍生化 CD-CSP,目前发展已较为成熟,并仍为当今色谱领域的研究热点。

人们结合 Pirkle 型 CSP 的特点,有意识地引入具有不同作用位点的衍生化基团,增大了固定相与溶质分子的疏水作用或氢键作用、π- π 相互作用、静电作用、偶极堆积等;或者引入手性官能团来分离更大范围的光学活性物质,从而显示出更广泛的对映体选择性。

4. **手性聚合物固定相** 手性聚合物固定相[6]包括两类不同来源的聚合物:一类是天然的多糖衍生物,包括纤维素和直链淀粉;另一类是合成的高分子化合物,包括聚酰胺类、聚氨酯类及聚甲基丙烯酸酯等。

纤维素和直链淀粉可直接或经衍生后用作 HPLC 的手性固定相。纤维素和直链淀粉是 D- 葡萄糖以 β- 或 α-1,4- 糖苷键相连而形成的线状聚合物,由于葡萄糖单元的手性,每个聚合物链均具有沿着纤维素主链存在的一个螺旋形的沟槽。对映体进入沟中,主要通过吸引和包合作用实现对映异构体的拆分。

淀粉三苯基氨基甲酸酯具有较好的手性分离能力,它不同于纤维素衍生物,氨基甲酸酯基是重要的手性作用点。

纤维素是 β-D- 葡萄糖单元通过 1,4- 糖苷键连接而成的线状聚合物,具有高度有序、呈螺旋形空穴的结构,为了降低其极性、提高对映体的选择性,常用相关的酰氯化合物和异氰酸酯将其衍生化。自 20 世纪 70 年代,Gerhard Hesse 和 Robert B. Hagel(chromatographia,1973 年)发现微晶纤维素三乙酯具有高的手性识别能力以来,人们对纤维素类手性固定相日趋关注,研究也不断深入。

纤维素和淀粉的手性识别能力的不同主要是由于其葡萄糖单元的构象差异。适用于多种手性药物的拆分,尤其是含芳香环的药物拆分,对醇、酸、酮、酯、含 P 或 S 的药物或手性中间体均有良好的手性识别能力。

纤维素类手性固定相按其物理形态可分为整体微球型固定相、涂敷型固定相和键合型固定相 3 种类型。

还有其他的手性高分子聚合物也可以用作手性 HPLC 的固定相,常见的有聚酰胺类、聚氨酯类及聚甲基丙烯酸酯等,它们的手性来源于聚合物的螺旋形结构。例如具有螺旋链的三苯甲基丁烯酸酯类聚合物,对刚性平面结构的样品具有良好的立体选择性,适用于酯、烃类、酰胺等手性药物的拆分。此类手性柱制备简单,直接吸附于硅胶上,硅胶上吸附量的不同会影响聚合物的排列,因而使手性柱具有不同的选择性。

手性聚合物固定相商品柱的主要生产商之一日本的 Daicell 公司制造了一系列的手性柱(表21-2),应用广泛,可以满足 85% 的常见手性化合物的拆分,尤其适用于生物碱类药物。

表 21-2　手性聚合物固定相 HPLC 柱的类型与应用

柱型号	固定相、官能团	拆分化合物的类型
Chiralcel OA	涂敷纤维素三乙酯	脂肪族小分子化合物
Chiralcel OB	涂敷纤维素三苯甲酸酯	脂肪族和芳香族小分子化合物
Chiralcel OC	涂敷纤维素三苯氨基甲酸酯	环戊烯酮类
Chiralcel OD	涂敷纤维素三(3,5- 二甲苯基氨基甲酸酯)	生物碱、胺、莨菪碱、β 受体拮抗剂
Chiralcel OE	涂敷纤维素二苄醚	芳香族化合物
Chiralcel OF	涂敷纤维素三(对氯苯基氨基甲酸酯)	β- 内酰胺、生物碱、二氢吡啶
Chiralcel OG	涂敷纤维素三(对甲苯基氨基甲酸酯)	β- 内酰胺、生物碱
Chiralcel OJ	纤维素三(对甲苯基甲酸酯)	甲基芳基酯、甲氧基芳基酯
Chiralcel OK	涂敷纤维素三肉桂酸酯	芳香族化合物
Chiralpak AD	涂敷淀粉三(3,5- 二甲苯基氨基甲酸酯)	生物碱、胺、莨菪碱、β 受体拮抗剂
Chiralpak AS	涂敷淀粉三[(S)-1- 苯乙基氨基甲酸酯]	生物碱、胺、莨菪碱
Chiralpak OT(+)	聚三苯甲基异丁烯酸酯	酯、酰胺、含磷化合物、芳香族化合物
Chiralpak OP(+)	聚吡啶二苯甲基异丁烯酸酯	酯、酰胺、含磷化合物
Chiralpak IA	键合淀粉 -3,5- 二甲苯基氨基甲酸酯	含有酰胺基、芳香环取代基、羰基硝基、
Chiralpak IB	键合纤维素 -3,5- 二甲苯基氨基甲酸酯	磺酰基、氰基、羟基、氨基等基团的化合物,以及氨基衍生物等
Chiralpak IC	键合纤维素 -3,5- 二氯苯基氨基甲酸酯	

(四) 三类手性分离方法的比较

比较以上所述的三类手性分离方法,CDR 法的优点是应用条件相对简易,只需采用普通 HPLC 的固定相和流动相即可,而且通过衍生化有利于增加检测(紫外或荧光)灵敏度;缺点是样品中的相关化合物须预先分离,对衍生化手性试剂光学纯度的要求高、异构体对的衍生化反应速率不一且反应烦琐费时。

CMP 法的优点是不必做柱前衍生化,对固定相也无特殊要求,样品的非对映异构化络合具有可逆性而且利于制备;主要缺点是可拆分的化合物范围有限,某些添加剂不够稳定而且往往会干扰检测。

CSP 法的优点较多,能广泛适用于各类化合物,如常规及生物样品的分析测定,制备分离方便;定量分析的可靠性较高,采用此法考察的化合物已达数千种之多。缺点是样品有时也须做柱前衍生化(但不一定用手性衍生化试剂);对样品结构有一定限制,其适用性尚不及普通 HPLC 固定相(包括正相和反相)那样广泛。

二、应　　用

(一) 柱前手性衍生化法

D- 吡喃葡萄糖基异硫氰酸酯柱前衍生化高效液相色谱法分离胺类对映异构体[7]。乙酰葡萄糖异硫氰酸酯(2,3,4,6-tetra-O-acetyl-β-D-glucopyranosyl isothiocyanate,GITC)作为柱前手性衍生化试剂,已用于氨基酸、β- 氨基醇类及多种含亚氨基的药物对映异构体的 HPLC 拆分。该试剂不仅能与一级胺,而且能与二级胺在温和条件下迅速反应,所生成的非对映异构体衍生物

笔记

可用酸性流动相在 ODS 柱上实现分离，适合于在碱性条件下易于消旋化的胺衍生物的拆分。

示例 21-5　反相色谱条件下，以 GITC 为衍生化试剂，快速拆分了 8 种合成的 D-、L- 氨基酸，2 种 β 肾上腺素受体阻断药物。

用柱前手性衍生化 HPLC 确定光学异构体的纯度有别于一般的纯度鉴定，除了应选择适宜的手性衍生化试剂并建立优化的色谱分离条件，以达到对映体间的基线分离以外，还必须确认 D- 和 L- 异构体各自的响应情况和确认对映异构体杂质的检出限，建立良好的定量关系。

衍生化反应：胺与 GITC 的衍生化反应示意式如图 21-10 所示。

通过以上反应，各种胺类对映异构体转变为非对映异构体衍生物，可在一般的反相色谱条件下分离。

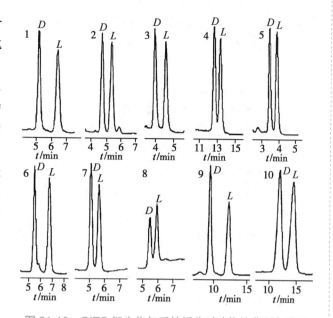

图 21-10　GITC 衍生化与手性拆分对映体的典型色谱图
1. DL-α- 苯丙氨酸；2. DL-β- 苯丙氨酸；3. DL- 间羟基 -α- 苯丙氨酸；4. DL- 间羟基 -β- 苯丙氨酸；5. DL- 酪氨酸；6. DL-3- 氟 -β- 苯丙氨酸；7. DL-3,4- 二甲氧基 -β- 苯丙氨酸；8. DL-(N- 乙酰基) 烯丙基 -α- 氨基酸；9. 普萘洛尔消旋体；10. 普罗帕酮消旋体

色谱条件：C_{18} 色谱柱（200mm × 4.6mm，5μm）；检测波长为 254nm；进样量为 2μl；流动相为甲醇 -1% 三乙胺醋酸缓冲液，流速为 1ml/min。

样品的配制与衍生化反应：取 5mg 氨基酸或者 5mmol β 肾上腺素受体阻断药物溶于含 4g/L 三乙胺的 50% 乙腈水溶液中，配成 10ml 的溶液。取 50μl 该溶液，加入 50μl 含 2g/L GITC 的乙腈溶液，混合均匀后室温下放置 10~30 分钟。结果见图 21-10。反应体系中加入三乙胺，用于催化衍生化反应，使其迅速进行。

从图 21-10 中可以看出，所制得的手性试剂对 8 种合成的 D-、L- 氨基酸及 2 种 β 肾上腺素受体阻断药物拆分良好，D- 构型总在 L- 构型前出峰。10 种药物均可在 20 分钟内得到拆分，且峰形的对称性好、拖尾小。

（二）手性流动相拆分法

示例 21-6　配基交换手性流动相添加剂 L- 苯丙氨酸 -Cu^{2+} 拆分 R,S- 帕珠沙星[8]：甲磺酸帕珠沙星是新一代喹诺酮类抗菌药，为帕珠沙星的甲磺酸盐，甲磺酸帕珠沙星的右旋体不具有治疗作用，故需对甲磺酸帕珠沙星中的右旋体含量进行控制。本例采用配基交换手性流动相添加剂 L- 苯丙氨酸 -Cu^{2+} 进行手性分离，可以快速而简便地拆分 R,S- 帕珠沙星，而且可用于 S- 帕珠沙星中的对映体杂质 R- 帕珠沙星的限量检查。色谱条件：色谱柱为 Kromisal C_{18} 柱（250mm × 4.6mm，5μm）；流动相为手性溶液（取 L- 苯丙氨酸 1.32g，加水适量溶解；硫酸铜 1.0g，加水适量溶解；将两者混合并稀释至 1000ml，用 1mol/L NaOH 溶液调 pH 至 3.5）- 甲醇（75∶25），流速为 1.0ml/min；柱温为 40℃；检测波长为 320nm。分离图谱参见 21-11。

示例 21-7　ChP2015 左氧氟沙星右旋体的检查同样也采用配基交换手性流动相添加剂 D- 苯丙氨酸 -Cu^{2+} 进行手性分离，可以快速而简便地拆分 R,S- 氧氟沙星，而且可用于 S- 氧氟沙星中的对映体杂质 R- 氧氟沙星的限量检查。色谱图见图 21-11。

（三）手性固定相拆分法

示例 21-8　酰胺型手性固定相 HPLC 法拆分盐酸雷莫司琼对映体[9]：盐酸雷莫司琼

笔记

（ramosetron hydrochloride）是一种手性化合物，是高选择性、强效、持久的 5-HT$_3$ 受体拮抗剂，临床用于抑制化疗后引起的呕吐反应。由于盐酸雷莫司琼的化学结构中有一个手性碳原子，其 S- 异构体对 5-HT$_3$ 受体的作用强度远远低于 R- 异构体，所以 R- 异构体为盐酸雷莫司琼原料药的主成分，在制定质量标准时有必要对混在其中的 S- 异构体进行限度检查。试验采用手性色谱柱对盐酸雷莫司琼对映体进行分离，并对盐酸雷莫司琼原料药中的 S- 异构体进行检查。

色谱条件：色谱柱采用 YMC-Pack K03，以［N-(R)-(+)-1-(1- 萘基) 乙基］甲基丙烯酰胺聚合物键合硅胶为填充剂（250mm × 4.0mm，5μm）；以乙腈 - 水（含 0.05mol/L 磷酸氢二钠，磷酸调节 pH 至 5.2）（35∶65）为流动相，流速为 1.0ml/min；检测波长为 247nm；柱温为 45℃。典型色谱图见图 21-12。

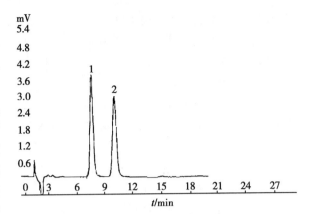

图 21-11　甲磺酸帕珠沙星消旋体分离图谱
1. R- 帕珠沙星；2. S- 帕珠沙星

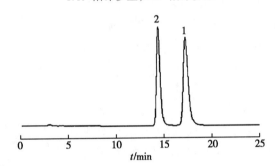

图 21-12　盐酸雷莫司琼及异构体 HPLC 色谱图
1 为 R- 异构体；2 为 S- 异构体

［N-(R)-(+)-1-(1- 萘基) 乙基］甲基丙烯酰胺聚合物键合硅胶固定相的手性识别模式是基于"三点互相作用"理论，三点作用包括溶质与手性固定相上的萘基形成 π-π 键作用、—NH$_2$ 基与—CO$_2$ 基间的氢键作用及酰胺偶极的静电作用。由于盐酸雷莫司琼的不对称碳原子上取代基空间位置的不同，使生成的非对映络合物的稳定性不同，从而达到拆分的目的。

示例 21-9　USP32 氯吡格雷硫酸氢盐（clopidogrel bisulfate）的有关物质检查（所有的相关物质均以硫酸氢盐计）。

流动相：磷酸盐缓冲液（1.36g 磷酸二氢钾溶于 1000ml 水中）- 乙腈（75∶25）。

系统适用性测试溶液：分别精密称取氯吡格雷硫氢酸盐对照品和有关物质 B 对照品（1∶1 消旋体，图 21-13），置同一量瓶中，用甲醇定量溶解并稀释制成浓度分别为 100 和 200μg/ml 的溶液；取上述溶液 5ml，置 200ml 量瓶中，用流动相稀释至刻度，摇匀。

对照品溶液：分别精密称取氯吡格雷硫酸氢盐、有关物质 A、有关物质 B（消旋体，其左旋和右旋对映异构体的比例为 1∶1）和有关物质 C 对照品，置同一量瓶中，用甲醇定量溶解并稀释制成浓度分别为 20、40、120 和 200μg/ml 的溶液；取上述溶液 5ml，置 200ml 量瓶中，用流动相稀释制成浓度分别为 0.5、1、3 和 5μg/ml 的对照品溶液。

供试品溶液：精密称取氯吡格雷硫酸氢盐 100mg，置 200ml 量瓶中，加甲醇 5ml 溶解后，用流动相稀释至刻度，摇匀。

色谱条件：采用 Ultron ES-OVM 色谱柱（卵蛋白键合硅胶，4.6mm × 15cm，5μm，孔径为 120Å）；检测波长为 220nm；流速为 1.0ml/min。取上述系统适用性测试溶液进样，记录色谱图，有关物质 A、有关物质 B 的两个对映异构体、氯吡格雷以及有关物质 C 的相对保留分别为 0.5、0.8、1.2、1.0 和 2.0；氯吡格雷与有关物质 B 的第一个对映异构体的分离度应大于 2.5。重复进样后，标准溶液每个峰的相对标准偏差不大于 15%。见图 21-14。

测定法：分别精密量取对照品溶液和供试品溶液 10μl，注入液相色谱仪，记录色谱图，量取

Clopidogrel Bisulfate

A

B

C

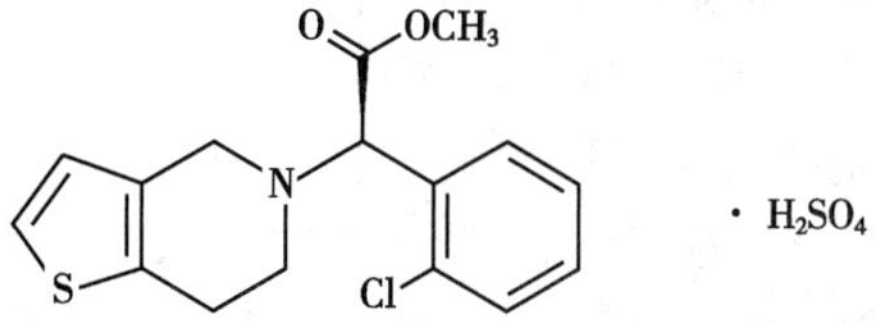

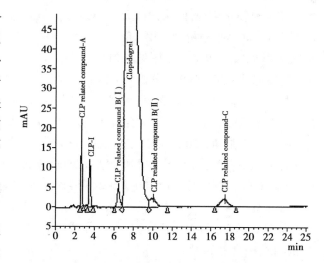

图 21-13　有关物质 A、B 和 C 的结构式

各峰的峰面积，有关物质 A、B 和 C 分别按外标法计算其含量；其他杂质以对照溶液中的氯吡格雷为对照，按外标法计算含量。有关物质 A 不得大于 0.2%；有关物质 B 不得大于 0.3%；有关物质 C 不得大于 1.0%；其他单个杂质不得大于 0.1%；除去溶剂峰，总杂质不得大于 1.5%。

图 21-14　USP32 色谱条件分离氯吡格雷杂质及其对映异构体杂质色谱图

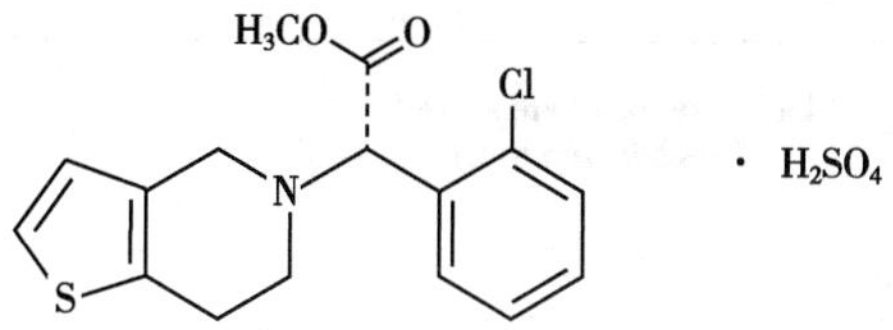

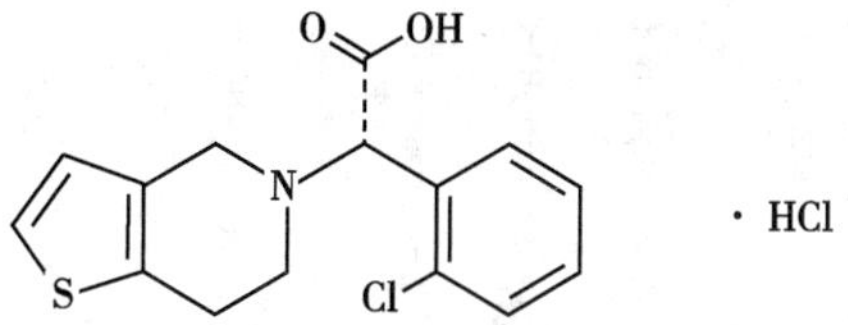

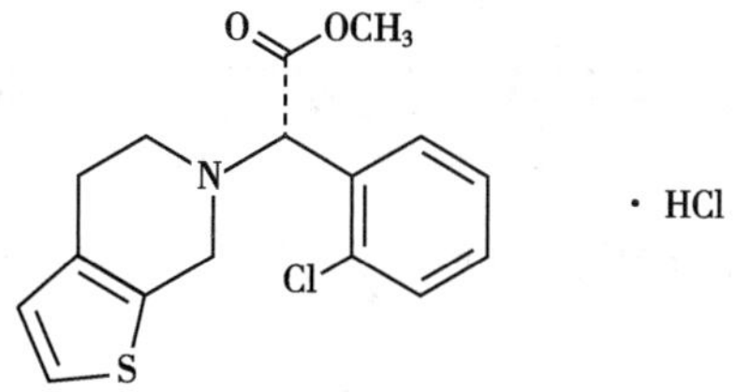

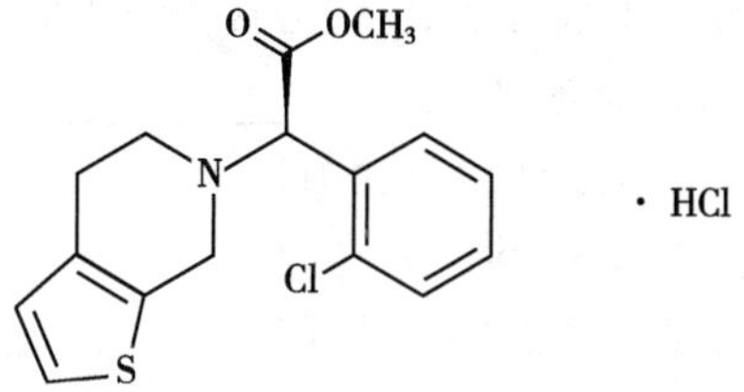

除了上述方法外，也可以采用纤维素衍生物手性固定相进行分离测定。

示例 21-10　有文献采用 Chiralcel OJ-H（三 4- 甲基苯甲酸酯纤维素衍生物涂敷硅胶固定相）；流动相为正己烷 - 乙醇 - 二乙胺（95∶5∶0.05），流速为 1.0ml/min；流动相中加入二乙胺可改善峰形，提高杂质的分离度。氯吡格雷与其 5 个杂质的分离度均大于 2.0。见图 21-15。

示例 21-11　LC-MS/MS 法测定大鼠血浆中的班布特罗与其活性代谢物特布他林对映异构体的含量：班布特罗（bambuterol）是肾上腺素 β_2 受体激动剂，它在体内转化为活性代谢物特布

笔记

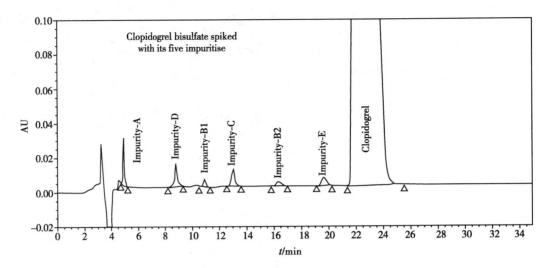

图 21-15   氯吡格雷硫氢酸盐与其 5 个杂质的典型色谱图

他林(terbutaline),用于舒张支气管平滑肌,达到平喘效果。虽然其活性成分主要是 *R*- 异构体,但因技术或成本的原因,特布他林和班布特罗的市售产品均为消旋体。研究显示,β$_2$ 受体激动剂的 *S*- 异构体对支气管扩张无活性或活性很低,甚至可能对哮喘患者引起副作用。为考察两者的对映异构体的药动学行为是否存在差异,因此有必要进行其手性的立体选择性代谢研究。特布他林对映体可以采用 Chiralcel OJ 柱,以正己烷 - 乙醇 - 二乙胺为流动相系统,但该条件无法用于 LC-MS/MS 分析,因此需重新选择手性分离方法。色谱图见图 21-16。

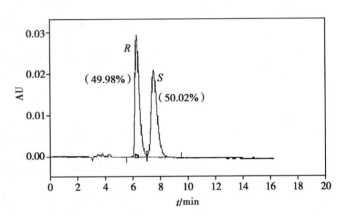

图 21-16   特布他林对映体在 Chiralcel OJ 色谱柱上的分离

特布他林及其代谢物的分析方法如下:

样品的制备:取 100μl 含甲硫酸新斯的明(neostigmine metilsulfate,胆碱酯酶抑制剂)1μg/ml 的血浆样品,加 20μl 水 - 甲醇混合溶液(50∶50,*V*/*V*),再加入 50μl 内标溶液(*S*- 盐酸普萘洛尔,3μg/ml),混匀,加 40μl 0.1mol/L 氢氧化钠溶液碱化,振荡 1 分钟,加乙酸乙酯 700μl,漩涡振荡 15 分钟,16 100×g 离心 10 分钟,吸取上清液 750μl,加乙酸乙酯 700μl 再同法提取 1 次,合并上清液,于 45℃真空干燥,残渣用 100μl 流动相溶解,漩涡混匀后取 20μl,用 LC-MS/MS 测定。

LC - MS/MS 条件:色谱柱为 Astec Chirobiotic T column (250mm×4.6mm ID,5μm),预柱为 ODS 柱(4mm×2.0mm ID);流动相为水 - 甲醇(10∶90,*V*/*V*)含 20mmol/L 醋酸铵(pH 6.4),流速为 0.4ml/min;柱温为 25℃。

质谱条件:正离子模式,电喷雾离子化,毛细管温度为 400℃,喷雾电压为 4500 V,雾化气和气帘气压力均为 8psi,采用多反应监测。班布特罗的检测离子为 *m*/*z* 368 → 294,特布他林的检测离子为 *m*/*z* 226 → 152,普萘洛尔的检测离子为 *m*/*z* 260 → 183,碰撞能量分别为 27、24 和 26eV。

Astec Chirobiotic T 手性柱为替考拉宁(teicoplanin)键合硅胶,替考拉宁的分子量为 1885,结构中存在 20 个手性中心、3 个糖基和 4 个环。酸性基团在多肽"杯"/"裂层"的一端,碱性基团在它的另一端。酸性和碱性基团提供了离子作用点。糖基在 3 个平面上,可折叠起来将化合物

笔记

分子包埋在多肽"杯"中。

色谱图见图 21-17 和图 21-18。

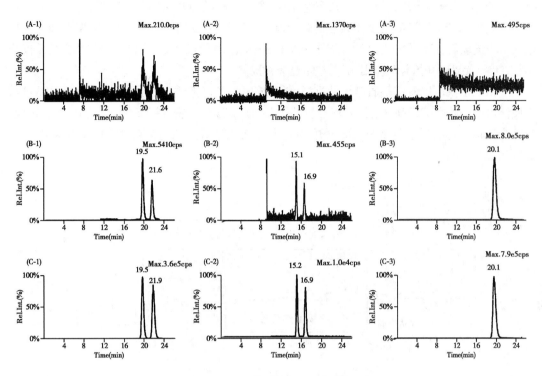

图 21-17　典型的 MRM 色谱图

R- 班布特罗、S- 班布特罗、R- 特布他林、S- 特布他林和 S- 普萘洛尔的保留时间分别为 19.5、21.6、15.1、16.9 和 20.1 分钟。(A)空白血浆样品;(B)血浆加 1ng/ml 班布特罗和特布他林对映异构体及 1.5μg/ml S- 普萘洛尔;(C)给药 4 小时后的血浆样品

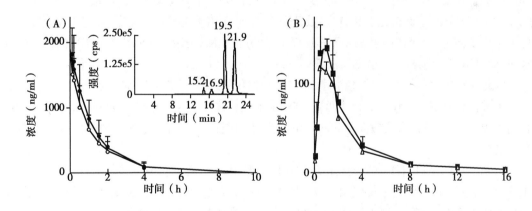

图 21-18　Wistar 大鼠静脉注射 5mg/kg 班布特罗消旋体后的班布特罗对映体和特布他林对映体的平均药物浓度 - 时间曲线(n=6)

（A）●:R- 班布特罗,○:S- 班布特罗;(B)■:R- 特布他林,△:S- 特布他林

结果表明,班布特罗及其活性代谢物特布他林对映异构体的药动学行为均没有显著性差异。

第四节　GC-MS 技术与应用

气相色谱 - 质谱联用仪(gas chromatography mass spectrometry,GC-MS)经过约 40 年的发展

后已较为成熟,它集气相色谱法的高速、高分离效能、高灵敏度和质谱的高选择性于一体,通过总离子流谱图结合质谱图和综合气相保留值法能对多组分混合物进行定性鉴定和分子结构的准确判断,通过峰匹配法、总离子流质量色谱法、选择离子检测法可对待测物进行定量分析,并由于灵敏度高、定量准确,逐渐成为分析微量痕量物质的重要手段之一。目前多用毛细管气相色谱与质谱联用,检测限已达 $10^{-12} \sim 10^{-9}$g 水平。20 世纪 70 年代,GC-MS 已开始作为商品化仪器出售;80 年代后已开始普及应用,目前技术已非常成熟。

气相色谱仪可以看作是质谱仪的进样系统,同时也可以把质谱仪看作是色谱仪的检测器。因质谱仪的灵敏度高、特征性强、要求分析试样必须是高度纯净物(除 MS/MS 联用技术外),色谱技术为质谱分析提供了色谱纯化的试样,质谱仪则提供准确的结构信息。常用的 GC-MS 仪器装置如图 21-19 所示[10]。

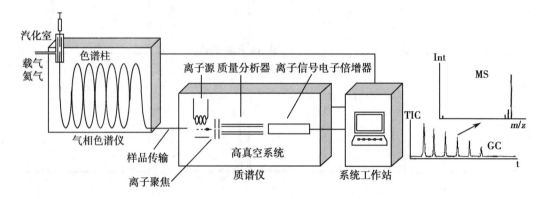

图 21-19　GC-MS 联用装置流程示意图

GC-MS 联用技术是供试品经 GC 分离为单一组分,按其不同的保留时间,与载气同时流出色谱柱,经过分子分离器接口(interface),除去载气,保留组分进入 MS 仪离子源。由于此时载气和组分的量甚微,不至于严重破坏 MS 仪的真空度,各组分分子进入离子源后被离子化,样品分子转变为离子。对于有机化合物,在多数情况下,由于在离子化过程中接受了过多的能量,新生的分子离子会进一步裂解,生成各种碎片离子,经分析检测,记录为 MS 图。经计算机自动检索核对,即可迅速鉴别样品,方法专属灵敏。

因此,GC-MS 联用主要包括色谱柱、接口和质谱仪的选择,接口的选择尤为重要。

色谱柱分为填充柱和毛细管柱两类。FSOT 毛细管柱柱本身具有弹性,可拉直,易与 GC-MS 仪离子源连接,而且键合或横向交联的固定相在使用时流失较少,所以现代 GC-MS 大多采用这种色谱柱。

GC-MS 仪的接口组件是解决气相色谱和质谱联用的关键组件,它起传输试样、匹配两者的工作流量(也就是工作气压)的作用。理想的接口应能去除全部载气而使试样毫无损失地从气相色谱仪传输给质谱仪。要求试样传输产率高,浓缩系数大,延时短,色谱的峰展宽少。

一般接口可以分为三类:直接导入型、分流型和浓缩型。最简单也是目前常用的一种接口是毛细管柱直接导入型接口(图 21-20)。这种接口是将毛细管色谱柱的末端直接插入质谱仪离子源内,柱的流出物直接进入电离盒区,然后通过离子源高真空泵组排入大气。接口只起保护插入段毛细管柱和控制温度的作用。这种接口的优点是构造

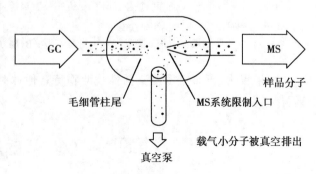

图 21-20　毛细管柱直接导入型接口

简单、传输率高（100%）且容易维护，缺点是无浓缩作用，不适合流量 >1ml·atm/min 的大口径的毛细管柱和填充柱。

一、GC-MS 定量分析方法

最常用的测定方法为总离子流法和质量碎片图谱法。

1. 总离子流色谱法 经色谱分离后的组分分子进入离子源后被电离成离子，同时，在离子源内的残余气体和一部分载气分子也被电离成离子，这部分离子构成本底。样品离子和本底离子通过离子源的加速电压加速，射向质量分析器。在离子源内设置一个总离子检测极，收集总离子流的一部分，经放大并扣除本底离子流后，在记录纸上得到该样品的总离子流（total ion current，TIC）色谱图。总离子流色谱峰由低到峰顶再下降的过程，就是某些组分出现在离子源的过程。当接近峰顶时，扫描质谱计的磁场得到该组分的质谱信号，经电子倍增器和放大器放大后，在记录纸上给出质谱图。因而 GC-MS 联用在获得色谱图的同时还可得到对应于每个色谱峰的质谱图。

2. 质量碎片图质谱法 大多数质谱定量分析是基于比较样品中待测组分的离子流和内标物的离子流。记录离子流的方法通常为选择性离子监测（selected ion monitoring，SIM），有人也称之为多离子检测（multiple ion detection，MID），即质量碎片图谱法（mass fragmento-graphy）。此法是 GC-MS 测定中最重要的方法之一，系用保留时间为横坐标，记录一个或若干个特征离子碎片的强度所构成的质量碎片图谱，也就是进行选择性离子记录。一般此法可将检测灵敏度提高 2~3 个数量级，达到 pg 水平级。

测定时选用的信号离子碎片应具有特征性并尽可能有强的高峰。制成适当的衍生物往往会有利于碎片信号峰的产生。通过记录多个碎片及其相应的离子强度比，则可大大提高它的专一性。

二、应　　用

示例 21-12　气相色谱 - 质谱法分析冠心苏合丸中的挥发性组分[11]：冠心苏合丸为深棕色至棕褐色的大蜜丸，气芳香，味苦、凉。具有理气宽胸、止痛之功效。其是由冰片（borneol）、乳香（*Resona Boswellia*）、檀香（*Lignum Santali Albi*）、苏合香（*Styrax*）、青木香（*Radix Aristolochiae*）五味药材组合而成的，其中的主要有效成分为冰片和苯甲酸苄酯。采用水蒸气蒸馏法提取冠心苏合丸中的挥发性组分，用 GC-MS 法对挥发性组分进行分离，通过检索标准谱图库，并结合有关文献确认挥发性组分中的化学成分，检验是否涵盖五味中药材的代表性成分，为质量监控和真伪鉴别提供科学依据。

（1）挥发性组分分析：取切薄片的冠心苏合丸 A 100g，加适量去离子水浸泡 24 小时，然后将其移入圆底烧瓶中，用水蒸气蒸馏法提取 6 小时，馏出液用乙醚萃取，加入无水硫酸钠干燥过夜后用旋转蒸发器除去乙醚，获得具有特殊芳香味的透明液体。

（2）GC-MS 实验条件

色谱条件：色谱柱为 HP-5（30m×250μm，0.25μm）弹性石英毛细管柱；程序升温：60℃（5℃/min）→200℃；进样口温度为 230℃；载气（He）流量为 1ml/min；进样量为 0.2μl；分流比为 80∶1。

质谱条件：电子轰击（EI）离子源；离子源温度为 200℃；接口温度为 230℃；四极杆温度为 150℃；电子能量为 70eV；电子倍增器电压为 1345V；发射电流为 34.6μA；质量扫描范围为 *m/z* 20~500；溶剂延迟 3 分钟。

（3）结论：由分析结果可知冠心苏合丸的挥发性组分中除冰片外，还检测到了乳香（*Resona Boswellia*）的代表成分醋酸辛酯（octyl acetate）、辛 -1- 醇（octan-1-ol）；檀香（*Lignum Santali Albi*）的代表成分顺式 -α- 檀香醇（*cis*-α-santalol）、反式 - β - 檀香醇（*trans*-β -santalol）；苏合香（*Styrax*）的代表成分苯甲酸苄酯（benzyl benzoate）；青木香（*Radix Aristolochiae*）的代表成分莰烯（camphene），醋

酸冰片酯(bornyl acetate)、甲酸异冰片酯(isobornyl formate)。从提取的挥发性组分中确认化学成分是否涵盖五味中药应具有的代表性成分,可以很方便地对冠心苏合丸进行质量监控和真伪鉴别。

示例 21-13　固相萃取结合 GC-MS 系统分离生物体液中的常见毒物药物[12]:

在药物中毒急救、预防及刑事侦破工作中常需要在生物体液中进行未知毒物的鉴定。由于未知毒物的范围非常广泛、理化性质各异,因此有必要建立一系统化的尽可能多的毒物药物分析方法。

(1) 气相色谱条件:HP-5 毛细管色谱柱(25m × 0.32mm,0.52μm);初始柱温为 80℃,升温速率为 15℃ /min,终止温度为 270℃,保持 10 分钟;进样口温度为 250℃;载气用氦气;柱前压为 80kPa;进样采用不分流方式。

(2) 质谱分析条件:电子轰击(EI)离子源,全扫描方式,离子源温度为 200℃,传输线温度为 250℃,电子轰击能量为 70eV,光电倍增器电压为 500V,扫描范围和速度为 50~650amu/s,扫描间隔为 0.1 秒。

以下对照品和实际样品按上述条件直接进样 1~2μl 分析。

(3) 对照品与洗脱剂的配制:药物包括巴比妥类(6 种)、苯二氮䓬类(5 种)、三环类和吩噻嗪类(9 种)、局麻药(10 种)、麻醉镇痛药(10 种)、苯丙胺类中枢兴奋剂(4 种)、烟草(1 种)以及其他(2 种)共 7 类 47 种常见的毒物药物。内标为正二十一烷,用甲醇配成 1.0mg/ml 的储备液,4℃ 保存,实验前用甲醇稀释成所需的工作浓度。

0.1mol/L 醋酸液:冰醋酸 0.6ml 定容于 100ml 去离子水中。酸性洗脱剂:乙酸乙酯 100ml 中加入冰醋酸 100μl。碱性洗脱剂:乙酸乙酯 98ml 中加入浓氨水 2ml。

(4) 血浆样品的处理及提取:取血浆 0.5ml,加入一定量的待测药物,用 0.1mol/L 醋酸液 2.0ml 稀释,涡旋混匀 30 秒,待用。提取程序:①固相萃取柱编号,装在真空萃取装置上;②萃取柱用甲醇 0.5ml 和 0.1mol/L 醋酸液 1.0ml 预处理;③将准备好的样品以流速约为 0.5ml/min 的速度过柱;④用 0.1mol/L 醋酸液 1.0ml 冲洗萃取柱,然后调节萃取装置的压力约为 50kPa,干燥柱子 5 分钟,再用正己烷 0.5ml 冲洗后,相同压力下干燥 5 分钟;⑤用酸性洗脱剂 0.5ml 洗脱 2 次,流速约为 1.5ml/min,收集酸性洗脱液;⑥用碱性洗脱液 1.0ml 洗脱 2 次,流速约为 0.5ml/min,收集碱性洗脱液;⑦混合酸性和碱性洗脱液,加入含内标正二十一烷 2μg 的甲醇溶液,旋转蒸干,加入乙酸乙酯 100μl 定容。

(5) GC-MS 条件参数的确立:在上述气相色谱条件和质谱分析条件下仍有几对化合物的分离效果不好,如丙米嗪和多塞平,吗啡、布比卡因和地西泮,奥布卡因和可待因,氯普噻吨和氯丙嗪,氯氮䓬和乙酰可待因,6- 乙酰吗啡和蒂巴因,但可以利用 GC-MS 的差谱技术将它们分别鉴定,如图 21-21 所示。

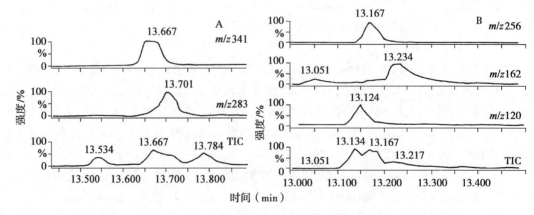

图 21-21　采用特征离子的重建色谱图分别鉴定总离子色谱图中的重叠峰
A. 乙酰可待因(m/z 120)和氯氮䓬(m/z 283);B. 布比卡因(m/z 120)、吗啡(m/z 162)和地西泮(m/z 256)

(6) GC-MS 的多指标定性：化合物的特征离子和质谱图是质谱法结构定性的基础，但在分析过程中发现一些化合物有相同的特征离子，质谱图类似，在此情况下，只根据特征离子和谱库检索而定性有一定困难。保留性质的差异是色谱法定性的基础，GC-MS 同样也是一个很重要的定性指标。为了充分发挥 GC-MS 的功能，可结合保留时间、相对保留时间、特征离子以及谱库检索对药物实行多指标定性。

第五节　LC-MS 技术与应用

20 世纪 70 年代，液 - 质联用(liquid chromatography-mass spectrometry，简称 LC-MS)技术处于萌芽状态，随着热喷雾(一种用于蒸发并离子化 LC 样品的接口技术)的问世，使这种联用技术具备一定的商用价值。直至 90 年代初该联用技术发展成熟，其集 HPLC 的高分离能力与 MS 的高灵敏度、极强的结构解析能力、高度的专属性和通用性、分析速度快于一体，已成为药品质量控制(包括药物中的微量杂质、降解产物、药物生物转化产物的分析鉴定)、体内药物和药物代谢研究中其他方法所不能取代的有效工具。与 GC-MS 联用技术相比较，LC-MS 法可以分离的化合物范围大得多且样品预处理简单，一般不要求水解或者衍生化，可以直接用于药物及其代谢物的同时分离和鉴定。以下重点阐述 LC-MS 的关键接口技术、离子源、质量分析器以及 LC-MS 在药物分析中的应用。

一、接 口 技 术

LC-MS 联用分析的样品来自于液体流动相，这对接口的要求比 GC-MS 苛刻得多，因而接口技术就成了 LC-MS 分析的关键。目前质谱进样系统发展较快的是多种液相色谱 / 质谱联用的接口技术，用以将色谱流出物导入质谱，经离子化后供质谱分析，可用于多组分化合物的分离分析。主要接口技术包括粒子束接口(电喷雾、热喷雾和离子喷雾等各种喷雾技术)、移动带接口和大气压离子化接口等。

1. **粒子束接口**　液相色谱的流出物在去溶剂室雾化、脱溶剂后，仅待测化合物的中性分子被引入质谱离子源。粒子束接口适用于分子质量 <1000D 的弱极性、热稳定性化合物的分析，测得的质谱可以由电子轰击离子化或化学离子化产生。电子轰击离子化质谱常含有丰富的结构信息。

2. **移动带接口**　流速为 0.5~1.5ml/min 的液相色谱流出物均匀地滴加在移动带上，蒸发、除去溶剂后，待测化合物被引入质谱离子源。移动带接口不适宜于极性大或热不稳定性化合物的分析，测得的质谱可以由电子轰击离子化或化学离子化或快原子轰击离子化产生。

3. **大气压离子化接口**　是目前液相色谱 - 质谱联用广泛采用的接口技术。由于兼具离子化功能，这些接口将在离子源部分介绍。

二、离 子 源

离子源是将被分析的样品分子电离成带电离子，上述带电离子在光学系统的作用下汇聚成具有一定几何形状的离子束，然后进入分析器被分离。可以根据待测化合物的性质选择不同的离子源。

ChP2015 中列出了如下几种离子源：

1. **电子轰击离子化(EI)**　处于离子源的气态待测化合物分子受到一束能量(通常是 70eV)大于其电离能的电子轰击而离子化。适用于热稳定、易挥发性化合物的离子化。

2. **化学离子化(CI)**　该离子化方式是通过样品分子 - 离子反应使样品离子化。与电力轰击离子化相比，化学离子化质谱中的碎片离子较少，适用于采用电子离子化无法得到分子信息

笔记

的热稳定的、易挥发性化合物的分析。

3. 快电子轰击(FAB)或快离子轰击离子化(LSIMS) 高能中性原子(如氩气)或高能铯离子使置于金属表面、分散于惰性黏稠基质(如甘油)中的待测化合物离子化。适用于各种极性、热不稳定性化合物的分析。

4. 基质辅助激光解吸离子化(MALDI) 该离子化方式将溶于适当基质中的供试品涂布于金属靶上,经溶剂挥发后形成的液膜被高能原子或者离子轰击而离子化。适用于分子量在10 000D以上的生物大分子的分析。

5. 电喷雾离子化(ESI) 该离子化方式是在大气压下进行的,待测溶液通过毛细管进入离子源,气体辅助雾化,产生的微小液滴去溶剂,形成单电荷或多电荷气态离子。适用于极性化合物和分子量在10 000D以上的生物大分子的分析。

6. 大气压化学离子化(APCI) 该离子化方式的原理和化学离子化方式相同,但离子化是在大气压下进行的。适用于弱极性化合物和分子量在1500D以下的化合物的分析。

7. 大气压光离子化(APPI) 大气压化学离子化,该离子化方式是利用光子使气相分子离子化。适用于非极性物质的分析。

三、质量分析器

质量分析器是质谱仪的核心。质量范围、分辨率是质量分析器的两个重要指标。

质谱仪上常用的质量分析器有四极杆质量分析器、飞行时间分析器、离子阱分析器、扇形磁场分析器、离子回旋共振分析器和串联质谱分析器。

ChP2015中列出了如下几种质量分析器:

1. 四极杆分析器(Q-MS) 该分析器是由四根平行排列的金属杆状电极组成的,直流电压和射频电压作用于电极上,形成高频振荡电场(四极场)。四极杆质量分析器可检测的分子质量上限通常为4000D,分辨率约为10^3。

2. 飞行时间分析器(TOF-MS) 具有相同动能、不同质量的离子,因飞行速度不同而实现分离。飞行时间分析器的分子质量上限通常为15 000D,分辨率$>10^4$。

3. 离子阱分析器(IT-MS) 四极离子阱由两个端盖电极和位于它们之间的环电极组成。通过设定时间序列,单个四极离子阱可以实现多级质谱(MS^n)的功能。离子阱分析器与四极杆分析器具有相近的质量上限和分辨率。

4. 扇形磁场分析器 离子源中产生的离子经加速电压(V)加速,聚焦进入扇形磁场。扇形磁场分析器可检测的分子质量上限通常为15 000D的单电荷离子,分辨率高达10^5。

5. 离子回旋共振分析器(ICR-MS) 在高真空的状态下,离子在超导磁场中做回旋运动,运行轨道随着共振交变电场而改变。利用计算机进行傅立叶变换,将相电流信号转换为频谱信号,获得质谱。离子回旋共振分析器可检测的分子质量$>10^4$D,分辨率高达10^6。

6. 串联质谱分析器 串联质谱是时间或空间上两级以上质量分析的结合,测定第一级质量分析器中的前体离子与第二级质量分析器中的产物离子之间的质量关系。

四、LC-MS 在药物分析中的应用

(一)串联质谱在药物有关物质鉴定中的应用

LC-MS因其高灵敏度、高选择性和快速的特点已成为药物中微量有关物质分析的首选技术,特别是多级质谱和高分辨质谱技术的发展和应用,能够在线获得化合物的丰富片段信息和分子组成信息,为药物中有关物质的结构鉴定提供了快速、准确的方法。当然,在没有对照品的情况下,要最终确定杂质结构还需要通过分离富集制备或者定向合成等途径获得该杂质单体,然后进行 NMR、IR、X-ray 衍射分析来确证其结构。

（二）串联质谱在药物代谢产物鉴定中的应用

串联质谱技术在药物代谢产物鉴定中可依据需要，选择不同的串联方式进行研究：用三重四级杆质谱（QQQ）或四级杆串联飞行时间质谱仪（Q-TOF）采集母体药物的子离子 MS/MS 图谱并解释其中规律；预测代谢物可能产生的结构，并对母体药物的裂解规律进行总结，用 QQQ 或四极杆-线性离子阱（Q-LIT）中的母离子扫描和中性丢失技术对生物样品的代谢产物进行筛查；基于上述结果，用 QQQ 或 Q-LIT 观测到的代谢产物子离子的 MS/MS 图谱中的详细数据尽可能去推断代谢产物的结构；借助于 Q-TRAP 的 MSⁿ 功能，一些化合物或碎片的鉴定问题可由数据解释；借助于 Q-TOF，有助于解决未被完全打碎的代谢物和一些子离子的精确分子量测定。最后，被鉴定的代谢产物必须用合成的对照品在 LC/MS 或 LC/MS/MS 重新进样或 NMR 等其他方法所证实。

（三）液-质联用在检验中药制剂中非法添加化学药物中的应用

液相色谱-质谱联用技术是当前检查中药制剂中掺入化学药物的有效分析方法之一。因为中药制剂往往由多味中药组成，况且每味中药本身的成分十分复杂，要获得准确的结果就必须采用选择性高的分析方法，液相色谱-质谱联用法正好具备这一优势。例如补肾壮阳类中成药中非法添加的西地那非、伐地那非和他达那非的检查；降血糖类中成药中掺入的盐酸二甲双胍和格列本脲的检查；中成药中添加的激素类化学药物曲安西龙、泼尼松、甲泼尼龙的检查；镇静催眠药物类中成药中添加的巴比妥、艾司唑仑等药物的检查；抗高血压类中药及保健品中可乐定、依那普利和缬沙坦等非法添加的化学药品的检查；减肥类中成药中添加的化学药物盐酸西布曲明的检查。

（四）LC-MS 技术在兴奋剂检测及研究中的应用

自 1980 年国际奥委会禁用兴奋剂以来，兴奋剂的检测主要以 GC-MS、气相色谱（GC）及液相色谱（HPLC）为主。LC-MS、LC-MS/MS 等联用技术的广泛应用和蓬勃发展也带动了兴奋剂检测方法的改进和发展，一些过去无法检测或检测达不到要求的药物通过 LC-MS 得到了很好的控制。但由于 LC-MS 接口通常采用 ESI 和 APCI 等电离源，是软电离模式，化合物在离子源里发生离子化及裂解的方式，色谱质谱条件的影响大，裂解信息少，往往需要测定多级裂解的谱图才能达到鉴别的目的。因此，建立 LC-MS 谱图库对兴奋剂检测具有重要意义。

（五）农药残留检测

目前，LC-MS 在食品、环境以及中药等农残分析中已得到广泛应用。作为农药残留的主要检测方法之一，GC-MS 联用由于没有合适的软电离方式，不能产生足够强度的分子离子峰。而 LC-MS/MS 的多反应监测模式使得其在抑制基质干扰、显著提高检测器的灵敏度和选择性等方面较 GC/MS 具有更大的优势。

（六）肽以及蛋白质研究

从复杂生物样品中对多肽和蛋白质进行定性、定量分析仍面临着巨大的挑战。反相色谱的高分离效能使多肽与其他成分得到进一步分离，MS 检测器具有极高的灵敏度，串联质谱具有更高的选择性，其可以产生具有肽骨架结构的碎片。因此，开拓了质谱学中的一个崭新的领域——生物质谱，其促使质谱技术在生命科学领域获得广泛应用和发展。该技术具有准确度、灵敏度和自动化程度高等特点。生物质谱在以下两个方面具有较为广泛的应用：①精确测定生物大分子（如蛋白质、核苷酸和糖类等）的分子质量并提供分子结构信息；②对存在于生命复杂体系中的微量或痕量小分子生物活性物质进行定性或定量分析。

五、应　　用

示例 21-14　　乙腈辅助电喷雾 LC-PDA-MS/MS 法分析头孢克肟中的有关物质[13]。

笔　记

头孢克肟(cefixime)是第一个口服有效的第三代半合成头孢菌素类抗生素,具有广谱抗菌、耐酶、高效、低毒、不良反应少等优点。由于 β - 内酰胺类抗生素的不稳定性及其生产工艺特点,使其有关物质的含量相对较高、种类相对较多。它们也是 β - 内酰胺类抗生素产生速发型过敏反应或其他严重不良反应的主要根源,所以 β - 内酰胺类抗生素的有关物质研究是其药物质量控制的重点也是难点。该研究建立了适合于头孢克肟原料药和制剂中的有关物质研究的液相色谱 - 光电二极管阵列检测器 - 串联质谱法(LC-PDA-MS/MS),获得了主成分和杂质的色谱、紫外 - 可见(UV-Vis)光谱和质谱母离子及子离子信息,据此对样品中的有关物质进行初步的结构鉴定。

色谱条件:药典方法采用了非挥发性盐,不适合电喷雾离子化的质谱分析,因此需建立适合 LC-PDA-MS/MS 分析的挥发性盐流动相,并对其梯度进行优化。色谱柱为 Lichrospher ODS-2 (4.6mm × 250mm, 5μm);流动相 A 为 1% 甲酸溶液、流动相 B 为乙腈,流速为 1.0ml/min,采用线性梯度程序洗脱。

时间(min)	溶液 A(%)	溶液 B(%)	洗脱方式
0~18	90	10	等度
18~30	90 → 70	10 → 30	线性梯度
30~33	70	30	等度
33~34	70 → 30	30 → 70	线性梯度
34~35	30	70	线性梯度
35~35.5	30 → 90	70 → 10	线性梯度
35.5~40	90	10	等度

柱后分流,80% 的流出液经 PDA 检测,PDA 的扫描波长范围为 200~600nm;20% 的流出液经添加 0.2ml/min 乙腈鞘液辅助电喷雾正离子化后 MS 测定。柱温为 35℃,20μl 进样。

质谱条件:电喷雾离子化检测,扫描范围为 m/z 300~550,雾化气压为 45psi,辅助气压力为 20psi,毛细管温度为 350℃;子离子质谱扫描碰撞氩气压力为 1.3mTorr;正离子化喷雾电压为 5000V,负离子化喷雾电压为 4000V。

供试品溶液的制备:取头孢克肟约 10mg 或相当量的头孢克肟制剂,置 10ml 量瓶中,加入水 - 乙腈溶液(87:13)超声使溶解并稀释至刻度,摇匀,滤过,取续滤液作为供试品溶液。

头孢克肟作为头孢菌素类抗生素,较不稳定,成品放置过程中也会有部分降解物或异构体产生。利用 LC-PDA-MS/MS,采用全扫描一级质谱和子离子全扫描二级质谱两种方式对样品进行检测(图 21-22),解析头孢克肟中的 18 个有关物质(表 21-3)。参照 EP6 关于该药的系统适用性试验及可能的有关物质清单,根据有关物质的一级质谱推测其分子结构,再根据推测的结构解释各二级质谱碎片离子,如碎片离子均能得到合理解释,则证明所推测的结构合理。

头孢克肟及其同分异构体(MW 453)结构解析示例:在 ESI 正离子模式下,头孢克肟的一级质谱图(图 21-23)中的 m/z 454 和 m/z 476 分别为[M+H]⁺ 和[M+Na]⁺ 离子;ESI-MS 的主要加合离子 m/z 452 和 m/z 474 为[M–H]⁻ 和[M+Na–2H]⁻;其[M+H]⁺ 的二级质谱裂解碎片如表 21-3 所

笔记

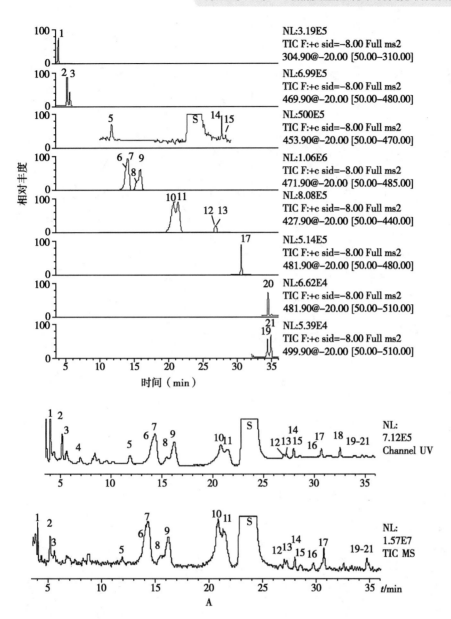

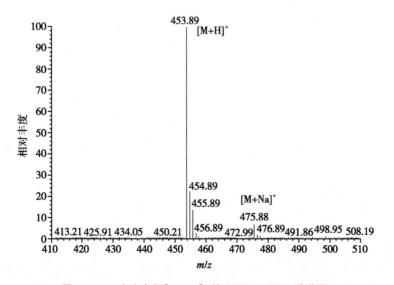

图 21-22　头孢克肟有关物质 LC-ESI$^+$-MS/MS 色谱图

图 21-23　头孢克肟[M+H]$^+$ 的 ESI$^+$-MS/MS 质谱图

表21-3　LC-PDA-ESI-MS/MS 测定结果

峰号	t_R (min)	λ_{max} (nm)	[M+H]⁺ (m/z)	[M+H]⁺ 主要子离子 (m/z)	[M−H]⁻ (m/z)	WM	推测的有关物质结构	(备注)
1	4.0	—	305	99, 126, 287	303	304	(结构式)	Z 或 E 型
2	5.3	485	470	126, 140, 168, 213, 255, 285, 345, 424, 452	468	469	(结构式)	Z 或 E 型
3	5.7	485	470	126, 168, 213, 227, 251, 285, 345, 424, 452	468	469	(结构式)	E 或 Z 型
5	12.2	260	454	126, 227, 241, 285, 301, 413	452	453	(结构式)	Z 或 E 型 E 或 Z 型
6	14.5	265	472	126, 140, 183, 245, 303, 337, 350, 384, 410, 428, 454	470	471	(结构式)	Z R 或 Z S 或 E R 或 E S 型
7	14.8	265	472	126, 140, 183, 245, 303, 337, 350, 384, 410, 428, 454	470	471	(结构式)	E R 或 E S 或 Z R 或 Z S 型
8	16.1	265	472	126, 140, 183, 245, 303, 337, 350, 384, 410, 428, 454	470	471	(结构式)	Z S 或 Z R 或 E S 或 E R 型

注（结构式中文字）：峰6、7、8为 Z 型 /E 型 7 位 R/S 差向异构体

续表

峰号	t_R (min)	λ_{max} (nm)	[M+H]⁺ (m/z)	[M+H]⁺ 主要子离子 (m/z)	[M–H]⁻ (m/z)	WM	推测的有关物质结构	(备注)
9	16.8	265	472	126,140,183,245,303,337, 350,384,410,428,454	470	471		E S 或 E R 或 Z S 或 Z R 型
10	21.5	265	428	125,140,183,245,293,303, 337,350,384,410	426	427	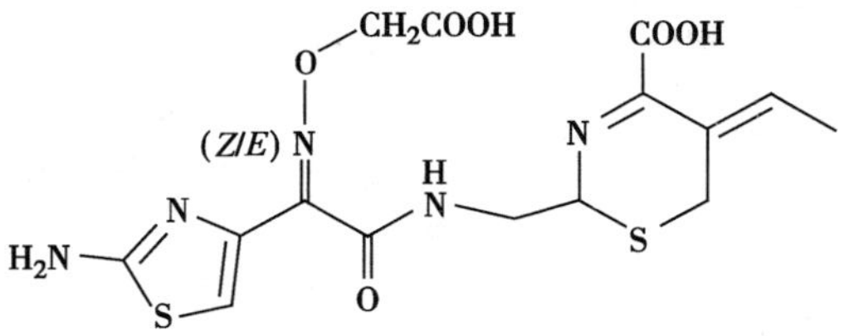	Z 或 E 型
11	22.2	265	428	125,140,183,245,303,350, 384,410	426	427		E 或 Z 型
S*	23.3	285	454	126,182,210,227,241,285, 301,329	452	453	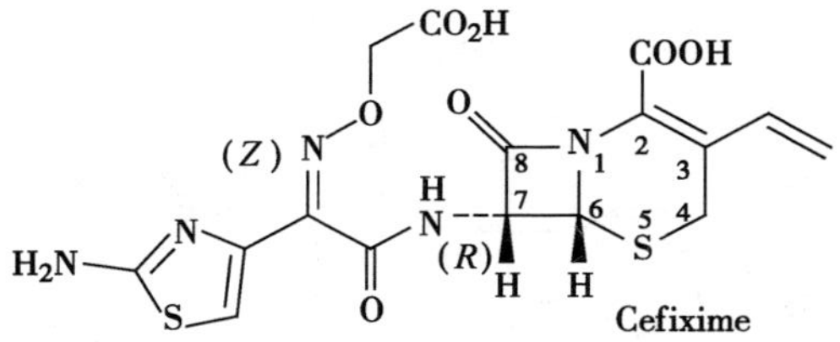 Cefixime	Z R 型
12	27.4	255	428	125,140,183,245,303,350, 384,410	426	427	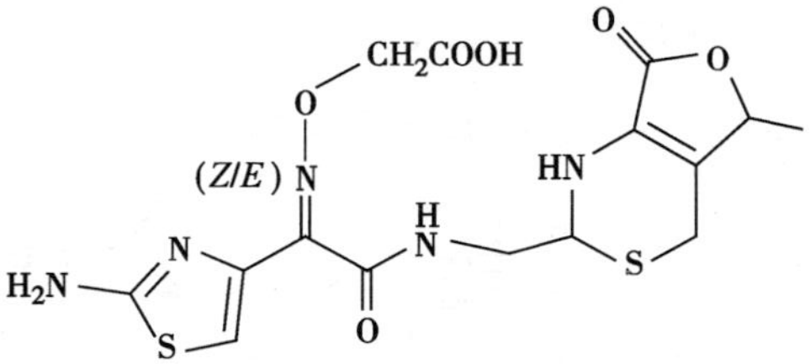	Z 或 E 型
13	27.6	255	428	125,140,183,245,303,350, 384,410	426	427		E 或 Z 型
14	28.3	290	454	126,182,210,227,241,285, 301,329,413	452	453	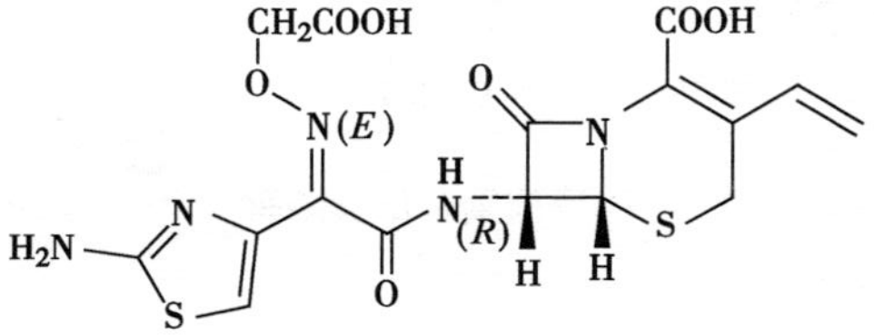	E R 型

笔记

续表

峰号	t_R (min)	λ_{max} (nm)	[M+H]⁺ (m/z)	[M+H]⁺主要子离子 (m/z)	[M−H]⁻ (m/z)	WM	推测的有关物质结构	(备注)
15	28.9	290	454	126,182,210,241,285,301,413	452	453	（结构图，含 CH_2COOH、COOH、H_2N‑噻唑、(Z)N‑、(S)）	Z S 型
							7 位差向异构体	
17	30.8	290	468	126,182,210,227,255,299,315,343	466	467	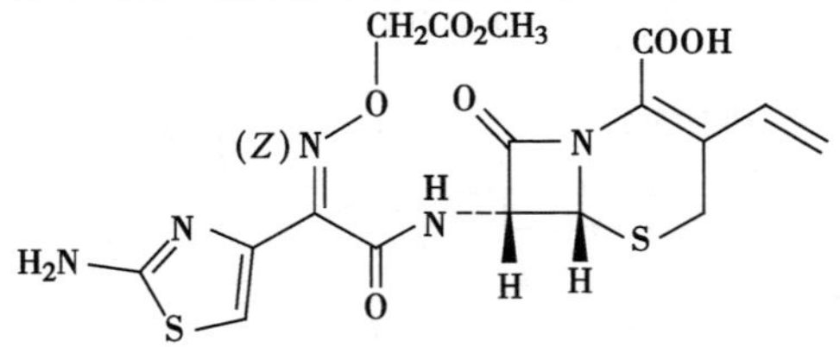 （结构图，含 $CH_2CO_2CH_3$、COOH、H_2N‑噻唑、(Z)N‑）	Z R 型
19	34.7	–	500	126,210,255,329,375,454,482	–	499	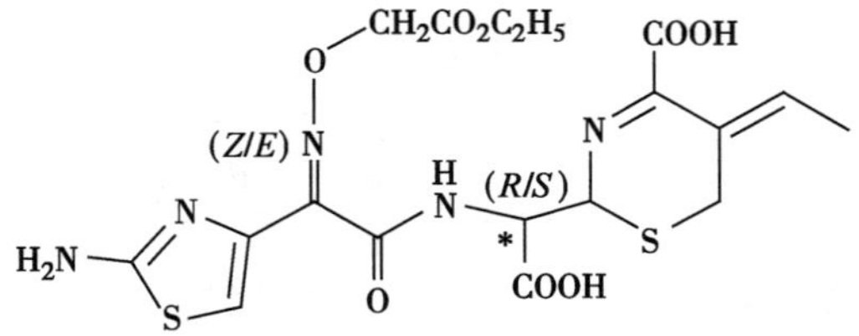 （结构图，含 $CH_2CO_2C_2H_5$、COOH、(R/S)、(Z/E)N‑、H_2N‑噻唑）	Z 或 E 型
20	34.8	285	482	126,182,210,227,313,329,357	480	481	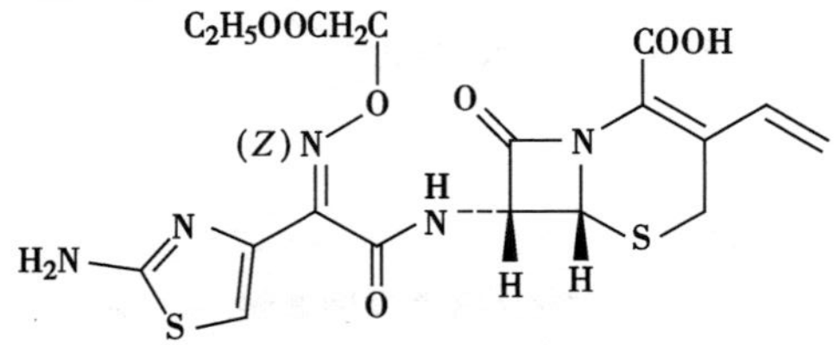 （结构图，含 $C_2H_5OOCH_2C$、COOH、H_2N‑噻唑、(Z)N‑）	Z R 型

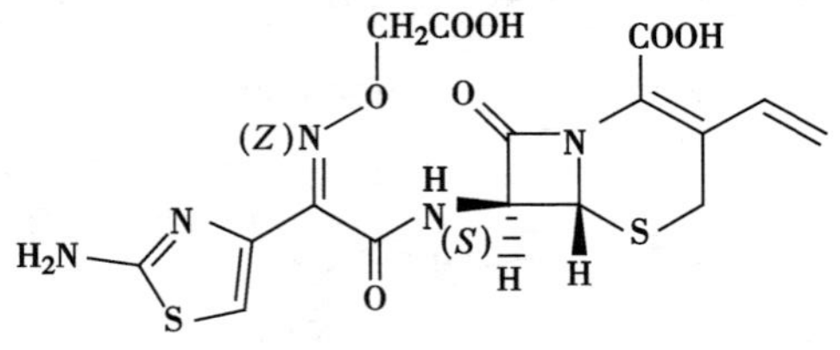

示。[M+H]$^+$在一定能量下发生重排,产生 m/z 126 和 m/z 329 的碎片;m/z 329 离子经两次脱羧,分别得到 m/z 285 和 m/z 241 的碎片离子;碎片离子 m/z 210 和 m/z 182 的是头孢菌素母核逐步开裂而形成的,其裂解途径如图 21-24 所示。UV-Vis 光谱如图 21-25 所示。

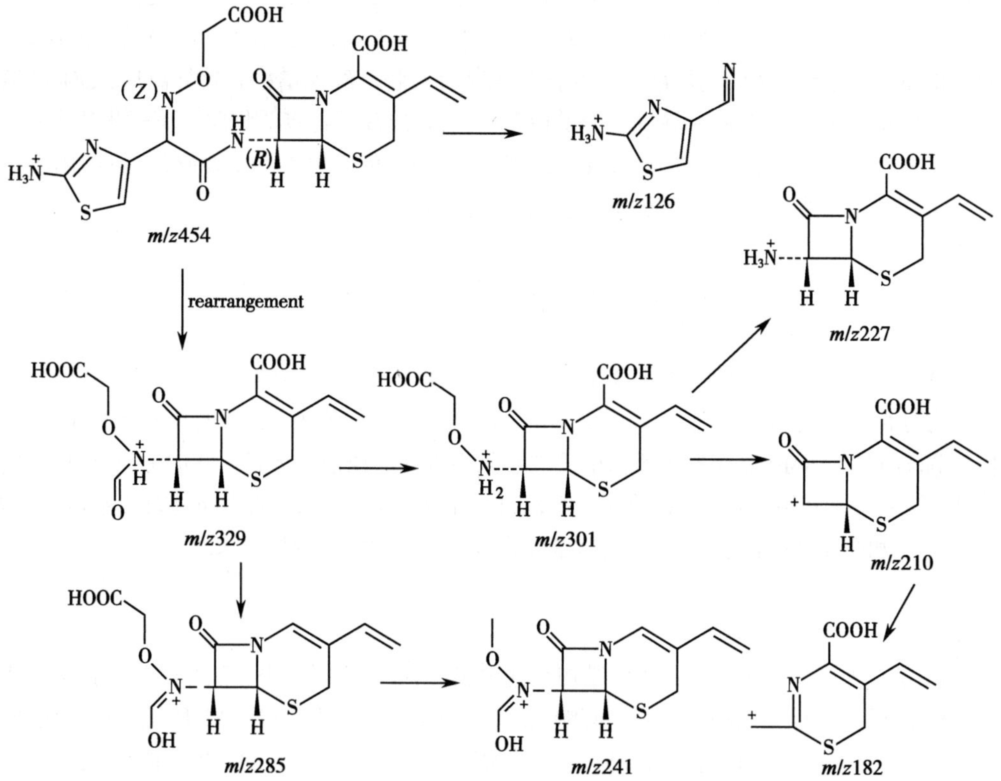

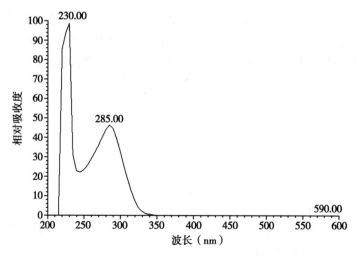

图 21-24 头孢克肟[M+H]$^+$二级质谱裂解途径

图 21-25 头孢克肟分子 UV-Vis 光谱图

有关物质 5、14、15 和头孢克肟的分子量相同,碎片、PDA 信息相近,其可能的结构如表 21-3 所示。利用液相添加法,比较供试品溶液、系统适用性试验溶液、供试品 - 系统适用性混合溶液、碱破坏样液和供试品 - 碱破坏混合溶液。杂质 14 的峰位、母离子和子离子的质谱图信息与系统适用性试验溶液中所得的最大有关物质的相一致,参考 EP6 中头孢克肟有关物质检查项下系统适用性试验的规定,可确定其为头孢克肟 E 型异构体;同样杂质 15 的光谱色谱信息与碱破坏样品中明显增加的杂质信息相一致,参考 EP6 报道,头孢克肟在碱性环境中会产生含量较高的 7

位差向异构体,故确定为有关物质 15;有关物质 5 的 UV-Vis 最大吸收均出现蓝移,提示可能共轭系统被破坏,同时结合其保留时间的明显差异推测有关物质 5(t_R=12.2 分钟)为极性较大的羧酸结构。

由于样品及其部分有关物质的极性相对较大,为了得到较好的分离,流动相中的水相比例较高。但高比例水相的流动相在进入质谱后不易雾化蒸发,不利于样品离子化;另外有关物质本身的含量微小,灵敏度低,影响测定。为了解决上述问题,采用乙腈辅助电喷雾的方法,以增强 LC-MS/MS 检测有关物质的灵敏度。在样品和其有关物质经色谱柱有效分离后,20% 的流出液与 0.2ml/min 乙腈 ESI 鞘液一并进入质谱检测,可有效提高了各有关物质的离子化效率。

研究中,PDA 可提供各杂质的 UV-Vis 光谱图,MS/MS 可以提供其主要碎片信息,用于推测结构,若结合 NMR 技术对有关物质的结构确证将更准确。

第六节　液相色谱 - 核磁共振联用技术

LC-MS 已成为复杂体系中各化合物结构分析的重要方法,但 MS 无法完全解决位置异构、立体异构等化学结构问题。因此,20 世纪 70 年代出现了液相色谱 - 核磁共振联用技术(HPLC-NMR)。随着 LC 与 NMR 联用技术所需的硬件和软件方面的快速发展,到 20 世纪 90 年代后期液相色谱 - 核磁共振联用(LC-NMR)分析技术已进入了实用阶段,现已成为药物杂质鉴定、药物体内外代谢产物的结构鉴定、天然产物化学筛选等研究领域的重要分析技术之一。

一、方　法　特　点

NMR 是一种迄今为止功能强大的结构研究手段,其可以彻底解决多数有机物的化学结构问题。NMR 对所有含检测核的化合物均有响应,具有极大的通用性;其次,NMR 是一种无损分析。与 LC 联用时要求达到良好的色谱分离,但对色谱条件要求不高,使用普通色谱柱,流动相一般建议仍使用重水,其余使用甲醇、乙腈、四氢呋喃等有机溶剂,也可以向流动相中加入酸、碱和各种缓冲盐及离子对试剂等,因而该联用技术在药物靶标生物大分子的结构解析、生物大分析的动力学研究、基于生物大分子与配体小分子相互作用的药物设计和筛选以及药物代谢中的应用广泛。但该方法存在的明显不足是灵敏度较低;要求达到良好的色谱分离,使复杂体系的分析存在难度;溶剂峰抑制技术会损失附近的样品信号,影响结构的准确解析。

二、基　本　操　作　模　式

LC-NMR 联用技术主要有 4 种操作模式[14]:连续流动操作模式、停流操作模式、峰存贮操作模式和 LC-SPE-NMR 模式(图 21-26)。

1. 连续流动操作模式　样品通过 HPLC 常规检测器(UV 等)出口,用毛细管直接连接到专用 NMR 探头的液槽,毛细管的长度与 NMR 谱仪的磁场装置有关,如采用超导 500MHz 谱仪,毛细管的典型长度为 2m。随着色谱分离连续获得 NMR 图谱,一次分析可得到所有组分的 NMR 信息,然而由于样品溶液的浓度低、NMR 的采样时间短(通常扫描

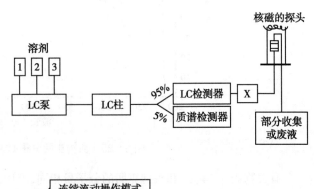

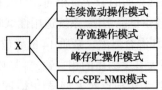

图 21-26　LC-NMR 联用技术 4 种操作模式

16次),很难得到分辨率良好的 NMR 谱图。

2. 停流操作模式　当样品色谱峰最高点到达 NMR 液槽的中心位置时,停止流动,进行一维或二维 NMR 采样,直至获得良好的 NMR 谱。然后再启动输液泵,恢复正常的 HPLC 条件,继续下一色谱峰的 NMR 测定。在出峰时停泵,可以获得较好的 NMR 图谱。

3. 峰存贮操作模式　当欲分析组分较多而各组分的含量较低时,为避免由于多次暂停 LC 分离而带来峰扩散现象,可采用峰存贮操作模式。正常色谱分离时,当 UV 检测到色谱峰时,将流出物收集并暂时贮存到不同的毛细管回路内,由 NMR 谱仪逐一离线测定各流分。该模式下的样品需要量低于停流操作,这样既不中断 HPLC 过程,又能获得全部成分的良好的 NMR 谱。

4. LC-SPE-NMR 模式　为了进一步增强 LC-NMR 的检测灵敏度,通常需要浓缩样品,并尽可能使分析物在最小体积有最大浓度,为实现这一目标,固相萃取是一个很好的解决办法,而 LC-SPE-NMR 联用使用固相萃取(SPE)系统作为液相色谱(LC)与 NMR 之间的接口。实际应用中,目标峰的选择是通过在线 UV 或 MS 检测器完成,HPLC 柱后所选择的馏分经切换,而后用水稀释后,经过 SPE 柱富集,用氮气流挥干所有溶剂,最后将待分析物直接用氘代溶剂(例如甲醇、乙腈或三氯甲烷)洗脱,通过毛细管直接流入 NMR 探头,然后采集信号。由于在线 SPE 的使用,使得 HPLC 即使使用质子化溶剂,也甚至不需要进行溶剂抑制。相对于传统的 LC-NMR 方法,LC-SPE-NMR 具有更高的灵敏度,且采用重复进样、SPE 反复富集的方法,可以用来解决样品浓度低的问题,满足 NMR 测试的需要。

三、应　　用

示例 21-15　大鼠体内的抗心律失常药氯苄律定的代谢研究[15]:氯苄律定[7-(4-chlorbenzyl)-7,8,13,13a-tetrahydroberberine chloride,CTHB](图 21-27)是中国药科大学新药研究中心对中药黄连中的有效成分小檗碱进行结构改造之后获得的新化合物,经药理筛选发现,该新药保持了母体化合物的生理活性,对心律失常及心室纤颤有较强的防治作用,对急性心肌梗死亦有较好疗效,而且口服能吸收。因此将 CTHB 作为一类新药,研究其在大鼠体内的代谢途径。

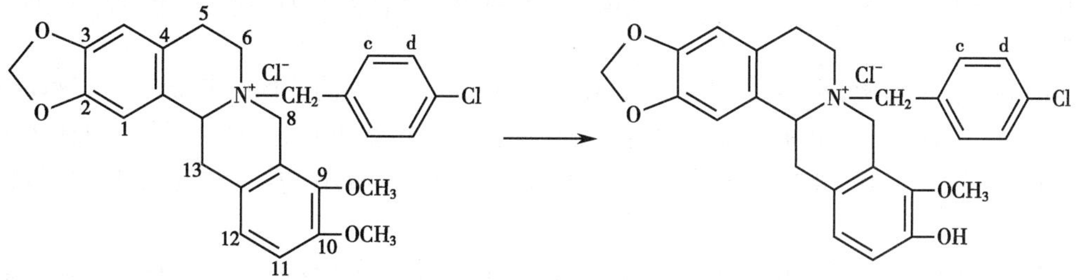

图 21-27　CTHB 的结构和提出的代谢途径

(1) 动物实验:雄性大鼠(200g±20g)数只,用戊巴比妥钠麻醉,静脉给药 CTHB 4mg/kg 后,不同的时间点收集胆汁于外周用冰冷却的试管中,加入 3 倍量的甲醇沉淀内源性组分,涡旋,低温离心,取上清液经浓缩后待分析。

(2) LC-MS 系统:LC 系统由泵和 ODS 柱(200mm×4.6m)组成;质谱仪偶联有电喷雾接口;流动相为甲醇 - 水 - 醋酸 - 三乙胺(60∶40∶0.03∶0.04)。

(3) LC-NMR 系统:LC 柱同上,流动相为甲醇 - 重水 - 醋酸 - 三乙胺(60∶40∶0.03∶0.04),流速为 1ml/min;400MHz NMR 仪配置了 H/C/D 4mm NMR-LC 探头(z- 梯度)。采用选择性预饱和与截留双抑制步骤完成溶剂峰的抑制,停留操作模式。

(4) 实验结果:上述实验结果与分析见表 21-4。

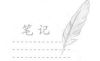

表 21-4　CTHB 及其代谢物的联用测定结果与分析

技术	LC-MS（m/z）	LC-NMR（图 21-27）
CTHB	464.2 $[C_{27}H_{27}ClNO_4]^+$	$H_1\,\delta\,7.204$，$H_4\,\delta\,7.086$；$H_{11}\,\delta\,7.403$，$H_{12}\,\delta\,7.441$（$J=9.39Hz$）；$H_c\,\delta\,7.365$，$H_d\,\delta\,7.660$（$J=8.80Hz$）
代谢物	450.2	$H_1\,\delta\,7.204$，$H_4\,\delta\,7.078$；$H_{11}\,\delta\,7.240$，$H_{12}\,\delta\,7.318$（$J=8.80Hz$）；$H_c\,\delta\,7.377$，$H_d\,\delta\,7.672$（$J=8.22Hz$）
结果	9-OCH₃ 或 10-OCH₃ 之一脱去甲基	代谢物 11-H 和 12-H 均向高场位移，11 位较 12 位位移更多

（5）结论：从图 21-27 中可以看出，11-H 和 12-H（AB 偶合系统）均向高场移动，且 $|\Delta\delta H_{11}|=0.163 > |\Delta\delta H_{12}|=0.123$，因此可以推断 10 位碳上的—OCH₃经代谢后脱去了甲基，变成了—OH。氯苄律定在大鼠体内的代谢途径如图 21-28 所示。

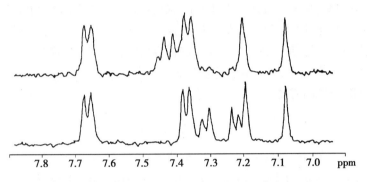

图 21-28　CTHB（上图）及其代谢物（下图）的 ^{1}H-NMR 图谱

（6）讨论：在常用的反相 HPLC 条件下，被测物在流动相中的量很小，在进行 NMR 检测时，大量的溶剂（如 H_2O）则产生很强的 NMR 信号，信号采集接收的动态范围将被溶剂峰数据占满，而微量的待测物信号难以显现出来。因此，在 LC-NMR 联用技术中，溶剂峰的抑制是至关重要的，主要方法有选择性预饱和及脉冲梯度场法，这样还可以节省昂贵的氘代溶剂。

由以上应用示例可见，复杂组分经 HPLC 分离后，各未知物的结构确定难以由一种联用技术来完成。一种技术只能提供某一方面的结构信息，如 MS 能得到分子量信息，而具体质子位置的确定还得从 NMR 图谱进行分析。若未知物的结构更复杂，还应结合其他技术综合解析后确定。

近年来，随着 NMR 波谱仪磁场强度的提高、LC-NMR 专用探头的设计及溶剂峰抑制技术的发展，部分解决了动态变化、灵敏度及溶剂抑制（尤其是梯度系统）的问题，从而促进了 LC-MS-NMR 联用技术的迅速发展。LC-MS-NMR 技术的快速发展在分析方面具有突出的优点，目前本技术以 LC-MS 为主要分析手段，它集液相色谱的高分离能力和质谱的高灵敏度于一体。虽然 MS 可以提供化合物的分子离子峰和碎片离子峰进行分析，但是 LC-MS 却不能明确地鉴定一些未知的具有光学和几何异构体的化合物结构，而且一些不易离子化的化合物的 MS 响应很低，生物基质的抑制也影响化合物的离子化。因此，在某些研究中需要利用 NMR 来研究化合物的结构信息。在这种情况下，LC、MS、NMR 种技术在线联合使用形成 LC-MS-NMR 在线系统（图 21-26），该技术在药物代谢动力学、药物多组分含量测定等方面有较多的应用。

笔记

第七节 其他分析技术及应用进展

一、原位及在线检测技术

(一) 过程分析技术

在传统的药物分析领域,大都采用离线方式对制药过程中的原料、中间产物以及最终产物进行分析。因此,从装置上采样到送入实验室分析,所得的数据滞后于生产过程,并不能真实监测和反映在线生产中药物的质量。随着技术的不断进步,美国 FDA 2004 年的 Pharmaceutical cGMPs for the 21st Century-A Risk Basel Approach 报告一文中正式提出了"质量源于设计"(quality by design,简称 QbD)的概念,并且被 ICH 纳入质量体系中。而 QbD 的实施在很大程度上依赖于以化学计量学为基础并大量采用自动化分析仪器的质量控制的新技术过程分析技术(process analytical technology,简称 PAT),FDA 对 PAT 进行了定义:"一个通过即时测量原料、过程中物料和过程本身的关键质量指标来实现设计、分析和生产控制的系统,目的是确保最终产品的质量"。同时,FDA 把过程分析分为 3 类:①近线 PAT(at-line):样品从生产线取出,分析在接近生产线的地方进行;②在线 PAT(on-line):样品从生产线取出,分析后可以返回生产线;③线内 PAT(in-line):样品不用取出,直接在生产线上进行分析,可以接触样品分析或是不接触样品进行分析。在线光谱分析和色谱分析均在一定时间点取样后对样品进行预处理,进入在线分析仪器后,对测得的结果模拟分析并输出模拟信号,DC、APC 系统接收到后转换信号进而调控。由于技术上的原因,大多数目前仍未采用实时和线内检测,而是采用离线或在线的方式检测,因此线内检测的研究将成为今后 PAT 的研究重点。

PAT 主要关注药物的定性以及药物制造中的过程趋势,用来测定样品的反应活性、稳定性、反应的安全性,或者用来检测药物制造工艺过程,包括活性成分的浓度和含量测定、粉末混合均匀度、样品中的水分以及溶剂含量测定、提取过程,以及包衣厚度测量等。在 PAT 中,光谱法仍然是最常用的快速分析手段,紫外、近红外、红外、拉曼光谱都起着极其重要的作用,尤其是在线近红外光谱分析技术在过程控制中扮演着十分重要的角色,成为在线分析技术中的领航标。在 PAT 中,主要运用到的色谱方法有 GC、HPLC、凝胶渗透色谱和生物色谱分析。近年来,由于 2μm 以下粒径填料的色谱柱被广泛使用,使得超高效液相色谱(UHPLC)成为重要的 PAT。分析速度的大幅提高,使得色谱技术实现在线监测成为可能[16]。

(二) 体内在线分析技术

体内在线分析技术是指在线实现体内样品的采样、前处理和分析检测,具有省时、省力、精密度好、准确度高等优点。体内在线分析使分析与过程紧密结合起来,为提高过程中的信息量提供了更大潜力。体内在线分析技术的关键在于样品的采集和前处理,生物传感器的出现极大地促进了该技术的发展。生物传感技术因其专一、灵敏、响应快等特点,为体内成分的在线分析提供了一种快速简便的新型检测方法,因而具有广阔的应用前景。

微透析(microdialysis,MD)技术是一种新型的实时连续活体采样技术[17]。微透析技术与灵敏度高、选择性好的现代分析技术的在线联用,并设计开发了商品化的联用设备,真正实现了内源性物质和体内药物的实时、自动化且连续测定,所得的透析液干净,可以直接进行样品分析,有效缩短了取样时间,提高了样品的稳定性,节省时间和节约成本,提高了时间分辨率以准确观察该快速变化,是体内药物分析的重大突破。目前微透析技术已广泛应用于人体和多种实验动物,可同时进行多组织、多位点的长时间连续采样,真实反映物质在体内的变化。Bin Yu[18]等人利用等利用 MD 与 UPLC-MS 研究纹状体及海马区中的栀子苷浓度。

二、生物芯片技术

生物芯片(biochip)技术是 20 世纪 90 年代初伴随着人类基因组计划的实施而产生的一门新技术。其是分子生物学技术(如核酸测序技术、核酸探针技术等)与计算机技术等相结合而产生的一项分子生物学技术,以实现对细胞、蛋白质、核酸以及其他生物分子等进行准确、快速、高通量的检测。目前,该项技术已广泛应用于基因序列分析、疾病诊断、药物研究、微生物检测、农林业生产、食品、环境保护和检测等领域。

生物芯片的制备包括以下 4 个环节:①芯片微阵列的制备;②生物样品的制备和处理;③生物分子反应;④信号的检测与分析。其中,生物样品的制备和处理是生物芯片技术的重要环节。生物分子反应是生物分子与芯片进行反应。信号的检测与分析是生物芯片技术的最后一步,目前最常用的芯片信号检测方法是将芯片置入芯片扫描仪中,通过采集各反应点的荧光强弱和荧光位置,借助相关软件分析图像,即可以获得有关的生物信息。

常见的生物芯片分为 3 类,即基因芯片(genechip)、蛋白质芯片(protein chip)、芯片实验室(lab-on-a-chip)。最近又出现了细胞芯片、组织芯片、糖芯片以及其他类型的生物芯片等。其中,基因芯片是基于核酸互补杂交原理研制的,在生物芯片中发展最成熟以及最先进入应用和实现商品化的技术;蛋白质芯片技术与基因芯片的原理相似并沿用 cDNA 基因芯片的制备技术;芯片实验室是将样品制备、生化反应以及检测分析等过程集约化形成的微型分析系统。

(中国药科大学　狄　斌)

参考文献

1. 陆益红,张玫,孟群,等.毛细管电泳法分离测定血浆样品中盐酸多奈哌齐对映体.药学学报,2006,41(5):471-475

2. 杨文初,俞爱民,陈洪渊.微量乳酸脱氢酶毛细管电泳在线反应电化学检测方法.高等学校化学学报,2001,22(4):547-551

3. 陈肖家,李绍平,王一涛,等. HPLC、UPLC、CZE 测定淫羊藿中黄酮类成分含量的比较研究.中国药学杂志,2008,43(8):624-628

4. 梁晓萍,章弘扬,梁琼麟,等. UPLC/TOF-MS 用于双龙方给药大鼠血清的代谢指纹谱分析及标记物的鉴定.第二届全国生命分析化学学术报告与研讨会

5. 安登魁.现代药物分析选论.北京:中国医药科技出版社,2000

6. 赵敬丹,狄斌,冯芳.纤维素类高效液相色谱手性固定相的研究进展.药学进展,2008,32(10):447-453

7. 邓小娟,周维义,李文斌. D- 吡喃葡萄糖基异硫氰酸酯柱前衍生化高效液相色谱法分离胺类对映异构体.分析测试学报,2007,26(3):381-384

8. 张青,潘英.高效液相色谱法直接拆分甲磺酸帕珠沙星对映体.中国老年保健医学,2008,6(4):4-5

9. 杨清清,刘文英,狄斌,等.高效液相色谱法手性拆分盐酸雷莫司琼对映体.中国新药杂志,2007,16(13):1038-1040

10. 陆明廉.近代仪器分析基础与方法.上海:上海医科大学出版社,1993

11. 丁旭光,回瑞华,侯冬岩,等.气相色谱 - 质谱法分析冠心苏合丸中挥发性组分.质谱学报,2005,26(3):160-163

12. 李莉,周永新,罗毅.固相萃取结合 GC-MS 系统分离分析生物体液中常见毒物药物.药学学报,2000,35(7):521-525

13. 边磊,宋敏,杭太俊,等.乙腈辅助电喷雾 LC-MS/MS 法分析头孢克肟中的有关物质.药物分析杂志,2010,30(5):872-878

14. 安登魁. 现代药物分析选论. 北京:中国医药科技出版社,2000

15. Feng N, Zhang Z, An D, et al. Investigation of the metabolism of 7-(4-chlorbenzyl)-7,8,13,13a-tetrahydroberberine chloride in the rat. Eur. J. Drug Metab. Pharmacokinet.,1998,1:41-44

16. 狄斌,苏梦翔. 药物研究中的分析方法及策略. 中国药科大学学报,2013,44(1):20-27

17. 杨漾,严方,陈金龙,等. 药物分析技术应用研究新进展. 药学进展,2014,38(4):241-251

18. Bin Yu, Ming Ruan, Xiao-bing Cu, et al. Effects of borneol on the pharmacokinetics of geniposide in cortex, hippocampus, hypothalamus and striatum of conscious rat by simultaneous brain microdialysis coupled with UPLC-MS. Journal of Pharmaceutical and Biomedical Analysis,2013,77:128-132

笔记

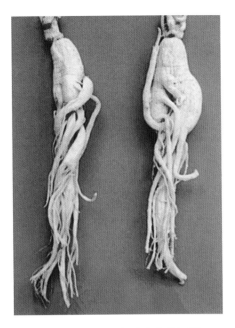

彩图 19-2A　人参的生药特征图

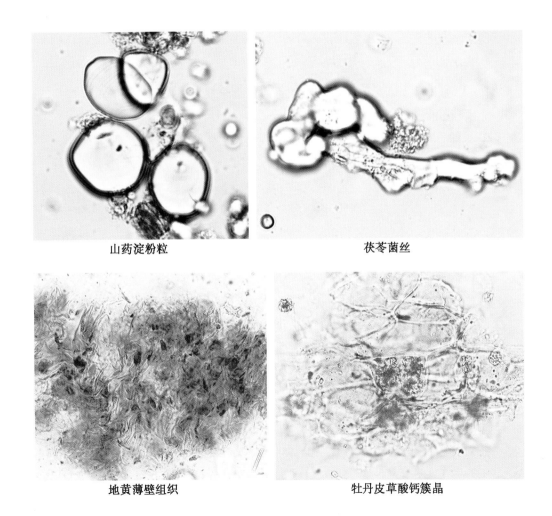

山药淀粉粒　　　　　　　　　　　　　茯苓菌丝

地黄薄壁组织　　　　　　　　　　　牡丹皮草酸钙簇晶

彩图 19-2B　六味地黄丸的显微特征图

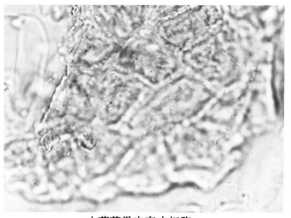

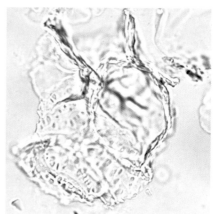

山茱萸果皮表皮细胞　　　　　　　　　　　　泽泻表皮细胞

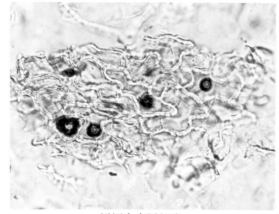

泽泻内皮层细胞

彩图 19-2B（续）　六味地黄丸的显微特征图